ESTRUTURAS E FUNÇÕES DO CORPO

Dados Internacionais de Catalogação na Publicação (CIP)

S425e	Scott, Ann Senisi.
	    Estruturas e funções do corpo / Ann Senisi Scott e Elizabeth Fong ; tradução técnica Jean-Christophe Houzel ; revisão técnica Aparecida Emiko Hirata. - São Paulo, SP : Cengage Learning, 2017.
	    532 p. : il. ; 28 cm.
	
	    Inclui glossário.
	    Tradução de: Body structures and functions (13. ed.).
	    ISBN 978-85-221-2567-8
	
	    1. Fisiologia humana. 2. Anatomia humana. 3. Fenômeno fisiológico. I. Fong, Elizabeth. II. Houzel, Jean-Christophe. III. Hirata, Aparecida Emiko. IV. Título.

CDU 612	CDD 612

Índice para catálogo sistemático:

1. Fisiologia humana   612
(Bibliotecária responsável: Sabrina Leal Araujo - CRB 10/1507)

Tradução da 13ª edição norte-americana

ESTRUTURAS E FUNÇÕES DO CORPO

Ann Senisi Scott e Elizabeth Fong

Tradução técnica
Jean-Christophe Houzel
Ph.D. em Neurociências pela Universidade Pierre et Marie Curie, Paris 6; professor de Neuroanatomia e diretor adjunto de Extensão do Instituto de Ciências Biomédicas da Universidade Federal do Rio de Janeiro (UFRJ); cofundador do Instituto ReAbilitArte.

Revisão técnica
Aparecida Emiko Hirata
Doutora em Clínica Médica pela (Unicamp); mestre em Farmacologia pela Universidade Federal de São Paulo (Unifesp) – Escola Paulista de Medicina; professora associada do Departamento de Fisiologia da Escola Paulista de Medicina – Unifesp.

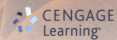

Austrália Brasil Japão Coreia México Cingapura Espanha Reino Unido Estados Unidos

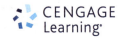

Estruturas e funções do corpo – Tradução da 13ª edição norte-americana
1ª edição brasileira

Ann Senisi Scott e Elizabeth Fong

Gerente editorial: Noelma Brocanelli

Editora de desenvolvimento: Viviane Akemi Uemura

Supervisora de produção gráfica: Fabiana Alencar Albuquerque

Título original: Body structures and functions – 13th edition

(ISBN 13: 978-1-305-51136-1; ISBN 10: 1-305-51136-0)

Tradução técnica: Jean-Christophe Houzel

Revisão técnica: Aparecida Emiko Hirata

Copidesque: Carlos Villarruel

Revisão: Erika Kurihara Le e Bel Ribeiro

Diagramação: Edson Oliveira Junior

Indexação: Casa Editorial Maluhy

Capa: Buono Disegno

Imagem da capa: Adike/Shutterstock

Especialista em direitos autorais: Jenis Oh

Editora de aquisições: Guacira Simonelli

Nota sobre a capa: A imagem da capa é um neurônio ou célula nervosa; é a unidade funcional responsável por transmitir uma mensagem de uma célula nervosa para a próxima.

© 2017, 2014, 2009 Cengage Learning
© 2018 Cengage Learning Edições Ltda.

Todos os direitos reservados. Nenhuma parte deste livro poderá ser reproduzida, sejam quais forem os meios empregados, sem a permissão por escrito da Editora. Aos infratores aplicam-se as sanções previstas nos artigos 102, 104, 106, 107 da Lei nº 9.610, de 19 de fevereiro de 1998.

Esta editora empenhou-se em contatar os responsáveis pelos direitos autorais de todas as imagens e de outros materiais utilizados neste livro. Se porventura for constatada a omissão involuntária na identificação de algum deles, dispomo-nos a efetuar, futuramente, os possíveis acertos.

A Editora não se responsabiliza pelo funcionamento dos links contidos neste livro que possam estar suspensos.

> Para informações sobre nossos produtos, entre em contato pelo telefone **0800 11 19 39**.
>
> Para permissão de uso de material desta obra, envie pedido para **direitosautorais@cengage.com**

© 2018 Cengage Learning. Todos os direitos reservados.

ISBN 13: 978-85-221-2567-8
ISBN 10: 85-221-2567-8

Cengage Learning
Condomínio E-Business Park
Rua Werner Siemens, 111 – Prédio 11 – Torre A – Conjunto 12
Lapa de Baixo – CEP 05069-900 – São Paulo – SP
Tel.: (11) 3665-9900 Fax: 3665-9901
SAC: 0800 11 19 39
Para suas soluções de curso e aprendizado, visite
www.cengage.com.br

Impresso no Brasil
Printed in Brazil
1 2 3 17 16 15

SUMÁRIO

Prefácio / ix

Como usar *Estruturas e funções do corpo* / xiii

Capítulo 1
INTRODUÇÃO ÀS UNIDADES ESTRUTURAIS / 1

- Anatomia e fisiologia / 2
- Terminologia anatômica / 2
- Funções vitais / 6
- Sistema métrico / 8

Capítulo 2
A QUÍMICA DOS SERES VIVOS / 14

- Química / 15
- Matéria e energia / 15
- Tipos de compostos / 18
- Ácidos, bases e sais / 22

Capítulo 3
CÉLULAS / 29

- Protoplasma / 30
- Metabolismo celular / 34
- Divisão celular / 34
- Síntese proteica / 37
- Movimento de materiais através das membranas celulares / 37
- Especialização / 43
- Distúrbios da estrutura celular / 43

Capítulo 4
TECIDOS E MEMBRANAS / 51

- Tecidos / 52
- Membranas / 57
- Órgãos e sistemas 58
- Doenças e lesões teciduais / 58

Capítulo 5
SISTEMA TEGUMENTAR / 66

- Funções da pele / 67 - Estrutura da pele / 67 - Anexos da pele / 70 - Tegumento e sua relação com microrganismos / 72

Capítulo 6
SISTEMA ESQUELÉTICO / 87

- Funções / 88 - Estrutura e formação do osso / 88 - Partes do sistema esquelético / 92 - Articulações e estruturas relacionadas / 100 - Distúrbios dos ossos e das articulações / 105 - Doenças dos ossos / 106 - Curvaturas anômalas da coluna vertebral / 108

Capítulo 7
SISTEMA MUSCULAR / 120

- Tipos de músculo / 121 - Características dos músculos / 122 - Fixações e funções dos músculos / 123 - Fontes de energia e calor / 124 - Principais músculos esqueléticos / 127 - Como exercício e treino mudam os músculos / 132 - Massagem dos músculos / 133 - Estimulação elétrica / 133 - Injeções intramusculares / 134 - Doenças dos músculos esqueléticos / 134

Capítulo 8
SISTEMA NERVOSO CENTRAL / 145

- Sistema nervoso / 146 - Divisões do sistema nervoso / 146 - Encéfalo / 151 - Doenças do sistema nervoso central / 160

Capítulo 9
SISTEMA NERVOSO PERIFÉRICO E AUTÔNOMO / 170

- Sistema nervoso periférico / 171 - Sistema nervoso autônomo / 174 - Distúrbios do sistema nervoso periférico / 178

Capítulo 10
SENTIDOS ESPECIAIS / 186

- Receptores sensoriais em geral / 187 - Sentidos especiais / 187 - Olho / 187 - Ouvido / 197 - Sentido do olfato/nariz / 200 - Sentido do paladar/língua / 201

Capítulo 11
SISTEMA ENDÓCRINO / 212

- Hormônios / 213 - Função do sistema endócrino / 214 - Glândula hipófise (pituitária) / 215 - Glândulas tireoide e paratireoide / 219 - Glândula do timo / 221 - Glândulas suprarrenais / 221 - Gônadas / 223 - Pâncreas / 224 - Glândula pineal / 224 - Distúrbios do sistema endócrino / 225

Capítulo 12
SANGUE / 238

- Função do sangue 239 - Composição do sangue / 239 - Hemostase / 245 - Tipos de sangue / 246 - Normas de sangue / 247 - Distúrbios do sangue / 248

Capítulo 13
CORAÇÃO / 258

- Funções do sistema circulatório / 259 - O coração / 259 - Prevenção de doença cardíaca / 265 - Doenças do coração / 268 - Tipos de cirurgia cardíaca / 272

Capítulo 14
CIRCULAÇÃO E VASOS SANGUÍNEOS / 281

- Circulação cardiopulmonar / 282 - Circulação sistêmica / 282 - Vasos sanguíneos / 286 - Pressão arterial / 289 - Distúrbios da circulação e dos vasos sanguíneos / 292

Sumário vii

Capítulo 15
SISTEMAS LINFÁTICO E IMUNITÁRIO / 304

- Funções do sistema linfático / 306 ■ Distúrbios do sistema linfático / 309 ■ Função do sistema imunológico / 310
- Aids/HIV / 321

Capítulo 16
CONTROLE DAS INFECÇÕES E PRECAUÇÕES PADRÃO / 330

- Flora 331 ■ Cadeia infecciosa / 333 ■ Como quebrar a cadeia de infecção / 336 ■ Fases do processo infeccioso / 337
- Infecções hospitalares ou nosocomiais / 338 ■ Bioterrorismo / 338 ■ Precauções padrão / 340

Capítulo 17
SISTEMA RESPIRATÓRIO / 352

- Funções do sistema respiratório / 353 ■ Estruturas e órgãos respiratórios / 354 ■ Mecânica respiratória / 361 ■ Controle da respiração / 363 ■ Volume e capacidade pulmonar / 364
- Tipos de respiração / 365 ■ Distúrbios do sistema respiratório / 365

Capítulo 18
SISTEMA DIGESTÓRIO / 377

- Camadas do sistema digestório / 378 ■ Revestimento da cavidade digestória / 378 ■ Funções do sistema digestório / 379
- Órgãos da digestão / 379 ■ Visão geral da digestão / 390
- Metabolismo / 393 ■ Sintomas comuns dos distúrbios digestivos / 395 ■ Transtornos comuns do sistema digestório / 396

Capítulo 19
NUTRIÇÃO / 410

- Água / 411 ■ Caloria / 411 ■ Carboidratos / 411
- Lipídeos / 412 ■ Proteínas / 413 ■ Minerais e oligoelementos / 414 ■ Vitaminas / 414 ■ Fibra / 414
- Aporte dietético recomendado / 414 ■ Taxa metabólica basal / 417 ■ Índice de massa corporal / 417 ■ Diretrizes dietéticas para os norte-americanos / 417 ■ Alimentos orgânicos / 418 ■ Rotulagem nutricional / 419 ■ Segurança alimentar e envenenamento / 420 ■ Obesidade / 421
- Transtornos alimentares / 422

Capítulo 20
SISTEMA URINÁRIO / 427

- Sistema urinário / 428 ■ Caminho da formação da urina / 431
- Controle da secreção urinária / 434 ■ Saída urinária / 435
- Distúrbios do sistema urinário / 436 ■ Diálise / 438
- Transplante renal / 440

Capítulo 21
SISTEMA REPRODUTOR / 447

- Funções do sistema reprodutor / 448 ■ Diferenciação dos órgãos reprodutores / 451 ■ Sistema reprodutor feminino / 455
- Ciclo menstrual / 458 ■ Sistema reprodutor masculino / 460
- Contracepção / 464 ■ Infertilidade / 465 ■ Distúrbios do sistema reprodutor / 468 ■ Doenças sexualmente transmissíveis / 473 ■ Desenvolvimento e crescimento humano / 474

Capítulo 22
GENÉTICA E DOENÇAS GENETICAMENTE RELACIONADAS / 483

- Genética / 484 ■ Tipos de mutação / 484 ■ Doenças genéticas humanas / 485 ■ Agentes mutagênicos / 487
- Aconselhamento genético / 487 ■ Engenharia genética / 487

Glossário / 491

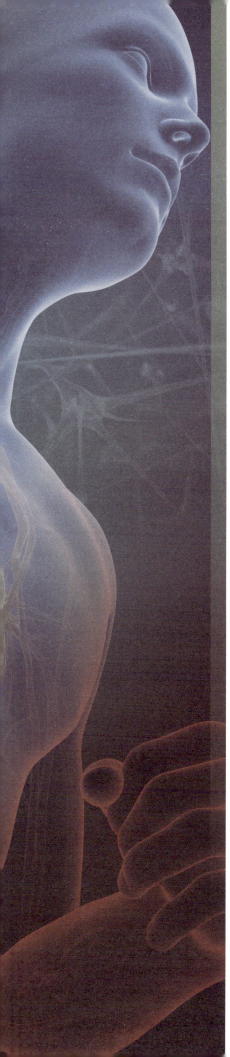

PREFÁCIO

Introdução

A décima terceira edição do livro *Estruturas e funções do corpo* foi revisada para refletir as numerosas mudanças que estão ocorrendo atualmente nos campos da ciência e da medicina. O multiprofissional de saúde qualificado (MPSQ[1]) de hoje deve conhecer a estrutura e função de cada sistema do corpo, bem como as doenças comuns. Todos os conteúdos sobre doenças e distúrbios estão integrados de forma apropriada em cada capítulo.

Este livro foi desenhado para facilitar o aprendizado. Verifique a seção introdutória "Como usar *Estruturas e funções do corpo*".

Característica-chave

Nesta edição, manteve-se, em cada capítulo, o boxe "Um corpo" cujos textos ressaltam como cada sistema do corpo interage com os demais sistemas do corpo.

Foram inseridas notas de rodapé identificadas por: N. E., nota do editor; N. T. T., nota da tradução técnica; e N. R. T., nota da revisão técnica.

Destaques da edição

- Capítulo 1: "Introdução às unidades estruturais" – inclui informações sobre a retroalimentação positiva.
- Capítulo 2: "A química dos seres vivos" – fornece informação aprofundada sobre água e informações sobre síntese, desidratação e hidrólise.
- Capítulo 3: "Células" – apresenta os princípios básicos dos National Institutes of Health[2] a respeito da pesquisa em células-tronco.
- Capítulo 5: "Sistema tegumentar" – contém informações sobre verrugas e mudança no tratamento das queimaduras de primeiro grau.
- Capítulo 6: "Sistema esquelético" – inclui informações sobre fraturas de estresse. As informações sobre procedimento para microfraturas estão nos boxes "Destaques médicos".
- Capítulo 8: "Sistema nervoso central" – apresenta abordagem sobre células gliais, astrócitos, oligodendrócitos e células de Schwann, bem como informações a respeito da doença de Alzheimer.
- Capítulo 10: "Sentidos especiais" – fornece informação sobre os receptores sensoriais gerais e dados acerca da audição em um dos boxes "Destaques médicos". Destaca-se o boxe "Você sabia?" a respeito dos olhos.
- Capítulo 11: "Sistema endócrino" – contém informações sobre feocromocitomas e os valores da concentração sanguínea de açúcar de jejum (glicemia de jejum, GJ) e da hemoglobina glicosilada (HbA1c).

---

1. Do inglês, *multiskilled health practitioner* (N. T. T.).
2. Institutos Nacionais de Saúde dos Estados Unidos (N. T. T.).

- Capítulo 14: "Circulação e vasos sanguíneos" – fornece informações sobre os fatores que influenciam a pressão sanguínea.
- Capítulo 15: "Sistemas linfático e imunitário" – contém cronogramas de vacinação para crianças, adolescentes, adultos e idosos. Informações sobre a síndrome de Guillain-Barré e o tratamento para pré-exposição à Síndrome de imunodeficiência adquirida (Aids).
- Capítulo 16: "Controle das infecções e precauções padrão" – fornece informação sobre o vírus ebola, coqueluche e sarampo no boxe "Destaques médicos".
- Capítulo 17: "Sistema respiratório" – fornece informações sobre nitrogênio e respiração, e medidas de segurança que devem ser tomadas quando alguém está usando oxigênio.
- Capítulo 18: "Sistema digestório" – trata de aspectos relacionados às células nervosas no estômago. Há informações sobre os distúrbios digestivos comuns, inclusive náusea e vômito, além de materiais sobre lábio leporino e fenda palatina, e um boxe "Você sabia?" sobre "borboletas no estômago".
- Capítulo 19: "Nutrição" – fornece informação sobre antioxidantes no boxe "Destaques médicos" e apresenta conteúdo sobre gordura trans e cirurgia de redução de estômago.
- Capítulo 20: "Sistema urinário" – fornece material sobre bexiga hiperativa.
- Capítulo 21: "Sistema reprodutor" – inclui informações sobre o hormônio relaxina, teste para câncer cervical e dados sobre menorragia. No boxe "Destaques médicos" acerca do tratamento da HBP,[3] constam informações sobre os tipos de tratamento.
- Capítulo 22: "Genética e doenças geneticamente relacionadas" – apresenta informações sobre fibrose cística.

Destaques médicos

- Biotecnologia e nanotecnologia (Capítulo 1)
- Imageamento médico (Capítulo 2)
- Células-tronco (Capítulo 3)
- Transplantes de tecidos e órgãos (Capítulo 4)
- Os perigos do sol (Capítulo 5)
- Tratamento Rice[4] (Capítulo 6)
- Procedimentos cirúrgicos em articulações (Capítulo 6)
- Massagem terapêutica e saúde (Capítulo 7)
- Células cerebrais especializadas: os neurônios-espelho (Capítulo 8)
- Dores de cabeça (Capítulo 8)
- Doença de Parkinson e estimulação cerebral profunda (Capítulo 8)
- Tipos de anestesia (Capítulo 9)
- *Lasers* (Capítulo 10)
- Cirurgias dos olhos (Capítulo 10)
- Aparelhos auditivos (Capítulo 10)
- Sabor: umami (Capítulo 10)
- Desequilíbrio hormonal: saúde mental (Capítulo 11)
- Transplante de medula óssea (Capítulo 12)
- Exames diagnósticos para o coração (Capítulo 13)
- Marca-passos, desfibriladores e bombas cardíacas (Capítulo 13)
- Tecido linfoide associado à mucosa (MALT)[5] (Capítulo 15)
- Mudanças envolvendo doenças infecciosas (Capítulo 16)
- Apneia do sono (Capítulo 17)
- Testes de função pulmonar (Capítulo 17)
- Cirurgia minimamente invasiva: laparoscopia (Capítulo 18)
- Antioxidantes (Capítulo 19)
- Remoção de pedra nos rins (Capítulo 20)
- Tratamento para hiperplasia benigna e câncer de próstata (Capítulo 21)
- Vacina contra o papilomavírus humano (Capítulo 21)

Perfis de carreira

- Assistente médico (Capítulo 21)
- Audiologistas (Capítulo 10)
- Auxiliar odontológico (Capítulo 18)
- Cuidador de saúde em domicílio (Capítulo 15)
- Dentista (Capítulo 18)
- Dietistas e nutricionistas (Capítulo 19)
- Enfermeiro credenciado e enfermeiro especializado (Capítulo 14)
- Fisioterapeuta (FT) e assistente em fisioterapia (AFT) (Capítulo 6)
- Massoterapeutas (Capítulo 7)
- Medicina desportiva/treinamento de atletas (Capítulo 7)
- Médicos (Capítulo 5)

---

3. Hiperplasia benigna da próstata (N. T. T.).
4. Sigla em inglês para *Rest* (repouso), *Ice* (gelo), *Compression* (compressão) e *Elevation* (elevação), sem equivalente em português (N. T. T.).
5. Do inglês, *mucosa-associated lymphoid tissue* (N. T. T.).

- Optometristas e oculistas (Capítulo 10)
- Ortesista e protesista (Capítulo 6)
- Quiroprata (Capítulo 7)
- Técnico certificado de cuidador de paciente (TCCP), auxiliar de enfermagem e auxiliar de enfermagem psiquiátrico (Capítulo 15)
- Técnico de laboratório dental (Capítulo 18)
- Técnico e clínico de laboratório clínico/Tecnólogo de laboratório de análises clínicas (Capítulo 12)
- Técnico em eletroneurodiagnóstico/Técnico em EEG (Capítulo 8)
- Técnico em enfermagem (Capítulo 14)
- Técnico em saúde bucal (ou higiene dental) Capítulo 18)
- Técnicos e paramédicos de emergência médica (Capítulo 13)
- Tecnólogos e técnicos cardiovasculares/técnicos de ECG (Capítulo 13)
- Tecnólogo em radiologia (Capítulo 2)
- Terapeuta respiratório (Capítulo 17)

Sobre as autoras

Ann Senisi Scott (enfermeira certificada, bacharel em Ciências) é a autora da décima terceira edição do livro *Estruturas e funções do corpo*. Scott foi coordenadora de saúde ocupacional e enfermagem do Conselho Técnico de Serviços Educacionais Cooperativos em Nassau, Westbury, Nova York. Como coordenadora de saúde ocupacional, trabalhou para estabelecer um currículo em escala, desde a carreira de trabalhador de saúde até enfermeira certificada. Antes de se tornar administradora de tais programas, lecionou práticas de enfermagem por mais de 12 anos.

Elizabeth Fong foi autora da edição anterior nos Estados Unidos.

Agradecimentos

Para completar a revisão deste livro, tive a assistência de muitas pessoas na Cengage Learning. Gostaria de estender meus agradecimentos a todo o pessoal da área de Ciências da Saúde. Para Debra Myette-Flis: você engendrou tanto encorajamento e entusiasmo enquanto me guiava ao longo dessa e das demais revisões – muitíssimo obrigada. Sou grata aos revisores que destacaram partes que precisavam de informações adicionais e correções; os comentários deles foram extremamente valiosos. Obrigada ao Dr. Bryan Senisi, que me assistiu com dicas valiosas a respeito de condições patológicas.

Um agradecimento especial a Wayne Scott, meu revisor pessoal e mentor, e à minha torcida familiar: Vincent, Margaret, Carolyn, Daniel, Michael, Kenneth, Leslie, Scotty e respectivos cônjuges.

Para meus netos e futuros estudantes: amem aprender, pois isso trará muito conhecimento e recompensas ao longo da vida de vocês.

Para os profissionais de saúde de amanhã: seu conhecimento será um trunfo na arte de cuidar das pessoas que confiaram em seus cuidados.

Revisores

Somos especialmente gratos aos revisores que continuam a ser recursos valiosos à medida que este livro evolui. Seus discernimentos, comentários, suas sugestões e sua atenção a cada detalhe foram muito importantes para guiar o desenvolvimento deste livro.

Terri Barbour, bacharel em Ciência da Enfermagem, enfermeira certificada, possui codificador de profissional certificado
Academic Chair, School of Healthcare
Pittsburgh Technical Institute

Megan C. Cornwell, enfermeira certificada, mestre em Ciências-Educação
Adjunct Nursing Faculty
Samuel Merritt University

Stacy Rayner, médica clínica assistente certificada, mestre em Educação
Professora de Medicina
Heald College

Ghadir Saidi, mestre em Ciências, possui certificado de proficiência em técnico em Farmácia
Coordenador de programação/professor de tecnologia farmacêutica
Southeastern College

Diana M. Sullivan, dentista assistente certificada, LDA, mestre em Educação
Diretora de programação, dentista assistente
Dakota County Technical College

Dawn Surridge, associada científica, médica assistente certificada (American Association of Medical Assistants), personal trainer certificada (National Center for Competency Testing), Intervenção em Prevenção de Crises (National Center for Competency Testing)
Diretora do programa médico, médica diretora cooperada
Ridley-Lowell Business & Technical Institute

Revisor técnico

Queremos reconhecer e incluir um obrigado especial ao olhar perspicaz e à minúcia do nosso revisor técnico:

Caryl Tickner
Professor adjunto de Biologia
Presidente Emérito da Sociedade de Anatomia e Fisiologia Humana
Stark State College

Este livro possui material complementar para professores disponível na página do livro, no site da Cengage. Há arquivos de PowerPoint® (em português) e o Manual de Soluções (em inglês).

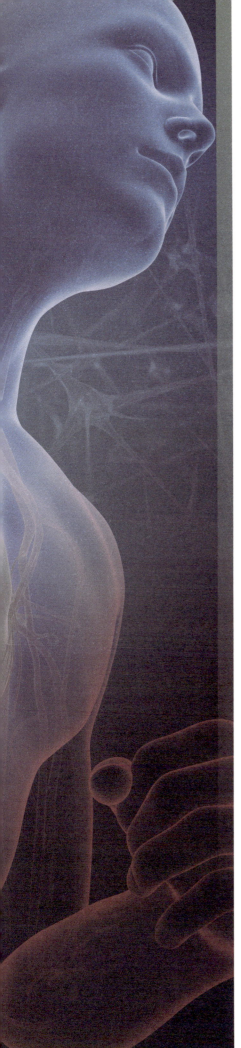

Como usar ESTRUTURAS E FUNÇÕES DO CORPO

Visualize o texto antes de tentar estudar o conteúdo dos capítulos individuais. Ao avaliar cada seção deste livro, você entenderá melhor os objetivos e a organização. A compreensão da leitura e a memorização a longo prazo melhorarão significativamente se você verificar o texto e descobrir como ele pode ajudar no processo de aprendizagem.

Para obter o máximo deste curso, assuma um papel ativo no aprendizado, integrando seus sentidos para aumentar sua retenção. Você pode:

- Destacar *visualmente* o conteúdo importante.
- *Ler* de forma crítica – transformando títulos, subtítulos e frases em perguntas.
- *Recitar* um conteúdo importante em voz alta, para estimular sua memória auditiva.
- *Desenhar* suas próprias ilustrações da anatomia e dos mecanismos funcionais, a fim de verificar sua precisão.
- *Responder* (por escrito ou verbalmente) às questões de revisão propostas no final de cada capítulo.

xiv Como usar **Estruturas e funções do corpo**

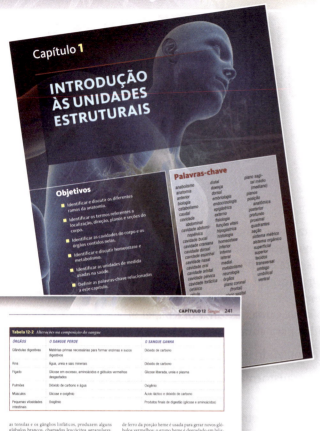

A cada novo capítulo, visualize-o antes para entender a estrutura global. Revise os **Objetivos** apresentados no início do capítulo para identificar facilmente as palavras-chave antes de seguir a leitura. Também é útil rever esses objetivos ao final do capítulo. Depois da leitura de um capítulo, teste-se para ver se consegue responder a cada objetivo. Caso não consiga, saberá exatamente que partes deve estudar de novo. As **palavras-chave** – destacadas em **vermelho** ao longo do texto – estão listadas no início de cada capítulo, com as definições disponíveis no glossário.

Leia os **títulos principais**, os **subtítulos** e a primeira frase de cada parágrafo – tais elementos permitem delinear o capítulo inteiro. Tome cuidado para não negligenciar as **ilustrações**, **fotografias** e **tabelas**, que são importantes para esclarecer um conteúdo difícil.

Os boxes "**Você sabia?**" apresentam fatos divertidos, interessantes e triviais para engajar o leitor.

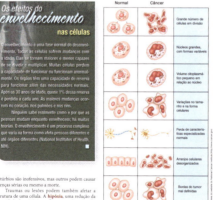

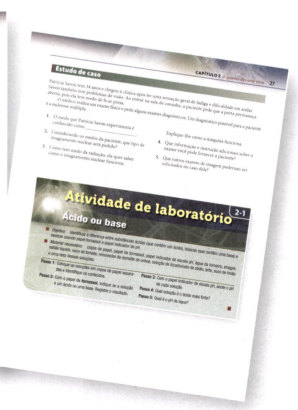

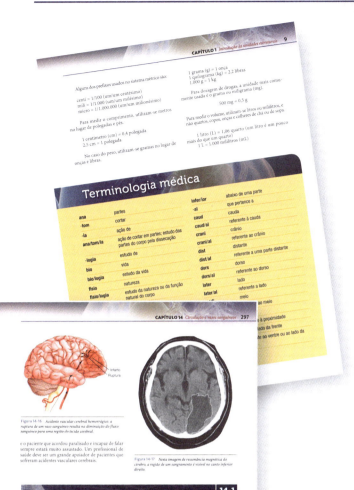
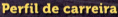
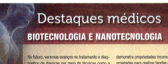
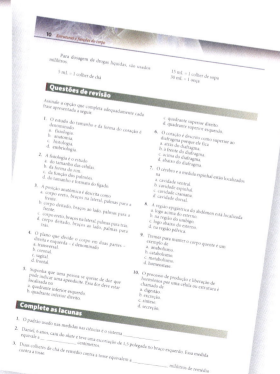

Os boxes "**Os efeitos do envelhecimento**" são integrados aos capítulos para enfatizar as mudanças associadas aos sistemas corpóreos à medida que envelhecemos.

Os "**Estudos de casos**" promovem uma perspectiva das carreiras médicas no mundo real e estimulam o pensamento crítico.

Os boxes "**Terminologia médica**" introduzem os prefixos e sufixos médicos comuns e mostram como eles funcionam para compor termos médicos.

Os boxes sobre **perfis de carreira** fornecem descrições de muitas profissões de saúde no ambiente dinâmico da medicina e da saúde de hoje. Tais perfis descrevem o papel de cada profissional e podem até fornecer visões sobre possíveis caminhos e carreiras futuras.

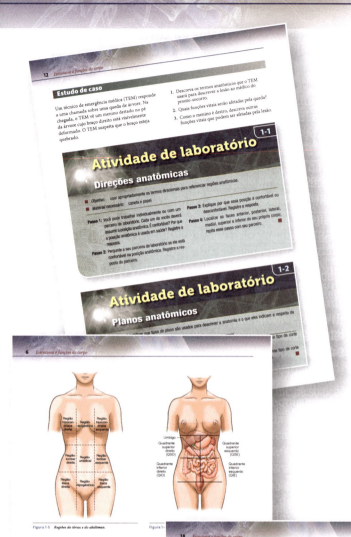
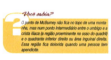
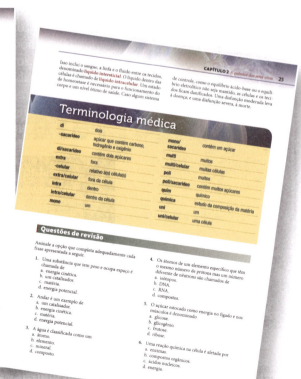

Os boxes "**Destaques médicos**" fornecem informações sobre tecnologia, inovações, descobertas e assuntos bioéticos em pesquisa e medicina. Esses tópicos são fundamentados em informações obtidas de pesquisas em vários *websites* médicos.

As "**Questões de revisão**" o ajudarão a avaliar o conhecimento das matérias abordadas. As perguntas são feitas em uma variedade de formatos, para reforçar informações importantes contidas em cada capítulo. Também estão integradas aqui atividades acadêmicas aplicadas relacionadas com cálculo, ortografia, comunicação e questões ético-legais.

Os boxes "**Atividade de laboratório**" incorporam ao conteúdo um elemento de interatividade, a fim de ampliar a compreensão.

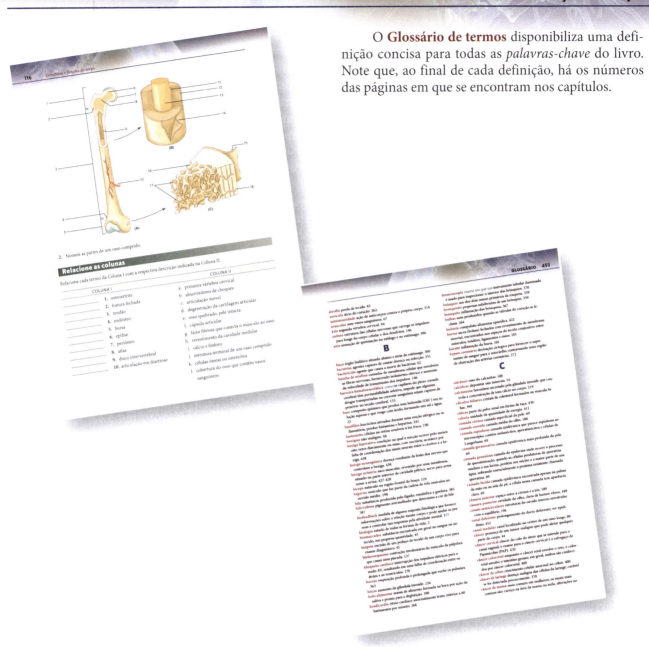

O **Glossário de termos** disponibiliza uma definição concisa para todas as *palavras-chave* do livro. Note que, ao final de cada definição, há os números das páginas em que se encontram nos capítulos.

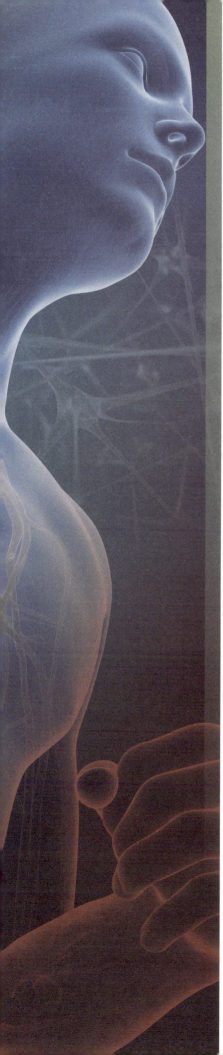

PRÓLOGO

A história das ciências anatômicas e dos cientistas

A maioria dos estudos iniciais sobre a anatomia macroscópica e a fisiologia é oriunda de Aristóteles. O filósofo grego acreditava que cada órgão tinha uma função específica baseada na estrutura de determinado órgão. A maioria das ideias do Aristóteles era baseada em dissecação de plantas e animais. O filófoso nunca dissecou um corpo humano.

No terceiro século III a.C., Herófilo fundou a primeira escola de anatomia e encorajou a dissecação do corpo humano. Credita-se a ele a demonstração do cérebro como o centro do sistema nervoso. No entanto, foi Galeno, médico grego, que levou o crédito pela criação do primeiro texto médico padrão expandindo as ideais de Aristóteles. Galeno foi o primeiro a descobrir muitos músculos e promover a importância de monitorar o pulso dos indivíduos. O médico grego nunca realizou uma dissecação humana, e, depois de algum tempo, provou-se que muitas de suas teorias estavam equivocadas.

As primeiras escolas de medicina foram fundadas durante a Idade Média; no entanto, naquela época, os instrutores hesitavam em questionar as teorias e crenças fundadas pelos gregos antigos, como Aristóteles e Galeno. Como resultado, pouquíssimas ideias ou descobertas no campo da medicina foram lançadas durante a Idade Média.

No Renascimento, entretanto, o interesse pela anatomia foi renovado, em parte devido ao trabalho do artista Leonardo da Vinci, que estudava a forma e a função do corpo humano. Durante esse período da história, realizou-se o primeiro estudo sistemático do corpo humano. Muitos desses cientistas pioneiros foram prejudicados na sua busca do conhecimento sobre o corpo humano, pois acreditava-se que as dissecações humanas eram imorais e ilegais. Andreas Vesalius, por exemplo, um dos fundadores da anatomia moderna, foi condenado à morte por causa de suas dissecações em humanos.

No século XVII, a invenção do microscópio foi fundamental para novas descobertas e pesquisas anatômicas. A partir daí os cientistas podiam ver estruturas que eram invisíveis a olho nu. A investigação sob o microscópio da cortiça realizada por Robert Hooke deu origem à teoria de que a célula é a unidade básica da vida. Mais tarde, essa teoria foi demonstrada e estendida por outros cientistas no século XVIII, enquanto os avanços tecnológicos continuavam a progredir.

Progressos tecnológicos continuam até os dias de hoje, e novas descobertas anatômicas e fisiológicas ainda estão sendo feitas. Com o mapeamento do genoma humano, finalizado em 2003, o código genético inteiro completo foi documentado. Há a expectativa de que esse conhecimento permita a descoberta dos mecanismos de doenças e o desenvolvimento de cura para muitas das doenças que ainda atormentam nossa sociedade.

O uso de novos tipos de diagnóstico por imagem, como tomografia computadorizada e fotografia digitalizada, vem ajudando os pesquisadores a fazer novas descobertas sobre o corpo.

Na internet, use palavras-chave para pesquisar novas descobertas relacionadas a um determinado sistema corpóreo e identificar os cientistas que as fizeram.

Capítulo 1

INTRODUÇÃO ÀS UNIDADES ESTRUTURAIS

Objetivos

- Identificar e discutir os diferentes ramos da anatomia.
- Identificar os termos referentes a localização, direção, planos e seções do corpo.
- Identificar as cavidades do corpo e os órgãos contidos nelas.
- Identificar e discutir homeostase e metabolismo.
- Identificar as unidades de medida usadas na saúde.
- Definir as palavras-chave relacionadas a este capítulo.

Palavras-chave

anabolismo
anatomia
anterior
biologia
catabolismo
caudal
cavidade
  abdominal
cavidade abdomi-
  nopélvica
cavidade bucal
cavidade craniana
cavidade dorsal
cavidade espinhal
cavidade nasal
cavidade oral
cavidade orbital
cavidade pélvica
cavidade torácica
cefálico
célula
citologia
dermatologia
distal
doença
dorsal
embriologia
endocrinologia
epigástrica
externo
fisiologia
funções vitais
hipogástrica
histologia
homeostase
inferior
interno
lateral
medial
metabolismo
neurologia
órgãos
plano coronal
  (frontal)
plano sagital
plano sagi-
  tal médio
  (mediano)
planos
posição
  anatômica
posterior
profundo
proximal
quadrantes
seção
sistema métrico
sistema orgânico
superficial
superior
tecidos
transversal
umbigo
umbilical
ventral

Anatomia e fisiologia

Anatomia e fisiologia são ramos de uma ciência muito mais ampla chamada **biologia**, que estuda todas as formas de vida. A biologia estuda organismos microscópicos unicelulares, organismos multicelulares, plantas, animais e seres humanos.

A **anatomia** estuda a forma e a estrutura do corpo de um organismo e as relações entre uma parte do corpo e as demais. A palavra anatomia deriva dos termos gregos *ana*, que significa "parte", e *temuein*, "cortar"; portanto, a aquisição do conhecimento sobre a anatomia humana vem essencialmente da dissecação. No entanto, não se pode apreciar e entender completamente a anatomia sem o estudo da sua ciência-irmã, a **fisiologia**. A fisiologia estuda a função de cada parte do corpo e como as funções das várias partes do corpo são coordenadas para formar um organismo vivo completo. Qualquer alteração em uma estrutura ou função que produza sintomas é considerada uma doença.

Ramos da anatomia

A anatomia é subdividida em muitos ramos de acordo com as técnicas de investigação empregadas, o tipo de conhecimento desejado ou as partes do corpo estudadas.

1. **Anatomia macroscópica.** Refere-se ao estudo das estruturas grandes do organismo, facilmente observáveis. É realizada por meio da dissecação e da inspeção a olho nu. Na anatomia macroscópica, estudam-se as diferentes partes do corpo: forma geral, atributos externos e divisões principais.
2. **Anatomia microscópica.** Refere-se ao uso de microscópios que permitem a visualização dos detalhes minuciosos das partes de um órgão. Os microscópios eletrônico e de ultrassom oferecem uma amplificação e uma resolução maiores do que microscópios ópticos. A anatomia microscópica é subdividida em dois ramos. Um deles é a **citologia**, que é o estudo da estrutura, da função e do desenvolvimento das células que constituem as diferentes partes do corpo. A outra subdivisão é a **histologia**, que estuda os tecidos e órgãos que constituem todo o organismo.
3. **Anatomia do desenvolvimento.** Estuda o crescimento e desenvolvimento de um organismo ao longo da vida. Mais especificamente, a **embriologia** estuda a formação de um organismo desde a fertilização do óvulo até o nascimento.
4. **Anatomia comparada.** Os seres humanos estão entre os inúmeros animais encontrados no reino animal. As diferentes partes do corpo humano e seus órgãos podem ser estudadas com base nas similaridades e diferenças com outros seres do reino animal.
5. **Anatomia sistemática.** Refere-se ao estudo da estrutura dos vários órgãos ou das partes de determinado sistema. De acordo com o órgão estudado, emprega-se um termo específico. Eis alguns exemplos:
    a. **Dermatologia** – estudo do sistema tegumentar (pele, pelos e unhas)
    b. **Endocrinologia** – estudo do sistema endócrino ou hormonal
    c. **Neurologia** – estudo do sistema nervoso

Terminologia anatômica

No estudo da anatomia e da fisiologia, utilizam-se palavras especiais para descrever a localização específica de uma estrutura ou um órgão, ou a posição relativa, ou a direção de uma parte do corpo em relação a outra. O ponto de referência inicial é a posição anatômica. Na **posição anatômica**, um ser humano fica de pé, ereto, olhando para a frente, e com os braços de lado e as palmas voltadas para a frente (Figura 1-1).

Termos referentes à localização ou posição e direção

Ver Figura 1-1 e Figura 1-2.

- **Anterior** ou **ventral** significa "à frente" ou "na frente de". Por exemplo, os joelhos estão localizados na face anterior do corpo humano. Uma hérnia ventral pode projetar-se para a frente ou do abdômen.
- **Posterior** ou **dorsal** significa "atrás" ou "por trás de". Por exemplo, as escápulas humanas são encontradas na face posterior do corpo.
- **Cefálico** e **caudal** referem-se à direção: cefálico significa "crânio" ou "cabeça" do corpo; e caudal, "término". Por exemplo, um galo no crânio pode aumentar a pressão craniana e causar dores de cabeça. Uma anestesia caudal é injetada na coluna vertebral baixa.

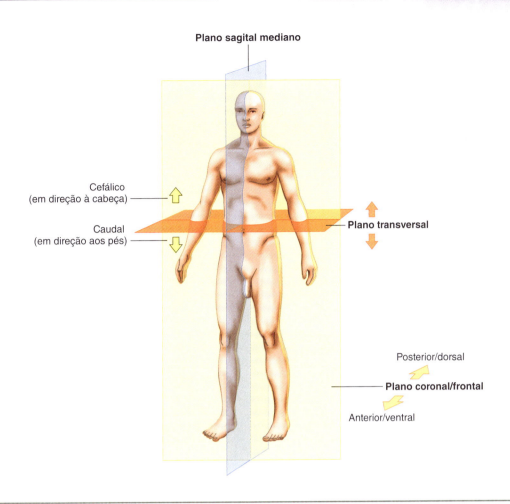

Figura 1-1 Direções do corpo: cefálico refere-se ao crânio ou à extremidade corpórea próxima da cabeça; e caudal, distante da cabeça. Anterior (ou ventral) significa "à frente" ou "na frente de"; posterior (ou dorsal), "atrás" ou "por trás de".

- **Superior** significa "acima" ou "em cima de", e **inferior** refere-se a "abaixo" ou "embaixo de". Por exemplo, o coração e os pulmões têm uma localização superior à do diafragma, enquanto os intestinos são inferiores ao diafragma.

- **Medial** significa "na direção da linha média ou ao plano mediano do corpo"; e **lateral**, "para longe" ou "em direção ao lado do corpo". Por exemplo, o nariz é medial aos olhos, e as orelhas são laterais em relação ao nariz.

- **Proximal** significa "em direção ao ponto de ligação ao corpo" ou "em direção ao tronco do corpo"; e **distal**, "longe do ponto de ligação ou origem" ou "mais distante do tronco". Por exemplo, o punho é proximal à mão, e o cotovelo é distal ao ombro. *Nota*: ambas as palavras são usadas primariamente para descrever apêndices ou extremidades.

- **Superficial** ou **externo** e **profundo** ou **interno** – superficial indica "na superfície do corpo ou perto dela". Por exemplo, uma ferida superficial envolve uma lesão da epiderme (camada mais externa da pele). Uma lesão profunda envolve injúria de um órgão interno, como o estômago. Os termos *externo* e *interno* são especificamente usados para referir-se a cavidades corpóreas e órgãos ocos.

Termos referentes aos planos e às seções do corpo

Planos são linhas de divisão anatômicas imaginárias usadas para separar estruturas do corpo (Figura 1-3). Uma **seção** é um corte que atravessa o corpo na direção de determinado plano.

O **plano sagital** divide o corpo em duas partes: direita e esquerda. Se o plano começou no meio do

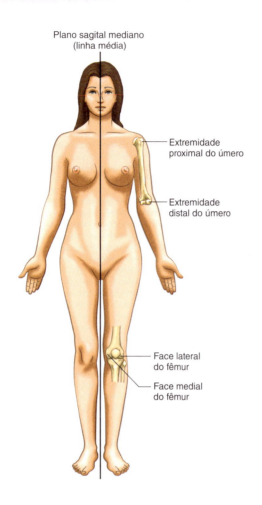

Figura 1-2 Direções do corpo: proximal significa "em direção ao ponto de ligação do corpo" ou "em direção ao tronco do corpo"; distal, "longe do ponto de ligação ou da origem" ou "mais distante do tronco"; medial, "em direção à linha média ou ao plano mediano do corpo"; e lateral, "para fora ou em direção ao lado do corpo".

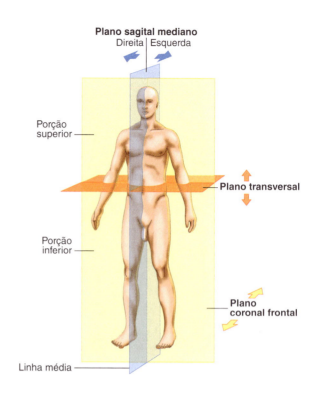

Figura 1-3 Planos do corpo: o plano sagital mediano divide o corpo igualmente em duas metades: direita e esquerda. O plano transversal divide o corpo em duas porções: superior e inferior. O plano coronal (ou frontal) divide o corpo em duas porções: anterior e posterior.

crânio e continuou para baixo, dividindo o esterno e a coluna vertebral, o corpo fica dividido igualmente em suas metades direita e esquerda. Tal plano é conhecido como **plano sagital mediano**.

Um **plano coronal (frontal)** é um corte vertical que forma ângulos retos com o plano sagital, dividindo o corpo em duas porções: anterior e posterior. O termo *coronal* vem de sutura coronal, que corre perpendicular (formando um ângulo reto) com a sutura sagital. Uma seção **transversal** é um corte horizontal que divide o corpo em duas porções: superior e inferior.

Termos referentes às cavidades do corpo

Os órgãos que constituem a maioria dos sistemas do corpo estão localizados dentro de quatro cavidades principais: cranial, espinhal, torácica e abdominopélvica (Figura 1-4). As cavidades cranial e espinhal estão dentro de uma região maior conhecida como cavidade posterior (dorsal). As cavidades torácica e abdominopélvica encontram-se na cavidade anterior (ventral).

A **cavidade dorsal** contém o cérebro e a medula espinhal: o cérebro está na **cavidade craniana**; e a medula espinhal, na **cavidade espinhal** (Figura 1-4). O diafragma divide a cavidade ventral em duas partes: torácica superior e abdominopélvica inferior.

Denominada mediastino, a região central da **cavidade torácica** fica entre os pulmões e estende-se desde o esterno até as vértebras, nas costas. O esôfago, os brônquios, os pulmões, a traqueia, o timo e o coração estão localizados na cavidade torácica. O coração propriamente dito está localizado dentro de uma cavidade menor chamada cavidade pericárdica.

A cavidade torácica ainda é subdividida em duas cavidades pleurais. O pulmão esquerdo está na cavidade esquerda; o pulmão direito, na cavidade direita. Cada pulmão é coberto por uma fina membrana denominada pleura.

A **cavidade abdominopélvica** é, na verdade, uma grande cavidade sem separação entre o abdômen e a pelve. Para evitar confusões, tratamos essa cavidade separadamente como cavidade abdominal

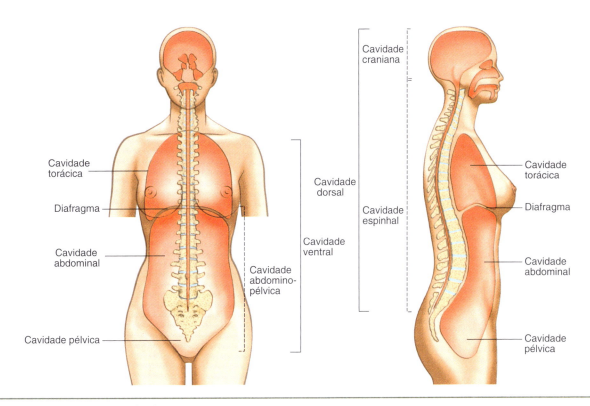

Figura 1-4 *Principais cavidades do corpo.*

e cavidade pélvica. A **cavidade abdominal** contém o estômago, o fígado, a vesícula biliar, o pâncreas, o baço, o intestino delgado, o apêndice e parte do intestino grosso. Os rins estão próximos, porém atrás da cavidade abdominal. A bexiga urinária, os órgãos reprodutores, o reto e o restante do intestino grosso estão na **cavidade pélvica.**

Termos referentes às regiões da cavidade abdominopélvica

Para localizar os órgãos abdominais e pélvicos mais facilmente, a cavidade abdominopélvica é dividida em nove regiões (Figura 1-5).

As nove regiões estão localizadas nas partes superior, média e inferior do abdômen:

- A região superior ou **epigástrica** é localizada logo abaixo do esterno. As regiões **hipocondríacas** direita e esquerda estão localizadas abaixo das costelas.
- A região mediana ou **umbilical** está localizada ao redor do **umbigo**, e as regiões lombares direita e esquerda estendem-se de anterior a posterior. (Uma pessoa pode reclamar de dor nas costas ou de dor lombar.)
- A região inferior ou **hipogástrica** também pode ser chamada de região púbica; as regiões ilíacas esquerda e direita também podem ser chamadas de regiões inguinais esquerda e direita.

Cavidades menores

Além da cavidade craniana, o crânio contém várias cavidades menores. Os olhos, músculos extraoculares, nervos ópticos e canais lacrimais estão dentro da **cavidade orbital**. A **cavidade nasal** contém as partes que formam o nariz. Na **cavidade oral** ou **bucal**, há os dentes e a língua.

Termos referentes aos quadrantes da região abdominal

Outro método para referenciar a região abdominal é dividir essa área em **quadrantes**. Esse método usa o plano sagital mediano e um plano transverso que passa pelo umbigo em ângulos retos. Os quatros quadrantes resultantes são nomeados de acordo com a posição: quadrante superior direito (QSD), quadrante superior esquerdo (QSE), quadrante inferior direito (QID) e quadrante inferior esquerdo (QIE) (Figura 1-6).

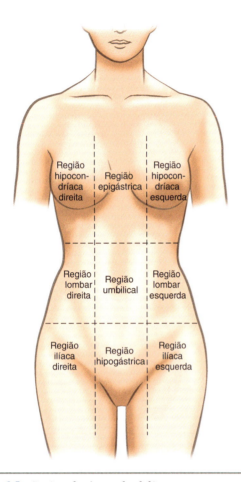

Figura 1-5 *Regiões do tórax e do abdômen.*

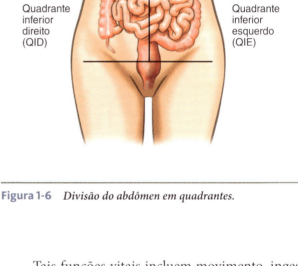

Figura 1-6 *Divisão do abdômen em quadrantes.*

Você sabia?

O ponto de McBurney não fica no topo de uma montanha, mas num ponto intermediário entre o umbigo e a crista ilíaca (a região proeminente no osso do quadril) e o quadrante inferior direito ou área inguinal direita. Essa região fica dolorida quando uma pessoa tem apendicite.

Funções vitais

Quando examinamos humanos, plantas, organismos unicelulares ou organismos multicelulares, reconhecemos que todos têm uma coisa em comum: são seres vivos.

Todos os organismos vivos são capazes de sustentar funções vitais. As **funções vitais** são uma série de atividades altamente organizadas e interligadas que permitem que os organismos vivos vivam, cresçam e se mantenham.

Tais funções vitais incluem movimento, ingestão, digestão, transporte, respiração, síntese, assimilação, crescimento, secreção, excreção, regulação (sensibilidade) e reprodução (Tabela 1-1).

Desenvolvimento humano

Ao longo de nossa vida, o corpo cumpre inúmeras funções que nos mantêm vivos e ativos. Viver depende da liberação constante de energia em cada célula do corpo. Depois de receberem a energia liberada pela alimentação, as células são capazes de sustentar as próprias condições de vida e, dessa forma, a vida de um ser humano.

Uma forma de vida complexa como o ser humano é composta de mais de 50 trilhões de células. A **célula** é a unidade estrutural e funcional básica de todos os seres vivos. Inicialmente, durante o desenvolvimento do ser humano, alguns grupos de células tornam-se altamente especializadas para certas funções, como movimento ou crescimento.

Células especializadas – quando agrupadas de acordo com função, forma, tamanho ou estrutura – são chamadas **tecidos**. Os tecidos, por sua vez, formam unidades estruturais e funcionais maiores conhecidas como **órgãos**. Por exemplo, a pele humana é um órgão composto de tecidos epitelial, conjuntivo, muscular e nervoso. Da mesma forma, os rins consistem de tecidos conjuntivo e epitelial altamente especializados.

Os órgãos do corpo humano não operam de forma independente; suas funções dependem uma da outra para formar um organismo vivo e funcional. Alguns órgãos se agrupam quando mais de um é necessário para realizar uma função. Tal agrupamento é chamado **sistema orgânico**. Um exemplo é o sistema digestório, composto por dentes, esôfago, estômago, intestino delgado e intestino grosso. Neste livro, você estudará os vários sistemas do corpo e seus respectivos órgãos.

Homeostase

A **homeostase** é a capacidade do corpo de regular seu ambiente interno dentro de limites estreitos, por meio de retroalimentação negativa e positiva. Manter a homeostase é essencial para a sobrevivência, pois qualquer desequilíbrio pode resultar em doenças. Todos os órgãos contribuem para a homeostase. Exemplos de controle da homeostase são os níveis sanguíneos de açúcar, a temperatura corpórea, a frequência cardíaca ou o ambiente líquido das células. As células velhas não respondem mais tão rápido, o que dificulta a manutenção da homeostase.

Grande parte do controle da homeostase funciona numa **alça de retroalimentação negativa**. As respostas por retroalimentação podem provocar perturbações no estado do nosso corpo. Um exemplo de como opera uma alça de retroalimentação negativa é visto na manutenção da nossa temperatura corpórea. A temperatura normal do nosso corpo é de 37 °C. Em um dia quente de verão, a temperatura do nosso corpo sobe. No cérebro, o hipotálamo detecta esse fato e manda sinais para vários órgãos, e começamos a suar (a transpiração é um processo de resfriamento). À medida que é excretada pelas glândulas sudoríparas na pele, a água evapora (a evaporação é um mecanismo de resfriamento). Além disso, os vasos sanguíneos se dilatam para trazer o sangue para perto da superfície da pele e dissipar o calor do corpo. Em um dia frio, a nossa temperatura corpórea cai abaixo de 37 °C. O hipotálamo detecta essa informação e manda sinais para os músculos, e começamos a tremer, o que eleva a temperatura corpórea (o aumento da atividade muscular gera calor). O hipotálamo também envia sinais

Tabela 1-1 *Resumo das funções vitais e dos sistemas do corpo*

FUNÇÕES VITAIS/ SISTEMAS DO CORPO	DEFINIÇÃO
Movimento / Sistema muscular	Capacidade do organismo inteiro – ou parte dele – de se locomover.
Ingestão / Assimilação	Processo pelo qual um organismo incorpora o alimento.
	Quebra de moléculas alimentares complexas em moléculas alimentares mais simples.
Digestão / Sistema digestório	Transformação das moléculas alimentares digeridas em tecidos vivos para crescimento e autorreparo.
Transporte / Sistema circulatório	Movimentação das substâncias necessárias para dentro e ao redor das células, bem como a dos produtos celulares e resíduos para fora e longe das células.
Respiração / Sistema respiratório	Queima ou oxidação de moléculas alimentares dentro de uma célula para liberar energia, água e dióxido de carbono.
Imunidade / Sistema linfático	Filtragem de bactérias nocivas e produção de células sanguíneas brancas (linfócitos).
Proteção / Sistema tegumentar	Cobertura impermeável do corpo.
Crescimento / Sistema esquelético	Crescimento do organismo por meio da síntese e assimilação, resultantes de um aumento do número e tamanho das células.
Secreção / Sistema endócrino	Produção e liberação de hormônios por uma célula ou estrutura.
Excreção / Sistema urinário	Remoção dos produtos residuais do metabolismo de um organismo.
Regulação (Sensibilidade) / Sistema nervoso	Habilidade de um organismo responder ao ambiente e de manter um estado equilibrado (homeostase).
Reprodução / Sistema reprodutor	Capacidade de um organismo de gerar descendentes com características semelhantes. (Isso é *essencial* para a sobrevivência das espécies, diferentemente da sobrevivência dos indivíduos).

para os vasos sanguíneos, o que provoca a constrição deles. Esse processo reduz o fluxo de calor para perto da superfície, de modo a conservar o calor do corpo.

A retroalimentação positiva é a capacidade do corpo de elevar o nível de um evento já iniciado. Retroalimentação positiva acontece quando uma pessoa sofre um corte ou uma lesão em um vaso sanguíneo. As plaquetas do sangue se acumulam rapidamente para que possam se coagular ao redor da ferida e interromper o sangramento.

Metabolismo

As atividades funcionais das células que resultam em crescimento, reparo, liberação de energia, uso de alimentos e secreções são agrupadas na categoria **metabolismo**. O metabolismo consiste de dois processos opostos: anabolismo e catabolismo. **Anabolismo** é a construção de matérias complexas a partir de elementos mais simples, como os alimentos e o oxigênio, e requer energia. O **catabolismo** é a quebra e a transformação de substâncias complexas em substâncias menores, com liberação de energia e dióxido de carbono. A soma de todas as reações químicas dentro de uma célula é, portanto, chamada de metabolismo.

Sistema métrico

Para entender a linguagem adotada neste livro, você deverá estar familiarizado com o sistema métrico, que é utilizado pela comunidade médica nas medições de comprimento, peso e volume. O **sistema métrico** é um sistema decimal baseado em potências de 10. Da mesma forma que um real equivale a 100 centavos, um metro equivale a 100 centímetros.

Destaques médicos 1-1

BIOTECNOLOGIA E NANOTECNOLOGIA

No futuro, veremos avanços no tratamento e diagnóstico de doenças por meio de técnicas como a *biotecnologia e nanotecnologia*.

Biotecnologia se refere a qualquer aplicação tecnológica que adota sistemas biológicos, organismos vivos ou seus derivados para fabricar ou modificar produtos ou processos para fins específicos. Um dos campos da biotecnologia, a engenharia genética, introduziu técnicas como a terapia gênica, tecnologia de DNA recombinante e reação em cadeia da polimerase. Tais técnicas utilizam genes e moléculas de DNA para diagnosticar doenças e inserir novos genes saudáveis no corpo a fim de substituir células danificadas. Os cientistas estão tentando desenvolver drogas biofarmacêuticas para tratar doenças como hepatite, câncer e doenças cardíacas.

Nanotecnologia é uma ciência que manipula átomos e moléculas para criar novos materiais. Ela lida com estruturas um bilhão de vezes menores que uma bola de futebol. É impossível visualizar dimensões tão diminutas. Nesse nível, a matéria demonstra propriedades incomuns que podem ser projetadas para realizar tarefas que seriam impossíveis de outra forma.

No momento, os sinais de doenças aparecem primeiramente em nível celular. Até hoje, os instrumentos usados em medicina só são capazes de detectar anomalias em nível macroscópico. Ser capaz de diagnosticar e tratar doenças na escala molecular permitirá aos médicos atingir as raízes das doenças e promover – ou até substituir – o processo de cura.

Eis os objetivos de longo prazo do National Institutes of Health (NIH): utilizar nanopartículas para buscar células cancerosas antes do crescimento dos tumores; remover partes "quebradas" das células ou dos mecanismos celulares e/ou substituí-los por "minimáquinas" biológicas do tamanho de moléculas; e adotar tais "máquinas" como bombas ou robôs para fornecer remédios quando e onde forem necessários no corpo. Produtos farmacêuticos estão sendo reformulados com partículas de nano-tamanho para melhorar a absorção.

Alguns dos prefixos usados no sistema métrico são:

centi = 1/100 (um/um centésimo)
mili = 1/1.000 (um/um milésimo)
micro = 1/1.000.000 (um/um milionésimo)

Para medir o comprimento, utilizam-se metros no lugar de polegadas e pés.

1 centímetro (cm) = 0,4 polegada
2,5 cm = 1 polegada

No caso do peso, utilizam-se gramas no lugar de onças e libras.

1 grama (g) = 1 onça
1 quilograma (kg) = 2,2 libras
1.000 g = 1 kg

Para dosagem de drogas, a unidade mais comumente usada é o grama ou miligrama (mg).

500 mg = 0,5 g

Para medir o volume, utilizam-se litros ou mililitros, e não quartos, copos, onças e colheres de chá ou de sopa.

1 litro (L) = 1,06 quarto (um litro é um pouco mais do que um quarto)
1 L = 1.000 mililitros (mL)

Terminologia médica

ana	partes
-tom	cortar
-ia	ação de
ana/tom/ia	ação de cortar em partes; estudo das partes do corpo pela dissecação
-logia	estudo de
bio	vida
bio/logia	estudo da vida
fisio	natureza
fisio/logia	estudo da natureza ou da função natural do corpo
ante	à frente de
anter/ior	à frente
poster	atrás
poster/ior	atrás de
super	acima
super/ior	acima de uma parte
infer	abaixo
infer/ior	abaixo de uma parte
-al	que pertence a
caud	cauda
caud/al	referente à cauda
crani	crânio
crani/al	referente ao crânio
dist	distante
dist/al	referente a uma parte distante
dors	dorso
dors/al	referente ao dorso
later	lado
later/al	referente a lado
medi	meio
medi/al	referente ao meio
proxim	perto
proxim/al	referente à proximidade
ventr	ventre, lado da frente
ventr/al	referente ao ventre ou ao lado da frente

Para dosagem de drogas líquidas, são usados mililitros.

5 mL = 1 colher de chá

15 mL = 1 colher de sopa
30 mL = 1 onça

Questões de revisão

Assinale a opção que completa adequadamente cada frase apresentada a seguir.

1. O estudo do tamanho e da forma do coração é denominado
   a. fisiologia.
   b. anatomia.
   c. histologia.
   d. embriologia.

2. A fisiologia é o estudo
   a. do tamanho das células.
   b. da forma do rim.
   c. da função dos pulmões.
   d. do tamanho e formato do fígado.

3. A posição anatômica é descrita como
   a. corpo ereto, braços na lateral, palmas para a frente.
   b. corpo deitado, braços ao lado, palmas para a frente.
   c. corpo ereto, braços na lateral, palmas para trás.
   d. corpo deitado, braços ao lado, palmas para trás.

4. O plano que divide o corpo em duas partes – direita e esquerda – é denominado
   a. transversal.
   b. coronal.
   c. sagital.
   d. frontal.

5. Suponha que uma pessoa se queixe de dor que pode indicar uma apendicite. Essa dor deve estar localizada no
   a. quadrante inferior esquerdo.
   b. quadrante inferior direito.
   c. quadrante superior direito.
   d. quadrante superior esquerdo.

6. O coração é descrito como superior ao diafragma porque ele fica
   a. atrás do diafragma.
   b. à frente do diafragma.
   c. acima do diafragma.
   d. abaixo do diafragma.

7. O cérebro e a medula espinhal estão localizados na
   a. cavidade ventral.
   b. cavidade espinhal.
   c. cavidade craniana.
   d. cavidade dorsal.

8. A região epigástrica do abdômen está localizada
   a. logo acima do esterno.
   b. na região do umbigo.
   c. logo abaixo do esterno.
   d. na região pélvica.

9. Tremer para manter o corpo quente é um exemplo de
   a. anabolismo.
   b. catabolismo.
   c. metabolismo.
   d. homeostase.

10. O processo de produção e liberação de hormônios por uma célula ou estrutura é chamado de
    a. digestão.
    b. excreção.
    c. síntese.
    d. secreção.

Complete as lacunas

1. O padrão usado nas medidas nas ciências é o sistema _____.

2. Daniel, 6 anos, caiu do *skate* e teve uma escoriação de 1,5 polegada no braço esquerdo. Essa medida equivale a _____ centímetros.

3. Duas colheres de chá de remédio contra a tosse equivalem a _____ mililitros de remédio contra a tosse.

4. Um médico prescreveu 2 gramas de penicilina a serem divididos em 4 doses por 24 horas. Isso significa que uma dose única média terá _____ miligramas.

5. Um quilograma equivale a _____ libras.

Relacione as colunas

Relacione cada termo da Coluna I com a respectiva descrição indicada na Coluna II.

_____ 1. catabolismo
_____ 2. cavidade pélvica
_____ 3. cavidade pericárdica
_____ 4. anabolismo
_____ 5. cavidade abdominal
_____ 6. diafragma
_____ 7. homeostase
_____ 8. tecido
_____ 9. rins
_____ 10. dentes e língua
_____ 11. cavidade craniana
_____ 12. sistema orgânico
_____ 13. função vital

a. ambiente celular equilibrado.
b. processo químico construtivo que usa alimento para construir os materiais complexos do corpo.
c. quebra útil das matérias alimentares que resulta em liberação de energia.
d. contidos na cavidade oral.
e. cavidade onde se localizam os órgãos reprodutores, a bexiga urinária e a parte inferior do intestino grosso.
f. cavidade onde se localizam o estômago, o fígado, a vesícula biliar, o pâncreas, o baço, o intestino delgado, o apêndice e parte do intestino grosso.
g. cavidade que contém o coração.
h. um grupo de células que juntas realizam um determinado trabalho.
i. a porção da cavidade dorsal que contém o cérebro.
j. divide a cavidade ventral em duas regiões.
k. estrutura localizada atrás da cavidade abdominal.
l. órgãos agrupados que têm uma função relacionada.
m. atividade realizada por um ser vivo que o ajuda a viver e crescer.

Aplicação prática da teoria

1. Em cada exemplo apresentado a seguir, assinale a expressão que descreve corretamente o corpo humano de acordo com a posição anatômica de referência.
   a. Na posição anatômica, as palmas estão para a frente/para trás.
   b. O fígado é superior/inferior ao diafragma.
   c. A mão é proximal/distal ao cotovelo.
   d. A escápula fica na parte anterior/posterior do corpo.
   e. Craniano refere-se ao lado da cabeça/caudal do corpo.
   f. O plano coronal divide o corpo em parte da frente e de trás/em direita e esquerda.
   g. Os braços se localizam no lado medial/lateral do corpo.
   h. O plano transversal divide o corpo em partes superior e inferior/em partes anterior e posterior.

2. Descreva os seguintes itens para um médico usando o termo anatômico correto.
   a. A localização de uma cicatriz de apendicectomia.
   b. Uma ferida que está na parte da frente da perna.
   c. O final da coluna vertebral.
   d. Uma dor perto do esterno.

3. Pense no que seu corpo faz durante um período de 24 horas e nomeie as funções vitais que ocorrem.

Estudo de caso

Um técnico de emergência médica (TEM) responde a uma chamada sobre uma queda de árvore. Na chegada, o TEM vê um menino deitado no pé da árvore cujo braço direito está visivelmente deformado. O TEM suspeita que o braço esteja quebrado.

1. Descreva os termos anatômicos que o TEM usará para descrever a lesão ao médico do pronto-socorro.
2. Quais funções vitais serão afetadas pela queda?
3. Como o menino é destro, descreva outras funções vitais que podem ser afetadas pela lesão.

Atividade de laboratório 1-1

Direções anatômicas

- *Objetivo:* usar apropriadamente os termos direcionais para referenciar regiões anatômicas.
- *Material necessário:* caneta e papel

Passo 1: Você pode trabalhar individualmente ou com um parceiro de laboratório. Cada um de vocês deverá assumir a posição anatômica. É confortável? Por que a posição anatômica é usada em saúde? Registre a resposta.

Passo 2: Pergunte a seu parceiro de laboratório se ele está confortável na posição anatômica. Registre a resposta do parceiro.

Passo 3: Explique por que essa posição é confortável ou desconfortável. Registre a resposta.

Passo 4: Localize as faces anterior, posterior, lateral, medial, superior e inferior do seu próprio corpo; repita esse passo com seu parceiro.

Atividade de laboratório 1-2

Planos anatômicos

- *Objetivo:* identificar que tipos de plano são usados para descrever a anatomia e o que eles indicam a respeito da região anatômica.
- *Material necessário:* massa de modelar, abaixador de língua, caneta e papel.

Passo 1: Modele a massa em um formato de rim.

Passo 2: Com os abaixadores de língua, faça um corte transversal do rim. O que esse tipo de corte demonstra? Registre a resposta.

Passo 3: Faça um corte sagital. O que esse tipo de corte demonstra? Registre a resposta.

Passo 4: Faça um corte coronal. O que esse tipo de corte demonstra? Registre a resposta.

CAPÍTULO 1 *Introdução às unidades estruturais* 13

Atividade de laboratório
1-3
Regiões anatômicas abdominais

- *Objetivo:* identificar todas as cavidades do abdômen e os órgãos que podem ser encontrados nessas regiões.
- *Material necessário:* modelo anatômico de um torso; modelo de vesícula biliar, fígado, estômago, cólon e pâncreas; caneta e papel.

Passo 1: Posicione os órgãos corretamente no modelo anatômico.

Passo 2: Registre o nome da região abdominal em que cada órgão se localiza.

Capítulo 2

A QUÍMICA DOS SERES VIVOS

Objetivos

- Relacionar a importância da química e bioquímica para a saúde.
- Definir matéria e energia.
- Explicar a estrutura de um átomo, um elemento e um composto.
- Explicar a importância da água para o nosso corpo.
- Descrever os quatro grupos principais de compostos orgânicos: carboidratos, gorduras, proteínas e ácidos nucleicos.
- Explicar a diferença entre as moléculas de DNA[1] e RNA.[2]
- Explicar a diferença entre um ácido, uma base e um sal.
- Explicar o equilíbrio ácido-base.
- Descrever por que a homeostase é necessária para uma boa saúde.
- Definir as palavras-chave relacionadas a este capítulo.

1. Do inglês *deoxyribonucleic acid* (N. T. T.).
2. Do inglês *ribonucleic acid* (N. T. T.).

Palavras-chave

ácido
ácido desoxirribo-
    nucleico (DNA)
ácidos nucleicos
ácido ribonucleico
    (RNA)
álcali
aminoácidos
átomo
base
carboidratos
catalisadores
    orgânicos
colesterol
compostos
    desidratados
compostos
    orgânicos
dissacarídeo
elemento
eletrólitos
elétrons
energia
energia cinética
energia potencial
enzimas
escala de pH
esteroides
fosfolipídios
glicogênio
gorduras
hidrólise
hidróxido
íon
isótopos
ligação covalente
ligação de
    hidrogênio
ligação iônica
ligações químicas
lipídios
líquido
    extracelular
líquido intersticial
líquido
    intracelular
matéria
molécula
monossacarídeos
multicelular
neutralização
nêutrons
polissacarídeos
proteínas
prótons
química
radioativos
síntese por
    desidratação
síntese proteica
tampão
triglicerídeos
unicelular

Para ser um profissional de saúde eficiente, é necessária uma compreensão completa do funcionamento normal e anormal do corpo humano, bem como um conhecimento básico da química e bioquímica.

Química

A **química** é o estudo da estrutura da matéria e da composição das substâncias, suas propriedades e suas reações químicas. Muitas reações químicas ocorrem no corpo humano, como a digestão de um pedaço de carne no estômago, a formação da urina nos rins e a fabricação de proteínas em uma célula humana microscópica. As reações químicas necessárias para sustentar a vida ocorrem dentro das células. Dessa forma, o estudo das reações químicas nos seres vivos é chamado de *bioquímica*.

Matéria e energia

Matéria é qualquer coisa que tem um peso (massa) e ocupa espaço. A matéria existe nas formas sólida, líquida e gasosa. Um exemplo de matéria sólida no nosso corpo é o osso; de matéria líquida, o sangue; de matéria gasosa, o oxigênio.

A matéria não é criada nem destruída, mas ela pode mudar de forma por meios físicos ou químicos. Uma mudança física ocorre quando mastigamos um pedaço de alimento, pois ele é quebrado em pedaços menores. Uma mudança química ocorre quando um alimento sofre a ação de vários agentes químicos do corpo que alteram a composição daquilo que comemos. Imagine, por exemplo, um pedaço de torrada amanteigada que é convertida em moléculas de gordura e glicose para que possam ser usadas como energia pelo corpo.

Energia é a capacidade de realizar um trabalho ou colocar matéria em movimento. No nosso corpo, a energia está presente como **energia potencial** e **energia cinética**. A energia potencial é estocada nas células onde aguarda para ser liberada, enquanto a energia cinética é o trabalho que resulta em movimento. Estar deitado na cama é um exemplo de energia potencial; levantar da cama é um exemplo de energia cinética.

Átomos

Um **átomo** é a menor parte de um elemento. Átomos são invisíveis ao olho humano, embora nos cerquem e sejam parte da estrutura humana. O hidrogênio é um exemplo de átomo.

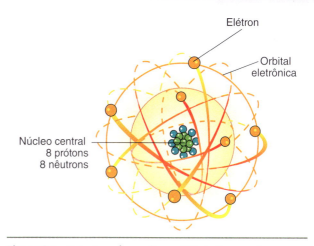

Figura 2-1 *Estrutura de um átomo. Oito prótons e oito nêutrons são fortemente ligados ao núcleo, ao redor do qual revolvem oito elétrons.*

O átomo normal é feito de partículas subatômicas: **prótons**, **nêutrons** e **elétrons**. Os prótons têm uma carga elétrica positiva (+); e os nêutrons não têm carga elétrica. Prótons e nêutrons compõem o núcleo de um átomo (que é diferente do núcleo de uma célula) (Figura 2-1). Os elétrons têm uma carga elétrica negativa (−) e estão arranjados ao redor do núcleo em zonas orbitais ou *nuvens eletrônicas*. Os átomos têm geralmente mais de uma orbital eletrônica. O número e o arranjo das partículas subatômicas consideradas átomos de um elemento diferem dos átomos de outro elemento; por exemplo, a estrutura do átomo de hidrogênio é diferente da estrutura do átomo de oxigênio.

O número de prótons de um átomo é igual ao número de elétrons; os átomos são eletricamente neutros – nem negativos, nem positivos.

Átomos de determinado elemento que têm o mesmo número de prótons, mas um número diferente de nêutrons, são chamados de **isótopos**. Todos os isótopos de um elemento específico têm o mesmo número de elétrons. Alguns isótopos são denominados isótopos **radioativos** porque são instáveis e decaem (desintegram-se). À medida que decaem, eles liberam (emitem) energia na forma de radiação, que pode ser medida por um detector. O detector não apenas detecta a emissão de um isótopo radioativo, mas, com a ajuda de um computador, fornece a imagem da sua distribuição dentro do corpo. Isótopos radioativos podem ser usados para estudar a estrutura e a função de determinados tecidos. A medicina nuclear é o ramo da medicina que utiliza isótopos radioativos para prevenir, diagnosticar (ver boxe "Destaques médicos 2-1: Imageamento médico") e tratar doenças. O uso mais comum de isótopos está no tratamento de disfunções da tireoide, câncer da próstata e dor associada a câncer ósseo. Isótopos radioativos permitem aos médicos

Destaques médicos

2-1

IMAGEAMENTO MÉDICO

Imageamento médico refere-se às técnicas não invasivas e aos processos empregados na criação de imagens do corpo humano para fins clínicos. Algumas dessas técnicas usam isótopos radioativos. Muitas pessoas temem a superexposição aos isótopos durante o processo de imageamento médico, mas o risco de exposição à radiação deve ser levado em consideração em comparação aos outros riscos à saúde. Os cientistas ainda não conseguiram provar de maneira satisfatória que doses baixas de radiação em procedimentos médicos podem aumentar o risco de câncer.

Uma *varredura por tomografia axial computadorizada (TAC ou TC)* é um procedimento diagnóstico indolor por raios X que usa radiação ionizante para produzir imagens de cortes através do corpo. O computador detecta o padrão de absorção da radiação e as variações de densidade do tecido. A partir da detecção da absorção da radiação, é gerada uma série de imagens anatômicas. A varredura resultante é a análise de uma visão tridimensional do tecido avaliado. As varreduras TC são muito úteis para avaliar o cérebro e detectar lesões, sangramentos internos ou câncer.

O *imageamento por ressonância magnética (IRM)* é um procedimento de varredura que fornece a visualização de fluidos, tecidos moles e estruturas ósseas sem usar radiação. A pessoa é colocada dentro de uma grande câmara eletromagnética tubular, onde sinais de radiofrequências específicas são gerados para mudar o alinhamento dos átomos de hidrogênio no corpo. O computador analisa a energia da radiofrequência absorvida. São usados campos magnéticos fortes para que as ondas de radiofrequência produzam imagens que são projetadas em uma tela. Pessoas com implantes metálicos, como marca-passos, joelhos protéticos ou outros, não podem ser submetidas ao IRM, pois os fortes campos magnéticos poderiam danificá-los. Um IRM com quatro lados abertos e que não requer que o paciente seja colocado dentro de uma câmara pode ser usado no caso de pessoas que têm claustrofobia (um medo patológico de confinamento).

Um exame por *tomografia por emissão de pósitrons (positron emission tomography – PET)* é um procedimento no qual o paciente recebe, por inalação ou injeção, um isótopo radioativo de meia-vida curta antes de ser colocado em um *scanner*. A atividade metabólica do cérebro ou de muitas outras estruturas é mostrada por imagens computadorizadas codificadas em cores que indicam o grau e a intensidade do processo metabólico. Perguntas podem ser feitas ao paciente para verificar mudanças na atividade cerebral quando ele raciocina ou lembra-se de algo. Exames de PET são muito úteis para diagnosticar tumores cerebrais, paralisia cerebral, infartos e doenças cardíacas.

Escaneamentos de osso, fígado, cérebro ou baço são procedimentos que varrem várias partes do corpo com uma câmera gama, após a injeção intravenosa de um material radionuclídeo e a absorção deste pelo corpo. O registro pela câmera da concentração ou da acumulação específica para aquela área da substância radioativa revela a imagem da área.

No *ultrassom* ou na *ultrassonografia*, utilizam-se ondas sonoras de alta frequência que são direcionadas através de um transdutor. As ondas sonoras são rebatidas logo abaixo do transdutor e geram uma imagem que pode ser vista na tela do ultrassom. A imagem na tela muda quando a posição do transdutor é alterada lentamente. É o método de imageamento mais usado nos casos de lesões do manguito rotador do punho e doenças musculoesqueléticas ou em obstetrícia para visualizar o embrião, o feto e a placenta.

O *ultrassom Doppler* é uma variante da sonografia na qual as ondas sonoras devolvidas são transformadas em sons audíveis que podem ser detectados com fones de ouvido. O método Doppler mede o fluxo sanguíneo pelo movimento do transdutor ao longo do percurso de um vaso sanguíneo.

Mamografias (ver Capítulo 21).

Após realizarem um exame diagnóstico usando substância radioativa, os pacientes são aconselhados a beber bastante água para eliminar a substância radioativa.

apontar os isótopos selecionados diretamente para a doença e destruir o tecido doente.

Elementos

Átomos semelhantes se combinam para formar o próximo estágio da matéria, que é o **elemento**. Um elemento é uma substância que não pode ser criada nem destruída por meios químicos comuns. Elementos podem estar presentes em mais de um estado no nosso corpo. Nossos ossos são sólidos e contêm o elemento cálcio. O ar que entra em nossos pulmões contém o elemento oxigênio, que é um gás. Nossas células são banhadas por fluidos que contêm os elementos hidrogênio e oxigênio.

Noventa e dois elementos são encontrados naturalmente no mundo; elementos adicionais foram criados por cientistas. Cada elemento é representado por um símbolo químico ou uma abreviatura. A Tabela 2-1 mostra uma lista de elementos e os respectivos símbolos.

Compostos

Vários elementos podem estar combinados segundo *uma proporção de peso definida* para formar **compostos**. Um composto tem características ou propriedades diferentes de acordo com seus elementos. Por exemplo, o composto água (H_2O) é feito de duas partes de hidrogênio e uma parte de oxigênio. Separadamente, o hidrogênio e o oxigênio são elementos gasosos, mas, quando combinados, o composto resultante é um líquido (água). O sal de cozinha comum é um composto feito dos dois elementos, sódio (Na) e cloro (Cl), chamado quimicamente de cloreto de sódio (NaCl). Separadamente, o sódio é um elemento metálico. É leve, tem cor branca com tom prateado e brilha logo após ser cortado, mas torna-se rapidamente fosco e cinza quando exposto ao ar. O cloro, por sua vez, é um gás venenoso e irritante, de tom amarelo-esverdeado e com cheiro sufocante. Contudo, a combinação química de sódio e cloro resulta em cloreto de sódio, um pó cristalino que pode ser dissolvido em água.

Da mesma forma que os elementos são representados por símbolos, os compostos são representados por algo chamado *fórmula*. A fórmula mostra os tipos de elemento presentes e a proporção por peso de cada elemento. Algumas fórmulas comuns são H_2O (água), NaCl (sal de cozinha), HCl (cloreto de hidrogênio ou ácido clorídrico), $NaHCO_3$ (bicarbonato de sódio ou fermento em pó), NaOH (hidróxido de sódio ou soda cáustica), $C_6H_{12}O_6$ (glicose ou frutose), $C_{12}H_{22}O_{11}$ (sacarose ou açúcar comum), CO_2 (dióxido de carbono) e CO (monóxido de carbono).

Um organismo vivo, seja ele **unicelular**, como um micróbio, ou **multicelular**, tal como um animal ou uma planta multicelulares, pode ser comparado com uma fábrica química. A maioria dos organismos vivos usará os 20 elementos essenciais e os transformará em compostos necessários para a própria manutenção. Em muitos organismos vivos, os elementos carbono, hidrogênio e oxigênio são combinados para formar **compostos orgânicos**. Os compostos encontrados nos seres vivos contêm o elemento carbono.

Moléculas

A menor unidade de um composto que ainda tem as propriedades de composto e a capacidade de ter sua existência independente e estável é chamada de **molécula**. Por exemplo, o composto comum água pode ser quebrado em gotas cada vez menores. A unidade absolutamente menor é uma molécula de água (H_2O).

Ligações químicas

Além de se combinarem para formar elementos, os átomos podem compartilhar ou combinar seus elétrons com átomos de outros elementos para formar **ligações químicas**. Um tipo de ligação é denominado **ligação iônica** (Figura 2-2). Se um átomo cede um elétron para outro átomo para formar uma ligação iônica, aquele átomo terá agora mais prótons do que elétrons e uma carga positiva (+). O átomo que pegou o elétron extra terá agora mais elétrons do que prótons

Tabela 2-1 *Amostra de elementos e os respectivos símbolos*

ELEMENTO	SÍMBOLO
Cálcio	Ca
Carbono	C
Cloro	Cl
Ferro	Fe
Fósforo	P
Hidrogênio	H
Iodo	I
Magnésio	Mg
Nitrogênio	N
Oxigênio	O
Potássio	K
Sódio	Na
Zinco	Zn

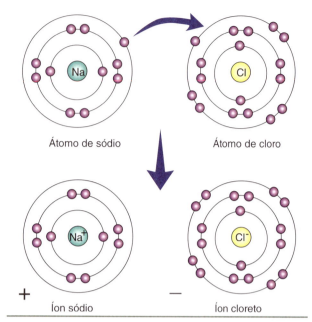

Figura 2-2 *Ligação iônica. Nesta figura, o átomo Na⁺ cede um elétron para o átomo Cl⁻ para formar uma ligação iônica.*

e, portanto, uma carga negativa (–). A partícula carregada positiva ou negativamente será agora chamada de **íon**. Os átomos ligados ionicamente se dissociam quando imersos em água (H_2O); um exemplo é o cloreto de sódio (Na^+Cl^-).

Um segundo tipo de ligação é a **ligação covalente** (Figura 2-3). Nesse tipo de ligação, os átomos compartilham os elétrons para completar suas orbitais nos níveis mais externos. Moléculas que apresentam ligações covalentes não formam ligações iônicas nem se dissociam quando imersas em água. Quatro dos elementos mais importantes encontrados nas células formam esse tipo de ligação: carbono, oxigênio, hidrogênio e nitrogênio.

Um terceiro tipo de ligação é a **ligação de hidrogênio**. Ligações de hidrogênio são ligações muito fracas. Elas ajudam a manter as moléculas de água juntas, pela formação de pontes entre o átomo negativo de oxigênio de uma molécula de água e o átomo positivo de hidrogênio de outra molécula de água.

Eletrólitos

Quando compostos estão em solução e se comportam como se tivessem sido quebrados em pedaços individuais (íons), os elementos do composto são chamados de **eletrólitos**. Por exemplo, na água, uma solução de sal é composta de íons sódio (Na^+) com uma carga positiva e íons cloreto (Cl^-) com uma carga negativa.

Nas células e nos fluidos teciduais do corpo, os íons permitem que a matéria seja alterada, quebrada ou recombinada para formar novas substâncias ou compostos. Os eletrólitos são responsáveis pela acidez ou alcalinidade das soluções e podem conduzir carga elétrica. A possibilidade de registrar as cargas elétricas dentro de tecidos é muito valiosa para ferramentas diagnósticas, como um *eletrocardiograma*, que mede a condução elétrica do coração.

Tipos de compostos

Vários elementos podem se combinar para formar um número considerável de compostos. Todos os compostos, tanto naturais quanto sintéticos, podem ser classificados em dois grupos: inorgânicos ou orgânicos.

Compostos inorgânicos

Compostos inorgânicos são feitos por moléculas que não contêm o elemento carbono (C) (por exemplo, o sal [NaCl]). O dióxido de carbono (CO_2) e o carbonato de cálcio ($CaCO_3$) são algumas exceções.

Água
A água é o composto inorgânico mais importante dos organismos vivos. Ela representa de 55% a 65% do nosso peso corporal e é considerada o solvente universal, pois mais substâncias são solúveis nela do que em qualquer outro líquido. A maioria dos processos celulares do corpo acontece em presença de água. Nas reações anabólicas, a água pode ser removida de uma

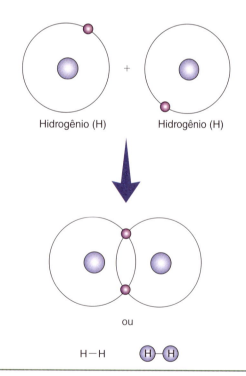

Figura 2-3 *Ligação covalente. Nesta figura, cada átomo de hidrogênio compartilha um elétron para formar um composto.*

molécula (**síntese por desidratação**), e as moléculas podem se fusionar enquanto uma nova substância é formada. Em reações catabólicas, a água é adicionada às moléculas (**hidrólise**) para quebrar moléculas maiores. A água regula a temperatura corporal, leva os nutrientes até as células e remove os resíduos. A água é necessária para a homeostase e essencial para a vida; se não tivermos água suficiente, nossos corpos ficam **desidratados**, o que é uma situação de perigo de morte.

Compostos orgânicos

Compostos orgânicos são encontrados nos seres vivos e nos produtos que eles fabricam. Esses compostos sempre contêm o elemento carbono, combinado com hidrogênio e outros elementos. O carbono tem a capacidade de se combinar com outros elementos para formar um grande número de compostos orgânicos. Mais de um milhão de compostos orgânicos são conhecidos. Suas moléculas são comparativamente grandes e complexas; as moléculas inorgânicas são bem menores. Os quatro grandes grupos de compostos orgânicos são os carboidratos, os lipídios, as proteínas e os ácidos nucleicos.

Carboidratos

Todos os **carboidratos** são compostos dos elementos carbono (C), hidrogênio (H) e oxigênio (O). Nesses compostos, há duas vezes mais átomos de hidrogênio do que átomos de oxigênio ou de carbono. Os carboidratos são divididos em três grupos: monossacarídeos, dissacarídeos e polissacarídeos.

MONOSSACARÍDEOS. **Monossacarídeos** são açúcares que não podem ser mais quebrados. Portanto, eles também são chamados de açúcares simples. Os tipos de açúcar monossacarídeo são glicose, frutose, galactose, ribose e desoxirribose.

A glicose é um açúcar importante, pois é a principal fonte de energia das células. A glicose, às vezes referida como açúcar do sangue, é transportada pelo fluxo sanguíneo até as células individuais e estocada na forma de **glicogênio** no fígado e nas células musculares. A glicose é combinada com oxigênio numa reação química denominada oxidação, que produz energia.

Encontrada nas frutas e no mel, a frutose é o mais doce dos monossacarídeos. A galactose é encontrada no leite materno, e os recém-nascidos precisam dela para se desenvolver. O açúcar desoxirribose é encontrado no **ácido desoxirribonucleico (DNA)**, e a ribose, no **ácido ribonucleico (RNA)**.

Perfil de carreira 2-1
Tecnólogos em radiologia

O uso médico de radiação vai muito além do diagnóstico de ossos quebrados por meio de raios X. As radiações são usadas para produzir imagens do interior do corpo e tratar o câncer. A expressão *imageamento diagnóstico* não implica apenas raios X, mas também ultrassom e varreduras por IRM.

Os *radiologistas* utilizam filmes de raios X para uso em diagnóstico de doenças. Na preparação para o procedimento, eles explicam o processo ao paciente, posicionam-no, removem todo tipo de adorno metálico que possa impedir a penetração dos raios X, blindam o paciente para evitar exposição desnecessária à radiação e tiram a foto. Os radiologistas mais experientes podem também realizar exames de imagem mais complexos, como mamografia e fluoroscopia, ou operar *scanners* de TC e máquinas de IRM.

Os *tecnólogos em radioterapia* preparam os pacientes portadores de câncer para o tratamento e administram as doses prescritas de radiação ionizante para partes específicas do corpo. Além disso, verificam os efeitos colaterais da radiação.

Os *sonográfos* projetam ondas sonoras de alta frequência não ionizantes para áreas específicas do corpo do paciente, e a máquina recolhe o eco refletido para formar uma imagem.

A capacitação desses três profissionais é realizada em hospitais, universidades e institutos de formação técnica. O currículo do estudo inclui teoria e prática clínica. O Conselho Regional de Técnicos em Radiologia oferece os cursos mais formais nesse campo. A especialização em radiologia envolve a formação do tecnólogo nas seguintes áreas: IRM, medicina nuclear, diagnóstico, ultrassom e mamografia. A maioria das áreas de especialização requer formação e certificação adicionais. As perspectivas de emprego nesse setor devem crescer mais rapidamente do que a média de outros setores. ■

Tabela 2-2 Composição de monossacarídeos de sacarose, maltose e lactose		
MONOSSACARÍDEO + MONOSSACARÍDEO – H_2O (SÍNTESE POR DESIDRATAÇÃO)	FORMA	DISSACARÍDEO
Glicose + frutose – H_2O	⟶	Sacarose
Glicose + glicose – H_2O	⟶	Maltose
Glicose + galactose – H_2O	⟶	Lactose

DISSACARÍDEOS. Um **dissacarídeo** é conhecido como açúcar duplo, pois é formado por duas moléculas de monossacarídeos por uma reação química chamada síntese por desidratação. Essa reação envolve, a partir de moléculas pequenas, a síntese de uma grande molécula pela perda de uma molécula de água. A Tabela 2-2 ilustra o processo de síntese por desidratação.

O oposto da reação de síntese por desidratação é a hidrólise. Nessa reação, uma molécula grande é quebrada em pequenas moléculas pela adição de água. Exemplos de dissacarídeos são a sacarose (açúcar comum), maltose (açúcar do malte) e lactose (açúcar do leite).

Primeiro, os dissacarídeos devem ser quebrados em monossacarídeos pelo processo de digestão (hidrólise) para que possam ser absorvidos e usados pelo corpo.

POLISSACARÍDEOS. Um grande número de carboidratos encontrados nos organismos vivos ou produzidos por eles são **polissacarídeos**. Trata-se de moléculas grandes e complexas, feitas de centenas a milhares de moléculas de glicose ligadas entre si formando uma única molécula comprida, em formato de cadeia. Eis alguns exemplos de polissacarídeos: amido, celulose e glicogênio. Em condições apropriadas, os polissacarídeos podem ser quebrados em dissacarídeos e, então, finalmente em monossacarídeos.

O amido é um polissacarídeo encontrado em grãos e raízes vegetais, como as batatas.

Lipídios

Lipídios são moléculas que contêm os elementos carbono, hidrogênio e oxigênio. Os lipídios são diferentes dos carboidratos porque contêm proporcionalmente muito menos oxigênio em relação ao hidrogênio. Exemplos de lipídios: gorduras, fosfolipídios e esteroides.

CARACTERÍTICAS DOS LIPÍDIOS. Os lipídios são referidos como "gorduras". Embora os alimentos "sem gordura" sejam muito populares, os lipídios e as gorduras são essenciais para a saúde. Os lipídios são uma importante fonte de energia estocada que formam os principais hormônios esteroides e ajudam a isolar o nosso corpo. Quando a ingestão de lipídios na forma de gordura se torna excessiva, problemas de saúde ocorrem.

As **gorduras**, também chamadas **triglicerídeos**, consistem em glicerol e ácidos graxos e representam 95% das gorduras do corpo humano.

Os **fosfolipídios** contêm carbono, hidrogênio, oxigênio e fósforo. Esse tipo de lipídio pode ser encontrado nas membranas celulares, no cérebro e no tecido nervoso.

Os **esteroides** são lipídios que contêm **colesterol**, que é essencial para a estrutura da membrana semipermeável da célula. O colesterol é necessário para a produção da vitamina D e dos hormônios masculinos e femininos, e fundamental para a produção do cortisol, um hormônio secretado pela glândula suprarrenal. No entanto, em algumas pessoas o colesterol pode se acumular nas artérias, o que pode representar um problema de saúde.

Proteínas

As **proteínas** são compostos orgânicos que contêm os elementos carbono, hidrogênio, oxigênio, nitrogênio e geralmente fósforo e enxofre. As proteínas fazem parte dos compostos orgânicos mais diversos e essenciais encontrados em todos os organismos vivos. Encontradas em todas as partes de uma célula viva, também são uma parte importante da cápsula proteica externa de todos os vírus. As proteínas também servem como um componente estrutural e de ligação para todos os seres vivos. Por exemplo, são encontradas grandes quantidades de proteínas em unhas, cabelos, cartilagens, ligamentos, tendões e músculos.

Os **aminoácidos** são pequenas unidades moleculares que trabalham juntas para construir as proteínas do corpo. Eles são vitais para o funcionamento correto do corpo. Vinte aminoácidos diferentes são combinados em uma variedade de números e sequências, formando todos os tipos de proteína. São classificados em essenciais e não essenciais. Os aminoácidos essenciais devem ser obtidos diretamente de fontes alimentares e não podem ser produzidos pelo corpo. Os aminoácidos não essenciais são aqueles que o corpo pode produzir. A Tabela 2-3 lista os aminoácidos essenciais e não essenciais.

Grandes moléculas proteicas são construídas a partir de uma variedade de números e sequências desses aminoácidos. O número de aminoácidos em uma proteína pode variar de 300 a muitos milhares. Dessa forma, a estrutura das proteínas é bastante complexa.

ENZIMAS. Enzimas são proteínas especializadas encontradas em todas as células vivas. Elas ajudam a

Tabela 2-3 *Aminoácidos essenciais e não essenciais*

AMINOÁCIDOS ESSENCIAIS	AMINOÁCIDOS NÃO ESSENCIAIS
Arginina	Alanina
Fenilalanina	Glicina
Histidina	Asparagina
Isoleucina	Aspartato
Leucina	Cisteína
Lisina	Glutamato
Metionina	Glutamina
Treonina	Prolina
Triptofano	Serina
Valina	Tirosina

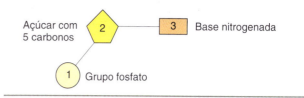

Figura 2-4 *Estrutura de um nucleotídeo típico.*

nucleotídeo é uma molécula complexa composta por três diferentes grupos moleculares. A Figura 2-4 mostra um nucleotídeo típico. O grupo 1 é um fosfato ou um grupo ácido fosfórico (H_3PO_4), e o grupo 2 representa um açúcar com cinco carbonos. Dependendo do nucleotídeo, o açúcar pode ser do tipo ribose ou

controlar as diversas reações químicas que ocorrem nas células, a fim de que cada reação seja produzida no momento certo e com a velocidade exata. As enzimas ajudam a fornecer energia para a célula, auxiliam na produção de novas partes celulares e controlam praticamente cada processo em uma célula. Pelo fato de as enzimas terem essa capacidade, são conhecidas como **catalisadores orgânicos**. Uma enzima ou um catalisador orgânico afeta a taxa ou a velocidade de uma reação química sem que haja qualquer alteração. As enzimas podem ser reutilizadas diversas vezes. Cada molécula enzimática tem uma ação muito específica. As enzimas são feitas apenas de proteínas, ou de uma parte proteica (apoenzima) ligada e uma parte não proteica (coenzima).

Ácidos nucleicos

Os **ácidos nucleicos** são compostos orgânicos importantes que contêm os elementos carbono, oxigênio, hidrogênio, nitrogênio e fósforo. Os dois maiores tipos de ácido nucleico são os ácidos desoxirribonucleico (DNA) e ribonucleico (RNA).

ESTRUTURA DOS ÁCIDOS NUCLEICOS. Os ácidos nucleicos são as maiores moléculas orgânicas conhecidas. Eles são produzidos por milhares de pequenas subunidades repetidas, denominadas *nucleotídeos*. Um

> *Você sabia?*
>
> Se você estender as fitas de DNA de uma única célula, ela medirá 1,8 metro de comprimento de ponta a ponta, mas será tão incrivelmente fina (2 nanômetros ou 20 trilionésimos de metro) que ninguém poderá vê-la.

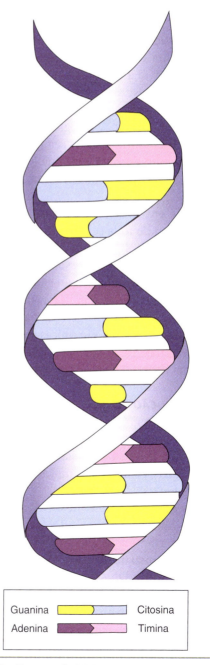

Figura 2-5 *Esquema do DNA.*

Tabela 2-4 Diferenças entre as moléculas de DNA e RNA					
TIPO DE ÁCIDO NUCLEICO	TIPO DE AÇÚCAR PRESENTE	TIPO DE BASE PRESENTE	GRUPO FOSFATO	LOCALIZAÇÃO	NÚMERO DE FITAS PRESENTES
DNA	Desoxirribose	A, T, G, C	Igual ao do RNA	Núcleo celular, cromossomos	2
RNA	Ribose	A, U, G, C	Igual ao do DNA	Citoplasma, nucléolos, ribossomos	1

desoxirribose. O grupo 3 representa uma base nitrogenada. Os dois grupos de bases nitrogenadas são purinas e pirimidinas. As purinas são adenina (A) ou guanina (G); e as pirimidinas, citosina (C) ou timina (T).

ESTRUTURA E FUNÇÃO DO DNA. O DNA é uma molécula em dupla fita conhecida como dupla-hélice. A estrutura do DNA se assemelha a uma escada retorcida. As laterais da escada são formadas por bandas alternadas de uma unidade de açúcar (desoxirribose) e uma unidade de fosfato. Os degraus da escada são formados por bases nitrogenadas sempre emparelhadas de forma muito específica: timina (T) forma um par com adenina (A), e citosina (C) forma um par com guanina (G) (Figura 2-5).

O DNA é envolvido no processo da hereditariedade. O núcleo de toda célula humana contém 46 cromossomos (23 pares), criando uma longa molécula helicoidal de DNA. Esses cromossomos contêm cerca de 100 mil genes. Essa informação genética indica a estrutura e função da célula. A molécula de DNA passa a informação genética de uma geração para a outra.

As estruturas de DNA são únicas para cada pessoa e são usadas para fins de identificação, que precisa de apenas uma quantidade muito pequena de DNA.

ESTRUTURA E FUNÇÃO DO RNA. O nucleotídeo RNA é composto por um grupo fosfato, pelo açúcar ribose e por qualquer uma das seguintes bases nitrogenadas: adenina, citosina, guanina e uracila no lugar da timina. A molécula de RNA é uma fita simples, enquanto a de DNA é dupla fita.

Os três diferentes tipos de RNA numa célula são RNA mensageiro (RNAm), RNA transportador (RNAt) e RNA ribossomal (RNAr). O RNA mensageiro carrega as instruções para a **síntese proteica** desde a molécula de DNA localizada no núcleo da célula até os ribossomos no citoplasma. A molécula de RNA transportador apanha os aminoácidos do citoplasma e os transfere para os ribossomos. O RNA

Tabela 2-5 Nomes, fórmulas e localização ou uso de ácidos comuns		
NOME DO ÁCIDO	FÓRMULA	LOCALIZAÇÃO OU USO
Ácido acético	CH_3COOH	Encontrado no vinagre
Ácido bórico	H_3BO_3	Colírio leve
Ácido carbônico	H_2CO_3	Encontrado nas bebidas gasosas
Ácido clorídrico	HCl	Encontrado no estômago
Ácido nítrico	HNO_3	Ácido oxidante industrial
Ácido sulfúrico	H_2SO_4	Encontrado nas baterias e no ácido mineral industrial

ribossomal ajuda na fixação do RNAm no ribossomo. A síntese proteica é o processo pelo qual os aminoácidos são arranjados linearmente em proteínas por meio da ação dos RNAs mensageiro, transportador e ribossomal, e de várias enzimas.

A Tabela 2-4 mostra as diferenças básicas entre as moléculas de DNA e RNA.

Ácidos, bases e sais

Antes de terminar a discussão sobre fundamentos de química e bioquímica, uma breve abordagem sobre ácidos, bases, sais e pH é essencial.

Muitos compostos inorgânicos e orgânicos encontrados nos organismos vivos são os que usamos no nosso cotidiano. Eles podem ser classificados em um destes três grupos: ácidos, bases e sais. Estamos habituados com o gosto ácido das frutas cítricas (toranjas, limões e limas) e do vinagre. O sabor ácido é provocado pela presença de compostos chamados ácidos. Que características distinguem os ácidos das bases e dos sais?

Ácidos

Um **ácido** é uma substância que, quando dissolvida na água, fica ionizada em íons hidrogênio carregados positivamente (H^+) e em íons de algum outro elemento carregados negativamente. Um ácido é uma substância que libera íons hidrogênio (H^+) na solução. Por exemplo, o cloreto de hidrogênio (HCl) puro é um gás. Entretanto, se for borbulhado em água, ele se tornará ácido clorídrico. Como isso acontece? Em uma solução aquosa, o cloreto de hidrogênio ioniza-se em um íon hidrogênio e em um íon cloreto carregado negativamente. Simples assim.

$$HCl + H_2O \longrightarrow H^+ + Cl^-$$
Cloreto de hidrogênio em solução ⟶ Íon hidrogênio + Íon cloreto

É a presença do íon hidrogênio que dá a acidez e o sabor ácido ao ácido clorídrico. No entanto, *não* é necessário provar nenhuma substância para identificar se ela é ácida. Existem métodos mais confiáveis e mais seguros para isso. Podemos testar a acidez de uma substância com o uso de um papel tratado especialmente chamado de papel indicador. Na presença de um ácido, o papel indicador azul vira vermelho. A Tabela 2-5 indica alguns ácidos comuns, as fórmulas e onde podem ser encontrados ou como são usados.

Bases

Uma **base** ou uma **álcali** é uma substância que, quando dissolvida em água, ioniza-se em íons **hidróxido** (OH^-) carregados negativamente e em íons carregados positivamente de algum metal. Por exemplo, o hidróxido de sódio (NaOH) ioniza-se em um íon sódio (Na^+) e em um íon hidróxido (OH^-). A reação é mostrada a seguir:

$$NaOH \longrightarrow Na^+ + OH^-$$
Hidróxido de sódio em solução ⟶ Íon sódio + Íon hidróxido

As bases têm um gosto amargo e escorregam entre os dedos. Na presença de uma base, um papel indicador vermelho torna-se azul. A Tabela 2-6 indica o nome de algumas bases comuns, a fórmula e a localização ou utilização.

Tabela 2-6 Nomes, fórmulas e localização ou uso de bases comuns

NOME DA BASE	FÓRMULA	LOCALIZAÇÃO OU USO
Hidróxido de amônio	NH_4OH	Produtos de limpeza doméstica
Hidróxido de magnésio	$Mg(OH)_2$	Leite de magnésia
Hidróxido de potássio	KOH	Potassa cáustica
Hidróxido de sódio	NaOH	Soda cáustica

Neutralização e sais

Quando um ácido e uma base são combinados, eles formam sal e água. Esse tipo de reação é chamado **neutralização** ou reação de troca. Em uma reação de neutralização, os íons hidrogênio (H^+) do ácido e os íons hidróxido (OH^-) da base se juntam para formar água. Ao mesmo tempo, os íons negativos do ácido se combinam com os íons positivos da base para formar o composto sal. Por exemplo, ácido clorídrico e hidróxido de sódio se combinam para formar cloreto de sódio e água. Os íons hidrogênio do ácido unem-se aos íons hidróxido da base para formar água. Os íons sódio (Na^+) se combinam com os íons cloreto (Cl^-) para formar cloreto de sódio (NaCl). Quando a água evapora, sobra o sal sólido. A Figura 2-6 mostra a reação de neutralização.

Escala de pH

O pH é uma medida da acidez ou alcalinidade de uma solução. Medidores especiais de pH determinam a concentração em íons hidrogênio ou hidróxido de uma solução. A **escala de pH** é usada para medir a acidez ou alcalinidade de uma solução e varia de 0 a 14. Uma leitura de pH 7 indica que determinada solução tem o mesmo número de íons hidrogênio e íons hidróxido. Trata-se de um pH neutro; a água destilada é neutra, com um valor de pH 7. Qualquer valor de pH entre 0 e 6,9 indica uma solução ácida. Quanto menor for o valor de pH, mais forte será o ácido ou mais elevada será a concentração de íons hidrogênio. Um valor de pH entre 7,1 e 14 indica que a solução é básica ou alcalina. Portanto, quanto mais alto for o valor acima de 7, mais forte será a base ou mais elevada será a concentração de íons hidróxido. A Figura 2-7 mostra os valores de pH de ácidos e bases comuns e de fluidos corporais humanos.

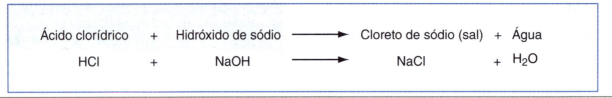

Figura 2-6 *Reação de neutralização ou de troca.*

Homeostase ácido-base

As células vivas e os fluidos por elas produzidos são em geral quase neutros, nem muito ácidos, nem muito alcalinos. As células vivas são extremamente sensíveis às pequenas mudanças no equilíbrio ácido-base. Por exemplo, as lágrimas humanas têm um pH de 7,4, e o do sangue varia de 7,35 a 7,45.

Nos humanos e em outros organismos vivos, a manutenção de um pH equilibrado é realizada por meio de um composto chamado **tampão**. O bicarbonato de sódio ($NaHCO_3$) atua como um tampão em muitos organismos vivos. Os tampões ajudam um organismo vivo a manter um valor constante do seu pH, o que contribui para a homeostase, ou estado de equilíbrio.

O ótimo funcionamento da célula requer um fluido celular estável. O fluido que banha as células e transportam os nutrientes para dentro e para fora das células é conhecido como **líquido extracelular**.

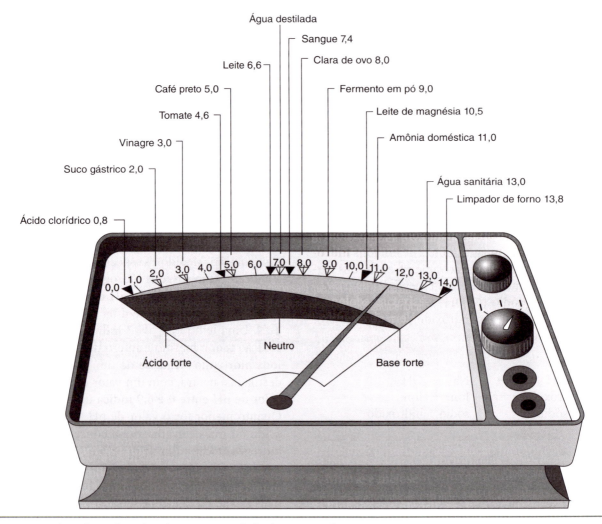

Figura 2-7 *Valores de pH de ácidos e bases comuns e de fluidos corporais humanos.*

Isso inclui o sangue, a linfa e o fluido entre os tecidos, denominado **líquido intersticial**. O líquido dentro das células é chamado de **líquido intracelular**. Um estado de homeostase é necessário para o funcionamento do corpo e um nível ótimo de saúde. Caso algum sistema de controle, como o equilíbrio ácido-base ou o equilíbrio eletrolítico não seja mantido, as células e os tecidos ficam danificados. Uma disfunção moderada leva à doença; e uma disfunção severa, à morte.

Terminologia médica

di	dois	mono/sacarídeo	contém um açúcar
-sacarídeo	açúcar que contém carbono, hidrogênio e oxigênio	multi	muitos
di/sacarídeo	contém dois açúcares	multi/celular	muitas células
extra	fora	poli	muitos
-celular	relativo à(s) célula(s)	poli/sacarídeo	contém muitos açúcares
extra/celular	fora da célula	quím	químico
intra	dentro	química	estudo da composição da matéria
intra/celular	dentro da célula	uni	um
mono	um	uni/celular	uma célula

Questões de revisão

Assinale a opção que completa adequadamente cada frase apresentada a seguir.

1. Uma substância que tem peso e ocupa espaço é chamada de
   a. energia cinética.
   b. um catalisador.
   c. matéria.
   d. energia potencial.

2. Andar é um exemplo de
   a. um catalisador.
   b. energia cinética.
   c. matéria.
   d. energia potencial.

3. A água é classificada como um
   a. átomo.
   b. elemento.
   c. mineral.
   d. composto.

4. Os átomos de um elemento específico que têm o mesmo número de prótons mas um número diferente de nêutrons são chamados de
   a. isótopos.
   b. DNA.
   c. RNA.
   d. compostos.

5. O açúcar estocado como energia no fígado e nos músculos é denominado
   a. glicose.
   b. glicogênio.
   c. frutose.
   d. ribose.

6. Uma reação química na célula é afetada por
   a. enzimas.
   b. compostos orgânicos.
   c. ácidos nucleicos.
   d. energia.

7. O líquido encontrado dentro da célula é chamado de
   a. extracelular.
   b. intersticial.
   c. intracelular.
   d. intercelular.

8. O composto alcalino com pH 9 é
   a. leite de magnésia.
   b. fermento em pó.
   c. amônia.
   d. água sanitária.

9. Quando as quantidades corretas de um ácido e de uma base estão combinadas, os produtos formados são sal e
   a. gás.
   b. água.
   c. outra base.
   d. outro ácido.

10. O nome dado à partícula atômica encontrada fora do núcleo de um átomo é
    a. próton.
    b. nêutron.
    c. elétron.
    d. íon.

Relacione as colunas

Relacione cada termo da Coluna I com a respectiva descrição indicada na Coluna II.

COLUNA I	COLUNA II
1. glicose	a. líquido dentro da célula
2. eletrólito	b. açúcar duplo
3. intracelular	c. triglicerídeos
4. dissacarídeos	d. cromossomos
5. HCl	e. conduz uma carga elétrica em uma solução
6. esteroide	f. açúcar do sangue
7. energia	g. partícula de um átomo carregada positiva ou negativamente
8. íon	h. capacidade de trabalhar
9. DNA	i. colesterol
10. gorduras	j. encontrado no estômago

Aplicação prática da teoria

1. Leia o rótulo de um pacote de pão e explique por que o produto pode ser anunciado como "sem colesterol".

2. Que aparelho de diagnóstico por imageamento deve usado nas seguintes situações?
   a. Tumor de cérebro
   b. Câncer do estômago
   c. Doença do fígado
   d. Gravidez

3. A identificação por meio do DNA deveria ser requerida ao nascimento? Forme um grupo de discussão sobre a ética de praticar testes de DNA como parte dos exames físicos pré-admissionais.

Estudo de caso

Patrícia Savon tem 34 anos e chegou à clínica após ter uma sensação geral de fadiga e dificuldade em andar. Savon também tem problemas de visão. Ao entrar na sala de consulta, a paciente pede que a porta permaneça aberta, pois ela tem medo de ficar presa.

O médico realiza um exame físico e pede alguns exames diagnósticos. Um diagnóstico possível para a paciente é a esclerose múltipla.

1. O medo que Patrícia Savon experimenta é conhecido como _____.
2. Considerando os medos da paciente, que tipo de imageamento nuclear será pedido?
3. Como tem medo da radiação, ela quer saber como o imageamento nuclear funciona. Explique-lhe como a máquina funciona.
4. Que informação e instrução adicionais sobre o exame você pode fornecer à paciente?
5. Que outros exames de imagem poderiam ser solicitados no caso dela?

Atividade de laboratório 2-1

Ácido ou base

- *Objetivo:* identificar a diferença entre substâncias ácidas (que contêm um ácido), básicas (que contêm uma base) e neutras usando papel tornassol e papel indicador de pH.
- *Material necessário:* copos de papel, papel de tornassol, papel indicador de escala pH, água da torneira, vinagre, sabão líquido, suco de tomate, removedor de esmalte de unhas, solução de bicarbonato de sódio, leite, suco de limão e uma lista dessas soluções.

Passo 1: Coloque as soluções em copos de papel separados e identifique os conteúdos.

Passo 2: Com o papel de **tornassol**, indique se a solução é um ácido ou uma base. Registre o resultado.

Passo 3: Com o papel indicador de escala pH, anote o pH de cada solução.

Passo 4: Qual solução é o ácido mais forte?

Passo 5: Qual é o pH da água?

Atividade de laboratório 2-2

Efeito de antiácido na acidez estomacal

- *Objetivo:* determinar a eficácia de várias preparações antiácidas ou de remédios caseiros na acidez estomacal; em condições normais, o estômago tem um pH perto de 2
- *Material necessário:* copos medidores, vinagre, água, copos de papel, Alivium, AAS Pepcid, citrocarbonato, Gaviscon, solução de bicarbonato de sódio, papel indicador de pH, lápis e papel para registrar os resultados

Passo 1: Misture 30 mL de vinagre com 240 mL de água para preparar uma solução que representa o ácido do estômago.

Passo 2: Use papel indicador de pH para testar o pH da preparação de estômago ácido. Registre os resultados.

Passo 3: Coloque aproximadamente 45 mL de solução de "ácido estomacal" em cinco copos medidores diferentes.

Passo 4: Adicione um tipo de preparação antiácida ou uma colher de sopa de solução de fermento em copos separados da solução de "ácido estomacal".

Passo 5: Após a adição da preparação antiácida, a solução espuma? O que acontece? Registre os resultados.

Passo 6: Após a dissolução dos comprimidos e da solução de bicarbonato de sódio, teste novamente cada solução com o papel indicador de pH para medir qualquer mudança no pH da solução. Registre os resultados.

Passo 7: A preparação antiácida aumentou o pH da solução de estômago ácido?

Passo 8: Qual preparação foi mais eficiente como antiácido?

Passo 9: Pesquise os preços dos vários antiácidos. Qual deles tem melhor custo/benefício (menos caro para produzir o resultado esperado)?

Passo 10: Registre os resultados para os passos 7, 8 e 9.

Atividade laboratório 2-3

Teste seu nível de pH

- *Objetivo:* determinar o pH do seu corpo pelo teste da saliva
- *Material necessário:* fitas de pH com escala de cores, colher, papel e lapis

Passo 1: Lembre-se do que comeu no café da manhã ou almoço. Caso você não tenha tomado café da manhã ou almoçado, seu instrutor poderá lhe dar um lanche e esperar até o fim da aula para fazer o experimento.

Passo 2: Reúna a fita de pH e a colher.

Passo 3: Separe a fita.

Passo 4: Cuspa na colher.

Passo 5: Mergulhe a fita de teste na saliva.

Passo 6: Compare imediatamente a cor da fita de teste com a escala de cores.

Passo 7: Registre os achados.

Passo 8: Lave a colher e devolva o material.

Capítulo 3

CÉLULAS

Objetivos

- Identificar a estrutura de uma célula típica.
- Definir a função de cada componente de uma célula típica.
- Relacionar as funções das células com as do corpo.
- Descrever os processos de transporte de materiais dentro e fora das células.
- Descrever um tumor e definir câncer.
- Definir as palavras-chave relacionadas a este capítulo.

Palavras-chave

adenosina trifosfato (adenosine triphosphate – ATP)
anáfase
anoxia
apoptose
atrofia
benigno
biomarcadores
câncer
centríolos
centrossomos
cílios
citoesqueleto
citoplasma
complexo de Golgi
cromatídeo
cromatina
cromossomos
difusão
displasia
equilíbrio
fagocitose
filtração
flagelos
hiperplasia
hipertrofia
hipóxia
interfase
lisossomos
meiose
membrana celular
membrana nuclear
metáfase
metástase
mitocôndria
mitose
necrose
neoplasia
neoplasmas
núcleo
nucléolo
nucleoplasma
organelas
osmose
papiloma
peroxissomos
pinocitose
pressão osmótica
prófase
protoplasma
replicação
retículo endoplasmático
ribossomos
solução hipertônica
solução hipotônica
solução isotônica
solutos
telófase
transporte ativo
transporte passivo
tumor
vacúolo
verruga
vesículas pinocíticas

O corpo de uma planta ou de um animal parece ser uma entidade única. Entretanto, quando examinamos qualquer porção de um corpo no microscópio, constamos que ele é feito de numerosas pequenas partes descontínuas. Essas pequenas partes ou unidades são denominadas células. (*Nota*: Essas unidades foram incialmente descobertas no século XVII por Robert Hook. Enquanto ele examinava um pedaço de cortiça com um microscópio rudimentar, as unidades o remeteram a um quarto de monge, também chamado de célula). Todos os organismos vivos – sejam eles plantas ou animais, uni ou multicelulares, grandes ou pequenos – são compostos por células. Cada célula tem tamanho microscópico. O nosso corpo é feito de trilhões de células que, na sua maioria, vivem por algumas semanas ou meses, morrem e são substituídas por novas células. Até as células ósseas do nosso esqueleto são renovadas. A célula é a unidade estrutural e funcional básica de todos os seres vivos.

Protoplasma

As células são compostas de **protoplasma**[1], uma solução aquosa de carboidratos, proteínas, lipídios, ácidos nucleicos e sais inorgânicos cercados por uma membrana celular. Esses componentes são organizados em estruturas que têm uma função específica na célula e são chamadas de organelas. Nas células humanas, as **organelas** comuns incluem o núcleo, **ribossomos**, **centrossomos**, **centríolos**, **retículo endoplasmático**, **mitocôndria**, **lisossomos**, **peroxissomos**, o **complexo de Golgi** e um **citoesqueleto**.

O protoplasma interno do núcleo de uma célula é denominado **nucleoplasma**; e o externo, **citoplasma**.

Como as células são microscópicas, usa-se uma unidade especial de medida para determinar o tamanho delas: micrômetro (μm) ou mícron (μ). Essa unidade é usada para descrever o tamanho tanto das células quanto dos componentes delas. No estudo dos detalhes finos de uma célula, deve-se utilizar um microscópio eletrônico.

Para que possamos compreender melhor a estrutura de uma célula, comparamos um ser vivo – como um ser humano – a uma casa. As numerosas células individuais do organismo vivo são comparáveis aos quartos de uma casa. Da mesma forma que cada quarto é delimitado por quatro paredes, piso e teto, uma célula é delimitada por uma membrana especializada com muitas aberturas. As células, como os quartos, podem apresentar uma variedade de formas e tamanhos. Cada tipo de quarto ou de célula tem sua função única. Uma casa pode ser feita de um único quarto ou de muitos. Da mesma forma, um ser vivo pode ser feito de uma única célula (unicelular) ou de muitas (multicelular). A Figura 3-1 mostra a estrutura de uma célula animal típica.

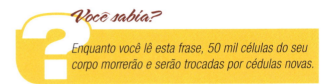

Você sabia?
Enquanto você lê esta frase, 50 mil células do seu corpo morrerão e serão trocadas por cédulas novas.

Membrana celular/plasmática

Cada célula é cercada por uma **membrana celular**, às vezes chamada de membrana plasmática. A membrana separa a célula do seu meio externo e das células vizinhas. Ela também regula a passagem ou o transporte de certas moléculas dentro e fora da célula, enquanto impede a passagem de outras. Por isso, a membrana celular é frequentemente chamada de membrana seletiva semipermeável. A membrana celular é composta por uma dupla camada fosfolipídica, com proteínas inseridas na camada. Os fosfolipídios se assemelham a balões amarrados e suspensos por fios. A parte arredondada – o balão – é hidrofílica (atrai a água), e os fios duplos, hidrofóbicos (repelem a água). Tal arranjo permite que moléculas de água passem facilmente, por osmose, através da membrana celular. As proteínas inseridas na dupla camada fosfolipídica permitem a passagem de moléculas e íons através da membrana celular (Figura 3-2).

Núcleo

O **núcleo** é a organela mais importante de uma célula. Ele tem duas funções vitais: controlar as atividades da célula e facilitar a divisão celular. Em geral, essa organela esférica está situada no centro da célula ou perto dele. Colorações ou corantes variados, como o iodo, podem ser usados para destacar o núcleo. O núcleo é fortemente marcado, pois contém ácido desoxirribonucleico (DNA) e proteínas. Uma membrana denominada membrana nuclear envolve o núcleo.

Quando uma célula atinge determinado tamanho, ela se divide para formar duas células. O DNA e as proteínas estão organizados em um estado solto e difuso chamado **cromatina**, que se condensa para formar estruturas curtas, em forma de varetas, denominadas

---
1. Protoplasma pode ser considerado sinônimo de citoplasma ou citosol. O núcleo da célula é uma organela que também possui seu citoplasma especificamente denominado nucleoplasma. O protoplasma inclui o citoplasma e o nucleoplasma (N. R. T.).

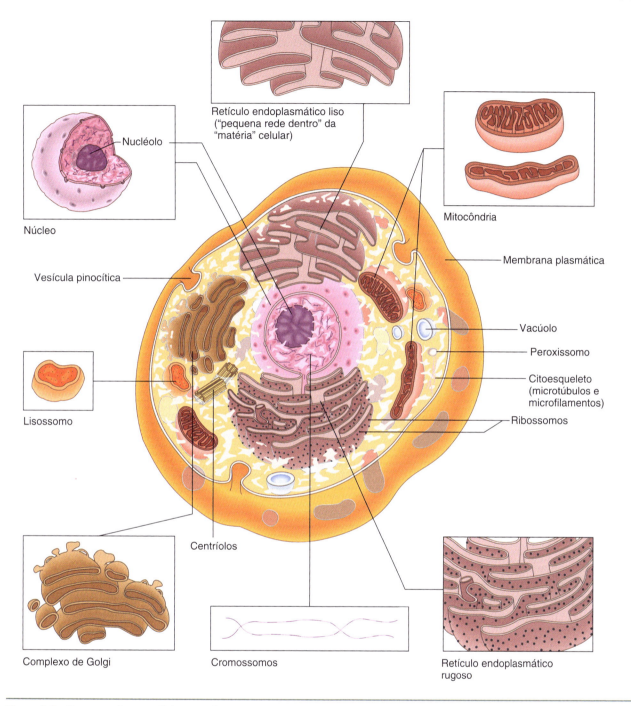

Figura 3-1 *Estrutura de uma célula animal típica.*

cromossomos. Cada espécie tem um número específico de cromossomos no núcleo. Em humanos, há 46 cromossomos.

O núcleo primeiro se divide por um processo chamado mitose. É apenas durante o processo de mitose que os cromossomos podem ser vistos. Os cromossomos estocam o material hereditário (DNA), que é passado de uma geração de células para a próxima.

Membrana nuclear

O núcleo da célula está dentro de uma **membrana nuclear**, ou envelope nuclear. Essa membrana é uma estrutura em dupla camada que tem aberturas (poros) em intervalos regulares. Através dessas aberturas, podem passar materiais do núcleo para o citoplasma (os materiais encontrados entre o núcleo

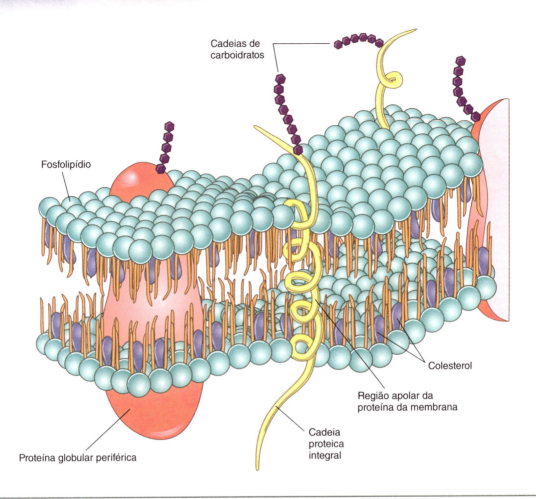

Figura 3-2 *Estrutura de uma membrana plasmática (celular).*

e a membrana plasmática) ou do citoplasma para o núcleo. A camada externa da membrana nuclear é contínua com o retículo endoplasmático do citoplasma e pode ter pequenas projeções arredondadas denominadas ribossomos.

Nucleoplasma

O nucleoplasma é um meio transparente e semifluido que preenche os espaços ao redor da cromatina e dos nucléolos do núcleo.

Nucléolos e ribossomos

O núcleo contém um ou mais nucléolos. Cada **nucléolo** é um pequeno corpo arredondado (Figura 3-1). Ele contém ribossomos compostos por ácido ribonucleico e proteínas. Os ribossomos podem passar do núcleo para o citoplasma através dos poros nucleares. Nesse movimento, os ribossomos ajudam na síntese proteica. Eles podem estar livres no citoplasma, em aglomerados chamados polirribossomos, ou fixados nas paredes do retículo endoplasmático.

Citoplasma

O citoplasma é um material grudento e semifluido encontrado entre o núcleo e a membrana celular. A análise química do citoplasma mostra que ele é composto de proteínas, lipídios, carboidratos, minerais, sais e água (de 70% a 90%). Além da água, cada uma dessas substâncias varia muito de uma célula para outra e de um organismo para outro. O citoplasma é o cenário para todas as reações químicas que ocorrem em uma célula, como a síntese proteica ou a respiração celular. As moléculas são transportadas pela célula pelo movimento circular do citoplasma.

A Tabela 3-1 resume as estruturas e funções celulares.

Centrossomo e centríolos

Os centríolos são duas organelas cilíndricas encontradas perto do núcleo, em um pequeno corpo redondo chamado centrossomo. Os centríolos são perpendiculares uns aos outros; a Figura 3-1 mostra dois centríolos perto do núcleo. Durante a mitose, ou divisão

Tabela 3-1 Estruturas celulares, organelas e funções	
ESTRUTURA E ORGANELA	**FUNÇÃO**
Membrana celular	Regula o transporte de substâncias dentro e fora da célula.
Citoplasma	Fornece um ambiente aquoso organizado no qual as funções vitais ocorrem pela atividade das organelas contidas no citoplasma.
Núcleo/organela	Serve como o "cérebro" para controlar as atividades metabólicas da célula e sua divisão.
Membrana nuclear	Regula o transporte de substâncias dentro e fora do núcleo.
Nucleoplasma	Preenche o espaço entre a cromatina e os nucléolos com um meio transparente e semifluido.
Nucléolo/organela	Funciona como um reservatório para o RNA.
Ribossomos/organela	Servem como sítios de síntese proteica.
Retículo endoplasmático / organela	Permite o transporte de substâncias dentro do citoplasma.
Mitocôndria/organela	Serve como sítio de respiração celular e produção de energia, além de estocar ATP.
Complexo de Golgi/organela	Fabrica os carboidratos e os pacotes de secreção que serão liberados pela célula.
Lisossomos/organela	Servem como centros para digestão celular.
Peroxissomos/organela	Usam enzimas para oxidar substâncias celulares.
Centrossomos e centríolos/organela	Entram em função durante a divisão das células animais.
Citoesqueleto/organela	Forma o arcabouço interno.
Cílios e flagelos	Locomoção.

celular, os dois centríolos se separam. Nesse processo de separação, formam-se, entre os centríolos, finas fibras citoplasmáticas com estrutura de fuso, denominada fuso mitótico. As fibras do fuso se ligam aos cromossomos individuais para ajudar na igual repartição destes entre as duas células-filhas.

Retículo endoplasmático

Uma delicada rede de estruturas tubulares chamada retículo endoplasmático (retículo significa "rede") entrecruza o citoplasma celular. Parte desse retículo endoplasmático conecta a membrana nuclear à membrana celular e, portanto, serve como um canal para o transporte de materiais dentro e fora do núcleo. Às vezes, o retículo endoplasmático acumula grandes massas de proteína e atua como uma área de estocagem.

Há dois tipos de retículo endoplasmático: rugoso e liso. O retículo endoplasmático rugoso tem ribossomos espalhados na sua membrana externa. Os ribossomos são os locais de síntese proteica na célula. O retículo endoplasmático liso tem um papel na síntese de colesterol, no metabolismo das gorduras e na desintoxicação de drogas.

Mitocôndria

A maior parte da energia de uma célula provém de organelas esféricas ou cilíndricas chamadas mitocôndrias, que variam em tamanho e número. Pode haver apenas uma ou mais de mil em uma única célula. As células que precisam de mais energia têm mais mitocôndrias. Por suprirem a energia celular, as mitocôndrias também são conhecidas como as "centrais elétricas" da célula.

As mitocôndrias têm uma estrutura em dupla membrana que contém enzimas. Essas enzimas ajudam a quebrar as moléculas de carboidratos, gorduras e proteínas em energia para ser estocada na célula sob a forma de **adenosina trifosfato (*adenosine triphosphate – ATP*)**. Todas as células vivas precisam de ATP para suas atividades.

Complexo de Golgi

O complexo de Golgi é também conhecido como aparelho de Golgi ou golgiossomo. Trata-se de um arranjo de camadas de membranas muito parecido com uma pilha de panquecas. Os cientistas acreditam que essa organela sintetiza os carboidratos e os combina com moléculas proteicas enquanto elas atravessam o complexo de Golgi. Dessa forma, o complexo de Golgi estoca e empacota substâncias para serem liberadas pela célula. Essas organelas são abundantes nas células das glândulas gástricas, salivares e pancreáticas.

Lisossomos

Os lisossomos são corpos ovais ou esféricos dentro do citoplasma celular. Eles contêm enzimas potentes que digerem as moléculas de proteínas. Além disso, ajudam a digerir células senescentes, bactérias e materiais estranhos. Quando um lisossomo se rompe, o que às vezes acontece, ele começa a digerir as proteínas da célula, e isso causa sua morte. Por esse motivo, os lisossomos também são conhecidos como "bolsas suicídias".[2]

Peroxissomos

Bolsas membranosas que contêm enzimas do tipo oxidase são chamadas peroxissomos. Essas enzimas ajudam a digerir as gorduras e eliminar substâncias prejudiciais.

Citoesqueleto

O citoesqueleto é o arcabouço interno de uma célula. Ele consiste de microtúbulos, filamentos intermediários e microfilamentos. Os filamentos fornecem o suporte para as células. Acredita-se que os microtúbulos ajudam no transporte das substâncias pelo citoplasma.

Vesículas pinocíticas

Moléculas grandes como proteínas ou lipídios, que não podem atravessar a membrana celular, entram na célula por meio de vesículas pinocíticas. As **vesículas pinocíticas** são formadas quando a membrana da célula se invagina para formar uma bolsa no seu interior. A seguir, as bordas da bolsa se fecham e se destacam da membrana, formando uma bolha, ou **vacúolo,** dentro do citoplasma. Esse processo pelo qual uma célula forma uma vesícula pinocítica para incorporar moléculas grandes é chamado de **pinocitose**, ou "engolimento celular".

Cílios e flagelos

Cílios e **flagelos** são protrusões da membrana celular. Os cílios apresentam protrusões curtas parecidas com cabelos, enquanto os flagelos têm uma única protrusão parecida com uma cauda. Eles são compostos por fibrilas que se projetam da célula e batem ou vibram. Os cílios movimentam materiais pela superfície de uma célula. Um exemplo são as células do trato respiratório, que movimentam os pacotes de muco e poeira das vias respiratórias até a garganta. As células espermáticas do macho têm um flagelo que propulsiona a célula para atingir a parte superior das trompas de Falópio do útero da fêmea.

Metabolismo celular

Para que as células possam manter suas estruturas e funções, reações químicas devem ocorrer dentro delas. Essas reações químicas requerem energia, geralmente proveniente de uma molécula chamada ATP. O ATP é formado da decomposição de moléculas orgânicas de carboidratos, proteínas e gorduras que ingerimos. As calorias liberadas pela decomposição do alimento são usadas para sintetizar o ATP, que fica então disponível para a manutenção da estrutura e função celulares.

Divisão celular

A divisão celular tem dois propósitos: crescimento e manutenção celular do corpo humano (**mitose**), e reprodução (**meiose**). Na mitose, cada célula carrega um conjunto completo de cromossomos (46); no entanto, na meiose, cada célula carrega apenas metade dos cromossomos (23).

Meiose

Meiose é o processo de divisão das células sexuais ou gametas. Durante a meiose, o óvulo da fêmea e o espermatozoide do macho *reduzem* seus respectivos cromossomos pela metade, de 46 para 23. Quando ocorre a fertilização (a união do óvulo e do espermatozoide), as duas células sexuais se combinam para formar uma célula simples chamada zigoto, com o conjunto completo de 46 cromossomos (23 de origem paterna e 23 de origem materna (Figura 3-3).

Mitose

A divisão celular compreende dois processos distintos: o primeiro estágio é a divisão do núcleo, e o segundo, a divisão do citoplasma.

    A mitose é essencialmente uma série ordenada de passos na qual o DNA do núcleo de uma célula é distribuído igualmente em dois núcleos-filhos idênticos. Durante esse processo, o material nuclear é distribuído para os dois novos núcleos. A seguir, ocorre a divisão do citoplasma em duas partes aproximadamente

---

2. Este processo, na verdade, é denominado autofagia. A autofagia (processo de degradação de componentes da própria célula) é uma das funções dos lisossomos e pode ter caráter conservador ou renovador (N. R. T.).

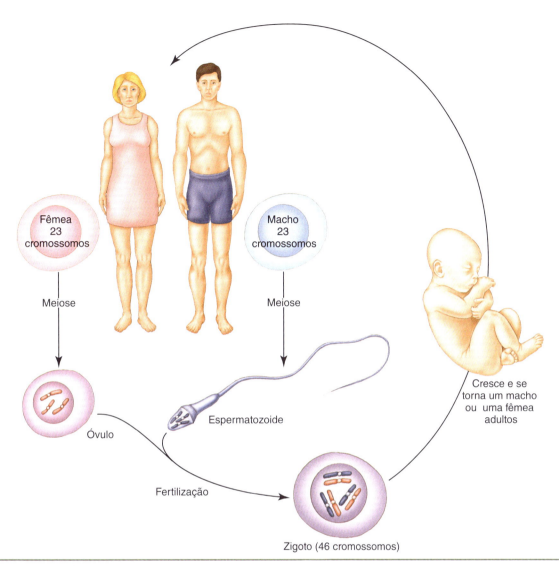

Figura 3-3 *Processo de meiose.*

iguais, por meio da formação de uma nova membrana entre os dois núcleos.

As células não se reproduzem com a mesma taxa de velocidade. Células formadoras do sangue na medula óssea, células da pele e do trato intestinal se reproduzem continuamente. Células musculares se reproduzem apenas por poucos anos.

Mitose em uma célula animal típica

A mitose é um processo suave e contínuo. No entanto, para facilitar o seu estudo, os biologistas celulares identificam cinco estágios ou fases. Essas cinco fases são discutidas a seguir, com os esquemas que as acompanham (Figura 3-4). Uma célula somática humana normal contém 46 cromossomos no seu núcleo, o que corresponde a 23 pares de cromossomos. Esse número específico de cromossomos (46) é chamado de número diploide de cromossomos. A ilustração de uma célula em interfase (ou intérfase) é a de uma célula animal representativa com um número diploide de 46 cromossomos. Essa célula vai ajudar a ilustrar o processo de mitose. (Veja a Figura 3-4 para as fases 1 a 5.)

Fase 1 — Interfase (estágio de repouso)

Na **interfase** ou estágio "de repouso", uma célula animal pode suprimir todas as atividades metabólicas celulares para ajudar na manutenção da homeostase celular. O termo *repouso* refere-se apenas ao fato de a célula ainda não estar sofrendo as etapas visíveis da mitose. A intérfase ocorre entre duas divisões nucleares. Durante a intérfase inicial, uma duplicata exata de cada cromossomo nuclear é feita. Esse processo é chamado **replicação**, que é a duplicação das moléculas de DNA de um cromossomo.

No início da mitose, cada cromossomo já foi replicado. Cada fita do cromossomo replicado é

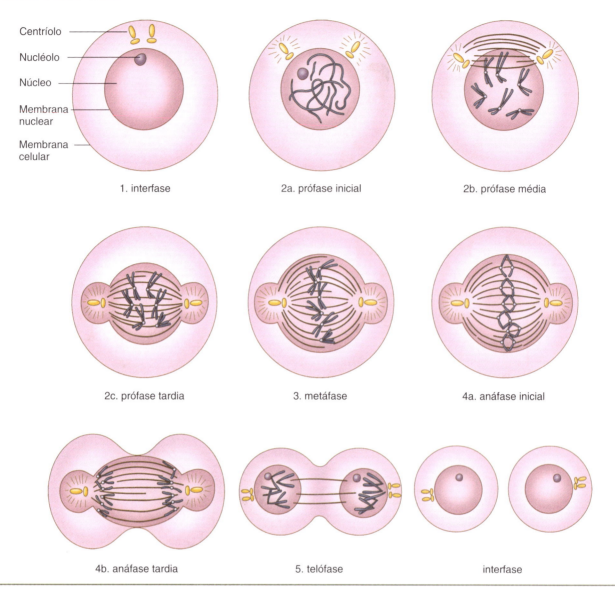

Figura 3-4 *Cinco fases da mitose: interfase, prófase, metáfase, anáfase e telófase.*

denominada **cromatídeo**. As duas fitas de cromatídeo são unidas por uma pequena estrutura chamada centrômero. Durante a interfase, os dois centríolos localizados perto da periferia do núcleo ficam bem visíveis e são encontrados em uma região chamada centrossomo. Eles também são replicados durante a intérfase, preparando a próxima divisão da célula.

Fase 2—Prófase
Durante a **prófase**, os dois pares de centríolos começam a se separar para as extremidades opostas ou polos da célula. Enquanto os dois pares de centríolos migram, uma matriz de microtúbulos citoplasmáticos se forma entre eles.

Também ocorrem modificações no núcleo. A membrana nuclear começa a se dissolver e o nucléolo desaparece. O DNA dos cromossomos torna-se mais espiralado e condensado, e forma estruturas cilíndricas intensamente coradas.

Fase 3—Metáfase
Durante a **metáfase**, a membrana nuclear se dissolve completamente. Os pares de cromatídeos organizam-se em um mesmo plano, com um par de cromatídeos para cada fibra do fuso entre os dois centríolos. A região onde os pares de cromatídeos se alinham é chamada de placa equatorial.

Fase 4—Anáfase
Durante a **anáfase**, os pares de cromatídeos são puxados em direção aos centríolos pelo encurtamento das fibras do fuso. Ambos os cromatídeos de cada cromossomo replicado estão agora totalmente separados.

Fase 5—Telófase

Durante a **telófase**, os cromossomos migram para os polos opostos da célula, começam a se desespiralar e se tornam grânulos de cromatina solta. A membrana nuclear e o nucléolo reaparecem para ajudar a reestabelecer o núcleo como uma organela novamente definida.

Depois de concluída a divisão citoplasmática, formam-se duas novas células.

Morte celular

As células continuam a se dividir até que sua morte ocorra, seja por **necrose** ou por **apoptose**. De acordo com os biólogos, a morte é o destino predeterminado das células individuais e dos organismos. Necrose é o nome dado à morte não programada de células e tecidos vivos. São muitas as causas de necrose, como lesão, infecção, câncer, infarto (coágulo sanguíneo), toxinas e inflamação. As células que morrem por necrose podem liberar químicos nocivos que danificam outras células.

A apoptose é um processo ordenado pelo qual as células morrem intencionalmente. A célula inicia, regula e executa a própria morte com um arsenal elaborado de atividades celulares e moleculares. O termo apoptose é usado indistintamente com a expressão *morte celular programada* (MCP). A apoptose traz vantagens durante o ciclo de vida de um organismo, como a diferenciação dos dedos das mãos ou dos pés. Em um embrião humano em desenvolvimento, as células dos tecidos entre os dedos iniciam a apoptose para que estes possam se separar.

Síntese proteica

Por meio de um processo denominado síntese proteica, as células produzem proteínas que são essenciais para a vida. Dentro de cada célula, o DNA determina os tipos de proteína que são produzidos. O molde para cada tipo de proteína está contido em um gene específico que reside na cadeia de DNA. Como mencionado no Capítulo 2, o RNA mensageiro carrega as instruções para a síntese proteica do DNA até os ribossomos do citoplasma. A molécula de RNA transportador liga-se à molécula de aminoácido no citoplasma e a leva até o ribossomo, onde será combinada para formar uma proteína específica.

Proteômica é o estudo em larga escala das proteínas que são fabricadas como resultado das instruções genéticas do RNA e dos ribossomos. Considerando que as proteínas têm papel central na vida de um organismo, os estudos proteômicos se tornam instrumentos importantes na descoberta de biomarcadores (substâncias encontradas em pequenas quantidades no sangue ou nos tecidos) que poderiam indicar uma doença específica.

Movimento de materiais através das membranas celulares

A membrana plasmática controla a passagem de substâncias dentro e fora da célula. Os líquidos contidos dentro e fora da célula devem estar equilibrados a fim de que a homeostase seja mantida, o que é fundamental para que uma célula possa adquirir materiais do meio circundante. Após essa aquisição, ela secretará substâncias sintetizadas ou excretará resíduos. Eis os processos físicos que controlam a passagem de materiais através da membrana: difusão, osmose, filtração, transporte ativo, fagocitose e pinocitose. Difusão, osmose e filtração são exemplos de **transporte passivo**, o que significa que não precisam de energia para funcionar. Transporte ativo, fagocitose e pinocitose são processos ativos que requerem uma fonte de energia.

Difusão

A **difusão** é um processo físico pelo qual moléculas de gases, líquidos ou partículas sólidas se espalham e se dispersam uniformemente em um meio. Quando partículas sólidas se dissolvem em um líquido, elas são chamadas de **solutos**. A difusão também se aplica a um processo ligeiramente diferente, em que solutos e água passam através de uma membrana para se distribuir uniformemente pelos dois líquidos, que permanecem separados pela membrana. Geralmente, *as moléculas se movem da região onde estão fortemente concentradas para uma região onde são menos concentradas*. Eventualmente, as moléculas se distribuirão de modo uniforme dentro do espaço disponível; quando isso ocorre, considera-se que as moléculas estão em estado de **equilíbrio** (Figura 3-5).

Os três estados comuns da matéria são: gasoso, líquido e sólido. As moléculas se difundem mais rapidamente nos gases e mais lentamente nos sólidos. A difusão ocorre por causa da energia térmica das moléculas. Em consequência disso, as moléculas permanecem em movimento constante, exceto quando estão em zero absoluto (−273 °C ou −460 °F). Em todos os casos, o movimento das moléculas aumenta com a elevação da temperatura.

Alguns exemplos familiares das taxas de difusão podem ser úteis. Por exemplo, se alguém saturar

Destaques médicos 3-1

CÉLULAS-TRONCO

Células-tronco são células primitivas comuns a todos os organismos multicelulares. Elas têm a capacidade de se autorrenovar por meio de divisões e de se diferenciar em uma grande variedade de tipos celulares especializados. As pesquisas no campo das células-tronco humanas cresceram a partir das descobertas dos cientistas canadenses Ernest A. McCulloch e James E. Till na década de 1960.

As três grandes categorias de células-tronco são: *embrionárias*, derivadas do blastocisto durante o desenvolvimento; *adultas*, encontradas no tecido adulto; e *mesenquimais*, localizadas no sangue do cordão umbilical. Nos adultos, como as células-tronco servem como um sistema de reparo para o corpo. Pesquisadores descobriram recentemente células-tronco no líquido amniótico (que preenche a bolsa que contém o feto no útero).[3]

Há alguns tipos de célula-tronco, como as *totipotentes*, produzidas pela fusão entre um óvulo e um espermatozoide. Tais ovos fecundados têm um potencial completo, o que significa que eles podem dar origem a todos os diferentes tipos celulares do corpo. As células-tronco *multipotentes* podem originar um número limitado de tipos celulares diferentes; por exemplo, as hematopoiéticas podem se diferenciar em glóbulos vermelhos, brancos, e assim por diante. As células-tronco *pluripotentes* podem originar qualquer tipo de célula do corpo, com exceção daquelas necessárias para auxiliar no desenvolvimento do feto.

Linhagens de células-tronco embrionárias são culturas de células derivadas da massa interna de um blastocisto, que é um estágio precoce do desenvolvimento embrionário (com idade de aproximadamente 4 a 5 dias no humano) que consiste em 50 até 150 células. Células-tronco embrionárias são pluripotentes e podem se desenvolver em cada um dos mais de 200 tipos celulares do corpo. Devido à combinação única de sua capacidade de expansão ilimitada e de pluripotência, as células-tronco embrionárias são fontes potenciais para os medicamentos regenerativos e para a reposição de tecido após lesão ou doença.

Células-tronco adultas são células indiferenciadas encontradas no corpo que se dividem para repor as células mortas e regenerar tecidos danificados. O uso de células-tronco adultas para pesquisa e terapia não é tão controverso quanto o de células-tronco embrionárias porque não requer a destruição de um embrião. Muitos tipos diferentes de células-tronco multipotentes adultas já foram identificados, mas células-tronco adultas capazes de dar origem a todos os tipos de célula e tecido ainda não foram encontradas. Tais tipos celulares estão frequentemente presentes em quantidades minúsculas e são difíceis de isolar e purificar. Além disso, podem não ter a mesma capacidade de multiplicação das células-tronco embrionárias.

Em 2007, pesquisadores identificaram outra categoria de células-tronco, as *células-tronco de pluripotência induzida*. Trata-se de células-tronco adultas que são geneticamente reprogramadas para atuar como células-tronco embrionárias pluripotentes. Uma das suas células de pele, geralmente não polivalente, pode ser transformada em uma célula-tronco capaz de produzir qualquer tipo de tecido. Com células-tronco embrionárias, há sempre a questão de uma possível rejeição pelo sistema imune. Células-tronco adultas podem resolver esse problema de rejeição caso as células-tronco usadas sejam do próprio indivíduo. As células-tronco de pluripotência induzida podem ser mais versáteis, no entanto prever o destino de células reprogramadas pode ser um desafio (*Mayo Clinic Health Letter*, out. 2011).

O sangue do cordão umbilical é rico em células-tronco que podem ser usadas para tratar doenças. Células-tronco multipotentes são menos

---
3. As células-tronco pluripotentes não conseguem formar os anexos embrionários, como a placenta, o âmnio, o saco vitelínico e o alantoide (N. T. T.).

Continua

Continuação

sujeitas à rejeição pelo hospedeiro, pois elas ainda não desenvolveram as características que são reconhecidas e atacadas pelo sistema imunológico do indivíduo. As células-tronco do sangue do cordão já foram usadas para tratar câncer infantil. Muitos especialistas têm incentivado os pais a guardar num banco o sangue do cordão dos filhos para que possa ser utilizado no tratamento de futuras doenças durante a vida das crianças.

A aplicação terapêutica mais comum das células-tronco é o transplante de medula óssea para tratar leucemia ou outras doenças sanguíneas. Em 2009, a Geron, uma empresa norte-americana de biotecnologia, recebeu a permissão da Food and Drug Administration (FDA)[4] para iniciar os primeiros ensaios clínicos destinados a tratar pacientes com lesão de medula espinhal.

---
4. A FDA equivale à Agência Nacional de Vigilância Sanitária (Anvisa) (N. T. T.).

Uma extensa controvérsia a respeito das células-tronco se mantém, especialmente quanto ao uso de células-tronco embrionárias. O National Institutes of Health (NIH) emitiu diretrizes para a pesquisa com células-tronco humanas. De acordo com essas diretrizes, as células-tronco embrionárias só podem ser geradas a partir de embriões criados por fertilização *in vitro* e quando estes não são mais necessários.

Pesquisas estão sendo feitas para criar células produtoras de insulina para o diabetes do tipo 1, produzir cartilagem de regeneração para artrose, criar neurônios dopaminérgicos para corrigir a doença de Parkinson, reparar lesões de medula espinhal, e restaurar a visão em casos de degeneração macular. A maioria das aplicações das células-tronco ainda está em fase incipiente, mas com perspectivas promissoras.

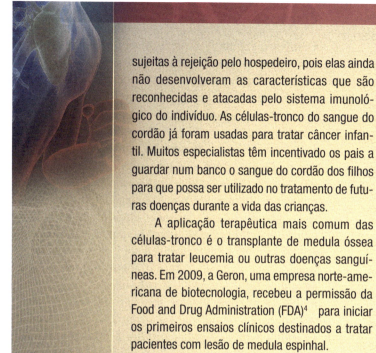

Difusão:

(A) Um pequeno pedaço de açúcar é colocado em um béquer com água, onde as moléculas se dissolvem e começam a se difundir. **(B e C)** As moléculas de açúcar continuam a se difundir pela água e se deslocam de uma região com alta concentração para outra com concentração menor. **(D)** Com o passar do tempo, as moléculas de açúcar se distribuem uniformemente pela água, atingindo um estado de equilíbrio.

Exemplo de difusão no corpo humano: o oxigênio se difunde desde um alvéolo do pulmão, onde está em maior concentração, através da membrana do capilar sanguíneo, até um glóbulo vermelho, onde ele está em concentração menor.

Figura 3-5 *Processo de difusão: as moléculas de açúcar finalmente atingem um estado de equilíbrio.*

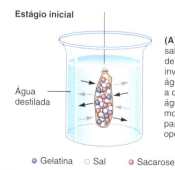
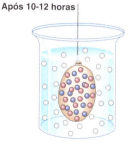

(A) Inicialmente, o invólucro de salsicha contém uma solução de gelatina, sal e sacarose. Esse invólucro é permeável somente à água e às moléculas de sal. Como a concentração das moléculas de água é maior fora do invólucro, as moléculas de água irão se difundir para dentro do invólucro. A situação oposta existe para o sal.

(B) O invólucro de salsicha incha por causa do movimento resultante da entrada de moléculas de água. No entanto, o volume de água destilada no béquer permanece constante.

● Gelatina   ○ Sal   ● Sacarose

Figura 3-6 *Osmose: difusão de água através de uma membrana seletivamente permeável – o invólucro de salsicha é um exemplo desse tipo de membrana.*

completamente um pedaço de algodão com amônia e colocá-lo em um canto remoto de um quarto, o quarto inteiro ficará rapidamente com cheiro de amônia. As correntes de ar carregam rapidamente os vapores de amônia através do quarto. Um outro teste de difusão é colocar um par de cristais de corante no fundo de um béquer cheio de água. Em um instante, os cristais permearão e corarão a água de maneira uniforme. Esse processo de difusão demorará um tempo, especialmente se ninguém misturar, agitar ou esquentar o béquer. Em mais outro teste, um cristal de corante colocado em um cubo de gelo se moverá ainda mais lentamente dentro do gelo. A difusão do corante pode ser acelerada por meio do derretimento do gelo.

Nos vários meios (gás, líquido e sólido), a taxa de difusão das moléculas depende da distância entre elas e de sua liberdade de movimentos. Em um gás, as moléculas podem se mover mais livremente e de forma mais rápida; em um líquido, as moléculas são mais presas umas às outras. Em uma substância sólida, o movimento molecular é altamente restrito e, portanto, muito lento.

A difusão tem um papel vital ao permitir que, na manutenção da homeostase, as moléculas entrem nas células e saiam delas. O oxigênio se difunde pela corrente sanguínea, partindo de onde ele esteja em maior concentração. Do fluxo sanguíneo, o oxigênio entra no fluido que circunda a célula, e daí na própria célula, onde ele está muito menos concentrado (Figura 3-5). Dessa forma, o fluxo de sangue através dos pulmões e da corrente sanguínea fornece um aporte contínuo de oxigênio para as células. Uma vez que entrou na célula, o oxigênio é usado em atividades metabólicas.

Osmose

Osmose é a difusão da água ou de qualquer molécula de *solvente* através de uma membrana seletivamente permeável (por exemplo, a membrana celular). Uma membrana seletivamente permeável é qualquer membrana através da qual alguns solutos podem passar e outros não.

Um invólucro de salsicha é uma membrana seletivamente permeável que pode ser usada como exemplo de membrana celular. Uma solução de sal, sacarose (açúcar de mesa) e gelatina é colocada dentro do invólucro de salsicha. Essa mistura é então suspensa em um béquer cheio de água destilada (Figura 3-6). O invólucro de salsicha é permeável à água e ao sal, mas não à gelatina ou à sacarose. Portanto, apenas as moléculas de água e de sal podem passar pelo invólucro. Eventualmente, mais moléculas de sal sairão da mistura através do invólucro, porque a concentração de moléculas de sal na água destilada é inferior à do invólucro. Ao mesmo tempo, mais moléculas de água se movimentam através do invólucro para dentro da mistura.

O volume de água aumenta dentro do invólucro, o que provoca a expansão deste por causa da entrada de moléculas de água. Quando o número de moléculas de água que entra no invólucro fica igual ao número de moléculas que sai, um equilíbrio é alcançado: o invólucro não expandirá mais.

A pressão exercida pelas moléculas de água dentro do invólucro em equilíbrio é chamada de **pressão osmótica**.

A osmose é o movimento de moléculas de água através de uma membrana semipermeável, de uma região com uma solução de alta concentração para uma região com uma solução menos concentrada, para

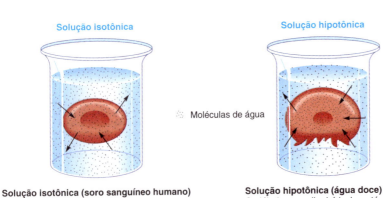
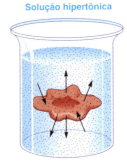

Figura 3-7 *Movimento das moléculas de água em soluções com diferentes pressões osmóticas.*

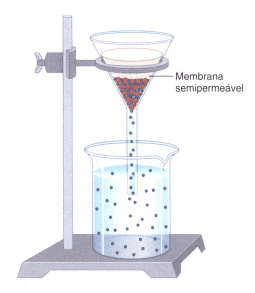

Filtração: pequenas moléculas são filtradas através da membrana semipermeável, enquanto grandes moléculas permanecem no funil.

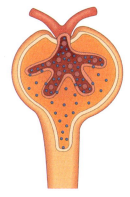

Exemplo de filtração no corpo humano: nos glomérulos do rim, grandes partículas, como glóbulos vermelhos e proteínas, permanecem no sangue, e pequenas moléculas, como ureia e água, são excretadas na forma de um produto de excreção metabólica – a urina.

Figura 3-8 *Filtração: processo de transporte passivo.*

manter a homeostase. A palavra-chave aqui é *soluto*, o valor da concentração de uma substância dissolvida.

No corpo humano, isso é bem ilustrado por um glóbulo vermelho dentro do plasma sanguíneo (Figura 3-7). Se um glóbulo vermelho for colocado dentro de plasma sanguíneo, que contém o mesmo número de partículas de sódio do que um glóbulo vermelho, as pressões osmóticas do glóbulo vermelho e do plasma são idênticas, representando uma **solução isotônica**.

Se um glóbulo vermelho for colocado em água doce, que tem menos partículas de sódio do que o glóbulo vermelho, a água se movimentará para dentro da célula sanguínea. A água doce representa uma **solução hipotônica**.

Se um glóbulo vermelho for colocado em água do mar, que tem mais partículas de sódio do que o glóbulo vermelho, a água deixará o glóbulo vermelho para diluir a água do mar. A água do mar representa uma **solução hipertônica**.

Os profissionais de saúde devem saber que tipos de solução são empregados em várias circunstâncias. Um médico solicita uma solução de líquido intravenoso com base no estado do paciente. A maioria dos líquidos intravenosos é composta de soluções isotônicas. Soluções hipertônicas são usadas em pacientes com edema, e as hipotônicas, em pacientes desidratados.

Filtração

Filtração é o movimento de solutos e água através de uma membrana semipermeável, o qual resulta de alguma força mecânica, como pressão sanguínea ou gravidade. Os solutos e a água se movem a partir de uma região de alta pressão para uma região de menor pressão para manter a homeostase. O tamanho dos poros da membrana determina quais moléculas serão filtradas. Dessa forma, a filtração permite a separação de moléculas grandes e pequenas. Tal filtração ocorre nos rins. O processo permite que moléculas grandes permaneçam dentro do corpo, enquanto moléculas menores são excretadas como dejetos (Figura 3-8).

Transporte ativo

Transporte ativo é um processo pelo qual as moléculas se movimentam através da membrana celular, a partir de uma região de baixa concentração para uma região de maior concentração, contra um gradiente de concentração. Esse processo necessita do ATP, um composto químico altamente energético. O ATP faz funcionar a maquinaria celular. O alimento que ingerimos (uma forma de energia química) deve ser transformada em outra forma de energia química, a qual permitirá a manutenção, a reparação e a reprodução das células. O ATP é fornecido pelo metabolismo celular.

Como funciona o transporte ativo? Uma teoria sugere que a molécula é retirada do exterior da membrana celular e levada para dentro dela por um transportador molecular. A molécula e o transportador se ligam, e juntos formam um complexo temporário molécula-transportador. Esse complexo molécula-transportador transita através da membrana celular; a molécula é liberada na superfície interna da membrana, de onde ela passa para o citoplasma. Nesse momento, o transportador adquire energia na superfície interna da membrana celular. Então, ele retorna para a superfície externa da membrana celular a fim de ligar-se a outra molécula e transportá-la. Por conseguinte, o transportador também pode carregar moléculas no sentido oposto, de dentro para fora (Figura 3-9).

Fagocitose

A **fagocitose**, é bem semelhante à pinocitose, com uma diferença importante. Na pinocitose, as substâncias envolvidas pela membrana celular estão em solução; e, na fagocitose, as substâncias envolvidas estão dentro de partículas. Os glóbulos brancos humanos sofrem fagocitose. As substâncias particuladas são englobadas por uma dobra da membrana celular que forma um vacúolo envolvendo o material. Uma vez que o material está totalmente envolvido dentro do vacúolo, enzimas digestivas são despejadas do citoplasma para dentro do vacúolo para destruir a substância ali presa.

Pinocitose

Conforme já mencionado, a pinocitose envolve a formação de vesículas pinocíticas que engolem grandes moléculas em solução. A célula ingere o nutriente para uso próprio.

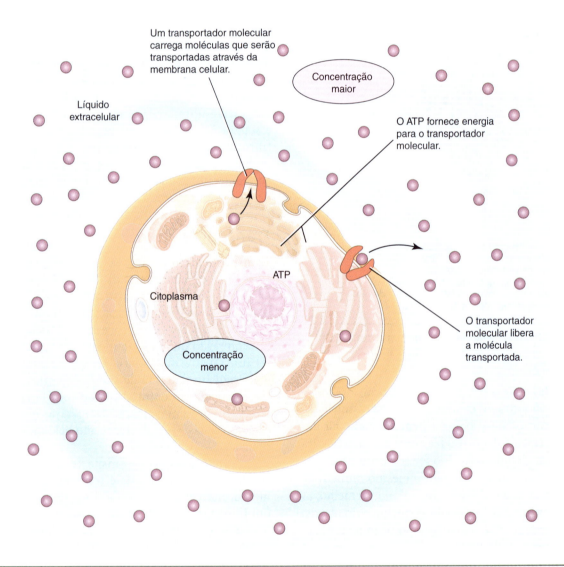

Figura 3-9 *Transporte ativo de moléculas de uma região de baixa concentração para uma região de alta concentração, de acordo com um modelo teórico. Transporte ativo é o deslocamento de materiais contra um gradiente de concentração ou contra outros fatores que podem, em geral, impedir a entrada dos materiais na célula.*

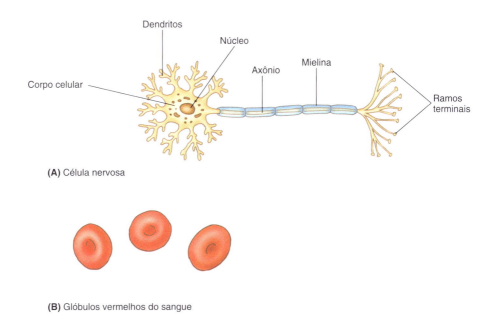

Figura 3-10 Células especializadas: células nervosas e glóbulos vermelhos.

Especialização

Existem muitos tipos de célula de formas e tamanhos diferentes. A maioria delas tem as características mostradas na Figura 3-1, que é um esquema generalizado de uma célula típica. Algumas células muito especializadas, como as células nervosas ou os glóbulos vermelhos, parecem muito diferentes (Figura 3-10).

Os seres humanos são inteiramente constituídos por células e por substâncias não vivas que as células constroem ao redor delas. A interação das diversas partes contidas na estrutura celular constitui a vida da célula. Essas interações resultam em atividades, processos ou funções vitais abordados no Capítulo 1. Nos organismos complexos, no entanto, grupos de células tornam-se especializados em realizar certas funções. Por exemplo, as células nervosas são especializadas em processar e transmitir informações, e os glóbulos vermelhos do sangue são especializados no transporte de oxigênio.

Células especializadas podem perder a capacidade de realizar certas funções básicas, como a reprodução (divisão celular). Em geral, quando células nervosas ou musculares do sistema cardíaco são destruídas ou danificadas, elas não podem se reproduzir. Porém, pesquisas recentes mostraram que algum crescimento ocorre nessas células após a lesão, e cientistas estão estudando maneiras para promover o desenvolvimento celular. A especialização também resultou em uma interdependência entre as células – a divisão de certas células depende de outros tipos celulares para ajudá-las a executar o conjunto das atividades vitais do organismo. Em humanos, tal especialização e interdependência se estendem aos órgãos.

Distúrbios da estrutura celular

O crescimento celular nem sempre segue padrões físicos normais. As células podem diminuir de tamanho, **atrofia**, em geral por causa do envelhecimento ou de doenças. As células também podem aumentar de tamanho, **hipertrofia**, em geral como resultado de um excesso de carga de trabalho. As células podem aumentar em número, **hiperplasia**, que pode estar relacionado com a estimulação hormonal. As células ainda têm a capacidade de se transformar em outro tipo celular, chamado de metaplasia, que pode ser a resposta a um estímulo, como a fumaça de cigarro. **Displasia** é a mudança de tamanho, forma ou organização de células em resposta a um estimulo. Esse tipo de alteração geralmente progride para a neoplasia. **Neoplasia** refere-se à mudança na estrutura celular que ocorre em um padrão de crescimento descontrolado. As células podem sofrer crescimento anormal de um simples inchaço até crescimentos cancerígenos complexos. Uma variedade de anomalias pode ocorrer durante o crescimento celular. Alguns desses

Os efeitos do *envelhecimento* nas células

O envelhecimento é uma fase normal do desenvolvimento. Todas as células sofrem mudanças com a idade. Elas se tornam maiores e menos capazes de se dividir e multiplicar. Muitas células perdem a capacidade de funcionar ou funcionam anormalmente. Os órgãos têm uma capacidade de reserva para funcionar além das necessidades normais. Após os 30 anos de idade, quase 1% dessa reserva é perdida a cada ano. As maiores mudanças ocorrem no coração, nos pulmões e nos rins.

Ninguém sabe realmente como e por que as pessoas mudam enquanto envelhecem; há muitas teorias. O envelhecimento é um processo complexo que varia na forma como afeta pessoas diferentes e até órgãos diferentes (National Institutes of Health, NIH).

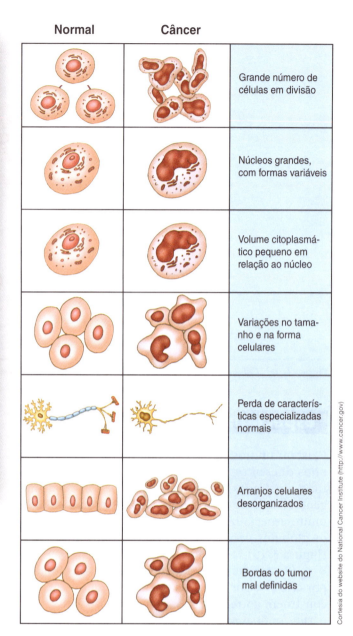

Figura 3-11 *Comparação entre células normais e cancerosas.*

distúrbios são inofensivos, mas outros podem causar doenças sérias ou mesmo a morte.

Traumas ou lesões podem também afetar a estrutura de uma célula. A **hipóxia**, uma redução da quantidade de oxigênio no fluxo sanguíneo que alimenta estruturas celulares, e a **anoxia**, uma falha no suprimento em oxigênio de estruturas celulares, causam muito frequentemente a morte celular. Toxinas bacterianas ou vírus também podem provocar morte celular.

Defeitos congênitos (defeitos de nascimento) modificam a estrutura celular. A maioria desses defeitos é causada por fatores desconhecidos, mas alguns são decorrentes de alterações genéticas e cromossômicas e de fatores ambientais.

Tumor

Um **tumor** aparece quando a divisão celular não ocorre de acordo com o padrão normal. Se esse padrão for interrompido por um crescimento anormal e descontrolado das células, o resultado será um tumor (Figura 3-11). Os tumores também são chamados de **neoplasmas** e podem ser divididos em dois tipos: benigno e maligno.

Um tumor **benigno** é composto por células confinadas numa determinada região. Os tumores benignos recebem nomes diferentes de acordo com o tipo ou a localização; por exemplo, **verruga** ou **papiloma** é um tipo de tumor do tecido epitelial. A maioria dos tumores benignos pode ser removida cirurgicamente. Um tumor maligno é chamado de **câncer**.

Câncer

Quando os tumores cancerígenos ou malignos crescem, eles atingem as células saudáveis, interferem nas funções corporais e desviam nutrientes para longe dos tecidos corporais. Esses tumores malignos podem se dispersar para outras partes do corpo por meio de um processo denominado **metástase**.

O câncer é a segunda causa mais frequente de morte nos Estados Unidos. (A primeira causa de morte são as doenças do coração.) No entanto, as mortes por câncer diminuíram 22% entre 1991 e 2011 (Sociedade Americana de Câncer). A redução nas taxas de morte por câncer reflete os avanços no diagnóstico da doença e a melhoria dos tratamentos. As taxas caíram para os quatros tipos mais comuns de câncer: pulmões, cólon, mamas e próstata. O câncer de cólon caiu 4% porque muitas pessoas têm as lesões pré-cancerosas removidas durante uma colonoscopia. Apesar dessas melhorias, outro estudo mostrou um aumento de determinados cânceres durante a última década, como pâncreas, fígado, tireoide e pele (melanoma).

Os cânceres são agrupados em seis grandes categorias: carcinoma, sarcoma, mieloma, leucemia, linfoma e misto. Carcinoma refere-se a um neoplasma maligno de origem epitelial ou câncer dos revestimentos internos ou externos do corpo. Sarcoma refere-se a cânceres que ocorrem em tecidos conectivo e de suporte, como ossos, tendões, cartilagem, músculo ou gordura. Mieloma é um câncer que afeta as células plasmáticas da medula óssea. Leucemia é um câncer da medula óssea. O linfoma se desenvolve nas glândulas ou nos nodos do sistema linfático. Os tipos mistos podem incluir componentes de mais de uma das cinco categorias.

Qualquer um dos seguintes sintomas pode ser uma indicação precoce de câncer: mudanças nos hábitos dos intestinos ou da bexiga, feridas que não saram, mudanças óbvias em um sinal ou uma verruga, sangramento ou corrimento inabitual, um caroço ou um espessamento nos seios ou em outro lugar, dificuldade em engolir ou indigestão frequente, tosse persistente ou rouquidão.

Testes diagnósticos, como raios X, mamografia, ultrassonografia e exames por biópsia, podem detectar os estágios precoces de câncer. **Biomarcadores** – substâncias normais encontradas em pequenas quantidades no sangue ou nos tecidos – podem ser usados no diagnóstico de câncer. Às vezes, células cancerosas podem produzir tais substâncias. Quando o nível de um biomarcador aumenta acima do normal, isso pode indicar a presença de um câncer. Pesquisas em marcadores destinados a prever as respostas ao tratamento, medir a doença residual mínima e monitorar a eficácia terapêutica também estão sendo consideradas.

O estadiamento do câncer é um método usado para descrever a extensão ou a severidade de um câncer individual. Conhecer o estágio da doença ajuda o médico a planejar o tratamento e a resposta individual a ele. Exames físicos, procedimentos de imagem, testes laboratoriais, estudos patológicos e cirúrgicos fornecem informações para determinar o estágio do câncer.

Os sistemas de classificação mais usados são o TNM e os algarismos romanos, empregados para a maioria dos tipos de câncer, com exceção da leucemia. No acrônimo TNM, *T* descreve o tamanho e a extensão do tumor principal, *N* indica se os linfonodos contêm células cancerosas e o número de nodos envolvidos, e *M* aponta se o câncer se estendeu para outras partes do corpo.

Estadiamento com algarismos romanos

- Estágio 0: o câncer está localizado (limitado a células superficiais).
- Estágio I: o câncer está limitado ao tecido de origem.
- Estágio II: existe uma expansão local limitada de células cancerosas; ele pode envolver um linfonodo adjacente.
- Estágio III: há uma extensão local e regional extensa para os linfonodos.
- Estágio IV: o câncer tem metástases frequentes ou estendeu-se para outros órgãos do corpo.

O tratamento do câncer depende do tipo de tumor e de onde ele está localizado. O tratamento inclui cirurgia, irradiação e uso de fármacos (quimioterapia). Outros tipos de tratamento incluem imunoterapia e tratamento com *laser*. Com relação aos tratamentos, há algumas desvantagens, como efeitos secundários tóxicos dos fármacos e danos teciduais causados pela irradiação. Atualmente, os cientistas têm trabalhado no desenvolvimento de tratamentos específicos para o tumor que possam ajudar a eliminar esses efeitos secundários.

Terminologia médica

cito	célula	**hipo/tônico**	em concentração abaixo do normal
-esqueleto	arcabouço	**iso**	igual a
cito/esqueleto	arcabouço celular	**iso/tônico**	em concentração igual
cromo	colorido	**mei**	diminuição ou redução
-somo	corpo	**-o/se**	estado de
cromo/somo	corpo colorido na célula; contém o DNA	**mei/ose**	estado de diminuição dos cromossomos
fag/o/	ingestão	**meta**	além de ou depois
-citose	processo de	**-stase**	controlando ou parando
fagocitose	processo celular de ingestão	**meta/stase**	além do controle
hiper	excessivo	**neo**	novo
-tônico	força, concentração	**-plasma**	criação
hiper/tônico	em concentração excessiva	**neo/plasma**	nova criação
hipo	abaixo do normal		

Questões de revisão

Assinale a opção que completa adequadamente cada frase apresentada a seguir.

1. As estruturas encontradas no protoplasma que ajudam nas funções celulares são denominadas
   a. nucléolo.
   b. organelas.
   c. ribossomos.
   d. vacúolos.

2. A regulação do transporte de substâncias dentro e fora da célula é realizada
   a. pela membrana celular.
   b. pela membrana nuclear.
   c. pelo citoplasma.
   d. pelo núcleo.

3. Uma estrutura que digere células senescentes e bactérias é chamada de
   a. peroxissomo.
   b. ribossomo.
   c. lisossomo.
   d. mitocôndria.

4. A função do complexo de Golgi de uma célula é
   a. realizar a síntese proteica.
   b. destruir bactérias.
   c. digerir gorduras.
   d. estocar e empacotar secreções.

5. Na mitose, o estágio no qual o núcleo desaparece é a
   a. prófase.
   b. metáfase.
   c. anáfase.
   d. telófase.

Indique as legendas

Observe a seguir o diagrama de uma célula típica e indique os nomes das estruturas numeradas.

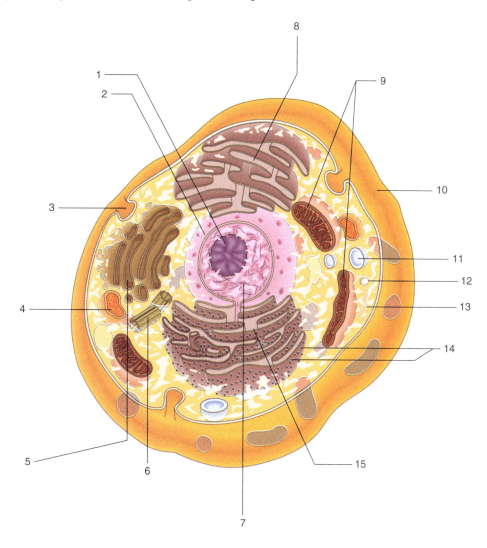

1. _____
2. _____
3. _____
4. _____
5. _____
6. _____
7. _____
8. _____
9. _____
10. _____
11. _____
12. _____
13. _____
14. _____
15. _____

Complete as lacunas

1. A central energética da célula acumula _____ e é chamada de _____.

2. O retículo endoplasmático rugoso é salpicado de _____, que servem como sítios para a síntese de _____.

3. Os peroxissomos contêm enzimas _____ que ajudam na digestão das _____.

4. Durante o _____ estágio da mitose, dois pares de centríolos começam a se mover para _____ extremidade da célula.

5. O _____ para cada tipo de proteína individual está contido em uma _____ específica na cadeia _____.

Relacione as colunas

Relacione cada termo da Coluna I com a respectiva descrição indicada na Coluna II.

COLUNA I	COLUNA II
_____ 1. soluto	a. células confinadas em uma região localizada
_____ 2. solução isotônica	b. tem uma concentração maior de Na do que os glóbulos vermelhos
_____ 3. difusão	c. requer ATP como energia
_____ 4. fagocitose	d. tumor maligno
_____ 5. osmose	e. partículas sólidas dissolvidas em um líquido
_____ 6. benigno	f. reprodução celular
_____ 7. solução hipertônica	g. moléculas se movimentam de uma concentração alta para uma mais baixa
_____ 8. câncer	h. tem a mesma concentração de Na dos glóbulos vermelhos
_____ 9. mitose	i. engloba bactérias
_____ 10. transporte ativo	j. difusão de moléculas de água

Compare e diferencie

Compare e diferencie os seguintes termos:

1. Cromatina e cromossomos
2. Cílios e flagelos
3. RNA e ribossomo
4. Núcleo e nucléolo
5. Anáfase e telófase
6. Solução hipertônica e solução hipotônica
7. Mitose e meiose
8. Fagocitose e pinocitose
9. Lisossomo e peroxissomo
10. Osmose e difusão

Aplicação prática da teoria

1. A célula é um modelo em miniatura do funcionamento do corpo. Nomeie as estruturas celulares responsáveis por: digestão, respiração, energia, circulação e processo reprodutor.

2. Descreva como a célula ingere nutrientes.

3. Você está trabalhando em um centro de atendimento de emergência. Uma pessoa chega desidratada, e o médico pede uma solução hipertônica. Explique por que tal solução é usada em vez de uma solução isotônica.

4. Você é chamado para participar de uma discussão ética sobre pesquisas com células--tronco. A questão do debate é: "Fazer pesquisas com células-tronco embrionárias é ético?". Forneça pelo menos dois argumentos a favor e dois contrários para esse debate.

Estudo de caso

A enfermeira Jane Fitz recepciona Marta Smith, de 54 anos, e a encaminha aos médicos do Hospital Mercy. Fumante há mais de 30 anos, Smith tem uma tosse persistente faz dois meses e perdeu cinco quilos nas seis últimas semanas. Os médicos pedem um *scanner* por TC para determinar se a paciente tem câncer de pulmão.

1. Descreva para Marta Smith o procedimento de scanner TC.

2. Nomeie o sistema corporal envolvido no câncer de pulmão e descreva a função desse sistema.

   A TC revela um tumor pulmonar, e uma biópsia (remoção de tecido para análises) é marcada.

3. Defina "câncer" e os sistemas de classificação TMN e em algarismos romanos que serão usados para descrever o tumor.

4. Que medidas Jane Fitz pode adotar para reduzir a ansiedade de Marta Smith?

Atividade de laboratório 3-1

Partes de uma célula

- *Objetivo:* identificar as partes de uma célula e as respectivas organelas no microscópio do laboratório.
- *Material necessário:* microscópio, preparação de células epiteliais, preparação de células musculares, este livro, papel e caneta.

Passo 1: Examine a preparação de células epiteliais no microscópio.

Passo 2: Identifique as principais partes da célula e as organelas.

Passo 3: Compare sua observação com os esquemas deste Capítulo 3.

Passo 4: Examine a preparação de células musculares no microscópio.

Passo 5: Descreva as partes que são idênticas às células epiteliais. Registre as observações.

Passo 6: Descreva as partes que são diferentes das de uma célula epitelial. Registre as observações.

Atividade de laboratório 3-2

Mitose

- *Objetivo:* observar e descrever os estágios da mitose.
- *Material necessário:* lâminas preparadas de mitoses identificadas de A a E, microscópio, este livro, papel e caneta.

Passo 1: Observe as lâminas preparadas de mitoses identificadas de A a E.

Passo 2: Desenhe e anote o que está acontecendo em cada lâmina.

Passo 3: Compare os esquemas e as respostas obtidas com um parceiro de laboratório. Em seguida, compare-os com os esquemas deste Capítulo 3.

Passo 4: Que outras tecnologias você poderia usar para observar a mitose e obter mais informações sobre ela?

Atividade de laboratório 3-3

Observação da osmose

- *Objetivo:* observar e descrever o processo de osmose.
- *Material necessário:* fatias de batata, água destilada e solução contendo 10% de sal, saleiro e pequenos potes de vidros ou tubos de ensaio.

Passo 1: Coloque a água destilada e a solução salina em recipientes separados e identifique-os.

Passo 2: Anote o nível de líquido em cada recipiente.

Passo 3: Adicione uma fatia de batata em cada recipiente e espere 30 minutos.

Passo 4: Retire as fatias de batata e observe as diferenças.

Passo 5: Observe os níveis de líquido em cada recipiente.

Passo 6: O que aconteceu com as fatias de batata? E com os níveis de líquido? Registre as observações.

Passo 7: Prepare dois novos recipientes com soluções e identifique-os (como no passo 1).

Passo 8: Anote o nível de líquido em cada recipiente.

Passo 9: Pegue duas novas fatias de batata e coloque sal.

Passo 10: Coloque uma fatia de batata salgada em cada recipiente e espere 30 minutos.

Passo 11: Retire as fatias de batata e observe as diferenças.

Passo 12: O que aconteceu com as fatias de batata? E com os níveis de líquido? Registre as observações.

Passo 13: Explique o que causou as diferenças entre os passos 6 e 12.

Capítulo 4

TECIDOS E MEMBRANAS

Objetivos

- Listar os quatro tipos principais de tecido.
- Definir a função e a localização dos tecidos.
- Definir a função e a localização das membranas.
- Definir um órgão e um sistema orgânico.
- Relacionar vários órgãos com os respectivos sistemas.
- Descrever os processos envolvidos nos dois tipos de reparo tecidual.
- Definir as palavras-chave relacionadas a este capítulo.

Palavras-chave

aponevroses
bactericidas
calcificada
cartilagem
casca
colágeno
elastina
enxertos
fáscias
granulação
hialina
ligamentos
líquido seroso
membranas
   mucosas
   (serosas)
membrana
   parietal
membrana
   pericárdica
membrana
   peritoneal
membrana
   pleural
membranas
   serosas
membrana
   sinovial
membrana
   visceral
mucosa
mucosa gástrica
mucosa intestinal
mucosa
   respiratória
músculo cardíaco
músculo
   esquelético
reparo primário
reparo secundário
serosa
sutura
tecido adiposo
tecido areolar
tecido conjuntivo
tecido epitelial
tecido muscular
tecido nervoso
tecido ósseo
   (osso)
tendões

Tecidos

Os organismos multicelulares são compostos por muitos tipos diferentes de célula, e cada célula realiza uma função específica. Milhões de células são agrupadas de acordo com semelhança de forma, tamanho, estrutura, matriz extracelular e função. As células agrupadas dessa forma são chamadas de **tecidos**. Há quatros tipos principais de tecido: (1) o **tecido epitelial** protege o corpo ao cobrir superfícies internas e externas. No revestimento do intestino delgado, o tecido epitelial absorve nutrientes. Todas as glândulas são feitas desse tecido. As glândulas endócrinas secretam hormônios; as mucosas, muco; e as intestinais, enzimas. O tecido epitelial também excreta suor. Um tecido epitelial é nomeado de acordo com sua estrutura. (2) O **tecido conjuntivo** conecta órgãos e tecidos, permite o movimento e fornece suporte para outros tipos de tecido. Os tecidos conjuntivos são classificados em subgrupos: **adiposo ou frouxo**, **areolar**, fibroso denso e de suporte. (3) O **tecido muscular** contém material celular que tem a capacidade de se contrair e movimentar o corpo. (4) O **tecido nervoso** contém células que reagem aos estímulos e conduzem impulsos. O tecido nervoso controla e coordena as atividades corporais, controla nossas emoções e nos permite aprender por meio do processo de memória. O tecido nervoso também coordena os sentidos especiais de visão, paladar, tato, olfato e audição.

A especialização das células pode ser observada quando se estudam as células epiteliais que formam os tecidos epiteliais. As células epiteliais que cobrem as superfícies externas e internas do corpo têm uma forma típica – escamosa, cúbica (ou cuboide) ou colunar. Tal variação é necessária para que as células epiteliais possam se encaixar suavemente, ficar alinhadas e proteger a superfície corporal. As células musculares que formam o tecido muscular são compridas e fusiformes para que possam se contrair.

Alguns tecidos são compostos de células vivas e também de várias substâncias não vivas que as células constroem ao redor delas. As variações, funções e localizações de cada tipo são descritas na Tabela 4-1.

Tabela 4-1 Diferentes tipos de tecido humano

TIPO DE TECIDO	FUNÇÃO	CARACTERÍSTICAS E LOCALIZAÇÃO	MORFOLOGIA
I. Epitelial	As células formam uma camada contínua que cobre as superfícies externas e internas do corpo, fornecem proteção, produzem secreções (sucos digestivos, hormônios, transpiração) e regulam a passagem de materiais através delas.		
	A. Tecido de cobertura e revestimento Essas células podem estar estratificadas (em camadas), ciliadas ou queratinizadas (uma substância dura, não viva).	**1. Células epiteliais escamosas** São células planas, de forma irregular. Elas revestem o coração, os vasos sanguíneos e linfáticos, as cavidades corporais e os alvéolos (sacos de ar) dos pulmões. A camada externa da pele consiste de células epiteliais escamosas estratificadas ou queratinizadas. As células epiteliais escamosas estratificadas na camada externa da pele protegem o corpo contra uma invasão microbiana.	
		2. Células epiteliais cúbicas Essas células em formato de cubo revestem os túbulos renais e cobrem os ovários e a porção secretória de certas glândulas.	

Continua

Tabela 4-1 Continuação			
TIPO DE TECIDO	**FUNÇÃO**	**CARACTERÍSTICAS E LOCALIZAÇÃO**	**MORFOLOGIA**
I. Epitelial (continuação)		**3. Células epiteliais colunares** Essas células são alongadas, com o núcleo geralmente perto da base e frequentemente com cílios na superfície externa. Elas revestem os ductos, o trato digestivo (especialmente o revestimento intestinal e estomacal), partes do trato respiratório e glândulas.	
	B. Tecido glandular ou secretor Essas células são especializadas em secretar materiais como sucos digestivos, hormônios, leite, suor e substâncias oleosas (sebo). Elas têm uma forma colunar ou cúbica.	**1. Células das glândulas endócrinas** Essas células formam glândulas sem ductos que secretam suas substâncias (hormônios) diretamente na corrente sanguínea. Por exemplo, a glândula tireoide secreta tiroxina, e a glândula suprarrenal, adrenalina. **2. Células de glândulas exócrinas** Essas células secretam suas substâncias em ductos. Eis alguns exemplos: glândulas mamárias, sudoríparas e salivares.	Ducto (por onde saem as secreções); Células secretórias; Célula de glândula exócrina (com ducto), por exemplo, glândulas sudoríparas e mamárias
II. Conjuntivo	Células cujas secreções intercelulares (matriz) suportam e conectam os órgãos e os tecidos do corpo. **A. Tecido adiposo** Esse tecido estoca lipídios (gordura), atua como tecido de preenchimento, apoia e isola o corpo.	O tecido conjuntivo é encontrado em praticamente todos os lugares do corpo: ossos, cartilagem, membranas mucosas, músculos, nervos, pele e todos os órgãos internos. O tecido adiposo é um tipo de tecido conjuntivo frouxo composto por células adiposas em forma de sacos; ele é especializado na estocagem de gordura. Células adiposas são encontradas no corpo inteiro, na camada subcutânea da pele, ao redor dos rins, em depósitos ao redor das articulações e na medula dos ossos compridos.	Citoplasma; Fibras de colágeno; Núcleo; Vacúolo (para estocagem de gordura)
	B. Tecido conjuntivo frouxo (areolar) Esse tecido envolve vários órgãos e apoia tanto células nervosas quanto vasos sanguíneos que transportam materiais nutrientes (para as células) e dejetos (para longe das células). O tecido areolar também estoca temporariamente glicose, sais e água. Ele se estira facilmente e resiste aos rasgos.	O tecido areolar é composto por uma matriz abundante, semilíquida, com muitos tipos celulares e fibras nela incorporadas, como fibroblastos (fibrócitos), células do plasma, macrófagos, mastócitos e vários glóbulos brancos do sangue. São feixes resistentes e flexíveis de uma proteína fibrosa branca denominada colágeno e de fibras elásticas de elastina. O tecido areolar é encontrado na epiderme da pele e na camada subcutânea juntamente com células adiposas.	Mastócitos; Fibras reticulares; Fibras de colágeno; Fibroblasto; Célula plasmática; Fibra elástica; Matriz; Macrófago

Continua

Tabela 4-1 *Continuação*

TIPO DE TECIDO	FUNÇÃO	CARACTERÍSTICAS E LOCALIZAÇÃO	MORFOLOGIA
II. Conjuntivo (continuação)	**C. Tecido fibroso denso** Esse tecido forma os ligamentos, os tendões, as aponevroses e as fáscias. **Ligamentos** são estruturas semelhantes a cordões muito resistentes e flexíveis que seguram firmemente os ossos nas articulações. **Tendões** são estruturas esbranquiçadas e brilhantes que prendem os músculos esqueléticos aos ossos. **Aponevrose** é uma membrana densa e esbranquiçada que mantém os músculos presos entre si ou com o periósteo (revestimento ósseo). **Fáscias** são finas camadas de tecido conjuntivo fibroso que envolvem feixes musculares para mantê-los no lugar.	O tecido fibroso denso é também chamado de tecido fibroso branco, rico em fibras de colágeno dispostas perto umas das outras. Esse tecido é flexível – mas não elástico –, tem suprimento sanguíneo limitado e lenta cicatrização.	Fibras de colágeno densamente empacotadas; Fibroblasto
	D. Tecido de suporte **1. Tecido ósseo (osso)** Forma o esqueleto do corpo que apoia e protege os tecidos moles e os órgãos subjacentes, além de servir de ponto de fixação dos músculos esqueléticos.	A matriz intercelular desse tecido conjuntivo é **calcificada** pela deposição de sais minerais (como carbonato de cálcio e fosfato de cálcio). A calcificação do osso proporciona sua alta resistência. Todo o esqueleto é composto de tecido ósseo.	Célula óssea; Citoplasma; Núcleo; Lacuna óssea
	2. Cartilagem Fornece suporte firme, porém flexível para o esqueleto embrionário e para parte do esqueleto adulto. **a. Hialina** Forma o esqueleto do embrião.	A cartilagem hialina é encontrada nas superfícies articulares dos ossos e também na ponta do nariz, nos brônquios ou tubos bronquiais. As costelas estão articuladas com o esterno pela cartilagem costal. Essa cartilagem também é encontrada na laringe e nos anéis da traqueia.	Células (condrócitos); Matriz; Lacuna (espaço onde células são aprisionadas)
	b. Fibrocartilagem Um tecido de suporte resistente e flexível encontrado entre os ossos e nos locais onde muita resistência (e certo nível de rigidez) é necessária.	A fibrocartilagem está localizada nos discos intervertebrais e na sínfise pubiana, entre os ossos púbicos.	Condrócitos; Alta densidade de fibras

Continua

Tabela 4-1	Continuação		
TIPO DE TECIDO	FUNÇÃO	CARACTERÍSTICAS E LOCALIZAÇÃO	MORFOLOGIA
II. Conjuntivo (continuação)	**c. Cartilagem elástica** A matriz extracelular é incorporada em uma rede de fibras elásticas, firme mas flexível.	A cartilagem elástica está localizada na tuba auditiva, no ouvido externo, na epiglote e na laringe.	Fibras elásticas; Condrócito; Núcleo
	E. Tecido vascular (sangue líquido) *1. Sangue* O sangue – que pode ser considerado um tecido líquido – transporta nutrientes e oxigênio para as células, e os dejetos metabólicos para longe delas. Ele contém células que participam da defesa do corpo e da coagulação sanguínea.	O sangue é composto de duas partes principais: uma líquida, denominada plasma, e uma porção sólida, conhecida como células (ou corpúsculos) sanguíneas. O plasma é formado por corpúsculos em suspensão, cujos dois tipos principais são: células sanguíneas vermelhas (eritrócitos) e brancas (leucócitos). Os tipos de leucócito são linfócitos, monócitos, neutrófilos, basófilos e eosinófilos. Um terceiro componente celular (na verdade, um fragmento celular) são as plaquetas (trombócitos). O sangue circula dentro dos vasos sanguíneos (artérias, veias e capilares) pelo coração e pelos pulmões.	Eritrócitos; Trombócitos (plaquetas); Linfócito; Neutrófilo; Monócito; Basófilo; Eosinófilo
	2. Linfa A linfa transporta líquidos teciduais, proteínas, gorduras e outros materiais dos tecidos para o sistema circulatório. Isso ocorre através uma série de tubos chamados vasos linfáticos.	O fluido linfático consiste em água, glicose, proteínas, gorduras e sal. Os componentes celulares são linfócitos e granulócitos, os quais são transportados em tubos denominados vasos linfáticos, que acompanham veias e banham os espaços teciduais entre as células.	Capilar sanguíneo; Células sanguíneas vermelhas; Células sanguíneas brancas; Linfa; Células; Capilar linfático
III. Músculo	**A. Músculo cardíaco** Essas células têm a capacidade de se contrair para permitir ao coração bombear o sangue através e para fora dele.	O músculo cardíaco é um músculo estriado (tem bandas transversais) e involuntário (ou seja, não está sob controle consciente). Ele forma as paredes do coração.	Núcleo localizado centralmente; Estrias; Ramificação da célula; Disco intercalado

Continua

Tabela 4-1 *Continuação*			
TIPO DE TECIDO	**FUNÇÃO**	**CARACTERÍSTICAS E LOCALIZAÇÃO**	**MORFOLOGIA**
III. Músculo (continuação)	**B. Músculo esquelético (estriado voluntário)** Esses músculos estão fixados nas partes móveis do esqueleto. Além de serem capazes de contrações rápidas e potentes, podem manter contrações parcialmente contínuas por tempos longos, permitindo o movimento voluntário.	O músculo esquelético é estriado (tem bandas que correm ao longo do comprimento da fibra muscular) e voluntário, pois está sob controle consciente. Trata-se de um músculo esquelético porque é fixado ao esqueleto (ossos, tendões e músculos).	Núcleo, Miofibrilas
	C. Músculo liso (não estriado involuntário) Esses músculos permitem os movimentos involuntários, como movimentação de materiais ao longo do trato digestório e controle do diâmetro dos vasos sanguíneos e do tamanho da pupila do olho.	O músculo liso é não estriado porque não possui as estrias (bandas) do músculo esquelético; seu movimento é involuntário. Forma as paredes dos tratos digestório, geniturinário e respiratório, e dos vasos sanguíneo e linfático.	Célula fusiforme, Núcleo, Células separadas umas das outras
IV. Nervoso	**Neurônios (células nervosas)** Essas células têm a capacidade de responder aos estímulos. 1. *Excitabilidade* Capacidade do tecido nervoso de responder às mudanças no ambiente. 2. *Condutividade* Capacidade de transmitir um impulso nervoso (mensagem).	O tecido nervoso consiste em neurônios (células nervosas) que têm ramificações através das quais eles conectam as várias partes do corpo e coordenam suas atividades. Eles são encontrados no cérebro, na medula espinhal e nos nervos.	Dendritos, Núcleo, Axônio, Mielina, Corpo celular, Ramos terminais

Membranas

A **membrana** é formada pela junção de duas finas camadas de tecido. Dentro da membrana, as células podem secretar fluido. As membranas são classificadas como epiteliais ou conjuntivas.

Membranas epiteliais

Membranas epiteliais são classificadas como **membranas mucosas** ou **serosas**, de acordo com o tipo de secreção produzido (Figura 4-1).

Membranas mucosas

Membranas mucosas revestem as superfícies e os espaços que conduzem para fora do corpo, além dos sistemas respiratório, digestório, reprodutor e urinário. Essas membranas produzem uma substância denominada muco, que lubrifica e protege o revestimento. Por exemplo, o muco do sistema digestório protege o revestimento do estômago e do intestino delgado dos sucos digestivos. O termo **mucosa** é usado especificamente para as seguintes membranas mucosas (Figura 4-1):

- **Mucosa respiratória**: reveste as vias respiratórias.
- **Mucosa gástrica**: reveste o estômago.
- **Mucosa intestinal**: reveste os intestinos delgado e grosso.

Os efeitos do envelhecimento nos tecidos

À medida que as células, os tecidos e os órgãos do corpo envelhecem, o funcionamento dos sistemas corporais é afetado de forma significativa. Conforme um indivíduo envelhece, as células tornam-se maiores e menos capazes de se dividir e se reproduzir. Há um aumento dos pigmentos e substâncias gordurosas (lipídios) dentro das células. Com o envelhecimento, os dejetos se acumulam nos tecidos. Um pigmento gorduroso e marrom, denominado lipofuscina, acumula-se em muitos tecidos. Como os tecidos conjuntivos ficam progressivamente rígidos, os órgãos, os tecidos e as vias aéreas também enrijecem. Quando as membranas celulares sofrem alterações, muitos tecidos passam a ter dificuldades para receber oxigênio e nutrientes e, muitas vezes, não conseguem se livrar do dióxido de carbono e dos dejetos. Nesse processo, muitos tecidos perdem massa e atrofiam.

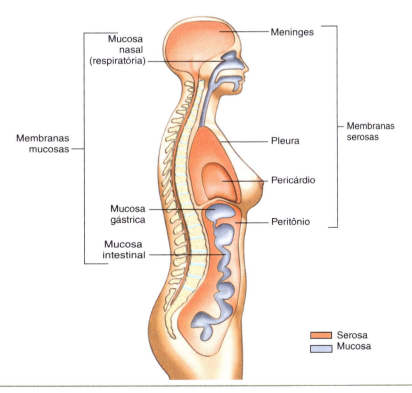

Figura 4-1   *Membranas mucosas e serosas.*

Membranas serosas

Uma membrana serosa é uma membrana dupla que produz uma substância aquosa e reveste as cavidades fechadas do corpo. O líquido produzido é chamado de **líquido seroso**. A parte externa da membrana que reveste a cavidade é denominada **membrana parietal**. A parte que cobre os órgãos é a **membrana visceral**. O líquido produzido permite que os órgãos contidos se movimentem livremente e previne o atrito. A denominação **serosa** é atribuída a membranas serosas específicas que começam com a letra *p*. As membranas serosas são as seguintes (Figura 4-1):

- **Membrana pleural**: reveste a cavidade torácica ou cavidade peitoral e protege os pulmões. O líquido é chamado de líquido pleural.

- **Membrana pericárdica**: reveste a cavidade do coração e protege o coração. O líquido é chamado de líquido pericárdico.

- **Membrana peritoneal**: reveste a cavidade abdominal e protege os órgãos abdominais. O líquido é chamado de líquido peritoneal.

Membrana cutânea (pele)

Uma membrana cutânea é um tipo especializado de membrana epitelial. Para uma abordagem completa, ver Capítulo 5.

Membranas conjuntivas

As membranas conjuntivas são compostas de duas camadas de tecido conjuntivo. Nessa categoria, temos a **membrana sinovial** que reveste as cavidades articulares. As membranas sinoviais secretam o líquido sinovial que previne o atrito na cavidade articular.

Órgãos e sistemas

Um órgão é uma estrutura feita de diversos tipos de tecido agrupados para realizar uma única função. Por exemplo, o estômago é um órgão que consiste em tecidos altamente especializados: vascular, conjuntivo, epitelial, muscular e nervoso. Esses tecidos funcionam juntos para permitir ao estômago realizar a digestão e a absorção.

A pele que cobre o nosso corpo não é um mero tecido, mas um órgão complexo feito de tecidos conjuntivo, epitelial, muscular e nervoso. Esses tecidos permitem à pele proteger o corpo e remover os dejetos (água e sais inorgânicos).

Os vários órgãos do corpo humano não funcionam separadamente. Ao contrário, eles coordenam suas atividades para formar um organismo completo e funcional. Um grupo de órgãos que atuam em conjunto para realizar uma função relacionada específica é chamado de **sistema orgânico** (Figura 4-2). Por exemplo, o sistema digestório tem como função especial processar o alimento em partículas menores para que sejam absorvidas na circulação. Esse sistema de órgãos é composto por boca, glândulas salivares, esôfago, estômago, intestino delgado, fígado, pâncreas, vesícula biliar e intestino grosso. O sistema circulatório transporta materiais das células e para elas. Esse sistema é composto pelo coração, artérias, veias e capilares.

Cada sistema orgânico é altamente especializado para executar uma função específica; juntos, eles coordenam suas funções para formar um organismo inteiro, vivo e funcional.

Os sistemas do corpo são: tegumentar, esquelético, muscular, nervoso, endócrino, circulatório, linfático, respiratório, digestório, urinário e reprodutor.

As funções e os órgãos de cada sistema são mostrados na Tabela 4-2.

Doenças e lesões teciduais

Os tecidos podem ser afetados por infecções ou inflamações. A inflamação é uma resposta protetora a alguma lesão ou algum agente irritante. A inflamação resultará em dor, inchaço, vermelhidão e perda de mobilidade. Infecção refere-se à invasão de um microrganismo que causa uma doença. Uma infecção resulta geralmente em inflamação (ver Capítulo 12).

O trauma que resulta de uma força externa provocará dano e lesão ao tecido. Uma grande variedade de eventos traumáticos pode ocorrer, mas as causas mais frequentes de lesões graves são colisões de veículos automotivos. A administração emergencial do trauma é necessária para prevenir complicações como choque, hemorragia e infecção.

O crescimento anormal de células também pode alterar o tecido e provocar lesão e trauma teciduais. Esses tipos de crescimento já foram abordados anteriormente.

Defeitos de nascimento também podem prejudicar um tecido. Isso pode resultar de uma mudança na estrutura ou na função do tecido ao nível cromossomal, ou pode ser reflexo de fatores ambientais.

Grau de reparo tecidual

O reparo de tecidos danificados ocorre continuamente durante as atividades diárias da vida. Dependendo do tipo e da localização da lesão, certos tecidos

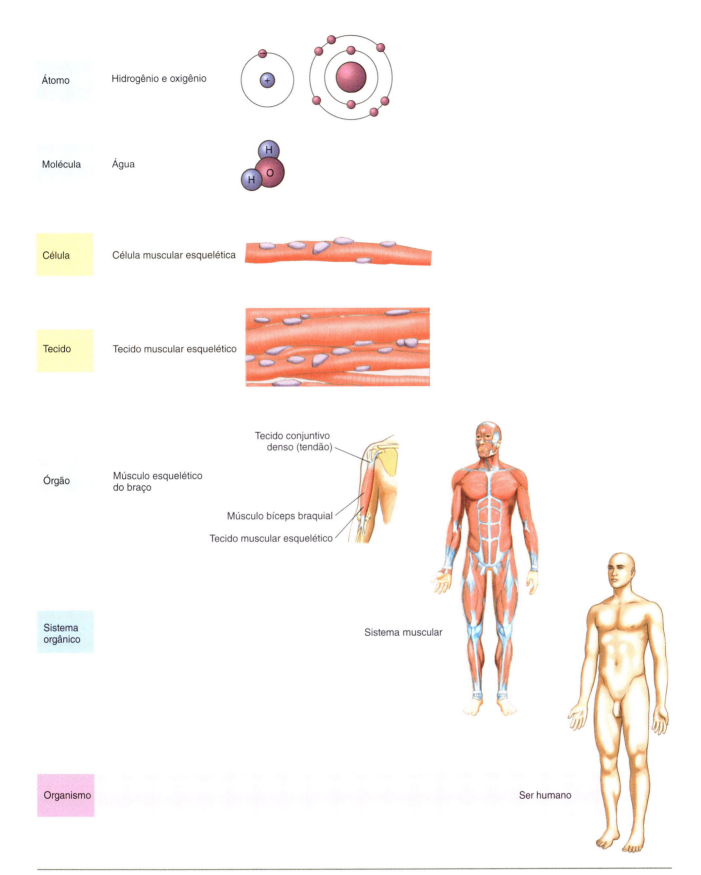

Figura 4-2 *A formação do ser humano progride de simples para complexa.*

Tabela 4-2 *Sistemas corporais*

SISTEMAS CORPORAIS	ESTRUTURAS PRINCIPAIS	FUNÇÕES PRINCIPAIS
Sistema tegumentar Capítulo 5	Epiderme, derme, glândulas sudoríparas, glândulas sebáceas, unhas, cabelos	Ajuda a regular a temperatura corporal, protege o corpo contra invasões por bactérias, sintetiza a vitamina D e tem receptores nervosos para temperatura, pressão e dor.
Sistema esquelético Capítulo 6	Ossos, articulações e cartilagens	Suporta a forma do corpo, protege órgãos internos, forma algumas células sanguíneas e estoca minerais.
Sistema muscular Capítulo 7	Músculos, fáscias e tendões	Possibilita os movimentos. Movimenta os fluidos corporais e gera calor.
Sistema nervoso Capítulos 8 e 9	Nervos, cérebro e medula espinhal	Comunica e coordena as atividades corporais.
Sentidos especiais Capítulo 10	Olhos, ouvidos, nariz e língua	Recebem informações visuais, auditivas, gustativas e olfativas e as transmitem para o cérebro.
Sistema endócrino Capítulo 11	Glândula suprarrenal, gônadas, pâncreas, (porção endócrina), paratireoides, pineal, hipófise, timo e tireoide	Sintetiza os hormônios para regular as funções do organismo.
Sistema circulatório Capítulos 12, 13 e 14	Coração, artérias, veias, capilares e sangue	Ao circular por todas as partes do corpo, o sangue leva oxigênio e nutrientes para as células e remove os dejetos delas.
Sistema linfático Capítulo 15	Linfa, vasos linfáticos e linfonodos	Retira e transporta os dejetos do líquido intersticial. Nesse processo, o líquido é filtrado pelos linfonodos, e as substâncias deletérias são retiradas. Devolve a linfa filtrada para a corrente sanguínea onde ela volta a ser plasma.
Sistema respiratório Capítulo 17	Nariz, faringe, laringe, traqueia, brônquios, alvéolos e pulmões	Leva oxigênio para o sangue, a fim de que este possa ser transportado até as células. Retira o dióxido de carbono e alguns dejetos aquosos do corpo.
Sistema digestório Capítulo 18	Boca, glândulas salivares, dentes, faringe, esôfago, estômago, intestinos, fígado, vesícula biliar e pâncreas (porção exócrina)	Prepara o alimento para sua absorção e utilização pelo corpo através de processos físicos e químicos (digestão). Elimina dejetos sólidos do corpo.
Sistema urinário Capítulo 20	Rins, ureteres, bexiga e uretra	Filtra o sangue para eliminar os subprodutos do metabolismo. Mantém o equilíbrio dos fluidos e eletrólitos no corpo.
Sistema reprodutor Capítulo 21	*Macho*: testículos, epidídimo, canais deferentes, vesículas seminais, ducto ejaculatório, próstata, glândulas de Cowper, pênis e uretra *Fêmea*: ovários, tubas uterinas, útero, vagina, genitália externa e mamas	Reproduz vida nova. Sintetiza hormônios necessários para o desenvolvimento dos órgãos reprodutores e das características sexuais secundárias.

são reparados rapidamente. O tecido muscular se restaura lentamente; os reparos de tecido ósseo são demorados, pois as extremidades quebradas devem ser mantidas alinhadas e imóveis até o reparo ser efetuado.

Processos de reparo do tecido epitelial

Há dois tipos de reparo de tecido epitelial: **primário** e **secundário**.

Reparo primário de uma ferida limpa

Uma *ferida limpa* é um corte ou uma incisão na pele em que não há infecção. No caso de uma simples lesão de pele, a camada profunda do epitélio estratificado escamoso se divide. As novas células epiteliais estratificadas escamosas são "empurradas" para cima, em direção à superfície da pele. O dano – ou a ferida – é rápida e completamente restaurado. No entanto, se o dano afetar uma grande região, as células do tecido conjuntivo subjacente e os fibroblastos ficarão envolvidos.

Reparo primário de uma grande região de pele

Caso uma grande extensão de pele seja danificada, o líquido escapará dos capilares rompidos. Esse líquido capilar seca e sela a ferida, formando uma **casca** (ou crosta) típica. A formação da casca impede que agentes patogênicos penetrem no local. Células epiteliais se multiplicam nas bordas da casca e continuam a crescer por cima da região danificada, até que esta seja coberta. Se uma área extensa ou profunda de pele for destruída, poderá haver a necessidade de **enxertos** de pele para ajudar na cura da ferida.

Destaques médicos 4-1

TRANSPLANTES DE TECIDOS E ÓRGÃOS

Transplantes de órgãos são uma terapia comprovada para uma variedade de doenças severas. Em 2014, mais de 24 mil transplantes de órgãos foram realizados, mas mais de 120 mil pessoas estavam na lista de espera (Departamento Norte-Americano de Saúde e Recursos Humanos).

Milhares de pessoas já receberam transfusão de sangue, o que é um transplante tecidual. Transplantes de tecido bem-sucedidos incluem válvulas cardíacas, veias (para melhorar a circulação), córneas, sangue e ossos. Tecido de pele é usado para promover a cura e prevenir infecções nos indivíduos com queimaduras críticas. *Transplantes de tecido não estão sujeitos à rejeição nem necessitam de terapia de longo prazo.*

Os principais transplantes de órgãos incluem córnea, osso, rim, coração, pulmão, fígado e intestinos. Todos os órgãos, com exceção do cérebro e do pâncreas, já foram transplantados com êxito. Os transplantes de medula óssea diferem dos demais transplantes e serão abordados no Capítulo 12. Um transplante de órgão pode ser realizado com um doador falecido ou um vivo geneticamente compatível. O tempo é crítico em um transplante de órgão. Idealmente, um transplante de pulmão deve ser realizado entre duas e quatro horas, de coração entre quatro e seis horas, de fígado em um prazo de 12 horas e de rim em 24 horas.

Uma vez que um órgão foi transplantado com sucesso, o receptor ainda deverá continuar um tratamento médico para o resto da vida. Isso se deve à resposta do sistema imunológico a um novo órgão. Um órgão transplantado é feito de células estranhas ao corpo, o que significa que o sistema imunitário (ou sistema imunológico) do corpo atacará o órgão se for deixado por conta própria. Mesmo com uma boa correspondência entre os tipos sanguíneos do doador e do receptor, o corpo perceberá o órgão como estranho e agirá para rejeitá-lo. O tipo mais comum de rejeição é a aguda. Nesse caso, administram-se drogas imunossupressoras. As drogas usadas para prevenir a rejeição também suprimem partes do sistema imunitário que são necessárias para lutar contra infecções e doenças. Suprimir o sistema imunológico é uma escolha delicada; o resultado ideal enfraquece o sistema imunológico apenas o suficiente para evitar a rejeição do órgão, mas deixa-o forte para que possa combater infecções e doenças.

Viver com um transplante é um desafio permanente; no entanto, na maioria dos casos, ele permite ao receptor viver uma vida completa e ativa. O objetivo dos pesquisadores é coagir o sistema imunitário a aceitar um transplante de órgão sem a necessidade de drogas imunossupressoras pela vida toda.

Atualmente, a principal preocupação está relacionada a uma queda no número de órgãos de doadores vivos disponíveis para transplantes ao longo dos últimos cinco anos. Um único doador pode salvar até oito vidas.

Reparo primário de tecido profundo

Quando tecidos profundos são danificados, as bordas da ferida devem ser mantidas juntas (suturadas) por meio de uma **sutura**. Por exemplo, incisões cirúrgicas ou feridas em que uma quantidade considerável de fluidos serosos (exsudato) vaza para fora. Isso ajuda a formar a coagulação que sela a ferida. O coágulo contém fragmentos de tecido e células sanguíneas brancas. Em um período de 24 a 36 horas, as células epiteliais que revestem os capilares (endotélio) e os fibroblastos do tecido conjuntivo se degeneram rapidamente. As células recém-formadas se mantêm nas bordas da ferida. No terceiro dia após a lesão, um novo tecido vascular começa a se formar. Esse novo tecido se espalha pela ferida, bem como a formação de tecido conjuntivo.

No quarto ou quinto dia, os fibroblastos intensificam a síntese de novas fibras de colágeno. Além disso, novos capilares (angiogênese) são formados e se infiltram na ferida, mantendo firmemente suas bordas juntas. Chegando ao fim do processo de reparo, as fibras e o colágeno encurtam-se, reduzindo a cicatriz ao mínimo. O tecido cicatricial é resistente, mas carece da flexibilidade e elasticidade da maioria dos tecidos normais. O tecido cicatricial não pode executar as funções do tecido normal que ele substituiu.

Reparo secundário

Durante o reparo secundário de uma grande ferida aberta, seja com perda tecidual pequena ou grande, ocorre um processo denominado **granulação** que formará novos vasos sanguíneos íntegros verticais. Esses novos vasos são cercados por tecido conjuntivo jovem e diversos tipos de células fagocitárias. A granulação faz com que a área superficial adquira uma textura arenosa. Os fibroblastos serão muito ativos na produção de novas fibras de colágeno. Essa atividade de reparo permite que a grande ferida aberta acabe se curando. Enquanto a granulação ocorre, também é secretado um líquido. Esse líquido tem fortes propriedades **bactericidas** (para destruir bactérias), o que ajuda a reduzir o risco de infecção durante a restauração da ferida.

Como em qualquer tipo de reparo tecidual, será formada certa quantidade de tecido cicatricial. A quantidade de tecido formado depende da extensão da lesão tecidual. Pacientes cujos corpos ou partes do corpo estão sofrendo processos importantes de reparo tecidual devem receber cuidados especiais (por exemplo, vítimas de queimaduras). Tais regiões *devem* ser mantidas imóveis e alinhadas no início; no entanto, movimentos ativos deverão ser encorajados mais tarde para que, à medida que novo tecido se forme, não haja estiramento do tecido cicatricial. É papel dos profissionais de saúde ajudar a evitar ou minimizar a formação excessiva de tecido cicatricial que pode levar à deformação.

Um profissional de saúde deve também estar atento ao importante papel de uma dieta adequada. Os tecidos recém-formados requerem muitas proteínas para o reparo; dessa forma, alimentos ricos em proteínas são fundamentais.

As vitaminas também têm um papel essencial no reparo de feridas (ver Capítulo 19), pois ajudam o paciente a devolver resistência contra infecções. A Tabela 4-3 enumera as vitaminas necessárias ao reparo tecidual.

Tabela 4-3 *Vitaminas que favorecem o reparo tecidual*

VITAMINA	FUNÇÃO
Vitamina A	Ajuda no reparo de tecido epitelial, especialmente das células epiteliais que revestem o trato respiratório.
Vitamina B (tiamina, ácido nicotínico e riboflavina)	Ajuda a promover o bem-estar geral do indivíduo. Ajuda especificamente a promover o apetite, metabolismo e vigor, além de aliviar a dor em alguns casos.
Vitamina C	Ajuda na produção normal e manutenção das fibras de colágeno e de outras substâncias do tecido conjuntivo.
Vitamina D	É necessária para a absorção normal do cálcio pelo intestino. Provavelmente ajuda no reparo de fraturas ósseas.
Vitamina K	Ajuda no processo de coagulação do sangue.
Vitamina E	Ajuda na cura dos tecidos por meio de sua ação como protetor antioxidante – ela evita que moléculas importantes e estruturas celulares reajam com o oxigênio. (Quando certos componentes frágeis do protoplasma vivo são atacados pelo oxigênio, eles são literalmente "queimados".)

Terminologia médica

adipos	gordura		pariet	parede
-e	que pertence a		-al	que pertence a
adipos/e	que pertence à gordura		pariet/al	que pertence às paredes de uma cavidade corporal
bactéria	microrganismos unicelulares		peri	ao redor
-cida	matar ou destruir		peri/cardi/al	que pertence ao redor do coração
bacteri/cida	destruir microrganismos em forma de bastonetes		ser	aguado
cardi	coração		-oso	que pertence a
-aco	que pertence a		ser/oso	que pertence a uma substância aguada
cardi/aco	que pertence ao coração		viscer	tripas ou órgãos internos
muc	gosma		viscer/al	que pertence aos órgãos internos
-oso	que pertence a			
mucoso	que pertence a uma substância gosmenta			

Questões de revisão

Assinale a opção que completa adequadamente cada frase apresentada a seguir.

1. Células semelhantes em tamanho, forma e função são denominadas
   a. elementos.
   b. tecidos.
   c. órgãos.
   d. sistemas.

2. O tipo de tecido encontrado na camada externa da pele é chamado de
   a. epitelial escamoso.
   b. epitelial estratificado.
   c. epitelial ciliado.
   d. epitelial colunar.

3. O colágeno – uma proteína resistente e flexível – é encontrado principalmente no
   a. tecido adiposo.
   b. tecido cartilaginoso.
   c. tecido conjuntivo frouxo.
   d. tecido ósseo.

4. As estruturas de tecido conjuntivo que seguram firmemente os ossos nas articulações são denominadas
   a. fáscias.
   b. tendões.
   c. aponevroses.
   d. ligamentos.

5. A membrana que reveste superfícies com aberturas para fora do corpo é
   a. cutânea.
   b. serosa.
   c. mucosa.
   d. sinovial.

6. A membrana que cobre os pulmões é chamada de
   a. pleura parietal.
   b. pleura visceral.
   c. pericárdio parietal.
   d. pericárdio visceral.

7. Uma inflamação do revestimento da cavidade abdominal é denominada
   a. pleurisia.
   b. pericardite.
   c. peritonite.
   d. gastrite.

8. O sistema que permite o movimento do corpo é o
   a. esquelético.
   b. nervoso.
   c. muscular.
   d. circulatório.

9. O tipo de reparo que acontece em uma ferida limpa é chamado de
   a. reparo primário.
   b. granulação.
   c. reparo secundário.
   d. secreção de fluido bactericida.

10. A vitamina que atua como antioxidante é
    a. A.
    b. D.
    c. K.
    d. E.

Complete as lacunas

1. O tecido que tem capacidade de reagir aos estímulos é _____.

2. A mucosa gástrica é a membrana mucosa que reveste _____.

3. A secreção que evita a fricção entre os ossos em uma articulação é _____.

4. O revestimento que protege os pulmões é a membrana _____.

5. Durante o reparo secundário, quando há uma grande ferida aberta, o processo de reparo tecidual é denominado _____.

Aplicação prática da teoria

1. Sinta sua pele. Que tipo de tecido é esse? Esse tecido é o mesmo que reveste sua boca internamente?

2. Explique como o muco afeta o ar que respiramos e a comida que comemos.

3. Nomeie o sistema orgânico envolvido quando você come uma fatia de *pizza*.

4. Você escuta a expressão "Distendi o ligamento" ou "Estiquei o tendão". Descreva o tipo de tecido envolvido em cada lesão. Descreva a função de um ligamento e de um tendão.

5. Imagine que você tenha um amigo com lesões severas e que está com fome. Descreva o almoço que você vai preparar para essa pessoa. O cardápio deve conter as vitaminas necessárias para o reparo tecidual e o alívio da dor.

Estudo de caso

Anthony, com 8 anos de idade, caiu no recreio e ralou o joelho. A mãe dele chega à enfermaria da escola. Ela está preocupada com a infecção e quer saber se haverá formação de uma grande cicatriz.

1. Explique à mãe do Anthony o que é uma ferida limpa.

2. Descreva o que acontece no processo de cura.

3. Explique à mãe como se dá a cicatrização.

4. Forneça à mãe as informações sobre o papel das vitaminas na cura e no desenvolvimento de resistência a outras infecções.

5. Anthony está preocupado porque não poderá correr nem brincar.
O que você diria ao menino sobre o fato de ele se mexer?

CAPÍTULO 4 *Tecidos e membranas* **65**

Atividade de laboratório 4-1

Tecido epitelial

- *Objetivo:* examinar as estruturas do tecido epitelial e como a estrutura afeta sua função.
- *Material necessário:* lâminas de tecido epitelial – escamoso, cúbico, colunar e glandular – microscópio, papel e caneta.

Passo 1: Examine as lâminas preparadas com diferentes tipos de tecido epitelial no microscópio. Registre as observações.

Passo 2: Desenhe um esquema para cada tipo de tecido epitelial. Descreva como a estrutura afeta a função.

Passo 3: Descreva onde cada tipo de tecido fica localizado no corpo. Registre as respostas.

Passo 4: Quais são as diferenças estruturais entre os tipos de tecido epitelial? Registre suas conclusões.

Atividade de laboratório 4-2

Tecido conjuntivo

- *Objetivo:* examinar o tecido conjuntivo (o tipo mais comum de tecido) e explicar como ele realiza suas funções gerais de segurar, conectar, apoiar e proteger.
- *Material necessário:* lâminas identificadas de tecido conjuntivo – adiposo, areolar, fibroso denso, ósseo, cartilaginoso e vascular (sangue e linfa) –, lâminas não identificadas de tecido conjuntivo, microscópio, papel e caneta.

Passo 1: No microscópio, examine as lâminas com as preparações dos diferentes tipos de tecido conjuntivo.

Passo 2: Descreva o que vê em cada matriz do tecido. Registre as observações.

Passo 3: Enumere as categorias de tecidos conjuntivos.

Passo 4: Qual é a diferença entre tecido adiposo e ósseo? Registre as respostas.

Passo 5: Com um parceiro de laboratório, observe dois tipos de tecido conjuntivo que não estejam identificados. Decidam que tipos de tecido conjuntivo são demonstrados nessas lâminas. Registre as respostas.

Capítulo 5

SISTEMA TEGUMENTAR

Objetivos

- Descrever as funções da pele.
- Descrever as estruturas encontradas nas duas camadas da pele.
- Explicar a função da pele como um canal de excreção.
- Descrever a função dos anexos da pele.
- Descrever alguns distúrbios mais comuns da pele, dos cabelos e das unhas.
- Definir as palavras-chave relacionadas a este capítulo.

Palavras-chave

abrasão
acne vulgaris
alopecia
avascular
camada córnea
camada espinhosa
camada germinativa
camada granulosa
camada lúcida
câncer de pele
carcinoma de células escamosas
carcinoma de células basais
cianose
córtex
dermatite
derme
eczema
epiderme
eritema
escaras
fissura
folículo piloso
furúnculos
glândulas sebáceas
glândulas sudoríparas
haste
herpes
herpes genital
herpes simples
herpes-zóster
hipertermia
hipotermia
icterícia
impetigo
infecções fúngicas
laceração
medula
melanina
melanócitos
melanoma maligno
músculo eretor do pelo
papilas
pé de atleta/ frieira
piolhos
psoríase
queimadura de primeiro grau (superficial)
queimadura de segundo grau (profundidade parcial)
queimadura de terceiro grau (profundidade completa)
queratina
raiz
regra dos nove
rosácea
sebo
sinais
sistema tegumentar
tinha
úlceras de decúbito
unhas encravadas
urticária
verrugas

O **sistema tegumentar** é composto de pele e anexos: cabelos, unhas e glândulas sebáceas e sudoríparas. *Tegumentar* significa "cobertura". A pele também pode ser chamada membrana cutânea. Em um adulto normal, o sistema tegumentar cobre uma superfície de 1,9 metro quadrado.

> *Você sabia?*
>
> A cada minuto, de 30 mil a 40 mil células de pele morta caem do seu corpo – essa quantidade corresponde a cerca de 20 quilos de pele ao longo da vida. No entanto, não se trata de uma perda permanente de peso, pois, mensalmente, seu corpo fabrica quase uma camada completa de pele nova.

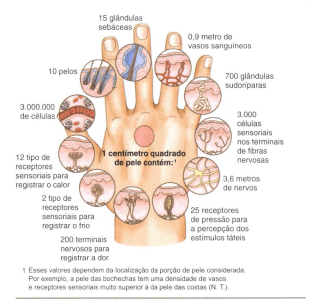

Figura 5-1 *A pele possui muitos nervos.*

Funções da pele

A pele tem sete funções:

1. Reveste os tecidos profundos subjacentes protegendo-os de desidratação, lesão e invasão por microrganismo.
2. Ajuda a regular a temperatura corporal controlando a constrição dos vasos sanguíneos na camada dérmica.
3. Ajuda a fabricar vitamina D. É necessário que a luz ultravioleta toque a pele para que ocorram as primeiras etapas da formação de vitamina D.
4. É o local de muitos terminais nervosos (Figura 5-1). Um espaço de 10 centímetros quadrados de pele contém aproximadamente 35 metros de nervos e centenas de receptores.
5. Permite a estocagem temporária de gordura, glicose, água e sais, como o cloreto de sódio. A maioria dessas substâncias é absorvida mais tarde pelo sangue e transportada para outras regiões do corpo.
6. Limita a radiação ultravioleta deletéria presente na luz do sol.
7. Tem propriedades especiais que permitem a absorção de certas drogas e outras substâncias químicas. Podemos aplicar medicamento localmente, como no caso de tratamento de erupções, ou administrar drogas através de adesivos transdérmicos, de onde elas poderão ser absorvidas pela pele e ter um efeito geral no corpo

Estrutura da pele

A pele é composta de duas camadas básicas (ver Figura 5-2):

1. A **epiderme** – ou revestimento mais externo – é feita de células epiteliais, sem a presença de vasos sanguíneos (**avascular**).
2. A **derme** – ou pele verdadeira – é feita de tecido conjuntivo e é vascularizada.

A epiderme consiste em quatro tipos distintos de célula e cinco camadas. A espessura da epiderme varia: é mais fina nas pálpebras e mais espessa nas palmas das mãos ou nas solas dos pés. A camada superficial (*stratum corneum*, camada córnea) é composta de células mortas ricas em queratina. A **queratina** é uma proteína que mantém a pela seca e fornece uma cobertura impermeável, resistindo, dessa forma, à evaporação e prevenindo uma perda excessiva de água. Ela também serve como barreira contra a luz ultravioleta, as bactérias, as abrasões e algumas substâncias químicas.

As células epidérmicas são:

- Queratinócitos: representam a maioria das células da epiderme e produzem a queratina.
- Células de Merkel: são receptores sensoriais para o tato.
- **Melanócitos**: fabricam a proteína **melanina** que protege a pele contra os raios ultravioleta do sol.

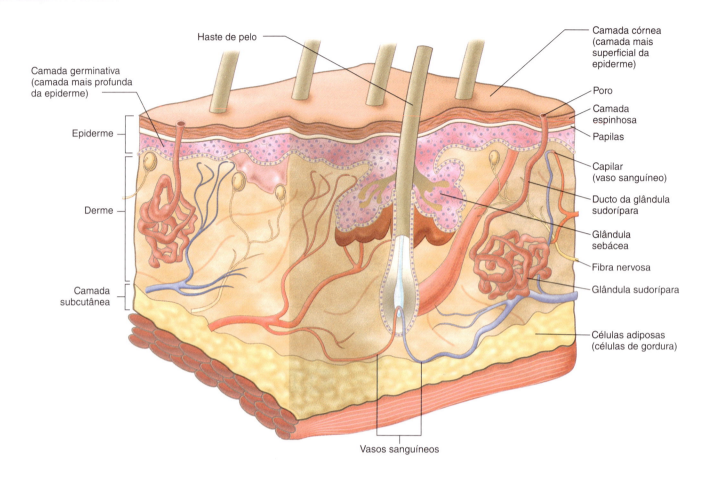
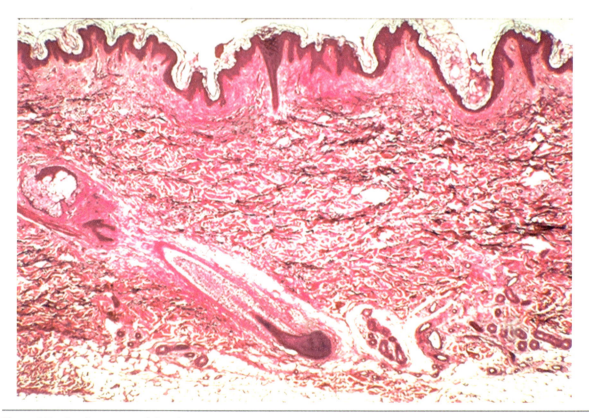

Figura 5-2 *Secção transversal da pele.*

- Células de Langerhans (diferentes das ilhotas de Langerhans no pâncreas): são macrófagos muito eficientes na defesa da pele contra microrganismos.

As camadas epidérmicas estão listadas a seguir, da mais profunda à mais superficial:

1. A **camada germinativa** ou basal sofre divisão celular permanente; é a camada mais profunda da epiderme. Trata-se de uma camada de células formada principalmente por queratinócitos, os quais crescem para cima e se tornam parte da camada mais superficial: a camada espinhosa. Melanócitos e células de Merkel também são encontrados nesta camada germinativa.

    Como visto na Figura 5-2, a borda inferior da camada germinativa forma sulcos conhecidos como **papilas** da pele. As papilas emergem da camada dérmica da pele e avançam para dentro da camada germinativa da epiderme. Na pele dos dedos, da sola dos pés e das palmas das mãos, essas papilas são bastante salientes e levantam a pele para formar sulcos permanentes. A disposição desses sulcos fornece maior resistência ao atrito e melhora o contato ao segurar objetos; portanto, eles também são chamados *sulcos de atrito*. As papilas formam os padrões de digitais usados na identificação. Os pés contêm as mesmas estruturas, que são usadas como meio de identificação de crianças recém-nascidas.

2. A **camada espinhosa** (*stratum spinosum*) formada por 8 a 10 fileiras de células de espessura. Ela contém melanócitos, queratinócitos e células de Langerhans. Quando observadas ao microscópio, as células dessa camada parecem cobertas de espinhas, o que justifica a denominação *espinhosa* ("pequena espinha").

3. A **camada granulosa** (*stratum granulosum*) é onde começa o processo de queratinização e de morte das células. A queratinização é o processo pelo qual as células queratinócitos mudam a própria forma, perdem o núcleo e a maior parte da água, e seu principal componente passa a ser uma proteína resistente, a queratina.

4. A **camada lúcida** (*stratum lucidum*) é encontrada somente nas palmas das mãos e nas solas dos pés. As células dessa camada parecem transparentes.

5. A **camada córnea** (*stratum corneum*) é composta de células queratinizadas mortas (em descamação), achatadas, dispostas em escala e que caem diariamente. Em adultos jovens, a renovação celular completa ocorre em um período que varia de 28 a 30 dias, enquanto o mesmo processo demora de 45 a 50 dias em adultos mais velhos. Essa camada também é um pouco ácida, o que ajuda na defesa contra microrganismos prejudiciais.

A cor da pele

Três pigmentos contribuem para a cor da pele: melanina, caroteno e hemoglobina.

Os melanócitos produzem duas classes distintas de melanina: feomelanina, cuja cor varia de vermelho a amarelo, e eumelanina, de marrom-escuro a preto. Pessoas de pele clara geralmente possuem uma proporção maior de feomelanina do que as de pele escura. Ambas as classes de melaninas estão ligadas a uma variedade de compostos, inclusive algumas drogas. Por causa da afinidade com a melanina, algumas drogas fazem a pele queimar mais facilmente (fotossensível). Em adultos mais idosos, a melanina acumula-se em regiões da pele causando as chamadas "manchas senis solares" ou "melanose".

O ambiente pode alterar a coloração da pele. A exposição à luz solar pode provocar um aumento temporário da eumelanina, causando um efeito de escurecimento ou bronzeamento. A exposição prolongada aos raios ultravioleta da luz solar é perigosa e pode levar ao desenvolvimento de câncer de pele.

Tabela 5-1 *Cor da pele como indicador de estados patológicos*

COR DA PELE	CAUSA	ESTADO
Vermelhidão – **eritema**	Dilatação da rede de capilares	Febre, reação alérgica, inflamação ou constrangimento
Cor azulada – **cianose**; uma coloração acinzentada pode estar presente em pessoas com pele mais escura.	Diminuição do oxigênio na rede capilar	Doenças cardíacas ou respiratórias
Amarelo; o termo **icterícia** também é usado para notar uma coloração amarelada.	Acúmulo de bíle na rede capilar	Doença da vesícula biliar ou do fígado
Palidez	Constrição da rede capilar ou diminuição das células sanguíneas vermelhas	Estresse emocional ou anemia

O caroteno é um pigmento que varia de amarelo a laranja e é encontrado em certas plantas. Ele tende a se acumular na camada córnea. A cor amarelada da pele de certos asiáticos resulta de variações na melanina e no caroteno. A cor rosada de certas pessoas com pele clara resulta da presença de oxigênio na hemoglobina das células sanguíneas vermelhas que circulam pelos capilares dérmicos.

Alterações na cor da pele podem indicar estados patológicos ou emocionais, como mostra a Tabela 5-1.

Derme

A derme (*corium*) é a camada interna e mais espessa da pele localizada abaixo da epiderme. Ela é composta de tecido conjuntivo denso, colágeno, fibras elásticas (através das quais passam numerosos vasos sanguíneos), fibras musculares, alguns mastócitos e glóbulos brancos, glândulas sebáceas e células de gordura (adipócitos).

Na derme, os mastócitos respondem à lesão, infecção ou alergia e produzem histamina e heparina. A histamina é liberada em resposta a alergênios, provocando os sinais de uma reação alérgica: coceira e aumento da secreção de muco. A heparina é liberada em resposta à lesão e previne a formação de coágulo sanguíneo (anticoagulante).

A espessura da derme varia de acordo com as partes do corpo. Por exemplo, ela é mais espessa nas solas dos pés e nas palmas das mãos. A pele que cobre os ombros e as costas é mais fina do que nas palmas das mãos, mas mais espessa do que a pele do abdômen ou do tórax.

A camada dérmica contém muitos receptores nervosos de diversos tipos. Os nervos sensoriais receptores nervosos são sensíveis ao calor, ao frio, ao toque, à dor e à pressão. A localização dos terminais nervosos é variável. Os receptores táteis estão mais perto da epiderme para que você possa sentir o toque de uma pessoa. Já os receptores de pressão ocupam um espaço mais profundo da camada dérmica. Isso explica por que você pode ficar sentado por um longo período de tempo antes de sentir desconforto. Os terminais nervosos sensíveis à dor estão localizados abaixo da epiderme e ao redor dos folículos pilosos. Esses receptores da dor são especialmente numerosos no antebraço, no peito e na testa.

Os vasos sanguíneos da derme ajudam na regulação da temperatura corporal para manter a homeostase. Quando a temperatura externa aumenta, os vasos sanguíneos da derme dilatam-se para aumentar o fluxo de sangue quente dos tecidos profundos para a superfície do corpo. Em um dia quente, o calor trazido para a superfície da pele pode ser perdido por meio dos mecanismos de radiação (transferência de calor de um corpo quente para um ambiente mais fresco), convecção (corrente de ar que transfere o calor para longe de uma superfície quente), condução (transferência de calor de um objeto quente para um objeto mais fresco por meio de contato) ou evaporação (transferência de calor para os líquidos corporais, que, em seguida, deixam a superfície corporal pela evaporação). A perda de calor por meio desses mecanismos refrescará o corpo. Se o corpo for exposto ao frio por certo tempo, os vasos sanguíneos se contrairão para manter o sangue quente mais perto dos órgãos vitais e preservá-los. Esse processo não pode ser mantido por longos períodos de tempo.

Camada subcutânea ou hipodérmica

A camada subcutânea ou hipodérmica, na verdade, não faz parte do sistema tegumentar. Ela fica abaixo da derme e é, às vezes, chamada de fáscia superficial. Essa camada consiste em um tecido conjuntivo frouxo e contém cerca da metade do estoque corporal de gordura. A camada hipodérmica liga o sistema tegumentar à superfície dos músculos subjacentes. Injeções administradas nessa região são denominadas hipodérmicas ou subcutâneas.

Anexos da pele

Os anexos da pele incluem os pelos, as unhas, as glândulas sudoríparas (de suor), as glândulas sebáceas (de gordura) e seus ductos.

Pelos

Os pelos são distribuídos em praticamente toda a superfície do corpo, com exceção das palmas das mãos, das solas dos pés, da glande do pênis e das faces internas dos lábios vaginais. O comprimento, a espessura, o tipo e a cor dos pelos variam conforme as diferentes partes do corpo e as raças. Os pelos das pálpebras, por exemplo, são extremamente curtos, enquanto os do escalpo podem crescer até um comprimento considerável. Os pelos faciais e púbicos são bastante espessos.

Um pelo (que compreende a haste e a raiz) é composto de três estruturas básicas, a camada cutícula (camada externa), **córtex** e **medula** (camada mais interna). A cutícula é uma camada única de células queratinizadas achatadas e em escala que se sobrepõem. O córtex é composto de células mortas alongadas e queratinizadas. O pigmento do pelo está localizado no córtex. Em cabelos pretos, o córtex contém grânulos de pigmento, os quais, com a idade, são substituídos por ar, o que dá a aparência grisalha ou branca aos cabelos.

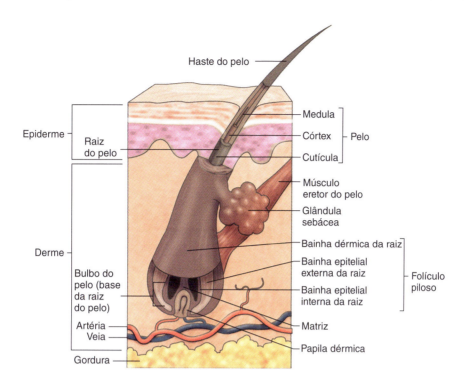

Figura 5-3   Anatomia de um pelo individual.

A **raiz** é a parte do pelo que é implantada na pele. A **haste** se projeta da superfície da pele. A raiz é inserida em uma invaginação da epiderme chamada **folículo piloso** (Figura 5-3). Os cabelos podem ser lisos ou cacheados. A forma do folículo determina a ondulação do cabelo. Um folículo redondo faz um cabelo liso; um oval, um cabelo ondulado; e um achatado, um cabelo encaracolado. Próximo à extremidade inferior do folículo existe uma eminência formada por tecido conjuntivo denominado papila, que se estende para cima, dentro da raiz do cabelo. A papila contém capilares que alimentam as células do folículo piloso. Isso é importante porque a divisão das células no folículo piloso produz um novo cabelo.

Algumas pessoas têm a predisposição genética a uma doença chamada **alopecia** ou calvície, que é a perda permanente dos cabelos. Os cabelos normais são substituídos por um cabelo muito curto, transparente e praticamente invisível. Tipicamente, os homens apresentam mais queda de cabelos do que as mulheres e em uma idade menos avançada. Tratamentos contra calvície incluem medicação (tópica e oral) e transplantes capilares.

Fixado a cada folículo piloso existe um músculo liso denominado **músculo eretor do pelo**. Quando estimulado, como acontece com frio súbito, ele se contrai e faz a pele franzir ao redor do pelo. Essa reação é chamada "pele de galinha" ou "arrepio".

Unhas

As unhas são estruturas resistentes localizadas nas extremidades dos dedos da mão e do pé. Elas são levemente convexas na superfície superior e côncavas na superfície inferior. A unha se forma no leito ou na

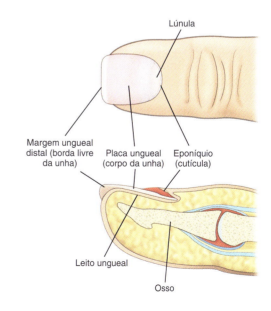

Figura 5-4   Esquema do leito ungueal.

Tabela 5-2	A cor da pele é um indicador de estados patológicos
DOENÇA	**COR DAS UNHAS**
Doenças do fígado	Unhas brancas
Doença renal	Metade da unha é rosácea; outra metade, branca
Doença cardíaca	O leito ungueal é vermelho
Doença pulmonar	Unhas amarelas e espessas
Anemia	Leito ungueal pálido
Diabetes	Amareladas com leve rubor na base
Hipóxia	Unhas azuladas

matriz ungueal (Figura 5-4). Aqui, as células epidérmicas aparecem inicialmente alongadas. A seguir, elas fusionam para formar placas duras, queratinizadas. O ar misturado na matriz de queratina forma o crescente branco na extremidade proximal de cada unha, denominada lúnula, bem como o branco na extremidade livre da unha. Enquanto o leito ungueal permanece intacto, uma unha será sempre formada. Unhas saudáveis têm a cor rosa e crescem um milímetro por semana. As unhas das mãos crescem mais rápido do que as dos pés e crescem mais lentamente à medida que envelhecemos.

Algumas doenças podem ser reveladas pela cor das unhas de uma pessoa, como ilustrado na Tabela 5.2.

Glândulas sudoríparas

Apesar da excreção não ser, de fato, a função primordial da pele, mas ela elimina alguns dejetos dissolvidos na transpiração. A transpiração é feita de 99% de água, com pequenas quantidades de sal e matérias orgânicas (dejetos). As **glândulas sudoríparas** são distribuídas pela superfície inteira do corpo e estão presentes em abundância nas axilas, nas palmas das mãos, nas solas dos pés e na testa.

Essas glândulas são tubulares e têm uma base enovelada e um ducto em forma de tubo que se estende para formar um poro na pele (Figura 5-2). A transpiração é excretada pelos poros. Sob controle do sistema nervoso, essas glândulas podem ser ativadas por diversos fatores, como calor, dor, febre ou estresse.

A quantidade de água perdida através da pele é de quase 500 mL por dia, embora isso varie de acordo com o tipo de exercício e a temperatura ambiente. Em caso de transpiração intensa, uma grande quantidade de água pode ser perdida; é vital repor a água perdida assim que possível.

Glândulas ceruminosas ou de cera são modificações das glândulas sudoríparas. Elas estão localizadas no canal auditivo e produzem a cera dos ouvidos.

Glândulas sebáceas

A pele é protegida por uma substância oleosa espessa conhecida como **sebo**, que é secretado pelas **glândulas sebáceas**. O sebo contém aminoácidos, ácido láctico, lipídios, sal e ureia, e lubrifica a pele, mantendo-a suave e maleável.

Tegumento e sua relação com microrganismos

Manter a superfície da pele íntegra é a melhor maneira de o corpo se defender contra patógenos (toxinas responsáveis por doenças) ou perda de água. Caso a pele seja especialmente seca, cremes ou loções podem evitar que ela rache.

A maior parte da superfície da pele não é favorável ao crescimento microbiano, pois é seca demais. Os micróbios vivem somente nas regiões úmidas da pele, onde eles aderem à superfície de células mortas que constituem a camada epidérmica externa. Deve-se destacar que os micróbios crescem nessa superfície. Os tipos de micróbio encontrados são as espécies bacterianas *Staphylococcus* ou *Corynebacterium*. Os outros tipos comumente encontrados na pele são *fungos* e *leveduras* (ver Capítulo 16).

A maioria das bactérias da pele é associada aos folículos pilosos ou às glândulas sudoríparas, onde há nutrientes e alta umidade. O cheiro da transpiração das axilas é causado por uma interação entre as bactérias e o suor. Para minimizar ou evitar esse cheiro, o indivíduo deve utilizar antitranspirantes ou eliminar as bactérias com sabonetes desodorizantes.

Lavagem das mãos

A principal maneira de prevenir a disseminação de doenças é pela lavagem das mãos, que deve ser realizada em água corrente. Para tanto, é importante utilizar sabão e friccionar as mãos. Na lavagem, deve-se esfregar o dorso das mãos, entre os dedos e abaixo das unhas por pelo menos 20 segundos (monitore esse tempo cantando silenciosamente "Parabéns para você" duas vezes). Enxágue e seque as mãos usando toalhas de papel ou secador de ar pulsado. Se você está em contato com material infectado, o tempo de lavagem deve ser entre dois e quatro minutos. Se entrar em contato com sangue, material infectado ou quaisquer

Os efeitos do envelhecimento no sistema tegumentar

A pele apresenta os sinais mais visíveis do envelhecimento. À medida que o indivíduo envelhece, há uma redução na produção de células-tronco adultas e consequentemente as células epidérmicas diminuem a taxa de reprodução. Isso resulta em uma pele mais fina e mais translúcida, e provoca o aumento na frequência de lesões, rachaduras e infecções da pele. O tempo para cura é, em média, duas vezes maior em adultos mais velhos do que em pessoas jovens.

Com o avanço da idade, as glândulas sebáceas secretam menos lubrificante, e a camada externa da pele torna-se mais frágil e seca. As fibras de elastina encolhem, tornando-se mais rígidas, o que leva a uma perda de elasticidade da pele. A perda de gordura subcutânea resulta em estrias, rugas e flacidez. A rede vascular dermática diminui a sua capacidade de resposta ao calor ou frio, e isso predispõe a pessoa à hipotermia (uma situação em que a temperatura corporal cai abaixo do normal) e hipertermia (situação em que a temperatura corporal sobe acima do normal).

O número de melanócitos diminui, aumentando a sensibilidade da pele aos raios ultravioleta do sol. Alguns melanócitos aumentam a produção de melanina em áreas expostas ao sol, resultando em manchas marrons na pele (mancha senil). Podem aparecer pequenas saliências de cor cereja (angioma rubi), que são tumores benignos da pele.

As mudanças fisiológicas na pele podem afetar a autoestima das pessoas. Trata-se da fase mais difícil do envelhecimento, sobretudo em uma sociedade que privilegia a juventude e a beleza. ■

---

secreções corporais, lave as mãos e use luvas antes de se expor. Após a exposição, retire as luvas e lave as mãos novamente.

Se não houver sabão, utilize gel desinfetante para mãos à base de álcool que contenha pelo menos 60% de álcool. Os desinfetantes reduzem rapidamente o número de germes em certas situações, mas não eliminam todos os tipos.

Doenças representativas da pele

Acne vulgaris, habitualmente chamada de acne, é um distúrbio comum, não contagioso e crônico das glândulas sebáceas, as quais secretam óleo em excesso e formam depósitos nas aberturas das glândulas. Eventualmente, esse depósito oleoso fica duro ou queratinizado e pode vedar a abertura das glândulas. Quando isso ocorre, a secreção oleosa não pode ser expelida, e a região se enche de leucócitos (células sanguíneas brancas). Os leucócitos podem acumular pus. A acne ocorre com mais frequência durante a adolescência, quando se caracteriza por cravos, cistos, espinhas e cicatrizes. O tratamento pode envolver medicação tópica que resseca a pele e promove o descascamento dela. O médico também poderá receitar antibióticos se a pele estiver infectada.

Pé de atleta (frieira) é uma infecção fúngica contagiosa. O fungo infecta a camada superficial da pele e provoca erupções cutâneas (Figura 5-5A). Essas erupções são caracterizadas pela formação de pequenas bolhas entre os dedos da mão e mais frequentemente entre os dedos do pé. Acompanhada por rachaduras e descamação, essa doença é habitualmente contraída em banhos ou chuveiros públicos. O tratamento envolve a limpeza e secagem cuidadosas da região afetada. Além disso, administram-se agentes antifúngicos especiais, os quais são aplicados generosamente.

Dermatite é uma inflamação não contagiosa da pele que pode não ser específica (Figura 5-5B). Por exemplo, algumas pessoas podem usar um sabonete e desenvolver uma erupção, e outras poderão desenvolver uma erupção em resposta a um estresse emocional. Para tratar a dermatite de contato, é preciso remover a causa do problema. Nesse caso, é fundamental lavar a região e aplicar uma pomada tópica para reduzir a inflamação e a coceira.

Eczema é uma doença inflamatória aguda ou crônica, não contagiosa, da pele. A pele torna-se seca, vermelha e com descamação, o que pode causar comichão (Figura 5-5C). Vários fatores podem levar ao eczema. O tipo mais comum é o eczema atópico, uma reação alérgica que ocorre geralmente no primeiro ano de vida. O tratamento consiste em remover e evitar o agente causador, bem como a aplicação de medicação tópica que contenha hidrocortisona. Essa medicação, no entanto, apenas alivia os sintomas.

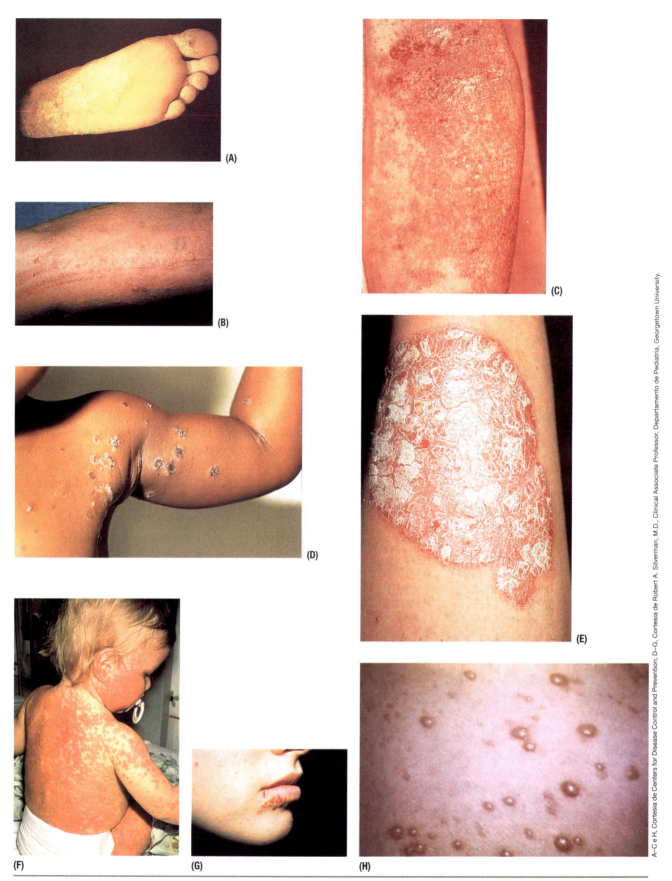

Figura 5-5 Doenças da pele: (A) pé de atleta, (B) dermatite alérgica de contato, (C) eczema, (D) impetigo, (E) psoríase, (F) urticária, (G) herpes simples e (H) herpes zona (herpes-zóster).

Impetigo é uma inflamação aguda e contagiosa da pele observada em bebês e crianças jovens. É causado pelos organismos *Staphylococcus* ou *Streptococcus*. A doença é caraterizada pelo surgimento de vesículas que se rompem e produzem crostas amarelas distintas (Figura 5-5D). No tratamento, devem-se utilizar cremes antibacterianos tópicos e antibióticos orais.

Psoríase é uma doença autoimune da pele, crônica, inflamatória e não contagiosa, caracterizada pelo desenvolvimento de manchas secas e avermelhadas com descamações brancas em tom prateado. Essa doença afeta a superfície da pele nos cotovelos, nos joelhos, nas canelas, no escalpo e na parte inferior das costas (Figura 5-5E). O início pode ser disparado por um estresse, um trauma ou uma infecção. Atualmente não existe tratamento definitivo contra a psoríase. Podem-se administrar a fototerapia e drogas prescritas, como o metotrexato. Hidratantes podem ajudar a manter a pele hidratada e reduzir as descamações e, portanto, a dor das rachaduras.

Tinha é uma infecção fúngica altamente contagiosa, caracterizada por manchas redondas e altas, com crosta e prurido. Pode ocorrer na pele, no couro cabeludo e abaixo das unhas. No tratamento eficaz da tinha, podem-se administrar drogas antifúngicas.

Urticária é uma doença de pele não contagiosa reconhecida pelo aparecimento de pápulas ou pústulas que coçam intensamente. Essas pústulas podem perdurar de um a dois dias e têm um centro elevado, geralmente branco, com uma região periférica rosa. Elas aparecem em aglomerados distribuídos pelo corpo inteiro (Figura 5-5F). Em geral, a urticária é uma resposta a um alergênico contido em uma droga ou um alimento, como chocolate, peixe, ovos, frutos do mar, morangos ou tomates. A eliminação do(s) fator(es) causador(es) alivia o problema.

Furúnculos não são contagiosos, mas doem muito. Um furúnculo é uma infecção bacteriana dos folículos pilosos ou das glândulas sebáceas, habitualmente causada por um organismo *Staphylococcus*. Se o furúnculo crescer e se aprofundar, ele poderá se tornar um abscesso. O tratamento requer antibióticos, excisão e drenagem da região afetada.

Névus (ou sinais) são crescimentos benignos que ocorrem quando melanócitos crescem em um aglomerado com tecido ao redor. Os sinais escurecem após a exposição ao sol e durante a adolescência e a gravidez. Se qualquer mudança for notada, ela deverá ser avaliada por um médico.

Rosácea é uma doença inflamatória comum e não contagiosa, caracterizada por um rubor crônico e uma irritação do rosto. Ela afeta mais frequentemente adultos com pele clara. Essa doença pode começar com uma simples tendência em ruborizar facilmente, e então progride para um rubor persistente na porção central da face. Pequenas manchas ou pústulas vermelhas podem aparecer e espalhar-se pelo rosto.

Cada pessoa possui um fator despertador para o distúrbio, como comidas ou bebidas quentes, alimento apimentado, bebidas alcoólicas, temperaturas extremas, exercício extenuante, estresse ou calores da menopausa. O tratamento inclui evitar os fatores disparadores que pioram o estado e usar medicação antibiótica tópica ou oral prescrita por um médico.

Herpes é uma infecção viral geralmente na forma de uma bolha. O vírus do herpes alterna entre períodos de doença ativa que duram de 2 a 21 dias, seguidos por períodos de remissão. Após a infecção inicial, o vírus reside nos corpos celulares dos nervos sensoriais, onde se torna latente e permanece para o resto da vida, o que significa que ele está sujeito a recorrências. Os tipos mais comuns de herpes são: simples, genital e zóster.

Herpes simples ocorre geralmente na face e na boca, e os sintomas são denominados borbulhas ou bolhas de febre (Figura 5-5G). Ele pode se disseminar por meio de contato oral. A medicação antiviral pode reduzir a frequência e duração do surto.

Herpes genital é outra forma do vírus que pode aparecer como bolhas na região genital. O herpes genital será abordado com mais detalhes no Capítulo 21, especificamente quando tratarmos das doenças sexualmente transmissíveis.

Herpes-zóster (zona) é uma erupção cutânea provocada por uma infecção viral dos terminais nervosos. O vírus é o mesmo que causa a catapora (ou varicela) em crianças. Esse tipo de inflamação é acompanhado de dores severas chamadas neuralgia herpética (Figura 5-5H). A condição é especialmente séria em adultos mais idosos ou pessoas com deficiência. O tratamento consiste em medicação contra dor e coceira para proteger a região. Uma vacina está disponível para prevenir o zóster em pessoas com mais de 60 anos.

Doenças dos cabelos e das unhas

Piolhos de cabeça são insetos parasitas encontrados nas cabeças das pessoas. Essa doença é contagiosa e afeta anualmente milhões de indivíduos. São encontrados com mais frequência em crianças de idade pré-escolar e escolar. Eis alguns sintomas: sensação de que algo está se mexendo na cabeça, coceira intensa e feridas na cabeça causadas por aranhões. O tratamento inclui loções e xampus destinados a matar os piolhos adultos e uso de um pente fino para pentear os cabelos a cada dois ou três dias para remover as lêndeas (piolhos imaturos). Recomenda-se tratar a cabeça novamente com xampu ou loção após um período de sete a dez dias. Deve-se ainda verificar a cabeça após duas ou três semanas para constatar se o tratamento foi eficaz.

Unhas encravadas são um problema comum. A unha do dedão do pé é afetada com mais frequência porque ela pode se curvar para baixo e penetrar na pele, o que é doloroso. Além disso, o dedão pode ficar infectado. Unhas encravadas são frequentemente causadas por um corte impróprio das unhas ou sapatos apertados. A unha encravada deve ser tratada pelo médico.

Infecções fúngicas representam aproximadamente 50% das doenças de unhas. As condições para o crescimento de fungos incluem um ambiente fechado, morno e úmido, o que acontece quando se usam sapatos fechados. Com frequência, essas infecções causam uma separação da unha do seu leito ungueal. Além disso, resíduos podem se acumular abaixo da unha e descolorir o leito ungueal. Infecções fúngicas são difíceis de erradicar e podem causar sintomas pela vida inteira.

Verrugas são infecções provocadas pelo vírus do papiloma humano (*human papillomavirus* – HPV) que afetam a pele ao redor ou abaixo das unhas. Elas são doloridas e às vezes provocam uma limitação do uso do dedo afetado. O tratamento envolve geralmente o congelamento ou a aplicação de substâncias químicas para dissolver a bolha da verruga. Eis outros tipos de verruga: plantares, que aparecem na sola dos pés, e genitais, que são uma forma de doença sexualmente transmissível.

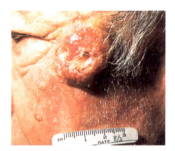

Figura 5-6 *Carcinoma de células escamosas no rosto.*

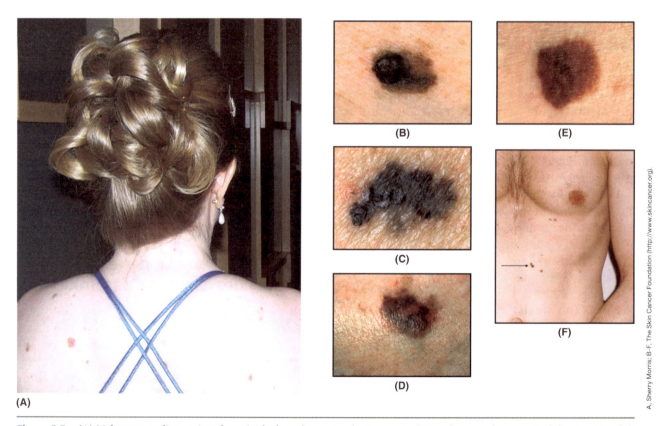

Figura 5-7 *(A) Melanoma maligno acima da escápula do ombro esquerdo. As características de um melanoma são (B) assimetria, (C) irregularidade das bordas, (D) variação de cor, (E) diâmetro maior do que 6 mm e (F) evolução ou mudança de tamanho, forma ou cor.*

Destaques médicos

5-1
OS PERIGOS DO SOL

O inimigo número um da pele é o sol. Estima-se que mais de dois milhões de casos de câncer de células basais e de células escamosas são detectados anualmente nos Estados Unidos (American Cancer Society). Em geral, o câncer de células basais não forma metástases e não é fatal. No entanto, quem contraiu um câncer de células basais (carcinoma basocelular) ou de células escamosas tem um risco mais elevado de desenvolver um melanoma, o mais sério dos cânceres de pele. De acordo com os médicos, os motivos são claros: as pessoas ficam superexpostas ao sol ou aos raios ultravioleta (UV) das camas de bronzeamento artificial, que têm um efeito similar ao dos raios solares.

A radiação UV do sol é a principal causa de câncer de pele. Existem três tipos de raio UV. O ultravioleta A (UVA) é a fonte mais abundante de radiação solar na superfície da Terra; ele penetra além das camadas superficiais da pele. Os raios ultravioleta B (UVB) são menos abundantes na superfície da Terra do que os raios UVA, pois uma porção significativa de raios UVB é absorvida pela camada de ozônio. Os raios UVB penetram menos que os raios UVA, mas eles também podem causar danos. Os raios ultravioleta C (UVC) são totalmente absorvidos pela camada de ozônio da estratosfera e não alcançam a superfície terrestre.

Uma exposição limitada ao sol – de cinco a dez minutos, duas ou três vezes por semana – é necessária para que a pele sintetize vitamina D. A maioria das pessoas gosta de sentir o calor do sol no corpo, pois, segundo elas, trata-se de uma sensação muito relaxante. Consequentemente, é muito fácil exceder os limites seguros de exposição ao sol.

A Fundação para o Câncer de Pele (The Skin Cancer Foundation) recomenda que as pessoas que se expõem ao sol usem um bloqueador solar de largo espectro com um fator de proteção solar (FPS) de pelo menos 15. Isso bloqueará os raios UVA e UVB, que são os responsáveis primários pelo câncer de pele. O protetor solar deve ser aplicado a cada duas horas e logo após a pessoa nadar. É importante usar um chapéu de aba larga que faça sombra no rosto e óculos de sol com 100% de proteção contra UV. As pessoas devem vestir camisa com mangas que cubram os braços e calças compridas. Das 10 às 16 horas deve-se evitar a exposição ao sol, quando ele está mais intenso. A luz refletida na neve, na areia, na água ou nas superfícies brilhantes pode queimar tão facilmente quanto a luz solar direta.

Muitos medicamentos são fotossensíveis, o que significa que eles aumentam a sensibilidade de uma pessoa à luz do sol e ao risco de ficar queimada. A bula para tais remédios geralmente indica que os usuários devem evitar a exposição prolongada ou excessiva à luz do sol direta ou artificial.

Lembre-se: você poderá se divertir ao sol se adotar as medidas preventivas para evitar a superexposição.

Câncer de pele

Como o **câncer de pele** está associado à exposição à luz ultravioleta, cientistas e profissionais de saúde advertem que as pessoas devem restringir a exposição à luz direta do sol. O câncer de pele é o tipo mais comum de câncer nas pessoas.

O **carcinoma basocelular** é o tipo mais comum e menos maligno de câncer de pele, ocorrendo geralmente na face. As células anormais começam a aparecer na epiderme e estendem-se à derme ou camada subcutânea. Esse câncer pode ser tratado com remoção cirúrgica, irradiação ou criocirurgia. Criocirurgia é a destruição de tecido por meio de congelamento, em que se utiliza nitrogênio líquido. A recuperação total ocorre em 99% dos casos.

O **carcinoma de células escamosas** surge na epiderme e ocorre com mais frequência no couro cabeludo e no lábio inferior. Esse carcinoma cresce rapidamente e faz metástases nos linfonodos. Pode ser tratado por remoção cirúrgica ou irradiação. As chances de recuperação serão boas se for detectado precocemente (Figura 5-6).

O **melanoma maligno** ocorre nas células pigmentadas da pele que são chamadas de melanócitos. O câncer metastiza rapidamente para outras regiões. Esse tipo de tumor pode aparecer como uma mancha irregular marrom ou preta que surge repentinamente (Figura 5-7). A mudança de cor ou tamanho de uma verruga ou de um névus preexistentes também pode indicar a presença de um melanoma. O tratamento é a remoção cirúrgica do melanoma e do tecido circundante, além da quimioterapia. A taxa geral de sobrevida de cinco anos para um melanoma é de 91%.

Queimaduras

Queimaduras são lesões traumáticas que resultam da exposição à radiação do sol (queimadura solar), de uma lâmpada térmica ou do contato com água fervendo, vapor, fogo, produtos químicos ou eletricidade. Quando a pele é queimada, podem ocorrer desidratação e infecção – condições que podem ameaçar a vida. A **regra dos nove** permite medir o percentual do corpo que foi queimado: o corpo é dividido em 11 regiões, e cada uma vale 9% do total da superfície corporal. Por exemplo, cada braço vale 4,5%; a região perineal vale 1% (Figura 5-8).

Queimaduras são geralmente classificadas em primeiro, segundo ou terceiro graus, de acordo com os sintomas e as camadas da pele afetadas (Figura 5-9).

Pesquisadores têm desenvolvido métodos para tratar queimaduras com base em terapias com células-tronco.

Uma **queimadura de primeiro grau (superficial)** envolve apenas a epiderme. As queimaduras solares são muitas vezes consideradas queimaduras de primeiro grau. Os sintomas são vermelhidão, inchaço e dor. Nesse caso, é importante manter a região queimada sob água corrente fresca (não gelada) por um período de 10 a 15 minutos ou aplicar compressas frescas no local afetado. A recuperação ocorre habitualmente em uma semana.

Uma **queimadura de segundo grau (profundidade parcial)** pode envolver a epiderme e a derme. Os principais sintomas são: dor, inchaço, vermelhidão e formação de bolhas. A pele também pode ser exposta à infecção. O tratamento inclui medicação contra a dor

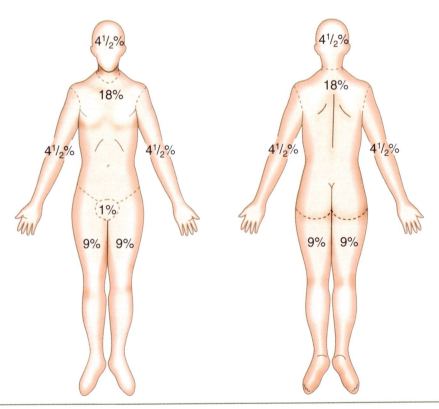

Figura 5-8 *A regra dos nove é usada para calcular a percentagem da superfície corporal que foi queimada.*

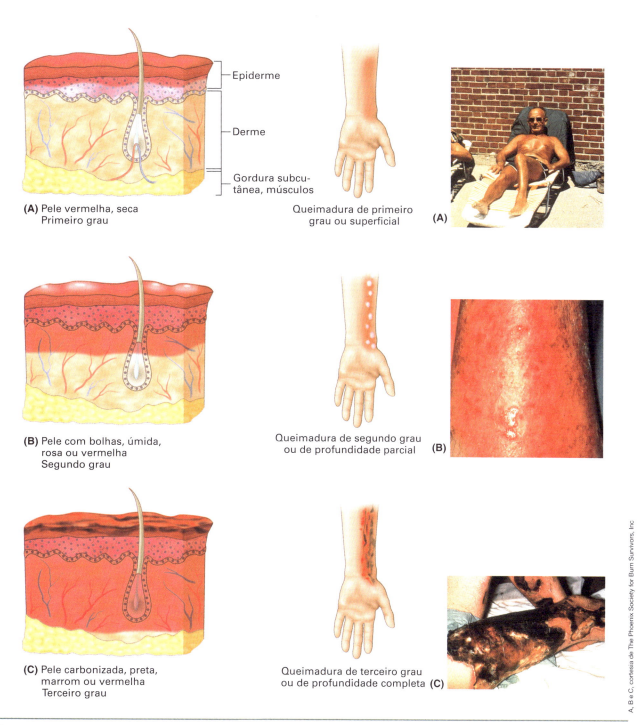

Figura 5-9 *Queimaduras são geralmente classificadas em (A) primeiro grau (superficial), (B) segundo grau (profundidade parcial) ou (C) terceiro grau (profundidade completa).*

e a aplicação de curativos secos e estéreis nas regiões com pele aberta. A recuperação acontece geralmente em duas semanas.

Uma **queimadura de terceiro grau (profundidade completa)** envolve a destruição completa da epiderme, da derme e das camadas subcutâneas. Os principais sintomas são perda de pele e **escaras** (pele enegrecida), mas há casos em que não há dor, sobretudo quando os terminais nervosos também são afetados pela queimadura. Trata-se de uma situação de perigo de morte, dependendo da quantidade de pele danificada e de fluidos e plasma sanguíneo perdidos. Nesse caso, a pessoa queimada deverá ser hospitalizada imediatamente. O tratamento consiste na prevenção das infecções e contraturas (o estado de encurtamento e endurecimento de tecido, que leva frequentemente a deformações e rigidez das articulações) e na reposição dos fluidos. Um transplante de pele deverá ser realizado assim que for possível.

Lesões da pele

Todo profissional de saúde deve estar familiarizado com os diferentes tipos de doença e lesão de pele. Às vezes, as lesões indicam apenas um problema da pele externa. Uma **abrasão** é uma lesão em que as camadas superficiais da pele foram raladas ou raspadas. Uma **fissura** é um sulco ou uma rachadura na pele. Uma **laceração** é uma ferida irregular ou rasgada.

Úlcera de pressão/de decúbito

Úlceras de pressão, também conhecidas como **úlceras de decúbito** ou escaras, são evitáveis e representam uma preocupação primordial para o profissional de saúde. Úlceras de decúbito ocorrem quando uma pessoa fica constantemente sentada ou deitada na mesma posição, sem mudar a distribuição do seu peso. Uma região do tecido que fica por cima de um osso terá muito mais risco de desenvolver uma úlcera.

Tais regiões incluem a coluna vertebral, o cóccix, os quadris, o cotovelo e os calcanhares. A pressão constante contra a região causa uma diminuição do fluxo sanguíneo e, consequentemente, o tecido começa a se decompor. As úlceras são classificadas em estágios de acordo com a severidade:

- O **estágio I** apresenta vermelhidão superficial, mas a pele não está rompida. O tratamento consiste em aliviar a pressão.

- O **estágio II** é caraterizado por regiões com bolhas que podem estar rompidas ou não; a região circundante está vermelha e irritada. O tratamento consiste em proteger e limpar a região, e aliviar a pressão.

- O **estágio III** apresenta rupturas por todas as camadas da pele, que se torna um sítio primário para infecção. É necessário um acompanhamento médico para tratar e prevenir a infecção, e promover a regeneração.

- Úlceras de **estágio IV** têm uma região ulcerada que se estende através da pele e envolve os músculos, tendões e ossos subjacentes. Isso pode

Tabela 5-3 *Lesão de pele: tipos, características, tamanhos e exemplos*

TIPOS DE LESÃO DE PELE	CARACTERÍSTICAS	TAMANHOS	EXEMPLOS
Vesícula (bolha)	Saliência cheia de líquido	Diâmetro maior que 10 mm	Uma grande empolação
Mácula	Região plana habitualmente distinguível da área circundante por sua mudança de cor	Menos de 1 cm	• Pinta, sarda • Petéquia
Nódulo	Região elevada e sólida, mais profunda e firme do que uma pápula	Diâmetro maior que 10 mm	Verruga
Pápula	Região elevada e sólida	Diâmetro inferior a 5 mm	Nevo elevado
Pústula	Região discretamente elevada e cheia de pus	Tamanho variável	Acne
Úlcera	Perda profunda da superfície da pele que pode estender-se à derme, sangrar repetidamente e formar cicatrizes	Tamanho variável	• Úcera de estase venosa • Úlcera de decúbito
Tumor	Massa sólida anormal de células que pode se aprofundar no tecido cutâneo	Maior que 1 a 2 cm	• Tumor epidérmico benigno (inofensivo) • Carcinoma de células basais (com metástases raras)
Vesícula	Pequena bolha cheia de líquido	Diâmetro inferior a 10 mm	• Varicela • Herpes simples
Urticária (manchas)	Região temporariamente elevada, de formato irregular, que coça, resultante de um edema localizado na pele	Tamanho variável	• Comichão • Picadas de inseto

provocar uma situação de perigo de morte. O tratamento é realizado com remoção cirúrgica das regiões necrosadas (mortas) ou apodrecidas e com uso de antibióticos.

O melhor tratamento contra úlceras de decúbito é a prevenção. É essencial virar frequentemente os pacientes e aliviar a pressão nas proeminências. Caso uma pessoa esteja domiciliada, os membros da família devem receber orientações sobre como prevenir a doença.

A Tabela 5-3 e a Figura 5-10 descrevem diferentes tipos de lesão de pele.

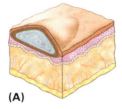

Bolha (grande empolação):
Semelhante à vesícula, mas com tamanho superior a 10 mm
Exemplos:
Dermatite de contato, grande queimadura de segundo grau, impetigo bolhoso e pênfigo

(A)

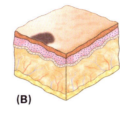

Mácula:
Mudança localizada na cor da pele, com menos de 1 cm de diâmetro
Exemplo:
Sardas

(B)

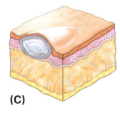

Nódulos:
Região sólida e elevada que se estende mais profundamente na derme ou nos tecidos subcutâneos do que nas pápulas e maior que 10 mm
Exemplos:
Lipoma, eritema, cisto e verruga

(C)

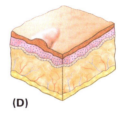

Pápula:
Lesão sólida e elevada com diâmetro inferior a 1 cm
Exemplo:
Nevo elevado

(D)

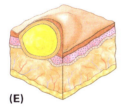

Pústula:
Vesículas ou bolhas cheias de pus com diâmetro inferior a 0,5 cm
Exemplos:
Acne, impetigo, furúnculos e carbúnculos

(E)

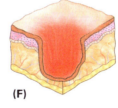

Úlcera:
Depressão da derme e da camada papilar superficial da derme
Exemplo:
Úlcera de pressão de estágio 2

(F)

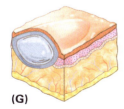

Tumor:
Semelhante a um nódulo, mas com tamanho superior a 2 cm
Exemplos:
Tumor epidérmico benigno e carcinoma de cédulas basais

(G)

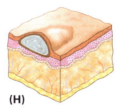

Vesícula (pequena bolha):
Acúmulo de líquido entre as camadas superficiais da pele; massa elevada contendo fluido seroso; tamanho inferior a 10 mm
Exemplos:
Herpes simples, herpes-zóster e varicela

(H)

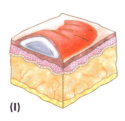

Urticária, manchas:
Edema vermelho ou pálido localizado na epiderme que provoca uma elevação irregular e coceira
Exemplos:
Picadas de inseto e comichão

(I)

Figura 5-10 *Diferentes tipos de lesão de pele.*

Perfil de carreira
Médicos

5-1

Além de diagnosticar doenças, os médicos prescrevem e administram tratamentos. Examinam os pacientes, obtêm os históricos médicos, solicitam e interpretam exames diagnósticos, e fornecem orientações sobre higiene, dieta e prevenção da saúde.

Há dois tipos de médico: doutor em medicina (MD) e doutor em osteopatia (DO). Ambos empregam todos os métodos de tratamento. Os doutores em osteopatia enfatizam o sistema musculoesquelético do corpo e as medicinas preventiva e holística.

Alguns são médicos de atenção primária à saúde, ou seja, praticam as medicinas generalista e familiar. Outros são especialistas em determinado ramo da medicina, como dermatologia, cardiologia ou pediatria.

A maioria trabalha em horários longos e irregulares. Além disso, esses profissionais podem trabalhar em grupos ou organizações de saúde. No sistema brasileiro, para se tornar médico, é necessário cursar seis anos de graduação, que inclui o ciclo básico, o profissionalizante e o internato de medicina e de três a oito anos de residência, dependendo da especialização. Os médicos devem realizar exames promovidos pelo conselho específico a fim de obter licença para exercer a profissão. Embora as exigências quanto à educação formal e ao treinamento sejam extensas e complexas, os rendimentos recompensam.

Um corpo
Como o sistema tegumentar interage com os demais sistemas corporais

Sistema esquelético
- Atua como um revestimento protetor para os ossos.
- Os raios do sol e a pele são precursores para a vitamina D, que é necessária para a absorção de cálcio e fósforo pelos ossos.

Sistema muscular
- Fornece um revestimento protetor para os músculos.
- Fornece a vitamina D necessária para a contração muscular.

Sistema nervoso
- Fornece um revestimento protetor para o sistema nervoso.
- Abriga receptores sensoriais para dor, tato, pressão e temperatura.

Sistema endócrino
- Protege as glândulas.
- Armazena as gorduras necessárias para a produção de hormônios.

Sistema circulatório
- Fornece um revestimento protetor para a rede capilar.
- A dilatação e a constrição da rede capilar regulam a temperatura corporal.
- Os mastócitos ajudam na produção de heparina.

Sistema linfático
- Fornece um revestimento protetor para os vasos linfáticos.
- Atua como um revestimento impermeável intacto para proteger o corpo contra infecções.
- Os macrófagos ajudam a ativar o sistema imunitário.

Sistema respiratório
- Fornece um revestimento protetor para os órgãos da respiração.
- Os pelos protegem a entrada da cavidade nasal.

Sistema digestório
- Atua como um revestimento protetor para os órgãos da digestão.
- Fornece a vitamina D necessária para absorção de cálcio e fósforo.

Sistema urinário
- Fornece um revestimento protetor para os órgãos do sistema urinário.
- Ajuda na excreção de dejetos pelas glândulas sudoríparas.

Sistema reprodutor
- Fornece um revestimento para os órgãos da reprodução.
- Receptores sensoriais localizados nas genitálias estimulam o interesse sexual.

Terminologia médica

alopec	calvície	-termia	calor
-ia	situação anormal	hiper/termia	calor acima do normal
alopec/ia	situação anormal de calvície	hipo-	abaixo
a-	sem	hipo/termia	calor abaixo do normal
vascul	vasos sanguíneos	melan	preto
-ar	que pertence a	-oma	tumor
a/vascul/ar	que está sem vasos sanguíneos	melan/oma	tumor preto, habitualmente maligno
decubit	(escaras de) cama	papil	saliência
-us	presença de	-a	presença de
decubit/us	presença de escaras de cama, e de pressão	papil/a	presença de papila (saliência)
dermat	pele	sebac	gordura ou óleo
-ite	inflamação	-ea	que pertence a
dermat/ite	inflamação da pele	sebac/e/a	que pertence às glândulas de óleo
epi-	acima	stratum	camada
epi/derme	acima da derme; camada superficial da pele	corneum	córneo
hiper-	acima do normal	stratum corneum	camada córnea da pele

Questões de revisão

Assinale a opção que completa adequadamente cada frase apresentada a seguir.

1. A camada mais externa da pele é a
   a. epiderme.
   b. derme.
   c. hipoderme.

2. A substância que melhor serve para manter nossa pele macia e protegida é
   a. a melanina.
   b. a queratina.
   c. o córtex.

3. Receptores nervosos são encontrados na
   a. epiderme.
   b. derme.
   c. hipoderme.

4. Os cabelos contêm células queratinizadas que são encontradas
   a. na camada da cutícula.
   b. no córtex.
   c. na medula.

5. As glândulas que secretam 99% de água, pequenas quantidades de sal e outras matérias orgânicas são denominadas
   a. endócrinas.
   b. sudoríparas.
   c. sebáceas.

Relacione as colunas

Relacione cada termo da Coluna I com a respectiva descrição indicada na Coluna II.

COLUNA I	COLUNA II
_____ 1. escara	a. pele de galinha
_____ 2. papila	b. varicela
_____ 3. piolho de cabeça	c. unhas brancas
_____ 4. camada germinativa	d. sebo
_____ 5. hipóxia	e. vermelhidão crônica do rosto
_____ 6. herpes-zóster	f. sulcos na epiderme
_____ 7. glândula sebácea	g. insetos parasitas
_____ 8. músculo eretor do pelo	h. melanócitos
_____ 9. rosácea	i. pele escurecida
_____ 10. fígado	j. unhas azuladas

Complete as lacunas

1. Uma coloração azulada da pele de uma pessoa clara é chamada de _____ e é causada por _____.
2. Um distúrbio crônico e comum na adolescência é denominado _____.
3. Uma inflamação da pele é chamada de _____.
4. Urticária ou comichões em geral são reações a um _____.
5. Uma doença inflamatória crônica caracterizada por manchas prateadas é conhecida como _____.
6. Uma escara de frio ou uma vésicula (bolha) de febre são denominadas _____.
7. Infecções virais dos terminais nervosos são chamadas de _____.
8. O tipo de câncer mais comum é _____.
9. Um câncer de pele que ocorre na forma de uma grande mancha marrom ou preta é o _____.
10. Para determinar o percentual de pele queimada, um profissional de saúde pode usar uma fórmula chamada de _____.

Aplicação prática da teoria

1. Se você tiver um corte na pele, o que poderá acontecer?
2. A pele ajuda a regular a temperatura corporal através da evaporação de água pela pele. Por que você sente desconforto em um dia quente e úmido?
3. Uma pessoa chega à emergência com queimaduras de terceiro grau, mas não está reclamando de dor. Como isso é possível?
4. A indústria cosmética vende muitos produtos que eliminam ou previnem rugas. Se isso é verdade, por que as pessoas que usam esses

produtos continuam a apresentar rugas quando envelhecem?

5. Indique pelo menos três doenças de pele contagiosas representativas. Descreva o tratamento e o melhor método para evitar sua propagação.

Estudo de caso

Como Megan, uma mulher loira de 22 anos, está de férias, decide fazer um *check-up*. Ao chegar ao consultório médico, ela encontra Nicole, a assistente do médico que fará os exames, e tece alguns comentários sobre como foi o ano na faculdade. Ansiosa, declara: "Mal posso esperar para ir à praia e tomar sol". Megan prossegue: "Ouço falar tanto dos perigos do sol e dos cânceres de pele, mas sentir aqueles raios no meu corpo me deixa tão relaxada". Por fim, ela questiona Nicole:

1. O que causa uma queimadura solar?
2. Por que todo mundo se preocupa tanto com isso? Ouvi dizer que o câncer mais comum é o das células basais. Existe tratamento?
3. O que significa "FPS"? Isso vai me proteger de queimaduras solares? Será que um filtro solar me protegerá dos raios do sol?
4. Como devo aplicá-lo corretamente?
5. Li em algum lugar que um medicamento pode ser fotossensível. Se estiver tomando um medicamento com esta característica, devo ficar longe do sol? O que significa fotossensível?

Atividade de laboratório 5-1

Exame geral da pele

- *Objetivo:* descrever e examinar as estruturas anatômicas visíveis na superfície da pele a olho nu
- *Material necessário:* lupa de grande poder de aumento, luva de látex, papel e caneta

Passo 1: Primeiro, examine o dorso da sua mão esquerda visualmente e, a seguir, utilize a lupa. Localize os folículos pilosos. Registre as observações.

Passo 2: Examine a palma da sua mão esquerda. Liste as diferenças entre o dorso e a palma.

Passo 3: Coloque a luva de látex na mão esquerda. Após cinco minutos, retire-a.

Passo 4: Examine novamente o dorso da mão esquerda. Há alguma diferença entre o que vê agora e o que viu no passo 1?

Passo 5: Com a lupa, examine novamente o dorso da mão esquerda. Registre as diferenças entre o que observa agora e o que verificou no passo 1.

Passo 6: Compare seus resultados com os de um parceiro de laboratório.

Atividade de laboratório 5-2
Exame microscópico da pele e das estruturas que você observou

- *Objetivo:* observar e examinar a estrutura anatômica da pele como vista no microscópio
- *Material necessário:* lâminas preparadas de pele, microscópio, papel e caneta

Passo 1: Examine as lâminas de pele no microscópio.

Passo 2: Examine as camadas da pele e compare com fotos e desenhos de pele apresentados neste livro. Observe e registre qualquer diferença observada.

Passo 3: Examine as estruturas da pele e compare com fotos e desenhos de pele apresentados neste livro.

Passo 4: Desenhe um esquema do que você vê no microscópio. Identifique no esquema as camadas e estruturas observadas.

Atividade de laboratório 5-3
Glândulas sudoríparas

- *Objetivo:* observar a atividade das glândulas sudoríparas com um parceiro de laboratório. Caso você tenha alergia a iodo (ou a frutos do mar), não tente realizar a atividade
- *Material necessário:* papel sulfite cortado em pedaços quadrados de 2,5 cm, solução de tintura de iodo, fita adesiva, hastes flexíveis com ponta de algodão, papel e caneta
- *Nota:* A tintura de iodo é um veneno. Ela pode causar queimaduras na pele e manchar as roupas de forma permanente

Passo 1: Com uma haste flexível com ponta de algodão, pinte uma região do seu antebraço esquerdo com a solução de iodo. Deixe secar completamente.

Passo 2: Peça ao parceiro de laboratório que cole firmemente um quadrado de papel sulfite por cima da região iodada. Mantenha o papel nessa região por 20 minutos.

Passo 3: Agora, o parceiro de laboratório deve realizar o passo 1, e você o passo 2. A aplicação do papel deve ocorrer na mesma região da pele.

Passo 4: Após 20 minutos, retire a fita e o papel; conte o número de pontos azuis e pretos no quadrado de papel sulfite.

Passo 5: Peça ao parceiro de laboratório que repita o passo 4.

Passo 6: Compare os resultados. O número de pontos é idêntico? Se houver diferença, por que isso aconteceu? Registre as observações.

Capítulo 6

SISTEMA ESQUELÉTICO

Objetivos

- Listar as principais funções do sistema esquelético.
- Explicar o processo de formação dos ossos.
- Nomear e localizar os ossos do esqueleto.
- Nomear e definir os principais tipos de movimento articular.
- Identificar distúrbios comuns em ossos e articulações.
- Definir as palavras-chave relacionadas a este capítulo.

Palavras-chave

abdução
acetábulo
adução
anfiartroses
articulações deslizantes
articulação pivotante
articulações
artrite
artrite reumatoide
atlas
áxis
bolsas ou bursas
bursite
calcâneo
canal medular
carpais
cartilagem articular
cifose
circundução
clavículas
cóccix
conchas inferiores
dedo em martelo
deslizantes
deslocamento
diáfise
diartrose
enartroses
endósteo

entorse
epífise
escápulas
escoliose
esfenoide
esferoides ou enartroses
esqueleto apendicular
esqueleto axial
esterno
etmoide
extensão
falanges
fêmur
fíbula
flexão
fontanela
forâmen obturado
fratura
frontal
gínglimo ou articulação em dobradiça
gota
hematopoese
hioide
ílio
ísquio
lacrimais
lesão em chicote
líquido sinovial

lordose
mandíbula
manúbrio
maxilas
metacarpos
metatarsos
nasais
occipital
ossificação
osso compacto
osso esponjoso
osso trabecular
osteoartrite
osteoblastos
osteoclasto
osteomielite
osteoporose
osteossarcoma
osteócitos
palatinos
parietais
patela
pés chatos
pelve
pivô ou tricoide
periósteo
processo xifoide
pronação
púbis
rádio
raquitismo
rotação

Palavras-chave (Continuação)

sacro
sinartroses
soquete da articulação
supinação
sutura
tálus
tarsos
temporais
tíbia
ulna
úmero
vértebras cervicais
vértebras
lombares
vértebras torácicas
vômer
zigomáticos

Se você já foi à praia, deve ter visto uma água-viva flutuando levemente perto da superfície. Os órgãos dessa espécie marinha são inflados de água. Se uma onda depositar a água-viva na praia, esses órgãos irão colapsar em uma massa de tecido desorganizada, porque a água-viva não tem uma estrutura de suporte ou esqueleto. Felizmente, os humanos não sofrem tal destino, pois têm um esqueleto ósseo e sólido para suportar as estruturas corporais.

O sistema esquelético compreende a estrutura óssea do corpo. Consiste em 206 ossos individuais no adulto. Alguns ossos são basculantes; outros, fusionados uns com os outros.

Funções

O sistema esquelético tem cinco funções específicas:

1. *Suporte para* as estruturas corporais e dá forma ao corpo.
2. *Protege* os órgãos internos moles e delicados. Por exemplo, o crânio protege o cérebro, o ouvido interno e partes do olho. As costelas e o esterno protegem o coração e os pulmões; a coluna vertebral reveste e protege a medula espinhal.
3. *Permite o movimento e ancoramento* dos músculos. Os músculos ligados ao esqueleto são chamados de músculos esqueléticos. Ao se contraírem, esses músculos puxam um osso e, desse modo, o movem. Assim, os ossos desempenham um papel vital na movimentação do corpo, atuando como alavancas operadas passivamente. Ligamentos são fibras elásticas que conectam os ossos e a cartilagem, e servem como suporte para os músculos. As articulações também são interligadas por ligamentos. Tendões são cordas fibrosas que conectam os músculos aos ossos.
4. *Fornece estoque de minerais.* Os ossos representam um depósito de estocagem para minerais como cálcio e fósforo. Em caso de nutrição inadequada, o corpo é capaz de utilizar essas reservas. Por exemplo, se o nível de cálcio no sangue cai abaixo do normal, o osso libera, na corrente sanguínea, a quantidade necessária do cálcio estocado. Quando os níveis de cálcio excedem o normal, a liberação de cálcio pelo sistema esquelético é inibida. Dessa maneira, o sistema esquelético ajuda a manter a homeostase do cálcio no sangue.
5. *É o local da* **hematopoiese**, que é a formação das células sanguíneas. Células-tronco na medula óssea diferenciam-se em células sanguíneas vermelhas, células sanguíneas brancas e plaquetas. No adulto, as costelas, o esterno e os ossos da **pelve** contêm medula óssea. No nascimento, a medula óssea é abundante nas extremidades do úmero e do fêmur, mas ela diminui gradualmente à medida que envelhecemos.

Estrutura e formação do osso

Os ossos são formados por células microscópicas denominadas **osteócitos** (do grego *osteon*, que significa osso). Um osteócito é uma célula madura do osso. O osso é formado por 35% de matéria orgânica, 65% de sais minerais inorgânicos e água.

A parte orgânica deriva de uma proteína chamada colágeno ósseo, um material fibroso. Entre essas fibras colagenosas há um material gelatinoso. As substâncias orgânicas do osso dão um certo grau de flexibilidade ao osso. A parte inorgânica do osso é composta de sais minerais, como fosfato de cálcio, carbonato de cálcio, fluoreto de cálcio, fosfato de magnésio, óxido de sódio e cloreto de sódio. Esses minerais proporcionam ao osso rigidez e durabilidade.

Um esqueleto ósseo pode ser comparado a um concreto reforçado com aço. As fibras de colágeno podem ser comparadas com os suportes flexíveis de aço e os sais minerais com o cimento. Quando uma pressão é exercida em um osso, o material orgânico flexível previne os danos do osso, enquanto os elementos minerais resistem ao esmagamento ou à flexão sob pressão.

Formação do osso

O esqueleto embrionário é composto incialmente de fibras proteicas de colágeno secretadas pelos osteoblastos (cédulas embrionárias primitivas). Mais tarde, durante o desenvolvimento embrionário, a cartilagem é depositada entre as fibras. A cartilagem é um tecido conjuntivo também encontrado nas extremidades de certos ossos do adulto e fornece uma superfície lisa que permite a movimentação de outros ossos adjacentes. Durante a oitava semana do desenvolvimento embrionário, começa a **ossificação**, ou seja, o material mineral começa a substituir a cartilagem previamente formada, gerando o osso. Os ossos das crianças recém-nascidas são muito moles e flexíveis pelo fato de a ossificação estar incompleta. Um exemplo comum é a moleira na cabeça do bebê ou **fontanela**. Nesse ponto, o osso ainda não foi formado e só será endurecido mais tarde. A ossificação resultante dos depósitos de minerais continua durante a infância. À medida que os ossos vão sendo ossificados, eles se tornam mais resistentes e capazes de aguentar mais peso.

Estrutura de um osso longo

Um osso típico contém uma haste ou **diáfise**, um cilindro oco de **osso compacto** e duro. A diáfase é responsável pela resistência de um osso longo, mas leve o suficiente para permitir o movimento. Em cada extremidade da diáfise existe uma **epífise** (Figura 6-1A).

No centro da haste, há um largo **canal medular** preenchido por medula óssea amarela, feita principalmente de células de gordura (Figura 6-1B). A medula também contém muitas células sanguíneas e algumas células que formam os glóbulos brancos, ou leucócitos. A medula amarela funciona como um centro de armazenamento de gordura. **Endósteo** é o revestimento do canal medular que mantém a integridade da cavidade.

O canal medular é circundado por osso compacto ou duro. Os canais de Havers fazem ramificações por dentro do osso compacto. Eles conduzem vasos sanguíneos que nutrem os osteócitos ou células ósseas. Nos locais em que é necessária menos força óssea, parte do osso duro é dissolvida, deixando no lugar o **osso esponjoso** ou **trabecular**. Este está localizado nas extremidades dos ossos longos e constitui o centro dos demais tipos de ossos. Esse osso consiste em uma malha de fragmentos interconectados de osso denominada trabecular, gerando a aparência de esponja típica do osso esponjoso.

As extremidades dos ossos longos contêm a medula vermelha, onde são produzidas algumas células sanguíneas vermelhas, denominadas eritrócitos, e alguns glóbulos brancos. O exterior do osso é coberto pelo **periósteo** (Figura 6-1C), um tecido fibroso resistente que contém vasos sanguíneos, vasos linfáticos e nervos. O periósteo é necessário para o crescimento, o reparo e a nutrição do osso.

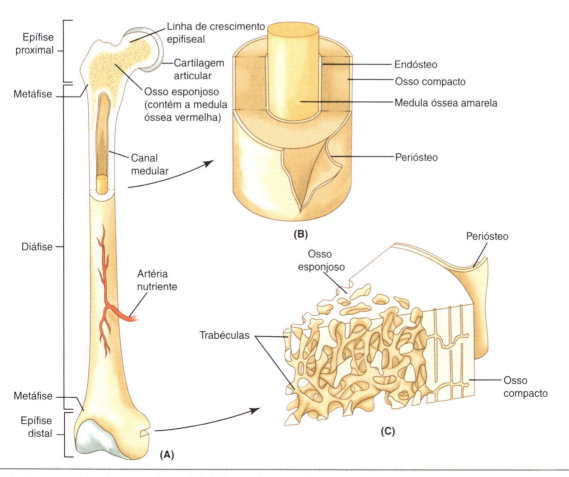

Figura 6-1 *Estrutura típica de um osso longo: (A) diáfise, epífise e canal medular; (B) osso compacto que circunda a medula óssea amarela dentro do canal medular; (C) ossos esponjosos e compactos na epífise.*

Acima da epífise existe uma fina camada de cartilagem, conhecida como **cartilagem articular**, que atua como um amortecedor de choques entre dois ossos que se unem para formar uma articulação.

Crescimento

Os ossos crescem em comprimento e se ossificam a partir do centro da diáfise para as extremidades das epífises. Se usarmos um osso longo como exemplo, ele crescerá em comprimento numa região chamada de zona de crescimento. Nessa zona, ocorre a ossificação que causa o alongamento do osso; esse processo permite que as epífises cresçam longe do centro da diáfise. Trata-se de um processo de crescimento sensato, pois não interfere na articulação entre dois ossos.

O osso aumenta a circunferência pelo acréscimo, por osteoblastos, de osso na superfície externa das diáfises. **Osteoblastos** são células ósseas que depositam osso novo. À medida que a circunferência aumenta, o material ósseo é dissolvido da parte central da diáfise, o que forma uma cavidade interna chamada cavidade medular ou canal medular. O canal medular fica mais largo à medida que o diâmetro do osso aumenta.

A dissolução do osso a partir do canal medular resulta da ação de células denominadas **osteoclastos**, células ósseas gigantes que secretam enzimas. Ao digerirem o material ósseo, essas enzimas quebram os minerais ósseos, como cálcio e fósforo, e permitem que eles sejam absorvidos pelo líquido circundante. Finalmente, o canal medular fica preenchido com medula amarela.

O comprimento da haste continua a crescer até que toda a cartilagem epifiseal seja ossificada. Nesse ponto, o crescimento do osso para. Esse fato é muito útil para avaliar o crescimento futuro de uma criança. Primeiro, faz-se uma radiografia do punho. Caso haja cartilagem epifiseal remanescente, ainda ocorrerá crescimento ósseo. Se não houver mais sobra de cartilagem epifiseal, isso significa que a criança já atingiu a estatura (altura) completa.

Ao longo da vida, o osso continuará a se renovar por meio de um processo composto de duas etapas, denominado remodelagem, que consiste em reabsorção e formação. Durante a reabsorção, o tecido ósseo velho é quebrado e removido por osteoclastos. Na formação do osso, o novo tecido ósseo é depositado por osteoblastos, substituindo o envelhecido tecido ósseo.

O crescimento ósseo médio continua até aproximadamente 18 anos de idade nas mulheres e até 21 ou 22 nos homens. No entanto, um novo crescimento ósseo pode acontecer a qualquer momento em um osso quebrado. O processo de reparo ósseo inclui sangramento no local da lesão, com formação de coágulo e tecido de granulação; proliferação local de células, formando um depósito de osso mole por cima da lesão ou fratura; transformação de células em osteoblastos ou cartilagem no local; calcificação do osso; e remodelagem do osso no formato necessário para completar o reparo. A eficácia desse processo de reparo ósseo depende da idade e da saúde do indivíduo.

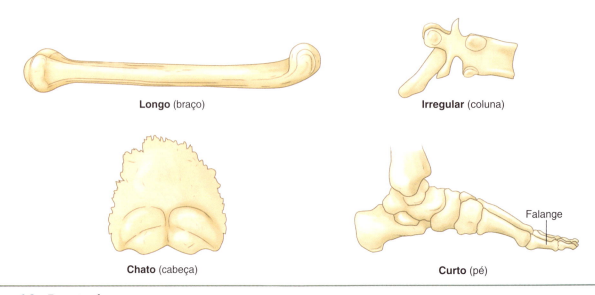

Figura 6-2 *Formatos de ossos.*

Tipos de osso

Com base na forma, os ossos são classificados em quatro tipos (Figura 6-2). *Ossos longos* são encontrados nos membros superiores e inferiores. Os ossos do crânio são exemplos de *ossos chatos*, assim como as costelas. *Ossos irregulares* são representados pelos ossos da coluna vertebral. O punho e o calcanhar são exemplos de *ossos curtos*, que parecem ter uma forma cúbica.

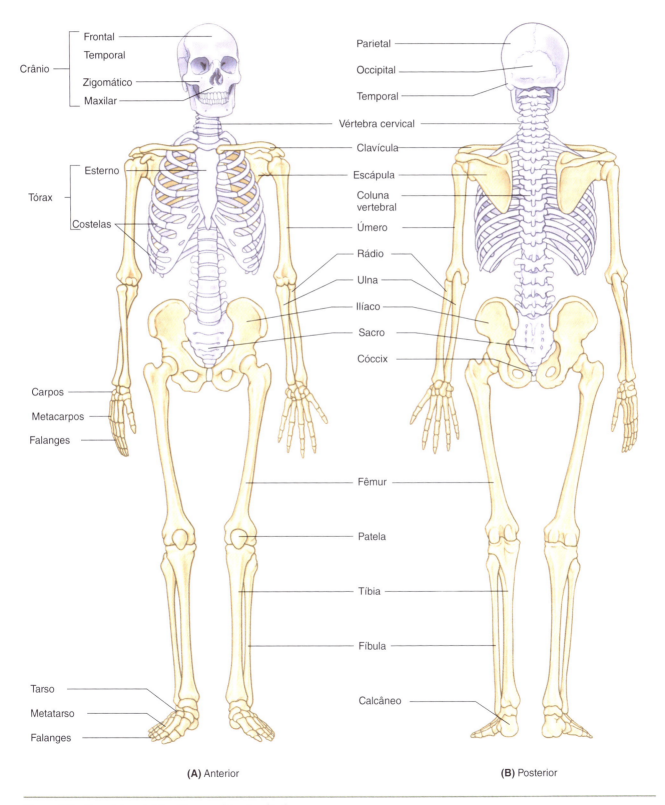

(A) Anterior **(B)** Posterior

Figura 6-3 *Esqueleto axial (azul) e esqueleto apendicular.*

Os ossos individuais da mão são curtos, possibilitando movimentos de flexão. O mesmo vale para os ossos irregulares da coluna vertebral. O fêmur é um osso longo necessário para dar suporte aos músculos poderosos da perna e ao peso do corpo. O grau de movimento de cada articulação é determinado pelo formato dos ossos e pela estrutura da articulação.

Partes do sistema esquelético

O sistema esquelético é composto por duas grandes partes: esqueleto axial e esqueleto apendicular.

Esqueleto axial

O **esqueleto axial** é composto pelo crânio, coluna vertebral, costelas, esterno e osso **hioide** (Figura 6-3). O osso hioide é um osso em formato de U localizado no pescoço e no qual se fixa a língua (não visto na Figura 6-3).

Os seis pequenos ossos do ouvido serão abordados no Capítulo 10.

Cabeça

Os ossos da cabeça formam o crânio e os ossos faciais. O crânio aloja e protege o frágil encéfalo, enquanto os ossos faciais guardam e dão suporte aos olhos, as orelhas, o nariz e a boca. Alguns dos ossos faciais, como os nasais, são formados de osso e cartilagem. Por exemplo, a parte superior do nariz (ponte) é de osso, ao passo que a parte inferior é de cartilagem.

Os ossos cranianos são finos e levemente encurvados. Durante a infância, esses ossos são mantidos encaixados uns nos outros por meio de uma faixa irregular de tecido conjuntivo denominada **sutura**. Com o crescimento da criança, esse tecido conjuntivo ossifica-se e se torna um osso duro. Dessa forma, o crânio torna-se um escudo muito eficaz para proteger o encéfalo. O formato de domo fornece uma melhor proteção do que uma superfície plana, desviando os golpes dirigidos para a cabeça.

Em conjunto, o crânio contém 22 ossos (Figura 6-4). Os oito ossos apresentados a seguir estão localizados no crânio:

1 **frontal** forma a testa, o teto da cavidade nasal e as órbitas oculares do crânio.
2 **parietais** formam o teto e as laterais do crânio.
2 **temporais** formam as laterais do crânio e alojam os ouvidos.
1 **occipital** forma a parte de trás ou base do crânio e contém o forâmen magno. O forâmen magno é o grande orifício na porção inferior do osso occipital, por onde passa a medula espinhal que se conecta com o encéfalo.

1 **etmoide** (localizado entre os olhos) forma a parte principal da cavidade nasal e ajuda a formar parte da órbita ocular.
1 **esfenoide** (semelhante a um morcego) é considerado o osso-chave do crânio, pois todos os demais se conectam a ele.

A seguir, temos os 14 ossos faciais:

5 ossos **nasais** (2 são os ossos nasais que formam a ponta do nariz [seus óculos apoiam-se nesse osso]; 1 é o osso **vômer**, que forma a parte inferior do septo nasal ou linha média; e 2 são os ossos das **conchas inferiores**, que formam as paredes laterais da cavidade nasal).
2 **maxilas** formam o maxilar superior.
2 **lacrimais** formam parte da órbita ocular no canto interno do olho; eles contêm os ductos lacrimais.
2 **zigomáticos** formam a proeminência das bochechas.
2 **palatinos** formam o palato duro da boca.
1 **mandíbula** forma o maxilar inferior e é o único osso móvel da face.

O crânio contém grandes espaços dentro dos ossos faciais, chamados de seios paranasais. O fato de os seios estarem cheios de ar permite que os ossos cranianos sejam mais leves. Esses seios são revestidos por membranas mucosas. Quando uma pessoa sofre com resfriado, gripe ou alergia, as membranas se tornam inflamadas e inchadas, produzindo quantidades abundantes de muco. Isso pode provocar dores nos seios e a uma sensação de nariz "entupido".

Coluna vertebral/espinhal

A coluna, ou coluna vertebral, é forte e flexível, dá suporte à cabeça e fornece a ligação para as costelas. Também circunda a medula espinhal do sistema nervoso.

Essa coluna é composta de pequenos ossos chamados de vértebras, os quais são separados uns dos outros por blocos de tecido cartilaginoso denominados discos intervertebrais (Figura 6-5). Esses discos servem como um sistema hidráulico entre as vértebras e atuam como amortecedores de choques. Eles se tornam mais finos com a idade, o que provoca uma diminuição da altura.

A coluna vertebral é dividida em cinco seções nomeadas de acordo com a região do corpo onde estão localizadas (Figura 6-5).

1. As **vértebras cervicais** (7) localizam-se na região da nuca. O **atlas** (Figura 6-6A) é a primeira vértebra cervical. Ele se articula com o osso occipital do crânio, o que permite que balancemos a cabeça.

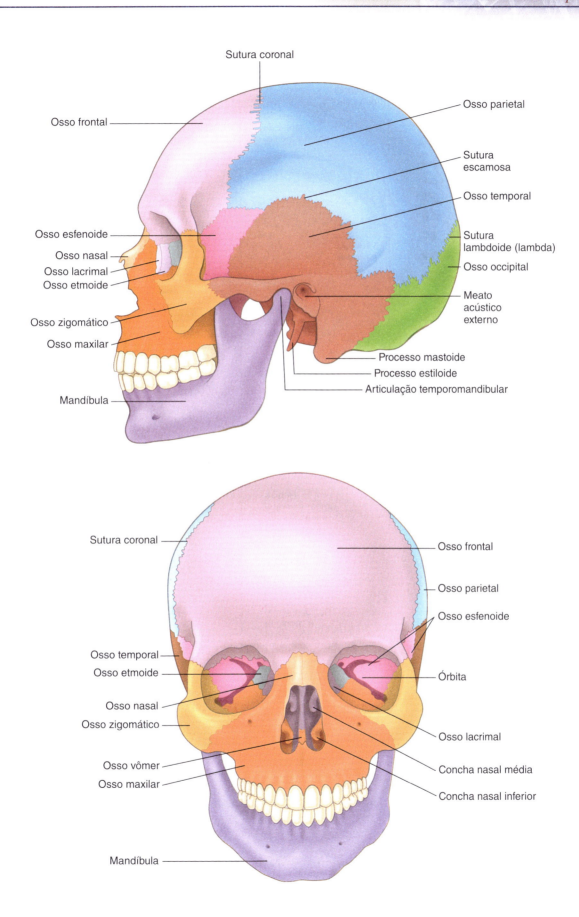

Figura 6-4 *Ossos e suturas do crânio e ossos faciais.*

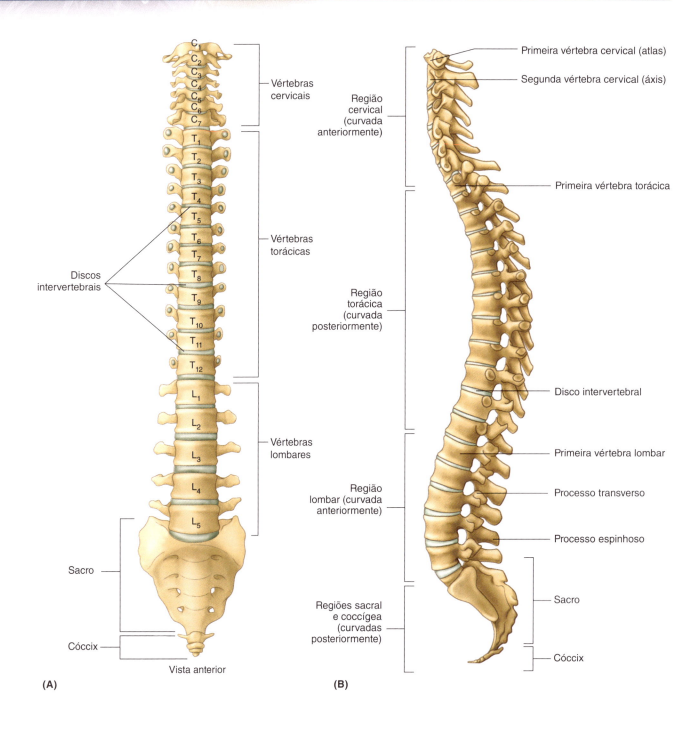

Figura 6-5 *Coluna vertebral:* (A) vista anterior e (B) vista lateral.

No **áxis** (Figura 6-6B), a segunda vértebra cervical, temos o processo odontoide que forma um pivô no qual se rotaciona o atlas; isso permite que viremos a cabeça. As vértebras cervicais também são conhecidas como C1 a C7.

2. As **vértebras torácicas** (12) estão localizadas na região do tórax. Elas se articulam com as costelas e são conhecidas como T1 a T12.
3. As **vértebras lombares** (5) localizam-se na região posterior. São vértebras robustas, as quais

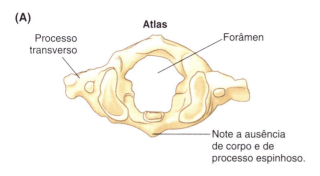

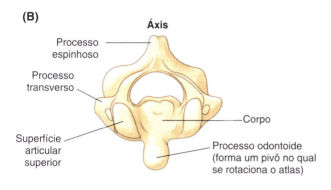

Figura 6-6   (A) Atlas e (B) áxis.

> **Você sabia?**
> A girafa, com seu pescoço comprido, tem o mesmo número de vértebras cervicais do ser humano, mas muito mais compridas.

suportam a maioria do peso do corpo, e são conhecidas como L1 a L5.

4. O **sacro** é um osso em formato de cunha, formado pela fusão de cinco ossos. Ele forma a cintura pélvica posterior e serve com ponto de articulação com o quadril.

5. O **cóccix**, também conhecido como mucumbuco, é formado pela fusão de quatro ossos.

Os nervos espinhais entram na coluna vertebral e saem dela pelas aberturas (foramens) entre as vértebras.

O formato da coluna muda ao longo do crescimento. Quando você estudar um modelo de esqueleto humano, perceberá que a coluna é curva, e não reta. Essa coluna encurvada é mais resistente que uma reta. Antes do nascimento, as regiões torácica e sacral são curvas convexas. À medida que a criança aprende a segurar a cabeça, a região cervical se torna côncava. Quando a criança aprende a andar, a região lombar também se torna côncava. Isso completa as quatro curvas na coluna vertebral de um adulto normal.

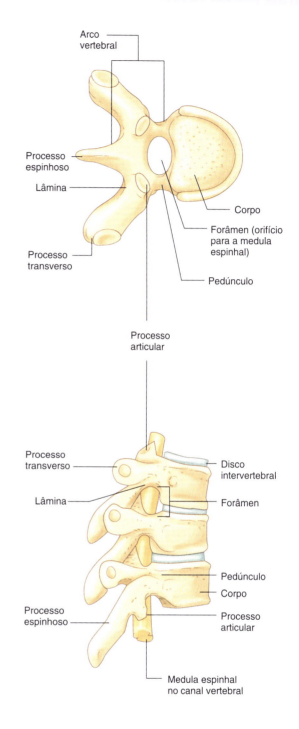

Figura 6-7   Vértebra típica.

Uma vértebra típica (ver Figura 6-7) contém três partes básicas: corpo, forâmen e (vários) processos. A porção larga e sólida das vértebras é conhecida como corpo; o orifício central para a medula espinhal é chamado de forâmen. Acima

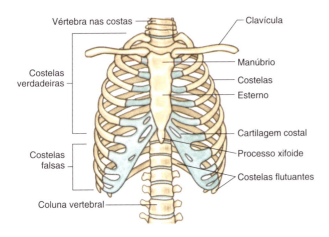

Figura 6-8   Costelas e esterno.

deste, sobressaem duas estruturas ósseas com formato de asas, denominadas processos transversos. O céu do forâmen contém os processos espinhoso (espinha) e articular.

Costelas e esterno

A região torácica do corpo é protegida e suportada pelas vértebras torácicas, pelas costelas e pelo esterno.

O **esterno** é dividido em três partes: região superior (**manúbrio**), corpo e parte inferior cartilaginosa denominada **processo xifoide**. As duas clavículas são fixadas, por meio de ligamentos, em cada lado da região superior do esterno.

Sete pares de cartilagens costais unem sete pares de costelas diretamente ao esterno (Figura 6-8). O corpo humano contém 12 pares de costelas. As sete primeiras são chamadas de costelas verdadeiras, pois juntam-se diretamente com o esterno. Os próximos três pares são denominados costelas falsas, pois as cartilagens costais são fixadas à sétima costela e não diretamente ao esterno. Finalmente, os dois últimos pares de costelas não se conectam nem com as cartilagens costais nem com o esterno e são chamadas de costelas flutuantes.

Esqueleto apendicular

O **esqueleto apendicular** compreende os membros superiores: cintura escapular, braços, punho e mãos. Os inferiores incluem cintura do quadril, pernas, tornozelos e pés (Figura 6-3). Esse esqueleto é composto por 126 ossos.

Cintura escapular

A cintura escapular (também chamada de cintura peitoral) é composta de quatro ossos: duas **clavículas** curvadas e duas **escápulas** triangulares (ossos dos ombros) (Figura 6-3). Na face posterior da parte de cima do esqueleto observamos duas largas superfícies triangulares chatas (escápulas) que permitem a fixação dos músculos, os quais ajudam nos movimentos do braço e servem como uma placa de ligação dos braços. As duas clavículas, fixadas, em uma extremidade, às escápulas e, na outra, ao esterno, ajudam a reforçar os ombros e prevenir movimentação excessiva para a frente.

Braço

A estrutura óssea do braço é composta de úmero, rádio e ulna. O úmero está localizado na parte superior do braço, e o rádio e a ulna, no antebraço.

O **úmero**, único osso da parte superior do braço, é o segundo maior osso do corpo. A extremidade superior do úmero apresenta uma superfície lisa e redonda, chamada de cabeça, que se articula com a escápula. Ele é fixado ao encaixe da escápula, denominado fossa glenoidea, por meio de músculos e ligamentos.

O antebraço é composto de dois ossos: rádio e ulna. O **rádio** fica no antebraço, ao lado do polegar.

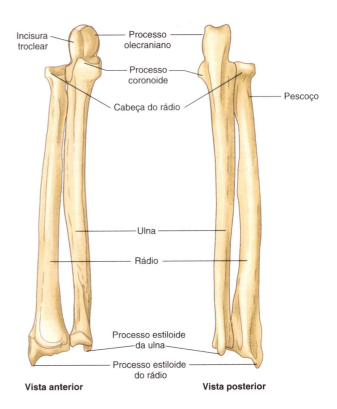

Figura 6-9   Rádio e ulna.

CAPÍTULO 6 Sistema esquelético

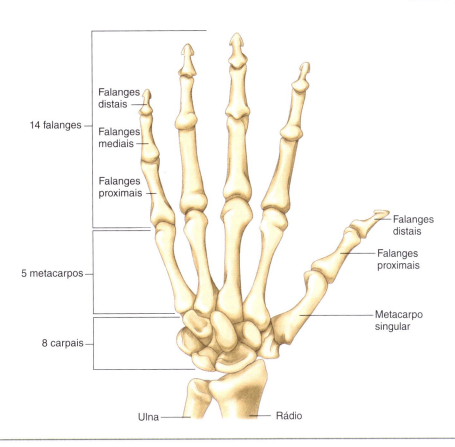

Figura 6-10 *Os 27 ossos da mão esquerda.*

Essa denominação deriva do fato de o rádio conseguir girar em torno da ulna. Trata-se de uma característica importante que permite à mão girar livremente e com grande flexibilidade. A **ulna**, ao contrário, é muito mais limitada. Trata-se do maior osso do antebraço: na sua extremidade superior, ela emite uma projeção chamada de processo olecraniano, que forma o cotovelo (Figura 6-9). Quando você bate o cotovelo (no processo olecraniano), isso geralmente provoca uma sensação de choque elétrico causado pela estimulação do nervo ulnar. O processo olecraniano se articula com o *úmero*.

Mão

A mão humana é uma obra notável de engenharia esquelética; o desenho promove uma grande destreza. Ela contém, proporcionalmente a seu tamanho, mais ossos que qualquer outra parte do corpo. No conjunto, a mão tem 27 ossos (Figura 6-10).

Os ossos do punho ou **carpos** consistem em oito pequenos ossos dispostos em duas fileiras. Estas são mantidas juntas por ligamentos que deixam uma movimentação suficiente para permitir um alto grau de mobilidade e flexão. No entanto, a movimentação lateral desses ossos é limitada. Afixados na face da palma da mão, diversos músculos curtos ajudam na movimentação dos dedos mínimo e polegar.

A mão é composta de duas partes: superfície palmar, com cinco ossos **metacarpos**, e cinco dedos com 14 **falanges**. Cada dedo tem três falanges, com exceção do polegar, que tem duas. Existem articulações em dobradiças entre cada falange, o que permite que os dedos se curvem facilmente. O polegar é o dedo mais flexível porque a extremidade do metacarpo é mais redonda, e existem músculos fixados nele diretamente da mão. Dessa forma, o polegar pode se estender pela palma da mão. Apenas os humanos e alguns primatas têm esse dedo, conhecido como polegar opositor. Isso dá à mão a capacidade de pegar objetos.

Cintura pélvica

A cintura pélvica é composta de um par de ossos ilíacos. Na juventude, a cintura pélvica do indivíduo é composta de seis ossos, três de cada lado da linha média do corpo. Esses ossos são o ílio, ísquio e púbis, que fusionam durante o crescimento. O **ílio** é o osso largo em formato de lâmina, que forma a parte de trás e os lados do osso ilíaco. O **ísquio** é a porção mais resistente do osso ilíaco. Ele tem uma grossa tuberosidade arredondada na qual sentamos e que permite suportar o peso do corpo. O **púbis** forma a porção anterior do osso ilíaco. Com o crescimento do corpo, esses ossos fusionam com o sacro para formar uma

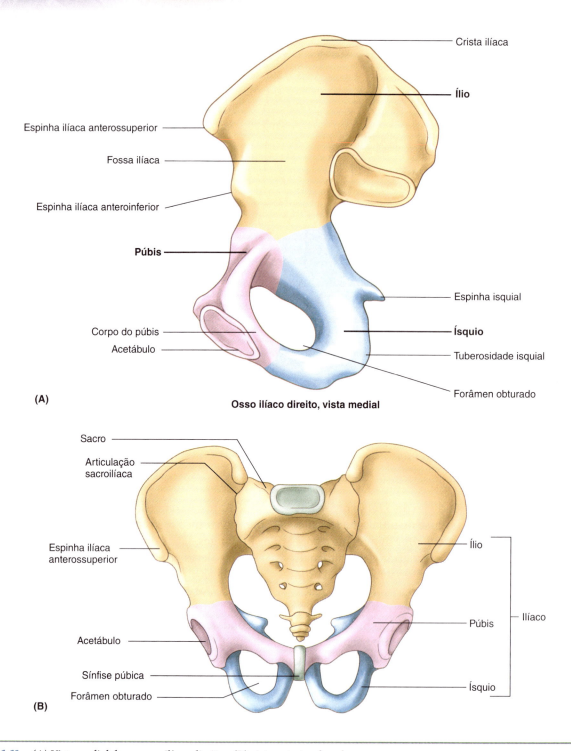

Figura 6-11 *(A) Vista medial de um osso ilíaco direito e (B) vista anterior da pelve.*

estrutura em forma de tigela, chamada de cintura pélvica (Figura 6-11A). Os dois conjuntos de ossos ilíacos formam uma articulação na frente, chamada de sínfise púbica, e outra para trás com o sacro, denominada articulação sacroilíaca.

Entre o púbis e o ísquio, encontra-se o **forâmen obturado**, uma larga abertura que permite a passagem de nervos, vasos sanguíneos e tendões. Na face lateral do ilíaco, localizada logo acima do forâmen obturado, encontra-se um encaixe profundo chamado de **acetábulo**. As três partes do ilíaco se encontram e se reúnem nesse encaixe. Essa estrutura recebe a cabeça do fêmur, formando a articulação do quadril (Figura 6-11B).

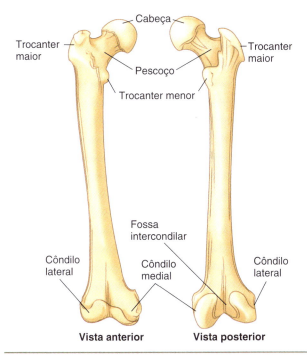

Figura 6-12 *Vistas anterior e posterior do fêmur.*

A cintura pélvica serve como região de fixação para os ossos e músculos da perna. Também serve de suporte para os órgãos moles da região abdominal inferior. A diferença anatômica entre a pelve masculina e a feminina é que esta é muito mais larga do que aquela. Esse formato é necessário para a gravidez e o parto.

Coxa

A coxa contém o osso mais comprido e mais forte do corpo: osso da coxa ou **fêmur**. A parte superior do fêmur tem uma cabeça arredondada e lisa (Figura 6-12) que se encaixa no acetábulo da cintura pélvica, formando uma articulação esferoide. O fêmur é um osso incrivelmente resistente.

Perna

A perna é composta de dois ossos: **tíbia** e **fíbula**. A tíbia é o maior dos dois ossos da perna. É o osso grosso da parte anterior da perna que suporta o peso do corpo. A fíbula é o menor osso da perna (Figura 6-13).

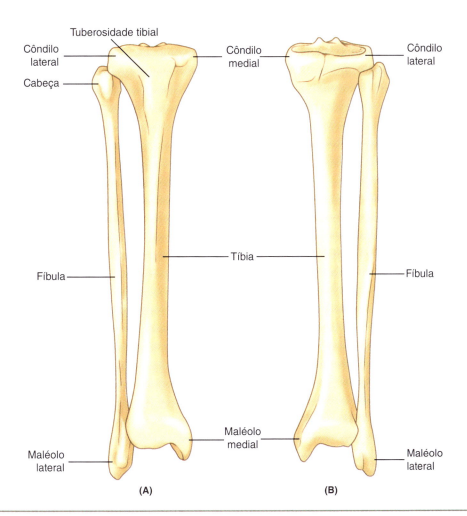

Figura 6-13 *(A) vista anterior e (B) vista posterior da fíbula.*

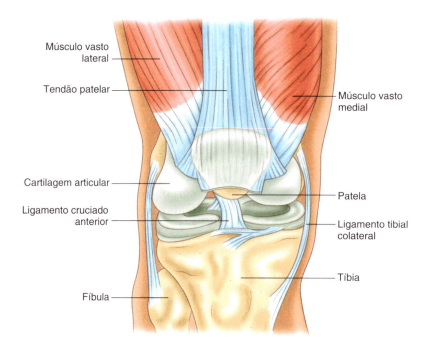

Figura 6-14 *Os maiores ligamentos do joelho tornam os movimentos impossíveis.*

A **patela** (rótula) encontra-se na frente da articulação do joelho. É um osso chato, triangular e sesamoide (Figura 6-14). A patela encontra-se no tendão do grande músculo que fica na frente do fêmur (quadríceps femoral). Ela é fixada à tíbia por uma série de ligamentos que permitem o movimento. Circundando a patela, há quatro bolsas que servem como amortecedores para a articulação do joelho.

Tornozelo

O tornozelo (ou artelho) contém sete ossos **tarsais** que fornecem uma conexão entre os ossos do pé e da perna. O maior osso do tornozelo é o **calcâneo**. A tíbia e a fíbula se articulam com um osso tarsal largo chamado **tálus**. O movimento do tornozelo consiste em uma translação que permite a extensão e a flexão do pé durante a caminhada.

Pé

Os pés são desenhados para aguentar um trabalho árduo em nosso corpo. A cada quilômetro percorrido, um impacto acumulado de 55 mil a 85 mil quilogramas é aplicado aos pés. Quando uma pessoa atinge os 50 anos de idade, ela pode ter andando uns 120 mil quilômetros. Os pés têm cinco ossos **metatarsos**, que podem ser comparados aos metacarpos da mão. Todavia, os ossos metatarsos são dispostos em dois arcos distintos, o que não é encontrado na palma da mão. Um arco corre longitudinalmente desde o calcâneo até as cabeças dos metatarsos; ele é chamado de arco longitudinal. O outro, disposto perpendicularmente ao arco longitudinal da região do metatarso, é conhecido como arco transverso. Os ligamentos resistentes e os músculos da perna ajudam a manter os ossos do pé no lugar, o que resulta na formação desses dois arcos. Por sua vez, os arcos reforçam o pé e fornecem flexibilidade e elasticidade para caminhar. Em certos casos, os arcos podem sofrer um colapso devido à fraqueza de ligamentos e tendões. A seguir, a pressão para baixo exercida pelo peso do corpo acaba por lentamente achatar os arcos, causando arcos caídos ou **pés chatos**. Pés chatos causam um grande nível de estresse e tensão nos músculos do pé, levando à dor e fadiga.

Os dedos do pé são semelhantes aos dedos da mão na sua composição. Cada um tem três falanges, com exceção do dedão (primeiro pododactilo ou hálux), que tem apenas duas. O dedão não é opositor como o polegar e não pode ser dobrado em direção à sola do pé. Cada pé tem 14 falanges (Figura 6-15).

Articulações e estruturas relacionadas

Articulações ou juntas são os pontos de contato entre dois ossos. Elas são classificadas em três tipos, de acordo com o grau de movimentação: diartroses (com movimentos amplos), anfiartroses (com movimentos limitados) e sinartroses (imóveis) (Figura 6-16).

A maioria das articulações do nosso corpo é do tipo **diartrose**. Elas tendem a ter a mesma estrutura.

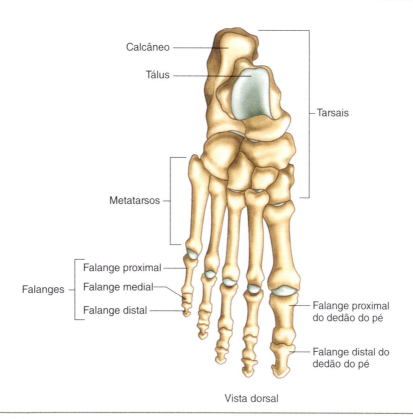

Figura 6-15   *Vista dorsal do pé.*

Tais articulações móveis consistem em três partes principais: cartilagem articular, uma bolsa (ou cápsula articular) e uma cavidade articular sinovial.

Quando dois ossos móveis encontram-se em uma articulação, as superfícies deles não se tocam. As duas superfícies articulares são cobertas por uma camada de cartilagem lisa e escorregadia, conhecida como cartilagem articular. Como descrito, essa cartilagem ajuda a absorver os choques e previne o atrito entre as partes.

As duas superfícies articulares dos ossos estão inseridas em uma cápsula de tecido conjuntivo fibroso e sólido, chamada cápsula articular. A cápsula articular é revestida por uma membrana sinovial, que secreta o **líquido sinovial** (uma substância lubrificante) dentro da cavidade sinovial (a região entre as duas cartilagens articulares). O líquido sinovial reduz o atrito nos movimentos da articulação.

Bolsas (ou **bursas**) são sacos fechados revestidos por uma membrana sinovial. Elas podem ser encontradas nos espaços de tecido conjuntivo entre músculos, tendões, ligamentos ou ossos. O líquido sinovial secretado serve como um lubrificante para prevenir o atrito entre um tendão e um osso. No caso de esse saco sofrer alguma irritação, lesionar-se ou inflamar, desenvolverá uma condição chamada **bursite**. O líquido sinovial pode ser aspirado (retirado) da bursa para ser examinado por motivos de diagnóstico (Figura 6-17).

Articulações do tipo diartrose

Há quatro tipos de diartrose ou articulações móveis:

1. As **esferoides** ou **enartroses** permitem o maior grau de liberdade de movimento. Nelas, um osso tem uma cabeça em formato de bola que cabe em um encaixe côncavo do segundo osso. Nossos ombros e quadris têm esse tipo de articulação esferoide.

2. As articulações em **dobradiça** (**gínglimo**) se movimentam em uma direção ou um plano, como no joelho, no cotovelo e nas articulações distais dos dedos.

3. As articulações em **pivô** (**trocoide**) são aquelas com uma extremidade que rotaciona dentro de um segundo osso em formato de arco. O rádio e a ulna são articulações em pivô. Um outro exemplo é a articulação com o atlas, que suporta a cabeça, e o áxis, que permite a rotação da cabeça.

4. Nas **articulações deslizantes**, superfícies quase planas deslizam sobre a outra, como nas vértebras da coluna vertebral. Essas articulações permitem que o torso se dobre para a frente, para trás e para os lados, além de rotacionar.

Entre os corpos vertebrais, existem discos de cartilagem que servem como tampão entre as vértebras, para diminuir as forças dos pesos e dos choques

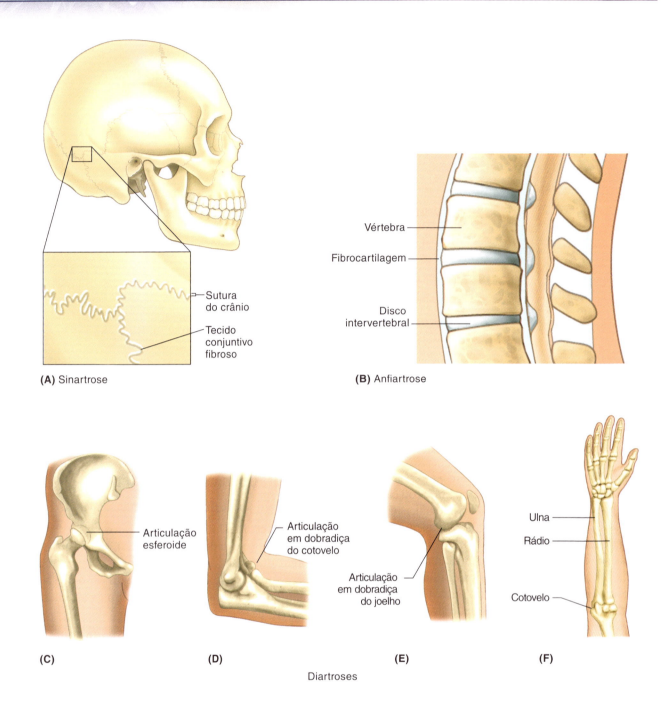

Figura 6-16 *Tipos de articulação: (A) sinartrose, articulação imóvel fibrosa (osso do crânio), (B) anfiartrose, articulação cartilaginosa levemente móvel (costelas ou vértebras) e (C–F) diartroses, articulações com grande movimentação, do tipo dobradiça ou esferoide.*

que resultam do ato de correr, andar ou pular. Os discos podem ser comprimidos por impactos súbitos e intensos na coluna. Isso pode fazer que uma porção do disco sobressaia da vértebra e comprima o nervo espinhal, resultando em uma dor extrema. Tal condição é conhecida como *hérnia* ou *deslizamento de disco*.

Articulações do tipo anfiartrose

Anfiartroses são articulações parcialmente móveis com cartilagem entre suas superfícies articulares. Dois exemplos são a fixação das costelas na coluna vertebral e a sínfise púbica, que é a articulação entre os dois ossos púbicos.

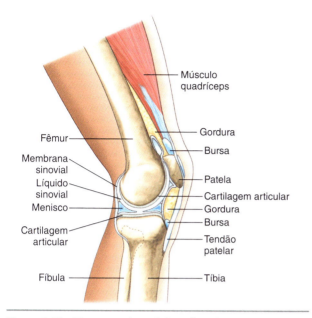

Figura 6-17 Nessa vista lateral do joelho, observe a estrutura da membrana sinovial e da bolsa.

Articulações do tipo sinartrose

Sinartroses são articulações imóveis conectadas por tecido conjuntivo fibroso e resistente. Essas articulações estão presentes no crânio adulto. Os ossos são fusionados em uma articulação, que forma uma casca protetora rígida e pesada para o encéfalo. Essas juntas cranianas são frequentemente chamadas de suturas.

Tipos de movimento

As articulações podem se mexer em várias direções (Figura 6-18).

Flexão é o ato de aproximar dois ossos um do outro, o que diminui o ângulo entre eles. **Extensão** é o ato de aumentar o ângulo entre dois ossos, o que resulta num movimento de endireitamento. **Abdução** é o movimento de uma extremidade para longe

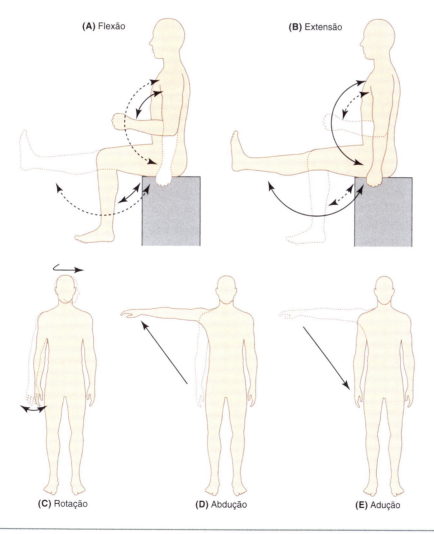

Figura 6-18 Movimentos das articulações.

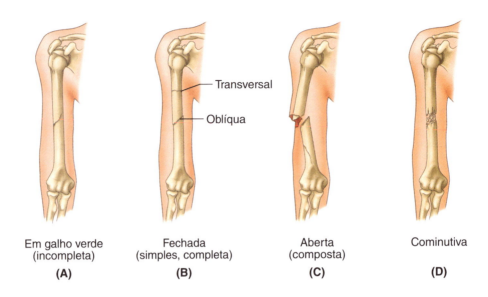

Figura 6-19 *Tipos de fratura óssea: (A) em galho verde, (B) fechada, (C) aberta e (D) cominutiva.*

Perfil de carreira 6-1

Fisioterapeuta (FT) e assistente em fisioterapia (AFT)[1]

FISIOTERAPEUTA (FT)

Os fisioterapeutas melhoram a mobilidade, aliviam a dor e previnem ou limitam a deficiência permanente de pacientes acometidos por lesões ou doenças. Esses profissionais avaliam o histórico do paciente, testam e medem a força e o grau de mobilidade para desenvolver um plano de tratamento. O tratamento inclui frequentemente exercícios para aumentar a flexibilidade e o grau de movimento. Os fisioterapeutas devem ter uma certa força, pois a profissão é exigente em termos físicos. As perspectivas de emprego são excelentes. A formação necessária é graduação ou mestrado em fisioterapia. O ingresso é muito competitivo; certas escolas requerem trabalho voluntário no setor de fisioterapia de um hospital ou de uma clínica antes da admissão. Todos os estados norte-americanos requerem que os fisioterapeutas passem por uma prova de proficiência.

ASSISTENTE EM FISIOTERAPIA (AFT)

O assistente em fisioterapia trabalha sob a direção e supervisão de um fisioterapeuta. O AFT assiste aos pacientes que estão se recuperando de doenças, lesões ou cirurgias na recuperação dos movimentos e na gestão da dor. Essa profissão requer uma força moderada por causa das exigências físicas. A formação requerida para o AFT é o diploma de um programa certificado para formar assistente em fisioterapia. Essa formação requer um estágio clínico. Atualmente, a maioria dos estados norte-americanos exige uma certificação. Com o envelhecimento da população, as perspectivas de emprego são excelentes.

---

[1] No Brasil, as profissões de fisioterapeuta e de assistente em fisioterapia são regidas pelos Conselhos Regionais de Fisioterapia e Terapia Ocupacional (Crefito), que determinam os conteúdos da grade curricular, fiscalizam as instituições de ensino superior e avaliam os cursos de formação, além de regulamentar os atos terapêuticos que podem ser praticados por cada tipo de profissional. Para cada região, o website do Crefito disponibiliza as leis, os decretos e as resoluções normativas (N. T. T.).

da linha média (uma linha imaginária que divide o corpo da cabeça aos pés). **Adução** é um movimento em direção à linha média. **Circundução** inclui flexão, extensão, abdução e adução.

Um movimento de **rotação** permite que um osso gire ao redor de um eixo central. Esse tipo de movimento de pivô acontece quando você rotaciona a cabeça de um lado para o outro (como quando diz "não"). Na **pronação**, o antebraço rotaciona a mão de tal modo que a palma fica para baixo e para trás. Na **supinação**, a palma fica para a frente e para cima.

Distúrbios dos ossos e das articulações

Fraturas

A lesão traumática mais comum em um osso é a **fratura**, ou quebra. Quando isso acontece, há um inchaço devido à lesão e ao sangramento dos tecidos. A seguir, apresentam-se os tipos mais comuns de fratura (Figura 6-19):

- Uma fratura *em galho verde* é o tipo mais simples de fratura. O osso fica parcialmente dobrado, mas não se separa totalmente. A fratura é semelhante à de um galho de árvore jovem, cheio de seiva, em que as fibras se separam longitudinalmente quando se dobram. Tais fraturas são frequentes nas crianças porque os ossos delas contêm cartilagem flexível (Figura 6-19A).
- Uma fratura *fechada/simples* ocorre quando o osso está quebrado, mas as extremidades quebradas não perfuram a pele para formar uma ferida externa (Figura 6-19B).
- Uma fratura *aberta/exposta* é o tipo mais sério de fratura, quando as extremidades ósseas quebradas perfuram e atravessam a pele. Isso pode fornecer um local de infecção do osso e dos tecidos vizinhos (Figura 6-19C).
- Uma fratura *cominutiva* ocorre quando o osso fica lascado ou quebrado em vários pedaços que podem ficar inseridos no tecido circundante (Figura 6-19D).
- Uma fratura *por estresse* ou *em fio de cabelo* é uma pequena fissura no osso que acontece tipicamente por excesso de uso. Tal fratura pode ser bastante dolorida, mas normalmente cura sozinha.

O processo de reparação óssea é feito por meio de três métodos principais:

Os efeitos do envelhecimento no sistema esquelético

Em torno dos 40 anos de idade, a massa e a densidade ósseas começam a declinar. O corpo começa a perder cálcio e outros minerais. As mulheres são mais vulneráveis à perda óssea (osteoporose) do que os homens. Nas mulheres, a perda óssea ocorre especialmente no período da menopausa.

As mudanças no osso são graduais e resultam da reabsorção da matriz interna nos ossos longos e chatos. As superfícies externas dos ossos começam a ficar mais espessas. Essas mudanças não são observáveis diretamente, mas podem ser evidenciadas pelas alterações na posição e estatura. Os discos de cartilagem intervertebrais encolhem, estreitando os espaços entre os discos, o que resulta em uma diminuição de altura. A postura também é afetada: o centro do equilíbrio muda, devido ao encurtamento da coluna vertebral. Os ossos longos dos braços e das pernas se tornam mais quebradiços, mas não mudam de comprimento. Consequentemente, os braços e as pernas parecem mais compridos do que o tronco do corpo. Os arcos plantares se tornam menos encurvadas, e os pés ficam alongados. Aos 70 anos de idade, as articulações refletem uma vida inteira de uso e gasto. As articulações tornam-se menos móveis porque o encolhimento da cartilagem (que perde água) e as juntas se fusionam nas superfícies cartilaginosas.

Ocorre um endurecimento dos ligamentos, tendões e das articulações, que leva a um aumento de rigidez e uma diminuição de flexibilidade. Articulações enrijecidas e doloridas resultam do desgaste geral dos ligamentos e das membranas sinoviais. O desconforto e a limitação física diminuem o grau de mobilidade das articulações. E o medo psicológico de cair por causa de tais mudanças aumenta a possibilidade de inatividade e lesões.

1. *Redução fechada* – os fragmentos ósseos são alinhados por meio de manipulação e aplica-se um gesso ou uma tala.
2. *Redução aberta* – por meio de intervenções cirúrgicas, dispositivos como cabos, placas de metal ou parafusos são usados para segurar o osso alinhado, e pode-se aplicar um gesso ou uma tala.
3. *Tração* – uma força de tração é aplicada para segurar os ossos no lugar (usada em fraturas de um osso longo).

Outras lesões dos ossos e das articulações

Um **deslocamento** ocorre quando um osso é afastado da posição correta na articulação. Isso pode resultar em rasgo ou estiramento dos ligamentos. É necessária a redução ou a recolocação do osso na sua posição adequada, além de repouso para permitir a cura dos ligamentos.

Um **entorse** é a lesão de uma articulação causada por algum movimento muito brusco ou inabitual, como "entorse no tornozelo". Os ligamentos podem ficar rasgados ou ser arrancados de suas inserções aos ossos, mas a articulação não se desloca. Nos atletas, uma lesão comum é a dos ligamentos do joelho, às vezes chamada de lesão do ligamento cruzado anterior (LCA). O entorse é acompanhado por um inchaço rápido e uma dor aguda na região, que é tratada com drogas anti-inflamatórias não esteroides e/ou tratamento Rice (ver boxe "Destaques médicos: Tratamento Rice").

Dedo em martelo é um dedo do pé que está flexionado por causa de uma dobra na articulação mediana de um ou vários dedos. Isso pode ser causado por sapatos apertados demais ou saltos muito altos. O mais comprido dos quatro pequenos dedos do pé pode ser forçado contra a frente do sapato, resultando em uma dobra não natural do dedo, causando dor e pressão na região afetada. Usar sapatos apropriados com espaço largo para os dedos e material flexível para cobri-los pode ajudar, bem como a utilização de um dispositivo especial a ser receitado pelo médico e colocado no sapato para ajudar a reposicionar o dedo.

Uma **lesão em chicote** é um trauma nas vértebras cervicais resultado de um acidente de carro. A força gerada pela mudança abrupta de velocidade ou de direção do carro que sacode a cabeça exerce um esforço enorme nas vértebras cervicais e nos músculos da nuca. O tratamento depende da extensão da lesão.

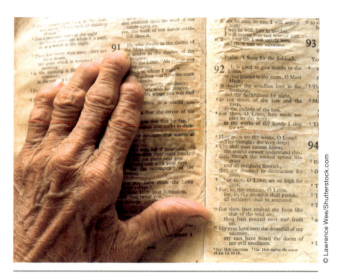

Figura 6-20A   *Nós artríticos.*

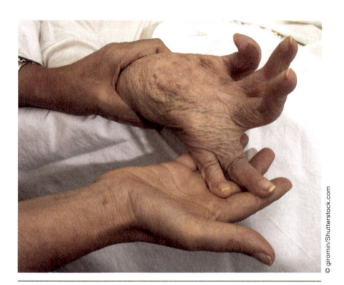

Figura 6-20B   *Desvio ulnar.*

Doenças dos ossos

No mundo, a **artrite** é um dos problemas de saúde mais frequentes e debilitantes. Apenas nos Estados Unidos, aproximadamente 52,5 milhões de adultos têm algum tipo de artrite, de acordo com os Centers for Disease Control and Prevetion. Artrite é uma inflamação de uma ou mais articulações, acompanhada por dor, rigidez, inchaço e outros problemas que limitam as atividades normais de vida diária. A dor articular e a rigidez associadas à artrite são mais notáveis pela manhã, após um período de repouso. Existem pelo menos 20 tipos diferentes de artrite, e os mais comuns são artrite reumatoide, osteoartrite e gota (Figuras 6-20A e 6-20B). Eis outros tipos de artrite: artrite psoriática, lúpus, esclerodermia e síndrome de Sjögren (que serão abordados no Capítulo 15).

A **artrite reumatoide** é uma doença crônica e autoimune (quando o sistema imunológico do corpo ataca os tecidos) que afeta o tecido conjuntivo e as articulações. Ocorre uma inflamação aguda do tecido conjuntivo, um espessamento da membrana sinovial e uma anquilose (fusão) das articulações. As articulações se tornam muito inchadas e doloridas.

A dor, por sua vez, causa espasmos musculares que podem levar à deformação das articulações. Além disso, há degeneração da cartilagem que separa as articulações e calcifica os espaços. Uma vez que as articulações se tornam rígidas e imóveis, os músculos nelas fixados começam a se atrofiar (diminuir em tamanho) lentamente. Os sinais e sintomas da artrite reumatoide podem variar em grau e gravidade, e até passar por períodos remissivos. Em geral, ela começa no meio da vida e é mais frequente em idosos. Essa doença afeta aproximadamente três vezes mais mulheres do que homens.

A **osteoartrite** é uma doença degenerativa das articulações que ocorre com a idade. Nessa doença, a cartilagem articular degenera e se forma um esporão

Destaques médicos 6-1

TRATAMENTO RICE

Rice é o acrônimo para *rest* (repouso), *ice* (gelo), *compression* (compressão) e *elevation* (elevação), que representa o tratamento imediato recomendado para lesões de ossos, articulações e músculos. O tratamento aplicado nas primeiras 24 a 72 horas após uma lesão pode ser fundamental para aliviar ou até mesmo prevenir a dor.

R = REPOUSO
As lesões se curam mais rapidamente quando o indivíduo permanece em repouso. Repouso significa não se apoiar nas partes lesionadas do corpo. Utilizar uma parte do corpo aumenta a circulação sanguínea para essa região, o que pode causar maior inchaço da parte lesionada. No caso de um entorse de tornozelo, deve-se evitar qualquer carga por pelo menos 24 horas.

I = ICE (GELO)
Após a lesão, um saco de gelo deve ser aplicado na região lesionada o mais rápido possível. Aplique-o por 20 minutos a cada quatro horas durante as primeiras 48 horas. A pele tratada com gelo passa por quatro estágios: frio, queimadura, dor e dormência. Não se deve utilizar gelo por mais de 20 minutos, de uma única vez.

C = COMPRESSÃO
Comprimir a região lesionada pode empurrar líquido e resíduos para fora da região lesionada. A compressão limita a capacidade de expansão da pele e dos demais tecidos, além de reduzir o sangramento interno. Aplique uma faixa elástica na região lesionada, especialmente nos pés, tornozelos, joelhos, quadril ou cotovelo. Preencha os espaços vazios com toalhas ou meias antes de aplicar a faixa elástica.

Atenção: NÃO enfaixe de forma muito apertada, pois isso pode restringir a circulação. Deixe os dedos da mão e do pé expostos para que qualquer mudança de coloração causada pela diminuição da circulação possa ser observada. Compare os lados lesionado e não lesionado. Pele pálida, dormência, dor e formigamentos são sinais de uma circulação prejudicada. Retire imediatamente a faixa elástica se notar qualquer um desses sinais.

E = ELEVAÇÃO
A gravidade freia o retorno do fluxo sanguíneo para o coração e as partes inferiores do corpo. Uma vez que o fluxo alcança as mãos e os pés, ele não tem mais por onde ir, e essas partes do corpo começam a inchar. A elevação das partes lesionadas do corpo, combinada com a aplicação de gelo e compressão, limita a circulação para essa região, o que, por sua vez, ajuda a limitar o sangramento e reduz o inchaço.

Fonte: http://athletics.mckenna.edu/sportsmedicine/rice.html;
© Cegange Learning 2014.

ósseo no lugar da articulação. As articulações podem alargar-se, provocando dor e inchaço, especialmente após alguma atividade.

Ainda não existe cura para a artrite, embora haja muitos tratamentos para aliviar a dor e aumentar a mobilidade.

Medicação e outras terapias

As medicações incluem aliviadores de dor e analgésicos; drogas anti-inflamatórias não esteroides (por exemplo, ibuprofeno); drogas antirreumáticas modificadoras da doença, que inibam ou suprimam a resposta imunológica (por exemplo, metotrexato); modificadores da resposta biológica, que são projetados para bloquear seletivamente certas partes de resposta imunológica (por exemplo, Humira, Remicade, Enbrel); e corticosteroides, que reduzem a inflamação e suprimem o sistema imunológico.

Estilo de vida e remédios caseiros

Perda de peso, atividade física, repouso, calor e bolsas de gelo podem avaliar a dor e a rigidez por meio do aumento do fluxo sanguíneo. Dispositivos assistivos, como uma bengala, também podem ser usados.

Terapias complementares e alternativas

Fitoterapêuticos e suplementos alimentares, como óleo de peixe ou glicosamina e substâncias do tipo condroitina, são encontrados naturalmente na cartilagem e estão disponíveis em lojas de suplementos alimentares; eles podem aliviar a dor para certos indivíduos.

Os movimentos da ioga ou do tai chi podem ajudar a aliviar a dor e melhorar a força e flexibilidade. A acupuntura e as massagens são outras terapias que podem ser úteis.

Procedimentos cirúrgicos

A cirurgia de substituição de articulação implica a remoção de todas as partes de uma articulação danificada e a troca por uma articulação artificial. O joelho e o quadril são as articulações mais frequentemente substituídas (Figura 6-21). Ver boxe "Destaque médicos: Procedimentos cirúrgicos em articulações".

A **gota** é caracterizada por uma inflamação aguda que afeta frequentemente o dedão do pé, embora possa afetar também outras articulações. A dor e o inchaço são a resposta do corpo à acumulação de cristais de ácido úrico na articulação afetada. O ácido úrico é formado pela quebra de moléculas chamadas purinas. O tratamento é realizado com drogas anti-inflamatórias não esteroidal e medicação específica para gota como colchicina e dieta.

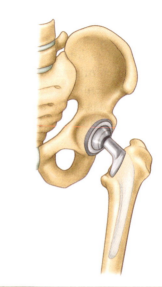

Figura 6-21 *Artroplastia: substituição total de quadril.*

Aprender a viver com uma doença crônica como a artrite é um grande desafio.

Curvaturas anômalas da coluna vertebral

Cifose é uma curvatura em formato de corcunda localizada na região torácica da coluna (Figura 6-22A).

Lordose é uma curva exagerada para dentro na região lombar da coluna, logo acima do sacro (Figura 6-22B).

Escoliose é uma curvatura lateral – ou lado a lado – da coluna (Figura 6-22C).

Outras doenças relacionadas

Osteoporose ou doença do osso poroso caracteriza-se por uma baixa massa óssea e uma deterioração estrutural do tecido ósseo. De acordo com a National Osteoporisis Foundation, até 2020 61 milhões de norte-americanos serão afetados por essa doença, dos quais 80% serão mulheres. As mulheres correm um risco maior porque iniciam com 30% a menos de massa óssea do que os homens e sofrem uma depleção de estrogênios após a menopausa, que aumenta a perda óssea. Na osteoporose, a densidade mineral do osso pode ficar reduzida de 35% a 65%. Essa perda de massa óssea deixa o osso mais fino, mais poroso e mais suscetível a fraturas (Figura 6-23).

A osteoporose é muitas vezes chamada de "doença silenciosa", pois a perda óssea ocorre sem sintomas. Os sintomas podem não ser evidenciados

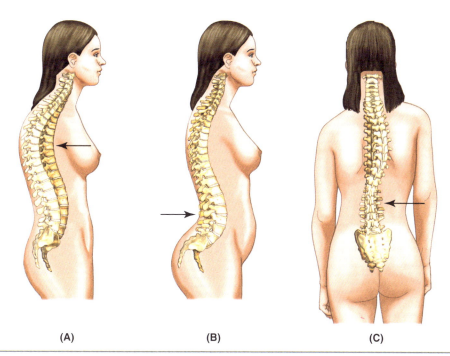

Figura 6-22 *Curvaturas anômalas da coluna vertebral: (A) cifose, (B) lordose e (C) escoliose (note que a curvatura normal é mostrada em sombra).*

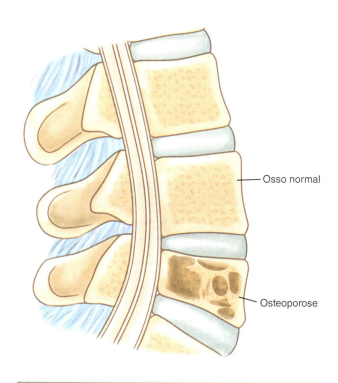

Figura 6-23 *Comparação do tecido ósseo normal e com osteoporose.*

até que um esforço, um choque súbito ou uma queda provoque uma fratura ou o colapso de uma vértebra. O colapso vertebral pode ser observado como perda de altura, dor severa nas costas ou deformações da coluna (Figura 6-24).

Um teste especializado, denominado teste de densidade mineral óssea (DMO), pode medir a densidade do osso em vários locais do corpo e detectar sinais de perda precoce de osso. O tratamento visa prevenir ou frear o processo.

A pessoa pode tomar suplementos de cálcio e vitamina D. Drogas como bisfosfonatos podem ajudar a conservar a densidade óssea. Outra droga, o denosumabe, é um anticorpo monoclonal humano que interfere no processo natural de degradação do osso e, dessa forma, previne a perda óssea. O denosumabe é administrado na forma de injeção, duas vezes ao ano. Exercícios como carregar peso também são úteis para aumentar a massa óssea. As mulheres na menopausa podem tomar estrogênios para ajudar a manter a massa óssea.

Osteomielite é uma infecção que pode envolver todas as partes do osso. Pode resultar de uma lesão ou de uma infecção sistêmica e, na maioria dos casos, ocorre em crianças entre 5 e 14 anos de idade. O tratamento é a terapia antibiótica.

Osteossarcoma ou câncer do osso pode ocorrer em pessoas jovens e afeta tipicamente o osso comprido de um membro. O local mais comum de ocorrência é logo acima do joelho. O tratamento habitual é a amputação da porção afetada e a quimioterapia.

Raquitismo é geralmente encontrado em crianças que sofreram déficit de vitamina D. Parece haver um aumento recente do número de casos de

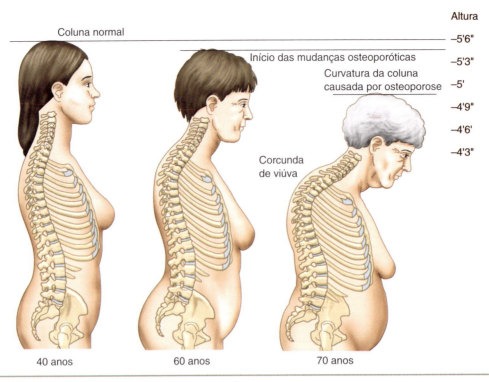

Figura 6-24 *Osteoporose: perda de altura em caso de corcunda de viúva.*

raquitismo; os médicos acreditam que a causa possa ser um aumento da amamentação natural ou o uso excessivo de protetor solar em jovens adultos. O leite materno contém pouca vitamina D, e os bloqueadores solares bloqueiam os raios ultravioleta do sol. Devido à falta de calcificação, os ossos se tornam moles, causando deformações como pernas arqueadas e peito de pombo (*pectus excavatum*). A doença pode ser evitada com quantidades suficientes de cálcio, vitamina D e uma exposição moderada ao sol.

Destaques médicos 6-2

PROCEDIMENTOS CIRÚRGICOS EM ARTICULAÇÕES

Dois termos são usados com frequência quando se discute o tratamento de um quadril ou joelho lesionados. **Artroscopia** é o exame visual da estrutura interna da articulação por meio de um artroscópio. O artroscópio é um pequeno instrumento de visualização com fibra óptica. Durante esse procedimento, o médico é capaz de ver o interior da articulação em um monitor. Por uma incisão de cerca de meio centímetro, ele pode diagnosticar e tratar as lesões na região da articulação. Tal procedimento é usado com frequência para remover cartilagem solta no joelho.

Microfratura é uma opção cirúrgica em que se utiliza uma técnica artroscópica. Faz-se um pequeno orifício no osso. Ao atravessar a superfície dura do osso, a microfratura permite que o osso mais profundo e mais vascular acesse a superfície. As células podem então atingir a superfície e estimular o crescimento da cartilagem.

Continua

Continuação

Esse procedimento é realizado com frequência em pacientes com lesão da cartilagem.

Artroplastia significa reparo cirúrgico de uma articulação danificada. No entanto, esse termo passou a designar a colocação cirúrgica de uma articulação artificial. *Artroplastia total de quadril* é a substituição de um quadril danificado. Durante a cirurgia, um revestimento plástico é ajustado no acetábulo para restaurar a superfície lisa. A cabeça do fêmur é removida e substituída por uma bola de metal fixada em uma haste metálica inserida no fêmur. A superfície lisa recupera a função da articulação.

Artroplastia total de joelho envolve a substituição de todas as partes do joelho. Em uma prótese parcial, apenas as partes danificadas são trocadas.

Recapeamento é um procedimento para ajustar o formato e o contorno de um joelho lesado. Tal reparo da região de cartilagem danificada é realizado para prevenir futuras lesões na região. A vantagem do procedimento de recapeamento é que ele resulta em uma perda mínima de osso.

Recapeamento de quadril envolve a colocação de uma capa de metal por cima da cabeça do fêmur para permitir que ela se movimente suavemente por cima do revestimento metálico do acetábulo.

Recapeamento de joelho envolve usar um implante apenas na parte do joelho que ficou danificada. Ao conservar as partes não danificadas, a articulação pode se mexer melhor e de forma mais natural.

A decisão sobre o tipo de cirurgia articular é determinada pelo médico e pelo paciente, e com base na idade e no estado geral de saúde deste.

Todos os tipos de cirurgia articular requerem um processo de reabilitação para devolver força suficiente aos músculos, de modo que o indivíduo possa realizar as atividades diárias.

Perfil de carreira

Ortesista e protesista

6-2

Os ortesistas desenham, fabricam e ajustam aparelhos e outros dispositivos ortopédicos, como membros artificiais (próteses).

Os protesistas medem, desenham e ajustam ou fazem a manutenção de dispositivos protéticos conforme a prescrição do médico.

Nos Estados Unidos, ambas as profissões requerem um diploma de mestrado em Ortopedia ou Protética e um programa de estágio de um ano. Uma vez completado o programa de residência, o candidato deve realizar uma prova de certificação aplicada pelo American Board Certification in Orthotics, Prosthetics and Pedorthics. Os empregos estão disponíveis em hospitais, casas de suprimentos médicos e consultórios de médicos. As perspectivas de crescimento da oferta de vaga são de 12% por ano.

Obs: No Brasil, ambas são profissões de caráter técnico (N.R.T.).

Um corpo: Como o sistema esquelético interage com os outros sistemas do corpo

Sistema tegumentar
- Ajuda a dar forma ao corpo.
- A pele produz o precursor da vitamina D, necessária para a absorção de cálcio armazenado nos ossos.

Sistema muscular
- Os ossos servem como fixação para os tendões dos músculos esqueléticos e movimentam o corpo.
- Fornece o cálcio necessário para a contração muscular.

Sistema nervoso
- O crânio protege o encéfalo, as vértebras, a medula espinhal.
- Os receptores sensoriais nas articulações transmitem sinais sobre a posição do corpo para o cérebro.

Sistema endócrino
- Protege algumas glândulas endócrinas.
- Interage com a calcitonina da tiroide e o paratormônio das glândulas paratireoides a fim de agir na medula óssea e regular os níveis sanguíneos de cálcio.

Sistema circulatório
- As costelas protegem o coração e os principais vasos sanguíneos.
- As cavidades da medula óssea são o local de produção dos glóbulos sanguíneos vermelhos que transportam o oxigênio, dos glóbulos brancos que garantem a defesa e das plaquetas para a coagulação.

Sistema linfático
- Fornece alguma proteção para os gânglios linfáticos.
- A medula óssea é o local de produção de alguns linfócitos necessários para o sistema imune.

Sistema respiratório
- A caixa torácica protege os órgãos envolvidos na respiração.
- As costelas e os músculos intercostais ajudam na mecânica respiratória.

Sistema digestório
- Fornece proteção para os dentes, o esôfago, o estômago, o fígado e a vesícula biliar.
- Absorve o cálcio no intestino; os vasos sanguíneos carregam o cálcio para ser armazenado nos ossos.

Sistema urinário
- Os ossos protegem os rins e a bexiga.

Sistema reprodutor
- A cintura pélvica protege os órgãos reprodutores.

Terminologia médica

ab-	longe de	burs	pequena bolsa
duc	movimenta	burs/ite	inflamação de uma pequena bursa
-ção	processo de	carp	punho
ab/duç/ão	processo de afastar	-al	que pertence a
ad-	para, em direção a	carp/al	que pertence ao punho
ad/duç/ão	processo de aproximar	-ose	processo de
artr	articulação	cif/ose	processo de formar corcunda
-ite	inflamação		
artr/ite	inflamação de uma articulação		

Continua

Continuação

circum	ao redor de	tars	tornozelo
circum/duç/ão	processo de rotação ao redor de	meta/tars/al	que pertence ao tornozelo, aos ossos da sola do pé
end-	dentro	osteo/artr/ite	inflamação da articulação
-eo	presença de	poro	poros
oste	osso	-se	condição anormal
end/ost/eo	presença de revestimento por dentro do osso	osteo/poro/se	condição anormal de apresentar poros no osso
extens	estiramento	peri-	ao redor de
-ão	processo de	peri/oste/o	presença de revestimento ao redor do osso
extens/ão	processo de estiramento	prona	colocar a face para baixo
cif	corcunda	prona/ção	processo de colocar a face para baixo
flex	dobrar	reumat-	alterações doloridas nas articulações
flex/ão	processo de dobrar	-oid	que parece
lord	dobrar para trás	reumat/oide	semelhante a alterações doloridas nas articulações
lord/ose	processo de dobrar para trás, curvatura para dentro da coluna	supina	colocar de costas
cifose	processo de dobrar para a frente	supina/ção	processo de colocar de costas
meta	além de		
meta/carp/al	que pertence além do punho, do osso da palma e da mão		

Questões de revisão

Assinale a opção que completa adequadamente cada frase apresentada a seguir.

1. Supinação é um tipo de
   a. extensão.
   b. abdução.
   c. adução.
   d. rotação.

2. Os ossos encontrados no crânio são
   a. ossos irregulares.
   b. ossos chatos.
   c. ossos curtos.
   d. ossos compridos.

3. O crânio protege
   a. os pulmões.
   b. o encéfalo.
   c. o coração.
   d. o estômago.

4. Articulações em pivô são encontradas
   a. na coluna vertebral.
   b. no crânio.
   c. no punho.
   d. no ombro.

5. Os ossos são um local de estoque de minerais como
   a. cálcio e sódio.
   b. cálcio e potássio.
   c. sódio e potássio.
   d. cálcio e fósforo.

6. O local de produção das células sanguíneas é
   a. a medula amarela.
   b. o periósteo.
   c. a cartilagem articular.
   d. a medula vermelha.

7. Articulações imóveis são encontradas
   a. no crânio de uma criança.
   b. no crânio de um adulto.
   c. na coluna vertebral de um adulto.
   d. na coluna vertebral de uma criança.

8. Flexão significa
   a. dobrar.
   b. rotacionar.
   c. estender.
   d. abdução.

9. O grau de mobilidade de uma articulação é determinado pelo/pela
   a. quantidade de líquido sinovial.
   b. número de bursas.
   c. intensidade dos exercícios inabituais.
   d. formato do osso e estrutura da articulação.

10. O osso que forma a base do crânio é o
    a. parietal.
    b. temporal.
    c. occipital.
    d. frontal.

11. O osso-chave do crânio é o
    a. etmoide.
    b. frontal.
    c. parietal.
    d. esfenoide.

12. O único osso móvel da face é o/a
    a. lacrimático.
    b. mandíbula.
    c. maxila.
    d. palato.

13. A abertura central das vértebras que permite a passagem da medula espinhal é
    a. o processo transverso.
    b. o disco intervertebral.
    c. o forâmen.
    d. o processo espinhoso.

14. A cintura escapular é composta de dois ossos:
    a. rádio e ulna.
    b. clavícula e escápula.
    c. tíbia e fíbula.
    d. metatarso e tarso.

15. As costelas fixadas diretamente no esterno são denominadas
    a. flutuantes.
    b. verdadeiras.
    c. falsas.
    d. úmero.

16. O osso do braço localizado do lado do polegar é chamado de
    a. ulna.
    b. rádio.
    c. úmero.
    d. carpal.

17. Os ossos do punho são chamados de
    a. tarso.
    b. metatarsos.
    c. carpo.
    d. metacarpos.

18. O osso mais comprido e mais forte do corpo é o/a
    a. úmero.
    b. tíbia.
    c. fêmur.
    d. fíbula.

19. O osso do calcanhar é conhecido como
    a. calcâneo.
    b. patela.
    c. fíbula.
    d. tálus.

20. Uma inflamação do osso é conhecida como
    a. artrite.
    b. bursite.
    c. osteomielite.
    d. osteoartrite.

Indique as legendas

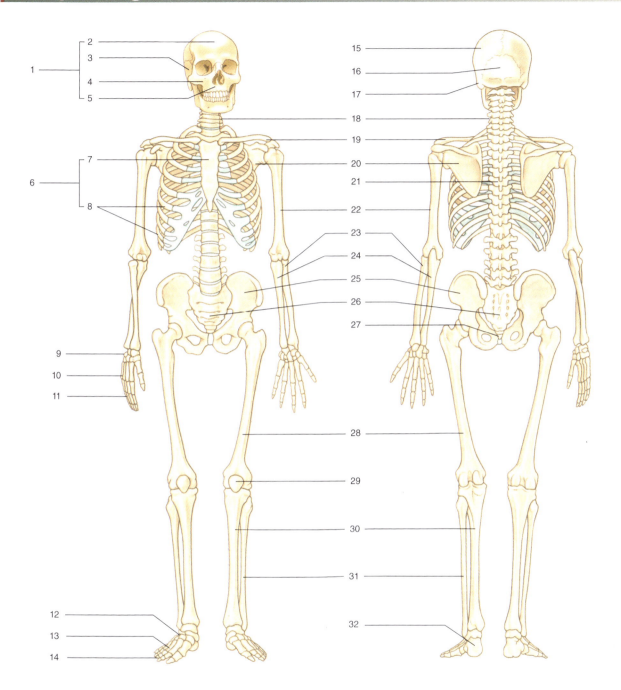

1. Nomeie as partes do esqueleto.

Estruturas e funções do corpo

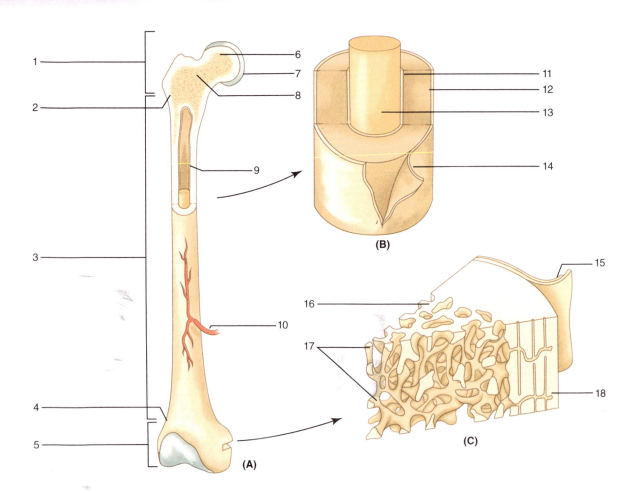

2. Nomeie as partes de um osso comprido.

Relacione as colunas

Relacione cada termo da Coluna I com a respectiva descrição indicada na Coluna II.

COLUNA I	COLUNA II
_____ 1. osteoartrite	a. primeira vértebra cervical
_____ 2. fratura fechada	b. absorvedores de choques
_____ 3. tendão	c. articulação móvel
_____ 4. endósteo	d. degeneração da cartilagem articular
_____ 5. bursa	e. osso quebrado, pele intacta
_____ 6. epífise	f. cápsula articular
_____ 7. periósteo	g. faixa fibrosa que conecta o músculo ao osso
_____ 8. atlas	h. revestimento da cavidade medular
_____ 9. disco intervertebral	i. cálcio e fósforo
_____ 10. articulação em diartrose	j. estrutura terminal de um osso comprido
	k. células ósseas ou osteócitos
	l. cobertura do osso que contém vasos sanguíneos

Compare e diferencie

Aponte as semelhanças e diferenças entre os termos e as expressões apresentados a seguir:

1. Osteoartrite e osteoporose
2. Fratura em galho verde e fratura composta
3. Deslocamento e entorse
4. Artrite reumatoide e gota
5. Cifose e escoliose

Aplicação prática da teoria

1. Que tipo de movimento articular é usado para desligar uma lâmpada? Que tipo de movimento é usado para pentear o cabelo?
2. Se um esquiador quebrar o osso comprido da perna, que tipo de tratamento será adotado?
3. Ao correr, você "torce o tornozelo". Nomeie os ossos envolvidos. Qual é o melhor tratamento para um entorse?
4. Sua avó conta que os membros dela são rígidos. O que causa essa condição?
5. Seu tio de 70 anos de idade, Michel, diz: "Não sei o que está acontecendo comigo. Eu tinha 1,83 metro de altura e agora tenho apenas 1,72 metro". Por que a estatura de Michel tem diminuído?

Estudo de caso

Tereza, sua avó de 80 anos de idade, caiu de um banquinho enquanto guardava a louça e não conseguiu se levantar. Ela ligou para a emergência, e uma equipe foi até o local. Os profissionais da emergência constataram que a perna direita de Tereza estava em abdução e que ela estava se queixando de dor na perna e no quadril direitos. A mulher foi levada para a emergência, onde uma radiografia revelou que ela tinha quebrado o colo do fêmur direito. Outros exames de raios X indicaram uma perda de massa óssea no quadril direito, no fêmur e nas vértebras. Fez-se uma cirurgia para reposicionar o quadril. Sua avó está se recuperando e tem tratamento fisioterapêutico todos os dias.

1. Que órgão e sistema corporal foram afetados por essa lesão?
2. Nomeie o tipo de tecido envolvido e as células responsáveis pela cura.
3. Segundo o médico, será necessário efetuar uma redução aberta para consertar o quadril de Tereza. Explique como se faz essa redução.
4. Que condição patológica foi revelada pela radiografia das vértebras?
5. Qual é a importância da idade e do gênero da sua avó?
6. Que outros sistemas podem ter sido afetados pela queda?
7. Qual será o papel do fisioterapeuta na reabilitação da sua avó?
8. Que teste poderia ter revelado a patologia?
9. Que medidas podem ser adotadas para prevenir a osteoporose?
10. Que limitações sofrerá sua avó após a reabilitação?

Atividade de laboratório 6-1

Ossos compridos

- *Objetivo:* descrever e examinar as estruturas que compõem um osso comprido.
- *Material necessário:* um osso comprido cortado longitudinalmente pela metade por um açougueiro ou uma peça de laboratório já preparada, luvas descartáveis, este livro, papel e caneta.
- *Nota:* as suas observações sobre os ossos devem incluir local, tamanho, formato e qualquer outra característica especial.

Passo 1: Examine o osso comprido (se se tratar de um osso fresco, use luvas descartáveis).

Passo 2: Identifique a haste. Descreva e registre a aparência dela.

Passo 3: Se utilizar um osso fresco, descasque o periósteo.

Passo 4: Localize e descreva o osso compacto. Registre as observações.

Passo 5: Localize e descreva a epífise. Registre as observações.

Passo 6: Localize e descreva a cavidade medular. Registre as observações.

Passo 7: Localize e descreva a medula vermelha. Em que parte do osso comprido está localizada? Registre as observações.

Passo 8: Se utilizar um osso fresco, descarte-no em um contêiner apropriado. Retire as luvas e lave as mãos.

Atividade de laboratório 6-2

Esqueleto axial e apendicular

- *Objetivo:* descrever o tamanho, o formato e a localização dos ossos do esqueleto humano.
- *Material necessário:* esqueleto articulado, este livro, papel e caneta.
- *Nota:* as suas observações sobre os ossos devem incluir local, tamanho, formato e qualquer outra característica especial.

Passo 1: Localize e descreva os ossos do crânio e da face. Registre as observações

Passo 2: Localize e descreva os ossos da caixa torácica. Registre as observações.

Passo 3: Localize o processo xifoide.

Passo 4: Localize e descreva as vértebras. Compare suas observações com as figuras deste livro. Descreva os tipos de vértebra. Registre a descrição.

Passo 5: Localize e descreva os ossos da cintura escapular ou peitoral. Registre as observações.

Passo 6: Localize o processo olecraniano. Registre a localização dele.

Passo 7: Localize os ossos rádio e ulna. Qual é o mais comprido? Registre a resposta.

Passo 8: Conte os ossos localizados na mão. Registre a resposta.

Continua

Continuação

Passo 9: Localize e descreva a cintura pélvica. Registre as observações.

Passo 10: Encontre o acetábulo. Que osso se encaixa nessa estrutura? Registre a resposta.

Passo 11: A tíbia é mais comprida ou mais curta do que a fíbula? Que osso é chamado de canela? Registre as respostas.

Passo 12: Localize os ossos do tornozelo. Há quantos em cada pé? Registre a resposta.

Passo 13: Localize e descreva a estrutura dos ossos do pé. Registre as descrições.

Passo 14: Nomeie três articulações em dobradiça que você consegue localizar no esqueleto articulado. Registre os nomes e as localizações.

Passo 15: Localize e descreva duas articulações do tipo anfiartrose. Registre a localização e as características desse tipo de articulação.

Capítulo 7

SISTEMA MUSCULAR

Objetivos

- Descrever a função do músculo.
- Descrever cada um dos grupos musculares.
- Listar as características do músculo.
- Descrever o trabalho em conjunto dos pares de músculos.
- Explicar a origem e a inserção de um músculo.
- Localizar os músculos esqueléticos importantes.
- Descrever a função desses músculos esqueléticos.
- Discutir como o treino esportivo afeta os músculos.
- Identificar algumas doenças musculares.
- Definir as palavras-chave relacionadas a este capítulo.

Palavras-chave

acetilcolina
agonista
antagonista
amuscular
bíceps
blefarospasmo
células musculares lisas
contratilidade
cotovelo de tenista
distonia
distrofias musculares
dores nas canelas (canelite)
elasticidade
esfíncteres
espasmo muscular
esporão de calcanhar
excitabilidade
extensibilidade
fadiga muscular
fascite plantar
fibromialgia
fisioterapia
força
hérnia
inserção
irritabilidade
isométrica
isotônica
junção neuromuscular
lei do tudo ou nada
lesão do manguito rotador
mialgia
miastenia grave
músculos dilatadores
músculo liso
origem
potenciais de ação
reabilitação
remissão
sarcolema
sarcoplasma
sinergistas
tensão
tensão muscular
tétano
tônus muscular
torcicolo
tríceps
unidade motora
vasto lateral
ventre

CAPÍTULO 7 Sistema muscular

A capacidade de se mover é uma atividade essencial do corpo humano, possibilitada pela propriedade única de contratilidade dos músculos, os quais constituem uma grande parte do corpo humano. Praticamente a metade da nossa massa corporal vem do tecido muscular. Se você pesa 70 quilos, uns 30 vêm dos músculos fixados nos seus ossos. No conjunto, são mais de 650 músculos diferentes no corpo humano. Os músculos são responsáveis por todos os movimentos do corpo. Eles permitem que nos desloquemos e realizemos funções involuntárias, como respirar ou ter batimentos cardíacos. Os músculos dão forma ao nosso corpo; imagine como você seria se todos seus músculos ficassem "soltos". Os músculos são responsáveis por produzir a maior parte do calor do nosso corpo.

O sistema muscular é responsável por três grandes tarefas:

1. Movimentos corporais.
2. Formato do corpo, de modo a manter a postura.
3. Calor corporal, com o objetivo de preservar a temperatura.

Tipos de músculo

Os movimentos do corpo são determinados por um ou mais tipos de músculo dentre os três tipos principais: esquelético, liso e cardíaco. Esses músculos são também chamados estriado, fusiforme e não estriado (involuntário) com base em sua aparência no microscópio.

Os **músculos esqueléticos** são fixados nos ossos do esqueleto. Eles são chamados de estriados, pois, no microscópio, apresentam estrias transversais, em bandas claras e escuras alternadas, que correm perpendicularmente ao comprimento do músculo (Figura 7-1). O músculo esquelético ainda é denominado músculo voluntário, pois ele contém nervos e está sob controle voluntário. Cada célula é multinuclear (contém vários núcleos). A membrana celular é o **sarcolema**; e o citoplasma, o **sarcoplasma**. Cada célula muscular é conhecida como fibra muscular. O músculo esquelético consiste em grupos de tais fibras, unidas entre elas por tecido conjuntivo. **Fáscia** é o nome dado à faixa de tecido conjuntivo que envolve, separa ou liga músculos ou grupos de músculos. A fáscia é flexível para permitir os movimentos musculares.

A maior parte do corpo é formada de músculos esqueléticos, os quais permitem os movimentos dos membros, mas se contraem rapidamente, apresentam facilmente fadiga e não têm a capacidade de se manter contraídos por períodos prolongados. Piscar o olho,

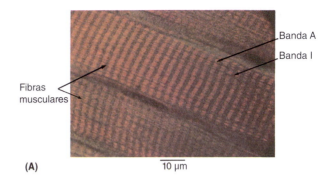

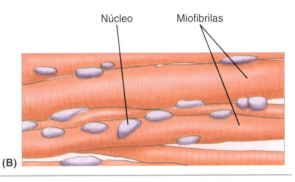

Figura 7-1 *Células musculares estriadas ou voluntárias (esqueléticas).*

Imagem de Atlas of Microscopic Anatomy: A Functional Approach: Companion to Histology and Neuroanatomy, de R. Bergman, A. Afifi, P. Heidger, 1999, www.vh.org/Providers/Textbooks/MicroscopicAnatomy.html. Reproduzida com permissão.

falar, respirar, dançar, comer e escrever são todas funções realizadas pela movimentação desses músculos. Este capítulo se concentra nos músculos esqueléticos.

As **células musculares lisas** (ou musculares viscerais) são pequenas e têm formato de fuso. Só existe um núcleo, localizado no centro de cada célula. Elas são chamadas células musculares lisas porque não apresentam estrias distintas. Por não estarem fixadas nos ossos, elas atuam devagar, não se cansam facilmente e podem se manter contraídas por um tempo longo (Figura 7-2).

Como as células musculares lisas não estão sob controle consciente, também são chamadas de involuntários. As ações delas são controladas pelo sistema nervoso autônomo (automático). As células musculares lisas são encontradas nas paredes dos órgãos internos, incluindo o estômago, os intestinos, o útero e os vasos sanguíneos. Elas ajudam a transportar o alimento ao longo do tubo digestivo, contraem o útero durante o trabalho de parto e ainda controlam o diâmetro dos vasos sanguíneos enquanto o sangue circula pelo corpo.

O **músculo cardíaco** é encontrado exclusivamente no coração. As células musculares cardíacas são estriadas, ramificadas e involuntárias (Figura 7-3). As células cardíacas são unidas em uma rede contínua, e não há nenhuma camada que as separe. As membranas das células adjacentes são fusionadas em locais denominados discos intercalados. Um sistema de comunicação

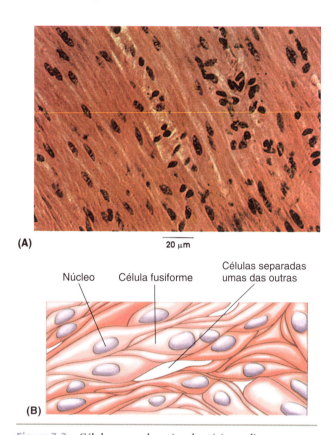

Figura 7-2 *Células musculares involuntárias ou lisas.*
Imagem de Atlas of Microscopic Anatomy: A Functional Approach: Companion to Histology and Neuroanatomy, de R. Bergman, A. Afifi, P. Heidger, 1999, www.vh.org/Providers/MicroscopicAnatomy.html. Reproduzido com permissão.

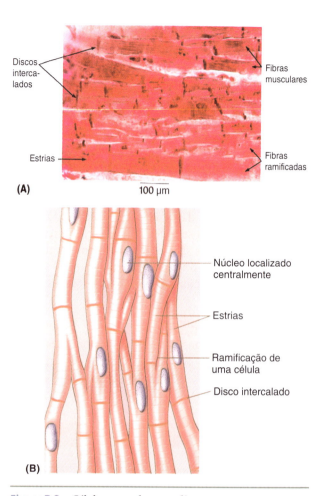

Figura 7-3 *Células musculares cardíacas.*
Imagem de Atlas of Microscopic Anatomy: A Functional Approach: Companion to Histology and Neuroanatomy, de R. Bergman, A. Afifi, P. Heidger, 1999, www.vh.org/Providers/MicroscopicAnatomy.html. Reproduzido com permissão.

nas áreas fusionadas impede a contração independente de uma célula. Quando uma célula recebe o sinal para se contrair, todas as células vizinhas são estimuladas e se contraem juntas para produzir um batimento cardíaco. Quando o coração bate normalmente, elas mantêm um ritmo de cerca de 72 contrações por minuto; no entanto, a atividade de vários terminais nervosos pode levar o coração a aumentar ou diminuir seu ritmo. O músculo cardíaco requer um aporte contínuo de oxigênio para funcionar. Se o suprimento de oxigênio for interrompido por apenas 30 segundos, as células musculares cardíacas começarão a morrer.

Esfíncteres ou **músculos dilatadores** são músculos circulares especializados dos orifícios entre o esôfago e o estômago, e entre este e o intestino delgado. Também são encontrados nas paredes do ânus, na uretra e na boca. Eles se abrem ou se fecham para controlar a passagem das substâncias.

A Tabela 7-1 resume as características dos três tipos principais de músculo.

Características dos músculos

Todos os músculos, sejam eles esqueléticos, lisos ou cardíaco, têm quatro propriedades em comum. A primeira é a **contratilidade**, propriedade não encontrada em nenhum outro tecido do corpo. Contratilidade é a capacidade dos músculos de se encurtar em resposta a um estímulo adequado. A contração de um músculo esquelético que conecta um par de ossos aproxima os pontos de fixação, causando assim o movimento do osso. Quando as células musculares cardíacas se contraem, elas reduzem o volume das cavidades cardíacas, bombeando o sangue do coração para os vasos sanguíneos. De modo semelhante, os músculos lisos, que envolvem os vasos sanguíneos ou os intestinos, causam uma diminuição do calibre desses tubos quando se contraem.

Excitabilidade ou **irritabilidade** é uma propriedade compartilhada pelas células musculares e células nervosas (neurônios). É a capacidade de responder a certos estímulos pela emissão de sinais elétricos chamados de **potenciais de ação** (impulsos).

Extensibilidade é a capacidade do músculo de ser esticado. Quando abaixamos o antebraço, os músculos atrás do braço estão sendo esticados ou estendidos.

Os músculos ainda apresentam **elasticidade** (a capacidade de voltar para o comprimento original

CAPÍTULO 7 Sistema muscular

Tabela 7-1 *Características dos três tipos de músculo*

TIPO MUSCULAR	LOCALIZAÇÃO	ESTRUTURA	FUNÇÃO
Músculo esquelético (estriado, voluntário)	Fixado no esqueleto, também localizado no primeiro terço da parede da faringe e do esôfago	A fibra muscular é comprida, cilíndrica e multinuclear, e contém estrias alternadas claras e escuras. Os núcleos são localizados nas extremidades da fibra.	As contrações são voluntárias e podem ser rápidas e fortes. As contrações estabilizam as articulações.
Músculo liso (não estriado, involuntário)	Localizado nas paredes das estruturas tubulares e dos órgãos ocos, como trato digestório, bexiga urinária e vasos sanguíneos.	A fibra muscular lisa é comprida e fusiforme, e não contém estrias.	As contrações são involuntárias, rítmicas e lentas.
Músculo cardíaco (coração)	Localizado no coração	Fibras curtas, ramificadas, com um núcleo central; estrias não distintas.	As contrações são involuntárias, rítmicas e automáticas.

após relaxamento). Coletivamente, as quatro propriedades dos músculos – contratilidade, excitabilidade, extensibilidade e elasticidade – produzem um verdadeiro dispositivo mecânico capaz de movimentos complexos e intricados.

Fixações e funções dos músculos

O corpo humano tem mais de 650 músculos diferentes. Para que possam produzir um movimento em qualquer parte do corpo, esses músculos devem exercer a força em um objeto móvel. Os músculos devem ser fixados nos ossos formando uma alavanca, a fim de ter algo para puxar. Os músculos sempre puxam, nunca empurram.

Os músculos são fixados aos ossos e ao esqueleto por partes de tecido conjuntivo denso, fibroso e não elástico, chamadas *tendões*. A fixação entre dois ossos se faz através de faixas de tecido conjuntivo fibroso, denominadas *ligamentos* (Figura 7-4). Os ossos ficam ligados nas articulações. Os músculos esqueléticos estão fixados aos ossos formando pontes entre as articulações. Quando um músculo esquelético se contrai, o osso nele fixado se move.

Os músculos esqueléticos são fixados em ambas as extremidades. A fixação pode ser em um osso, em uma cartilagem, em um ligamento, em tendões, na pele e, às vezes, entre um músculo e outro. A **origem** é a parte do músculo esquelético que é presa a uma estrutura fixa ou a um osso; ela é o elemento que menos se movimenta durante a contração do músculo. A **inserção** é a outra extremidade, fixada a uma parte móvel; é a porção que mais se movimenta durante a contração do músculo.

O músculo esternocleidomastóideo foi nomeado de acordo com suas origens e sua inserção (Figura 7-5).

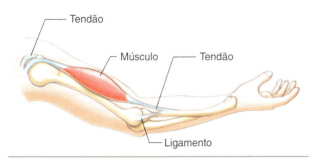

Figura 7-4 *Os tendões fixam os músculos esqueléticos ao osso. Os ligamentos unem fortemente osso com osso em uma articulação.*

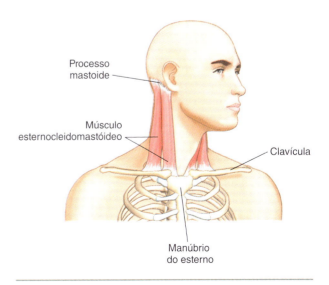

Figura 7-5 *O músculo esternocleidomastóideo foi nomeado de acordo com seus pontos de origem e inserção.*

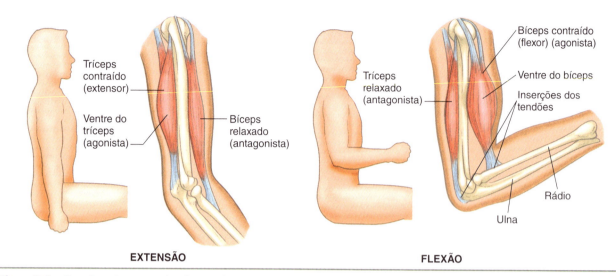

Figura 7-6 Coordenação entre músculos agonistas e antagonistas.

Por exemplo, a origem do músculo esternocleidomastóideo são o esterno e a clavícula; a inserção é no processo mastoide do osso temporal.

O **ventre** é o corpo central do músculo (Figura 7-6). Os músculos do corpo são organizados em pares: o **agonista** produz um movimento em uma determinada direção, e o **antagonista** puxa na direção oposta. Tal organização de músculos com ação oposta é chamada de par antagonista.

Por exemplo, os músculos do braço estão organizados em pares antagonistas (Figura 7-6). O músculo localizado na parte frontal do braço é o **bíceps braquial**. Uma extremidade do bíceps (sua origem) é fixada na escápula e no úmero. Quando o bíceps se contrai, a escápula e o úmero permanecem estáticos. A extremidade oposta do bíceps (sua inserção) é fixada ao rádio do antebraço; quando há contração do bíceps, o rádio se movimenta.

O músculo da face posterior do braço é o **tríceps braquial**. Experimente esta simples demonstração: dobre o cotovelo. Com a outra mão, sinta a contração do ventre do bíceps. Ao mesmo tempo, estique os dedos (ao redor do braço) até tocar o tríceps; este estará relaxado. Agora estique o antebraço; sinta a contração do tríceps simultânea ao relaxamento do bíceps. Agora, dobre o antebraço pela metade e contraia bíceps e tríceps. Eles não podem se mexer porque ambos os conjuntos de músculos estão se contraindo ao mesmo tempo. Em algumas atividades musculares, os papéis do agonista e do antagonista podem se inverter. Quando você flexiona o braço, o bíceps é o agonista, e o tríceps o antagonista. Quando você estica o braço, o tríceps é o agonista e o bíceps se torna o antagonista.

Outros grupos musculares, os chamados **sinergistas**, ajudam a manter um movimento ou a estabilizar uma articulação ativa.

Fontes de energia e calor

Os músculos não movimentam apenas o corpo, mas também produzem o calor necessário. Para se aquecer em um dia frio, você pula para cima e para baixo. Os seres humanos mantêm geralmente a temperatura corporal em uma faixa estreita (de 37 ºC a 37,7 ºC). Para que os músculos se contraiam e façam o trabalho necessário, eles precisam de energia. A principal fonte dessa energia é o **trifosfato de adenosina** (*adenosine triphosphate* – **ATP**), um composto encontrado nas células musculares. Para produzir ATP, a célula precisa de oxigênio, glicose e outras moléculas trazidas pelo sangue circulante. A glicose pode ser estocada dentro da célula na forma de glicogênio. Quando um músculo é estimulado, o ATP é liberado para produzir o calor que nosso corpo requer e a energia de que o músculo precisa para se contrair. Durante esse processo, acumula-se ácido láctico, o subproduto do metabolismo celular.

Contração do músculo esquelético

O movimento dos músculos é o resultado de dois eventos principais: estimulação mioneural e contração de proteínas musculares. Os músculos devem ser estimulados por um impulso nervoso para que possam se contrair. Uma única contração muscular é denominada *sacudidela* (ou *espasmo muscular elementar*). Um motoneurônio (célula nervosa) estimula todas as fibras musculares esqueléticas que constituem uma **unidade motora**. A unidade motora é o motoneurônio e todas as fibras que ele estimula. A fibra (axônio) do motoneurônio, que transmite o impulso, e o sarcolema da célula muscular (a membrana da célula muscular) formam a **junção neuromuscular**. O espaço entre o axônio e a membrana da célula muscular é conhecido como fenda sináptica.

Quando um impulso nervoso atinge o terminal do axônio, o neurotransmissor **acetilcolina** é liberado. A acetilcolina difundida pela fenda sináptica se liga aos receptores do sarcolema. O sarcolema se torna, então, temporariamente permeável aos íons sódio (Na^+), permitindo sua entrada na célula muscular. Isso provoca um excesso de íons positivos, o qual perturba e modifica o estado elétrico do sarcolema. Essa alteração elétrica causa um potencial de ação (uma corrente elétrica). (Ver Capítulo 8 sobre a função das células nervosas.)

A contração do músculo esquelético começa com o potencial de ação, que viaja ao longo da extensão da fibra muscular. A fonte básica de energia provém da glicose, e a energia derivada é estocada na forma de ATP e fosfocreatina. Esta última serve como um mecanismo de disparo que permite a transferência de energia para as moléculas das proteínas actina e miosina, dentro das fibras musculares. Uma vez iniciado, o potencial de ação trafega em toda a superfície do sarcolema, conduzindo o impulso elétrico de uma extremidade a outra da célula. Isso resulta na contração da célula muscular. O movimento da corrente elétrica ao longo do sarcolema provoca a liberação de íons cálcio (Ca^{2+}) das áreas de estocagem dentro da célula muscular. Quando o cálcio se liga aos miofilamentos de actina (os elementos contráteis do músculo esquelético), estes começam a deslizar e toda a célula encurta. O deslizamento dos miofilamentos é energizado pelo ATP.

Os eventos que devolvem a célula ao estado de repouso incluem a difusão de íons potássio e sódio de volta para sua posição inicial, fora da célula. Quando o potencial de ação termina, os íons cálcio são reabsorvidos das suas áreas de armazenamento e o músculo se relaxa, voltando ao comprimento inicial. O aspecto espantoso é que toda essa atividade ocorre em apenas alguns centésimos de segundo.

Quando o potencial de ação ocorre, a acetilcolina (que iniciou o processo) é clivada por enzimas do sarcolema. Por esse motivo, um único impulso elétrico produz apenas uma contração elementar por vez. A força da contração depende de uma série de fatores:

- Intensidade do estímulo – um estímulo fraco não produzirá uma contração.

- Duração do estímulo – se o estímulo for intenso, mas aplicado apenas durante um milissegundo, ele poderá ser demasiado curto para ser eficaz.

- Velocidade da aplicação – um estímulo forte aplicado e retirado prontamente pode não ter tempo suficiente para surtir um efeito.

- Peso da carga – uma pessoa pode ser capaz de levantar uma bolsa, mas não uma mesa.

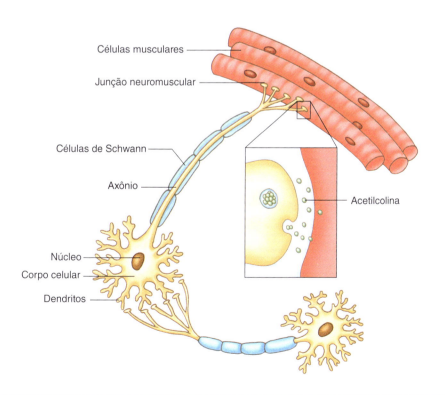

Figura 7-7 *Neurônio estimulando células musculares.*

- Temperatura – os músculos operam otimamente na temperatura corporal normal.

Uma célula muscular, quando estimulada adequadamente, se contrai por inteira. Isso é conhecido como **lei do tudo ou nada**. A célula muscular fica relaxada até ser estimulada pela próxima liberação de acetilcolina (Figura 7-7).

Os efeitos do envelhecimento sobre o sistema muscular

Com o passar dos anos, o músculo sofre uma atrofia considerável, enquanto ocorre uma perda progressiva tanto do número de fibras musculares quanto do poder individual delas. O tecido muscular é substituído por tecido fibroso. Ocorre uma redução da força muscular e da resistência associada à diminuição das fibras musculares. A capacidade reduzida de armazenamento do glicogênio muscular pode causar uma queda na reserva energética, que contribui para o aparecimento mais rápido da fadiga. Atividades da vida diária simples, tais como levantar uma cadeira, andar ou subir escadas, podem se tornar mais difíceis.

O exercício regular melhora a força e a resistência. Geralmente, um homem de 70 anos terá 50% da força de um homem de 30.

Fadiga muscular

A **fadiga muscular** é provocada pelo acúmulo de ácido láctico nos músculos. Nos períodos de exercício muito intenso, o sangue é incapaz de transportar oxigênio suficiente para completar a oxidação da glicose nos músculos, que por esta razão se contraem de forma anaeróbica (sem oxigênio).

Em geral, o ácido láctico sai do músculo pela corrente sanguínea, mas, caso o exercício intenso seja mantido, o nível de ácido láctico subirá de maneira bruta. Nesse caso, o ácido láctico se acumulará dentro do músculo, o que impedirá a contração e provocará fadiga muscular e câimbras. Após o exercício, as pessoas devem parar, descansar e inspirar bastante oxigênio, através da respiração, para reconverter o ácido láctico em glicose e outras substâncias úteis para as células musculares. A quantidade de oxigênio necessária é chamada débito de oxigênio.

Tônus muscular

Para que possam funcionar, os músculos devem permanecer levemente contraídos e prontos para puxar. Esse estado de semicontração é denominado **tônus muscular**, que mantém nossa postura corporal. O tônus muscular é mantido por meio de uma dieta adequada e de exercício regular. Uma contração muscular pode ser **isotônica** ou **isométrica**. Quando uma contração encurta os músculos, é chamada de contração isotônica. Isso acontece quando andamos, falamos, e assim por diante. Quando a tensão muscular aumenta, mas o músculo não encurta, trata-se de uma contração isométrica, o que acontece em exercícios como contrações abdominais. Se deixamos de nos exercitar, nossos músculos ficam fracos e flácidos, e podem até encolher por causa do desuso, o que pode levar à atrofia.

Tabela 7-2 *Denominação dos músculos esqueléticos*	
■ Localização	Frontal – testa
■ Tamanho	Glúteo máximo – maior músculo das nádegas
■ Direção das fibras	Oblíquo abdominal externo – das bordas da caixa torácica inferior
■ Número de origens	Bíceps – músculo de duas cabeças na região do úmero
■ Localização das origens e inserções	Esternocleidomastóideo – origem no esterno e na clavícula; inserção no processo mastoideo do osso temporal
■ Ação – flexor	Flexor ulnar do carpo – flexiona o punho
■ Ação – extensor	Extensor ulnar do carpo – estende o punho
■ Ação – depressor	Depressor do ângulo da boca – abaixa o canto da boca; eleva ou abaixa certas partes do corpo

Se exercitamos os músculos demais, eles ficam mais volumosos, então ocorre a hipertrofia.

Principais músculos esqueléticos

Os músculos esqueléticos ou voluntários estão fixados ao esqueleto e ajudam a movimentá-lo.

Denominação dos músculos esqueléticos

Os músculos são nomeados de acordo com localização, tamanho, direção, número de origens, localização da origem e inserção ou ação; no entanto, nem *todos* os músculos estão nomeados dessa forma.

A Tabela 7-2 lista alguns músculos e as respectivas denominações.

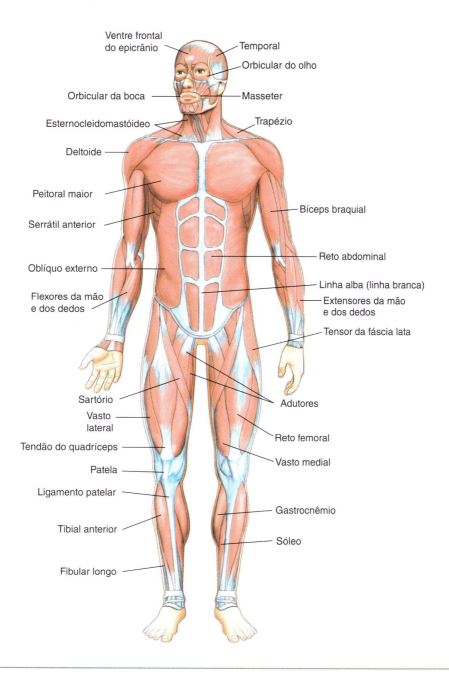

Figura 7-8   *Principais músculos esqueléticos do corpo – visão anterior.*

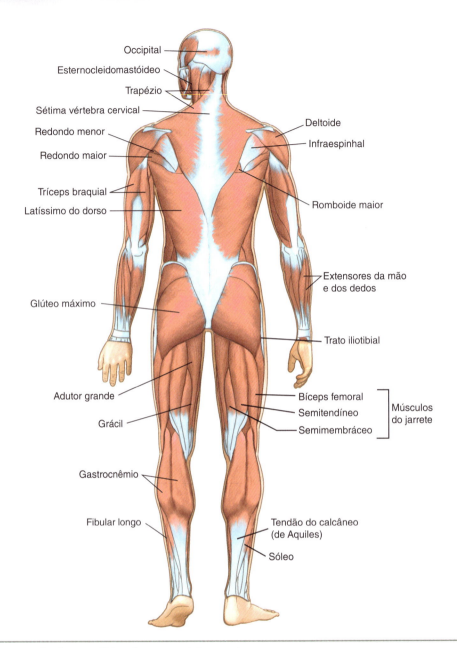

Figura 7-9 *Principais músculos esqueléticos do corpo – visão posterior.*

Observe atentamente as Figuras 7-8 e 7-9 e descubra outros músculos nomeados de acordo com localização, tamanho, direção, número de origens ou ação.

Existem 656 músculos esqueléticos no corpo humano, que podem se reduzir a 327 pares de músculos antagonistas e dois músculos ímpares. Esses dois músculos ímpares são o orbicular da boca e o diafragma. Os 656 músculos esqueléticos podem ser subdivididos nas seguintes regiões musculares:

A. *Músculos da cabeça*
  1. Músculos de expressões faciais
  2. Músculos da mastigação
  3. Músculos da língua
  4. Músculos da faringe
  5. Músculos do palato mole

B. *Músculos do pescoço*
  1. Músculos que movimentam a cabeça
  2. Músculos que movimentam o osso hioide e a laringe
  3. Músculos que movimentam as costelas superiores

C. *Músculos do tronco e das extremidades*
  1. Músculos que movimentam a coluna vertebral
  2. Músculos que movimentam a escápula
  3. Músculos da respiração

4. Músculos que movimentam o úmero
5. Músculos que movimentam o antebraço
6. Músculos que movimentam o punho, a mão e os dedos
7. Músculos que atuam na pelve
8. Músculos que movimentam o fêmur
9. Músculos que movimentam a perna
10. Músculos que movimentam o tornozelo, os pés e os dedos dos pés

As Tabelas de 7-3 a 7-8 listam alguns músculos esqueléticos importantes envolvidos em vários tipos de movimento corporal.

Tabela 7-3 Músculos da expressão facial

MÚSCULO	EXPRESSÃO	LOCALIZAÇÃO	FUNÇÃO
Frontal	Surpresa	Do lado da testa.	Levantar as sobrancelhas e enrugar a testa.
Depressor angular da boca	Dúvida, desdém, desprezo	Ao longo dos lados do queixo.	Abaixar o canto da boca.
Orbicular da boca	Dúvida, desdém, desprezo	Músculo em forma de anel ao redor da boca.	Comprimir e fechar os lábios.
Faixa larga do músculo platisma	Terror	Faixa muscular fina e larga que cobre o lado do pescoço e da mandíbula.	Puxar os cantos da boca para baixo e para trás.
Zigomático maior	Rir ou sorrir	Estende-se diagonalmente para cima a partir do canto da boca.	Elevar o canto da boca.
Nasal	Músculos do nariz	Por cima dos ossos nasais.	Abrir e fechar as aberturas nasais.
Orbicular do olho	Tristeza	Circula a órbita ocular por baixo das sobrancelhas.	Fechar as pálpebras e apertar a pele da testa.

Tabela 7-4 Músculo da mastigação

MÚSCULO	LOCALIZAÇÃO	FUNÇÃO
Masseter	Cobre a face lateral do ângulo da mandíbula.	Fechar a boca.
Temporal	Na fossa temporal do crânio	Levantar a mandíbula, fechar a boca e puxar a mandíbula para trás.

Tabela 7-5 Músculos do pescoço

MÚSCULO	LOCALIZAÇÃO	FUNÇÃO
Esternocleidomastóideo (duas cabeças)	Músculo largo que se estende diagonalmente para baixo, ao lado do pescoço.	Flexionar a cabeça; rotacioná-la para baixo, do lado oposto do músculo.

Tabela 7-6 Músculos dos membros superiores

MÚSCULO	LOCALIZAÇÃO	FUNÇÃO
*Trapézio	Um grande músculo triangular localizado na superfície superior das costas.	Movimentar o ombro; estender a cabeça.
*Deltoide	Um músculo triangular espesso que cobre a articulação do ombro.	Fazer abdução do braço.

Continua

Continuação

Tabela 7-6 Músculos dos membros superiores

MÚSCULO	LOCALIZAÇÃO	FUNÇÃO
*Peitoral maior	Região anterior do peito	Flexionar o braço e ajudar na adução dele.
Serrátil	Peito anterior	Movimentar a escápula para a frente e ajudar a elevar o braço.
*Bíceps braquial	Do braço até o rádio	Flexionar o antebraço.
*Tríceps braquial	Da parte posterior do braço até a ulna	Estender o antebraço.
Grupos musculares dos extensores e flexores do carpo	Estendem-se dos antebraços posterior e anterior até a mão.	Movimentar a mão.
Grupos musculares dos extensores e flexores dos dedos	Estendem-se dos antebraço posterior e anterior até os dedos.	Movimentar os dedos.

*Agonistas principais

Tabela 7-7 Músculos do tronco

MÚSCULO	LOCALIZAÇÃO	FUNÇÃO
Intercostais externos	Entre as costelas.	Levantar as costelas para ajudar na respiração.
Diafragma	Um músculo em formato de domo que separa as cavidades torácica e abdominal.	Ajudar a controlar a respiração.
Reto abdominal	Estende-se das costelas até a pelve.	Comprimir o abdômen.
Oblíquo externo	Na borda inferior das oito últimas costelas.	Abaixar as costelas, flexionar a coluna vertebral e comprimir a cavidade abdominal.
Oblíquo interno	Diretamente abaixo do oblíquo externo; suas fibras correm na direção oposta.	Mesmo que acima

Tabela 7-8 Músculos dos membros inferiores

MÚSCULO	LOCALIZAÇÃO	FUNÇÃO
*Glúteo máximo	Músculo que forma as nádegas.	Estender e rotacionar o fêmur para fora.
Glúteo médio	Estende-se da profundidade do fêmur até as nádegas.	Fazer abdução e rotação da coxa.
Tensor do fáscia lata	Um músculo plano encontrado ao longo da superfície lateral superior do quadril.	Flexionar, abduzir e rotacionar a coxa para dentro.
*Reto femoral	Quadril anterior.	Flexionar a coxa e estender a perna.
*Sartório (músculo do costureiro)	Um músculo comprido, em formato de faixa, que corre diagonalmente através das superfícies anterior e medial da coxa.	Flexionar e rotacionar a coxa e a perna.
*Tibial anterior	Na frente do osso tíbia	Fazer dorsiflexão dos pés; permitir que andemos nos calcanhares.
*Gastrocnêmio	Músculo da panturrilha	Fazer os dedos dos pés apontarem e flexionar a perna.

Continua

Continuação

Tabela 7-8 *Músculos dos membros inferiores*

MÚSCULO	LOCALIZAÇÃO	FUNÇÃO
*Sóleo	Um músculo largo e plano encontrado abaixo do gastrocnêmio.	Estender o pé.
Fibular longo	Um músculo superficial encontrado na face lateral da perna.	Estender e rotacionar o pé para fora; apoiar a arcada plantar.

*Agonistas principais

Músculos da cabeça e do pescoço

Os músculos da cabeça e do pescoço controlam as expressões faciais humanas, como raiva, medo, ressentimento, alegria, prazer e dor. Ver Tabela 7-3 e Figura 7-10.

Os músculos da mastigação controlam a mandíbula, elevando-a para fechar a boca e abaixando-a para abri-la. Ver Tabela 7-4 e Figura 7-10.

Os músculos que movimentam a cabeça possibilitam extensão, flexão e rotação. Ver Tabela 7-5 e Figura 7-10.

Músculos dos membros superiores

Esses músculos ajudam a movimentar o ombro (escápula), o braço (úmero) e os antebraços, o punho, a mão e os dedos. Ver Tabela 7-6 e Figura 7-11.

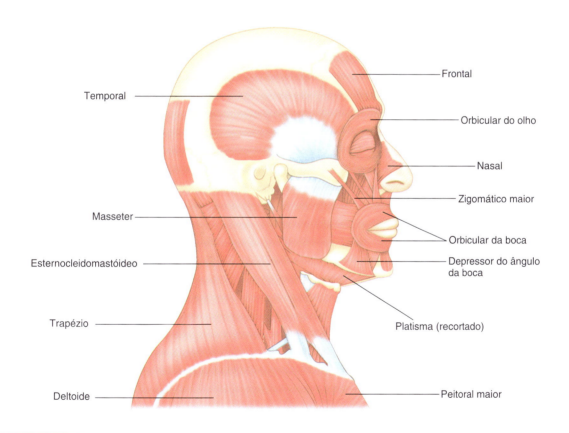

Figura 7-10 *Disposição dos músculos da cabeça e do pescoço.*

Você sabia?

O ser humano precisa de apenas 17 músculos para sorrir, mas de 43 para franzir a testa. A cada dois mil franzimentos, criamos uma ruga.

Músculos do tronco

Esses músculos controlam a respiração e os movimentos do abdômen e da pelve. Ver Tabela 7-7 e Figura 7-12.

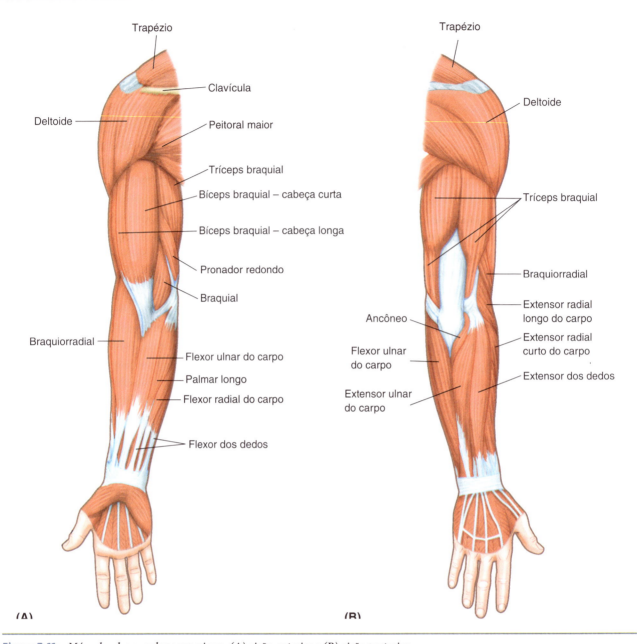

Figura 7-11 *Músculos dos membros superiores: (A) visão anterior e (B) visão posterior.*

Músculos dos membros inferiores

Esses músculos (Figura 7-13) ajudam nos movimentos de coxa (fêmur), perna, tornozelo, pé e dedos do pé (Tabela 7-8). Os músculos semitendíneo, bíceps femoral e semimembranáceo são chamados de músculos do jarrete. Esse grupo é assim denominado porque faz referência aos músculos utilizados pelo açougueiro para suspender um porco abatido. Os tendões desses músculos se ligam posteriormente à tíbia e à fíbula. Podemos senti-los atrás do joelho. O grupo dos músculos do jarrete é responsável por flexionar o joelho.

Como exercício e treino mudam os músculos

Exercício e treino alteram o tamanho, a estrutura e a força de um músculo.

Tamanho e estrutura musculares

Músculos esqueléticos não usados se atrofiam, enquanto os usados excessivamente se hipertrofiam. Os músculos lesionados podem se regenerar apenas até um certo grau. Caso a lesão muscular seja extensa,

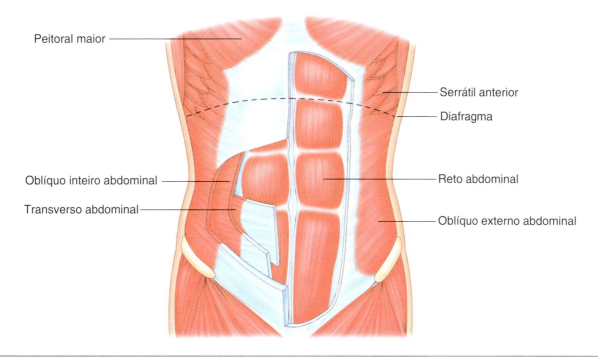

Figura 7-12 *Músculos do tronco.*

o tecido muscular será substituído por tecido conjuntivo (cicatricial). Músculos que são supertreinados podem sofrer um aumento considerável de tecido conjuntivo entre as fibras musculares, o que torna o músculo esquelético mais resistente.

Efeito do treino na eficiência muscular

Como resultados do treino, ocorrerão:

- Melhor coordenação de todos os músculos envolvidos em uma determinada atividade.
- Melhora dos sistemas respiratório e circulatório para abastecer as necessidades de um sistema muscular ativo.
- Eliminação ou redução do excesso de gordura.
- Melhora no movimento das articulações envolvidas na atividade.

Efeito do treino na força muscular

A **força** (capacidade de realizar trabalho) aumenta com um treino adequado, o qual pode surtir os seguintes efeitos nos músculos esqueléticos:

- Aumento do tamanho muscular.
- Melhor coordenação dos músculos antagonistas, que se relaxam no momento certo e não interferem na função do músculo que trabalha.
- Melhor função das regiões cerebrais corticais, onde os impulsos nervosos são originados para iniciar a contração muscular.

Massagem dos músculos

Eventualmente, um profissional de saúde pode administrar ao paciente uma massagem corporal inteira ou em uma região específica. O tipo correto de massagem é essencial para promover uma **fisioterapia** apropriada ou um conforto geral e uma sensação de bem-estar para o paciente.

O profissional de saúde deve conhecer os músculos esqueléticos específicos envolvidos na massagem terapêutica. A importância desses músculos provém de sua proximidade com a superfície corporal e do seu tamanho relativamente importante. A Tabela 7-9 fornece os nomes e a localização geral desses músculos esqueléticos superficiais. É fundamental que o profissional de saúde seja capaz de localizar tais músculos esqueléticos não apenas em esquemas de músculos, mas também no corpo de pacientes com diferentes tipos físicos: magro, esbelto, musculoso, gordo, homem e mulher.

Estimulação elétrica

A passagem de corrente elétrica através da pele vem sendo usada para fins terapêuticos há muitos anos. Essas modalidades elétricas produzem efeitos por

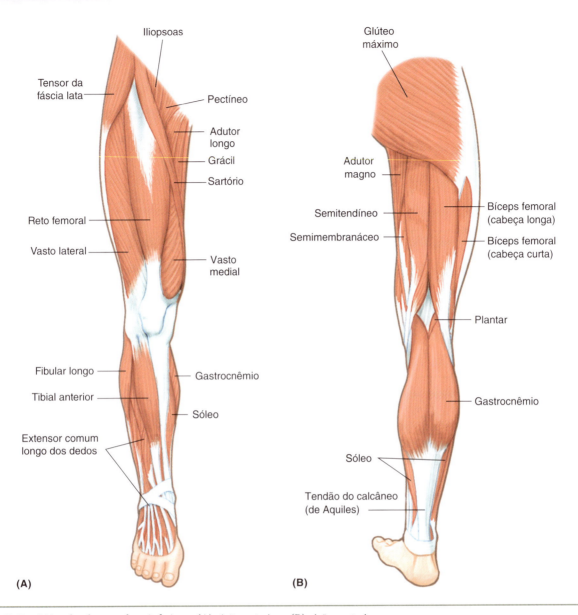

Figura 7-13 *Músculos dos membros inferiores: (A) visão anterior e (B) visão posterior.*

meio da estimulação do tecido nervoso e não geram calor nem frio.

A estimulação elétrica é uma modalidade comumente usada na fisioterapia e se mostrou eficaz para, por exemplo, aumentar a amplitude de movimento e a força muscular, reeducar os músculos, melhorar o tônus muscular, aumentar a função, controlar a dor, acelerar a cura de feridas e ainda reduzir os espasmos musculares.

Injeções intramusculares

Muitas vezes, os profissionais de saúde devem administrar uma medicação prescrita por via **intramuscular** (dentro do músculo). Portanto, é necessário um conhecimento prático dos principais músculos esqueléticos e da anatomia subjacente da região a ser injetada. Os sítios mais comuns para uma injeção intramuscular são o músculo deltoide do braço, o **vasto lateral** (parte anterior da coxa) e, nas nádegas, as regiões dos glúteos dorsal ou ventral.

Doenças dos músculos esqueléticos

Os sistemas muscular e esquelético trabalham em conjunto para movimentar o corpo. A coordenação muscular é vital para que a pessoa exerça suas atividades diárias de forma eficiente. Lesões ou doenças

Destaques médicos

7-1 MASSAGEM TERAPÊUTICA E SAÚDE

A massagem com as mãos é uma das mais antigas formas de terapia. As culturas antigas usaram esse tipo de terapia durante muitos anos. Com os avanços médicos e tecnológicos, essa terapia pareceu pouco científica. Mas hoje há um interesse crescente nos benefícios da massagem quando usada em combinação com a medicina convencional. A massagem também pode ser usada como medida preventiva para evitar lesões ou doenças.

As massagens usam o posicionamento, a pressão manual e ainda o movimento para promover o relaxamento e soltar e ampliar a movimentação nos músculos.

Os benefícios potenciais para a saúde são os seguintes:

- Melhora na circulação, que ajuda no reparo das lesões após uma cirurgia, melhora a pressão sanguínea e cura edemas nos braços e nas pernas.

- Liberação de hormônios redutores de estresse, como endorfinas, que aumentam a energia e reduzem o risco de doenças causadas por estresse crônico.

- Promoção de um reparo mais rápido dos músculos tensos e dos ligamentos torcidos. Esse reparo reduz a dor, o inchaço e a formação excessiva de tecido cicatricial.

- Alívio dos sintomas de certas condições patológicas, tais como artrite, asma, fibromialgia, distúrbios gastrointestinais, redução da amplitude de movimento, cefaleias e fadiga ocular.

Os termos e as expressões usados nas massagens terapêuticas são:

1. Massagem sueca – utiliza cinco métodos para fazer uma massagem: afloramento, amassamento, tapotamento, fricção por meio de movimentos de pressão circulares com a palma da mão e vibração com movimentos que fazem o corpo tremer ou vibrar.

2. Massagem profunda – alivia os padrões de tensão crônica no corpo por meio de golpes lentos e de pressão profunda com os dedos nas regiões contraídas, visando às camadas musculares mais profundas.

3. Afloramento – pressão deslizante, aplicada com ambas as mãos, usada para relaxar os tecidos moles.

4. Reflexologia – massagem baseada num sistema de pontos nas mãos ou nos pés que correspondem a todas as regiões do corpo ou as refletem.

5. Acupressão e *shiatsu* – sistemas orientais que utilizam a pressão dos dedos para tratar pontos especiais ao longo dos meridianos de acupuntura (os canais de energia invisíveis encontrados no corpo).

6. Massagem esportiva – terapia que se concentra no sistema muscular relevante para um determinado tipo de esporte.

Alguns fatores devem ser considerados na hora de incluir a massagem terapêutica no histórico médico de um paciente (a massagem terapêutica pode ser contraindicada em certos casos), e escolher o tipo preferido de massagem e o profissional treinado que executará o serviço. Qualquer massagem que cause dor deve ser imediatamente interrompida.

Perfil de carreira 7-1

Massoterapeutas

Os massoterapeutas usam o tato para manipular os tecidos moles do corpo dos clientes. Isso contribui para aliviar a dor, reduz o estresse, aumenta o relaxamento e ajuda no bem-estar geral das pessoas. A Associação Norte-Americana de Massoterapia (American Massage Therapy Association – Amta) exige 500 horas de instrução em sala de aula em uma escola credenciada pela Comissão de Credenciamento em Massoterapia. Nesse mínimo de 500 horas-aula, a comissão exige que a escola ofereça pelo menos 300 horas sobre teoria e prática de massagem, e um mínimo de 120 horas de anatomia, fisiologia e patologia. O Comitê Nacional de Certificação realiza as certificações para massagem terapêutica e terapias corporais. Esse grupo administra as provas de certificação nacional, e os terapeutas aprovados mantêm essa certificação por meio de formação continuada. Há uma expectativa de que essa carreira terá um aumento de aproximadamente 20%.

Fontes: www.amtamassage.org/about/terms.html; *United States Occupational Outlook Handbook.*

Tabela 7-9 *Músculos esqueléticos envolvidos nas massagens*

NOME DO MÚSCULO ESQUELÉTICO	LOCALIZAÇÃO
Esternocleidomastóideo	Lateral do pescoço
Trapézio	Parte de trás do pescoço e parte de cima das costas
Latíssimo do dorso	Parte inferior das costas
Oblíquo externo	Partes anterior e lateral do abdômen
Deltoide	Ombro
Bíceps braquial	Face anterior do braço
Tríceps braquial	Face posterior do braço
Braquiorradial	Antebraços anterior e proximal
Glúteo máximo	Nádegas
Tensor da fáscia lata	Coxas lateral e proximal
Sartório	Coxa anterior
Grupo do quadríceps femoral (reto femoral, vasto lateral, vasto medial, vasto intermédio)	Coxa anterior
Grupo do jarrete (bíceps femoral, semitendíneo, semimembranáceo)	Coxa posterior
Grácil	Coxa interna
Tibial anterior	Perna anterior
Gastrocnêmio	Perna posterior
Sóleo	Perna posterior (profundo)
Fibular longo	Perna lateral

que possam acometer o sistema musculoesquelético podem interferir nessas funções. O treino de um músculo lesionado ou não usado é um tipo de **reabilitação** denominado exercício terapêutico.

A **atrofia muscular** pode ocorrer em músculos usados com pouca frequência. Eles encolhem e perdem força muscular; um exemplo é o efeito de um infarto. Os músculos ficam subestimulados e vão se desgastando progressivamente. A atrofia muscular devido à paralisia nervosa pode reduzir um músculo a até 25% do seu tamanho normal. Atrofia muscular também pode ser causada por um repouso prolongado na cama ou pela imobilização de um membro com gesso. A atrofia muscular pode ser minimizada por meio de massagem ou exercício específico.

Distensão muscular é o excesso de estiramento ou até rompimento de um músculo. As pessoas muitas vezes desenvolvem tensão muscular porque levantam peso excessivo, carregam objetos de forma imprópria ou usam excessivamente um músculo. Os sintomas incluem inflamação e sensibilidade. Em certos casos, podem ocorrer sangramentos. O tratamento inclui o método RICE abordado no Capítulo 6. Uma distensão é algo menos sério do que um entorse.

Um **espasmo muscular** ou câimbra é uma contração constante do músculo. Tais contrações podem resultar do uso excessivo do músculo. Câimbras noturnas nas pernas ocorrem na batata da perna ou às vezes na coxa ou nos pés. A frequência desse tipo de espasmo aumenta com a idade, mas a causa é desconhecida. Para obter alívio, a pessoa deve estirar a perna afetada e apontar os dedos do pé para o joelho; esse procedimento deve ser realizado até a câimbra parar.

Mialgia é um termo usado para descrever dor muscular.

Fibromialgia é um conjunto de sintomas (uma síndrome). Na fibromialgia, o sintoma mais claro é uma dor muscular crônica, que demora mais de três meses, em um ponto muscular específico. Outros sintomas podem incluir rigidez matutina, fadiga, formigamento e dor nas articulações. O tratamento visa ao alívio da dor, e recomenda-se um bom período de sono, exercício regular e uso de massagem terapêutica. Medicações para tratar os sintomas podem incluir Lyrica ou Cymbalta.

Distonia é uma condição caracterizada por contrações musculares involuntárias, que causam movimentos repetitivos ou posturas anômalas. A causa é desconhecida. Existem diversos tipos de distonia. O **torcicolo** – ou pescoço torto – refere-se a uma situação em que os músculos do pescoço são afetados, provocando uma rotação da cabeça para um lado, para a frente ou para trás. Outro tipo de distonia é o **blefarospasmo**, que afeta os músculos que controlam a piscada ocular, provocando piscadas mais frequentes. Habitualmente, ambos os lados estão afetados. Uma **distonia craniofacial** pode afetar os músculos da cabeça, da face, do pescoço, além de bochechas, lábios ou língua.

Os tratamentos da distonia com Botox (toxina botulínica) são geralmente eficazes. Injeções de pequenas quantidades no músculo afetado podem provocar uma melhora temporária por meio do bloqueio da liberação de acetilcolina, que, em geral, causa a contração do músculo. Isso resulta em uma diminuição das contrações musculares. Outras classes de drogas que afetam diferentes neurotransmissores também podem tornar-se eficientes.

A **hérnia** ocorre quando algum órgão se projeta através de um músculo fraco. Uma hérnia abdominal ocorre quando órgãos apresentam uma protrusão através da parede abdominal. Uma hérnia inguinal ocorre na região inguinal (Figura 1-4, Capítulo 1), e uma hérnia de hiato ocorre quando o estômago empurra o diafragma.

Tétano é uma doença infecciosa caracterizada por espasmos contínuos de músculos voluntários. Ela é causada por uma toxina do bacilo *Clostridium tetani*, uma bactéria que pode entrar no corpo através de uma ferida aberta. Essa doença pode ser prevenida pela vacina antitetânica.

Distrofias musculares são um grupo de doenças nas quais as células musculares se deterioram. O tipo mais comum é a distrofia muscular de Duchenne, causada por um defeito genético. No nascimento, a criança tem aparência normal, entretanto, à medida que cresce, células musculares morrem e ela se torna fraca. A criança perde a capacidade de andar entre 9 e 11 anos de idade. O tratamento inclui fisioterapia, terapia respiratória, uso de equipamentos ortopédicos e terapia medicamentosa. O prognóstico varia de acordo com a progressão da doença.

Miastenia grave (fraqueza muscular severa) ocorre quando a conexão entre o nervo e o músculo é perdida. É considerada uma doença autoimune (no Capítulo 15, ver abordagens a respeito de autoimunidade). Essa doença crônica resulta na fraqueza de músculos voluntários, que piora com atividade e melhora com repouso. O tratamento inclui repouso, inibidores de colinesterase e, se necessário, remoção da glândula do timo. O paciente pode ter **remissão** (desaparecimento em longo prazo) dos sintomas, mas a maioria das pessoas deve tomar a medicação indefinidamente.

Esporão de calcanhar é um depósito de cálcio na fáscia plantar, perto da sua ligação com o osso calcâneo; pode ser uma causa de fascite plantar.

A **fascite plantar** é uma inflamação da fáscia plantar na sola do pé.

Essa condição provoca dores no pé ou no tornozelo quando a pessoa anda ou corre. É uma condição muito comum. O tratamento inclui repouso, massagem terapêutica, alongamentos, medicação anti-inflamatória e órteses (suporte de pés) (Figura 7-14).

Lesões

A necessidade de se exercitar pode, às vezes, acarretar uma tensão excessiva nos tendões. Os tendões são faixas de tecido conjuntivo que ligam os músculos aos ossos. Eles acabam ficando esticados e incapazes de se contrair e de voltar para sua posição original; portanto, são mais suscetíveis a sofrer distensão e entorse. Por exemplo, as contrações súbitas e fortes geradas em um jogo de tênis podem romper os tendões.

O **cotovelo de tenista** – ou epicondilite lateral – ocorre no nível da prominência óssea (epicôndilo lateral),

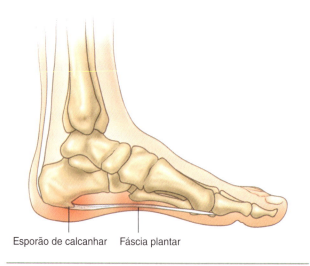

Figura 7-14 *Um esporão de calcanhar e uma fascite plantar, condições que causam dores nos pés e no tornozelo.*

Perfil de carreira 7-2

Quiropata

Os quiropatas, também conhecidos como quiropraxistas, diagnosticam e tratam os pacientes cujos problemas de saúde estão associados com os sistemas muscular, nervoso ou esquelético do corpo. A abordagem quiropática da saúde é holística, destacando o bem-estar geral do paciente. Os quiropatas usam tratamentos naturais, não cirúrgicos, tais como água, calor, luz e massagens. Para dificuldades envolvendo o sistema muscular, o quiropata ajusta ou manipula a coluna vertebral.

A formação requer uma graduação, além de um curso de quatro anos em uma escola de osteopatia. Todos os estados norte-americanos exigem licença. Para estar qualificado, o candidato deve satisfazer as exigências de formação e ser aprovado no exame. As perspectivas de trabalho são excelentes, e há a expectativa de que essa área crescerá mais rápido do que qualquer outra profissão de saúde.

nos lados do cotovelo. O tendão que conecta os músculos do braço com o cotovelo fica inflamado por causa do uso repetitivo do braço e da falta de condicionamento (Figura 7-15). Carregar malas, jogar tênis, dar uma tacada de golfe ou bater com o martelo são atividades que podem causar uma epicondilite lateral. O tratamento consiste em alívio da dor e aplicação de gelo para reduzir a inflamação. Dormir do lado afetado deve ser evitado. A cirurgia é usada como último recurso.

Dores nas canelas (ou canelite) ocorrem quando há uma lesão nos tendões dos músculos na frente da canela (tíbia). Isso pode acontecer em corridas. Para prevenir as dores nas canelas, escolha um calçado de corrida que seja confortável e tenha um suporte de arcada plantar adequado. Eis alguns procedimentos de tratamento: aplicar gelo, repousar e evitar corridas durante um período de duas a quatro semanas.

CAPÍTULO 7 *Sistema muscular* **139**

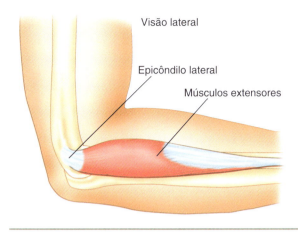

Figura 7-15 *Cotovelo de tenista (epicondilite lateral).*

Lesão do manguito rotador é uma inflamação de um grupo de tendões que agem em conjunto para estabilizar a articulação do ombro. Essa lesão pode ocorrer por causa de movimentos repetitivos de jogar o braço para cima da cabeça, como em saque de tênis ou lançamento de uma bola. A queixa mais frequente é uma dor nas partes de cima e da frente do ombro. A dor aumenta quando os braços estão levantados por cima da cabeça. O tratamento inclui o método RICE, fisioterapia e injeção de esteroides para reduzir a dor e inflamação. Caso o manguito rotador sofra um rasgo completo, o reparo da lesão pode requerer uma cirurgia artroscópica (Figura 7-16).

Um corpo — Como o sistema muscular interage com os demais sistemas do corpo

Sistema tegumentar
- Os músculos e a pele ajudam no controle da temperatura corporal, irradiando o calor do corpo pela pele.

Sistema esquelético
- Os músculos são fixados aos ossos por tendões, que, por sua vez, permitem o movimento.
- Eles estocam cálcio, que é necessário para a contração muscular.

Sistema nervoso
- Os músculos da face expressam as emoções.
- Os músculos recebem estímulos do sistema nervoso que causam a contração muscular.

Sistema endócrino
- O hormônio de crescimento da glândula hipófise influencia o desenvolvimento do músculo esquelético.

Sistema circulatório
- O músculo cardíaco é responsável pela contração do coração, que bombeia o sangue pelo corpo.
- Os músculos lisos das artérias movimentam o sangue nos capilares para levar o oxigênio e os nutrientes até as células.
- Os músculos esqueléticos criam uma pressão para ajudar no retorno venoso do sangue das células junto com os dejetos a serem excretados.

Sistema linfático
- O músculo esquelético cria uma pressão nos vasos linfáticos para o retorno da linfa para o coração.

Sistema respiratório
- O diafragma e os músculos intercostais externos ajudam na respiração.

Sistema digestório
- Os músculos esqueléticos faciais são responsáveis pelas ações de deglutir, mastigar e empurrar a comida no esôfago.
- Os músculos lisos movimentam o alimento ao longo do trato digestório e permitem a ocorrência dos processos de digestão e absorção.
- No ânus, o músculo esquelético elimina os dejetos da digestão.

Sistema urinário
- Os músculos lisos movimentam a urina dos rins até a bexiga.
- O músculo esquelético do ureter forma o músculo esfíncter voluntário para eliminar a urina.

Sistema reprodutor
- Nos machos, os músculos lisos movimentam o esperma ao longo do trato reprodutor até a ejaculação.
- Nas fêmeas, os músculos lisos movimentam os óvulos desde as trompas uterinas até o útero.
- Contrações dos músculos lisos do útero provocam o parto.

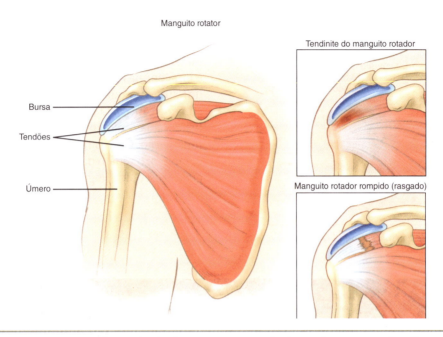

Figura 7-16 Visão de um manguito rotador saudável e de um manguito rotador lesionado apresentando inflamação e rasgo.

Perfil de carreira

Medicina desportiva/treinamento de atletas

7-3

Medicina desportiva refere-se às diferentes áreas das ciências do esporte e do exercício que são relacionadas ao desempenho e ao tratamento das lesões. Na medicina desportiva existem várias áreas de especialização, como medicina clínica, ortopedia, fisiologia do exercício, biomecânica, fisioterapia, treinamento de atletas, nutrição desportiva e psicologia do esporte. Estudar a medicina desportiva envolve uma dessas áreas que combina os princípios médicos e as ciências dos esportes e do desempenho físico. Muitas profissões da medicina do esporte requerem uma certificação. Antes de iniciar os estudos nessas áreas, verifique quais são requisitos para entrar na profissão e que tipo de certificação ou diploma é necessário no seu local de trabalho.

Um dos campos da medicina desportiva é o treino de atletas. Um treinador de atletas fornece uma variedade de serviços, como prevenção e reconhecimento de lesões, atendimento de primeiro socorro, tratamento e reabilitação após um trauma desportivo. Nesse domínio, a certificação é dada pelo comitê certificador da Associação Nacional dos Treinadores Esportivos (National Athletic Trainers Association – Nata). Essa certificação permite identificar todos os profissionais de saúde qualificados por meio de um sistema de certificação, fiscalização, padrões de prática e programas de formação continuada. A maioria dos Estados norte-americanos e dos empregadores exige que os treinadores atléticos sejam certificados.

Terminologia médica

a-	sem	muscul	músculo
trof	nutrição	-ar	que pertence a
-ia	processo de	intra/muscul/ar	dentro do músculo
a/trof/ia	músculo sem nutrição; encolhimento muscular	mi/algia	dor muscular
		-astenia	fraqueza
bi-	dois	grave	pesado, sério
-ceps	cabeça	mi/astenia grave	fraqueza muscular séria
bí/ceps	músculo de duas cabeças	neuro	nervo
fibro	fibra	neuro/muscul/ar	que pertence ao nervo e ao músculo
mi	músculo		
-algia	dor	phisio	natureza
fibro/mi/algia	dor nas fibras musculares	fisio/terapia	tratamento com meios naturais
gastrocnêmi	panturrilha		
-o	que pertence a	sarco	músculo
gastrocnêmi/o	que pertence à panturrilha	lema	casca ou cobertura
hiper-	excesso	sarco/lema	cobertura ao redor da carne do músculo
hiper/trof/ia	que apresenta nutrição excessiva; causa aumento		
		plasma	tumor
intra-	dentro	sarco/plasma	tumor da carne

Questões de revisão

Assinale a opção que completa adequadamente cada frase apresentada a seguir.

1. O sistema muscular é responsável pelo(a)
   a. produção das células vermelhas do sangue.
   b. fornecimento de um arcabouço.
   c. movimento do corpo.
   d. condução de impulsos.

2. O músculo esquelético também é conhecido como
   a. involuntário.
   b. voluntário.
   c. cardíaco.
   d. liso.

3. O músculo responsável por agir em uma única direção é denominado
   a. agonista.
   b. antagonista.
   c. sinergista.
   d. adução.

4. O estado de contração parcial constante dos músculos é chamado de
   a. atrofia muscular.
   b. tônus muscular.
   c. tétano.
   d. hipertrofia muscular.

5. O músculo que você usa para virar a cabeça é o
   a. trapézio.
   b. esternocleidomastóideo.
   c. orbicular.
   d. temporal.

6. O músculo do braço onde são aplicadas as injeções é o
   a. tríceps.
   b. bíceps.
   c. trapézio.
   d. deltoide.

7. O músculo usado na respiração é o
   a. oblíquo.
   b. diafragma.
   c. reto abdominal.
   d. liso.

8. Um dos músculos localizados na parede do peito é o
   a. trapézio.
   b. frontal.
   c. peitoral maior.
   d. reto abdominal.

9. A fadiga muscular é causada pelo acúmulo de
   a. glicogênio.
   b. oxigênio.
   c. ácido láctico.
   d. ATP.

10. O músculo da porção "carnuda" da perna é o
    a. gastrocnêmio.
    b. sartório.
    c. reto femoral.
    d. tibial anterior.

Compare e diferencie

Aponte as semelhanças e diferenças entre os termos e as expressões apresentados a seguir:

1. Distensão e entorse
2. Bíceps e tríceps
3. Isotônico e isométrico
4. Contratilidade e elasticidade
5. Distrofia muscular e miastenia grave

Aplicação prática da teoria

1. Seu corpo ficou muito quente após um exercício. O que aconteceu?

2. Após correr ladeira acima, você fica sem ar e tem uma câimbra na perna. O que causa a câimbra? Como você pode aliviá-la? Quando sua respiração voltará ao normal?

3. Você quer receber uma massagem. Quais são os benefícios dessa prática?

4. Nomeie os músculos da perna que você usaria para chutar uma bola de futebol ou andar de *skate*.

5. Um amigo que sofreu um acidente está usando gesso na perna. Descreva o que pode acontecer por causa da falta de exercício. Como prevenir tal situação?

6. Júlia, ao chegar ao trabalho, conta aos colegas que está com fortes dores no ombro e no braço direito. Ela é uma das estrelas do time de tênis da faculdade. Os colegas recomendam que Júlia procure um médico, ao que ela atende prontamente. Na consulta, o médico informa que a jovem está sofrendo de lesão do manguito rotador. O que são lesões desportivas? Quais são as características desse distúrbio?

Estudo de caso

Carolina tem 36 anos e três filhos. Ela sofreu um acidente enquanto esquiava. Após quatro meses, Carolina ainda sente dor no joelho direito e manca um pouco ao caminhar. Um médico ortopedista informa-lhe que é necessário realizar um exame artroscópico. Ao fazer a artroscopia, o médico também remove tecido cicatricial da articulação do joelho. O tratamento de acompanhamento requer uma fisioterapia intensiva.

1. Que músculos da perna foram afetados na lesão de Carolina?
2. Imediatamente após a lesão, que tipo de tratamento pode ser iniciado?
3. Explique o que é um exame artroscópico.
4. Que patologias podem resultar de uma imobilidade temporária?
5. Nomeie os profissionais da saúde envolvidos na fisioterapia.
6. Quais são os benefícios de um programa de exercício regular?

CAPÍTULO 7 *Sistema muscular* **143**

Atividade de laboratório 7-1

Tipos de tecido muscular

- *Objetivo:* comparar e diferenciar os diversos tipos de tecido muscular encontrados no corpo humano.
- *Material necessário:* lâminas preparadas de músculos esquelético, liso e cardíaco, microscópio, este livro, papel e caneta.

Passo 1: Examine um músculo esquelético ao microscópio. Quantos núcleos você vê? Compare com os dados deste livro. Registre as observações, incluindo as diferenças entre as lâminas e os esquemas deste livro.

Passo 2: Examine um músculo liso ao microscópio e identifique o núcleo. Compare com os dados deste livro. Registre as observações, seguindo as instruções do passo 1.

Passo 3: Examine um músculo cardíaco ao microscópio. Para que servem os discos intercalados? Compare com os dados deste livro. Registre as observações.

Passo 4: Liste as semelhanças entre os diversos tipos de tecido muscular.

Passo 5: Liste as diferenças entre os diversos tipos de tecido muscular.

Atividade de laboratório 7-2

Músculos das expressões faciais e dos membros superiores

- *Objetivo:* observar e examinar a localização e a função dos músculos das expressões faciais e dos membros superiores.
- *Material necessário:* modelo anatômico, este livro, papel e caneta.

Passo 1: Reveja as figuras e tabelas dos músculos das expressões faciais apresentadas neste livro.

Passo 2: Localize esses músculos no modelo anatômico.

Passo 3: Registre o nome e a função dos músculos, onde estão localizados e a terminologia descritiva anatômica para definir a localização.

Passo 4: Com um parceiro, realize as seguintes atividades e nomeie os músculos usados. Enquanto realiza estas atividades, observe como os músculos se contraem.

 1. Expressão de tristeza.
 2. De surpresa
 3. De dúvida.
 4. De contentamento (sorriso).

Passo 5: Reveja as figuras e tabelas dos músculos dos membros superiores apresentadas neste livro.

Passo 6: Com um parceiro, realize abdução do braço, flexão do antebraço, extensão do antebraço, mexa a mão e nomeie os músculos usados. Enquanto realiza essas atividades, sinta como cada músculo se contrai e relaxa.

Passo 7: Registre o nome e a função dos músculos e onde eles se localizam, usando a terminologia descritiva anatômica para a localização.

Atividade de laboratório 7-3

Fadiga muscular

- *Objetivo:* examinar a função dos músculos e os efeitos do trabalho sobre eles.
- *Material necessário:* este livro, cronômetro, medidor de pressão arterial, papel e caneta.

Passo 1: Realize esta atividade com um parceiro de laboratório. Descanse seu cotovelo sobre uma mesa, com a palma da mão para cima. Abra e feche a mão, fazendo uma figa, o maior número de vezes que conseguir durante 30 segundos. Peça ao parceiro que conte e registre quantas vezes você abriu e fechou a mão.

Passo 2: Repita essa atividade mais três vezes. Peça ao parceiro que registre quantas vezes você consegue fazer uma figa em cada sessão.

Passo 3: O número de vezes que você fez a figa em um período de 30 segundos mudou?

Passo 4: Você está sentindo algum sinal de dor muscular? Registre a resposta. Troque de lugar com o parceiro e repitam os passos de 1 a 4. Existe alguma diferença entre os seus valores e os de seu parceiro? Registre a resposta.

Passo 5: Fique em pé, segure este livro com a mão esquerda e deixe o braço estendido para baixo. Mantenha o braço esticado e levante a mão até o livro ficar no nível do ombro. Abaixe o braço e conte o número de vezes que consegue levantar e abaixar o livro em 30 segundos. Peça ao parceiro que registre quantas vezes você levanta o livro.

Passo 6: Repita essa atividade mais três vezes.

Passo 7: O número de vezes que você levantou e abaixou o livro num período de 30 segundos mudou? Registre os resultados.

Passo 8: Você está sentindo algum sinal de dor muscular? Registre a resposta.

Troque de lugar com seu parceiro e repitam os passos de 5 a 8. Existe alguma diferença entre os seus valores e os de seu parceiro? Registre a resposta.

Passo 9: Aplique a faixa do medidor de pressão no braço esquerdo. Encha a braçadeira até que o músculo seja pressionado. Repita os passos de 5 a 8.

Passo 10: Qual é a diferença quando uma pressão é aplicada ao músculo?

Passo 11: Você sentiu alguma fadiga durante essas atividades? Por que isso aconteceu? De forma resumida, descreva esses eventos e como os músculos voltam ao estado normal após a atividade muscular.

Essa prática de laboratório pode ser feita em casa, com diferentes membros da família ou amigos. Existem diferenças que poderiam ser relacionadas a idade, gênero ou forma física das pessoas?

Capítulo 8

SISTEMA NERVOSO CENTRAL

Objetivos

- Descrever as funções do sistema nervoso central.
- Listar as divisões principais do sistema nervoso central.
- Descrever um neurônio.
- Descrever a estrutura do encéfalo e da medula espinhal.
- Descrever as funções das partes do encéfalo.
- Descrever as funções da medula espinhal.
- Descrever as doenças do encéfalo e da medula espinhal.
- Definir as palavras-chave relacionadas a este capítulo.

Palavras-chave

aqueduto cerebral
aracnoide
axônios
bainha de mielina
barreira hematoencefálica
bulbo
células gliais
cerebelo
cérebro
córtex cerebral
demência
dendritos
diencéfalo
doença de Alzheimer
doença de Parkinson
dura-máter
encefalite
epilepsia
esclerose múltipla (EM)
excitabilidade membranar
fenda sináptica
fissuras
forâmen interventricular
giros
hematoma
hidrocefalia
hipotálamo
interneurônios
líquido cefalorraquidiano
lobo frontal
lobo límbico
lobo occipital
lobo parietal
lobo temporal
medula espinhal
memória
meninges
meningite
neuroglia
neurônio
neurônio aferente
neurônios associativos
neurônio eferente
neurônio motor
neurônio sensorial
neurotransmissores
nistagmo
paralisia cerebral (PC)
paraplegia
pia-máter
plexo coroide
poliomielite
ponte
punção lombar
quarto ventrículo
sinapse
sistema nervoso autônomo
sistema nervoso central
sistema nervoso periférico
sulcos
tálamo
terceiro ventrículo
tetraplegia
tetraplegia espástica
traumatismo cerebral
tremor essencial
tronco encefálico/tronco cerebral
tumores cerebrais
ventrículos cerebrais
ventrículos laterais
vírus do Nilo Ocidental

Sistema nervoso

O estudo das funções corporais revela que o corpo é constituído de milhões de pequenas estruturas que realizam uma multiplicidade de atividades diferentes. Essas estruturas são coordenadas e integradas em um conjunto harmonioso pelo sistema nervoso. Há dois sistemas principais de comunicação: endócrino e nervoso. Eles enviam mensageiros químicos e impulsos nervosos para todas as estruturas. O sistema endócrino e as regulações hormonais são abordados em outros capítulos. As regulações hormonais são lentas, ao passo que as neurais são comparativamente rápidas.

Divisões do sistema nervoso

O sistema nervoso é formado pelos sistemas nervoso central, periférico e autônomo.

1. O **sistema nervoso central** consiste no encéfalo e na medula espinhal.
2. O **sistema nervoso periférico** consiste nos nervos do corpo: 12 pares de nervos cranianos que se estendem a partir do encéfalo e 31 pares de nervos espinhais que se estendem a partir da medula espinhal.
3. O **sistema nervoso autônomo** faz parte do sistema nervoso periférico. Ele inclui os nervos periféricos e os gânglios (um grupo de corpos celulares fora do sistema nervoso central, que transmite impulsos para músculos e glândulas).

Quando uma decisão é tomada e uma ação deve ser considerada, os sistemas nervoso central e periférico são envolvidos. Eles transmitem informações para o cérebro, onde são interpretadas, organizadas e armazenadas. Um comando apropriado é então enviado para os órgãos ou os músculos. O sistema nervoso autônomo alimenta o músculo cardíaco, os músculos lisos e as glândulas secretoras com impulsos nervosos quando necessário; suas ações são habitualmente involuntárias.

Sistema nervoso central

O sistema nervoso central (SNC) é formado pelo encéfalo e pela medula espinhal. Trata-se do sistema mais altamente organizado do corpo. A seguir, apresentam-se as funções do SNC:

1. É o sistema de comunicação e coordenação no corpo.
   - Recebe mensagens dos estímulos de todo o corpo.
   - O cérebro interpreta as mensagens.
   - O cérebro responde às mensagens e controla as atividades.
2. O cérebro também é a sede do intelecto e raciocínio.

Neurônio

Um **neurônio** – ou célula nervosa – é construído especialmente para realizar a seguinte função: transmitir uma mensagem de uma célula para a próxima. Além do núcleo, do citoplasma e da membrana celular, o neurônio tem expansões de citoplasma a partir do corpo celular. Essas expansões – ou prolongamentos – são chamadas de **dendritos** e **axônios**. Cada cédula pode ter vários dendritos, mas apenas um axônio. Esses prolongamentos – ou fibras – são condutores ao longo dos quais viajam os impulsos nervosos (Figura 8-1). O axônio tem um revestimento especializado denominado **bainha de mielina** (Figura 8-1). Esse revestimento acelera os impulsos nervosos quando eles viajam ao longo do axônio. A bainha de mielina produz uma substância gordurosa chamada mielina, que protege o axônio. Essa substância também é denominada substância branca. Os nodos de Ranvier são regiões onde não há mielina. Isso é importante para a condução dos impulsos nervosos. Os axônios carregam as mensagens para longe do corpo celular. Os dendritos carregam mensagens para o corpo celular.

Tecido nervoso

O tecido nervoso é composto de dois tipos principais de cédula: **neuroglia** ou **células gliais** e neurônios. As células gliais isolam, apoiam e protegem os neurônio. Essas células não transmitem impulsos nervosos.[1] Eis os tipos de célula glial:

1. *Astrócitos:* transportam nutrientes para os neurônios e restringem quais substâncias podem entrar no cérebro, formando a *barreira hematoencefálica*.
2. *Microglia:* retiram os dejetos celulares.
3. *Oligodendrócitos:* estruturas do SNC que se enrolam ao redor dos axônios, formando a bainha de mielina.

---

1. Há evidências recentes de que as células gliais, especialmente os astrócitos, sejam capazes de propagar ondas de cálcio e de liberar "gliotransmissores". Para obter mais informações, ver Bazargani, N.; Attwell, D. Astrocyte calcium signaling: the third wave. *Nature Neuroscience*, v. 19, p. 182-189, 2016. Disponível em: <http://www.nature.com/neuro/journal/v19/n2/abs/nn.4201.html>. Acesso em: 7 out. 2016 (N. T. T.).

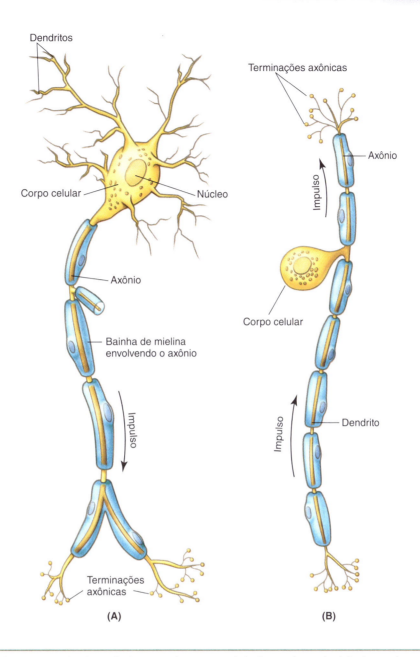

Figura 8-1 *Corpo celular, axônio e dendritos de dois tipos de neurônio: (A) eferente (motor) e (B) aferente (sensorial).*

---

4. *Células de Schwann:* estruturas do sistema nervoso periférico que envolvem certos axônios para formar a bainha de mielina.

Todos os neurônios têm a capacidade de reagir quando estimulados e de transmitir os impulsos nervosos gerados para outros neurônios. Essas características são a excitabilidade (a capacidade de reagir quando estimulado) e a condutibilidade (a capacidade de transmitir alguma perturbação para pontos distantes). Os dendritos recebem os impulsos e os transmitem para o corpo celular e daí para o axônio, onde são repassados para outro neurônio, um músculo ou uma glândula. Existem três tipos de neurônio:

1. O **neurônio eferente** ou **motor** transmite mensagens do cérebro ou da medula espinhal para os músculos e as glândulas (Figura 8-1A).

2. Os **neurônios associativos** ou **interneurônios** transmitem impulsos dos neurônios sensoriais para os motoneurônios.

3. O **neurônio aferente** ou **sensorial** recebe estímulos de receptores nos órgãos dos sentidos (pele, olhos, ouvidos, nariz e papilas gustativas) e transmite mensagens ou impulsos para a medula espinhal e o cérebro (Figura 8-1B).

Destaques médicos 8-1
CÉLULAS CEREBRAIS ESPECIALIZADAS: OS NEURÔNIOS-ESPELHO

No início dos anos 1990, ao estudarem a atividade elétrica cerebral em macacos, pesquisadores italianos descobriram que um neurônio cuja atividade disparava enquanto o animal pegava a própria comida também disparava quando ele observava outro macaco realizar a mesma ação. Essa descoberta foi chamada neurônios-espelho.

Neurônios-espelho são uma categoria especial de neurônios que disparam não apenas quando um indivíduo realiza uma ação, mas também quando ele observa outra pessoa realizar a mesma ação. Os neurônios-espelho parecem nos permitir simular não apenas as ações de uma pessoa, mas também a intenção e as emoções por trás dessas ações.

O sistema cerebral de neurônios-espelho tem um papel significativo na capacidade de empatia e de socialização com os outros. Pesquisas importantes sobre esses neurônios ajudam os cientistas a reinterpretar as fundações neurológicas das interações sociais. Tais estudos podem levar a novas descobertas a respeito do autismo, da esquizofrenia ou de outras doenças cerebrais caracterizadas por interações sociais alteradas.

As implicações do sistema cerebral de neurônios-espelho incluem aprender mais a respeito da linguagem e do desenvolvimento, o que pode ser útil no tratamento de pessoas que sofreram derrames.

Funções da célula nervosa/ excitabilidade membranar

Os nervos carregam impulsos por meio da criação de cargas elétricas, em um processo chamado de **excitabilidade membranar**. Os neurônios têm uma membrana que separa o interior do citoplasma dos líquidos extracelulares no exterior da célula e cria, dessa forma, duas regiões quimicamente diferentes. Cada região tem quantidades diferentes de íons potássio e sódio, e de outras substâncias carregadas, sendo a parte interna da célula mais negativamente carregada do que seu exterior. Quando um neurônio é estimulado, íons se movimentam através da membrana, gerando uma corrente que, se for forte suficiente, tornará o interior do neurônio um pouco mais positivo do que a região externa. Esse estado é denominado potencial de ação. Os neurônios e outras células que produzem potenciais de ação são qualificados como tendo uma membrana excitável.

Para entendermos como os impulsos são transmitidos ao longo dos nervos ou por que um músculo se contrai, precisamos estudar alguns aspectos da excitabilidade membranar. Os íons percorrem uma membrana através de canais, alguns dos quais estão abertos e permitem aos íons "vazar" (difundir) continuamente. Outros canais se abrem somente durante o potencial de ação. Outra "abertura" da membrana é a chamada bomba sódio-potássio e, por transporte ativo, mantém um fluxo de íons que atravessam a membrana das concentrações baixas para as concentrações altas e devolvem o citoplasma e o fluido extracelular para seus estados elétricos originais, após a ocorrência de um potencial de ação. Essa ação se produz em resposta ao desequilíbrio entre o citoplasma e o líquido extracelular. Quando a difusão acontece, os íons se movimentam de uma região de alta concentração para uma de concentração inferior.

A seguir, apresenta-se uma descrição simplificada desse processo:

1. Uma membrana de neurônio está "em repouso". Existe uma grande quantidade de íons potássio (K^+) dentro da célula, mas poucos íons sódio (Na^+). O contrário é observado no caso do líquido extracelular. A maioria dos canais abertos deixa passar o potássio. Portanto, este fica "vazando" para fora da célula.

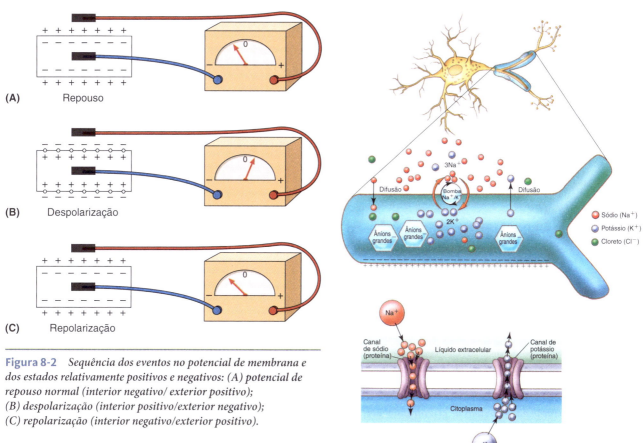

Figura 8-2 *Sequência dos eventos no potencial de membrana e dos estados relativamente positivos e negativos: (A) potencial de repouso normal (interior negativo/ exterior positivo); (B) despolarização (interior positivo/exterior negativo); (C) repolarização (interior negativo/exterior positivo).*

Figura 8-3 *Bomba sódio-potássio da membrana de uma célula nervosa.*

2. À medida que os íons K^+ saem, o interior se torna relativamente mais negativo, até que alguns íons K^+ sejam atraídos de volta para dentro, a força elétrica se equilibre com a força de difusão, e o movimento cesse. O interior ainda está mais negativo, e a quantidade de energia entre as duas regiões de carga diferente está pronta para funcionar (transmitir um impulso). Esse estado é chamado potencial de membrana de repouso (Figura 8-2A). Agora a membrana está polarizada. Os íons sódio não são capazes de se movimentar "para dentro", pois os canais deles estão fechados durante o estado de repouso. No entanto, se alguns vazarem para dentro, a bomba presente na membrana os devolverá para fora em igual número.

3. Suponhamos agora que um neurônio receptor sensorial seja estimulado por alguma coisa (por exemplo, um som). Isso provocará uma mudança no potencial de membrana. A energia do estímulo é convertida em um sinal elétrico, que, se for forte o suficiente, despolarizará uma porção da membrana e provocará a abertura dos canais para os íons Na^+, iniciando um potencial de ação (Figura 8-2B).

4. Os íons Na^+ se movimentam através dos canais para dentro do citoplasma, e o interior se torna mais positivo, até que o potencial da membrana seja invertido e os canais para íons Na^+ se fechem.

5. A seguir, os canais para K^+ se abrem e grandes quantidades de potássio deixam o citoplasma, resultando na repolarização da membrana (Figura 8-2C). Após a repolarização, a bomba sódio-potássio restaura as concentrações iniciais de íons Na^+ e K^+ dentro e fora do neurônio.

O processo completo ocorre em alguns milissegundos. Quando esse processo ocorre em uma região da membrana celular, ele se propaga para as regiões adjacentes, afastando-se do local original da estimulação e enviando as "mensagens" ao longo do nervo. Esse ciclo se completa milhões de vezes por minuto pelo corpo inteiro, dia após dia, ano após ano (Figura 8-3).

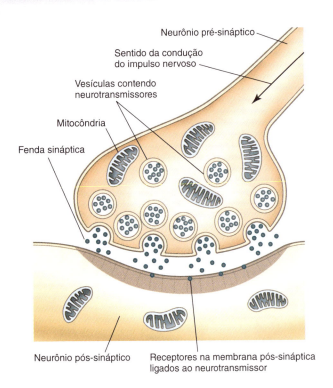

Figura 8-4 *Liberação das moléculas de neurotransmissores por um neurônio pré-sináptico dentro da fenda sináptica, transmitindo o impulso nervoso para o neurônio pós-sináptico.*

Sinapse

A **sinapse** é a região onde as mensagens são transmitidas de uma célula a outra. A célula nervosa tem um axônio e um dendrito. As mensagens vão do axônio de uma célula para o dendrito da outra, mas nunca se tocam de fato. O espaço entre elas é conhecido como **fenda sináptica**. A condução é realizada por **neurotransmissores**, que são substâncias químicas que permitem às mensagens atravessar a sinapse de um neurônio para um receptor-alvo. Existem entre 200 e 300 neurotransmissores com funções especializadas. Alguns neurônios produzem apenas um tipo de neurotransmissor, enquanto outros podem produzir dois ou três. Os mais conhecidos são acetilcolina e norepinefrina (ou noradrenalina) (Figura 8-4).

Um impulso é conduzido ao longo do axônio até o terminal, onde o neurotransmissor é liberado. O neurotransmissor interage com receptores do outro lado do espaço entre as células, e a informação resultante é enviada ao longo dos dendritos da próxima célula nervosa. O neurotransmissor entre o sistema nervoso e as células musculares é a acetilcolina. O sistema nervoso autônomo utiliza os transmissores norepinefrina (ou noradrenalina) e acetilcolina.

Os efeitos do envelhecimento no sistema nervoso

À medida que um indivíduo envelhece, ocorre uma diminuição geral da condução nervosa por causa da queda no número de neurônios funcionais e da degeneração dos nervos existentes.

As mudanças no sistema nervoso decorrem primariamente de uma diminuição do fluxo sanguíneo para o cérebro e da perda de neurônios. Uma perda lenta e progressiva do tamanho do córtex cerebral leva a falhas no pensamento, no raciocínio e na memória. Ocorre uma queda na condução nos nervos motores e sensoriais, além de um aumento dos tempos de reação. As mudanças no sistema nervoso afetam basicamente todas as funções voluntárias e automáticas do sistema nervoso.

Alterações ocorrem também no padrão de sono das pessoas que envelhecem. Elas despertam mais facilmente, demoram mais para adormecer e acordam com mais frequência ao longo da noite. A frequência das sonecas aumenta com a idade, seguindo um padrão normal.

Existem algumas evidências de que praticar com assiduidade uma atividade física e mental ajuda a manter aguçadas certas capacidades cognitivas, como raciocínio e pensamento. Perturbar a rotina estabelecida pode estimular as células nervosas, aumentar o fluxo sanguíneo e elevar os níveis de substâncias químicas chamadas de neurotrofinas, que protegem as células cerebrais. Estas são algumas das atividades recomendadas por especialistas: usar a mão esquerda em vez da direita, mudar o lugar dos móveis de um quarto, aprender a linguagem dos sinais, começar um novo passatempo, estudar ou aprender alguma habilidade nova.

Você sabia?
Um *cérebro humano* gera por dia mais impulsos elétricos do que todos os aparelhos telefônicos do mundo juntos.

CAPÍTULO 8 *Sistema nervoso central* **151**

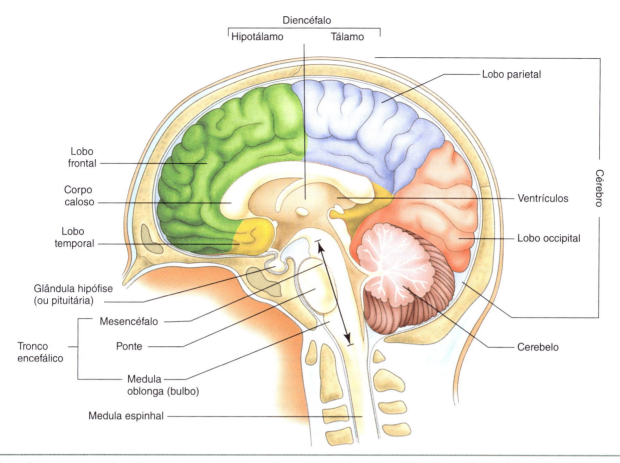

Figura 8-5   *Corte sagital que ilustra as divisões principais do encéfalo: cérebro (telencéfalo + diencéfalo), cerebelo e tronco cerebral.*

Encéfalo

O encéfalo humano adulto é uma massa de tecido nervoso mole, intricada, muito desenvolvida e altamente complexa. Ele pesa cerca de 1.400 g (3 lb) e é composto de aproximadamente 100 bilhões de neurônios.[2] O encéfalo é protegido pela cavidade óssea do crânio.

Uma proteção adicional é fornecida por três revestimentos membranares denominados **meninges** e pelo líquido cerebrospinal. O encéfalo contém dois tipos de substância: branca e cinzenta. A camada externa, conhecida como **córtex cerebral**, é cinza. Trata-se do centro superior para raciocínio e intelecto. Você já deve ter ouvido a frase "preciso usar minha substância cinzenta" quando as pessoas tentam resolver algum problema. A parte mais profunda do córtex cerebral, que consiste em tratos de fibras mielinizadas, é chamada de substância branca. Um suporte adequado de sangue oxigenado é crítico para o encéfalo. Sem oxigênio, danos cerebrais ocorrerão em um período de quatro a oito minutos. O encéfalo é dividido em quatro partes principais: telencéfalo,[3] diencéfalo, cerebelo e tronco cerebral (Figura 8-5).

Memória

O cérebro é uma espécie de depósito que armazena informações "antigas" e "empacota" e estoca as novas. Esse processo é denominado de **memória**. Acredita-se que, para a criação da memória, as células nervosas

---

2. Embora o número "mágico" de 100 bilhões tenha sido amplamente divulgado durante décadas, sabemos hoje que o cérebro adulto humano contém, de fato, 86 bilhões de neurônios. Esse número revisado e verificado foi obtido por uma equipe brasileira, em 2009, usando um método original que consiste em fracionar o tecido em uma solução homogênea, a partir da qual fica mais fácil realizar contagens exatas. Para obter mais informações, ver Azevedo, F. A. et al. (2009). Equal numbers of neuronal and nonneuronal cells make the human brain na isometrically scaled-up primate brain. *The Journal Comparative Neurology*, v. 513, n. 5, p. 532-541, 2009. Disponível em: <http://bdpi.usp.br/single.php?_id=001791386>. Acesso em: 7 out. 2016. Ver também a matéria "Cientistas brasileiros descobrem número de neurônios em um cérebro". Disponível em: <http://g1.globo.com/bomdiabrasil/0,,MUL1009014-16020,00-CIENTISTAS+BRASILEIROS+DESCOBREM+NUMERO+DE+NEURONIOS+EM+UM+CEREBRO.html>. Acesso em: 7 out. 2016 (N. T. T.).

3. Em termos anatômicos, o "cérebro" representa o conjunto telencéfalo mais diencéfalo. No entanto, por um abuso de linguagem, esse termo é usado com muita frequência para designar o encéfalo (N. T. T.).

formam novas conexões entre elas. Nenhuma região cerebral armazena todas as informações, pois o local de estocagem depende do tipo de memória. Considere estes dois exemplos: quando aprendemos a nadar, os dados dessa prática são mantidos na região motora do cérebro, enquanto as memórias visuais permanecem estocadas na região visual do cérebro. De acordo com os cientistas, o hipocampo do sistema límbico atua como um recepcionista que decide a importância de um evento e determina onde a informação deverá ser estocada no cérebro.

A memória pode ser de curto ou longo prazo, o que depende de quanta atenção damos a determinado acontecimento, de quantas vezes repetimos uma atividade e dos tipos de associação mnemônica. Muitas vezes, as pessoas se lembram do que aconteceu durante um evento marcante, como o primeiro dia de aula. Compare esse dado com o número de vezes que você assiste a um comercial antes de se lembrar efetivamente dele.

Revestimentos do encéfalo

As três meninges são: dura-máter, aracnoide e pia-máter (Figura 8-6). A **dura-máter** é a cobertura externa do encéfalo, que reveste o interior do crânio. Trata-se de uma membrana rígida e densa de tecido conjuntivo fibroso que contém muitos vasos sanguíneos. O espaço subdural fica entre a dura-máter e a aracnoide. A **aracnoide** é a camada intermediária. Ela parece uma delicada teia de aranha com seus espaços cheios de líquido. Cobrindo a superfície

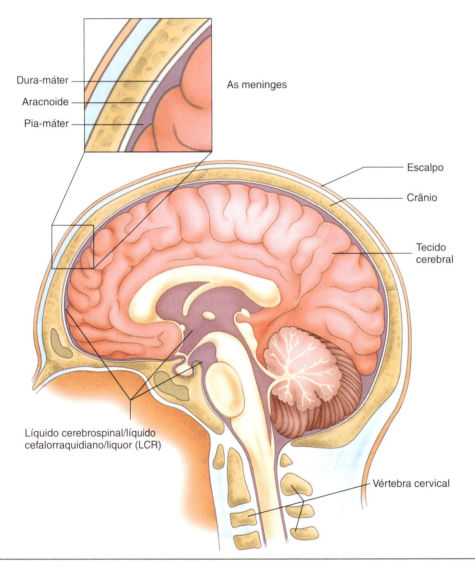

Figura 8-6 *Corte sagital que ilustra as meninges e as camadas de revestimentos protetores. O líquido cerebrospinal é mostrado em roxo.*

do encéfalo, encontramos a **pia-máter** que é composta de vasos sanguíneos mantidos por uma fina camada de tecido conjuntivo frouxo. O espaço subaracnoideo, entre a aracnoide e a pia-máter, é cheio de líquido cerebrospinal, produzido dentro dos ventrículos cerebrais. Esse líquido atua absorvendo choques e também fornecendo nutrientes para o encéfalo.

Ventrículos do cérebro

O encéfalo contém quatro cavidades revestidas de líquido cerebrospinal, chamadas de **ventrículos cerebrais** (Figura 8-7). Os ventrículos situam-se no interior do encéfalo. Os dois maiores, localizados dentro dos hemisférios cerebrais, são conhecidos como **ventrículos laterais** esquerdo e direito.

O **terceiro ventrículo** localiza-se atrás e abaixo dos ventrículos laterais. Ele é conectado com ambos os ventrículos laterais por meio do **forâmen interventricular**. O **quarto ventrículo** situa-se abaixo do terceiro, na frente do cerebelo e atrás da ponte e do bulbo (tronco encefálico). Esses dois ventrículos são interconectados por um fino canal denominado **aqueduto cerebral**.

Cada um dos quatros ventrículos contém uma densa rede de vasos sanguíneos da pia-máter, designada **plexo coroide,** que está em contato com as células que revestem os ventrículos, o que ajuda na produção do líquido cerebrospinal.

Líquido cefalorraquidiano e circulação

O **líquido cefalorraquidiano** (LCR) – ou líquido cerebrospinal ou ainda liquor – é uma substância produzida, dentro dos quatros ventrículos cerebrais, pelos vasos sanguíneos do plexo coroide. Esse líquido serve como amortecedor líquido de choques, protegendo o encéfalo e a medula espinhal que são muito frágeis. Ele é formado pela filtração de uma rede intricada de capilares do plexo coroide. O liquor transporta os nutrientes para as células nervosas e retira delas os dejetos do metabolismo.

Os capilares do plexo coroide diferem nitidamente dos demais capilares de outras regiões do corpo pela sua permeabilidade seletiva. Em consequência, fármacos carregados na corrente sanguínea podem não penetrar o tecido cerebral de maneira eficaz, dificultando a cura de uma infecção cerebral. Esse fenômeno é conhecido como **barreira hematoencefálica**.

Após ter preenchido os dois ventrículos laterais dos hemisférios cerebrais, o líquido cerebrospinal se infiltra no terceiro ventrículo por meio do forâmen interventricular (forâmen de Monro). Do terceiro ventrículo, ele flui para o aqueduto cerebral e para o quarto ventrículo. O teto do quarto ventrículo

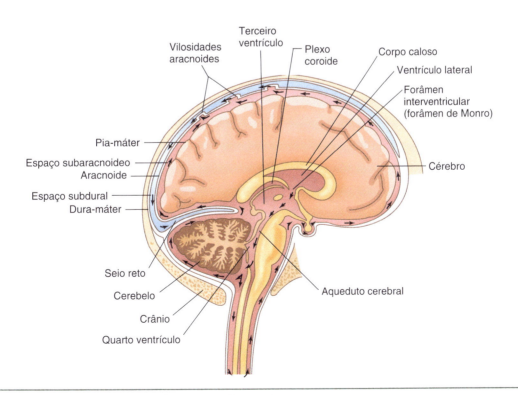

Figura 8-7 *Ventrículos cerebrais e circulação do líquido cerebrospinal.*

apresenta três aberturas por onde se conecta com os espaços subaracnoideos das meninges do cérebro e da medula espinhal (Figura 8-7). Os espaços subaracnoideos são, dessa forma, cheios do líquido cerebrospinal que banha o encéfalo, a medula espinhal e as meninges. Finalmente, o líquido cerebrospinal volta para a corrente sanguínea através de estruturas cerebrais venosas chamadas vilosidades aracnoides.

O liquor é usado pelos membros da equipe de saúde para detectar algumas anomalias ou doenças cerebrais. Por exemplo, uma inflamação das meninges craniais se propaga rapidamente para as meninges da medula espinhal, o que provoca um aumento da secreção do líquido cerebrospinal que se acumula dentro da cavidade confinada, a qual contém o cérebro e a medula espinhal. Esse acúmulo de líquido em excesso causa dor de cabeça, diminuição da frequência cardíaca e da respiração, e pode levar a uma inconsciência parcial ou completa.

A extração do líquido cerebrospinal para fins de diagnóstico é realizada por meio de uma **punção lombar**, também conhecida como exame do liquor. A agulha usada para retirar o líquido cerebrospinal é inserida entre a terceira e a quarta vértebras lombares. (A medula espinhal termina na segunda vértebra lombar.) Alterações na composição do liquor podem indicar uma lesão, infecção ou doença. Uma punção lombar também serve para aliviar a pressão causada pela meningite e, especialmente, pela hidrocefalia.

Cérebro

O **cérebro** é a maior parte do encéfalo. Ele ocupa toda a parte superior do crânio. Cobrindo as faces superior e lateral do cérebro, temos uma camada de substância cinzenta denominada córtex cerebral.

O cérebro é dividido em dois hemisférios – direito e esquerdo – por um profundo sulco conhecido como fissura longitudinal (fissura sagital). A superfície cerebral é totalmente coberta por vales e cumes. Os vales mais profundos – ou depressões – são designados como **fissuras**, e os mais rasos, **sulcos**.

Os cumes elevados entre os sulcos são os **giros** ou circunvoluções (Figura 8-8). Essas circunvoluções servem para aumentar a superfície cerebral, resultando em um aumento da matéria cinzenta. O arranjo dos giros e sulcos na superfície cerebral varia de um cérebro para outro. Algumas fissuras, no entanto, são constantes e representam demarcações importantes. Elas ajudam a localizar áreas funcionais específicas do cérebro e dividem cada hemisfério em quatro lobos.

Cada hemisfério cerebral se divide em lobos frontal, parietal, occipital e temporal. A região mediana de

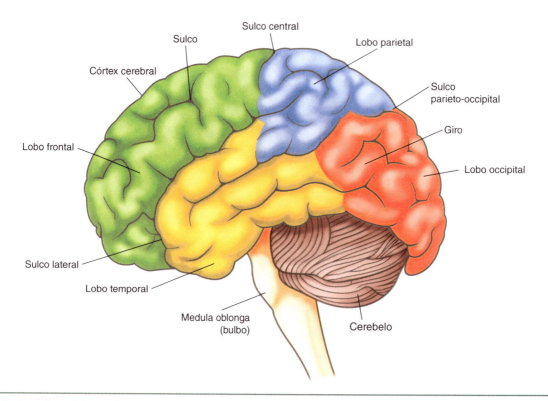

Figura 8-8 *Vista lateral do encéfalo.*

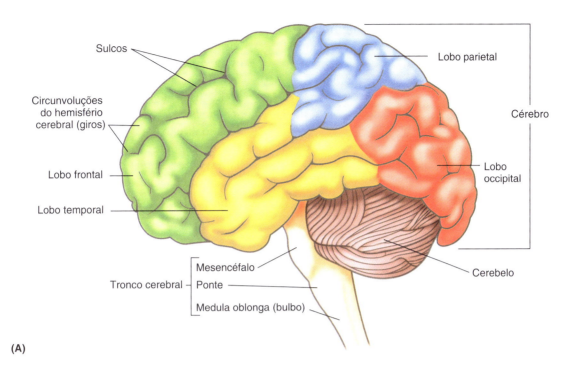

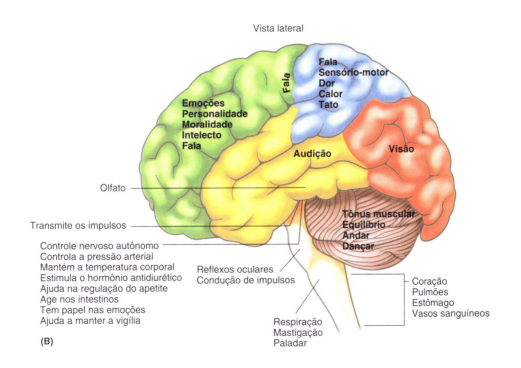

Figura 8-9 *(A) Partes do encéfalo e (B) Áreas do funcionamento cerebral.*

ambos os hemisférios é conectada à do outro hemisfério por uma larga faixa de fibras axonais denominada *corpo caloso*. Os lobos correspondem ao osso craniano pelo qual são cobertos (Figura 8-8).

As principais fissuras ou sulcos que dividem os hemisférios cerebrais são:

1. *Fissura longitudinal (fissura sagital):* trata-se de uma profunda fossa que divide o cérebro em dois hemisférios.
2. *Fissura transversa:* separa o cérebro do cerebelo.
3. *Sulco central:* separa o lobo frontal do lobo parietal.
4. *Sulco lateral:* separa o lobo frontal do lobo temporal.
5. *Sulco parieto-occipital:* é o menos evidente de todos os sulcos. Separa o lobo occipital dos lobos parietal e temporal, embora não haja uma demarcação definida entre esses dois lobos.

Funções cerebrais

Cada lobo dos hemisférios cerebrais controla funções específicas (Figura 8-9).

1. **Lobo frontal**: forma a porção anterior de cada hemisfério e controla o movimento voluntário dos músculos. As células do hemisfério direito ativam movimentos que ocorrem no lado esquerdo do corpo, enquanto o hemisfério esquerdo controla os movimentos do lado direito. Nesse lobo, há uma área que possibilita a fala. Geralmente localizada no hemisfério esquerdo, essa área é denominada *área de Broca*. (No caso de uma pessoa paralisada do lado direito em decorrência de um infarto cerebral, geralmente a fala também é afetada.) Quando há lesão nessa área, o indivíduo sabe o que fala, mas não consegue vocalizar as palavras.
2. **Lobo parietal**: localizado atrás do lobo frontal, recebe e interpreta os impulsos nervosos dos receptores sensoriais para dor, tato, calor, frio, postura e equilíbrio. Aém disso, ajuda a determinar distâncias, tamanhos e formas.
3. **Lobo occipital**: localizado acima do cerebelo, hospeda as áreas que controlam a visão.
4. **Lobo temporal**: situa-se abaixo dos lobos frontal e parietal. A porção anterior é ocupada pela área olfatória (cheiro), e o lobo temporal contém a área auditiva. A *área de Wernicke* do lobo temporal é a área da linguagem, essencial para o entendimento e a compreensão da fala.
5. **Lobo límbico** (alguns autores adotam a expressão sistema límbico; e outros, lobo límbico):

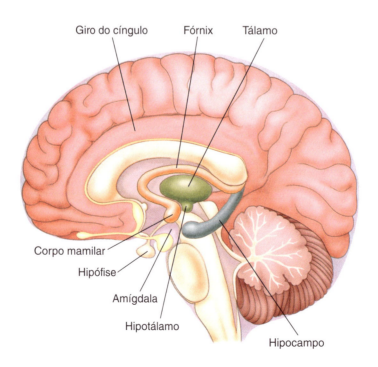

Figura 8-10 *Sistema límbico.*

localizado no centro do encéfalo, abaixo dos demais quatro lobos, ele cerca o topo do tronco cerebral (Figura 8-10). O sistema límbico influencia os comportamentos inconscientes e instintivos relacionados à sobrevivência. O comportamento é modificado pela ação do córtex cerebral. As partes do sistema límbico são:

- *Bulbo olfatório*: essa conexão explica por que o sentido do olfato está associado às emoções (pense em cheiros que evocam memórias felizes).

- *Amígdala*: influencia o comportamento para atender às necessidades do corpo e está associada às reações emocionais, especialmente medo, ansiedade e agressividade.

- *Hipocampo*: envolvido em memória e aprendizado, reconhece as novas informações e evoca relações espaciais.

- *Para-hipocampo*: ajuda a monitorar emoções fortes, como raiva ou susto.

- *Fórnix*: é a ligação de fibras nervosas entre o hipocampo e o corpo mamilar.

- *Corpo mamilar*: esse núcleo transmite mensagens entre o fórnix e o tálamo.

- *Giro cingular (giro do cíngulo)*: essa e outras áreas constituem o córtex límbico, que modifica os comportamentos e as emoções.

- *Septo pelúcido*: conecta o fórnix ao corpo caloso.

O córtex cerebral também controla o pensamento consciente, o julgamento, a memória, o raciocínio e a força de vontade. O alto grau de desenvolvimento do córtex cerebral faz do ser humano o mais inteligente dos animais.

Diencéfalo

O **diencéfalo** está localizado entre o cérebro e o tronco cerebral (Figura 8-11). Ele contém duas estruturas principais: **tálamo** e **hipotálamo** (Figura 8-10). O tálamo, encontrado profundamente dentro de cada hemisfério

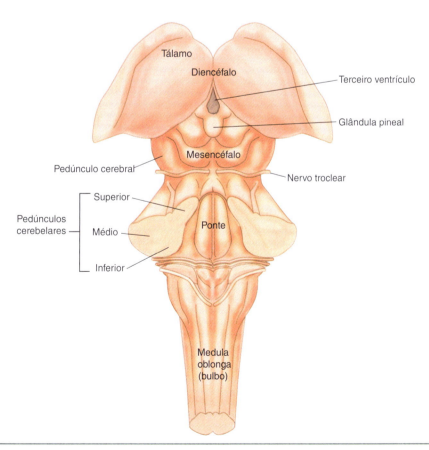

Figura 8-11 *Tronco cerebral.*

cerebral, ao lado do terceiro ventrículo, é uma massa esférica de matéria cinzenta. Atua como uma estação de relé para os impulsos que entram e saem. Recebe, direta ou indiretamente, os impulsos nervosos dos vários órgãos dos sentidos (com exceção das sensações do olfato). Esses sinais são então transmitidos para o córtex cerebral. O tálamo também recebe sinais do córtex cerebral, do cerebelo e de outras áreas do encéfalo. Uma lesão do tálamo pode resultar em sensibilidade exacerbada à dor ou perda total de consciência.

O hipotálamo fica abaixo do tálamo e forma uma parte da parede lateral e do assoalho do terceiro ventrículo. Um feixe de fibras nervosas conecta o hipotálamo à parte posterior da glândula hipófise, ao tálamo e ao mesencéfalo. O hipotálamo é parte do sistema límbico e é considerado o "cérebro" do cérebro. Por meio de retroalimentação (*feedback*), o hipotálamo estimula a hipófise para liberar hormônios. As funções vitais realizadas pelo hipotálamo são:

1. *Controle nervoso autônomo*: regula os sistemas parassimpático e simpático do sistema nervoso autônomo.
2. *Controle cardiovascular*: controla a pressão sanguínea e regula a contração e dilatação dos vasos sanguíneos e os batimentos cardíacos.
3. *Controle da temperatura*: ajuda na manutenção da temperatura corporal normal (37 °C ou 98,6 °F).
4. *Controle do apetite*: ajuda na regulação da quantidade de alimento que ingerimos. O "centro da fome", encontrado no hipotálamo lateral, é estimulado pela sensação de fome que nos incitam a comer. Por sua vez, o "centro de saciedade" no hipotálamo medial fica estimulado quando comemos o suficiente[4].
5. *Equilíbrio hídrico*: dentro do hipotálamo, algumas células respondem à pressão osmótica do fluxo sanguíneo. Quando a pressão osmótica é elevada, por causa de uma deficiência em água, o hormônio antidiurético (*antidiuretic hormone* – ADH) é secretado. O "centro da sede" encontra-se perto da área da saciedade e fica estimulado quando a osmolaridade do sangue é alta (osmolaridade é uma medida da concentração de partículas iônicas do sangue). Esse processo nos leva a consumir mais líquidos.
6. *Fabricação de ocitocina*: contrai o útero durante o parto.
7. *Controle gastrointestinal*: aumenta o peristaltismo intestinal e a secreção das glândulas intestinais.
8. *Estado emocional*: atua na demonstração de emoções, como medo ou prazer.
9. *Controle do sono*: ajuda o indivíduo a acordar quando é necessário.
10. *Experiências de poder da mente sobre o corpo*: o hipotálamo pode estar envolvido nos casos de pacientes que, uma vez diagnosticados com uma doença incurável, recusam o diagnóstico e acabam se curando de forma inexplicável[5].

Cerebelo

O **cerebelo** localiza-se atrás da ponte e abaixo do cérebro (Figuras 8-8 e 8-9). É composto por dois hemisférios ou asas: hemisfério cerebelar direito e hemisfério cerebelar esquerdo. Esses dois hemisférios são conectados por uma porção central denominada vérmis. O cerebelo é composto de uma substância cinzenta no exterior e uma branca por dentro. A substância branca tem formato de árvore e é chamada de *arbor vitae* (o que significa "a árvore da vida").

O cerebelo se comunica com o resto do sistema nervoso central por três pares de tratos chamados de pedúnculos. Esses três pedúnculos são compostos por axônios "aferentes" que levam sinais nervosos para dentro do cerebelo e por axônios "eferentes" que transmitem mensagens para fora do cerebelo. Os axônios "aferentes" levam para o cerebelo mensagens relacionadas com movimento nas articulações, tônus muscular, posição do corpo, tensão dos ligamentos e tendões. Toda e qualquer informação relativa à atividade dos músculos esqueléticos é enviada para o cerebelo. Essa informação que alcança o cerebelo vem diretamente dos receptores sensoriais, incluindo o ouvido interno, os olhos e os proprioceptores dos músculos esqueléticos. Os axônios "eferentes" transmitem mensagens nervosas para as diversas partes do encéfalo que controlam os músculos esqueléticos.

Função do cerebelo

O cerebelo controla todas as funções relacionadas aos músculos esqueléticos.

MANUTENÇÃO DO EQUILÍBRIO Se o corpo for desequilibrado, os receptores sensoriais do ouvido interno enviarão sinais nervosos para o cerebelo. Então, o

---

4. Atualmente, se sabe que o controle da ingestão alimentar (fome × sociedade) é regulada pela ação do hormônio leptina (produzido no tecido adiposo), o qual atua em seus receptores específicos presentes no hipotálamo (N. R. T.).

5. Afirmação sem base científica comprobatória. Não é considerada, do ponto de vista científico, como função do hipotálamo (N. R. T.).

cerebelo transmite impulsos para as áreas cerebrais de controle motor. Essas áreas, por sua vez, estimulam a contração muscular, que movimenta o corpo para restaurar o equilíbrio.

COORDENAÇÃO DOS MOVIMENTOS MUSCULARES Todo movimento voluntário começa no córtex cerebral. No entanto, uma vez que o movimento é iniciado, sua execução suave é papel do cerebelo. O cerebelo permite que cada músculo se contraia na hora certa, com a força certa e pela duração exata, de modo que o movimento completo seja fluido e suave. Isso é importante quando realizamos movimentos com habilidades complexas, como falar, andar ou escrever. Até movimentos simples requerem as habilidades de coordenação do cerebelo. Uma ação tão simples quanto levantar a mão para evitar um golpe requer a ação sincronizada de pelo menos 50 músculos, os quais agem sobre 30 ossos distintos do braço e da mão.

Uma ablação ou lesão do cerebelo resulta em comprometimento motor.

Tronco cerebral (tronco encefálico)

O **tronco cerebral** é feito de três partes: mesencéfalo, ponte e bulbo (Figura 8-11). O tronco cerebral fornece uma via para os tratos ascendentes e descendentes (mensagens que vão para o cérebro e mensagens que voltam dele). Prolongando a extensão do tronco cerebral, encontramos a substância cinzenta do sistema da formação reticular. Trata-se de neurônios envolvidos no ciclo sono-vigília. Uma lesão nessa área resultará em coma. A **ponte** está localizada na frente do cerebelo, entre o mesencéfalo e o bulbo. Ela contém fibras nervosas brancas, mielinizadas, transversais e longitudinais entrelaçadas, misturadas com a substância cinzenta. A ponte serve como uma via de condução em duplo sentido para os sinais nervosos entre o cérebro, o cerebelo e outras regiões do sistema nervoso. A ponte também dá origem a quatro pares de nervos cranianos e contém um centro que controla a respiração.

O mesencéfalo estende-se dos corpos mamilares até a ponte. O aqueduto cerebral caminha através do mesencéfalo. Este contém núcleos para os centros de reflexo envolvidos na visão e na audição.

A **medula oblonga** (ou bulbo) é uma estrutura em formato de bulbo encontrada entre a ponte e a medula espinhal. Localiza-se dentro do crânio e acima do forâmen magno do lobo occipital. É branco por fora em razão das fibras mielinizadas que servem de via de passagem para os sinais nervosos entre o cérebro e a medula espinhal. Contém os núcleos de funções vitais, como frequência respiratória, ritmo

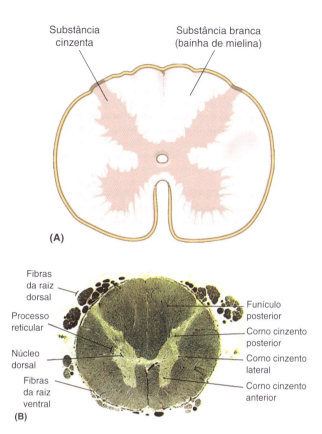

Figura 8-12 Secções transversais de medula espinhal.

B, imagem de *Atlas of Microscopic Anatomy: A Functional Approach: Companion to Histology and Neuroanatomy*, de R. Bergman, A. Afifi, and P. Heidger, 1999, www.vh.org/Providers/Textbooks/MicroscopicAnatomy.html. Reproduzido com permissão.

e intensidade da respiração; o centro vasoconstritor, que afeta a pressão sanguínea; e o centro para deglutição e vômito.

Medula espinhal

A **medula espinhal** prolonga o encéfalo para baixo. Ela começa no forâmen magno do osso occipital e desce até a segunda vértebra lombar. A medula é branca e mole, e localiza-se dentro das vértebras da coluna vertebral, composta de uma série de 31 segmentos, cada um dando origem a um par de nervos espinhais. A medula espinhal também é protegida por três camadas de meninges. O líquido cerebrospinal circula, banhando a medula espinhal. As meninges não estão presas nas vértebras, mas separadas pelo espaço epidural, o qual contém tecidos conjuntivos frouxo e adiposo que protegem ainda mais a medula espinhal.

Na medula espinhal, a substância cinzenta está localizada na parte interna. A substância branca constitui a parte externa (Figura 8-12). Na substância cinzenta encontrada na medula, conexões são realizadas entre fibras nervosas que entram e saem, o que fornece as bases para as ações reflexas. Uma função essencial da medula espinhal é transmitir as mensagens dos neurônios sensoriais para que sejam interpretadas pelo cérebro; a resposta é transmitida de volta do cérebro para as glândulas e os músculos, através dos neurônios motores. Outra função importante é servir como centro do arco reflexo do corpo.

Doenças do sistema nervoso central

Meningite é a inflamação dos envoltórios do encéfalo e da medula espinhal. A causa pode ser bacteriana ou viral. Os sintomas incluem dor de cabeça, febre e rigidez do pescoço. Na forma severa, ela pode provocar paralisia, coma e morte. Se a causa for bacteriana, a inflamação poderá ser tratada com antibióticos.

Encefalite é uma inflamação do encéfalo. A doença pode ser causada por um vírus. Os sintomas dessa patologia são geralmente febre, letargia, fraqueza extrema e distúrbios visuais. Uma medicação antiviral forte pode ser indicada para tratar os sintomas.

Epilepsia é uma doença convulsiva do encéfalo, caracterizada por disparos neuronais excessivos e recorrentes. A causa é incerta. Uma região do cérebro estimula outra, disparando um ciclo de atividades que acelera os neurônios e progride até a exaustão deles. O paciente pode sofrer alucinações, crises (convulsões) e perda de consciência. O grande mal – ou convulsões severas – é menos frequente do que o pequeno mal (convulsões mais brandas). Nas crises do pequeno mal, alguns indivíduos parecem fixar algum ponto ou estar sonhando de olhos abertos. As medicações usadas para controlar as crises são chamadas de anticonvulsivos.

Os primeiros socorros para a epilepsia incluem deitar a pessoa no chão com um apoio sob a cabeça, afrouxar roupas apertadas, retirar óculos e cronometrar a crise. *Em nenhuma hipótese deve-se colocar coisas na boca da pessoa.*

Paralisia cerebral (PC) é um distúrbio dos movimentos voluntários provocado por uma lesão cerebral. É causada por anormalidades em regiões cerebrais que controlam o movimento. A característica mais pronunciada é a **tetraplegia espástica**, que envolve uma paralisia espástica de todos os quatro membros. Uma pessoa com PC apresenta frequentemente rolamentos da cabeça, esgarras e dificuldades na fala e deglutição. Habitualmente, não há prejuízo intelectual na PC; muitas vezes, a pessoa tem a inteligência normal ou acima da média. Não há cura para a PC. Em geral, a doença ocorre precocemente na infância. O regime terapêutico para um paciente com PC é personalizado conforme as necessidades individuais.

Poliomielite é uma doença viral contagiosa das vias nervosas da medula espinhal que resulta em paralisia. Graças ao uso de vacina, essa doença foi praticamente erradicada dos Estados Unidos.[6] No entanto, ainda está presente em outros países.

Hidrocefalia é uma patologia que envolve o aumento do volume do líquido cerebrospinal dentro dos ventrículos cerebrais em razão de algum bloqueio. Ocorre um alargamento da cabeça. Uma operação de desvio (*bypass* ou *shunt*) é realizada para drenar o líquido cerebrospinal para fora da região do bloqueio. Tal procedimento evita o acúmulo de pressão no tecido cerebral.

A **doença de Parkinson** caracteriza-se por tremores, uma postura oscilante, movimento do polegar e indicador[7] e rigidez muscular. O paciente com Parkinson tem dificuldade para iniciar os movimentos. A causa pode ser uma diminuição do neurotransmissor dopamina. As pessoas com doença de Parkinson são tratadas com a droga L-dopa e outras que ajudam a controlar os sintomas da doença. Alguns pacientes podem ser submetidos ao procedimento de estimulação cerebral profunda (ver boxe "Destaques médicos: Doença de Parkinson e estimulação cerebral profunda").

Tremor essencial é um distúrbio que causa uma agitação rítmica. É uma doença progressiva, muitas vezes herdada, que ocorre na idade avançada. O tremor ocorre quando os braços estão erguidos ou quando as mãos estão sendo usadas para atividades como comer, beber ou escrever. Os tremores também podem afetar a cabeça, a voz, a língua e as pernas, e piorar com cansaço, estresse ou medicação estimulante. Trata-se de uma patologia benigna que afeta os movimentos e a qualidade da voz. Se os tremores interferirem na habilidade de realizar atividades diárias, uma medicação poderá ser administrada para reduzi-los.

Esclerose múltipla (EM) é uma doença inflamatória autoimune e crônica do sistema nervoso central na qual células imunes atacam a bainha de mielina dos axônios das células nervosas. A bainha de mielina é destruída, deixando tecido cicatricial nas células nervosas. Tal destruição atrasa ou bloqueia completamente a transmissão dos impulsos nervosos nas áreas afetadas. A causa é desconhecida. Não existe um teste definitivo para EM. O diagnóstico é baseado em sinais de prejuízo em mais de uma área do sistema nervoso central, que ocorrem mais de uma vez. Há ainda exames neurológicos e imagens de IRM que mostram duas ou mais regiões cerebrais com anomalias ou lesões. Os

---

6. E também do Brasil, há 25 anos. Ver o texto "Brasil apresenta ações de erradicação de poliomielite". Disponível em: <http://www.brasil.gov.br/saude/2015/04/brasil-apresenta-acoes-de-erradicacao-da-poliomielite-em-evento-internacional>. Acesso em: 7 out. 2016 (N. T. T.).
7. Como se o indivíduo estivesse contando dinheiro ou girando uma pílula entre os dedos (N. T. T.).

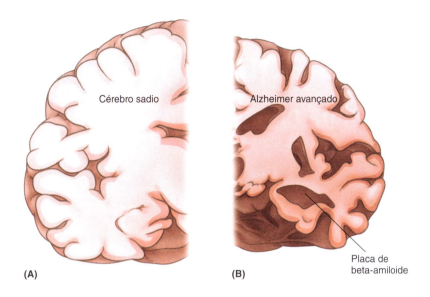

Figura 8-13 *(A) Cérebro sadio e (B) cérebro de um paciente com doença de Alzheimer; observe as regiões de formação das placas de beta-amiloide.*

Perfil de carreira 8-1

Técnico em eletroneurodiagnóstico/ técnico em EEG

Um técnico em electroneurodiagnóstico trabalha em um laboratório médico realizando testes neurológicos nos pacientes. Um tipo de teste é a eletroencefalografia (EEG). Um eletroencefalograma é um teste para detectar anomalias no cérebro e registrar os padrões de atividade elétrica do cérebro. Um curso de técnico em EEG geralmente dura dois anos. Depois desse período, obtém-se um diploma que inclui um componente clínico. A Comissão de Creditação dos Programas de Educação em Saúde credita os cursos em EEG. Entre as qualidades pessoais para essa carreira estão boas habilidades de relacionamentos interpessoais. ■

sintomas mais frequentes são fraqueza das extremidades, dormência, visão dupla, **nistagmo** (movimento involuntário dos olhos), problemas de fala, perda de coordenação e, possivelmente, paralisia. A EM ataca tipicamente jovens adultos entre 20 e 40 anos, e dois terços são mulheres. Com a EM, ocorrem surtos de sintomas seguidos de um processo de remissão por longos períodos de tempo. Drogas como interferon e Avonex podem frear a progressão da doença e diminuir o número de surtos. Repouso adequado, exercício e estresse mínimo também podem reduzir os efeitos da EM.

O **vírus do Nilo Ocidental** (West Nile virus – WNV) é transmitido por mosquito, e a maioria das pessoas infectadas não apresenta nenhum sintoma. Quando há sintomas, eles se assemelham a uma leve gripe. Em adultos mais idosos, o vírus pode causar encefalite ou meningite. O tratamento é sintomático. Para prevenir a infecção, recomenda-se o uso de roupas protetoras, a aplicação de repelente contra insetos, a instalação de telas em janelas e portas para impedir a entrada dos mosquitos, e a eliminação de focos de criação de mosquitos em locais em que há água parada.

Demência é um termo geral que inclui distúrbios específicos como doença de Alzheimer, demência vascular e outros. A demência é definida como a perda de pelo menos duas áreas de comportamento complexo,

Destaques médicos

8-2

DORES DE CABEÇA

A maioria dos norte-americanos sofre de dores de cabeça. Os três tipos mais comuns são tensão, enxaqueca e cefaleias em salvas. Todas causam diferentes tipos de dor. Na maioria dos casos, a dor de cabeça não está relacionada a outra doença específica e subjacente.

Em geral, a dor de cabeça tensional é uma dor chata que surge lentamente e pode envolver a testa, o escalpo, a parte de trás do pescoço e ambos os lados da cabeça. Pesquisadores acreditam que esteja relacionada com os níveis cerebrais de serotonina e endorfinas. Os causadores podem ser estresse, postura inadequada, depressão ou ansiedade. O tratamento envolve analgésicos, repouso, aplicação de gelo ou de compressas quentes e técnicas de relaxamento.

A enxaqueca afeta 28 milhões de norte-americanos; as mulheres são três vezes mais suscetíveis do que homens. As enxaquecas são muitas vezes comuns entre pessoas da mesma família. A dor pode demorar de algumas horas a dias. A dor latejante ocorre de um lado da cabeça e se espalha progressivamente. Enxaquecas podem ser acompanhadas por náuseas ou vômitos. Luzes, sons e cheiros podem piorar a enxaqueca. Em certas pessoas, a enxaqueca é subsequente a uma distorção visual ou aura. A causa não é totalmente compreendida. Mecanismos causadores para mulheres podem ser uma mudança nos níveis hormonais, fatores alimentares, estilo de vida e algumas medicações. O tratamento inclui analgésicos para prevenir ou interromper a dor, exercício e repouso em um quarto escuro e tranquilo.

A dor das cefaleias em salvas é pior que a da enxaqueca. Esse tipo de dor de cabeça ocorre com mais frequência em homens. Cefaleias em salvas podem ocorrer uma ou mais vezes por dia, durante semanas, ou desaparecer por meses. O tratamento inclui a utilização de oxigênio a 100% e medicação analgésica.

Fonte: Mayo Health Clinic Letter, setembro 2001.

---

como fala e memória, habilidades visuais e espaciais ou julgamento, que interferem significativamente no dia a dia da pessoa. *Nota*: Pessoas frequentemente esquecem informações. Isso não significa necessariamente que elas estão sofrendo de demência.

A **doença de Alzheimer** é uma doença degenerativa progressiva cujo sintoma inicial está relacionado ao fato de o indivíduo não conseguir se lembrar de alguma informação recém-aprendida. Na doença de Alzheimer, os terminais nervosos no córtex degeneram e bloqueiam a passagem dos sinais entre as células nervosas. Dois tipos de lesão anômala invadem o cérebro das pessoas com a doença: placas senis ou amiloides (Figura 8-13B), que são agregados de fragmentos proteicos e de material celular que se formam por fora e ao redor dos neurônios; e emaranhados neurofibrilares, que são fibras enroladas e insolúveis, compostas essencialmente da proteína *tau*, que se acumula dentro das células nervosas. Embora essas estruturas sejam características da doença, os cientistas não têm certeza se elas causam a doença ou são apenas subprodutos desta.

A causa específica da doença de Alzheimer é desconhecida. Cientistas acreditam que, para a maioria das pessoas, a doença de Alzheimer resulta de uma combinação de mutação genética, estilo de vida e fatores ambientais que afeta o cérebro ao longo do tempo.

As novas diretrizes de Instituto Nacional para o Envelhecimento dos Estados Unidos (National Institute of Aging) para o Alzheimer sugerem que a doença progride em três estágios: no estágio pré-clínico precoce, não há sintoma aparente, mas mudanças estão ocorrendo no cérebro. O estágio intermediário de comprometimento cognitivo leve (CCL) se caracteriza por problemas de memória e outro tipo de raciocínio.

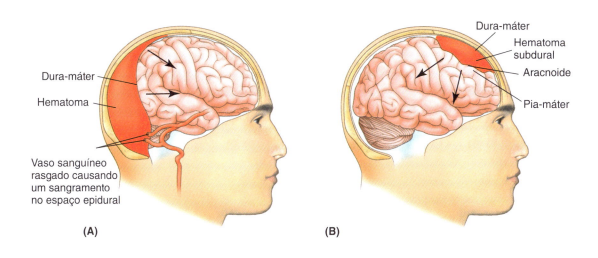

Figura 8-14 *Hematomas cranianos: (A) hematoma epidural localizado acima da dura-máter e (B) hematoma subdural localizado abaixo da dura-máter.*

No terceiro estágio, ou demência de Alzheimer, a pessoa não é mais capaz de viver de forma independente.

Nos Estados Unidos, existem hoje mais de cinco milhões de pessoas que vivem com a doença de Alzheimer. Estudos indicam que pessoas com mais de 65 anos sobrevivam, em média, de quatro a oito anos após o diagnóstico de Alzheimer, mas algumas podem viver até 20 anos com a doença. Embora não exista atualmente nenhuma cura para o Alzheimer, algumas drogas podem ser usadas para reduzir ou estabilizar os sintomas. Segundo alguns pesquisadores, um estilo de vida saudável, que inclua exercício, uma dieta pobre em gorduras saturadas, comidas ricas em ácido graxo do tipo ômega-3 e antioxidantes, pode retardar o início da doença de Alzheimer. Existem algumas evidências de que se manter mentalmente ativo pode diminuir o risco de desenvolver o Alzheimer.

Tumores cerebrais podem se desenvolver em qualquer parte do encéfalo. O tipo mais comum de tumor cerebral é o glioma, que se desenvolve a partir de células gliais. Os sintomas dependem da região cerebral

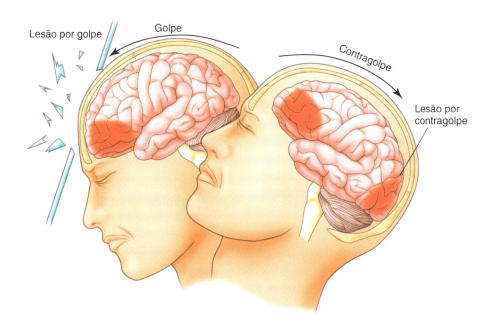

Figura 8-15 *Nas lesões por golpe e contragolpe, o cérebro bate no crânio com força.*

Destaques médicos 8-3
DOENÇA DE PARKINSON E ESTIMULAÇÃO CEREBRAL PROFUNDA

A estimulação cerebral profunda (ECP) é um procedimento cirúrgico usado para tratar tremores debilitantes, rigidez, lentidão de movimento e problemas no ato de caminhar associados à doença de Parkinson. Atualmente, esse procedimento é utilizado apenas em pacientes cujos sintomas não podem ser controlados de forma adequada com medicação. A ECP emprega um dispositivo médico denominado neuroestimulador, implantado cirurgicamente e alimentado por uma pilha, para emitir estimulação artificial em áreas-alvo no cérebro que controlam o movimento, bloqueando os sinais nervosos anômalos que causam o tremor e os sintomas parkinsonianos.

O neuroestimulador é habitualmente implantado por baixo da pele, perto da clavícula. Os impulsos enviados para o neuroestimulador interferem nos sinais elétricos que causam os sintomas parkinsonianos ou os bloqueiam. A ECP não destrói as células nervosas saudáveis. Embora a maioria dos pacientes ainda precise manter a medicação, muitos declaram que os sintomas foram nitidamente reduzidos com o implante de ECP.

---

envolvida. Detecção precoce, cirurgia e quimioterapia podem curar alguns casos de tumores cerebrais.

Lesões cerebrais

Hematoma é uma massa localizada de sangue acumulado e pode ocorrer nos espaços entre as meninges. A causa pode ser um golpe traumático na cabeça; a pessoa pode ter um hematoma epidural (localizado acima da dura-máter) ou subdural. Em alguns casos, uma cirurgia pode ser indicada para remover o sangue e reduzir o inchaço (Figura 8-14).

Um **traumatismo cerebral** é o resultado de um golpe severo na cabeça. Esse tipo de traumatismo pode ser leve ou severo e, em alguns casos, é possível que haja uma perda temporária de consciência.

O tratamento habitual inclui repouso, fluidos e um leve analgésico. Se houver tontura prolongada, distúrbios visuais, náusea ou vômito, prejuízo de memória, zumbido nos ouvidos, perda de olfato ou paladar, ou qualquer perda de consciência por mais de um minuto, procure assistência médica imediata.

As expressões lesão por **golpe** e lesão por **contragolpe** descrevem a lesão na cabeça. A lesão por golpe ocorre dentro do crânio, perto do ponto de impacto, como em um choque do crânio contra o para-brisa em um acidente de carro. Uma lesão por contragolpe, também chamado de *contrecoup*, ocorre abaixo do crânio, do lado oposto do impacto (Figura 8-15).

Lesão da medula espinhal

A medula espinhal pode sofrer lesão em qualquer nível, mas a mobilidade do pescoço torna essa região a mais vulnerável. O local de lesão, o tipo de trauma e o grau de injúria têm um papel fundamental para determinar se haverá paralisia e se esta será temporária ou permanente. A Figura 8-16 mostra os tipos mais comuns de lesão. As regiões afetadas correspondem à vértebra envolvida.

- C1-C3 é o nível mais alto da medula cervical. A lesão costuma ser fatal.
- Lesões em C1-C4 podem levar à **tetraplegia** – perda dos movimentos e das sensações no tronco e nas quatro extremidades, além de comprometimento das funções digestória, urinária e sexual.
- Lesões em C5-C7 podem levar a vários graus de paralisia dos braços e ombros.
- Lesões em T1-T12 e L1-L5 podem levar à **paraplegia**, uma perda dos movimentos e das sensações no tronco e em ambas as pernas. O comprometimento das funções digestória, urinária e sexual é frequente.

Suspeitos de lesão medular requerem tratamento médico emergencial; *não mexa* na vítima a menos que o local represente um perigo de morte. O tratamento médico emergencial é realizado de modo a manter a posição da coluna vertebral, limitando os movimentos com o uso de colares especiais e tábuas. O tratamento inclui o realinhamento, a estabilização e o alívio da pressão na medula espinhal. A cirurgia é necessária, bem como uma medicação especial. Grande parte do tratamento inicial visa prevenir o aumento da lesão.

Uma reabilitação intensiva é necessária para um prognóstico melhor. A Figura 8-16 apresenta diversas maneiras de prevenir lesões da medula espinhal.

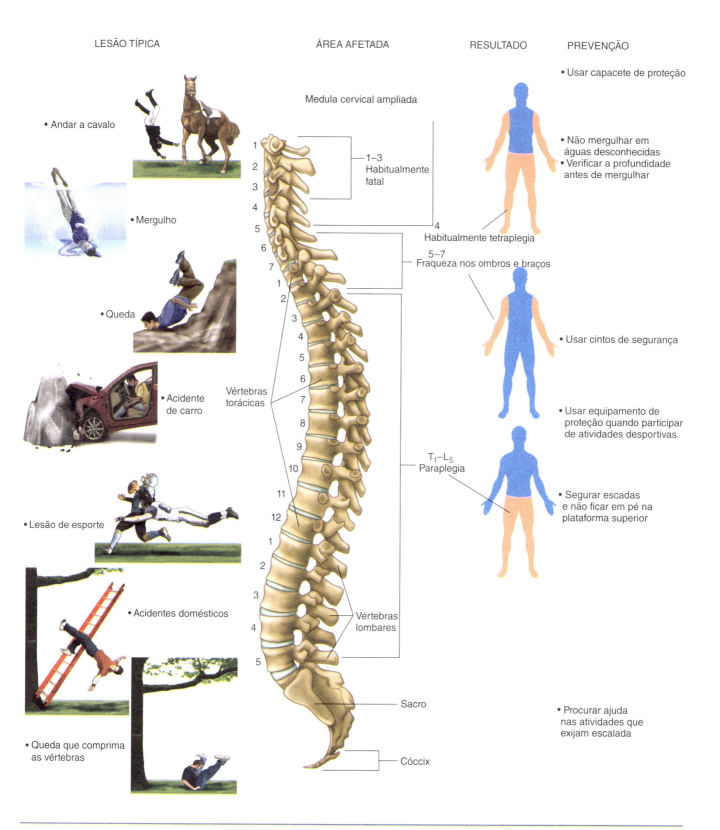

Figura 8-16 *Lesões da medula espinhal e sugestões de como preveni-las.*

Um corpo — Como o sistema nervoso central interage com os demais sistemas do corpo

Sistema tegumentar
- Os receptores sensoriais enviam ao cérebro mensagens sobre temperatura, dor e posição corporal.

Sistema esquelético
- O crânio protege o encéfalo, e as vértebras protegem a medula espinhal.
- Os ossos estocam o cálcio necessário para a transmissão neural.

Sistema muscular
- O cérebro controla os movimentos voluntários dos músculos voluntários.
- O cerebelo controla os movimentos motores finos.

Sistema endócrino
- O hipotálamo controla a ação da glândula hipófise.

Sistema circulatório
- O hipotálamo controla a pressão sanguínea, regulando a contração e a dilatação dos vasos sanguíneos do coração.
- O bulbo ajuda a regular a frequência cardíaca.

Sistema linfático
- O hipotálamo está envolvido nas experiências da mente sobre corpo, que ajudam o sistema imune do corpo a lutar contra doenças.

Sistema respiratório
- O bulbo é o centro vital do controle da frequência e da amplitude da respiração.

Sistema digestório
- O hipotálamo regula a quantidade de comida que ingerimos e nos informa quando estamos saciados.
- O cérebro controla os músculos necessários para ingerir o alimento.

Sistema urinário
- O hipotálamo responde à concentração de sangue à medida que este é filtrado pelos rins e libera o hormônio antidiurético ADH (antidiuretic hormone), quando necessário, para permitir aos rins absorver mais água.
- Os receptores nos informam quando a bexiga está cheia para eliminarmos a urina.

Sistema reprodutor
- O hipotálamo libera ocitocina, que contrai o útero durante o parto.
- O hipotálamo tem papel importante nas experiências prazerosas durante a atividade sexual.

Questões de revisão

Assinale a opção que completa adequadamente cada frase apresentada a seguir.

1. Cada célula nervosa tem apenas um/uma
   a. axônio.
   b. nodo de Ranvier.
   c. dendrito.
   d. mielina.

2. A substância gordurosa que ajuda a proteger o axônio é denominada
   a. neurotransmissor.
   b. mielina.
   c. dendrito.
   d. nodo de Ranvier.

3. A junção entre o axônio de uma célula e o dendrito de outra é chamada de
   a. neurilema.
   b. mielina.
   c. fenda sináptica.
   d. nodo de Ranvier.

4. Os neurônios que transmitem informações para o cérebro são denominados
   a. motores.
   b. associativos.
   c. conjuntivos.
   d. sensoriais.

Terminologia médica

aracn	teia de aranha	-ite	inflamação
-oide	semelhante a	en/cefal/ite	presença de uma inflamação dentro da cabeça
aracnoide	uma estrutura semelhante a uma teia de aranha	hemat	sangue
cerebel	pequeno cérebro	-oma	tumor
-o	presença de	hemat/oma	tumor sanguíneo
cerebelo	presença de um pequeno cérebro	hidro-	água
		-ia	presença de
cerebr	cérebro	hidro/cefal/ia	presença de água na cabeça
-al	pertence a		
aque	água	mening	membrana
ducto	canal	mening/ite	inflamação das membranas
aque/ducto celebr/al	canal que pertence ao cérebro	neuro	nervo
en-	dentro	-glia	cola
cefal	cabeça	neuro/glia	"cola dos nervos"

5. A denominação dada ao sistema nervoso composto de 12 pares de nervos cranianos e 31 pares de nervos espinhais é
   a. central.
   b. periférico.
   c. simpático.
   d. parassimpático.

6. O revestimento mais externo das meninges é
   a. aracnoide.
   b. vilosidades aracnoides.
   c. dura-máter.
   d. pia-máter.

7. A punção lombar deve ser feita abaixo do(a)
   a. primeira vértebra lombar.
   b. segunda vértebra lombar.
   c. terceira vértebra lombar.
   d. sacro.

8. Os lobos frontal, parietal, temporal e occipital constituem o
   a. cérebro.
   b. cerebelo.
   c. mesencéfalo.
   d. tronco encefálico.

9. A parte do encéfalo associada com os movimentos musculares é o
   a. mesencéfalo.
   b. tálamo.
   c. cérebro.
   d. bulbo.

10. O tálamo e o hipotálamo são partes do
    a. cérebro.
    b. cerebelo.
    c. diencéfalo.
    d. tronco cerebral.

Relacione as colunas

Relacione cada termo da Coluna I com a respectiva descrição indicada na Coluna II.

COLUNA I	COLUNA II
_____ 1. lobo frontal	a. audição
_____ 2. lobo occipital	b. receptores para dor, tato etc.
_____ 3. hipotálamo	c. centro de reflexo
_____ 4. lobo temporal	d. área da fala
_____ 5. lobo parietal	e. manutenção da postura
_____ 6. cerebelo	f. visão
_____ 7. tálamo	g. centro respiratório
_____ 8. medula espinhal	h. controle do apetite
_____ 9. bulbo	i. localização de quatro pares de nervos cranianos
_____ 10. ponte	j. estação de relé para os impulsos nervosos

Compare e diferencie

Aponte as semelhanças e diferenças entre os termos e as expressões apresentados a seguir:

1. Meningite e encefalite
2. Paralisia cerebral e esclerose múltipla
3. Doença de Parkinson e tremores essenciais
4. Demência e doença de Alzheimer

Aplicação prática da teoria

1. O sistema nervoso central funciona como um centro de comunicação do nosso corpo. Explique como você fica sabendo quando sua mão toca algo frio; indique um neurônio sensorial e o lobo cerebral corretos.
2. Um golpe na cabeça pode causar perda de consciência. Quais são os centros do encéfalo associados com a vigília?
3. Quais medidas você pode tomar na sua casa para se prevenir contra o vírus do Nilo Ocidental?

Estudo de caso

Anwari, de 73 anos, é levado ao consultório médico pela filha Lucy, que é enfermeira licenciada. Ela apresenta os motivos que a levaram a se preocupar com o pai: nos últimos dois meses, Anwari foi encontrado vagando pela vizinhança, pois havia se esquecido de onde morava. Os vizinhos notaram a aparente confusão e o levaram para casa. Lucy teme que os sinais apresentados pelo pai tenham a ver com a doença de Alzheimer em estágio precoce.

1. Descreva as mudanças físicas que ocorrem no córtex cerebral.
2. Descreva os estágios da doença de Alzheimer.
3. Descreva as mudanças fisiológicas e psicológicas que ocorrem durante a demência de Alzheimer.
4. Quais são as funções do lobo frontal do córtex cerebral?
5. Que partes do sistema límbico podem ser afetadas pela doença de Alzheimer?
6. Quais seriam as preocupações da família se uma pessoa fosse diagnosticada com essa doença?

Atividade de laboratório 8-1

Nervos periféricos

- **Objetivo:** examinar e descrever as funções dos nervos periféricos
- **Material necessário:** lâminas de nervos periféricos, este livro, microscópio, papel e caneta

Passo 1: Examine o nervo periférico, identifique e descreva a fibra nervosa. Registre as observações.

Passo 2: Localize e identifique a bainha de mielina. Qual é a função dela? Registre as observações.

Passo 3: Compare as suas observações com os esquemas apresentados neste livro.

Atividade de laboratório 8-2

Cérebro de ovelha

- **Objetivo:** comparar o encéfalo de ovelha com o do ser humano, diferenciá-los e identificar as estruturas cerebrais
- **Material necessário:** modelo anatômico do cérebro humano, cérebro de ovelha fixado, bandeja e instrumentos de dissecção, luvas descartáveis, papel e caneta

Passo 1: Coloque luvas descartáveis.

Passo 2: Examine as estruturas do cérebro de ovelha. Localize e descreva o córtex cerebral, o cerebelo e o tronco cerebral. Registre as observações a respeito da localização e aparência dessas estruturas.

Passo 3: Existe alguma diferença na estrutura ou no tamanho do córtex cerebral, do cerebelo e do tronco cerebral entre o encéfalo humano e o de ovelha? Registre as respostas.

Passo 4: Localize a dura-máter no cérebro de ovelha. Descreva sua aparência e textura. Registre as observações.

Passo 5: Coloque o encéfalo de ovelha com a face ventral para baixo na tábua de dissecção.

Passo 6: Com um bisturi, seccione delicadamente ao longo da fissura longitudinal do cérebro da ovelha (esta separa os dois hemisférios) e separe o encéfalo do animal em hemisférios direito e esquerdo.

Passo 7: Examine a porção direita do encéfalo de ovelha.

Passo 8: Localize a aracnoide e a pia-máter no hemisfério direito. Descreva as diferenças entre essas duas camadas das meninges. Registre as observações.

Passo 9: Localize e descreva o tamanho e as estruturas do ventrículo lateral, do corpo caloso, do mesencéfalo, do bulbo, da ponte e da glândula hipófise. Registre as observações e descreva as funções dessas estruturas.

Passo 10: Observe o modelo anatômico do encéfalo humano. Compare o tamanho e a estrutura dos ventrículos laterais, do corpo caloso, do mesencéfalo, do bulbo, da ponte e da hipófise. Registre as observações sobre semelhanças e diferenças.

Passo 11: Deposite o encéfalo de ovelha no recipiente de descarte apropriado.

Passo 12: Limpe todo o material.

Passo 13: Retire as luvas e lave as mãos.

Passo 14: Compare suas observações com as do seu parceiro de laboratório.

Capítulo 9

SISTEMA NERVOSO PERIFÉRICO E AUTÔNOMO

Objetivos

- Descrever um nervo misto.
- Descrever as funções dos nervos cranianos e espinhais.
- Relacionar as funções dos sistemas nervosos simpático e parassimpático.
- Explicar o padrão do arco reflexo.
- Descrever distúrbios frequentes do sistema nervoso periférico.
- Definir as palavras-chave relacionadas a este capítulo.

Palavras-chave

analgésicos
biofeedback
ciática
efetuadores
eletromiografia (EMG)
estímulo
gânglios
herpes-zóster
nervo ciático
nervo femoral
nervo frênico
nervo misto
nervo motor (nervo eferente)
nervo radial
nervo sensorial (nervo aferente)
nervos cranianos
nervos espinhais
neurite
neuropatia periférica
nevralgia
nevralgia trigeminal
paralisia de Bell
parestesia
plexo
receptores
reflexo
síndrome do túnel do carpo
sistema nervoso somático
sistema parassimpático
sistema simpático
herpes zona (herpes-zóster)

Sistema nervoso periférico

Subdividido em várias unidades menores, o **sistema nervoso periférico (SNP)** é composto por todos os nervos que conectam o cérebro e a medula espinhal com receptores sensoriais, músculos e glândulas (Figura 9-1).

O SNP pode ser dividido ainda em duas subcategorias: sistema periférico **aferente**, que consiste em neurônios aferentes ou sensoriais que conduzem informações *dos* receptores na periferia do corpo *para o cérebro*; e sistema periférico **eferente**, que consiste em neurônios eferentes ou motores que conduzem informações *do* cérebro e medula espinhal *para os músculos e as glândulas*.

O sistema nervoso periférico eferente ainda pode ser subdividido em duas subcategorias. A primeira é o **sistema nervoso somático**, que conduz impulsos do cérebro e da medula espinhal para os músculos esqueléticos, o que nos permite responder às mudanças no ambiente externo. A segunda é o sistema nervoso autônomo, que ainda é subdividido em simpático e parassimpático (Figura 9-2). O autônomo (pense em automático) conduz impulsos do cérebro e da medula espinhal para os tecidos musculares lisos. Nesse caso, tomemos com exemplo o alimento que é transferido ao longo do trato digestório ou as glândulas do sistema endócrino quando são estimuladas. O sistema nervoso autônomo é involuntário. A divisão simpática estimula ou acelera a atividade e, portanto, requer gasto energético, e usa a noradrenalina como neurotransmissor. O sistema parassimpático acelera as atividades vegetativas (micção e digestão) enquanto restaura ou freia outras atividades. Ele usa acetilcolina como neurotransmissor.

Nervos

Um nervo é um feixe de fibras nervosas contidas dentro de um tecido conjuntivo. Quando as fibras do nervo levam impulsos dos órgãos dos sentidos para o cérebro ou a medula espinhal ele é chamado de **nervo sensorial (nervo aferente)**. Quando leva impulsos do cérebro e da medula espinhal para músculos ou glândulas,

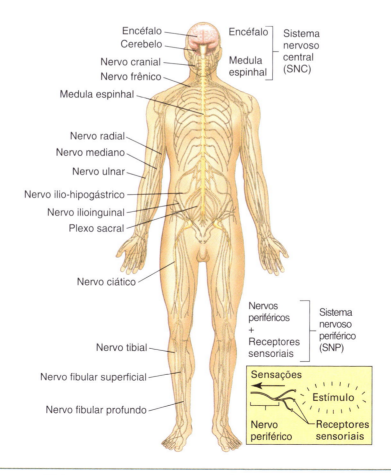

Figura 9-1 *O sistema nervoso periférico conecta o sistema nervoso central às estruturas do corpo.*

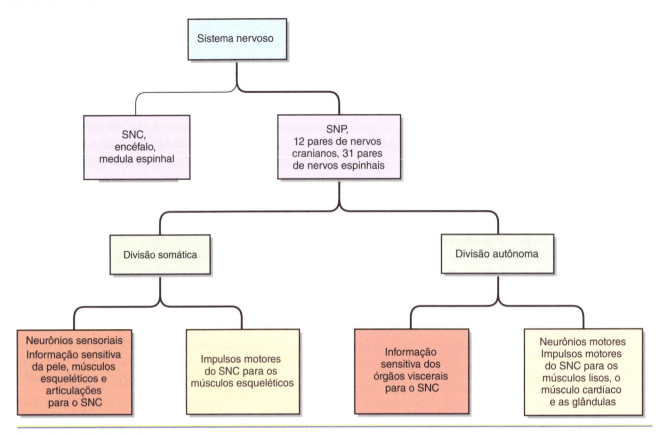

Figura 9-2 *Divisões do sistema nervoso.*

é designado **nervo motor (nervo eferente)**; e quando contém as fibras sensoriais e motoras é denominado **nervo misto**.

Nervos cranianos

Os nervos cranianos são partes do sistema nervoso periférico. Os 12 pares de **nervos cranianos** têm sua origem no cérebro e tronco cerebral. Esses nervos são designados por um número e um nome; o nome pode fornecer uma pista a respeito da função (Figura 9-3). Estão identificados por números romanos e são nomeados de acordo com a área ou a função em que atuam (Tabela 9-1). Por exemplo, o nervo olfatório, nervo craniano I, é responsável pelo sentido do olfato; e o óptico, craniano II, pela visão. As funções dos nervos cranianos são implicadas principalmente nas atividades da cabeça e do pescoço, com exceção do nervo vago (nervo craniano X), que é responsável por atividades que envolvem a garganta e regulam a frequência cardíaca. Esse nervo também afeta o músculo liso do trato digestório. Na sua grande maioria, os nervos cranianos são nervos mistos, pois carregam as fibras sensoriais e motoras. Os nervos olfatório, óptico e vestibulococlear, no entanto, carregam apenas fibras sensoriais, o que significa que eles apenas respondem aos estímulos.

Nervos espinhais

Os **nervos espinhais** têm sua origem na medula espinhal, e cada um está conectado a um segmento específico da medula espinhal. Esses nervos saem pelos orifícios das vértebras. Cada par de nervos espinhais é conectado ao segmento de medula por dois pares de cordões denominados raízes (Figura 9-4). A raiz posterior ou dorsal é a raiz sensorial e contém apenas nervos sensoriais. Ela conduz impulsos da periferia (como a pele) para a medula espinhal. O outro ponto de fixação é a raiz anterior ou ventral, que é a raiz motora. Esta contém apenas fibras nervosas motoras e conduz impulsos da medula espinhal para a periferia (como os músculos). Ela se conecta com o corno ventral cinzento da medula espinhal.

Há 31 pares de nervos espinhais, e todos são mistos, pois contêm fibras sensoriais e motoras. Eles são nomeados de acordo com a região e o nível dos quais eles emergem (Figura 9-5). São oito pares de nervos cervicais, 12 de nervos torácicos, cinco de nervos lombares, cinco de nervos sacrais e um nervo coccígeo.

Cada um desses nervos espinhais se divide em ramos, que podem ir diretamente para um segmento específico do corpo ou formar uma rede com outros nervos espinhais e veias que vão se juntando para formar um **plexo** (Figura 9-5 e Tabela 9-2). O maior

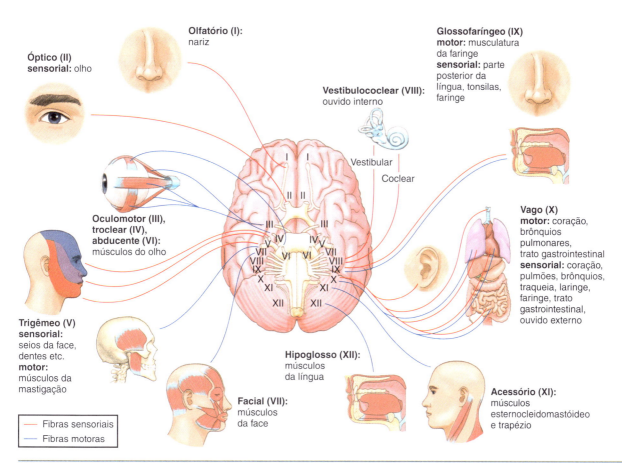

Figura 9-3 Os nervos cranianos são nomeados de acordo com a região em que atuam ou com a função exercida.

Tabela 9-1	Nervos cranianos	
NÚMERO	NOME	FUNÇÃO
I	Olfatório	Sensorial: olfato
II	Óptico	Sensorial: visão
III	Oculomotor	Motor: movimentos do globo ocular e das pálpebras
IV	Troclear	Motor: inerva o músculo oblíquo superior e vira o olho para o lado e para baixo
V	Trigêmeo	Sensorial: sensações da face e da boca
		Motor: mastigação
VI	Abducente	Motor: vira o olho para o lado
VII	Facial	Sensorial: paladar
		Motor: controla a maioria das expressões faciais e a secreção de lágrimas e saliva
VIII	Vestibulococlear (auditório)	Sensorial: audição e equilíbrio
IX	Glossofaríngeo	Sensorial: paladar
		Motor: controla a deglutição e a secreção de saliva
X	Vago	Sensorial: sensações da laringe, da faringe, do fígado e estômago
		Motor: movimentos dos órgãos das regiões torácicas e abdominais
		O nervo vago inerva o coração, os pulmões, o trato respiratório, o trato gastrointestinal e a face dorsal do ouvido externo
XI	Acessório	Motor: controla os músculos trapézio e esternocleidomastóideo
XII	Hipoglosso	Motor: movimentos dos músculos da língua

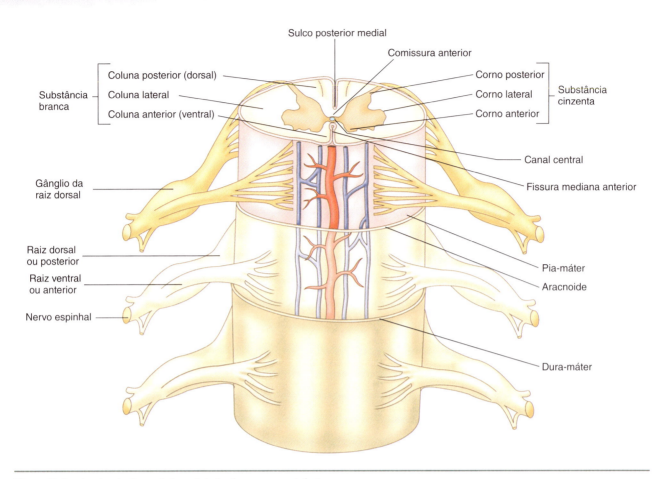

Figura 9-4 *Anatomia da medula espinhal e dos nervos espinhais.*

nervo espinhal é o **nervo ciático**, que faz parte do plexo sacral. O nervo ciático deixa a parte dorsal da pelve, passa por baixo do músculo glúteo máximo e estende-se por baixo na parte de trás da coxa. Ele se ramifica nos músculos da coxa, perto do joelho, para formar dois ramos que inervam a perna e o pé.

Sistema nervoso autônomo

O sistema nervoso autônomo envolve nervos, **gânglios** e plexos, que transmitem impulsos para todos os músculos lisos, as glândulas secretórias e o músculo cardíaco. Ele regula as atividades dos órgãos viscerais (coração e vasos sanguíneos, órgãos respiratórios, tubo digestivo, rins, bexiga urinária e órgãos reprodutores). As atividades desses órgãos são geralmente automáticas – não sujeitas ao controle consciente.

Esse sistema tem duas divisões: simpática e parassimpática (Figura 9-6), cujas funções são antagônicas. O sistema simpático pode acelerar os batimentos cardíacos em resposta ao medo, enquanto o parassimpático os reduz. Em geral, as duas divisões estão em equilíbrio; a atividade de uma ou outra torna-se dominante de acordo com as exigências do organismo.

O **sistema simpático** é composto essencialmente por duas cadeias que começam na base do cérebro e se estendem para baixo, de cada lado da medula espinhal, bem ao lado das vértebras. Essas cadeias consistem em fibras nervosas e gânglios dos corpos celulares dos nervos. O cordão entre os gânglios é um feixe de fibras nervosas intimamente associado com a medula espinhal. Os nervos simpáticos estende-se até todos os órgãos vitais internos, como fígado, pâncreas, coração, estômago e intestinos, vasos sanguíneos, íris do olho, glândulas sudoríparas e bexiga (Figura 9-6A). O sistema simpático é frequentemente chamado de "sistema de fuga ou luta". Quando o corpo percebe um perigo ou é submetido a um estresse, ele se prepara para fuga ou combate. O sistema nervoso simpático envia mensagens para a glândula suprarrenal, que secreta hormônios que preparam o corpo para essa ação. Pense em como você se sente quando faz uma prova importante ou aguarda o resultado de um exame no consultório médico. Provavlmente, o seu coração bate mais rápido e a boca fica seca – todos esses sinais são resultados da resposta automática ao perigo. Uma vez que o perigo é afastado, o sistema nervoso parassimpático ajuda a restaurar o equilíbrio do sistema corporal. O "hormônio de estresse"

CAPÍTULO 9 *Sistema nervoso periférico e autônomo* **175**

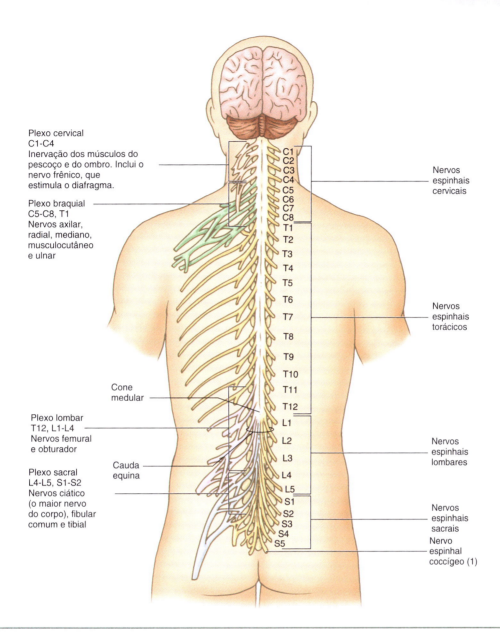

Figura 9-5 *Plexos nervosos espinhais e nervos importantes.*

Tabela 9-2	Plexos nervosos espinhais	
NOME	**LOCALIZAÇÃO**	**FUNÇÃO**
Plexo cervical	C1–C4	Inerva os músculos do pescoço e do ombro e recebe sinais dessas regiões. O **nervo frênico** faz parte desse grupo e estimula o diafragma.
Plexo braquial	C5–C8, T1	Inervação motora para os movimentos do ombro, do punho e da mão. Recebe sinais dessas regiões. O **nervo radial** faz parte desse grupo e estimula o punho e a mão. Uma lesão do nervo radial resulta em queda do punho.
Plexo lombar	T12, L1–L4	Inervação motora para os movimentos das nádegas, das pernas anteriores e das coxas. Recebe sinais dessas regiões. O **nervo femoral** faz parte desse grupo e estimula o quadril e a perna.
Plexo sacral	L4–L5, S1–S2	Inervação motora para os movimentos da perna posterior e do quadril. Recebe sinais dessas regiões. O **nervo ciático**, o maior do corpo humano, faz parte desse grupo. Ele passa pelo glúteo máximo e desce na parte posterior da coxa e da perna. Faz extensão do quadril e flexão do joelho. (Você deve evitar esse nervo na hora de administrar uma injeção intramuscular.)

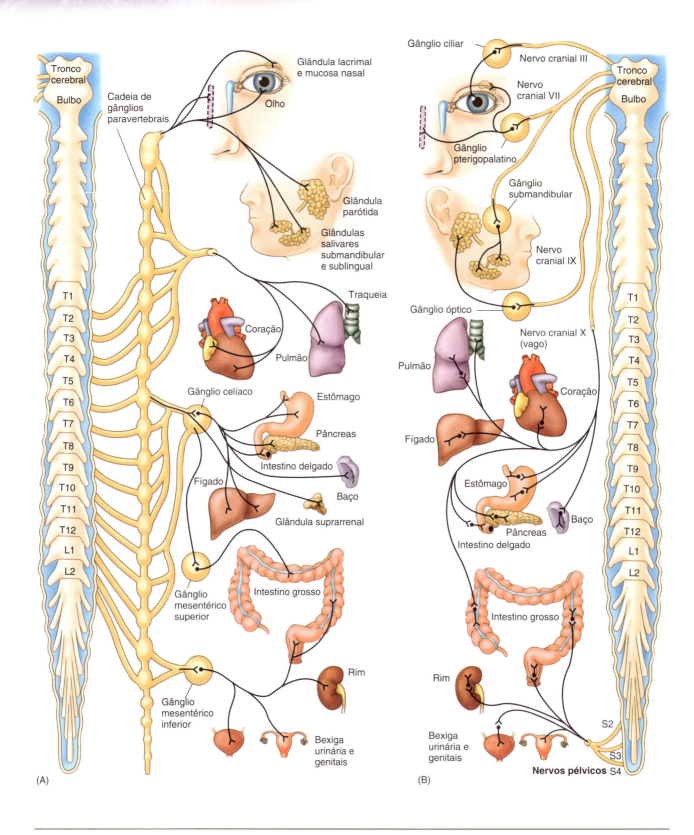

Figura 9-6 *Divisões do sistema nervoso autônomo: (A) simpático e (B) parassimpático.*

(cortisol) em excesso pode resultar em problemas de saúde. Aprender a viver com estrese é uma das chaves para ter um corpo mais saudável.

O **sistema parassimpático** tem dois nervos importantes e ativos: vago e pélvico. O nervo vago, que se estende da ponte e progride para baixo no pescoço, envia ramos para o tórax e o pescoço. O nervo pélvico, que emerge da medula espinhal na região do quadril, envia ramos para os órgãos da parte inferior do corpo (Figura 9-6B).

Tanto os nervos simpáticos quanto os parassimpáticos são fortemente influenciados pelas emoções. Durante momentos de medo, raiva ou estresse, a divisão simpática atua a fim de preparar o corpo para a ação. Os efeitos gerais do sistema nervoso simpático são de contrabalancear os efeitos do parassimpático. Por exemplo, o sistema nervoso simpático aumenta o ritmo das contrações do músculo cardíaco, enquanto o parassimpático diminui esse ritmo. Os dois sistemas operam como um par, alcançando um equilíbrio quase perfeito quando o corpo funciona normalmente.

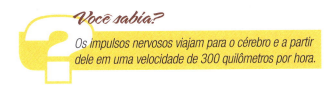

Você sabia?
Os impulsos nervosos viajam para o cérebro e a partir dele em uma velocidade de 300 quilômetros por hora.

Arco reflexo

O arco reflexo é uma via simples que resulta em um **reflexo**, o tipo de resposta neural mais simples, involuntária e inconsciente. O piscar do olho atingido por uma partícula de poeira, a retirada do dedo de um objeto quente, a secreção de saliva quando a pessoa vê ou cheira um alimento e os movimentos do coração, do estômago ou dos intestinos são exemplos de ações reflexas.

Cada ato reflexo é precedido de alguma mudança no ambiente, chamada **estímulo**. Exemplos de estímulos são ondas sonoras, ondas luminosas, energia calorífica ou odores. Estruturas especializadas denominadas **receptores** captam tais estímulos. Por exemplo, a retina do olho contém receptores para a luz; células especializadas do ouvido interno são receptores de ondas sonoras; e estruturas especializadas na pele são receptores de calor ou frio.

Em um reflexo simples apenas um nervo sensorial e um nervo motor são envolvidos. O exemplo clássico é o reflexo patelar, ao nível do joelho. Quando se bate no joelho, a perna se estende (Figura 9-7). Esse

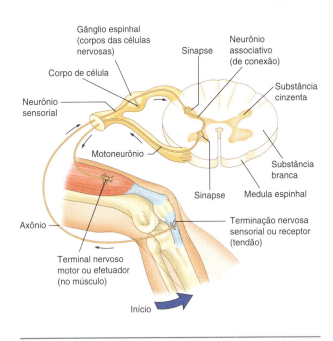

Figura 9-7 *Neste exemplo, uma batida no joelho (no tendão patelar) resulta na extensão da perna, produzindo o reflexo patelar.*

teste é usado pelos médicos para testar os sistemas muscular e nervoso.

A reação ao estímulo é chamada de resposta. A resposta pode se dar na forma de um movimento, no qual caso os músculos são os **efetuadores** ou órgãos responsivos. Se a resposta ocorrer na forma de uma secreção, as glândulas serão os efetuadores. As ações reflexas – ou reflexos autônomos – envolvem músculos esqueléticos e são controladas pela medula espinhal. Esse tipo de reflexo também é denominado reflexo somático.

Biofeedback

Biofeedback é uma medida das respostas fisiológicas que fornece informações a respeito das relações entre a mente e o corpo, e ajuda as pessoas a aprender a manipular tais respostas por meio da atividade mental. Enquanto estão ligadas a dispositivos sensitivos (sensores) que medem essas respostas corporais, como temperatura da pele, pressão sanguínea, resistência galvânica da pele ou atividade elétrica nos músculos, as pessoas imaginam experiências estressantes. As respostas fisiológicas das pessoas são então medidas e gravadas. Cada pessoa recebe uma interpretação dessas respostas, podendo usá-la para aprender métodos de relaxamento para ajudar na manutenção da homeostase.

O biofeedback aumenta o relaxamento de músculos tensos, alivia as cefaleias oriundas de tensão, reduz o bruxismo (ranger dos dentes), diminui a dor na síndrome da articulação temporomandibular (ATM, um distúrbio relacionado aos músculos da mastigação) e ameniza a dor nas costas.

Distúrbios do sistema nervoso periférico

Neurite é a inflamação de um nervo. Os sintomas podem ser dor severa, hipersensibilidade, perda de sensações, atrofia muscular, fraqueza e **parestesia** (formigamento ou queimação da pele). As causas da neurite podem ser infecciosas, químicas ou outros distúrbios, como o alcoolismo crônico. No paciente diagnosticado com alcoolismo, as causas mais frequentes de neurite são falta de vitamina B ou dieta inapropriada.

No tratamento dessa inflamação, é necessário determinar a causa para poder eliminar os sintomas. A dor pode ser aliviada com **analgésicos**.

Ciática é uma forma de neurite que afeta o nervo ciático. A causa pode ser a ruptura de um disco lombar ou mudanças artríticas. O sintoma mais comum é uma dor que irradia pelas nádegas e atrás do joelho até o pé. Em geral, a dor piora depois de o indivíduo permanecer sentado por um período prolongado. Em alguns casos, a pessoa pode ter dificuldades para andar. O tratamento inclui aplicação de compressas quentes ou frias, medicação anti-inflamatória, fisioterapia, exercícios e possivelmente cirurgia para aliviar os sintomas. O repouso na cama não é aconselhado.

Neuropatia periférica é a expressão usada para descrever uma lesão em nervos periféricos. É um distúrbio nervoso frustrante e dolorido que afeta milhões de norte-americanos. A forma mais comum envolve lesões em múltiplos nervos (polineuropatia) e é frequentemente uma consequência do diabetes. A neuropatia sensório-motora começa em geral com dormência ou formigamento nos dedos ou na sola dos pés, e os sintomas progridem lentamente para as adjacências. Essa neuropatia também pode começar nas mãos e se estender pelos braços. A pessoa com esse distúrbio tem a sensação de que está usando meias ou luvas. Podem ocorrer fraqueza muscular, sensibilidade extrema ao tato, perda de equilíbrio e de coordenação, dor com sensação de queimação ou congelamento e possíveis lesões de pele causadas pela percepção reduzida da dor.

O tratamento da neuropatia periférica se faz pelo manejo do distúrbio subjacente. Nesse caso, deve-se reduzir a lesão do nervo na medida do possível e fornecer algum medicamento para aliviar a dor. As terapias alternativas incluem o uso de estimulador nervoso elétrico transcutâneo (Tens – *transcutaneous electrical nerve stimulator*) para aplicar pequenos impulsos elétricos em vias nervosas específicas por meio de eletrodos minúsculos posicionados na pele. Os agentes de saúde e cuidadores devem instruir o paciente sobre os cuidados com a higiene dos pés: mergulhar as mãos ou os pés em água fria duas vezes ao dia por 15 minutos e, após a imersão, aplicar uma fina camada de loção para reter a umidade da pele. Para melhorar a circulação, devem-se massagear mãos e pés.

Nevralgia é uma dor aguda forte e repentina ao longo do trajeto de um nervo. A dor muitas vezes é breve, mas pode ser o sintoma de uma doença. As várias formas de nevralgia são nomeadas de acordo com o nervo que elas afetam.

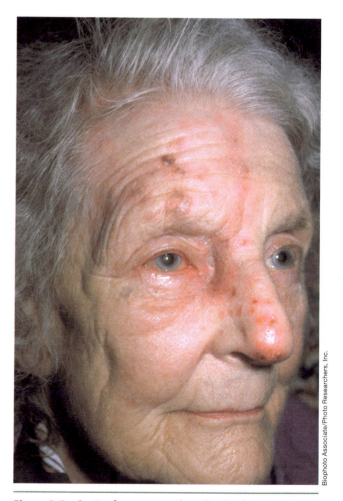

Figura 9-8 *Lesões de zona causadas pelo vírus herpes-zóster.*

Nevralgia trigeminal é um distúrbio que envolve o quinto nervo cranial (trigêmeo) (Figura 9-3). A causa ainda é desconhecida, mas o disparo é rápido, e a dor, severa. Os espasmos doloridos podem ser disparados por um estímulo tão leve quanto uma brisa, um alimento na boca ou até uma mudança de temperatura. A expressão *tic douloureux* é às vezes empregada para essa doença, pois a dor dura apenas de dois a cinco segundos. Os tratamentos incluem drogas anticonvulsivas que bloqueiam os disparos no nervo V, analgésicos ou remoção parcial do quinto nervo craniano.

Paralisia de Bell é uma anomalia que envolve o sétimo nervo cranial (facial) (Figura 9-3) e afeta apenas um lado da face. O olho não fecha direito, a boca cai, e há uma dormência no lado afetado. A causa é desconhecida.

Não existe tratamento padronizado para a paralisia de Bell. Alguns estudos mostraram que esteroides ou antivirais podem ser eficazes para limitar ou reduzir a lesão do nervo. Massagem facial, fisioterapia, calor úmido e analgésicos podem ajudar a controlar a dor. Outro tratamento importante é a proteção dos olhos. A capacidade natural de piscar o olho é inibida na paralisia de Bell, deixando-o exposto a ressecamento e irritações. É importante mantê-lo úmido e protegido de sujeiras e lesões. A lubrificação com colírios e tampos oculares são eficientes. O paciente deve fazer exercícios, como assobiar, para prevenir atrofia dos músculos da bochecha. Habitualmente, os sintomas desaparecem em algumas semanas, sem deixar efeitos residuais.

Herpes-zóster (zona) é uma infecção viral aguda caracterizada pela inflamação unilateral (de um lado só) de um nervo cutâneo (Figura 9-8). Os nervos intercostais são os mais afetados. A inflamação do nervo pode se espalhar para qualquer nervo. Para obter mais informações sobre zona (herpes-zóster), ver Capítulo 5.

Síndrome do túnel do carpo é uma doença que afeta o nervo mediano e os tendões flexores fixados aos ossos do punho (carpo). Na base da palma da mão existe um canal ou "túnel" estreito por onde passam os tendões e nervos, no caminho do antebraço para as mãos e os dedos. O nervo medial e os tendões dos flexores passam por esse túnel (Figura 9-9). A síndrome se desenvolve por causa do movimento repetitivo do punho, enquanto a mão está em uma posição inabitual. Ocorre um inchaço (edema) ao redor do túnel do carpo, causando pressão no nervo, o que resulta em dor, fraqueza muscular e sensações de formigamento na mão. O diagnóstico para essa síndrome é feito por meio de **eletromiografia (EMG)**, instrumento usado para determinar a atividade elétrica do músculo. As medidas podem indicar a força muscular. O tratamento consiste em imobilizar a articulação do punho. Caso esse tratamento não seja eficaz, recomenda-se procedimento cirúrgico.

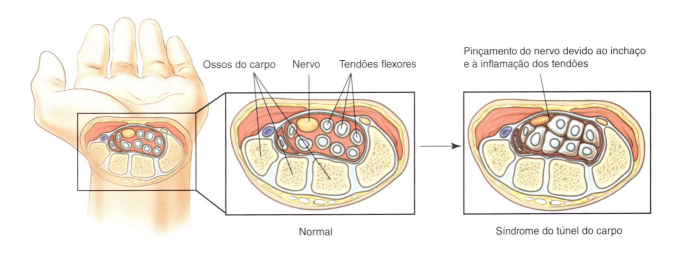

Figura 9-9 A síndrome do túnel do carpo é causada por uma inflamação do túnel do carpo, resultando em pressão no nervo mediano.

Destaques médicos

9-1

TIPOS DE ANESTESIA

Para garantir cirurgias sem dor, há uma variedade de técnicas anestésicas. O tipo de anestesia usado depende do procedimento a ser realizado, de outros tratamentos que o paciente pode estar recebendo, de sua condição médica e sua preferência pessoal, caso seja uma opção.

LOCAL
Um agente anestésico é usado para interromper temporariamente a sensação de dor em determinadas regiões; nesse caso o paciente permanece consciente.

Para uma cirurgia maior, são consideradas a anestesia regional ou a geral. Em certas situações, ambas podem ser combinadas.

REGIONAL
Eis alguns tipos de anestesia regional:

- Anestesia espinhal ou raquidiana: bloqueia temporariamente os sinais nervosos para a parte inferior do corpo e a partir dela. A anestesia raquimedular é administrada no espaço subaracnóideo. Uma aplicação local é feita para adormecer o local da injeção. O paciente permanece consciente, no entanto, ele pode receber um sedativo para relaxar. Uma vez que a droga fez efeito, a dormência ocorre na parte inferior do corpo. Esse tipo de anestesia é mais usado nos procedimentos de cirurgia ortopédica.

- Anestesia peridural: é similar à anestesia raquidiana. As medicações são injetadas no espaço epidural, exterior ao espaço subaracnóideo. Um cateter é inserido para permitir injeções repetidas, caso seja necessário. Esse método é usado com frequência em partos.

Os efeitos secundários das anestesias raquidianas e peridurais podem incluir dor de cabeça, coceira, dor nas costas e dificuldade para urinar. As sensações voltam geralmente depois de quatro horas.

GERAL
A anestesia geral é apropriada para cirurgias extensas que requerem que o paciente esteja inconsciente ou quando a anestesia regional não for uma opção. As medicações são administradas por via intravenosa ou por inalação. Todos os sinais vitais são monitorados de perto durante a cirurgia. Um tubo respiratório pode ser inserido. A anestesia geral induz um sono profundo, bloqueia a memória da cirurgia e impede o cérebro de perceber a dor. Como as medicações são administradas na circulação geral do paciente, elas podem produzir efeitos secundários, como náusea e vômito, dor muscular, boca seca, dor de garganta, tremores, sonolência e inibição da função intestinal. Tais efeitos colaterais são geralmente temporários.

Fonte: Anesthesia Option, *Mayo Clinic Health Letter*, v. 23, n. 8, agosto 2005. Mayo Foundation for Medical Education and Research, Rochester MN.

Um corpo — Como o sistema nervoso periférico interage com os demais sistemas do corpo

Sistema tegumentar
- O sistema nervoso simpático reage ao calor e ao frio, e influencia as glândulas sudoríparas, os vasos sanguíneos e os músculos para regular a temperatura corporal.

Sistema esquelético
- O nervo radial influencia a ação do punho e da mão.
- O nervo femoral influencia a ação do quadril e dos ossos da perna.
- O nervo ciático influencia a ação do joelho e do quadril.

Sistema muscular
- Os nervos cranianos III, IV e VI atuam nos músculos extraoculares.
- O nervo craniano VII atua nos músculos faciais.
- O nervo craniano XI atua nos músculos da deglutição.
- O sistema nervoso autônomo (SNA) influencia na ação dos músculos lisos.

Sistema endócrino
- O sistema nervoso simpático estimula a glândula suprarrenal a produzir noradrenalina.

Sistema circulatório
- O nervo craniano X reduz o ritmo cardíaco.
- O SNA influencia no ritmo cardíaco, na pressão arterial e no fluxo sanguíneo.

Sistema linfático
- A ansiedade e o estresse diminuem a resposta imunológica como uma reação à produção de adrenalina.

Sistema respiratório
- O nervo frênico estimula o diafragma para uma respiração regular.
- O SNA regula a frequência e profundidade da respiração.

Sistema digestório
- O nervo cranial X estimula a digestão.
- O SNA influencia o músculo liso e o trato digestivo.

Sistema urinário
- O SNA influencia os músculos lisos do trato urinário e ajuda na eliminação da urina.

Sistema reprodutor
- O SNA regula a ereção sexual e a ejaculação nos machos, e a ereção do clitóris nas fêmeas.
- A contração de músculos lisos inicia o parto.

Terminologia médica

anal-	sem	nevr-	nervo
-gésico	sensibilidade a dor	-algia	dor
anal/gésico	sem sensibilidade a dor	nevr/algia	dor do nervo
crani	crânio	-ite	inflamação
-al	que pertence a	neur/ite	inflamação do nervo
nervo crani/al	que pertence a um nervo no crânio	par-	perto, abaixo, além, ao redor
eletro	atividade elétrica	-estesia	condição anômala de perceber sensações
mio	músculo	par/estesia	uma condição anômala de perceber sensação; formigamento
-grafia	processo de registrar		
eletro/mio/grafia	processo de registrar a atividade elétrica do músculo		

Questões de revisão

Assinale a opção que completa adequadamente cada frase apresentada a seguir.

1. Um nervo que contém fibras que enviam e fibras que recebem mensagens é denominado
   a. nervo sensorial.
   b. nervo aferente.
   c. nervo eferente.
   d. nervo misto.

2. O nervo cranial responsável pela mastigação é o nervo
   a. troclear.
   b. facial.
   c. glossofaríngeo.
   d. trigêmeo.

3. Os nervos cranianos responsáveis pelos movimentos dos músculos oculares são: oculomotor, troclear e
   a. abducente.
   b. vestibulococlear.
   c. acessório.
   d. hipoglosso.

4. Uma rede de nervos espinhais é chamada de
   a. mista.
   b. eferente.
   c. plexo.
   d. aferente.

5. O sistema de nervos autônomos também é chamado de
   a. voluntário.
   b. involuntário.
   c. nevrálgico.
   d. carpal.

6. O sistema nervoso autônomo faz parte do
   a. sistema nervoso central.
   b. sistema nervoso periférico.
   c. sistema nervoso simpático.
   d. sistema nervoso parassimpático.

7. O sistema nervoso simpático, que atua com a adrenalina,
   a. acelera o ritmo cardíaco e dilata a pupila.
   b. acelera o ritmo cardíaco e contrai a pupila.
   c. freia o ritmo cardíaco e dilata a pupila.
   d. freia o ritmo cardíaco e contrai a pupila.

8. O nervo que ativa o diafragma é denominado
   a. ciático.
   b. frênico.
   c. radial.
   d. femoral.

9. O tipo de resposta mais simples do sistema nervoso é chamado de
   a. estímulo.
   b. ação efetuadora.
   c. reflexo.
   d. ação afetuadora.

10. A infecção viral aguda que afeta habitualmente os nervos intercostais é chamada de
    a. paralisia de Bell.
    b. nevralgia.
    c. ciática.
    d. zona (herpes-zóster).

Complete as lacunas

1. O sistema nervoso _____ transmite impulsos do cérebro e da medula espinhal para os músculos esqueléticos.

2. Um nervo composto por fibras que carregam impulsos de um órgão dos sentidos até o cérebro ou a medula espinhal é denominado nervo _____ ou _____.

3. Um nervo composto por fibras que carregam impulsos do cérebro ou da medula espinhal para músculos ou glândulas é denominado nervo _____ ou _____.

4. Um nervo misto contém as fibras _____ e _____.

5. O sistema nervoso autônomo tem duas partes que se equilibram. Trata-se dos sistemas _____ e _____.

Verdadeiro ou falso

Marque V para as afirmações verdadeiras e F para as falsas. Corrija as falsas.

V F 1. Há 24 pares de nervos cranianos que se originam em regiões cerebrais.

V F 2. O nervo frênico está localizado no plexo lombar.

V F 3. A inflamação de um nervo é denominada neurite.

V F 4. Parestesia é uma sensação de dormência, queimação ou formigamento na pele.

V F 5. A nevralgia trigeminal é uma patologia que afeta o nervo craniano III.

V F 6. A paralisia de Bell é uma patologia que afeta apenas um lado do rosto.

V F 7. O nervo ciático está localizado no plexo braquial.

V F 8. O teste diagnóstico para a síndrome do túnel do carpo é o eletrocardiograma (ECG).

V F 9. Uma neuropatia periférica pode resultar de uma diabetes.

V F 10. O tratamento para a neuropatia periférica inclui colocar as mãos e os pés na água por 30 minutos, pelo menos três vezes ao dia.

Indique as legendas

Estude o esquema abaixo e nomeie as estruturas numeradas.

1. _____
2. _____
3. _____
4. _____
5. _____
6. _____
7. _____
8. _____
9. _____
10. _____
11. _____
12. _____

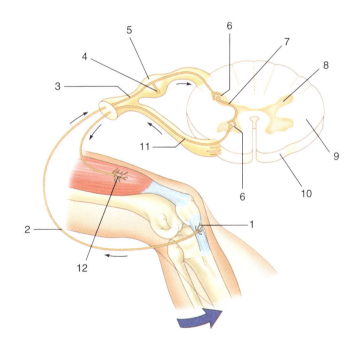

Aplicação prática da teoria

1. Você passa perto de uma pizzaria e sente o cheiro de pizza assando. Descreva o que acontece com suas glândulas salivares. Que outra sensação você percebe? Relate essas reações do seu sistema nervoso periférico.

2. O reflexo patelar é mais conhecido na saúde. Você nasce com certos reflexos e aprende outros. Nomeie pelo menos cinco reflexos que já tinha ao nascer e cinco que aprendeu.

3. Um paciente apresenta dor no rosto e na bochecha que, às vezes, é chamada de nevralgia trigeminal. Descreva essa patologia e o tratamento apropriado.

4. Após um longo trajeto de carro, seu tio idoso sai do carro e se queixa: "Mal posso andar, deve ser a ciática". Explique o que isso significa.

5. Neuropatia periférica é uma complicação comum da diabetes. Como um profissional de saúde, que instruções poderia dar para alguém com essa patologia?

Estudo de caso

Paula é uma assistente administrativa de 38 anos. Ela visita o assistente médico que atua no serviço de saúde da empresa ABC. Durante a entrevista, Paula explica que anda acordando com dor nos dois punhos. Menciona também que a dor no punho piora após trabalhar no computador. Ela afirma que tem utilizado suportes de punho, mas eles não ajudaram muito. O assistente médico a encaminha para o médico.

1. O diagnóstico é a síndrome do túnel do carpo. Nomeie os nervos e ossos que estão envolvidos nessa doença.

2. Que teste será feito para confirmar o diagnóstico?

3. Descreva os sintomas que ocorrem na síndrome do túnel do carpo.

4. Qual é o tratamento para essa doença?

Atividade de laboratório 9-1

Reflexo simples

- *Objetivo:* observar a resposta do reflexo patelar simples.
- *Material necessário:* martelo para teste, cronômetro, este livro, papel e caneta.

Passo 1: Nesta atividade devem trabalhar três pessoas, e uma será responsável pela medição do tempo. Peça a um parceiro que se sente em um banco ou em uma cadeira e cruze a perna direita por cima do joelho esquerdo.

Passo 2: Bata no joelho direito com o martelo de teste (ver Figura 9-7). Meça o tempo de resposta. Observe a ação que ocorreu. Quais são os músculos da perna e os nervos envolvidos? Registre o tempo, as observações e as respostas obtidas.

Passo 3: Inverta o processo: peça ao parceiro de laboratório que cruze a perna esquerda por cima do joelho direito.

Passo 4: Bata no joelho esquerdo com o martelo de teste. Distraia o parceiro recitando a tabuada de multiplicação cinco vezes enquanto você realiza o experimento. Meça o tempo de resposta. Que ação ocorreu? Houve alguma diferença entre os tempos de resposta nos joelhos esquerdo e direito? Registre a resposta.

Passo 5: Troque de lugar com seu parceiro e peça-lhe que realize os passos 1 a 4 em você.

Passo 6: Houve alguma diferença no tempo das respostas entre você e seu parceiro? Explique as diferenças, se houver. Registre a resposta.

CAPÍTULO 9 *Sistema nervoso periférico e autônomo* **185**

Atividade de laboratório 9-2

Resposta do reflexo salivar

- *Objetivo:* observar a resposta do reflexo salivar.
- *Material necessário:* suco de limão, copo medidor, copo de papel, papel indicador de pH, cronômetro, papel e caneta.

Passo 1: Peça ao parceiro que não engula saliva durante dois minutos.

Passo 2: Após esse período, peça-lhe que cuspa a saliva em um copo de papel.

Passo 3: Meça a quantidade de saliva e use o papel indicador de pH para determinar o pH da saliva.

Passo 4: Coloque duas gotas de suco de limão na língua do parceiro.

Passo 5: Deixe o suco de limão se misturar com a saliva por cinco a dez segundos.

Passo 6: Após esse tempo, encoste a fita de papel indicador de pH na língua do parceiro. Registre os resultados.

Passo 7: Peça ao parceiro que não salive durante dois minutos.

Passo 8: Após esse tempo, peça-lhe que cuspa a saliva em um copo de papel. Meça a quantidade de saliva. Use o papel indicador de pH para determinar o pH da saliva. Registre as observações.

Passo 9: A quantidade e o pH das secreções salivares diferem entre a saliva normal e aquela que ficou misturada com suco de limão? Registre as diferenças, se houver.

Atividade de laboratório 9-3

Função normal do nervo cranial XII

- *Objetivo:* testar a função do nervo craniano XII, o nervo hipoglosso.
- *Material necessário:* este livro, papel e caneta.

Passo 1: A atividade deve ser realizada em pares.

Passo 2: Fique na frente do seu parceiro de laboratório e peça-lhe que leia duas frases deste livro.

Passo 3: Registre se a fala é normal; anote qualquer deficiência.

Passo 4: Peça ao parceiro que projete a língua para a frente; verifique qualquer desvio para a direita ou a esquerda.

Passo 5: Registre se a ponta da língua ficou na linha média ou se desviou para a direita ou esquerda.

Passo 6: Registre as observações.

Passo 7: Troque de lugar com o parceiro de laboratório e repita os passos 2 a 6.

Passo 8: Compare os resultados. Explique a função normal do nervo hipoglosso.

Capítulo 10

SENTIDOS ESPECIAIS

Objetivos

- Descrever a função dos receptores sensoriais existentes no corpo.
- Identificar as partes do olho e descrever suas funções.
- Desenhar o trajeto da luz do meio externo ao lobo occipital.
- Identificar as partes do ouvido e descrever suas funções.
- Desenhar o trajeto do som desde o pavilhão até o lobo temporal.
- Descrever os processos envolvidos no sentido do olfato.
- Descrever doenças comuns do olho, do ouvido, do nariz e da língua.
- Definir as palavras-chave relacionadas a este capítulo.

Palavras-chave

acomodação
ambliopia
astigmatismo
bastonetes
bigorna (incus)
camada coroide
câmara anterior
câmara posterior
canais semicirculares
catarata
cegueira das cores
cegueira noturna
cerume
cóclea
cones
conjuntivite
corpo ciliar
córnea
degeneração macular
descolamento de retina
desvio do septo nasal
diplopia
disco óptico (ponto cego)
ducto coclear
esclerótica
estrabismo
estribo
fadiga ocular
fóvea
glaucoma
hiperopia
humor aquoso
humor vítreo
íris
janela oval
lente
ligamentos suspensores
mácula
martelo (malleus)
membrana timpânica
miopia
mióticas
miringotomia
músculos extrínsecos
músculos intrínsecos
órgão de Corti
otite média
otosclerose
pavilhão
pólipos nasais
presbiacusia
presbiopia
pupila
retina
rinite
síndrome de Ménière
terçol
tinido
tromba de Eustáquio (tuba auditiva)
umami
vertigem

Receptores sensoriais em geral

Trata-se de estruturas que são estimuladas por mudanças no ambiente. Há receptores sensoriais para tato, dor, temperatura e pressão (proprioceptores) no corpo inteiro, nos tecidos conjuntivos e nos músculos. Existem ainda receptores sensoriais especiais, como papilas gustativas da língua, células nasais, retina e células especializadas no ouvido interno. Quando um órgão sensorial é estimulado, os impulsos caminham ao longo das vias nervosas até o cérebro, onde a sensação fica registrada em uma determinada área. A sensação, de fato, acontece no cérebro, mas ela é mentalmente referida de acordo com o órgão sensorial, o que é denominado projeção sensorial. À medida que o indivíduo envelhece, os receptores sensoriais se tornam menos sensíveis. Com a diminuição do número de receptores, as pessoas idosas têm mais dificuldade de sentir dor ou lidar com mudanças de temperatura.

Neste capítulo, abordaremos especificamente os sentidos especiais.

Sentidos especiais

Trata-se dos órgãos e receptores associados com tato (receptores sensoriais), visão, audição, olfato e paladar. Visão, audição e olfato são sentidos que operam a distância, ou seja, trazem informações de longe. Tato e paladar podem revelar informações apenas sobre coisas com as quais entramos em contato direto. Cabe aos sentidos especiais receber os estímulos dos receptores sensoriais – olho (visão), ouvido (audição), nariz (olfato) e língua (paladar) – para transmiti-los até o cérebro, onde serão interpretados.

Olho

O olho humano – protegido pelo globo ocular do crânio, pelas sobrancelhas, pelas pálpebras e pelos cílios – é uma esfera macia com aproximadamente 2,5 cm de diâmetro. Quando piscamos, os olhos são continuamente banhados pelas lágrimas secretadas pelas glândulas **lacrimais**, localizadas embaixo da pálpebra superior de cada olho. As lágrimas fluem transversalmente e para baixo até o canal lacrimal, que consiste em um ducto existente no canto interno de cada olho. Os ductos coletam as lágrimas e as esvaziam no ducto lacrimal nasal, que drena o excesso de lágrimas por dentro do nariz (Figura 10-1). Isso explica por que, quando choramos, precisamos também assoar o nariz. As secreções lacrimais contêm lisozimas, que ajudam a combater infecções bacterianas. As lágrimas limpam e umidificam os olhos de forma contínua.

Na borda de cada pálpebra, existem glândulas que secretam uma substância oleosa que lubrifica o olho. Canto é o ângulo onde as pálpebras superior e inferior se conectam.

A conjuntiva é uma fina membrana que delimita as pálpebras e cobre parte do olho. Ela secreta um muco que ajuda na lubrificação do olho.

A localização frontal dos olhos permite a sobreposição das imagens de ambos os olhos. Por isso, eles podem ver estereoscopicamente em três dimensões: comprimento, largura e profundidade.

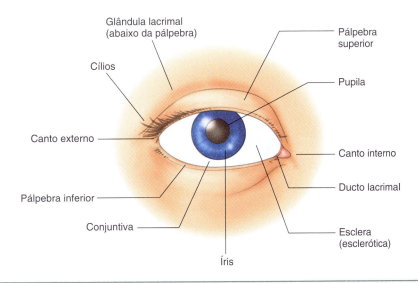

Figura 10-1 *Vista externa do olho.*

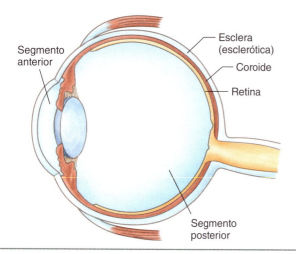

Figura 10-2 As camadas do globo ocular são constituídas por esclerótica, coroide e retina.

A parede do olho é feita de três camadas concêntricas – ou revestimentos –, cada qual com uma função específica. Essas três camadas são esclerótica, coroide e retina (Figura 10-2).

Esclera

A camada externa é denominada **esclera (esclerótica)**, ou branco do olho. Trata-se de uma cápsula resistente, rígida e fibrosa que mantém a forma do olho e protege as estruturas frágeis nele contidas. Os músculos responsáveis por mover o olho dentro do globo ocular são fixados no olho, na parte externa da esclera. Esses músculos são chamados de **músculos extrínsecos**[1] (Figura 10-3) e envolvem os músculos retos superior, inferior, lateral e medial, e os oblíquos superior e inferior. A Tabela 10-1 apresenta uma lista dos músculos extrínsecos e suas respectivas funções.

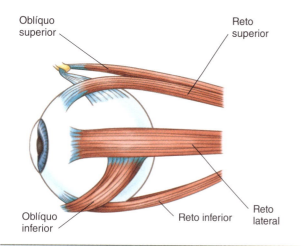

Figura 10-3 Os músculos extrínsecos – seis músculos dispostos em três pares – possibilitam os movimentos do olho. O músculo reto medial não está visível aqui.

1. Ou músculos extraoculares (N. T. T.).

Tabela 10-1 *Músculos extrínsecos e intrínsecos do olho*

MÚSCULO OCULAR	FUNÇÃO
A. Extrínsecos	
1. Reto superior	Move o globo ocular para cima.
2. Reto inferior	Move o globo ocular para baixo.
3. Reto lateral	Move o globo ocular para longe do nariz.
4. Reto medial	Move o globo ocular para o nariz.
5. Oblíquo superior	Move o globo ocular ao redor do seu eixo e move a córnea para baixo e para o lado.
6. Oblíquo inferior	Move o globo ocular ao redor do seu eixo e move a córnea para cima e para o lado.
B. Intrínsecos	
1. Esfíncter da pupila	Contrai a pupila.
2. Dilatador da pupila	Dilata a pupila.

Córnea

Localizada na parte anterior do olho, juntamente com a esclera, há uma região clara denominada **córnea**, que às vezes é chamada "janela" do olho. A córnea é transparente para que possa permitir a passagem dos raios luminosos. Ela é composta de cinco camadas de células achatadas e possui receptores de dor e tato. Além disso, é sensível a qualquer partícula estranha que entre em contato com a sua superfície. Uma lesão na córnea pode causar cicatrização e prejudicar a visão.

Camada coroide e íris

A **camada coroide** está situada entre a esclera e a retina e contém vasos sanguíneos para nutrir o olho e um pigmento não refletor que a torna escura e opaca. O pigmento dá à camada coroide uma cor avermelhada em tom roxo profundo, o que escurece a câmara ocular, prevenindo a reflexão da luz por dentro do olho. Na frente, a túnica coroide (ou camada coroide) tem uma abertura circular chamada **pupila**. A luz entra no olho através da pupila. Uma camada colorida e muscular circula a pupila; trata-se da **íris**, ou parte colorida do olho. A íris pode ser azul, verde, marrom ou preta. A cor dos olhos está relacionada com o número e tamanho das células produtoras do pigmento melanina dentro da íris. Se há pouca melanina, o olho fica azul, pois a luz fica mais espalhada. Quando há mais melanina, a cor dos olhos varia de verde a preta. A ausência total de melanina resulta em olho de cor rosa, característica do albinismo. Nesse caso, por causa do

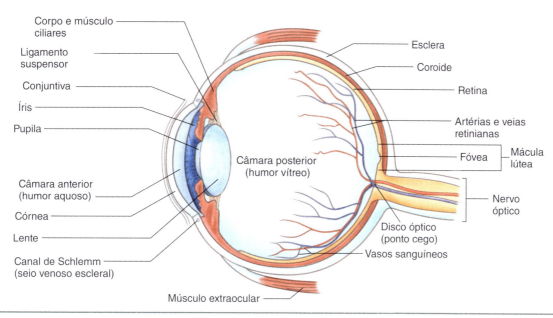

Figura 10-4 Vista interna do olho.

sangue que circula na coroide, a íris assume uma tonalidade rosa (Figura 10-4).

Dentro da íris, há dois conjuntos de músculos lisos antagonistas: esfíncter e dilatador da pupila. Esses **músculos intrínsecos** ajudam a íris a controlar a quantidade de luz que entra na pupila. Quando o olho foca um objeto próximo ou é estimulado por uma luz forte, o músculo esfíncter da pupila se contrai, diminuindo seu tamanho. Entretanto, quando o olho foca objeto distante ou é estimulado por uma luz fraca, o dilatador da pupila se contrai. Isso faz a pupila crescer, permitindo a entrada de quantidade de luz necessária no olho.

Lente e estruturas relacionadas

A **lente** é uma estrutura cristalina localizada entre a íris e a pupila. O propósito da lente é focar as imagens na retina. Ela tem camadas concêntricas de fibras e proteínas transparentes em solução. Trata-se de uma estrutura elástica, em formato de disco com suas faces anterior e posterior convexas, que forma uma lente biconvexa. No entanto, a superfície posterior é mais curvada do que a anterior.

A curvatura de cada superfície se modifica com a idade. A cápsula que circunda a lente perde elasticidade com o tempo. A lente é mantida atrás da pupila pelos **ligamentos suspensores** do **corpo ciliar** da túnica coroide. O corpo ciliar consiste em um músculo liso que controla a forma da lente para visão de perto ou de longe; esse processo é denominado **acomodação**.

A lente está localizada entre as **câmaras anterior** e **posterior**. Na câmara anterior, há um líquido aquoso chamado **humor aquoso**. Sua manutenção é feita pelos vasos sanguíneos que ficam por trás da íris (Figura 10-5). O humor aquoso é constantemente filtrado e drenado através da rede trabecular e do canal de Schlemm. O **humor vítreo**, uma substância gelatinosa transparente, preenche a câmara posterior. Ambas as substâncias ajudam a manter a forma esférica do globo ocular. A pressão intraocular é uma medida da pressão do líquido dentro do olho. Essa pressão é regulada pela taxa com a qual o humor aquoso entra no olho e sai dele.

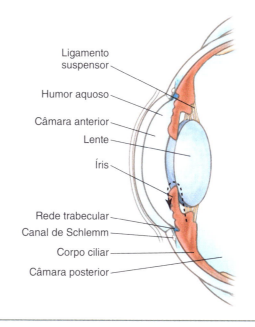

Figura 10-5 Humor aquoso no segmento anterior do olho.

Retina

A **retina** do olho forma o terceiro revestimento do olho, o mais interno. Ela se localiza entre a câmara posterior e a túnica coroide. A retina não se estende em volta da porção frontal do olho. É nessa camada sensível à luz que os raios luminosos de um objeto formam uma imagem. Uma vez que a imagem é focada na retina, ela viaja através do nervo óptico em direção à parte visual do córtex cerebral (lobo occipital). Caso os raios de luz não sejam focados corretamente na retina, a imagem não será nítida. Tal situação pode ser corrigida com lentes de contatos ou óculos, que ajustam os raios de forma apropriada.

A retina contém pigmentos e células especializadas conhecidas como **bastonetes** e **cones** (Figura 10-6), que são sensíveis à luz. Os bastonetes são sensíveis à luz fraca, e os cones, à luz forte. Os cones também são responsáveis pela visão colorida. Existem três variedades de cones. Cada célula é sensível a uma cor específica. A parte da retina por onde as fibras nervosas entram no nervo óptico em direção ao cérebro é chamada disco óptico.

Ligeiramente lateral à fóvea, há um disco pálido chamado **disco óptico (ponto cego)**, onde as fibras nervosas da retina se reúnem para formar o nervo. Como o disco óptico não contém bastonetes nem cones, ele é incapaz de converter imagens em impulsos nervosos.

A Figura 10-7 mostra um esquema que ajuda a localizar o seu ponto cego.

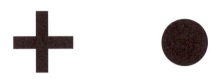

1. Feche o olho esquerdo e focalize o direito na cruz.
2. Afaste bem devagar a página do olho e, em seguida, aproxime-a lentamente dele.
3. Em uma distância de 15 a 20 cm, o círculo preto "desaparecerá".

Figura 10-7   *Teste para identificar o seu ponto cego.*

Vias da visão

Imagens na luz → córnea → pupila → lente → onde os raios de luz são dobrados ou refratados → retina → bastonetes e cones (células nervosas) detectam o estímulo → nervo óptico → quiasma óptico (onde se cruzam os dois nervos ópticos) → tratos ópticos → lobo occipital do cérebro onde ocorre a interpretação (Figura 10-8).

Distúrbios do olho

Conjuntivite é uma inflamação das membranas conjuntivas que causa vermelhidão, dor, inchaço e secreção de muco. Em geral, a conjuntivite – ou olho vermelho – começa em um olho e se estende rapidamente para o outro, por meio de toalha ou das mãos contaminadas. Como se trata de uma inflamação altamente contagiosa, os membros da família não devem compartilhar toalhas com a pessoa infectada. É importante lavar bem as mãos. O tratamento inclui lavagens oculares ou irrigação dos olhos, que limparão a conjuntiva e aliviarão a inflamação e a dor. A conjuntivite bacteriana responde à terapia com drogas antibióticas.

NOTA: É muito importante fazer anualmente um exame dos olhos. A detecção precoce de problemas oculares pode salvar sua visão.

Glaucoma é uma situação com pressão intraocular excessiva, resultando na destruição da retina e

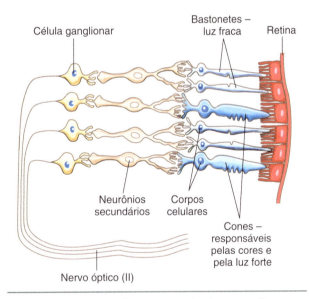

Figura 10-6   *Esquema dos neurônios visuais mostrando bastonetes e cones.*

Disco óptico e fóvea

Quando olhamos a retina através de um oftalmoscópio, podemos observar um disco amarelo denominado **mácula** (ou macula lútea). Dentro desse disco temos a **fóvea**, que contém os cones para a visão colorida (Figura 10-4). A região ao redor da fóvea é denominada extrafoveal ou periférica. Nessa região estão os cones para a visão periférica e em luz fraca.

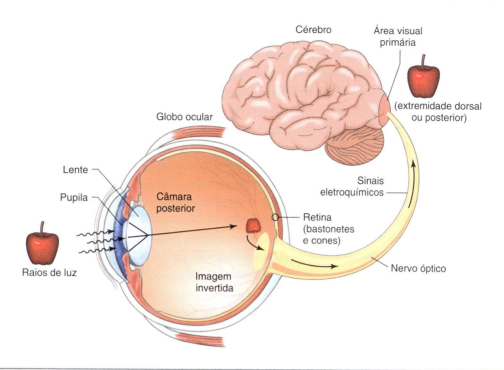

Figura 10-8 *Vias da visão: imagens na luz → córnea → pupila → lente → retina → nervo óptico → lobo occipital (cérebro).*

atrofia do nervo óptico. Essa lesão é provocada pela superprodução do humor aquoso ou pela obstrução da saída deste pelo canal de Schlemm, para ser absorvido na circulação venosa. Os sintomas são progressivos: dor moderada nos olhos, perda da visão periférica (Figura 10-9C) e um halo ao redor das luzes.

O glaucoma pode aparecer com a idade, sem sintomas iniciais. A partir dos 40 anos de idade, é importante fazer anualmente um teste de glaucoma. Tonometria de aplanação[2], oftalmoscopia com visualização do nervo óptico e teste de campo visual são os três testes principais para diagnóstico e avaliação contínua do glaucoma.

O tratamento envolve drogas **mióticas** que contraem a pupila e, dessa forma, aumentam a saída do humor aquoso, ou drogas que reduzem a quantidade do humor aquoso produzido pelo olho. Atualmente, a cirurgia por *laser* ou incisão pode ajudar a aumentar o fluxo desse tipo de humor. Todos os tratamentos visam reduzir a pressão intraocular.

Catarata é uma situação em que a lente do olho torna-se progressivamente opaca (Figura 10-9B e 10-10). Isso ocorre frequentemente em pessoas com mais de 70 anos de idade. A catarata causa um embaçamento progressivo e perda da visão, sem dor. A pupila apresenta mudança de cor, de preta a um branco leitoso. As queixas mais comuns de pessoas com catarata são: veem halos ao redor das luzes ou ficam cegas quando, à noite, deparam com faróis.

As cataratas são tratadas por cirurgia a *laser* ou por remoção cirúrgica da lente; no caso de remoção, implanta-se uma lente intraocular diretamente atrás da córnea.

Degeneração macular é outra doença ocular que afeta as pessoas idosas. Na parte central da retina existe a mácula, que é responsável pela visão central nítida. Os sintomas mais comuns são obscurecimento ou visão distorcida que fica mais evidente quando a pessoa lê. Em alguns casos, linhas retas aparecem onduladas e pontos cegos se desenvolvem pelo campo visual. Os dois tipos de degeneração macular são o seco e o úmido. No tipo seco, o principal defeito é um afinamento progressivo da retina. Essa progressão é lenta, e não existe tratamento. A visão central é reduzida, mas raramente ocorre cegueira total (Figura 10-9D).

Na degeneração macular úmida, novos vasos sanguíneos com vazamento se formam atrás da mácula, o que provoca sangramento e distorção da forma. O tratamento farmacológico com Avastina inibe a proteína que desencadeia a formação de novos vasos. O tratamento com droga injetável é administrado várias vezes por mês, mas pode ser necessário indefinidamente, e não é eficaz para todas as pessoas com a doença. O tratamento com *laser* também pode

---

2. Exame da medida da pressão intraocular (N. R. T.).

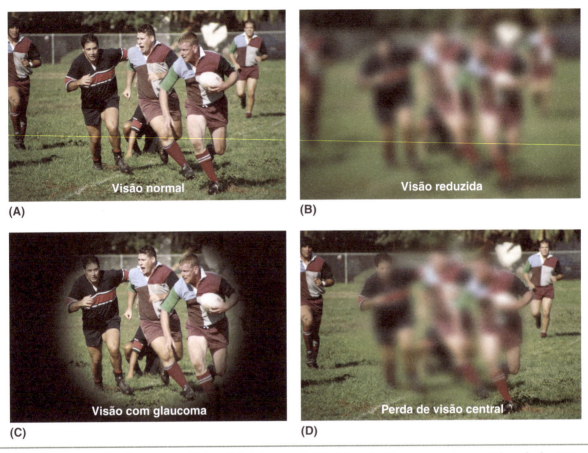

Figura 10-9 Visão normal e alterações patológicas: (A) visão normal, (B) visão reduzida por uma catarata, (C) perda de visão periférica causada por um glaucoma não tratado, (D) perda de visão central provocada por degeneração macular.

ser usado nesse tipo de degeneração macular. A boa notícia sobre a degeneração macular é que a maioria das pessoas afetadas é capaz de manter sua independência com dispositivos de ajuda para baixa visão.

Descolamento de retina é mais um problema que pode ocorrer com a idade. Também pode acontecer em jovens, como resultado de um acidente traumático. O líquido vítreo se contrai com a idade e puxa a retina, causando um rasgo em determinada região visual (Figura 10-11). O sintoma mais comum é a perda da visão periférica, seguida pela perda da visão central. A detecção precoce é importante, pois é possível consertar com laser ou técnica de congelamento.

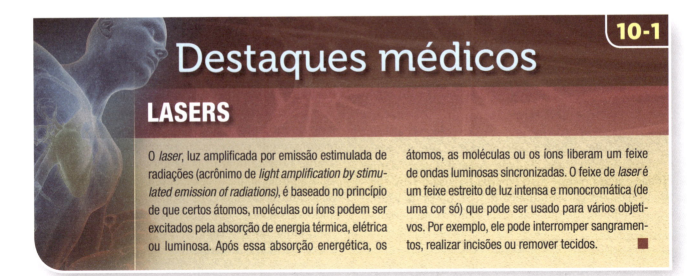

Destaques médicos 10-1

LASERS

O *laser*, luz amplificada por emissão estimulada de radiações (acrônimo de *light amplification by stimulated emission of radiations*), é baseado no princípio de que certos átomos, moléculas ou íons podem ser excitados pela absorção de energia térmica, elétrica ou luminosa. Após essa absorção energética, os átomos, as moléculas ou os íons liberam um feixe de ondas luminosas sincronizadas. O feixe de *laser* é um feixe estreito de luz intensa e monocromática (de uma cor só) que pode ser usado para vários objetivos. Por exemplo, ele pode interromper sangramentos, realizar incisões ou remover tecidos.

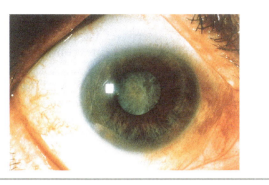

Figura 10-10   *Catarata.*

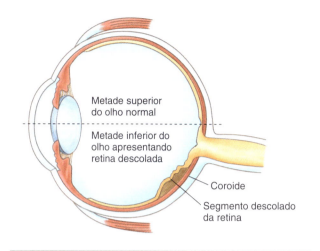

Figura 10-11   *Descolamento retiniano.*

A **retinopatia diabética** é a maior causa de cegueira nos adultos dos Estados Unidos. Esse tipo de retinopatia é provocado por alterações nos vasos sanguíneos da retina, que podem encher e vazar. Em alguns casos, os vasos sanguíneos anômalos podem crescer na retina. Por não apresentar sintomas nos estágios precoces, as pessoas com diabetes devem fazer exames regulares. Quando se trata de retinopatia diabética avançada, as pessoas podem ver manchas vermelhas quando há sangramentos. A cirurgia a *laser* é habitualmente eficaz nos casos de retinopatia diabética e reduz o risco de cegueira em 90%.

Terçol é um pequeno abscesso na base de um cílio, causado pela inflamação de uma pequena glândula sebácea do cílio. O olho fica vermelho, dolorido e inchado. O tratamento consiste em compressas quentes e úmidas para aliviar a dor e promover a drenagem.

Lesões oculares
Na maioria dos casos de simples irritação, o fluxo natural das lágrimas ajudará a limpar o olho. Irritações oculares podem ser causadas por agentes químicos ou fragmentos que penetram no olho. Se isso ocorrer, lave o olho com água por pelo menos 15 minutos e procure tratamento médico. Em situações em que um pedaço de vidro ou outro fragmento entra no olho, não tente remover o objeto. Coloque uma compressa em ambos os olhos e procure atendimento médico imediato.

Abrasões e escarificações da córnea podem ocorrer como resultado de um acidente ou uma irritação. A córnea é avascular, ou seja, ela não tem nenhum vaso sanguíneo. Dessa forma, quando um transplante de córnea é realizado por causa de uma escarificação, a rejeição do tecido não é um problema, pois não há vasos sanguíneos presentes.

Defeitos de visão
Fadiga ocular é percebida como queimação, pressão, dor aguda ou difusa, visão turva e marejada, e dores de cabeça. Se alguém sente desconforto ao olhar algo, isso pode ser chamado fadiga ocular. A causa mais comum está relacionada ao uso excessivo de computador. A pessoa pode receber muita luz oriunda da parte traseira do computador. Em alguns casos, uma luz forte disposta atrás do usuário pode causar reflexo no monitor. Tais problemas podem ser resolvidos com o reposicionamento do monitor, o uso de um *écran* antirreflexo ou de roupas escuras para diminuir o brilho causado pela reflexão.

Outra causa de fadiga ocular são **olhos secos**, que podem resultar do fato de a pessoas fixar-se em um livro ou computador e esquecer-se de piscar. Para resolver isso, o monitor do computador deve ser colocado logo abaixo do nível dos olhos, para que os olhos não precisem ficar abertos de forma muita ampla. Quando a pessoa usa óculos, deve usar aqueles que permitam visão de perto, intermediária (o computador) e de longe.

Recomendação importante: faça uma pausa para descansar os olhos. Lembre-se da regra dos 20/20 – a cada 20 minutos, olhe para bem longe[3] por 20 segundos.

Cegueira noturna[4] é uma situação em que é difícil enxergar à noite. Nesse caso, as células em bastonete estão afetadas.

Cegueira das cores é a incapacidade da pessoa de distinguir as cores. A retina tem três tipos específicos de células em cones, que estão relacionadas com as cores primárias: azul, vermelho e verde.[5] Os cones são afetados na cegueira das cores. Esse tipo de cegueira é identificado como uma característica hereditária e é mais frequente em homens do que em mulheres.

Presbiopia é uma situação em que as lentes perderam a elasticidade, resultando em diminuição da capacidade da pessoa de focar objetos pertos. Essa

---

3. Refere-se a 20 pés ou 6 metros (N. T. T.).
4. Ou nictalopia, que é a incapacidade de enxergar em ambientes pouco iluminados. Existem diversas causas para sua origem; uma delas é a falta de vitamina A (xeroftalmia) (N. R. T.).
5. As cores primárias são: azul, vermelho e amarelo. Os três tipos de cone têm pigmentos azuis, vermelhos e verdes (N. T. T.).

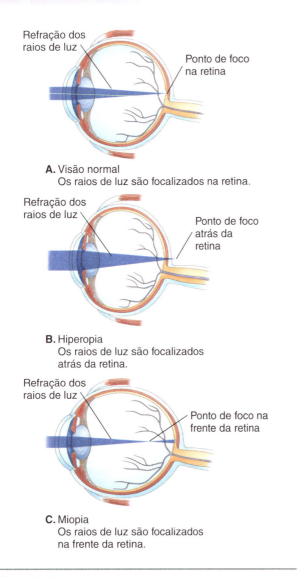

Figura 10-12 Defeitos de visão.

Você sabia?

Os olhos podem ajudar a diagnosticar uma variedade de distúrbios não visuais. Um exame neurológico denominado Perrla (pupils equal, roud, reactive to light and accommodation – *pupilas iguais, arredondadas e reativas à luz e acomodação*) pode ser usado para avaliar danos cerebrais. O estágio de sono com movimentos oculares rápidos (REM – rapid eye movement) é medido durante exames de sono para ajudar a diagnosticar distúrbios do sono.

---

o globo ocular é mais curto do que normal (Figura 10-12B). Os objetos devem ser afastados para que possam ser vistos nitidamente. Lentes convexas ajudam a corrigir esse tipo de anomalia.

Na **miopia**, o ponto focal se localiza à frente da retina, porque o globo ocular é alongado (Figura 10-12C). Nesse caso, os objetos devem ser levados para bem perto dos olhos para que a pessoa os enxergue alteração visual ocorre geralmente após os 40 anos de idade e pode ser corrigida com óculos ou lentes de contato.

Hiperopia (ou hipermetropia) é uma condição em que o ponto focal fica atrás da retina, porque

---

Os efeitos do envelhecimento no olho

A produção e a qualidade das lágrimas diminuem com a idade, causando secura dos olhos. Essa secura gera sensação de calor, granulação e irritação, mas raramente provoca uma lesão ocular. Lágrimas artificiais ajudam nesse caso.

A perda de elasticidade e opacidade da lente e a atrofia do músculo ciliar podem diminuir a capacidade da pessoa de focar os detalhes mais finos (presbiopia). Essas alterações comprometem a acomodação das lentes. Como os idosos precisam de mais tempo para que os olhos se ajustem a um ambiente mais escuro, eles sofrem uma perda da visão noturna.

Com a idade, o fluido dos olhos fica leitoso, reduzindo a sensibilidade à luz. A córnea se torna espessa e menos transparente, espalhando a luz na retina, comprometendo o brilho. As alterações no olho também afetam a percepção das cores, dificultando a distinção entre azul, verde e roxo.

A visão periférica e a visão da profundidade declinam com a idade. Um campo visual adequado é necessário para a pessoa dirigir e andar em lugares lotados. A perda de percepção da profundidade leva a quedas e problemas de mobilidade por causa de erros de cálculo da distância e da altura dos objetos.

A perda de acuidade visual ocorre por causa das alterações nas lentes. Com o envelhecimento, há um aumento da formação de catarata, do glaucoma e da degeneração macular.

Destaques médicos

10-2

CIRURGIAS DOS OLHOS

CATARATA

A *facoemulsificação* é a técnica predileta para extração da catarata, por meio de pequenas incisões. Uma sonda por ultrassom ou *laser* é usada para romper a lente sem danificar a sua cápsula. A seguir, esses fragmentos são aspirados para fora do olho. Uma lente intraocular dobrável é então introduzida através da microincisão de 3 mm. Uma vez dentro do olho, a lente se desdobra e assume sua posição dentro da cápsula. Não é preciso suturar, pois a incisão se cura sozinha. A reabilitação visual é extremamente rápida e, duas semanas após a cirurgia, o paciente é capaz de realizar, sem risco, qualquer atividade.

Extração extracapsular é a técnica mais antiga, em que uma incisão de 12 mm é praticada no olho para extrair a lente inteira. Esse método é adotado quando a catarata está em estágio muito avançado. A cápsula da lente é deixada no lugar para segurar uma lente intraocular. Suturas múltiplas são necessárias para vedar o olho após a cirurgia. Essas suturas devem ser cuidadosamente apertadas para não produzir um astigmatismo.

DESCOLAMENTO DE RETINA

A maioria das rasgaduras (roturas) retinianos deve ser tratada com cirurgia a *laser* ou por crioterapia (congelamento), que vedam o fundo da retina junto com a parede do fundo do olho.

Retinopexia pneumática – uma bolha de gás é injetada no espaço vítreo, dentro do olho. A bolha de gás empurra a rotura ou rasgadura da retina contra a parede posterior do olho, onde ela pode se reafixada. A cabeça deve ser mantida em uma posição determinada por vários dias. A bolha de gás some gradualmente, e a retina se fixa de novo.

Vitrectomia – o vítreo é removido do olho e habitualmente substituído por uma bolha de gás. Os próprios fluidos corporais irão progressivamente substituir a bolha de gás.

Introflexão escleral – esse tratamento consiste em colocar uma faixa flexível (*buckle scleral*) ao redor do globo ocular. Essa faixa comprime o olho para dentro, o que reduz a pressão na retina e permite que ela se fixe novamente na parede interna do olho.

VISÃO DEFEITUOSA: TRATAMENTOS PARA MIOPIA, HIPEROPIA E ASTIGMATISMO

Lasik (laser-assisted in situ keratomileusis – a cirurgia refrativa por *Lasik* é um procedimento cirúrgico para modificar permanentemente o formato da córnea. Um bisturi especial é usado para cortar uma aba na córnea. A aba é desdobrada, revelando a secção medial da córnea. Pulsos de um *laser* controlado por computador vaporizam uma porção da córnea, e a aba é recolocada. Após esse procedimento, a córnea deve ser capaz de refratar os raios de luz para focalizá-los com mais precisão na retina, e não em algum ponto atrás ou à frente dela. A cirurgia ocular por Lasik é uma opção para os pacientes com miopia, hiperopia e astigmatismo. Mas a maioria dos médicos ainda recomenda o uso de óculos ou lentes de contato como primeira opção para essas situações.

A cirurgia por Lasik não é recomenda para a presbiopia, pois, embora possa oferecer uma visão muito clara a distância, dificulta muito a visão de objetos próximos. Com essa cirurgia, a visão não melhora imediatamente, mas, após dois ou três meses, os pacientes devem alcançar uma visão de 20/25 ou melhor.

Ceratectomia fotorrefrativa (photorefractive keratectomy – PRK) – o cirurgião remove as células da camada superior da córnea, em geral por meio de raspagem, após tê-las afrouxado com

Continua

Continuação

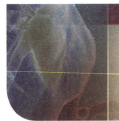

álcool, e a seguir usa um *laser* diretamente na superfície exposta da córnea. Com a PRK, os olhos demoram, em geral, vários dias para se recuperar. Após esse período, a visão fica turva por uma semana, antes de ficar nítida. *Problemas de secura dos olhos são as principais complicações após cirurgia ocular a* laser *e podem ser tratados com colírios específicos.*

---

nitidamente. Lentes côncavas ajudam a corrigir tal situação. Várias técnicas cirúrgicas, como ceratectomia fotorrefrativa (ver boxe "Destaques médicos: Cirurgias dos olhos"), podem ser usadas para corrigir erros de refração, especialmente a miopia.

Ambliopia é uma diminuição ou um escurecimento da visão.

Astigmatismo é uma situação em que há uma curvatura irregular da córnea ou lente, o que causa visão turva e, possivelmente, fadiga ocular. Óculos específicos ajudam nessa situação.

Diplopia também é conhecida como visão dupla; trata-se da percepção de duas imagens para um único objeto.

Estrabismo é uma situação em que os músculos do globo ocular não coordenam suas ações. Tal condição aparece geralmente cedo em crianças

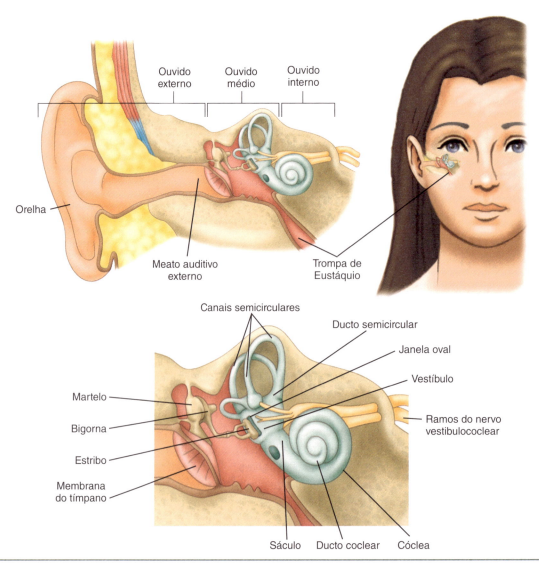

Figura 10-13 *O ouvido e suas estruturas.*

e pode ser corrigida com exercícios oculares ou cirurgia.

Ouvido

O ouvido é um órgão dos sentidos especialmente adaptado para detectar ondas sonoras e transmitir seus impulsos para os centros auditivos do cérebro. A área auditiva está localizada no lobo temporal, bem acima das orelhas. O receptor para audição é o frágil **órgão de Corti**, localizado dentro da cóclea do ouvido interno.

O ouvido também está relacionado com equilíbrio. Os receptores do ouvido interno transmitem para o cerebelo e para o cérebro sinais sobre a posição da cabeça, para ajudar na manutenção do equilíbrio. Outros receptores incluem proprioceptores nos olhos e receptores localizados nas articulações. As informações captadas por esses receptores são processadas pelo cerebelo e pelo córtex cerebral, o que permite que o corpo lide com mudanças no equilíbrio.

O ouvido tem três partes: ouvido externo, ouvido médio e ouvido interno (Figura 10-13).

Ouvido externo

O **pavilhão** ou ouvido externo coleta as ondas sonoras e as dirige para o canal auditivo externo, que é revestido por glândulas sebáceas ou ceruminosas, as quais secretam uma substância oleosa, parecida com uma cera, denominada **cerume**. Essa substância protege o ouvido. O canal auditivo se estende até a **membrana timpânica**, que separa os ouvidos externo e médio. Quando uma onda sonora atinge o tímpano, sua membrana transmite o som por meio de vibrações.

O processo mastoide é uma parte do osso que contém um espaço oco, com ar, que circunda o ouvido médio.

Ouvido médio

O ouvido médio é, verdadeiramente, a cavidade localizada dentro do osso temporal. Ele se conecta com a faringe (garganta) por meio de um tubo chamado **trompa de Eustáquio** (ou **tuba auditiva**). Esse tubo auditivo serve para igualar a pressão do ar no ouvido médio com a pressão atmosférica. Uma cadeia de ossos minúsculos encontra-se no ouvido médio:

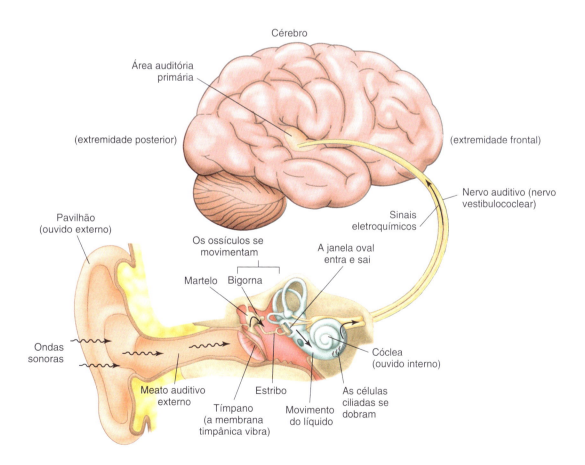

Figura 10-14 *Vias da audição: ondas sonoras → ouvido externo → meato auditivo externo → tímpano → ossículos do ouvido → cóclea → nervo auditivo → lobo temporal (cérebro).*

martelo (*malleus*), **bigorna** (*incus*) e **estribo** (*stapes*). Esses ossículos transmitem as ondas sonoras através de vibrações, desde a membrana do tímpano até o ouvido interno.

Ouvido interno

O ouvido interno contém os receptores sensoriais para a audição e o equilíbrio. A estrutura do ouvido interno é conhecida como labirinto. O vestíbulo é a cavidade central do labirinto, com formato oval. A **janela oval**, localizada logo abaixo da base do estribo, é a membrana que separa os ouvidos médio e interno. As vibrações alcançam o ouvido interno por meio dessa estrutura.

No ouvido interno, existem diversos canais revestidos por membranas que ficam na profundidade do osso temporal. A **cóclea** é uma pequena estrutura em forma de caracol, onde as vibrações sonoras são convertidas em impulsos nervosos. Dentro da cóclea há um tubo membranoso denominado **ducto coclear**, o órgão de Corti, os canais semicirculares e o nervo auditivo. As células delicadas do órgão de Corti captam os impulsos nervosos e os transmitem, via nervo vestibulococlear (auditivo), até os centros da audição no cérebro.

Há três **canais semicirculares** dentro do ouvido interno. Eles contêm um líquido e finas células ciliadas que se dobram quando esse líquido é colocado em circulação por movimentos da cabeça e do corpo. Os impulsos são enviados para o cerebelo, ajudando no balanço do corpo ou equilíbrio. Eles não estão relacionados com o sentido da audição.

As vias da audição

Ondas sonoras → pavilhão da *orelha* ou ouvido externo → *meato auditivo* externo → *membrana timpânica* → *ossículos do ouvido* (martelo, bigorna e estribo) → estimulação dos receptores na *cóclea* → *nervo auditivo* (porção do nervo vestibulococlear) → interpretação no *lobo temporal* do cérebro (Figura 10-14).

> **Você sabia?**
> As baleias podem se comunicar quando estão separadas por mais de três quilômetros. O som é transmitido através de colisão molecular, e com mais qualidade quando as moléculas ficam perto umas das outras, como em um líquido ou em um meio sólido.

Vias do equilíbrio

Movimento da cabeça → estimulação dos receptores ao equilíbrio nas regiões semicirculares do aparelho vestibular do ouvido interno → nervo vestibular (porção do nervo vestibulococlear) → interpretação no cerebelo do encéfalo.

Sons altos e perda auditiva

A audição é ao mesmo tempo sensível e frágil. Sons altos ouvidos por muito tempo podem danificar a audição. Se as delicadas células do órgão de Corti forem hiperestimuladas, elas ficarão danificadas. A exposição repetida ao ruído sonoro alto pode causar uma perda permanente à medida que mais células e receptores neurais são destruídos. Quando o mesmo som atinge constantemente os ouvidos, os receptores auditivos se adaptam ao som, e deixamos de ouvi-lo.

É muito provável que o crescimento alarmante dos casos de perda sonora nos jovens seja causado por ouvir de música alta através de fones de ouvido. Os sintomas da perda de audição podem ser um **tinido**

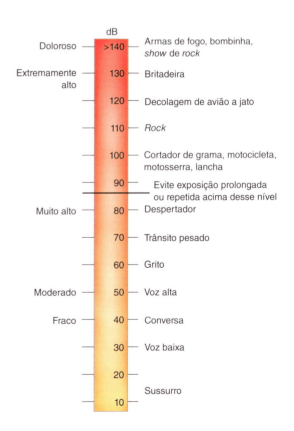

Figura 10-15 *Escala decibel de sons comuns, do mais baixo ao mais alto.*

(zumbido no ouvido) ou uma dificuldade em entender o que as pessoas falam (parece que estão murmurando). Palavras com sons de alta frequência, como *filha, pilha, milha*, podem soar iguais.

Os sons são medidos em decibéis (dB). A escala vai de um sussurro – o som mais fraco que o ouvido humano pode escutar em 10 dB – a um tiro de fuzil que detona a mais de 165 dB. A exposição além de 90 dB por oito horas (barulho de trânsito pesado de uma grande cidade) pode ser perigosa para sua audição (Figura 10-15).

NOTA: Ouvir som alto por muito tempo pode causar lesões. Para proteger seu ouvido, abaixe o volume dos dispositivos musicais e use tampões de ouvidos ou abafadores de ruído.

Distúrbios da audição

Otite média é uma infecção do ouvido médio que normalmente causa dor de ouvido. Esse distúrbio é a complicação frequente de um simples resfriado em crianças. O tratamento com antibióticos eliminará a infecção. Em certos casos, pode haver acúmulo de líquido ou pus, que pode ser aliviado por meio de uma **miringotomia** (abertura praticada na membrana do tímpano). Catéteres podem ser colocados no ouvido para drenar fluidos para fora, especialmente em casos de otites crônicas do ouvido médio.

Otosclerose (ou otospongiose) é uma doença na qual o osso estribo do ouvido médio torna-se esponjoso e depois endurece. Isso faz que os estribos fiquem fixos ou imóveis. A otosclerose é uma causa frequente de surdez nos jovens adultos. A estapedectomia ou reposição completa dos estribos é o tratamento de predileção.

O tinido pode afetar de 40 a 50 milhões de norte-americanos. No ouvido interno, os cílios microscópicos se movimentam de acordo com a pressão das ondas sonoras e então disparam a emissão pela célula de impulsos elétricos, que vão em direção ao cérebro pelo nervo auditivo. Caso as células tenham sido dobradas ou usadas, elas se movimentam o tempo todo, gerando uma irritação constante. As células auditivas transmitem sinais randômicos para o cérebro, que geram um ruído às vezes percebido como um zumbindo nos ouvidos. Tal lesão é frequentemente causada por som alto. Outras causas podem ser cera compactada, otite média, otosclerose, bloqueio da irrigação sanguínea normal da cóclea ou ainda consequência de várias drogas, como salicilatos (analgésicos). Na medida do possível, deve-se tratar a causa subjacente.

A **síndrome de Ménière** é uma doença mais rara que afeta os canais semicirculares do ouvido interno, causando uma forte **vertigem** (tontura). A vertigem pode ocorrer a qualquer hora, sem sinal de aviso, o que pode causar ansiedade. Além disso, pode ser acompanhada de náusea, vômito e zumbido. Em alguns casos, a pessoa com vertigem deve ficar de repouso na cama durante um ataque agudo. Medicações podem ser receitadas para aliviar a vertigem, a náusea e o estresse associado com ataques repetidos.

Os efeitos do envelhecimento na audição

As mudanças fisiológicas do envelhecimento resultam em três tipos de déficit de audição: de condução, neurossensoriais e mistos. A perda de audição por condução se produz quando há uma interferência na condução das ondas sonoras. No ouvido interno, o cerume (cera de ouvido) fica embutido e ressecado, pois há uma redução no número de glândulas ceruminosas. A membrana timpânica se torna fibrótica, atenuando a transmissão do som. Ocorre uma degeneração dos ossos do ouvido, da estrutura vestibular, da cóclea e do órgão de Corti que afeta a sensibilidade ao som, a compreensão da fala e a manutenção do equilíbrio.

A perda de audição por redução neurossensorial (**presbiacusia**) envolve alterações nas estruturas neurais, sensoriais e mecânicas do ouvido interno. Trata-se de uma perda de audição das frequências agudas e da diminuição na capacidade de ouvir sons como f, g, s, t, z, sh e ch. Tais alterações resultam na dificuldade de reconhecer palavras, independentemente do volume sonoro. A fala de outras pessoas parece embaraçada, e fica difícil acompanhar uma conversa normal.

A perda de audição mista é uma combinação de ambos os tipos.

Muitas pessoas idosas sofrem alterações no equilíbrio provocadas por mudanças no ouvido interno. Essas mudanças podem causar hipotensão postural (queda de pressão arterial ao levantar) devido à incapacidade de responder rapidamente a trocas de posição. Isso provoca frequentemente tontura ou perda dos sentidos quando a pessoa, deitada ou sentada, se movimenta rapidamente na posição ereta.

O paciente deve evitar sal, cafeína e nicotina, e adotar uma dieta equilibrada com bastante água. A causa é desconhecida, os sintomas persistem e diminuem após o fim do episódio, mas voltam sem avisar.

Tipos de perda auditiva

- *Perda auditiva de condução* ocorre quando os sons em direção ao ouvido interno são bloqueados por cerume, algum líquido no ouvido médio ou crescimento ósseo anômalo.
- *Lesões neurossensoriais* nas partes do ouvido interno ou do nervo auditivo resultam em surdez parcial ou total. Em casos de surdez profunda, implantes cocleares melhoram as habilidades de comunicação (Figura 10-16). Implantes cocleares não podem restaurar uma audição "normal", mas, com treinamento da comunicação, adultos e mesmo crianças de menos de 1 ano de idade podem "escutar".

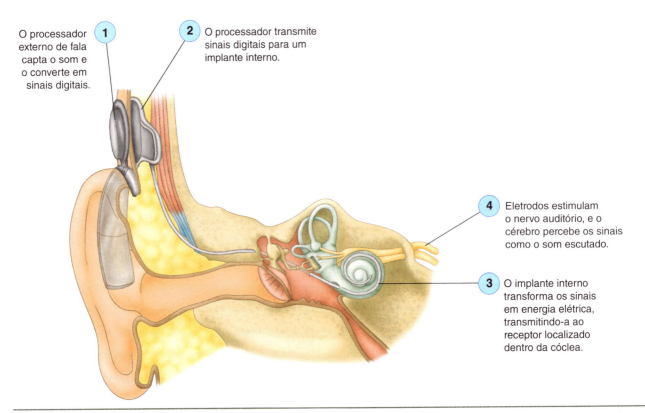

Figura 10-16 *Um implante coclear fornece uma audição limitada a uma pessoa surda desde o nascimento ou a um adulto que sofreu forte perda auditiva.*

Sentido do olfato/nariz

O olfato humano pode detectar cerca de dez mil odores diferentes. O olfato permite a percepção de quase 90% do que achamos ser paladar. Tampe o nariz e veja se é capaz de distinguir um pedaço de laranja de um pedaço de pera. As moléculas odorantes inspiradas pelo nariz são aquecidas e umedecidas quando passam pela cavidade nasal (ver Capítulo 17).

Na cavidade nasal (Figura 10-17) existe um fragmento de tecido do tamanho de um selo postal, denominado epitélio olfatório, que contém células nervosas com receptores especializados. Os receptores transmitem sinais para o bulbo olfatório, uma extensão do cérebro. O estímulo é transmitido pelo nervo olfatório até o sistema límbico, o tálamo e o córtex frontal. O sistema límbico gerencia nossas emoções básicas, como afeto, agressividade ou medo. Essa conexão pode explicar por que os odores são associados aos sentimentos. Por exemplo, quando cozinhamos, podemos associar o cheiro de algum alimento com uma experiência agradável. Os cientistas estão começando a pesquisar como o olfato afeta o aprendizado, a perda de peso, os níveis da agressividade e o comportamento.

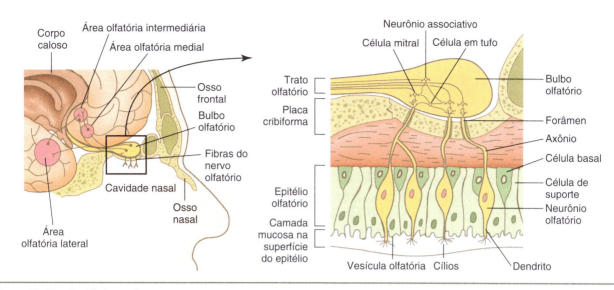

Figura 10-17 Cavidade nasal.

Doenças nasais

Rinite é uma inflamação do revestimento do nariz que pode causar congestão nasal, espirros ou coceira. As causas podem ser alergias, infecções ou outros fatores, como fumaça, odores, mudanças emocionais ou drogas. O tratamento inclui eliminar os agentes alergênicos para reduzir a inflamação. Alguns anti-histamínicos são eficientes por um tempo limitado.

Pólipos nasais são formações moles, não cancerosas, na parede das vias nasais ou dos seios. Essas formações podem resultar de uma inflamação crônica na cavidade nasal. A medicação pode encolher os pólipos. Nos casos severos, uma cirurgia pode ser necessária para retirá-los.

O **desvio do septo nasal** é uma condição na qual existe uma dobra na estrutura cartilaginosa do septo. Os sintomas mais comuns são bloqueio do fluxo de ar em uma narina, dores de cabeça, respiração barulhenta ou ronco, nariz seco e sangramentos nasais. O tratamento envolve correção cirúrgica. Para o alívio temporário de problemas respiratórios, coloca-se uma fita adesiva externa por cima do nariz, para afastar as narinas e permitir uma melhor circulação do ar.

Sentido do paladar/língua

A língua é uma massa de tecido muscular com estruturas chamadas de papilas (Figura 10-18). Nas papilas, estão localizados os botões gustativos com receptores para os sabores doce, amargo, salgado, ácido e **umami** (um gosto do paladar). As papilas gustativas

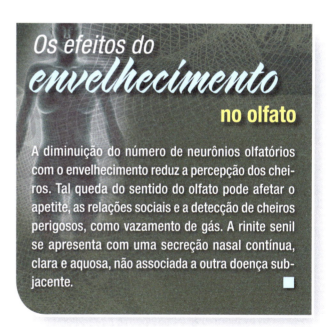

são estimuladas pelos sabores dos alimentos. Um único botão gustativo contém de 50 a 199 células receptoras. Cada célula receptora tem receptores que se conectam com um neurônio sensorial, através de três nervos cranianos, até o córtex cerebral, onde é realizada a interpretação. A percepção do gosto reside no cérebro.

Antes de ser provada, a comida deve primeiro ser dissolvida num líquido. A saliva produzida pelas glândulas salivares fornece um meio líquido.

Todos os botões podem detectar os cinco sabores: umami, doce, salgado, ácido e amargo. Quatro dessas sensações de sabores ajudam o corpo a atender

Destaques médicos

10-3 APARELHOS AUDITIVOS

Cerca de 38 milhões de norte-americanos sofrem de perda de audição. Os aparelhos auditivos amplificam os sons para que você possa ouvi-los melhor. Pequenos microfones captam os sons do ambiente. Um *chip* de computador converte os sons em um código digital. A seguir, ele analisa e ajusta os sons de acordo com a sua perda auditiva. Os sinais são então convertidos em ondas sonoras e transmitidos para os ouvidos por meio de alto-falantes. Eis algumas dificuldades associadas aos aparelhos auditivos: custo elevado, nem sempre resolvem o problema e requerem manutenção e ajustes constantes. Os aparelhos auditivos também podem ficar entupidos de cerume.

Veja a seguir os diversos tipos de aparelho auditivo:

1. Os do tipo *BTE (behind-the-ear)* ou *retroauricular* têm uma unidade em formato de meia-lua que fica atrás da orelha. Além disso, há um cabo que conecta a orelha a um alto-falante visível, localizado no canal auditivo. O microfone e o amplificador localizados na meia-lua captam os sons, processam-nos em códigos digitais e os transmitem, através do cabo, até a peça moldada. Os mini-BTEs têm uma peça auricular invisível. Ambos os tipos podem ser usados por pessoas com perda auditiva média a profunda.

2. Os do tipo *ITE (in-the-ear)* ou *intrauricular* são unidades de plástico moldadas no formato do ouvido externo e usadas em casos de perdas auditivas leves a severas. Os aparelhos ITE podem acomodar mecanismos tecnológicos adicionais, como pequenas bobinas magnéticas que melhoram a transmissão sonora durante uma ligação telefônica. Os aparelhos do tipo ITE podem ser danificados pelo cerume, gerar dificuldades de ajuste por causa do tamanho reduzido e captar mais os sons do vento do que aparelhos menores.

3. Os do tipo *ITC (in-the-canal)* ou *intracanal* são personalizados, em tamanho e formato, que se adaptam no canal auditivo e servem para perdas auditivas leves a moderadas. O pequeno tamanho dos aparelhos intracanais pode dificultar o ajuste ou a remoção pelo usuário.

4. Aparelhos auditivos *open-fit* ou *de adaptação aberta*, uma variante do tipo BTE, deixam o canal muito aberto, permitindo que os sons de baixa frequência penetrem naturalmente e que os de alta frequência sejam amplificados pelo aparelho.

Os especialistas ressaltam que leva tempo para que uma pessoa se acostume ao aparelho auditivo. Os aparelhos não restauram uma audição "normal" nem eliminam os ruídos de fundo. O ajuste é um processo gradual; a pessoa deve inicialmente usar o aparelho auditivo durante uma hora por dia e aumentar progressivamente esse tempo. Outras sugestões que podem ajudar no processo são:

1. Peça aos intelocutores que falem mais devagar e, se possível, em uma frequência mais baixa. A perda auditiva é mais pronunciada para as frequências altas.

2. Muitas pessoas com deficiência auditiva tentam inconscientemente fazer leitura labial. Boa iluminação e visão completa da face do interlocutor podem facilitar a tarefa.

3. Prepare-se para situações sociais. Se você for jantar com um grupo, procure sentar na frente de uma parede para reduzir os sons que vêm por trás do ouvinte.

Fonte: Mayo Foundation for Medical Education. Disponível em: <http://nided.nih>.

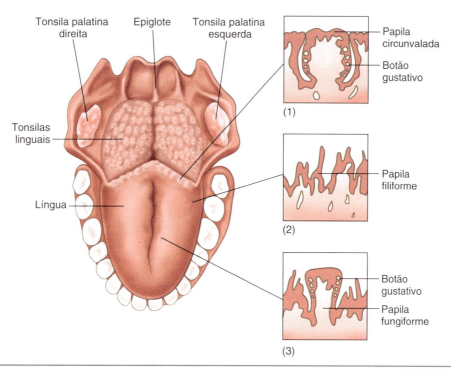

Figura 10-18 *Três tipos de papila na língua.*

às nossas necessidades nutricionais. O umami guia a ingestão de carne e queijo para atender às nossas necessidades de proteínas; o doce, a ingestão de açúcares para atender às necessidades de carboidratos; o salgado, nossas necessidades de minerais; e o ácido, a ingestão de certas frutas que suprem a nossa necessidade de vitamina C. O gosto amargo nos protege, ajudando a detectar alimentos estragados e venenos.

Doenças da língua

Lesão – ocorre quando a pessoa morde, de forma acidental, a própria língua. Nesse caso, o traumatismo sara rapidamente.

Descoloração – a língua pode parecer preta se a pessoa tomar preparações à base de bismuto para aliviar distúrbios estomacais. Uma anemia provocada pela deficiência de ferro pode resultar em língua pálida. Além de manchas brancas, pode-se verificar febre, desidratação ou respiração pela boca.

Infecção – pode ser resultado, por exemplo, de um *piercing*.

Câncer – sinais mais comuns: qualquer mancha vermelha ou branca inexplicada na língua, ferida ou caroço, especialmente se este for duro e indolor. A maioria dos cânceres de boca cresce nos lados da língua ou no piso da boca. Todos esses sinais devem ser imediatamente examinados por um médico ou dentista.

Síndrome da boca ardente – o paciente tem a sensação de ter queimado a língua com uma bebida muito quente. Essa síndrome pode demorar algumas semanas ou anos e ocorre frequentemente após os 60 anos de idade. Há muitos determinantes envolvidos nas causas dessa síndrome, como estado geral de saúde, alergias, remédios ou fatores psicológicos. O tratamento pode incluir uma medicação para controlar a dor e aliviar a boca seca.

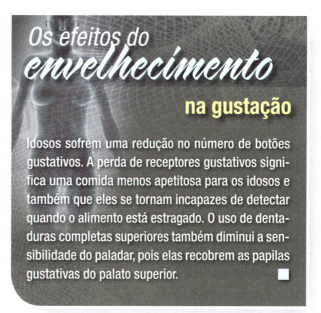

Os efeitos do envelhecimento na gustação

Idosos sofrem uma redução no número de botões gustativos. A perda de receptores gustativos significa uma comida menos apetitosa para os idosos e também que eles se tornam incapazes de detectar quando o alimento está estragado. O uso de dentaduras completas superiores também diminui a sensibilidade do paladar, pois elas recobrem as papilas gustativas do palato superior.

Destaques Médicos

10-4

SABOR: UMAMI

O gosto ocorre quando substâncias químicas do alimento atingem os receptores gustativos nos botões gustativos. Os receptores gustativos transmitem mensagens sobre o sabor para o cérebro. Os cinco sabores primários são doce, salgado, ácido, amargo e, um mais novo, *umami*. A língua humana tem receptores para o aminoácido L-glutamato, que está na origem do sabor umami. Portanto, os cientistas consideram umami um sabor distinto dos demais tipos.

De origem japonesa, umami significa "saboroso". O umami produz uma sensação de gosto leve mais duradoura, difícil de descrever. Ele induz a salivação e uma sensação de ter a língua "aveludada", enquanto estimula as regiões superiores e posteriores da boca. Não tem muito sabor por si próprio, mas torna agradável uma grande variedade de alimentos, especialmente na presença de um aroma que combina.

O umami encontra-se no realce de sabor usado como um aditivo comum, o glutamato monossódico (MSG), e em uma variedade de alimentos, como queijos envelhecidos, tomates, milho, carne (ele dá ao boi seu sabor de bife), cenouras e peixes. Idosos podem se beneficiar do sabor umami, especialmente se o paladar e o olfato foram enfraquecidos pela idade e pelo uso de medicações múltiplas.

Perfil de carreira

10-1

Audiologistas

Os audiologistas avaliam e tratam pacientes com distúrbios relacionados à audição. Usam audiômetros e outros aparelhos de testes para medir a amplitude dos sons que uma pessoa consegue ouvir, a capacidade de distingui-los e a extensão de uma eventual perda auditiva. Os audiologistas coordenam os resultados obtidos com as informações médicas e educativas, para que possam indicar o diagnóstico e definir o tratamento. O tratamento pode consistir em limpar o canal auditivo, ajustar um aparelho auditivo, aplicar um treinamento auditivo ou ajudar no ensino da linguagem ou da leitura labial.

Nessa área, a formação padrão é um mestrado profissional. Paciência e compaixão são características críticas, já que os progressos de um paciente podem ser muito lentos. As perspectivas de emprego são acima da média, pois a perda auditiva é associada ao processo de envelhecimento.

CAPÍTULO 10 *Sentidos especiais* 205

Perfil de carreira

Optometristas

10-2

Nos Estados Unidos, mais da metade das pessoas usa óculos. Os optometristas[6] (doutores em Optometria) fornecem o atendimento primário em visão de que as pessoas precisam.

Cabe a eles examinar as pessoas para diagnosticar problemas de visão e doenças dos olhos. Esses profissionais utilizam instrumentos e observações para examinar a saúde ocular dos pacientes e testar a acuidade visual, percepção da profundidade e das cores, habilidade de focar e de coordenar os olhos. Analisam os resultados dos testes e desenvolvem um plano de tratamento. Podem prescrever óculos, lentes de contato e reabilitação visual. Podem ainda prescrever drogas para outros problemas oculares, como conjuntivite, glaucoma ou infecção da córnea.

Não confundir optometristas com oftalmologistas. Estes diagnosticam e tratam doenças oculares, realizam cirurgias e prescrevem drogas. Todos os estados requerem que os optometristas sejam licenciados. Os candidatos devem possuir o grau de doutor em Optometria de uma escola credenciada e ser aprovados em uma prova de licenciamento.

---

6. A optometria foi reconhecida pelo governo brasileiro em 1932 através de um decreto. Curso relacionado à física, de caráter técnico (N. R. T.).

Perfil de carreira

Oculistas

10-3

Os oculistas ajustam os óculos e as lentes de contato. Ajudam os clientes a selecionar a moldura apropriada e encomendar o trabalho laboratorial necessário, e realizam os ajustes finais dos óculos. Examinam a prescrição para determinar as especificações das lentes e medem os olhos dos pacientes. Preparam as ordens que especificam as informações necessárias para que os técnicos de laboratório possam talhar e inserir as lentes.

Os oculistas mantêm o registro das ordens de trabalho e dos pagamentos, bem como realizam inventário e outras tarefas administrativas.

Em geral, os empregadores recrutam pessoas sem nenhuma formação em óptica e fornecem o treinamento necessário. O desenho industrial é especialmente útil, já que o treinamento nessa área inclui geralmente uma formação em matemática, óptica e física, bem como no uso de instrumentos de precisão, máquinas e ferramentas. O treinamento formal pode ser ofertado em colégios comunitários. As perspectivas de emprego são bem altas em razão da demanda crescente por óculos de visão. A moda também influencia a demanda, incitando as pessoas a comprar mais do que um só par de óculos.

Terminologia médica

ambli	fraca ou escura
op	olhos
-ia	condição de
ambli/op/ia	condição de visão fraca
cocle	caracol
-a	relacionado com, que pertence a
cocle/a	relacionado a um caracol
conjuntiv	revestimento da pálpebra
-ite	inflamação de
conjuntiv/ite	inflamação do revestimento da pálpebra
corne	rígido, como um chifre
corne/a	relacionado a uma estrutura rígida
estrabism	vesgo distorcido
-o	presença de
estrabism/o	presença de visão vesga distorcida
timpan	tambor do ouvido
oico	relacionado a
timpan/ico	relacionado ao tambor do ouvido

dipl	duplo
dipl/op/ia	condição de ver dobrado
hiper-	de mais, excessivo
hiper/op/ia	condição de visão excessiva, hipermetropia
lacrim	lágrimas
-al	pertence a
glândula lacrim/al	glândula lacrimal
mi	vesgo
mi/op/ia	condição de visão vesga, visão de perto
miring	tímpano
-otomia	abertura em
miring/otomia	abertura no tímpano
ot	ouvido
ot/ite média	inflamação do ouvido médio
oto	do ouvido
-esclerose	endurecimento
oto/esclerose	endurecimento do ouvido

Questões de revisão

Assinale a opção que completa adequadamente cada frase apresentada a seguir.

1. O revestimento rígido mais externo do olho é chamado de
   a. retina.
   b. esclera.
   c. coroide.
   d. lente.

2. A porção transparente da esclera é denominada
   a. córnea.
   b. lente.
   c. pupila.
   d. íris.

3. O músculo que regula a quantidade de luz que entra no olho é chamado de
   a. conjunção.
   b. íris.
   c. córnea.
   d. lente.

4. A câmara posterior do olho é cheia de um líquido denominado
   a. lágrimas.
   b. corpo ciliar.
   c. humor vítreo.
   d. humor aquoso.

5. A região do olho que contém os cones e bastonetes é chamada de
   a. retina.
   b. coroide.
   c. esclera.
   d. córnea.

6. O canal que conecta a garganta ao ouvido é chamado de
   a. pinal.
   b. Eustáquio.
   c. coclear.
   d. auditivo.

7. O endurecimento dos ossos do ouvido médio é denominado
   a. otite média.
   b. presbiacusia.
   c. otosclerose.
   d. presbiopia.

8. O problema na visão de perto também é conhecido como
   a. miopia.
   b. hiperopia.
   c. presbiopia.
   d. estrabismo.

9. O defeito de visão causado pela lente turva é chamado de
   a. miopia.
   b. glaucoma.
   c. hiperopia.
   d. catarata.

10. Uma doença infecciosa conhecida como olho vermelho também é denominada
    a. kernicterus.
    b. otite.
    c. conjuntivite.
    d. estrabismo.

Indique as legendas

Estude o diagrama de um olho apresentado a seguir e indique os nomes das estruturas numeradas.

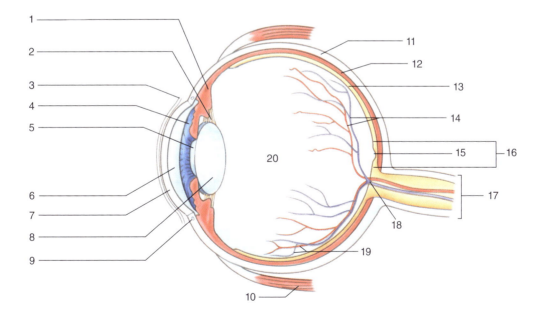

1. _____
2. _____
3. _____
4. _____
5. _____
6. _____
7. _____
8. _____
9. _____
10. _____
11. _____
12. _____
13. _____
14. _____
15. _____
16. _____
17. _____
18. _____
19. _____
20. _____

Aplicação prática da teoria

1. Descreva o caminho percorrido pela luz desde a córnea até o lobo occipital do cérebro.

2. Explique a um amigo como seu ouvido externo captura um som e onde este será interpretado no cérebro.

3. Desde a idade de 10 anos, você usa óculos para miopia. Já ouviu falar de novas técnicas cirúrgicas para corrigir essa condição e que poderia não precisar mais usar óculos. Quais tipos de cirurgia podem corrigir a miopia?

4. Em qual área do cérebro os seguintes sentidos estão interpretados?
   - Visão
   - Audição
   - Equilíbrio
   - Olfato
   - Paladar

5. Você tem notado que sua avó demora para concluir uma refeição. Então, decide perguntar-lhe por que isso ocorre. Ela não titubeia: "Porque não está saborosa". Explique a ela as razões para essa mudança.

Estudo de caso

Wayne, um professor aposentado de 75 anos, chega bastante indisposto ao consultório médico e conta a Rebecca, enfermeira licenciada, que não sabe o que está acontecendo com ele. Quando as pessoas perguntam algo a Wayne, ele tem dificuldade para responder, pois a voz parece enrolada. Além disso, o professor não tem conseguido ler. Após o exame, o médico conta que ele teve uma perda de audição por condução, provocada pelo acúmulo de cerume.

1. O que é uma perda auditiva por condução?

2. O que é cerume?

3. Descreva outras causas desse tipo de perda.

4. Qual é o papel de um audiologista?

5. Explique a via do som.

   O médico pede que Rebecca marque para Wayne uma consulta com um optometrista a fim de avaliar o problema de visão. De acordo com o optometrista, Wayne tem um início de degeneração macular.

6. Descreva as funções de um optometrista.

7. Explique e descreva os sintomas da degeneração macular.

8. Qual é o tratamento para degeneração macular?

9. Que garantia o optometrista pode dar ao professor sobre a degeneração macular?

Atividade de laboratório 10-1

Anatomia do olho

- *Objetivo:* observar a anatomia de um olho de boi e compará-la com a do olho humano.
- *Material necessário:* olho de boi preservado numa solução fixadora, modelo anatômico do olho humano, kit e bandeja de dissecção, luvas descartáveis, papel e caneta.

Passo 1: Calce as luvas descartáveis.

Passo 2: Examine a estrutura do modelo do olho humano e identifique a conjuntiva, a esclera, a córnea e o nervo óptico. Descreva a estrutura e a função dessas partes.

Passo 3: Compare o olho de boi com o modelo anatômico. Registre as diferenças, se houver.

Passo 4: Segure o olho de boi e, com o bisturi, faça uma incisão na esclera, bem acima da córnea (tenha cuidado ao fazer essa incisão, pois pode ser difícil cortar a esclera). Corte ao redor da córnea.

Passo 5: Levante para fora a porção anterior do globo ocular (secção da córnea) e separe-a da porção posterior. O humor vítreo ainda deve estar dentro da parte posterior.

Passo 6: Localize e identifique a lente, a íris e a córnea. Registre as observações.

Passo 7: Examine a porção posterior do olho e retire o humor vítreo.

Passo 8: Identifique a retina e a membrana coroide. Descreva essas estruturas e registre as suas funções.

Passo 9: Jogue o olho de boi na lixeira apropriada.

Passo 10: Limpe todo o equipamento.

Passo 11: Retire as luvas e lave as mãos.

Atividade de laboratório 10-2

Teste de acuidade visual

- *Objetivo:* observar a função do olho.
- *Material necessário:* tabela ocular de Snellen, cartas de medida, papel e caneta.

Passo 1: Posicione um parceiro de laboratório a exatamente 6 metros da tabela ocular.

Passo 2: Peça ao parceiro que cubra o olho esquerdo com a mão ou um cartão.

Passo 3: Peça-lhe que leia todas as linhas com o olho direito. Verifique a precisão.

Passo 4: Registre a linha com o menor número que ele consegue ler com o olho direito.

Passo 5: Repita o procedimento para registrar a acuidade visual do olho esquerdo. Registre o número. No caso de o parceiro utilizar óculos ou lentes de contato, peça-lhe que faça o teste primeiro com as lentes corretivas e depois sem elas.

Passo 6: Troque de lugar com o parceiro e peça-lhe que repita com você os passos 1 a 5.

Passo 7: Existe alguma diferença entre os resultados dos seus testes e os do parceiro? Registre as respostas.

Atividade de laboratório 10-3

Anatomia do ouvido

- *Objetivo:* observar a estrutura anatômica do ouvido.
- *Material necessário:* modelo anatômico do ouvido, papel e caneta.

Passo 1: Usando o modelo anatômico, localize e identifique as estruturas do ouvido externo. Liste-as, descreva-as e indique as suas funções.

Passo 2: Localize e identifique as estruturas do ouvido médio. Registre a descrição e a função delas.

Passo 3: Localize e identifique as estruturas do ouvido interno. Novamente, registre a descrição e a função delas. Que líquido preenche o ouvido interno? Qual é a função desse líquido?

Atividade de laboratório 10-4

Teste de acuidade auditiva

- *Objetivo:* observar a função do ouvido.
- *Material necessário:* cronômetro, algodão, fita métrica, papel e caneta.

Passo 1: Arrume um lugar silencioso e um parceiro de laboratório. Tampe cuidadosamente o ouvido esquerdo do parceiro com algodão.

Passo 2: Segure o cronômetro perto do ouvido direito e se afaste devagar até que o parceiro não possa mais escutar o tique-taque do relógio.

Passo 3: Meça e registre a distância. Retire o algodão do ouvido esquerdo e jogue-o em uma lixeira apropriada.

Passo 4: Repita os passos anteriores para determinar a acuidade do ouvido esquerdo, colocando algodão no ouvido direito.

Troque de lugar com o parceiro e peça-lhe que repita com você os passos anteriores para determinar sua acuidade auditiva.

Passo 5: Existe alguma diferença entre sua acuidade auditiva e a do parceiro?

Você pode repetir esse teste em casa com membros da família. Anote as diferenças, se houver, entre pessoas de idade ou gênero diferentes.

Atividade de laboratório 10-5

Sentidos do paladar e olfato

- *Objetivo:* observar a função do nariz e da boca.
- *Material necessário:* cubos de maçã, pera, laranja e queijo, venda para os olhos, colher, lenços de papel e caneta.

Passo 1: Coloque a venda nos olhos do parceiro.

Passo 2: Peça-lhe que tampe o nariz.

Passo 3: Com a colher, coloque um dos cubos na boca do parceiro.

Passo 4: Peça ao parceiro que mastigue o alimento e depois o cuspa em um lenço de papel.

Passo 5: Identifique o alimento e registre a informação.

Passo 6: Repita os passos 3 a 5 para os demais alimentos.

Passo 7: Mantenha a venda nos olhos do parceiro, mas desta vez sem tampar o nariz. Repita os passos 3 a 5.

Passo 8: Há alguma diferença na identificação dos alimentos? É possível identificá-los apenas pelo paladar?

Capítulo 11

SISTEMA ENDÓCRINO

Objetivos

- Listar as glândulas que constituem o sistema endócrino.
- Descrever e classificar os hormônios.
- Descrever o controle hormonal com retroalimentação negativa.
- Nomear os hormônios do sistema endócrino e as respectivas funções.
- Descrever o papel das prostaglandinas.
- Descrever algumas doenças do sistema endócrino.
- Definir as palavras-chave relacionadas a este capítulo.

Palavras-chave

acromegalia
adrenalina (epinefrina)
andrógenos
bócio
calcitonina
cretinismo
diabetes insipidus
diabetes mellitus
doença de Addison
estrogênio
exoftalmia
feocromocitoma
gigantismo
glândula endócrina
glândula exócrina
glândula hipófise
glândula (ou corpo) pineal
glândula tireoide
glândulas paratireoides
glândulas suprarrenais
glicocorticoides
glucagon
gônadas
grelina
hiperglicemia
hipertireoidismo
hipoglicemia
hipotireoidismo
hormônios
hormônio adrenocorticotrófico (ACTH)
hormônio antidiurético (ADH)
hormônio de crescimento (GH)
hormônio estimulante de melanócitos (MSH)
hormônio estimulador das células intersticiais (ICSH)
hormônio folículo-estimulante (FSH)
hormônio luteinizante (LH)
hormônio prolactina (PR)
hormônio tireoestimulante (TSH)
ilhotas de Langerhans
insulina
leptina
lobo anterior da hipófise
lobo posterior da hipófise
melatonina
mineralocorticoides
mixedema
nanismo hipofisário
neuro-hormônios
noradrenalina (norepinefrina)
ocitocina
pâncreas
paratormônio
polidipsia
polifagia
poliuria
progesterona
prostaglandinas
retroalimentação negativa
síndrome de Cushing
somatotrofina
testosterona
tétano
timo
tiroxina (T_4)
tri-iodotironina (T_3)
vasopressina

Uma glândula é qualquer órgão que produz uma secreção. As **glândulas endócrinas** (Figura 11-1) são organizadas em grupos de tecidos que usam materiais do sangue ou da linfa para produzir novos compostos chamados **hormônios**. As glândulas endócrinas também são denominadas glândulas sem ductos ou de secreção interna; os hormônios são secretados diretamente na corrente sanguínea, já que o sangue circula por dentro da glândula. As secreções são transportadas para todas as regiões do corpo. Existe outro tipo de glândula, chamada **glândula exócrina**, na qual a secreção passa por um ducto. Esse ducto transporta, então, a secreção até a superfície do corpo ou até um órgão. São exemplos de glândulas exócrinas as glândulas sudoríparas, salivares, lacrimais e o pâncreas. Suas funções serão abordadas nos capítulos sobre sistemas corporais relevantes. Ver Figura 11-2.

Uma das glândulas endócrinas, o pâncreas, realiza as funções de glândula endócrina e exócrina. O pâncreas produz os sucos pancreáticos, que chegam até o intestino delgado através de um ducto. O pâncreas também contém um grupo de células especializadas chamadas **ilhotas de Langerhans**, que secretam o hormônio insulina diretamente na circulação.

Hormônios

A palavra *hormônio* vem do grego *hormao*, que significa "eu excito". Hormônios são mensageiros químicos secretados por glândulas exócrinas com funções especializadas na regulação das atividades de células, de órgãos ou ambos. Com base na composição química, existem três classes diferentes de hormônio:

1. As *aminas*, como noradrenalina, epinefrina e dopamina, são derivadas de um único aminoácido. Os hormônios tireoidianos formam um subtipo dessa classe, pois derivam da combinação de dois resíduos iodados do aminoácido tirosina.

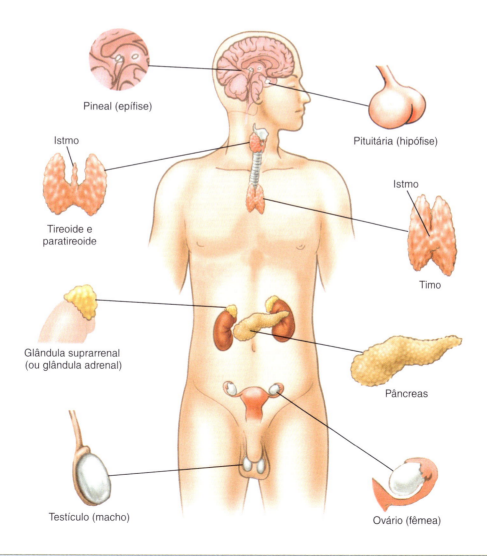

Figura 11-1 *Localização das glândulas endócrinas.*

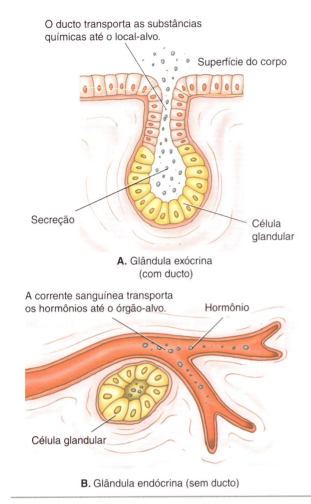

Figura 11-2 Glândulas (A) exócrina e (B) endócrina.

2. Os hormônios *peptídicos* e *proteicos* são compostos de três a mais de 200 resíduos de aminoácidos. Todos os hormônios secretados pela glândula hipófise são hormônios peptídicos, bem com a leptina encontrada nas células adiposas; a grelina, no estômago e no pâncreas; e a insulina, no pâncreas.

3. Os hormônios *esteroides* são convertidos a partir de seu composto precursor, o colesterol. Esses hormônios podem ser organizados em cinco grupos, de acordo com o receptor ao qual se ligam: glicocorticoides, mineralocorticoides, androgênios, estrogênios e progestogênios.

Outros hormônios produzidos no corpo

Prostaglandinas

Em vários tecidos disseminados pelo corpo são secretadas substâncias químicas semelhantes a hormônios, chamadas **prostaglandinas**. Quando foram descobertas, acreditava-se que elas vinham da glândula próstata, por isso foram denominadas assim. A atividade delas depende do tecido que as secreta. Algumas prostaglandinas causam constrição de vasos sanguíneos, e outras podem provocar a dilatação destes. Certas prostaglandinas são usadas para induzir o trabalho de parto e podem provocar contrações musculares intensas do útero. A natureza e a função exatas das prostaglandinas ainda são intensamente pesquisadas por cientistas.

Uma grande quantidade de hormônios é produzida pelo corpo. Eles podem originar-se de várias glândulas ou de outros órgãos. Uma descrição completa de todos os hormônios do corpo vai além do escopo deste livro de anatomia.

Neuro-hormônios

Os **neuro-hormônios** são produzidos e liberados não por glândulas endócrinas, mas pelos neurônios do encéfalo, antes de serem entregues aos órgãos e tecidos através do fluxo sanguíneo. Exemplos são os neuro-hormônios secretados pelo hipotálamo e que influenciam as secreções da hipófise.

Leptina

A **leptina** é secretada pelas células de gordura no tecido adiposo. A leptina viaja pelo fluxo sanguíneo até o centro do apetite no hipotálamo, onde atua para suprimir o apetite e queimar a gordura armazenada no tecido adiposo.

Grelina

A **grelina** é produzida pelo estômago e atua como um estimulante do apetite. Sua concentração atinge um pico logo antes das refeições e diminui em seguida.

Função do sistema endócrino

O nosso corpo precisa coordenar e integrar todas as funções em um conjunto harmonioso, a *homeostase*. A manutenção da homeostase envolve crescimento, maturação, reprodução e metabolismo. O comportamento humano é formado pelos sistemas endócrino e nervoso, que trabalham em parceria. O hipotálamo do encéfalo (sistema nervoso) envia informações por meio de sinais químicos (neuro-hormônios) para a hipófise (sistema endócrino). As secreções da hipófise mandam, então, sinais químicos ou mensageiros na forma de hormônios, estimulando outras glândulas endócrinas para que elas secretem seus hormônios específicos.

Em seguida, os hormônios assim produzidos coordenam e dirigem a atividade dos órgãos e das células-alvo.

As principais glândulas do sistema endócrino são: hipófise, pineal, tireoide, paratireoides, suprarrenais, pâncreas e gônadas (ovários na fêmea e testículos no macho).

A Figura 11-1 mostra a localização das glândulas endócrinas no corpo. Cada uma tem uma função específica. Qualquer perturbação na função dessas glândulas pode causar mudanças na aparência ou no funcionamento do corpo.

Controle hormonal

As secreções hormonais operam na base de um sistema de retroalimentação negativa, sob controle do sistema nervoso.

Retroalimentação negativa

A **retroalimentação negativa** ocorre quando há uma queda no nível sanguíneo de um hormônio específico. Essa queda dispara uma reação em cadeia, em resposta ao aumento do hormônio no sangue. A retroalimentação negativa opera como um sistema de ar-condicionado. O termostato do dispositivo é fixado em uma temperatura determinada e, quando a temperatura fica superior à determinada, envia um sinal para ligar o ar-condicionado. Quando a temperatura desejada é alcançada, o termostato envia um outro sinal para desligar o ar-condicionado. A seguir, apresenta-se uma descrição de como o sistema de retroalimentação negativa funciona no caso da glândula tireoide:

1. O nível sanguíneo de tiroxina (hormônio tireoide) cai.
2. O hipotálamo recebe essa mensagem.
3. O hipotálamo responde, enviando um hormônio liberador do hormônio estimulante da tireoide (*thyroid-stimulating hormone* – TSH).
4. Este hormônio liberador chega à hipófise anterior, que responde, liberando o TSH.
5. O TSH estimula a glândula tireoide a produzir tiroxina.
6. O nível sanguíneo de tiroxina sobe, o que faz o hipotálamo inibir a secreção do hormônio liberador de TSH.

Controle neural

O sistema nervoso controla as glândulas que são ativadas por estímulos nervosos, como no caso da medula suprarrenal. A estimulação da medula suprarrenal é controlada pelo sistema nervoso simpático. Quando ficamos assustados, por exemplo, a medula da suprarrenal secreta adrenalina.

Glândula hipófise (pituitária)

A **glândula hipófise** é uma pequena estrutura, do tamanho de uma ervilha. Ela fica localizada na base do cérebro, dentro da sela túrcica (ou fossa hipofisária), uma pequena depressão do osso esfenoide do crânio (Figura 11-3). A glândula hipófise é conectada ao hipotálamo por uma haste chamada infundíbulo. Essa glândula é dividida em dois lobos: anterior e posterior (Figura 11-4).

A Figura 11-4 destaca os hormônios da glândula hipófise e as estruturas sob as quais estas atuam. A glândula hipófise é conhecida como glândula-mestra devido à sua influência primordial nas atividades do corpo. Isso é ainda mais impressionante quando se considera o tamanho dessa glândula incrível.

Interações hipotálamo-hipófise

Na verdade, é o hipotálamo que deveria ser chamado de "mestre" da glândula-mestra, pois os hormônios da hipófise são controlados pelas substâncias químicas liberadas pelo hipotálamo. Quando o corpo precisa de hormônios hipofisários, o hipotálamo libera mediadores químicos chamados de hormônios liberadores ou inibidores de liberação. Ver figuras 11-3 e 11-4. Por exemplo, o hormônio estimulador da tireoide (TSH) tem um hormônio liberador de TSH. Além disso, uma vez que a quantidade suficiente do hormônio será liberada, um hormônio liberador diferente inibirá a secreção de TSH pela hipófise anterior.

O hipotálamo é considerado parte do sistema nervoso. No entanto, ele produz dois hormônios: vasopressina, ou **hormônio antidiurético** (*antidiuretic hormone* – ADH), e ocitocina. Esses hormônios são estocados no lobo posterior da hipófise e liberados na corrente sanguínea, em resposta aos impulsos nervosos emitidos pelo hipotálamo.

Hormônios da hipófise

A glândula hipófise é dividida em dois lobos. O lobo anterior, maior, produz seis hormônios. O **lobo posterior da hipófise**, menor, é composto essencialmente de fibras nervosas e células gliais que dão suporte às fibras nervosas. Os neurônios do hipotálamo produzem hormônios secretados pelo lobo posterior da hipófise. Ver Tabela 11-1.

Lobo anterior da hipófise

O **lobo anterior da hipófise** secreta os seguintes hormônios (ver Figura 11-4):

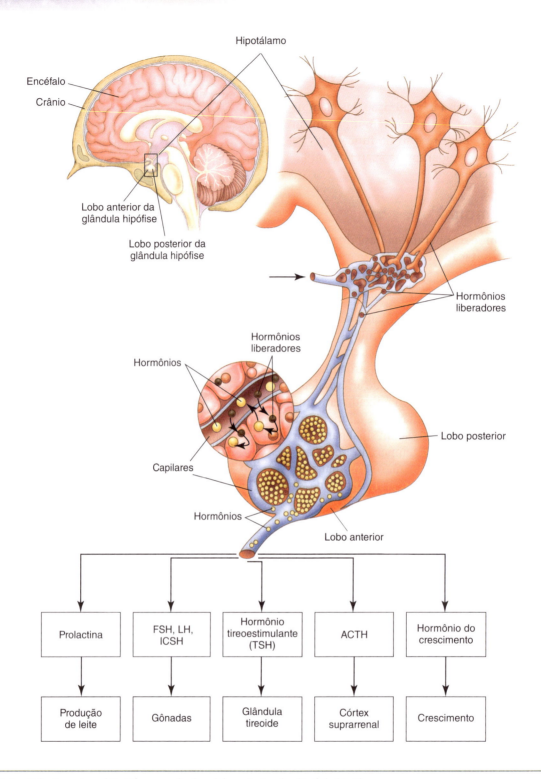

Figura 11-3 *Relações entre o hipotálamo cerebral e o lobo anterior da glândula hipófise.*

1. O **hormônio de crescimento** (*growth hormone – GH*) – ou **somatotrofina** – é responsável pelo crescimento e desenvolvimento. Esse hormônio também ajuda a utilizar gordura como fonte de energia, poupando a glicose e ajudando na manutenção dos níveis sanguíneos de glicose.

2. O **hormônio prolactina (***prolactin hormone – **PR)**, também chamado de hormônio lactogênico (*lactogenic hormone* – LTH), desenvolve o tecido mamário e estimula a produção de leite após o parto. Sua função em machos é desconhecida.

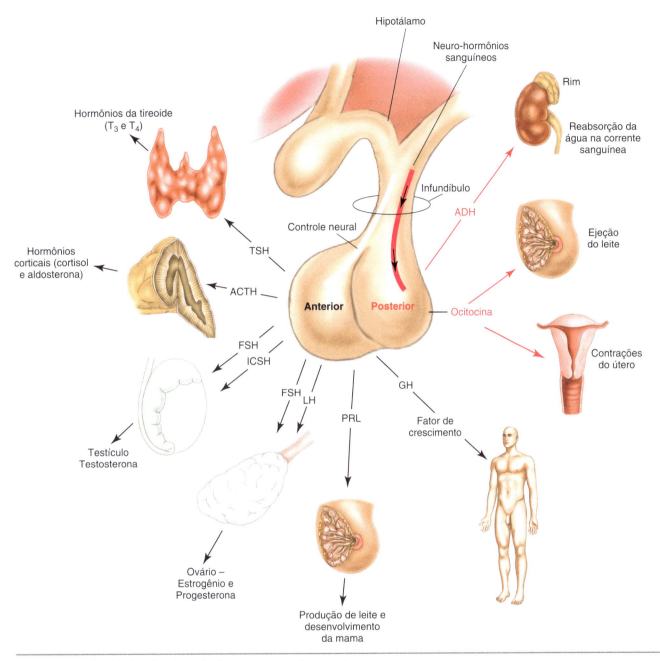

Figura 11-4   Glândula hipófise (pituitária) e suas secreções hormonais.

3. O **hormônio tireoestimulante (TSH)** estimula o crescimento e a secreção da glândula tireoide.

4. O **hormônio adrenocorticotrófico (*adrenocorticotropic hormone* – ACTH)** estimula o crescimento e a secreção pelo córtex suprarrenal.

5. O **hormônio folículo-estimulante (*follicle-stimulating hormone* – FSH)** estimula o crescimento do folículo de Graaf, a produção de estrogênio nas fêmeas e a produção de esperma nos machos.

6. O **hormônio luteinizante (*luteinizing hormone* – LH)** estimula o crescimento do folículo de Graaf, a produção de estrogênio e, após a ovulação, a formação do corpo lúteo, que produz progesterona na fêmea. No macho, o LH também pode ser chamado de **hormônio estimulador das células intersticiais (*interstitial cell-stimulating hormone* – ICSH)**, que é necessário para a produção de testosterona pelas células intersticiais dos testículos dos homens.

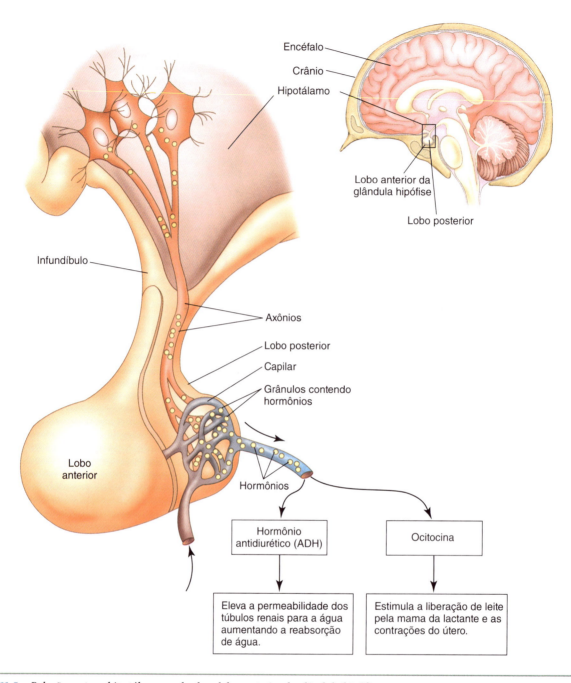

Figura 11-5 *Relações entre o hipotálamo cerebral e o lobo posterior da glândula hipófise.*

Lobo intermediário da hipófise

O lobo intermediário da hipófise (que não representa um verdadeiro lobo) consiste apenas em algumas células dispersas ao longo da borda entre os lobos posterior e anterior. Essas células produzem o **hormônio estimulante de melanócitos (*melanocyte-stimulating hormone* – MSH)**, que estimula os melanócitos da pele.

Lobo posterior da hipófise

Os hormônios produzidos pelo hipotálamo ficam estocados no lobo posterior da hipófise (Figura 11-5).

1. A **vasopressina** ou hormônio antidiurético (ADH) mantém o equilíbrio hídrico, aumentando a absorção de água nos túbulos renais. Às vezes, drogas chamadas diuréticos são usadas

Tabela 11-1 Hormônios hipofisários e respectivas funções	
HORMÔNIO HIPOFISÁRIO	**FUNÇÃO CONHECIDA**
Lobo anterior	
TSH – hormônio tireoestimulante (tireotrofina)	Estimula o crescimento e a secreção da glândula tireoide.
ACTH – hormônio adrenocorticotrófico	Estimula o crescimento e a secreção do córtex suprarrenal.
FSH – hormônio folículo-estimulante	Estimula o crescimento de um novo folículo de Graaf (ovário) e a secreção de estrogênio pelas células foliculares na fêmea ou a produção de esperma no macho.
LH – hormônio luteinizante (fêmea)	Estimula a ovulação e a formação do corpo lúteo; o corpo lúteo secreta progesterona.
LH/ICSH – hormônio estimulante das células intersticiais (macho)	Estimula a secreção de testosterona pelas células intersticiais dos testículos.
PRL – prolactina	Estimula a produção de leite na fêmea; função desconhecida no macho.
GH – hormônio do crescimento (somatotrofina, STH)	Acelera o crescimento do corpo e faz que a gordura seja usada para energia; isso ajuda a manter os níveis de açúcar.
Lobo intermediário – células ao longo da borda entre os lobos anterior e posterior	
MSH – Hormônio estimulante de melanócitos	Estimula os melanócitos a produzir melanina na pele.
Lobo posterior – hormônios produzidos pelo hipotálamo	
ADH – hormônio antidiurético (vasopressina)	Mantém o equilíbrio hídrico ao reduzir a produção de urina e atua nos túbulos renais para acelerar a reabsorção da água no sangue. Em grande quantidade, ele causa a constrição das artérias.
Ocitocina	Promove a ejeção do leite e causa a contração dos músculos lisos do útero.

para inibir a ação do ADH. O resultado é um aumento da produção de urina e uma diminuição do volume sanguíneo, que, por sua vez, abaixa a pressão sanguínea.

2. A **ocitocina** é liberada durante o parto, provocando fortes contrações do útero. Ela está presente em altas concentrações em uma mãe está amamentando. Uma forma sintética de ocitocina, chamada Pitocina, é administrada para iniciar o trabalho de parto e reforçar as contrações uterinas.

Glândulas tireoide e paratireoide

As glândulas tireoide e paratireoide localizam-se no pescoço, perto da cartilagem cricoide (ou "pomo de adão"). A tireoide regula o metabolismo do corpo, e a paratireoide mantém o equilíbrio cálcio-fósforo.

Glândula tireoide

A **glândula tireoide** é uma massa em formato de borboleta localizada na parte anterior do pescoço (Figura 11-6). Ela fica em ambos os lados da laringe, por cima da traqueia. Mede cerca de 5 centímetros, e os dois lobos são unidos por uma faixa de tecido tireoidiano chamado istmo. Emergindo do istmo, há um lobo de tecido em formato de dedo, denominado lobo intermediário, que se projeta para cima, em direção à boca, até o nível do osso hioide. A glândula tireoide tem uma rica vascularização. Segundo estimativas, de 4 a 5 litros de sangue atravessam a tireoide a cada hora.

A glândula tireoide secreta três hormônios: **tiroxina (T_4)**, **tri-iodotironina (T_3)** e **calcitonina**. Os dois primeiros, T_3 e T_4, são derivados iodados do aminoácido tirosina. A tri-iodotironina (T_3) é 5 a 10 vezes mais ativa do que a tiroxina T_4, mas sua atividade é menos prolongada. No entanto, ambas têm o mesmo efeito. Ambos os hormônios são produzidos pelas células foliculares da glândula tireoide.

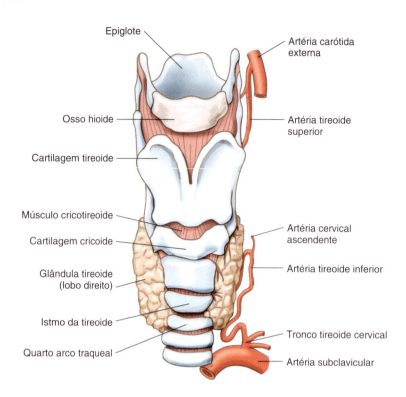

Figura 11-6 *Glândula tireoide.*

O hormônio estimulante da tireoide (TSH) produzido pela hipófise controla a produção e a secreção dos hormônios tireoidianos pela glândula tireoide. Os hormônios tireoidianos contêm iodo. A maior parte do iodo necessário à sua síntese provém da alimentação. O iodeto chega pela circulação até a glândula tireoide, onde fica retido. Nesse ponto, o iodeto se combina com o aminoácido tirosina para formar os hormônios tri-iodotironina (T_3) e tiroxina (T_4). A concentração desses dois hormônios na corrente sanguínea é controlada pelo sistema de retroalimentação negativa abordado anteriormente. A consequência da hipossecreção e hipersecreção dos hormônios tireoidianos será tratada mais adiante neste capítulo.

A tiroxina controla a taxa de metabolismo, a produção de calor e a oxidação em todas as células, com possível exceção do encéfalo e do baço. As funções da tiroxina (T_4) e da tri-iodotironina (T_3) são as seguintes:

1. Controlar a taxa do metabolismo no corpo: como as células utilizam glicose e oxigênio para produzir calor e energia.
2. Estimular a síntese proteica e, portanto, ajudar no crescimento tecidual.
3. Estimular a degradação do glicogênio hepático em glicose.

Calcitonina

Outro hormônio produzido e secretado pela glândula tireoide é a calcitonina. Ela controla a concentração do íon cálcio no corpo, mantendo um nível apropriado de cálcio na corrente sanguínea.

O cálcio é um mineral essencial para o corpo. Aproximadamente 99% do cálcio do corpo é estocado nos ossos. O resto fica localizado no sangue e nos fluidos teciduais. O cálcio é necessário para a coagulação sanguínea, a adesão entre as células e as funções neuromusculares. Níveis constantes de cálcio no sangue e nos tecidos são mantidos pela ação da calcitonina e do paratormônio (PTH, produzido pela glândula paratireoide).

Quando os níveis sanguíneos de cálcio estão acima do normal, a secreção de calcitonina aumenta. A calcitonina abaixa a concentração de cálcio no sangue e nos fluidos teciduais pela redução da taxa de reabsorção óssea (atividade osteoclástica) e pelo aumento da absorção de cálcio pelos ossos (atividade osteoblástica). A secreção apropriada de calcitonina na corrente sanguínea previne a hipercalcemia, o aumento deletério do nível de cálcio no sangue.

Glândulas paratireoides

As **glândulas paratireoides**, geralmente quatro, são pequenas glândulas do tamanho de um grão de arroz. Elas estão fixadas na superfície posterior da glândula

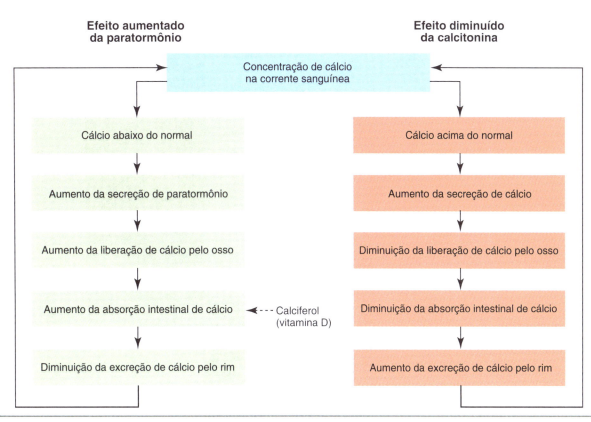

Figura 11-7 *Efeitos da paratormônio e calcitonina nos níveis sanguíneos de cálcio.*

tireoide e secretam o hormônio **paratormônio**, que, como a calcitonina, também controla a concentração de cálcio na corrente sanguínea. Quando o nível sanguíneo de cálcio está abaixo do normal, a secreção de paratormônio aumenta.

O paratormônio estimula um aumento no número e no tamanho de células ósseas especializadas denominadas osteoclastos, os quais invadem rapidamente o tecido ósseo duro, digerindo grandes quantidades do material ósseo que contém cálcio. Enquanto esse processo continua, o cálcio deixa os ossos para ser liberado na corrente sanguínea, o que eleva o nível desse elemento químico no sangue.

O cálcio ósseo é ligado ao fósforo em um composto chamado fosfato de cálcio ($CaPO_4$). Quando o cálcio é liberado na corrente sanguínea, o fósforo também é liberado. O paratormônio estimula os rins a excretar qualquer excesso de fósforo do sangue e, ao mesmo tempo, inibe a excreção de cálcio pelos rins. Consequentemente, a concentração sanguínea de cálcio aumenta.

Dessa forma, o paratormônio e a calcitonina produzidos pela paratireoide têm efeitos opostos (a Figura 11-7 apresenta um resumo de suas ações). No entanto, o paratormônio atua muito mais devagar do que a calcitonina. Podem se passar horas antes que o efeito do paratormônio seja perceptível. Assim, as secreções de paratormônio e calcitonina são complementares no processo de controle do nível de cálcio na corrente sanguínea.

Glândula do timo

A glândula do **timo** é um órgão ao mesmo tempo endócrino e linfático. Ela fica localizada abaixo do esterno, anterior e superior ao coração. Bastante grande na infância, o timo começa a desaparecer na puberdade. Pesquisas permitiram descobrir que o timo secreta um grande número de hormônios. O principal hormônio é a timosina, que ajuda a estimular as células linfoides que são responsáveis pela produção de células T, que combatem certas doenças. O timo é uma glândula crítica para o bom desenvolvimento do sistema imune.

Glândulas suprarrenais

As duas **glândulas suprarrenais** estão localizadas acima de cada rim (Figura 11-8). Cada glândula possui duas camadas: córtex e medula. O hormônio

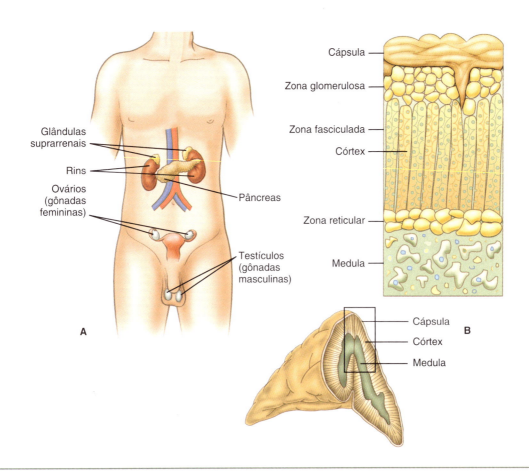

Figura 11-8 *(A) Localização da glândula suprarrenal e das gônadas, (B) cápsula suprarrenal, córtex e medula.*

adrenocorticotrófico (ACTH) da hipófise estimula a atividade do córtex da glândula suprarrenal. Os hormônios secretados pelo córtex suprarrenal são chamados corticoides. Uma das principais funções das glândulas suprarrenais é o controle dos níveis de eletrólitos no corpo. Os corticoides também são drogas anti-inflamatórias extremamente eficazes.

O córtex secreta três grupos de corticoide, cada um de suma importância:

1. Os **mineralocorticoides**, principalmente a aldosterona, afetam os túbulos renais, acelerando a reabsorção de sódio na circulação sanguínea e aumentando a excreção de potássio do sangue. Eles também aceleram a reabsorção de água pelos rins. A aldosterona é usada no tratamento da doença de Addison, para substituir os mineralocorticoides cuja secreção fica deficiente.

2. Os **glicocorticoides**, ou cortisona e cortisol, aumentam a quantidade de glicose no sangue. Isso é alcançado pela (1) conversão no fígado de proteínas e gorduras em glicogênio, seguida pela (2) degradação do glicogênio em glicose. Esses glicocorticoides também ajudam o corpo a resistir às agressões causadas pelo estresse cotidiano. Além disso, esses hormônios parecem diminuir o edema na inflamação e reduzir a dor por meio da inibição das prostaglandinas causadoras de dor.

3. Os **andrógenos** são os hormônios sexuais masculinos que, em conjunto com hormônios semelhantes das gônadas, fornecem as caraterísticas masculinas, no entanto, estão presentes em homens e mulheres.

Medula da glândula suprarrenal

A medula da glândula suprarrenal secreta a **adrenalina** (**epinefrina**) e a **noradrenalina** (**norepinefrina**) (Tabela 11-2). A adrenalina é um estimulante cardíaco potente. Ela funciona por meio da liberação de mais glicose a partir do glicogênio estocado, reforçando a atividade muscular, além do aumento da força e da frequência das contrações cardíacas. Essa atividade química aumenta o fluxo cardíaco, o retorno venoso e a pressão sanguínea sistólica. A medula suprarrenal responde ao sistema

Tabela 11-2 Comparação dos efeitos da adrenalina e da noradrenalina

ADRENALINA	NORADRENALINA
1. Relaxamento dos brônquios	Sem efeito
2. Dilatação da pupila	Sem efeito
3. Excitação do sistema nervoso central	Sem efeito
4. Aumento da conversão das reservas de glicogênio em glicose	Efeito muito menor
5. Aumento da frequência cardíaca	Efeito fraco
6. Aumento do volume cardíaco e do retorno venoso	Efeito muito leve
7. Aumento do fluxo sanguíneo para os músculos	Vasoconstrição nos músculos
8. Aumento da força do miocárdio	Quase o mesmo
9. Aumento da taxa de metabolismo basal (TMB)	Quase sem efeito
10. Aumento da pressão sanguínea sistólica	Aumento das pressões sanguíneas sistólica e diastólica

nervoso simpático. Os hormônios produzidos são chamados de hormônios de "luta ou fuga", pois preparam o corpo para uma situação de emergência.

Gônadas

As **gônadas** – ou glândulas sexuais – incluem os ovários na fêmea e os testículos no macho. Os ovários são responsáveis pela produção do óvulo ou ovo, bem como dos hormônios **estrogênio** e **progesterona**. Os testículos são responsáveis pela produção do esperma e do hormônio **testosterona**.

Hormônios femininos – estrogênio e progesterona

O estrogênio é produzido pelas células do folículo de Graaf dos ovários. Ele estimula o desenvolvimento dos órgãos reprodutores, incluindo as mamas, e das características sexuais secundárias, como os pelos no púbis e nas axilas.

A progesterona é produzida pelas células do corpo lúteo dos ovários. Esse hormônio trabalha com o estrogênio para construir o revestimento do útero, para que este possa receber o ovo fertilizado. Caso não ocorra fertilização, acontece a menstruação. Esse ciclo depende das secreções da hipófise anterior (ver Capítulo 21).

Hormônio masculino – testosterona

A testosterona é produzida pelas células intersticiais dos testículos e é responsável pelo desenvolvimento dos órgãos reprodutores masculinos e das

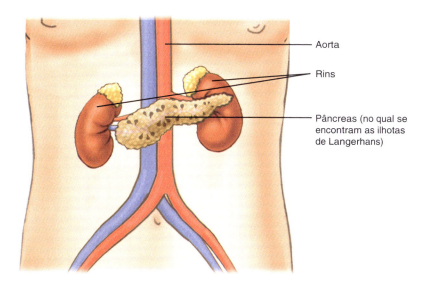

Figura 11-9 Localização das ilhotas de Langerhans.

características sexuais secundárias. A testosterona influencia o crescimento da barba e dos outros pelos, o engrossamento da voz, o aumento da musculatura e a produção de esperma. A secreção do hormônio depende da hipófise (ver Capítulo 21).

Pâncreas

O **pâncreas** está localizado atrás do estômago e funciona tanto como glândula exócrina quanto como glândula endócrina. A porção exócrina secreta os sucos pancreáticos que, através de um ducto, são expelidos dentro do intestino delgado, onde se tornam parte dos sucos digestivos. A porção endócrina participa da produção de insulina pelas células B (células beta) das ilhotas de Langerhans.

As ilhotas estão espalhadas pelo pâncreas. Essas células foram nomeadas ilhotas de Langerhans em homenagem ao médico que as descobriu (Figura 11-9). As células B produzem a **insulina**, que (1) promove a utilização da glicose pelas células, necessária para a manutenção de níveis normais de glicemia (glicemia de jejum: 70-100 mg/dL); (2) transporta os ácidos graxos e deposita gordura nas células; (3) transporta os aminoácidos nas células; e (4) facilita a síntese proteica. A falta de secreção de insulina pelas células das ilhotas causa a diabetes mellitus.

As células A (células alfa) contidas dentro das ilhotas de Langerhans secretam o hormônio **glucagon**. A ação do glucagon pode ser antagonista ou oposta à da insulina. A função desse hormônio é elevar o nível de glicose no sangue, o que é realizado pela estimulação da conversão de glicogênio hepático em glicose. O controle da secreção de glucagon é alcançado pela retroalimentação negativa (ver seção "Retroalimentação negativa"). Baixos níveis de glicose estimulam as células A a produzir glucagon, o que rapidamente eleva os níveis de glicose na corrente sanguínea.

Glândula pineal

A **glândula (ou corpo) pineal** é um pequeno órgão, com formato de uma pinha, fixado por uma fina haste ao teto do terceiro ventrículo cerebral. O hormônio produzido pela glândula pineal é chamado **melatonina**. A glândula pineal é estimulada por um grupo de células neurais do núcleo supraquiasmático (*suprachiasmatic nucleus* – SCN), localizado no cérebro, acima da via formada pelas fibras do nervo ótico. A quantidade de luz que entra nos olhos estimula o SCN, que, por sua vez, estimula a glândula pineal a liberar seu hormônio. A quantidade de luz afeta a quantidade de melatonina secretada. Quanto mais escuro, mais melatonina é produzida; quanto mais claro, menos melatonina é secretada. Como o inverno apresenta dias mais longos e mais escuros, mais melatonina é produzida, o que pode levar a uma condição conhecida como transtorno afetivo sazonal ou depressão sazonal (*seasonal affective disorder* – SAD). Essa condição produz letargia, ansiedade e transtornos do humor. Os cientistas descobriram que os sintomas das pessoas que sofrem de SAD desaparecem quando luz é introduzida. O tratamento sugerido é a exposição à luz forte por um período de 0,5 a 3 horas por dia.

Os efeitos do envelhecimento no sistema endócrino

O processo de envelhecimento afeta praticamente todas as glândulas do sistema endócrino. O nível sanguíneo de alguns hormônios aumenta, enquanto há redução em outros casos. O hipotálamo é responsável pelos hormônios liberadores que estimulam a hipófise. Durante o envelhecimento, a secreção de alguns hormônios liberadores hipotalâmicos ou a resposta da hipófise podem ficar prejudicadas. Essas mudanças, por sua vez, afetarão a homeostase do corpo.

Com o avanço da idade, a hipófise fica menor, e isso interfere na produção do hormônio de crescimento. A glândula tireoide fica grumosa, e o metabolismo diminui globalmente com a idade. Os níveis de paratormônio mudam, o que pode contribuir para o surgimento da osteoporose. Com relação ao pâncreas, ocorre uma perda dos receptores de insulina, o que pode levar à diabetes do tipo 2. O nível de aldosterona cai no córtex suprarrenal, e isso pode provocar vertigens ou queda da pressão sanguínea após uma mudança repentina de posição (hipotensão ortostática).

As gônadas são afetadas; os homens podem ter uma leve queda do nível de testosterona, enquanto as mulheres sofrem diminuição dos níveis de estrogênio e progesterona após a menopausa.

Não há explicação clara a respeito das funções da melatonina. No entanto, esse hormônio pode fazer a temperatura corporal cair. Por exemplo, o ato de cair no sono está relacionado com uma temperatura corporal mais baixa, enquanto o ato de acordar está relacionado com uma elevação da temperatura corporal.

Distúrbios do sistema endócrino

Distúrbios das glândulas endócrinas podem ser causados por vários fatores, como doenças da própria glândula, infecções em outras partes do corpo, causas autoimunes e deficiências nutricionais. A maioria dos distúrbios resulta de (1) hiperatividade das glândulas, causando hipersecreção dos hormônios, ou (2) hipoatividade da glândula, provocando uma hipossecreção dos hormônios. Os profissionais de saúde encontrarão frequentemente tais pacientes no consultório médico.

Distúrbios da hipófise

Distúrbios da glândula hipófise podem provocar uma série de mudanças corporais. Essa glândula está principalmente envolvida na função do crescimento. No entanto, como se trata de uma glândula-mestra, a hipófise influencia indiretamente outras atividades.

Hiperfunção da hipófise

O hiperfuncionamento da hipófise (geralmente decorrente de um tumor hipofisário) causa uma hipersecreção do hormônio de crescimento, o que pode levar a duas condições: gigantismo ou acromegalia.

A hiperfunção durante a pré-adolescência causa o **gigantismo**, um hipercrescimento dos ossos longos que resulta em um tamanho excessivo.

Se a hipersecreção ocorrer no adulto, o resultado será a **acromegalia**, um hiperdesenvolvimento dos ossos da face, das mãos e dos pés (Figura 11-10). Em adultos nos quais os ossos longos já amadureceram, o hormônio de crescimento ataca as regiões cartilaginosas e as articulações ósseas. Dessa forma, o queixo apresenta protrusão, e os lábios, o nariz e as extremidades crescem desproporcionalmente. Muitas vezes também ocorrem letargia e dores de cabeça severas.

O tratamento para acromegalia e gigantismo se faz com uso de drogas (que inibem o GH) e radiações.

Hipofunção da hipófise

O hipofuncionamento da glândula hipófise durante a infância leva ao **nanismo hipofisário** (ou nanismo pituitário). Ocorre uma redução anormal do aumento dos ossos longos por causa da produção inadequada

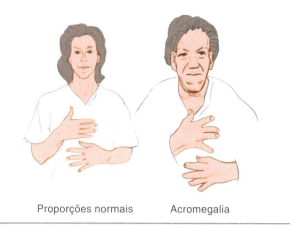

Figura 11-10 *Comparação entre um indivíduo normal e um indivíduo com acromegalia.*

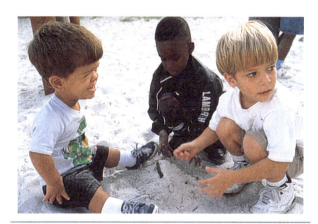

Figura 11-11 *Estatura baixa.*

do hormônio de crescimento. Apesar do tamanho pequeno, o corpo dos indivíduos de estatura baixa (anãos) tem proporções normais e a inteligência é normal. Infelizmente, os traços se mantêm física e sexualmente imaturos (Figura 11-11). O tratamento envolve diagnóstico precoce e injeções de hormônio de crescimento humano. O tratamento pode demorar cinco anos ou mais.

Diabetes insipidus

Outro distúrbio causado por uma disfunção do lobo posterior é o **diabetes insipidus**. Nessa condição, há uma queda na quantidade de ADH, o que causa uma

> **Você sabia?**
>
> Existiu mesmo um anão conhecido como "Tom Polegar", mas esse era seu nome de cena, criado por P. T. Barnum. O nome verdadeiro era Charles Sherwood. Ele pesava 4,3 kg no nascimento, mas parou de crescer após o primeiro aniversário. No 18º aniversário, Tom Polegar media 89 cm.

perda excessiva de água e eletrólitos. A pessoa afetada se queixa de sede excessiva (**polidipsia**).

Distúrbios da tireoide

Como a glândula tireoide controla a atividade metabólica, qualquer distúrbio afetará outras estruturas além da própria glândula. Pessoas com outros problemas do sistema imune apresentam mais riscos.

Testes diagnósticos para a tireoide

Análises de sangue são praticadas para diagnosticar a função tireoide; os níveis sanguíneos de TSH, T_3 e T_4 são verificados para confirmar se estão dentro dos limites normais.

Outra ferramenta diagnóstica é um teste radionuclear da tireoide, que pode ser de dois tipos: escaneamento da tireoide e teste de captação de iodo radioativo (Cira). Em ambos os testes, o paciente recebe uma pequena quantidade de iodo radioativo.

- O escaneamento da tireoide mede a estrutura e função da tireoide, com o objetivo de detectar alargamento e nódulos.

- O teste de captação de iodo radioativo mede a quantidade de radioatividade na glândula. A quantidade de iodo radioativo detectado na tiroide corresponde à quantidade de hormônio que ela está produzindo.

Hipertireoidismo

O **hipertireoidismo** é o resultado da hiperatividade da glândula tireoide, que pode ser causada por nódulos tóxicos ou medicações. A maioria dos casos de hipertireoidismo é devida a uma doença autoimune conhecida como doença de Graves. Há uma hipersecreção de tiroxina que leva a um alargamento da glândula. Pessoas com hipertireoidismo consomem grande quantidade de comida, mas ainda sofrem perda de gordura e peso. Os sintomas incluem sensação de calor, unhas quebradiças com crescimento rápido e músculos enfraquecidos. Os pacientes podem apresentar pressão sanguínea e frequência cardíaca elevadas, sudorese e irritabilidade. Além disso, o fígado libera glicose em excesso na corrente sanguínea, elevando a glicemia. Os sintomas mais pronunciados do hipertireoidismo são um alargamento da glândula tireoide (**bócio**), olhos saltados (**exoftalmia**), dilatação das pupilas e pálpebras muito abertas (Figura 11-12).

A causa imediata da exoftalmia não está completamente elucidada. Não é diretamente causada pelo hipertireoidismo, pois a remoção da tireoide nem sempre permite que os olhos voltem ao estado normal. O tratamento do hipertireoidismo inclui remoção total ou parcial da tireoide e administração de drogas como

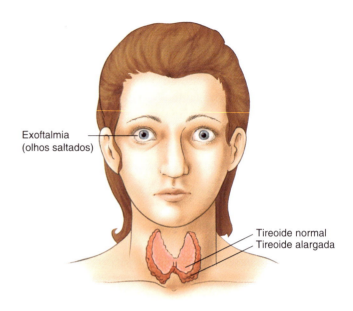

Figura 11-12 *Hipertireoidismo.*

propiltiouracil (PTU) ou metiltiouracil para reduzir a secreção de tiroxina. O uso de iodo radioativo para suprimir a atividade da glândula é outro tratamento possível para o hipertireoidismo.

Caso o nível dos hormônios tireoidianos seja alto demais e os sintomas piorem, o paciente pode sofrer uma "tempestade tireoidiana". Uma indicação é uma temperatura corporal muito elevada, entre 40,0 e 40,5 °C. A tempestade tireoidiana é uma situação de risco de morte que requer tratamento médico emergencial. Os tratamentos incluem administração intravenosa de líquidos e eletrólitos, e drogas para bloquear a liberação e ação dos hormônios tireoidianos.

Hipotireoidismo

O **hipotireoidismo** é uma condição na qual a glândula tireoide não secreta tiroxina de forma suficiente (hipossecreção). Isso se manifesta por meio de níveis baixos de T_3 ou T_4, ou de níveis sanguíneos elevados de TSH.

O hipotireoidismo adulto pode ocorrer por causa de uma deficiência de iodo. A principal causa é a inflamação da tireoide que destrói a capacidade da glândula de produzir tiroxina. Tal inflamação é uma doença autoimune (doença de Hashimoto) que ataca a própria glândula tireoide. Os principais sintomas são: pele com áreas secas e coceira, cabelos secos e quebradiços, constipação e câimbras musculares à noite.

Dependendo da idade em que a pessoa é acometida por hipotireoidismo, dois conjuntos de distúrbio podem ocorrer: mixedema ou cretinismo.

MIXEDEMA. Em uma pessoa com **mixedema**, a face fica inchada, há aumento de peso, verificam-se falhas nas iniciativas e na memória. O tratamento consiste em medicação diária com hormônio tireoide. É importante que o profissional de saúde tenha certeza de que o paciente entende a necessidade de tomar a medicação. Testes de acompanhamento que meçam o TSH também são importantes.

CRETINISMO. Desenvolvido cedo na infância, o **cretinismo** é caracterizado por uma ausência de crescimento mental e físico, resultando em retardo mental e malformações. O desenvolvimento sexual e o crescimento físico de crianças afetadas pelo cretinismo não vão além dos de uma criança de 7 ou 8 anos de idade.

Na tentativa de tratar o cretinismo, os hormônios tireoidianos ou extratos da tireoide podem restaurar um certo grau de desenvolvimento normal, se aplicados em tempo. No entanto, na maioria dos casos, o desenvolvimento normal não pode ser restaurado se a doença já se instalou.

Câncer da tireoide

O câncer da tireoide é o mais comum dos cânceres do sistema endócrino. Ele afeta mais mulheres do que homens. Se diagnosticado na fase precoce, as taxas de sobrevivência ficam entre 90% e 100%.

Distúrbios das paratireoides

As glândulas paratireoides regulam o uso do cálcio e fósforo. Esses minerais estão envolvidos em vários sistemas corporais.

O hiperfuncionamento das glândulas paratireoides pode causar um aumento no nível sanguíneo de cálcio, elevando a tendência de o cálcio se cristalizar na forma de pedras nos rins. Como quantidades excessivas de cálcio e fósforo são retiradas dos ossos, isso pode levar a deformações eventuais. Pelo fato de muito cálcio ser removido dos ossos, estes ficam totalmente furados e se assemelham a uma colmeia. Os ossos afetados se tornam tão frágeis que o simples ato de andar pode provocar fraturas.

O hipofuncionamento das glândulas paratireoides pode causar um déficit em cálcio e um aumento no fósforo sérico. Condições como hipocalcemia ou tétano podem ocorrer. A hipocalcemia pode causar um conjunto complexo de sintomas que devem ser tratados com administração de cálcio. No caso do **tetania**, a diminuição severa dos níveis de cálcio afeta a função normal dos nervos. Tremores convulsivos se desenvolvem, e a pessoa afetada acaba falecendo de espasmos nos músculos respiratórios. O tratamento consiste em administração de vitamina D, cálcio e paratormônio, para restaurar um equilíbrio normal do cálcio.

Distúrbios das glândulas suprarrenais

As glândulas suprarrenais produzem hormônios glicocorticoides. Portanto, distúrbios das glândulas suprarrenais resultam na abundância ou no déficit desses hormônios.

Um **feocromocitoma** é um tumor de uma glândula suprarrenal que causa uma secreção excessiva de adrenalina, que pode ser fatal. Tal tumor não é cancerígeno e deve ser removido.

Hiperfunção do córtex suprarrenal

A **síndrome de Cushing** resulta da hipersecreção de hormônios glicocorticoides tireoidianos pelo córtex suprarrenal (Figura 11-13). Tal hipersecreção pode ser causada por um tumor do córtex suprarrenal ou pelo uso prolongado de prednisona. (Fato estranho: mais mulheres do que homens tendem a desenvolver essa doença endócrina.) Os principais sintomas são: pressão arterial elevada, fraqueza muscular, obesidade, cura lenta das lesões na pele, tendência a

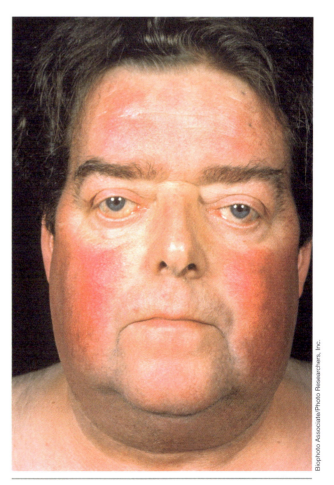

Figura 11-13 *Hipersecreção do córtex suprarrenal; a síndrome de Cushing é caracterizada por uma face redonda.*

formar hematomas, hirsutismo (crescimento excessivo dos cabelos e pelos), distúrbios menstruais e hiperglicemia. As características mais notáveis são face "de lua" redonda e "corcunda de búfalo" que resulta da redistribuição da gordura do corpo. A terapia consiste na remoção cirúrgica do tumor do córtex suprarrenal.

Hipofunção do córtex suprarrenal

O hipofuncionamento do córtex suprarrenal leva à **doença de Addison**. As pessoas afetadas apresentam os seguintes sintomas: pigmentação excessiva, com características de pele "em processo de bronzeamento"; baixos níveis sanguíneos de açúcar (hipoglicemia); baixa pressão sanguínea, que cai mais ainda quando a pessoa fica de pé; fraqueza muscular pronunciada e fadiga; diarreia; perda de peso; vômito; severa queda de sódio no sangue e nos líquidos teciduais, causando um desequilíbrio sério dos eletrólitos.

O tratamento médico da doença de Addison concentra-se na reposição dos hormônios deficientes.

Abuso de esteroides nas atividades desportivas

Atualmente, os atletas recorrem ao uso de esteroides androgênicos anabolizantes para desenvolver músculos maiores e mais potentes, e, dessa forma, esperam alcançar um "status" no mundo do esporte. Esteroides anabolizantes são variantes do hormônio sexual masculino testosterona.

Os riscos de tomar esteroides pesam muito mais do que qualquer melhora temporária que um atleta possa esperar ganhar. Efeitos nos homens que abusam de esteroides incluem alterações hepáticas, diminuição na produção de esperma, atrofia dos testículos, crescimento das mamas e risco aumentado de doenças cardiovasculares. Nas mulheres, os efeitos mais comuns são amenorreia (perda do ciclo menstrual), aparição de pelos com localização anormal, calvície e mudanças na voz.

Além disso, ambos os gêneros se queixam de dores de cabeça, tontura, hipertensão, alterações do humor e agressividade (comumente conhecida como

Destaques médicos 11-1

DESEQUILÍBRIO HORMONAL: SAÚDE MENTAL

O desequilíbrio de qualquer hormônio no corpo pode causar problemas de saúde física e mental. Os sintomas podem se desenvolver quando os níveis hormonais são altos ou baixo demais.

O hipotálamo e a hipófise influenciam o humor. Hipo ou hiperprodução afetam a personalidade.

A hiperprodução de hormônios tireoidianos causa ansiedade, tremores e irritação. A hipoprodução pela tireoide pode causar mixedema nos adultos, o qual leva à letargia e a falhas na memória. Nas crianças, pode causar cretinismo.

Na maioria dos casos de desequilíbrio hormonal, o diagnóstico correto e o tratamento medicamentoso são necessários para corrigir a situação.

Estresse é uma condição que resulta em uma produção aumentada da adrenalina (epinefrina) secretada pela medula suprarrenal. Quando o corpo sofre com estresse, o sistema nervoso simpático estimula a medula suprarrenal a produzir adrenalina. Caso o sistema parassimpático seja incapaz de equilibrar o sistema nervoso simpático, isso resultará em estresse crônico.

O estresse crônico altera negativamente as funções cerebrais, especialmente a memória. Além disso, eleva a pressão arterial, aumentando o risco de derrame, doença cardíaca, problemas do sono, depressão e problemas digestórios. Alguns artigos indicam que até 90% das consultas médicas estão relacionadas ao estresse. O tratamento para o estresse crônico pode incluir técnicas de relaxamento, massagem, biofeedback e, se necessário, medicação.

"fúria de esteroides"). A retirada brusca de uma alta dosagem de esteroides anabolizantes pode causar depressão severa e possivelmente suicídio.

Distúrbios das gônadas

Sobre doenças dos ovários e testículos, ver Capítulo 21.

Distúrbios do pâncreas

O **diabetes mellitus** é uma condição causada por uma diminuição da secreção de insulina pelas células das ilhotas de Langerhans ou pela ação ineficaz da insulina. A insulina é necessária para que as células utilizem a glicose. No diabetes mellitus, o metabolismo dos carboidratos é alterado, o que pode provocar um efeito adverso no metabolismo das proteínas e dos lipídios.

De acordo com dados da American Diabetic Association (ADA), 29,1 milhões de norte-americanos sofrem de diabetes. Entretanto, apenas 21 milhões são diagnosticados.

O diabetes pode ser dividido em dois tipos principais: 1 e 2. O tipo 1, anteriormente denominado como diabetes juvenil, aparece, em geral, em crianças ou jovens adultos. Acredita-se que a causa do diabetes do tipo 1 seja uma reação autoimune que envolve fatores genéticos e virais que destroem as células beta das ilhotas de Langerhans. Os pacientes que sofrem de diabetes do tipo 1 devem tomar insulina e monitorar diariamente os níveis sanguíneos de glicose.

Os sintomas do diabetes do tipo 1 são os seguintes:

- **Poliuria** – urina excessiva.
- Polidipsia – sede excessiva.
- **Polifagia** – fome excessiva.
- Perda de peso.
- Visão turva.
- Possível coma diabético.

A deficiência em insulina causa o acúmulo da glicose no fluxo sanguíneo, em vez de esta ser transportada para as células e convertida em energia. O excesso de glicose não é reabsorvido pelos rins e acaba sendo excretado pela urina. A excreção da glicose em excesso requer uma excreção de grande quantidade de água.

Como não há glicose suficiente disponível para a oxidação celular no diabetes mellitus, o corpo começa a queimar proteínas e gorduras. Uma pessoa com diabetes do tipo 1 está sempre com fome e come vorazmente, embora perca peso.

Quando as gorduras estão sendo usadas como fonte de combustível, elas são oxidadas rapidamente, mas de forma incompleta. Uns dos produtos dessa taxa anômala de oxidação das gorduras são corpos cetônicos. Esses corpos são altamente tóxicos; o tipo formado com mais frequência é o acido acetoacético. Esses ácidos cetônicos se acumulam no sangue, promovendo o desenvolvimento de acidose e dando ao hálito e à urina o odor "adocicado" da acetona. Uma acidose severa pode levar a um coma diabético e à morte. O diabetes prolongado leva a aterosclerose, derrame, hipertensão, cegueira (retinopatia diabética), catarata, glaucoma, doenças dentais, lesão dos rins, amputações e lesão nervosa. Para o diabetes do tipo 1, a terapia consiste na injeção diária de insulina, exercício e uma dieta controlada. Em alguns indivíduos, um transplante pancreático é possível. O uso de bombas de insulina e de canetas preenchidas de insulina também pode ser eficaz para algumas pessoas.

A educação do paciente é crítica no tratamento do diabetes. Pessoas com diabetes insulinodependente devem ser orientadas sobre os sinais de **hipoglicemia** (baixa concentração de açúcar no sangue; choque de insulina) e **hiperglicemia** (alta concentração de glicose no sangue; coma diabético), como ilustrado na Tabela 11-3 e na Figura 11-14.

A seguir, apresentam-se as características e os sintomas do diabetes do tipo 2:

- Início progressivo.
- Mais frequente em adultos acima de 45 anos.
- Sentimento de cansaço ou doença.
- Urina frequente, especialmente à noite.
- Sede inabitual.
- Infecções frequentes e cura lenta dos ferimentos.

De 90% a 95% dos diabéticos apresentam o tipo 2. O diabetes tipo 2 é mais comum em adultos acima de 45 anos, pessoas com sobrepeso, indivíduos com familiares imediatos com a doença e pessoas de determinados grupos étnicos ou culturais. A incidência de diabetes do tipo 2 nas pessoas jovens está crescendo; os cientistas acreditam que a causa principal seja a obesidade. Nessa condição, a insulina é secretada, mas frequentemente em quantidade maior.

Tratamento da diabetes melito

O diabetes é reconhecido como a maior causa de morte e invalidez nos Estados Unidos. Essa doença pode lesionar as artérias coronarianas e os vasos

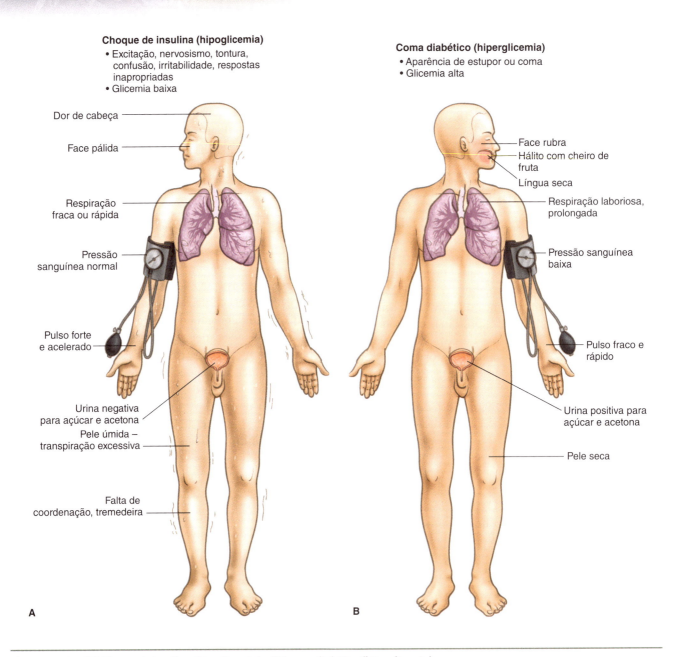

Figura 11-14 *(A) Choque de insulina (hipoglicemia) e (B) coma diabético (hiperglicemia).*

sanguíneos. Pessoas com diabetes também têm níveis elevados de colesterol e triglicérides no sangue. Essa combinação faz que os vasos danificados prendam o colesterol do sangue; com o tempo, os vasos sanguíneos ficam preenchidos com depósitos gordurosos, levando a doenças cardíacas, pressão elevada e circulação prejudicada. Lesões no coração e nos vasos sanguíneos ocorrem com uma frequência três vezes maior e mais cedo nas pessoas com diabetes. O tratamento para o diabetes do tipo 2 consiste em modificação da alimentação, redução de peso, monitoramento da glicose e medicação.

As pessoas com diabetes precisam ser instruídas sobre os seguintes aspectos: utilização do sistema de monitoramento de glicose, aplicação de insulina, prática de exercício, planejamento de dieta e ingestão de medicamento prescrito conforme as indicações.

Medicamentos hipoglicêmicos orais e/ou injetáveis usados por pacientes com diabetes do tipo 2 podem estimular o pâncreas a produzir mais insulina, aumentar a resposta das células à insulina produzida, frear a digestão dos carboidratos no estômago e sua absorção no intestino delgado, e controlar a produção hepática de glicose.

Pacientes com diabetes poderão levar uma vida normal e produtiva se seguirem o tratamento. Devem usar uma pulseira de alerta médico declarando que são diabéticos.

Tabela 11-3 Sinais de hipo e hiperglicemia

	HIPOGLICEMIA (↓ AÇÚCAR NO SANGUE)	HIPERGLICEMIA (↑ AÇÚCAR NO SANGUE)
Início	Rápido	Lento
Causa	Insulina excessiva Exercício em excesso Falta de comida	Insulina insuficiente Falta de exercício Comida em excesso
Pele	Pálida, úmida, até molhada Suor	Vermelha, seca, quente Sem suor
Sintomas	Nervosismo, tremedeira, confusão, irritabilidade	Tontura, letargia, fraqueza, inconsciência
Hálito	Cheiro normal	Cheiro de fruta
Respiração	De normal a rápida	Respiração de Kussmaul (falta de ar)
Glicosuria	De fraca a negativa	Elevada
Cetonuria	Nenhuma	Presente
Glicemia	Baixa – abaixo de 80	Alta – acima de 150
Tratamento	Resposta rápida Ingestão de açúcar na forma de refrigerante ou suco de laranja Glucagon (IM); glicose 50% IV	Resposta lenta Líquidos por via IV Insulina normal

Tabela 11-4 Distúrbios das glândulas endócrinas

GLÂNDULA	HORMÔNIO	HIPERFUNÇÃO	HIPOFUNÇÃO
Hipófise anterior	Hormônio de crescimento	Gigantismo Adulto – acromegalia	Estatura baixa (nanismo)
Hipófise posterior	ADH/vasopressina	Diabetes insipidus	
Tireoide	Tiroxina	Hipertireoidismo Doença de Graves	Hipotireoidismo Criança – cretinismo Adulto – mixedema
Paratireoide	Paratormônio	Possíveis pedras nos rins Possíveis fraturas ósseas	Tétano
Timo	Timosina		Deficiência dos linfócitos T
Suprarrenal	Cortisol Cortisona	Síndrome de Cushing	Doença de Addison
Pâncreas	Insulina		Diabetes mellitus
Gônadas	Ver Capítulo 21		

Pesquisas demostraram que o controle agressivo e intensivo da glicemia elevada nos pacientes diabéticos é muito importante. Isso diminui complicações como doenças renais, lesões nervosas e retinopatia, além de reduzir a ocorrência e severidade das doenças cardíacas.

Testes para o diabetes mellitus

Testes diagnósticos para determinar a presença de glicose são realizados em amostras de urina e sangue. O teste mais comum consiste em espetar o dedo para coletar uma gota de sangue que é colocada em um glicosímetro (monitor de glicose). Esse teste pode ser praticado em casa pelo próprio paciente. Para pacientes diabéticos, a ADA recomenda uma glicemia de jejum menor que 100 mg/dL e uma glicemia pós-prandial inferior a 180 mg/dL.

Outro teste sanguíneo para a diabetes é o teste da hemoglobina glicosilada (HbA1c). A glicose exposta à hemoglobina se liga à proteína de uma forma que reflete a concentração média de glicose no sangue, durante um período que varia de dois a três meses precedentes. O teste é realizado a cada três meses. A taxa normal de HbA1c, em pessoas sem diabetes, é inferior a 5,7%; em pacientes diabéticos, ela pode chegar até 6,3% ou mais. O objetivo é manter o valor abaixo de 7% em pacientes.

O teste de tolerância à glicose (TTG) é um exame oral para a diabetes. A pessoa deve ficar de jejum desde a meia-noite precedente ao teste. Na manhã do teste, uma análise de sangue indica a glicemia de jejum. A pessoa bebe, então, um líquido que contém certa quantidade de glicose (habitualmente de 50 a 100 g de glicose). Amostras de sangue são retiradas com intervalos de uma a três horas após a inegstão de bebida glicosada. Um nível glicêmico acima do normal pode indicar o diabetes.

A presença de albumina ou de corpos cetônicos na urina pode ser testada usando tirinhas de teste com código específico. Após a obtenção de uma amostra de urina, a tirinha é mergulhada e a cor comparada com a escala do código especial indicado na caixa das tirinhas. A presença de microalbuminúria também é testada a partir da urina e pode indicar lesão renal decorrente da diabetes.

Um corpo — Como o sistema endócrino interage com os demais sistemas corporais

Sistema tegumentar
- O MSH influencia a produção de melanina, que protege a pele dos danos dos raios solares.
- Os androgênios causam ativação das glândulas sebáceas.
- O estrogênio influencia a hidratação da pele.

Sistema esquelético
- O crescimento do osso é influenciado pelo hormônio de crescimento.
- O paratormônio e calcitonina influenciam o nível sanguíneo de cálcio e sua estocagem nos ossos.

Sistema muscular
- O hormônio de crescimento influencia o desenvolvimento do músculo.
- Os hormônios tireoidianos influenciam o metabolismo muscular e a produção de energia.

Sistema nervoso
- Muitos hormônios influenciam o desenvolvimento desse sistema.
- Os hormônios tireoidianos influenciam o metabolismo desse sistema.
- A adrenalina influencia o sistema nervoso simpático.

Sistema circulatório
- A adrenalina afeta o ritmo cardíaco e a pressão sanguínea.

Sistema linfático
- A timosina influencia a produção das células T nesse sistema.
- Os glicocorticoides deprimem a resposta do sistema imune e o processo inflamatório.

Sistema respiratório
- A adrenalina dilata os bronquíolos para captar mais oxigênio.

Sistema digestório
- Os hormônios tireoidianos influenciam o metabolismo do processo digestivo.
- A insulina e o glucagon do pâncreas ajudam a controlar o nível sanguíneo de glicose.

Sistema urinário
- O ADH e a aldosterona influenciam o equilíbrio hídrico e dos eletrólitos.

Sistema reprodutor
- A hipófise anterior e os hormônios das gônadas influenciam o desenvolvimento desse sistema.
- A ocitocina, hormônio da hipófise posterior, influencia o parto.

Terminologia médica

acr/o	extremidade do corpo	hiper-	em excesso
megalia	alargamento de	glicemia	açúcar no sangue
acr/o/megalia	alargamento das extremidades do corpo	hiper/glicemia	excesso de açúcar no sangue
supra	acima de	hipo-	deficiente, em falta
/renal	do rim	hipo/glicemia	deficiência de açúcar no sangue
suprarrenal	acima do rim	poli-	muito
anão	pequeno em comparação a	dipsia	sede
ismo	condição anormal de	poli/dipsia	sede excessiva
nanismo	condição anormal de ser pequeno em comparação a	fagia	alimentação
exo	para fora	poli/fagia	alimentação excessiva
oftalm	olho	uria	urinação, micção
-ia	condição	poli/uria	urinação excessiva
exo/ftalm/ia	condição de ter os olhos protrusos para fora	ster	óleo sólido
		-oida	que parece
gigant	grande em comparação a	ster/oide	que parece um óleo sólido
gigant/ismo	condição anormal de ser grande em comparação a	tir	escudo
		tir/eoid	que parece um escudo

Questões de revisão

Assinale a opção que completa adequadamente cada frase apresentada a seguir.

1. A glândula-mestra é conhecida como
   a. hipófise.
   b. tireoide.
   c. suprarrenal.
   d. ovário.

2. O hormônio hipofisário necessário para controlar o metabolismo é
   a. FSH.
   b. MSH.
   c. TSH.
   d. ACTH.

3. Os hormônios que afetam a função neuromuscular, a coagulação sanguínea e a adesão celular são
   a. tiroxina e calcitonina.
   b. tiroxina e paratormônio.

c. calcitonina e timosina.
d. calcitonina e paratormônio.

4. A glândula que controla a produção das células linfoides é
   a. o timo.
   b. a tireoide.
   c. a paratireoide.
   d. a hipófise.

5. O hormônio responsável por estimular a ovulação é
   a. TSH.
   b. ICSH.
   c. FSH.
   d. LH.

6. O hormônio que nos prepara para a fuga ou luta é
   a. aldosterona.
   b. epinefrina.
   c. cortisol.
   d. corticoide.

7. As secreções dos ovários são
   a. estrogênio e LTH.
   b. estrogênio e LH.
   c. progesterona e LTH.
   d. progesterona e estrogênio.

8. Uma queda na produção de insulina causa
   a. diabetes mellitus.
   b. diabetes insipidus.
   c. cretinismo.
   d. exoftalmia.

9. A hipofunção da glândula tireoide causa
   a. exoftalmia.
   b. glicosuria.
   c. cretinismo.
   d. doença de Graves.

10. A hipersecreção do córtex suprarrenal é conhecida como
    a. mixedema.
    b. síndrome de Cushing.
    c. doença de Addison.
    d. nanismo.

Complete

Complete a tabela a seguir.

GLÂNDULA	HORMÔNIO	FUNÇÃO NORMAL	DISTÚRBIOS
Hipófise			
Pineal (epífise)			
Tireoide			
Paratireoide			
Timo			
Suprarrenal			
Gônada			
Pâncreas			

Relacione as colunas

Relacione cada termo da Coluna I com a respectiva descrição indicada na Coluna II.

COLUNA I	COLUNA II
_____ 1. ACTH	a. glândula-mestra do sistema endócrino
_____ 2. suprarrenais	b. qualquer glândula com secreção interna
_____ 3. cortisona	c. um hormônio secretado pelas suprarrenais
_____ 4. gônada	d. regula o uso do cálcio
_____ 5. endócrina	e. secreção de qualquer glândula endócrina
_____ 6. hormônio	f. ajuda a atender às emergências do corpo
_____ 7. insulina	g. glândula sexual
_____ 8. paratireoide	h. regula o metabolismo do corpo
_____ 9. hipófise	i. um dos hormônios secretados pela glândula hipófise
_____ 10. tireoide	j. necessário para manter os níveis de açúcar no sangue
	k. hipofunção das glândulas endócrinas

Aplicação prática da teoria

1. Em sua casa, há um termostato que regula o aquecedor ou o aparelho de ar-condicionado. Quando uma certa temperatura é alcançada, ele desliga automaticamente. Esse princípio também se aplica à retroalimentação negativa no controle hormonal. Explique como isso funciona quando se trata da glândula tireoide.

2. Um paciente chega ao consultório médico e conta que está tendo câimbras nas pernas. De acordo com informações obtidas anteriormente por ele, essas contrações estão relacionadas com o cálcio. Explique-lhe como o cálcio pode ser afetado pela ação das glândulas tireoide e paratireoide.

3. Quando você chega a seu escritório, em uma organização de promoção da saúde, um paciente pede a sua ajuda. Ele parece histérico. Conta-lhe que está sofrendo palpitações cardíacas e que se sente como se estivesse pronto para "pular para fora da própria pele". Você verifica o prontuário e nota que o paciente recebeu medicação para tireoide. Explique-lhe a possível causa dos sintomas e que ação deve ser tomada.

4. Seu irmão, que tem 1,70 de altura, quer ser jogador de futebol. Ele ouviu falar que esteroides poderiam ajudá-lo. Explique-lhe a ação dos esteroides e por que ele não deveria usá-los.

5. Pense em um episódio que deixou você apavorado. Como seu corpo reagiu?

Estudo de caso

José, 52 anos de idade, tem se sentido cansado ultimamente. Ele também acorda com frequência para urinar e está sempre com sede. Decide então marcar uma consulta com Jodi, o assistente médico, a fim de passar pelo clínico geral. Quando José chega ao consultório, Jodi pega o prontuário do paciente, pesa-o e mede-o. José tem

1,75 m e pesa 122 kg. Como o médico suspeita de diabetes, solicita alguns exames e pede a José que retorne em três dias. Jodi marca os exames e a visita de acompanhamento.

1. Explique os exames que serão realizados para diagnosticar a diabetes melito.
   Na volta ao consultório, o médico diz a José que a glicemia está em 240 mg e faz o diagnóstico de diabetes do tipo 2. O médico ordena uma medicação oral, prescreve um programa de exercício e uma dieta calculada, e orienta o paciente a monitorar a glicemia.

2. Descreva o diabetes mellitus e a causa dos sintomas de José. Jodi verifica com o paciente a medicação, o sistema de monitoramento da glicose, o programa de exercício e a dieta.

3. Quais são os benefícios do exercício para pacientes com diabetes?

4. Como uma medicação oral pode ajudar a diminuir o nível de açúcar no sangue?

5. Quais são as maiores complicações do diabetes?

6. Explique as relações entre o diabetes e as doenças cardíacas.

7. De acordo com os pesquisadores, qual é a principal causa do diabetes do tipo 2?

8. Os pesquisadores têm obtido significativos avanços nos estudos sobre o diabetes. Liste os progressos que poderiam ser mais benéficos para José.

Atividade de laboratório 11-1

Exame microscópico das glândulas endócrinas

- **Objetivo:** observar a estrutura e a função das glândulas endócrinas.
- **Material necessário:** lâminas preparadas de tecido da tireoide, do pâncreas e da suprarrenal, microscópio, papel e caneta

Passo 1: Examine o tecido da tireoide. Identifique as células foliculares da tireoide. Anote as funções.

Passo 2: Examine a lâmina com tecido do pâncreas. Identifique as ilhotas de Langerhans. Anote as funções.

Passo 3: Antes de colocar a lâmina com tecido suprarrenal no microscópio, segure-a para cima, diante de uma fonte de luz, e tente distinguir as partes do córtex e da medula.

Passo 4: Examine o tecido suprarrenal. Há alguma diferença entre os tipos de célula observados? Compare com as imagens deste livro. Registre as respostas.

Passo 5: Compare os três tipos de tecido endócrino. Registre qualquer diferença que notar.

Atividade de laboratório 11-2
Estrutura e função das glândulas endócrinas

- *Objetivo:* observar e identificar a localização e função das glândulas endócrinas.
- *Material necessário:* cartaz anatômico do sistema endócrino, papel e caneta.

Passo 1: Localize os órgãos do sistema endócrino.

Passo 2: O que é tão especial a respeito da localização da glândula hipófise? Qual é a função dessa glândula? Registre as respostas.

Passo 3: Desenhe esquemas das glândulas tireoide, paratireoide, pâncreas e suprarrenal.

Passo 4: Descreva e registre as funções de cada uma dessas glândulas.

Passo 5: O que são gônadas? Quais são as funções delas? Registre as respostas.

Capítulo 12

SANGUE

Objetivos

- Listar os componentes importantes do sangue e as respectivas funções.
- Descrever o processo inflamatório.
- Descrever o processo de coagulação.
- Reconhecer o significado dos vários tipos sanguíneos.
- Descrever alguns distúrbios do sangue.
- Definir as palavras-chave relacionadas a este capítulo.

Palavras-chave

abscesso
agranulócitos
albumina
anemia
anemia aplástica
anemia de Cooley
anemia falciforme
anemia perniciosa
anemia por deficiência de ferro
anticoagulantes
anticorpo
antígeno
antiprotrombina
antitromboplastina
basófilos
bradicardia
células-tronco
coagulação
diapedese
doador universal
embolia
envenenamento por monóxido de carbono (CO)
eosinófilos
eritroblastose fetal
eritrócitos
eritropoiese
eritropoietina
fator Rh
fibrina
fibrinogênio
gamaglobulina
globulina
granulócitos
hematócrito
hematoma
hematopoiese
hemofilia
hemoglobina
hemólise
hemostase
heparina
inflamação
leucemia
leucócitos
leucocitose
leucopenia
linfócitos
linfócitos B
linfócitos T
mieloblastos
mieloma múltiplo
monócitos
neutrófilos
oxi-hemoglobina
patógenos
pirexia
pirogênicas
plasma
policitemia
protrombina
pus
receptor universal
septicemia
talassemia
taxa de sedimentação
tempo de coagulação
tempo de protrombina (TP)
trombina
trombo
trombócitos
trombocitopenia
tromboplastina
trombose

O corpo de um adulto médio tem de 3,7 a 4,7 litros de sangue. A qualquer momento, a perda de mais de um litro leva a uma condição séria.

Função do sangue

O sangue é o fluido de transporte do corpo. Ele transporta nutrientes do trato digestivo para as células, o oxigênio dos pulmões para as células, resíduos de produtos de células de vários órgãos excretores e hormônios de células secretoras para outras partes do corpo. O sangue ajuda na distribuição do calor gerado nos tecidos mais ativos (como os músculos esqueléticos) para todas as partes do corpo, além de regular o equilíbrio acidobásico e proteger contra as infecções. Consequentemente, o sangue é um fluido essencial para nossa vida e saúde (Tabela 12-1).

Tabela 12-1 *Resumo das várias funções do sangue*

FUNÇÃO	EFEITO NO CORPO
Transporte	1. Transporta o oxigênio dos pulmões para os tecidos e o dióxido de carbono dos tecidos para os pulmões. 2. Transporta as moléculas de nutrientes (glicose, aminoácidos, ácidos graxos e glicerol) do intestino delgado ou dos locais de armazenagem para as células do corpo. 3. Transporta dejetos (ácido láctico, ureia e creatinina) das células para os rins e para as glândulas sudoríparas a fim de excretá-los.
Regulação	1. Regula os hormônios e outras substâncias químicas que controlam o funcionamento dos órgãos e sistemas. 2. Ajuda a regular o pH do corpo por meio dos tampões e aminoácidos que transporta; o pH do sangue é 7,4. 3. Regula a temperatura do corpo por meio da circulação do calor excessivo para a superfície do corpo e para os pulmões. 4. Regula o teor de água das células por meio da dissolução do íon sódio, desempenhando dessa forma um papel na osmose.
Proteção	1. Coloca em circulação os anticorpos e as células de defesa para combater infecções e doenças. 2. Forma coágulos para evitar a perda excessiva de sangue.

Composição do sangue

O sangue é composto por **plasma**, a parte líquida do sangue sem seus elementos celulares. Soro é o nome dado ao plasma após formação de um coágulo: soro = plasma – (fibrinogênio + protrombina). O sangue também contém elementos celulares, incluindo **eritrócitos** ou glóbulos vermelhos (hemácias), **leucócitos** ou células brancas do sangue (glóbulos brancos) e **trombócitos** ou plaquetas (Figura 12-1).

Plasma sanguíneo

O plasma é um líquido de cor de palha, complexo, que compreende aproximadamente 55% do volume de sangue e contém, em solução, estas seis substâncias:

1. *Água* – Representa quase 92% do volume total do plasma. Essa porcentagem é mantida pelos rins e pela ingestão e perda de água.

2. *Proteínas plasmáticas* – As três proteínas mais abundantes encontradas no plasma são: fibrinogênio, albumina e globulina.

   a. O **fibrinogênio** é necessário para a coagulação do sangue. Sem essa proteína, qualquer corte ou ferida iria sangrar profusamente. É sintetizado no fígado.

   b. A **albumina** é a mais abundante de todas as proteínas do plasma. Produzida pelo fígado, ajuda a manter o volume e a pressão osmótica do sangue. Ela fornece a "pressão osmótica" necessária para manter o equilíbrio dos fluidos teciduais que entram e saem dos vasos sanguíneos. Em geral, as proteínas do plasma não passam através das paredes capilares, porque são moléculas relativamente grandes. Trata-se de substâncias coloidais que podem captar ou liberar substâncias hidrossolúveis, regulando assim a pressão osmótica dentro dos vasos sanguíneos.

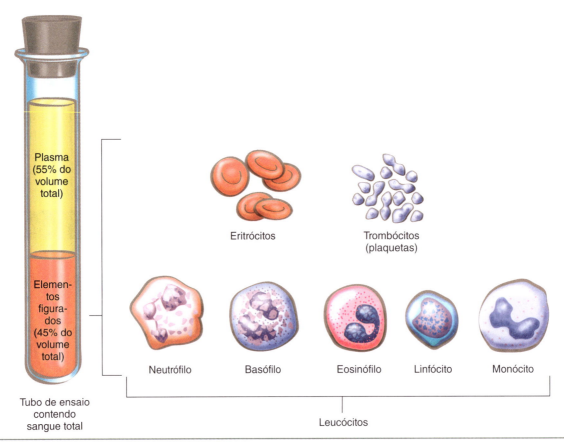

Figura 12-1 *O principal fluido e os elementos figurados do sangue. Os elementos figurados são hemácias, plaquetas e leucócitos, que representam 45% do volume total.*

c. A **globulina** é formada não só no fígado, mas também no sistema linfático (discutido no Capítulo 15). A **gamaglobulina** é um tipo de imunoglobulina. Essa porção ajuda na síntese de anticorpos que destroem ou tornam inofensivos vários organismos causadores de doenças. A **protrombina** é outra globulina, formada continuamente no fígado e que ajuda na coagulação do sangue. A vitamina K ajuda na síntese de protrombina.

3. *Nutrientes* – Moléculas de nutrientes são absorvidas no trato digestório. Glicose, ácidos graxos, colesterol e aminoácidos são dissolvidos no plasma sanguíneo.

4. *Eletrólitos* – Os eletrólitos mais abundantes são cloreto de sódio e cloreto de potássio, que vêm dos alimentos e de processos químicos que ocorrem no corpo.

5. *Hormônios, vitaminas e enzimas* – Essas três substâncias são encontradas em pequenas quantidades no plasma sanguíneo. Geralmente elas ajudam o organismo a controlar as próprias reações químicas.

6. *Resíduos do metabolismo* – Todas as células do corpo estão ativamente envolvidas em reações químicas para manter a homeostase. Como resultado, resíduos e dejetos são formados e posteriormente transportados pelo plasma para os vários órgãos excretores.

Alterações na composição do sangue circulante

As principais substâncias adicionadas ao sangue ou removidas dele enquanto este circula pelo sistema circulatório através dos órgãos estão descritas na Tabela 12-2. Essa tabela inclui somente as principais alterações que ocorrem no sangue enquanto este passa por determinados órgãos ou estruturas especializadas.

Formação das células sanguíneas

Hematopoiese

A formação de células do sangue é a **hematopoiese**. Ela ocorre na medula óssea vermelha, que é também conhecida como tecido mieloide. Todas as células do sangue são produzidas pela medula óssea vermelha. No entanto, certos tecidos linfáticos, como o baço,

Tabela 12-2 Alterações na composição do sangue		
ÓRGÃOS	O SANGUE PERDE	O SANGUE GANHA
Glândulas digestivas	Matérias-primas necessárias para formar enzimas e sucos digestivos	Dióxido de carbono
Rins	Água, ureia e sais minerais	Dióxido de carbono
Fígado	Glicose em excesso, aminoácidos e glóbulos vermelhos desgastados	Glicose liberada, ureia e plasma
Pulmões	Dióxido de carbono e água	Oxigênio
Músculos	Glicose e oxigênio	Ácido láctico e dióxido de carbono
Pequenas vilosidades intestinais	Oxigênio	Produtos finais de digestão (glicose e aminoácidos)

as tonsilas e os gânglios linfáticos, produzem alguns glóbulos brancos, chamados leucócitos agranulares. Todas as células do sangue se desenvolvem a partir de células mesenquimais indiferenciadas, denominadas **células-tronco** ou hematocitoblastos.

Eritropoiese

A **eritropoiese** – ou fabricação de células vermelhas do sangue – ocorre na medula óssea vermelha de praticamente todos os ossos até a adolescência. Com o crescimento, a medula vermelha dos ossos longos é substituída por tecido gorduroso ou medula amarela; posteriormente, as hemácias são formadas apenas nos ossos curtos e planos.

A taxa de eritropoiese é influenciada pela **eritropoietina**, um hormônio produzido principalmente nos rins. Quando o número de células vermelhas em circulação no sangue diminui ou quando o oxigênio transportado pelo sangue diminui, um sensor não identificado no rim detecta tal alteração e aumenta a produção de eritropoietina. Essa substância é então transportada através do plasma até a medula óssea, onde ela acelera a produção de glóbulos vermelhos.

As hemácias provêm de células-tronco da medula óssea vermelha, denominadas hemocitoblastos. À medida que o hemocitoblasto amadurece em um eritrócito, ele perde seu núcleo e suas organelas citoplasmáticas. O hemocitoblasto também se torna menor, ganha a hemoglobina, desenvolve uma forma bicôncava (ver Figura 12-1) e entra na corrente sanguínea. Para ajudar a eritropoese, são necessários vitamina B_{12}, ácido fólico, cobre, cobalto, ferro e proteínas.

Como as hemácias são anucleadas (não contêm núcleo), elas vivem apenas cerca de 120 dias. A destruição ocorre com o envelhecimento das células, tornando-as mais vulneráveis à ruptura. Elas são degradadas pelo baço e fígado. A hemoglobina se divide em globina e heme. A maior parte do conteúdo de ferro da porção heme é usada para gerar novos glóbulos vermelhos; o grupo heme é degradado em bilirrubina, armazenada no fígado. A contagem normal de glóbulos vermelhos varia de 4,5 a 6,2 milhões/µL de sangue venoso para homens e de 4,2 a 5,4 milhões/µL de sangue venoso para as mulheres.

> *Você sabia?*
>
> O glóbulo vermelho é um viajante. Ele faz cerca de 250 mil voltas ao redor do corpo antes de se dirigir ao fígado e ao baço para ser destruído. A porção de ferro da hemoglobina continua a viajar, porque está sendo reciclada.

Hemoglobina

As hemácias (ou eritrócitos, ou glóbulos vermelhos) contêm um pigmento vermelho chamado **hemoglobina**, que dá sua cor característica. A hemoglobina é feita de uma molécula de proteína chamada globina e de um componente de ferro denominado heme. Uma única hemácia contém vários milhões de moléculas de hemoglobina. A hemoglobina é vital para a função das hemácias, permitindo-lhes transportar o oxigênio para os tecidos, bem como retirar um pouco de dióxido de carbono dos tecidos. A taxa de hemoglobina normal por 100 mL é de 14 a 18 g para os homens e de 12 a 16 g para as mulheres.

Função

Nos capilares dos pulmões, os eritrócitos captam o oxigênio do ar inspirado. O oxigênio se combina quimicamente com a hemoglobina, formando o composto **oxi-hemoglobina**. As hemácias carregadas da oxi-hemoglobina circulam para os capilares dos tecidos, onde o oxigênio é liberado para os tecidos.

O dióxido de carbono formado nas células é captado pelo plasma, na forma de bicarbonato. As hemácias circulam de volta para os pulmões para ceder o dióxido de carbono e absorver mais oxigênio. As artérias transportam o sangue para longe do coração, e as veias carregam o sangue em direção ao coração, mas há exceções. As células do sangue que viajam nas artérias (exceto as artérias pulmonares) carregam a oxi-hemoglobina, que dá ao sangue sua cor vermelha brilhante. As células do sangue nas veias (exceto para veias pulmonares) contêm carbaminoemoglobina, que é responsável pela cor escura, avermelhada-azul, característica do sangue venoso.

Envenenamento por monóxido de carbono (CO) é uma condição séria, às vezes fatal. O monóxido de carbono é um gás inodoro presente nos gases de escapamento dos motores a gasolina. Esse monóxido se combina rapidamente com a hemoglobina e se liga no mesmo sítio da molécula de hemoglobina que o oxigênio, competindo com o oxigênio e excluindo-o. As células ficam privadas de seu suprimento de oxigênio. Os sintomas podem incluir dor de cabeça, tonturas, sonolência e inconsciência. A morte pode ocorrer em casos graves de intoxicação por monóxido de carbono. É importante lembrar que esse gás é inodoro. O monóxido de carbono também está presente nos gases de combustão de fornos a gás ou aquecedores com óleo. Um forno ou um aquecedor com defeito, bem como as chaminés e os condutos neles conectados, podem gerar monóxido de carbono em casa. Por isso, é imprescindível manter uma ventilação adequada nas casas e nas áreas de trabalho. Nunca permita que um carro seja ligado em uma garagem sem ventilação. Detectores comerciais de monóxido de carbono estão disponíveis para uso doméstico.

Hemólise

Denomina-se **hemólise** a ruptura ou o rompimento de hemácias. Às vezes, isso ocorre como resultado de uma reação à transfusão de sangue ou a outros processos patológicos.

Glóbulos brancos

As células brancas do sangue (glóbulos brancos) são chamadas de leucócitos. Eles têm núcleos, mas nenhum pigmento. São denominados glóbulos brancos porque lhes falta pigmentação. São maiores que as hemácias e podem ser granulares (com uma aparência granulada) ou agranulares (sem aparência granulada). Os leucócitos são fabricados na medula óssea vermelha e no tecido linfático. Eles são a defesa natural do corpo contra ferimentos e doenças.

Tipos de leucócitos

Os leucócitos são classificados em dois grupos principais de células: **granulócitos** e **agranulócitos**. Quando corado com o corante de Wright, o citoplasma de um leucócito mostrará a presença ou ausência de grânulos. No laboratório, os corantes são aplicados a esfregaços de sangue para que os elementos possam ser facilmente identificados. Os granulócitos são produzidos na medula óssea vermelha, de células chamadas **mieloblastos**. Os granulócitos são destruídos quando envelhecem ou após sua participação na destruição bacteriana. A vida útil dos glóbulos brancos é variável, mas a maioria dos granulócitos vive apenas alguns dias.

Existem três tipos de granulócito: neutrófilos, eosinófilos e basófilos.

Os **neutrófilos**, também chamados de leucócitos polimorfonucleares, fagocitam as bactérias com enzimas lisossômicas. A fagocitose é um processo de envolvimento, endocitose e digestão das bactérias prejudiciais.

Os **eosinófilos** fagocitam os restos das reações antígeno–anticorpo. Eles também aumentam em número em condições alérgicas, malária e em infestações parasitárias ou por vermes.

Os **basófilos** são ativados durante uma reação alérgica ou uma inflamação. Os basófilos produzem histamina (um vasodilatador) e heparina (um anticoagulante).

Os agranulócitos são divididos em linfócitos e monócitos. Os **linfócitos** são ainda subdivididos em **linfócitos B**, que são produzidos na medula óssea e os linfócitos **T**, do timo. Outros ainda são formados pelos linfonodos e pelo baço. Sua duração de vida varia de alguns dias a vários anos. Basicamente, eles ajudam o corpo a sintetizar e liberar as moléculas de anticorpos. Além disso, previnem a formação de células cancerosas.

Tabela 12-3 *Tipos de leucócito e número ou porcentagem*

TIPOS PRINCIPAIS DE LEUCÓCITO	TIPOS ESPECÍFICOS DE LEUCÓCITO
Granulócitos 60%–70%	Neutrófilos
	Eosinófilos
	Basófilos
Agranulócitos	Linfócitos 20%–30%
	Monócitos 5%–8%

Tabela 12-4 Características e funções dos leucócitos				
LEUCÓCITO	LOCAL DE FORMAÇÃO	TIPO DE NÚCLEO	CITOPLASMA	FUNÇÃO
Leucócitos agranulares				
1. Linfócito	Gânglios e nodos linfáticos, medula óssea, baço.	Um grande núcleo esférico; pode apresentar indentações; nitidamente definido; coloração azul-escura.	Citoplasma corado em azul-pálido; contém grânulos dispersos de cor violeta.	Ajuda a formar anticorpos em local de inflamação; protege contra o câncer.
2. Monócito (macrófago)	Gânglios e nodos linfáticos, medula óssea, baço.	Um núcleo lobulado ou em forma de ferradura com coloração azul.	Citoplasma abundante com coloração cinza-azulado.	Fagocitose de restos celulares e partículas estranhas.
Leucócitos granulares				
3. Neutrófilo	Formado na medula óssea por mielócitos neutrófilos.	Lobulado: contém de um a cinco ou mais lóbulos, tom azul-profundo.	Citoplasma com coloração rosa, grânulos muito finos.	Fagocitose intensa em direção às bactérias durante infecções e inflamações; contribui para a formação de pus.
4. Eosinófilo	Formado na medula óssea por mielócitos eosinófilos.	Formato irregular com dois lobos; cor azul, mas menos profundo do que nos neutrófilos.	Citoplasma com coloração azul-celeste; muitos grânulos vermelhos grosseiros, uniformes e redondos ou ovais.	Aumento forte em condições alérgicas, malária e infecções por parasitas ou vermes; fagocita os restos de reações antígeno–anticorpo.
5. Basófilo (mastócito)	Formado na medula óssea por mielócitos basófilos.	Núcleo com localização central ligeiramente lobulado; tom roxo-claro, escondido por grânulos.	Citoplasma de cor roxa, muitos grandes grânulos roxo-escuros.	Fagocitose; libera heparina e histamina, e promove a resposta inflamatória.

Os **monócitos** se formam na medula óssea e no baço. Eles ajudam na fagocitose e são capazes de sair da corrente sanguínea para se fixar aos tecidos, onde se tornam macrófagos teciduais ou histiócitos. Durante a inflamação, os histiócitos ajudam a fortificar e isolar a área infectada.

Os tipos mencionados de leucócito (basófilos, neutrófilos, eosinófilos e monócitos) podem realizar fagocitose e são chamados de fagócitos. Ao contrário dos eritrócitos, eles podem se mover entre os espaços intercelulares da parede capilar para tecidos vizinhos. Esse processo é conhecido como **diapedese**.

A contagem normal média de leucócitos varia de 3.200 a 9.800/µL.

Em suma, os leucócitos ajudam a proteger o corpo contra infecções e lesões. Isso é realizado por meio de (1) fagocitose e destruição de bactérias, (2) síntese de moléculas de anticorpo, (3) "limpeza" de restos celulares no local da inflamação e (4) fortificação e isolamento da zona infectada. Ver Tabelas 12-3 e 12-4.

Inflamação

Quando o tecido vivo é danificado de alguma forma, o corpo geralmente responde neutralizando ou eliminando a causa do dano. Quando isso acontece, a parte danificada do corpo passa por um processo de inflamação. A **inflamação** ocorre quando os tecidos são submetidos a um trauma químico ou físico (corte ou calor) ou a uma invasão por microrganismos **patógenos** (causadores de doenças), como bactérias, fungos, protozoários e vírus.

Os sintomas característicos da inflamação são vermelhidão, calor local, inchaço e dor. Isso é devido à irritação por toxinas bacterianas, ao aumento do fluxo sanguíneo, à congestão dos vasos sanguíneos e à acumulação de plasma sanguíneo nos tecidos circundantes (edema) (Figura 12-2). A histamina liberada pelos basófilos, ao lado de outras substâncias químicas, eleva o fluxo sanguíneo para a área lesionada e também aumenta a permeabilidade capilar. Dessa forma, grandes quantidades

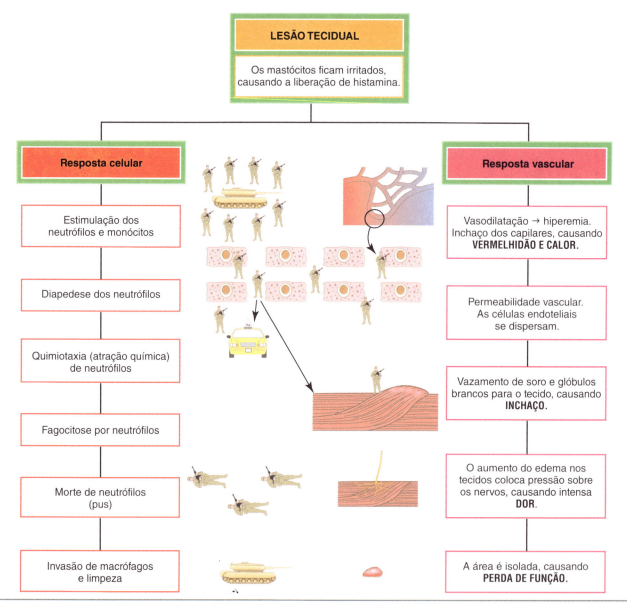

Figura 12-2 Resposta celular e vascular à inflamação.

de plasma sanguíneo e de fibrinogênio penetram a área danificada. A área lesionada fica isolada como resultado da ação coagulante do fibrinogênio e da ação de macrófagos.

Os neutrófilos se movimentam rapidamente para a área danificada. Eles se movem por diapedese através das paredes capilares e iniciam a fagocitose de microrganismos patogênicos. Os macrófagos também participam da fagocitose.

Na maioria das inflamações, forma-se um líquido de cor amarelada chamado **pus**. O pus é uma combinação de tecido morto, bactérias mortas e vivas, leucócitos mortos e plasma sanguíneo. Se a área danificada está abaixo da epiderme, forma-se um **abscesso** (cavidade cheia de pus). Se está na superfície da mucosa ou da pele, é chamada de úlcera. Em muitas inflamações, formam-se substâncias químicas denominadas **pirogênicas**, que são encaminhadas para o hipotálamo. No hipotálamo, os pirogêneos afetam o centro de controle de temperatura, que eleva a temperatura do corpo, causando febre ou **pirexia**. Essa temperatura mais elevada ajuda o corpo a destruir os organismos patogênicos.

Durante a inflamação, a produção de neutrófilos pela medula óssea aumenta. Se a contagem de células brancas do sangue exceder 10 mil células/μL, ocorrerá uma condição chamada **leucocitose**. Após a cura, a contagem de leucócitos retorna ao normal. Às vezes ocorre uma diminuição do número de glóbulos brancos. Isso é chamado de **leucopenia**, que pode ser causada por drogas sedativas para a medula, condições patológicas ou radiações.

Trombócitos (plaquetas)

As plaquetas são os menores componentes sólidos do sangue. Trata-se de estruturas ovoides, formadas dos megacariócitos maiores na medula óssea vermelha. Plaquetas não são células, mas fragmentos do citoplasma dos megacariócitos (ver Figura 12-1).

A contagem das plaquetas no sangue normal varia de 250 mil a 450 mil/μL de sangue venoso. A função das plaquetas é iniciar o processo de coagulação do sangue.

Hemostase

Hemostase é um termo que significa parar ou controlar o sangramento. Isso pode ser realizado por vasoconstrição (iniciada pela serotonina liberada pelas plaquetas), por pressão externa que bloqueia o fluxo de sangue ou pela formação de um coágulo de sangue.

Coagulação

Para que o sangue coagule, deve ocorrer uma série de eventos seguidos, como uma cascata. A **coagulação** do sangue é um processo complicado e essencial, que depende, em grande parte, das plaquetas. Quando um corte ou outra lesão rompe um vaso sanguíneo, a coagulação deve acontecer para parar o sangramento.

Embora os detalhes exatos desse processo não sejam claros, há um acordo geral de que ocorre a seguinte reação. Quando um vaso sanguíneo ou um tecido é lesionado, as plaquetas e o tecido lesionado liberam **tromboplastina**. A lesão de um vaso sanguíneo torna seu revestimento áspero; quando passam sobre a área áspera, as plaquetas do sangue se desintegram, liberando tromboplastina.

A tromboplastina é uma substância complexa, que só pode causar a coagulação se houver protrombina e íons cálcio. A protrombina é uma proteína plasmática sintetizada no fígado.

A tromboplastina e os íons cálcio atuam como enzimas na reação que converte a protrombina em **trombina**. Essa reação ocorre somente em caso de hemorragia, porque, em geral, não há nenhuma trombina no plasma sanguíneo.

Na próxima fase da coagulação, a trombina recém-formada atua como uma enzima, convertendo o fibrinogênio (uma proteína do plasma) em **fibrina**. Os filamentos de fibrina gelatinosa formam uma camada sobre o corte, criando uma fina rede, como uma malha. Essa rede de fibrina retém os glóbulos vermelhos, as plaquetas e o plasma, criando um coágulo de sangue. Primeiro, o soro (um líquido amarelo-pálido) escorre para fora do corte. À medida que o soro seca lentamente, uma crosta (casca) se forma sobre os filamentos de fibrina, o que conclui o processo comum de coagulação.

Para que a coagulação ocorra com sucesso, dois **anticoagulantes** (substâncias que impedem

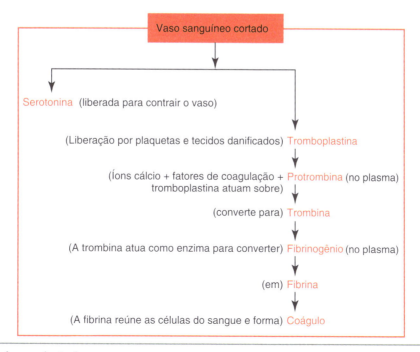

Figura 12-3 *Processo de coagulação do sangue.*

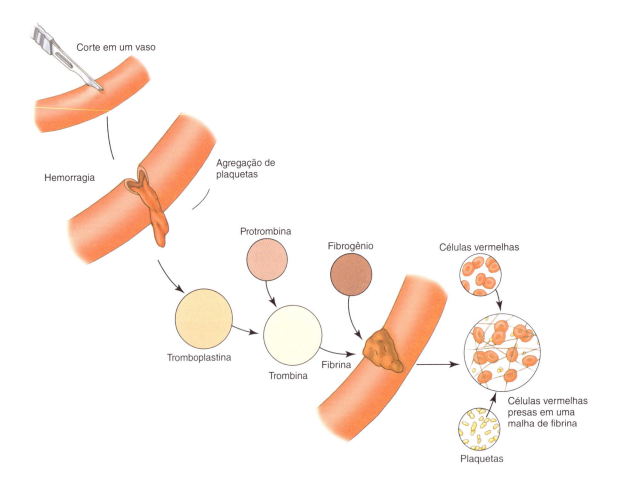

Figura 12-4 *Coagulação.*

a coagulação) devem ser neutralizados. Esses anticoagulantes são denominados **antitromboplastina** e **antiprotrombina** (**heparina**), e neutralizados pela tromboplastina.

A protrombina depende da vitamina K, fabricada no corpo por um tipo de bactéria encontrado no intestino. As Figuras 12-3 e 12-4 apresentam um resumo do processo de coagulação. É importante notar que a protrombina e o fibrinogênio são proteínas plasmáticas fabricadas no fígado; portanto, uma doença hepática grave poderá interferir no processo de coagulação do sangue.

Tempo de coagulação
O tempo necessário para o sangue coagular é conhecido como **tempo de coagulação**. No caso do ser humano, esse tempo varia de 5 a 15 minutos. Essa informação é bastante útil antes de uma cirurgia.

Tempo de sangramento
Tempo de sangramento é um teste cru da hemostasia; ele indica quão bem as plaquetas interagem com as paredes de vasos sanguíneos para formar coágulos.

Tipos de sangue

Existem quatro grandes grupos ou tipos de sangue: A, B, AB e O. O tipo de sangue é herdado de seus pais. Isso é determinado pela presença – ou ausência – da proteína do sangue chamada aglutinogênio ou **antígeno** na superfície das hemácias. Pessoas com sangue do tipo A têm o antígeno A; do tipo B, o antígeno B; e do tipo AB, os antígenos A e B. Os indivíduos com sangue do tipo O não têm nenhum dos antígenos.

Há uma proteína presente no plasma conhecida como aglutinina ou **anticorpo**. Um indivíduo com sangue do tipo A tem anticorpos contra antígeno B no seu plasma sanguíneo. Uma pessoa com sangue do tipo B tem o anticorpo contra antígeno A. No caso de pessoas com sangue do tipo O, há os *anticorpos* contra os antígenos A e B. Sangues do tipo AB não contêm *nenhum* anticorpo.

Saber o tipo sanguíneo correto é fundamental quando transfusões e cirurgias são necessárias, porque os anticorpos reagem com antígenos do mesmo tipo, fazendo que os glóbulos vermelhos se agreguem.

A aglutinação do sangue entope os vasos sanguíneos e impede a circulação, o que pode causar a morte. Por exemplo, se uma pessoa com sangue do tipo A precisar de uma transfusão, ela deverá receber apenas sangue desse tipo. Caso receba sangue do tipo B, os antígenos B desse sangue irão aglutinar-se com os anticorpos de tipo B da pessoa com sangue tipo A.

Para evitar uma incompatibilidade de sangue, um teste conhecido como tipagem e correspondência cruzada é feito antes de o indivíduo receber uma transfusão. Isso determina o tipo de sangue do receptor e do doador.

Um indivíduo com sangue do tipo O, Rh negativo, é considerado um **doador universal**, porque esse tipo de sangue não tem nenhum antígeno para os antígenos A ou B e também nenhum antígeno para o fator Rh. Portanto, esse sangue é compatível com todos os outros tipos de sangue. Um indivíduo com sangue do tipo AB+ é considerado um **receptor universal**, porque esse tipo de sangue tem os antígenos A e B e o antígeno Rh. Os fatores Rh positivos (+) e negativos (–) são abordados mais detalhadamente na próxima seção. A Tabela 12-5 mostra as correspondências cruzadas entre os tipos de sangue.

Tabela 12-5 Correspondências cruzadas dos tipos sanguíneos	
SE O SANGUE DO PACIENTE FOR DO TIPO	O SANGUE DO DOADOR DEVE SER DO TIPO
O+	O+, O–
O– (doador universal)	O–
A+	A+, A–, O+, O–
A–	A–, O–
B+	B+, B–, O+, O–
B–	B–, O–
AB+ (receptor universal)	AB+, AB–, A+, A–, B+, B–, O+, O–
AB–	AB–, A–, B–, O–

Fator Rh

Além dos antígenos A e B, as hemácias humanas contêm o antígeno Rh. O **fator Rh** – assim denominado porque foi primeiramente identificado no macaco *Rhesus* – é encontrado na superfície dos glóbulos vermelhos. As pessoas que possuem o fator Rh são chamadas Rh positivas (Rh+). Aquelas que não têm esse fator são denominadas Rh negativas (Rh–).

Aproximadamente 85% dos norte-americanos são Rh+; e 15%, Rh–. Se um indivíduo Rh negativo receber uma transfusão de sangue Rh positivo ele desenvolverá anticorpos contra o sangue. São necessárias duas semanas para que os anticorpos se desenvolvam. Geralmente não há nenhum problema com a primeira transfusão; mas, se houver uma segunda transfusão de sangue Rh+, os anticorpos Rh acumulados se aglutinarão com o antígeno Rh (aglutinogênio) do sangue recebido. Portanto, tanto o tipo sanguíneo quanto o fator Rh devem ser considerados para transfusões seguras e bem-sucedidas.

O mesmo problema surge quando uma mãe Rh– está grávida de um feto Rh+. O sangue da mãe pode desenvolver anticorpos anti-Rh para os antígenos Rh do feto. Em geral, o primogênito não sofrerá nenhum efeito nocivo; no entanto, gravidezes subsequentes serão afetadas, porque os anticorpos anti-Rh acumulados da mãe irão aglutinar hemácias do sangue do bebê. Se a condição não for tratada, o bebê geralmente nascerá com uma condição conhecida como **eritroblastose fetal** (doença hemolítica do recém-nascido). Hoje em dia, essa condição é rara por causa do uso da droga RhoGAM, que é uma preparação especial de imunoglobulina. A RhoGAM é dada à mãe Rh– no período de 72 horas após o parto de cada bebê. (Alguns médicos também administram essa droga durante o último trimestre da gravidez.) Esse tratamento deve ser dado à mãe após cada gravidez. Os anticorpos na RhoGAM destruirão quaisquer células Rh+ do bebê que podem ter entrado na corrente sanguínea da mãe; assim o sistema imunológico da mãe não será estimulado a produzir anticorpos.

Normas de sangue

Testes foram planejados para utilizar normas fisiológicas do sangue no diagnóstico e no acompanhamento do curso de certas doenças. Algumas dessas normas são listadas na Tabela 12-6.

Um hemograma completo fornece informações sobre os tipos e números de célula, como hemácias, leucócitos e seus diversos tipos, hemoglobina, contagem de hematócrito (Hct) e de plaquetas.

Pacientes que estão tomando uma medicação anticoagulante para prolongar o tempo de coagulação do sangue devem repetir com frequência os testes de **tempo de protrombina (prothrombin time – PT)** e de **tromboplastina parcial (partial thromboplastin test – PTT)**. A dosagem da medicação é baseada nesses tempos de coagulação.

A **taxa de sedimentação** é o tempo necessário para que os eritrócitos se depositem no fundo de um

Tabela 12-6 Exames de sangue	
TESTE	**INTERVALO NORMAL**
Tempo de sangramento	1–3 minutos
Tempo de coagulação	5–15 minutos
Contagem de hemoglobina (Hgb)	Homens: 14–18 g/dL Mulheres: 12–16 g/dL
Contagem de plaquetas	150.000–350.000/μL
Tempo de protrombina (rápida)	9,5–11 segundos
Taxa de sedimentação (Westergren) na primeira hora	Homens: 0–10 mm/hora Mulheres: 0–20 mm/hora
Contagem de glóbulos vermelhos (RBC)	Homens: 4,5–6,2 milhões/μL Mulheres: 4,2–5,4 milhões/μL
Contagem de glóbulos brancos (WBC)	3.200–9.800/μL
Hematócrito (Hct)	Homens: 47% (±5%) Mulheres: 42% (±5%)
Nível de colesterol	< 200 mg/dL

tubo vertical em temperatura ambiente. Uma taxa de sedimentação elevada indica a presença de alguma doença e é valiosa para observar a progressão de doenças inflamatórias.

O **hematócrito** é um exame que mede a porcentagem do volume de sangue composta por hemácias. Essa medida depende do número e do tamanho das hemácias. O Hct (hematócrito) normal no sexo masculino é de 47% (±5%); e no sexo feminino, de 42% (±5%). Esse teste é realizado para diagnosticar níveis anormais dos fluidos no sangue, policitemia e anemia.

Distúrbios do sangue

Anemia é uma deficiência do número e/ou da porcentagem de glóbulos vermelhos e da quantidade de hemoglobina no sangue. Uma anemia pode resultar de uma perda de sangue (hemorragia) crônica ou importante, ou de muitas outras causas. Estima-se que existam até 400 tipos de anemia. Como essas condições sempre causam alguma deficiência de hemoglobina, sempre falta oxigênio transportado para a sua oxidação. Por conseguinte, a energia liberada é insuficiente. A anemia é caracterizada por vários graus de dispneia, palidez, palpitação e fadiga.

Anemia por deficiência de ferro é uma condição frequente em mulheres, crianças e adolescentes. É causada por uma deficiência de quantidades adequadas de ferro na dieta. Isso leva à síntese insuficiente de hemoglobina nas hemácias. A condição é facilmente aliviada pela ingestão de suplementos de ferro e de legumes verdes, folhados, que contêm ferro mineral.

Anemia perniciosa é uma forma de anemia causada por deficiência de vitamina B_{12} e/ou falta do fator intrínseco. A anemia perniciosa está associada a algumas doenças endócrinas autoimunes. O fator intrínseco produzido pela mucosa do estômago é necessário para a absorção e utilização da vitamina B_{12}. A vitamina B_{12} e o ácido fólico são necessários para o desenvolvimento de hemácias maduras. Os sintomas são dispneia, palidez e fadiga, com alterações neurológicas específicas. O tratamento da anemia perniciosa envolve medicação com vitamina B_{12} por injeção, comprimidos ou *spray* nasal.

Anemia aplástica é uma doença causada pela supressão da medula óssea. Ela tem várias causas. Algumas delas são idiopáticas, ou seja, ocorrem esporadicamente sem motivo conhecido. Outras são secundárias, resultantes de uma doença anterior. Causas adquiridas da doença podem ser toxinas, drogas, exposição à radiação ou quimioterapia, condição hereditária ou histórico de doença autoimune. Nessa condição, a medula óssea não produz glóbulos vermelhos e brancos em quantidade suficiente. O tratamento consiste na remoção das substâncias tóxicas ou na interrupção das drogas, além de radiação ou quimioterapia. Em casos severos, pode ser realizado um transplante de medula óssea.

Anemia falciforme é uma doença crônica do sangue herdada de ambos os pais. A doença faz que as hemácias tenham o formato anormal de lua crescente (ver Figura 22-1). Tais células carregam menos oxigênio e se rompem facilmente, causando anemia. O traço falciforme, uma doença menos grave, ocorre pela herança de apenas um dos pais. A doença é mais prevalente em norte-americanos de origem africana, afetando cerca de 1 em 400. O formato mais rígido dessas hemácias provoca vaso-oclusão (bloqueio) e resulta em crises dolorosas. Uma crise dolorosa é um súbito ataque de dor, muitas vezes ocorrendo em ossos e articulações de adultos e crianças. A ingestão diária de hidroxiureia impede episódios dolorosos em cerca de 50% dos casos. O tratamento para a anemia falciforme é o transplante de medula óssea para candidatos elegíveis e transfusões sanguíneas quando necessário.

Talassemia é uma doença sanguínea herdada que causa anemia leve e severa. A **anemia de Cooley**, também conhecida como talassemia major, é causada por um defeito na formação da hemoglobina que afeta as pessoas de ascendência mediterrânea. O tratamento consiste em antibióticos e transfusões frequentes de hemácias. Não existe nenhuma forma natural de eliminação do ferro pelo corpo. O ferro do sangue transfundido pode se acumular para produzir uma condição conhecida como "sobrecarga de ferro", que se torna tóxico para os tecidos e órgãos. A sobrecarga de ferro pode resultar na morte prematura por falência múltipla de órgãos. Medicamentos conhecidos como quelantes de ferro podem ajudar a eliminar o excesso de ferro, prevenir ou retardar os problemas relacionados com a sobrecarga de ferro.

Policitemia é uma condição em que muitos glóbulos vermelhos são formados. Pode ser uma condição temporária que ocorre em altas altitudes, onde menos oxigênio está presente. Outro tipo é policitemia vera, cuja causa é desconhecida. O aumento do número de glóbulos vermelhos provoca um espessamento do sangue, com possível formação de coágulos. O tratamento para essa condição é a flebotomia (remoção de aproximadamente meio litro de sangue), aspirina em baixa dose e/ou medicamento que suprima a capacidade da medula óssea de produzir glóbulos.

Embolia é uma condição em que um êmbolo é levado pela corrente sanguínea até que atinja uma artéria muito pequena para a passagem. Um êmbolo é algum corpo estranho na corrente sanguínea (Figura 12-5), como ar, um coágulo de sangue, células cancerosas, gordura, agregados bacterianos, uma agulha ou até uma bala que estava alojada no tecido e se soltou.

Trombose é a formação de um coágulo de sangue em um vaso sanguíneo. O coágulo formado é chamado de **trombo** (Figura 12-6). A trombose é causada por uma circulação de sangue anormalmente lenta, alterações no sangue ou nas paredes dos vasos sanguíneos, imobilidade ou diminuição da mobilidade.

Hematoma é uma massa de sangue coagulado localizada em um órgão, tecido ou espaço. É causado por uma lesão traumática, como um golpe, que rompeu um vaso sanguíneo.

Hemofilia é uma doença hereditária na qual o sangue coagula lenta ou anormalmente. Isso gera um sangramento prolongado após qualquer pequeno corte ou colisão. Embora a hemofilia hereditária ocorra principalmente em homens, ela é transmitida geneticamente das mães para os filhos. O tratamento dos vários tipos de hemofilia depende da gravidade da condição. A hemofilia A é causada pela falta do fator VIII. O tratamento da hemofilia A leve envolve a injeção do hormônio desmopressina para estimular a liberação do fator de coagulação. A hemofilia B é causada pela falta do fator IX. A hemofilia A moderada a severa, bem como a hemofilia B, requerem a injeção do fator de coagulação. As pessoas com hemofilia são orientadas a evitar traumas na medida do possível e relatar prontamente qualquer sangramento, por menor que seja.

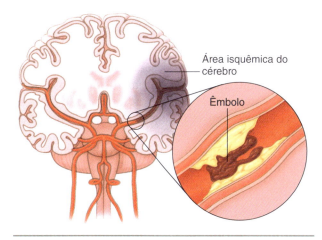

Figura 12-5 *Um êmbolo é um corpo estranho circulando no sangue.*

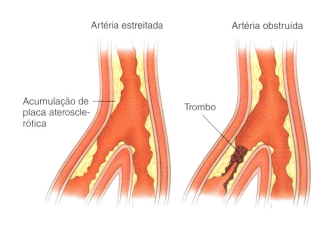

Figura 12-6 *Um trombo é um coágulo de sangue fixado na parede interna de uma artéria ou veia.*

Trombocitopenia é uma doença sanguínea em que o número de plaquetas (trombócitos) é reduzido. Nessa condição, o sangue não coagula adequadamente.

Leucemia é uma condição cancerosa ou maligna em que o número de glóbulos brancos é muito maior. Os leucócitos imaturos em excesso substituem as hemácias, interferindo, portanto, no transporte de oxigênio para os tecidos. Eles também podem prejudicar a síntese de novos glóbulos vermelhos pela medula óssea. Sintomas comuns de leucemia são anemia, febre, suores noturnos, dor de cabeça, inchaço dos gânglios linfáticos e hematomas frequentes. A leucemia pode ser classificada como aguda ou crônica. As formas agudas afetam geralmente crianças, progridem rapidamente e podem ser fatais. As formas crônicas ocorrem mais frequentemente em adultos mais velhos, que podem ser assintomáticos.

A leucemia crônica pode não ser fatal. A leucemia é também classificada como mieloide (que afeta a medula óssea) ou linfocítica (que afeta os gânglios linfáticos). A causa é desconhecida. Hoje o tratamento consiste em terapia medicamentosa, transplantes de medula óssea e radioterapia, e tem dado períodos de remissão da leucemia que podem durar vários anos.

Mieloma múltiplo é uma neoplasia maligna dos plasmócitos ou dos linfócitos B. Os plasmócitos se multiplicam anormalmente na medula óssea causando fraqueza no osso, o que provoca fraturas patológicas e dor óssea. O crescimento excessivo de células plasmáticas leva a uma diminuição dos outros componentes do sangue. O prognóstico é ruim, e a quimioterapia e radioterapia não são eficazes.

Septicemia descreve a presença de organismos patogênicos (produtores de doença) ou de toxinas no sangue. Em quase todos os casos de septicemia, o indivíduo deve ser hospitalizado. O tratamento se faz com antibióticos intravenosos e terapia para evitar qualquer disfunção de outros órgãos.

Destaques médicos 12-1

TRANSPLANTE DE MEDULA ÓSSEA

O *transplante de medula óssea* é um procedimento que transplanta medula saudável em um paciente cuja medula óssea não está funcionando corretamente. Isso significa pegar células sanguíneas normalmente encontradas na medula óssea (células-tronco), filtrá-las e devolvê-las para o paciente ou outra pessoa. O objetivo do transplante de medula óssea é prolongar a vida do paciente que, do contrário, morreria.

O transplante de medula óssea tem sido usado no tratamento de leucemia, anemia aplástica e anemia falciforme, também para substituir a medula óssea e restaurar sua função normal após altas doses de radiação aplicadas para tratar tumores malignos.

A medula óssea é o meio onde se desenvolvem e são armazenadas aproximadamente 95% das células sanguíneas do corpo. As células que produzem outras células sanguíneas são chamadas células-tronco. Na medula óssea há aproximadamente uma célula-tronco para cada 100 mil células do sangue. Os diferentes tipos de transplante de medula óssea são:

- *Transplante autólogo de medula óssea* – o doador é o próprio paciente. As células-tronco são extraídas do paciente por coleta de medula óssea ou aférese.

Na coleta de medula óssea, as células-tronco são recolhidas da medula óssea por meio de uma agulha. Na aférese, o doador fica ligado a uma máquina especial para separar as células do sangue, que é retirado pela veia de um braço e, após passagem pela máquina que extrai as células-tronco, é devolvido ao doador através de outra agulha inserida no braço oposto.

- *Transplante de medula óssea alogênico* – o doador e o paciente compartilham o mesmo tipo genético. As células-tronco são extraídas por meio da coleta de medula óssea ou da aférese de um doador que corresponde geneticamente, em geral, irmão ou irmã. Outros possíveis doadores para transplantes de medula óssea alogênico incluem:

1. Gêmeos idênticos – com correspondência genética completa para um transplante medular.

2. Pai ou mãe – se o doador for o pai ou a mãe, pelo menos a metade da correspondência genética é idêntica à do destinatário.

3. Transplante de medula óssea sem parentesco – as células-tronco correspondentes geneticamente provêm de um doador não relacionado.

Continua

Continuação

- *Transplante de cordão umbilical* – tipo de transplante alogênico em que as células-tronco são recolhidas de sangue do cordão umbilical imediatamente após o parto de um bebê. Essas células-tronco produzem células maduras e funcionais de maneira mais rápida e eficiente do que as células-tronco retiradas da medula óssea de outra criança ou de um adulto. As células-tronco são testadas, genotipadas, contadas e congeladas para armazenamento até que estejam prontas para ser transplantadas.

A decisão de praticar um transplante de medula óssea deve se basear nos seguintes fatores: idade do paciente; extensão da doença; disponibilidade de um doador; tolerância do paciente a medicamentos específicos, procedimentos e terapias; expectativas para o curso da doença; expectativas para o curso do transplante.

Antes do procedimento, devem-se considerar os seguintes fatores na preparação do paciente:
- Ampla avaliação, que inclui todas as outras opções de tratamento, as quais devem ser discutidas e avaliadas pela equipe de transplante juntamente com o paciente.
- Exame médico completo.
- Visita ao centro de transplante (até dez dias antes) para hidratação, avaliação, colocação de um cateter venoso central para administração de hemoderivados e medicamentos, e outras preparações.

Os procedimentos de *transplante de medula óssea* variam de acordo com o tipo de transplante, a doença que exige o transplante e a tolerância a certos medicamentos. Na maioria das vezes, altas doses de quimioterapia ou radioterapia são incluídas no preparo para erradicar a malignidade e liberar espaço para que novas células cresçam na medula óssea. A terapia é muitas vezes chamada ablativa porque ela interrompe o processo de produção de células de sangue e esvazia a medula. Uma medula vazia é necessária para abrir espaço para que as novas células-tronco cresçam e estabeleçam um novo sistema de produção de células sanguíneas. Após a quimioterapia, a medula a ser transplantada é injetada através de um cateter venoso central. As células-tronco encontram seu caminho até a medula óssea e produzem novas células saudáveis.

O *enxerto* é o período de tempo posterior ao transplante. A medula começa a reproduzir novas células sanguíneas, geralmente após um período de 15 a 30 dias. Contagens de sangue são realizadas para avaliar o progresso do enxerto. Embora a nova medula óssea seja capaz de produzir células nos primeiros 30 dias após o transplante, pode levar meses ou até anos para que todo o sistema imunológico se recupere totalmente.

Complicações possíveis após um transplante de medula óssea incluem infecção, baixa contagem de plaquetas, trombocitopenia, anemia, dor, sobrecarga de fluidos, insuficiência respiratória, danos nos órgãos, falha no enxerto, doença enxerto *versus* hóspede, estresse emocional e psicológico.

Apesar das possibilidades de complicações, o número de doenças que requerem esse procedimento vem aumentando. Os avanços médicos têm melhorado muito o sucesso dos transplantes de medula óssea.

Referência: University of Maryland Medical Center, "Blood diseases bone marrow transplantation", 3 jun., 2005, http://www.umm.edu/blood/bonemarr.htm.

Perfil de carreira

12-1

Técnico e clínico de laboratório clínico
Tecnólogo de laboratório de análises clínicas[1]

Os exames laboratoriais desempenham um papel fundamental na detecção, no diagnóstico e tratamento das doenças. O pessoal dos laboratórios clínicos obtém e analisa fluidos corporais, tecidos e células.

- Os técnicos de laboratório clínico realizam exames de rotina em um laboratório médico e são capazes de discriminar e reconhecer os fatores que afetam diretamente os procedimentos e os resultados. Esses técnicos possuem um diploma ou a certificação de um hospital ou de uma escola técnico-profissional. Eles trabalham sob a supervisão de um médico ou tecnólogo.

- Os tecnólogos de laboratório de análises clínicas analisam física e quimicamente todos os fluidos corporais e os cultivam. Os conhecimentos das coleções de espécimes, dos equipamentos de laboratório e de anatomia, fisiologia e bioquímica são essenciais. Os requisitos de formação são de pelo menos uma licenciatura.

A American Society of Clinical Pathology é uma organização profissional que supervisiona o credenciamento e a educação dos profissionais de laboratórios clínicos.

_____

1. No Brasil, não existe uma nomenclatura unificada para denominação da profissão de técnico de laboratório de análises clínicas, podendo ser chamado de técnico em patologia clínica, técnico em citologia, técnico em análises laboratoriais etc. O nível de técnico requer uma formação de nível médio, em cursos credenciados pelo MEC e regidos pelos Conselhos Regionais de Farmácia. A formação de técnico em laboratório de análises clínicas deve ter duração de 1.200 horas, com uma intensa carga horária de atividades práticas em laboratórios, e requer um estágio supervisionado.

O tecnólogo de laboratório de análises clínicas, profissional de nível superior, deve ser graduado em biologia, biomedicina, farmácia ou bioquímica. Ele deve supervisionar a realização dos vários testes e zelar pelo controle de qualidade de todas as etapas. Uma vez de posse do Termo de Responsabilidade Técnica (TRT) do laboratório, ele pode se tornar o responsável legal dos exames daquele laboratório, e liberar os laudos, perícias e resultados técnicos.

Terminologia médica

an-	sem	**edem**	inchaço
-emia	sangue	**-a**	presença de
an/emia	sem sangue	**edem/a**	presença de inchaço
coagul	agregado	**embol**	tampa
-ção	processo de	**ismo**	condição de
coagul/a/ção	processo de formação de agregado sanguíneo	**embol/ismo**	condição de entupimento ou bloqueio

Continua

Continuação

eritro	vermelho	mono-	um
-cito	célula	monó/cito	tipo de célula sanguínea com um grande núcleo
eritró/cito	célula vermelha (do sangue)		
poiese	formação de	pato	doença
eritro/poiese	formação das células vermelhas do sangue	gen	produtor
		-ico	que se refere a
hemat	sangue	pato/gên/ico	que se refere a um produtor de doença
-oma	tumor ou inchaço		
hemat/oma	tumor ou inchaço que contém sangue	poli-	muitos
		cit	células
leuco	sangue branco	poli/cit/emia	muitas células sanguíneas
leucó/cito	célula branca do sangue	trombo	coágulo
linfo	clara, água	-se	condição de
linfó/cito	célula clara do sangue	trombo/se	condição de coágulo

Questões de revisão

Assinale a opção que completa adequadamente cada frase apresentada a seguir.

1. O sangue de um doador universal é do
   a. tipo B–.
   b. tipo A–.
   c. tipo AB–.
   d. tipo O–.

2. O sangue de um receptor universal é do
   a. tipo B+.
   b. tipo A+.
   c. tipo AB+.
   d. tipo O+.

3. O sangue Rh negativo é encontrado em
   a. 5% da população.
   b. 10% da população.
   c. 15% da população.
   d. 20% da população.

4. Os leucócitos que fagocitam as bactérias com as enzimas lisossômicas são os
   a. eosinófilos.
   b. basófilos.
   c. neutrófilos.
   d. monócitos.

5. No processo de coagulação do sangue, a protrombina depende de
   a. vitamina A.
   b. vitamina K.
   c. vitamina P.
   d. vitamina D.

6. Assinale a opção que não se refere a um glóbulo sanguíneo:
   a. eritrócito.
   b. leucócito.
   c. osteócito.
   d. monócito.

7. As hemácias contêm quase todos os seguintes elementos, exceto
   a. fator Rh.

b. leucócitos.
c. hemoglobina.
d. globina e heme.

8. Qual característica não é verdadeira para trombócitos normais?
   a. Estão presentes, em média, em 4.500 para cada μL de sangue.
   b. Também são chamados de plaquetas.
   c. São células em forma de placa.
   d. Iniciam o processo de coagulação do sangue.

9. O leucócito normal
   a. só pode ser produzido no tecido linfático.
   b. vai ao local da infecção para engolir e destruir microrganismos.
   c. é grande demais para atravessar os espaços intercelulares da parede capilar.
   d. existe em números que equivalem a uma média de 12 mil células por μL de sangue.

10. O processo de coagulação
    a. requer uma contagem de plaquetas normal, que é de 5.000 a 9.000 para cada μL de sangue.
    b. é adiado pelo rompimento das plaquetas, que produzem a tromboplastina.
    c. ocorre mais rapidamente em pessoas que têm sangue do tipo O.
    d. necessita de vitamina K para a síntese de protrombina.

Compare e diferencie

Aponte as semelhanças e diferenças entre os termos e as expressões apresentados a seguir:

1. Hematopoiese e eritropoiese
2. Linfócitos B e linfócitos T
3. Anemia perniciosa e anemia aplástica
4. Trombose e embolia
5. Leucemia e mieloma múltiplo

Responda às seguintes questões

1. Quais são os três principais tipos de célula do sangue?
2. Qual é o nome atribuído à parte líquida do sangue?
3. Quais são as cinco proteínas presentes no sangue? Indique a função delas.
4. Como ocorre o processo de formação de um coágulo de sangue?

Aplicação prática da teoria

1. Um amigo sofreu um acidente de carro e precisa de uma transfusão de sangue. Você quer doar sangue. Seu amigo tem sangue do tipo O+, e você, o tipo A+. Esses tipos são compatíveis? Justifique sua resposta.

2. Por que o sangue é considerado o "dom da vida"?

3. Uma mulher chega ao consultório médico. Ela está grávida e declara que é Rh negativo. O marido é Rh positivo. A paciente ouviu dizer que pode haver um problema com o bebê. Explique-lhe o fator Rh e como essa situação é tratada atualmente.

4. No hospital, você está cuidando de uma menina de 6 anos de idade que tem leucemia. A mãe diz que os médicos querem realizar um transplante de medula óssea. Como estava muito triste quando o médico anunciou a necessidade desse procedimento, a mãe pede-lhe que você explique o que é um transplante de medula óssea. Ela quer saber se pode ser doadora ou mesmo um amigo. Explique os tipos de transplante de medula óssea para a mãe.

5. Você trabalha como tecnólogo de análise clínica. Um paciente chega ao laboratório e requer um hemograma completo com taxa de sedimentação. O paciente pede a você que explique esses exames e o objetivo deles.

Estudo de caso

João tem 24 anos e sofreu um acidente automobilístico. Caio, um paramédico, chega ao local e pratica os primeiros socorros de emergência. João tem lacerações múltiplas nas mãos e nos braços; a laceração no braço direito está sangrando muito. Caio aplica uma bandagem de pressão e constata que a pressão de sangue de João é 90/60. Caio coloca um cateter intravenoso e transporta João para o hospital. O médico da emergência examina João e nota que também há contusões perto do fígado. O médico pede ao tecnólogo que retire sangue e realize um hemograma e uma tipagem para testar a compatibilidade do sangue.

1. Uma grave perda de sangue pode provocar que condição?

2. Nomeie os componentes do sangue e a função deles.

3. Quais são os valores de um hemograma normal no caso de João?

4. Por que o médico da emergência ficou preocupado com possíveis danos ao fígado? Como danos hepáticos se relacionam com o sangue?

5. Descreva o papel de um tecnólogo de análises clínicas.

6. Explique a tipagem e a correspondência cruzada dos grupos sanguíneos.

7. Se for determinado que João tem sangue do tipo A+, ele poderá receber sangue de Caio que é do tipo O–?

Atividade de laboratório 12-1

Glóbulos vermelhos (hemácias) e brancos do sangue (leucócitos)

- *Objetivo:* observar a estrutura dos glóbulos vermelhos e brancos.
- *Material necessário:* lâminas preparadas e coradas de células sanguíneas, microscópio, conta-gotas, luvas descartáveis, óculos de proteção, recipiente para descarte de material com risco biológico, água sanitária doméstica (uma parte de água sanitária para dez partes de água), este livro, papel e caneta.
- Nota: Lembre-se de usar todas as medidas de segurança quando em contato com sangue ou produtos sanguíneos e de descartar os itens de acordo com as recomendações padrão.

Passo 1: Calce as luvas e os óculos de proteção.

Passo 2: No microscópio, examine a lâmina de sangue corada. Desenhe e descreva a estrutura de uma hemácia. Há mais hemácias ou glóbulos brancos? Registre a resposta.

Passo 3: Identifique os cinco tipos de glóbulo branco. Compare a aparência deles com o esquema deste livro. Quais são as diferenças entre os tipos de glóbulo branco? Qual é a função de cada tipo?

Passo 4: Quais são as diferenças entre os glóbulos vermelhos e os brancos? Registre a resposta.

Passo 5: Coloque as lâminas de sangue em um recipiente adequado para o descarte de material cortante ou com risco biológico.

Passo 6: Limpe todos os equipamentos com água sanitária doméstica (uma parte de água sanitária para dez partes de água).

Passo 7: Retire os óculos e as luvas.

Passo 8: Lave as mãos.

Atividade de laboratório 12-2

Simulação de compatibilidade em uma transfusão sanguínea

- *Objetivo:* observar as reações de uma transfusão de sangue.
- *Material necessário:* pelo menos cinco copos de papel, água, corante alimentício, conta-gotas, marcador permanente, papel e caneta.

TIPO DE SANGUE DO PACIENTE	POSSÍVEIS TIPOS DE SANGUE PARA TRANSFUSÃO			
	GRUPO A	GRUPO B	GRUPO AB	GRUPO O
Grupo A				
Grupo B				
Grupo AB				
Grupo O				

Nota: prepare a tabela para registro.

Continua

Continuação

Passo 1: Preencha quatro copos com aproximadamente dois terços de água. Deixe o quinto copo vazio.

Passo 2: Rotule os copos com água assim: grupo A, grupo B, grupo AB e grupo O. No copo vazio, indique Paciente.

Passo 3: Adicione corante vermelho no copo A, azul no copo B e quantidades iguais de vermelho e de azul no copo AB. Não adicione nenhum corante no copo O.

Passo 4: Despeje uma pequena quantidade de líquido do copo B no copo Paciente. O "paciente" agora tem esse tipo de "sangue".

Passo 5: Usando um conta-gotas, transfira "sangue" do grupo A para o copo Paciente. A cor mudou no copo Paciente? Registre as observações como seguras ou não.

Passo 6: Enxágue o copo Paciente. Adicione o líquido do grupo B no copo Paciente.

Passo 7: Repita o passo 5 usando o "sangue" do copo B.

Passo 8: Repita o passo 6.

Passo 9: Repita o passo 5 usando o "sangue" do copo AB.

Passo 10: Repita o passo 6.

Passo 11: Repita o passo 5 usando o líquido do copo O.

Passo 12: Que grupos de "sangue" podem ser dados com segurança ao paciente que teve o sangue do grupo B?

*Se o líquido no copo Paciente não mudar de cor a "transfusão" será segura.

Capítulo 13

CORAÇÃO

Objetivos

- Descrever as funções do sistema circulatório.
- Descrever a estrutura do coração.
- Descrever as funções das diferentes estruturas do coração.
- Descrever como o sangue circula através do coração para os pulmões e para o corpo.
- Descrever o sistema de condução do coração.
- Abordar as doenças do coração.
- Definir as palavras-chave relacionadas a este capítulo.

Palavras-chave

angina pectoris
angioplastia
aorta
arritmia
artéria pulmonar
ascite
ataque cardíaco
átrio
bloqueio cardíaco
bradicardia
bypass coronário
cardiotônicos
cateterismo cardíaco
cirurgia de balão
contrações prematuras
contrações ventriculares prematuras (CVPs)
cordas tendíneas
débito cardíaco
defeito de condução
desfibrilador
dispneia
diurético
doença arterial coronariana (DAC)
doença cardíaca reumática
edema
eletrocardiograma (ECG)
endocárdio
endocardite
epicárdio
estetoscópio
feixe atrioventricular
feixe de His
fibras de Purkinje
fibrilação atrial
fibrilação ventricular
infarto do miocárdio
insuficiência cardíaca
insuficiência cardíaca congestiva
marca-passo
miocárdio
miocardite
murmúrios
nodo atrioventricular (AV)
nodo sinoatrial (SA)
palpitações
parada cardíaca
pericárdio
pericardite
prolapso da válvula mitral
ressuscitação cardiopulmonar (RCP ou CPR)
revascularização transmiocárdica a laser (RTML)
seio coronário
septo
sons lub dup
stent cardíacos
taquicardia
teste de esforço (teste de esteira ergométrica)
válvula aórtica semilunar
válvula bicúspide (mitral)
válvula pulmonar semilunar
válvula tricúspide
veias cavas
veias pulmonares
ventrículos direito e esquerdo
volume de ejeção
volume sistólico

O sistema circulatório é o sistema mais extenso do corpo humano. Se colocássemos todos os vasos sanguíneos de um indivíduo ponta a ponta, ele se estenderia a um quarto do caminho entre a Terra e a lua: uma distância de aproximadamente 96 mil quilômetros.[1]

Funções do sistema circulatório

1. O coração é a bomba que faz o sangue circular para todas as partes do corpo.
2. Artérias, veias e capilares são as estruturas que transportam o sangue do coração para as células e o levam de volta.
3. O sangue transporta oxigênio e nutrientes para as células e remove os dejetos.
4. O sistema linfático (ver Capítulo 15) devolve o excesso de líquido dos tecidos para a circulação geral e faz parte do sistema cardiovascular.

Órgãos do sistema circulatório

Os órgãos do sistema circulatório são o coração, as artérias, as veias, os capilares e o sangue.

O coração é a bomba muscular responsável pela circulação do sangue por todo o corpo.

---
1. Sherman, I.; Sherman, V. *Biology: a human approach*. New York: Oxford University Press, 1979.

O coração

O sistema de circulação do sangue é extremamente eficiente. O principal órgão responsável por essa eficiência é o coração – um músculo resistente, de construção simples e do tamanho de um punho fechado.

O coração está localizado na cavidade torácica, entre os pulmões, atrás do esterno e acima do diafragma. Embora o coração esteja localizado centralmente, o seu eixo de simetria não está alinhado na linha mediana (Figura 13-1). O ápice do coração (a ponta cônica) encontra-se sobre o diafragma e aponta para a esquerda do corpo. No ápice o batimento cardíaco é mais facilmente percebido e ouvido por meio de um **estetoscópio**.

O coração humano adulto tem quase 13 centímetros de comprimento e 9 centímetros de largura, pesando menos de meio quilograma (de 200 a 300 gramas) (Figuras 13-2 e 13-3). A importância de ter um coração saudável e em bom funcionamento é óbvia: a circulação do sangue sustenta a vida em todo o corpo. Quando o coração para de bater, a vida também para. Em outras palavras, se o sangue que irriga o cérebro cessa durante cinco segundos ou mais, o sujeito perde a consciência. Após um período de 15 a 20 segundos, os músculos se contraem convulsivamente; depois de quatro a cinco minutos sem circulação sanguínea, as células do cérebro ficam irremediavelmente danificadas.

Tente esta demonstração simples: coloque o disco de um estetoscópio sobre o ápice do seu coração. Essa é a área entre as quinta e sexta costelas, ao longo

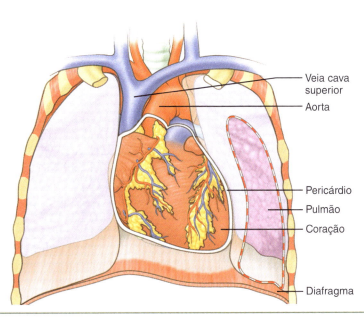

Figura 13-1 *O coração situa-se na cavidade torácica, entre os pulmões.*

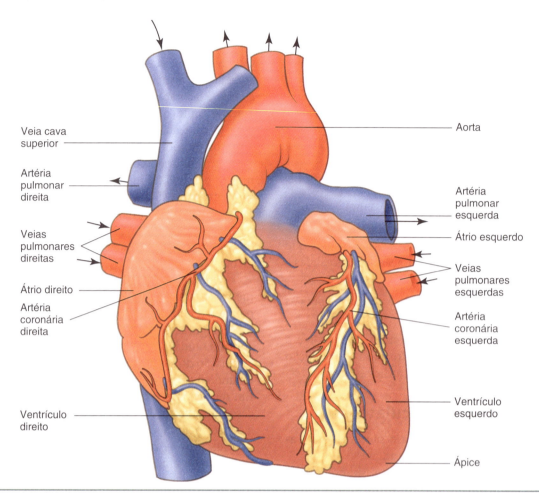

Figura 13-2 *Visão anterior externa do coração.*

de uma linha imaginária, estendendo-se do meio da clavícula esquerda. Como o batimento cardíaco pode ser tão facilmente ouvido e sentido no ápice, isso suscita a noção popular, mas incorreta, de que o coração está localizado no lado esquerdo do corpo.

O conhecimento da posição correta do coração pode fazer toda a diferença no tratamento de um **ataque cardíaco** (infarto). A **ressuscitação cardiopulmonar (RCP ou CPR)** é uma técnica salva-vidas útil em muitas situações de emergência. Isso inclui uma parada cardíaca ou um quase afogamento quando o coração para de bater. A RCP pode manter o fluxo de sangue oxigenado para o cérebro e outros órgãos vitais até que um tratamento médico mais definitivo possa restaurar um ritmo cardíaco normal. Ao revisar as recomendações anteriores, a American Heart Association declarou que todas as RCPs devem começar com compressões torácicas. Em caso de emergências médicas, deve-se primeiro chamar o 190 ou 193 e, em seguida, iniciar as compressões torácicas.

Todos os profissionais de saúde devem ter a certificação de RCP atualizada. Para o destreinado, usar o peso da parte superior do corpo e comprimir o peito para baixo em pelo menos 6 cm; empurre com força na taxa de 100 compressões por minuto (cantar a música "Reme, reme, reme seu barco" irá ajudá-lo a ritmar as compressões em 100 por minuto).

Estrutura do coração

O coração é uma bomba dupla, muscular e oca que faz circular o sangue através de vasos sanguíneos para todas as partes do corpo. Ao redor do coração há uma dupla camada de tecido fibroso chamado **pericárdio** (Figura 13-1). Entre essas duas camadas pericárdicas há um espaço preenchido com um fluido lubrificante denominado líquido pericárdico. Esse fluido impede as duas camadas de se esfregar uma contra a outra, gerando atrito. A fina camada interna que cobre o coração é o pericárdio visceral ou seroso, que também pode ser chamado **epicárdio** (camada externa do coração). A membrana externa rígida é o pericárdio parietal ou fibroso.

O tecido do músculo cardíaco ou **miocárdio** compõe a maior parte do coração (Figura 13-4). Esse

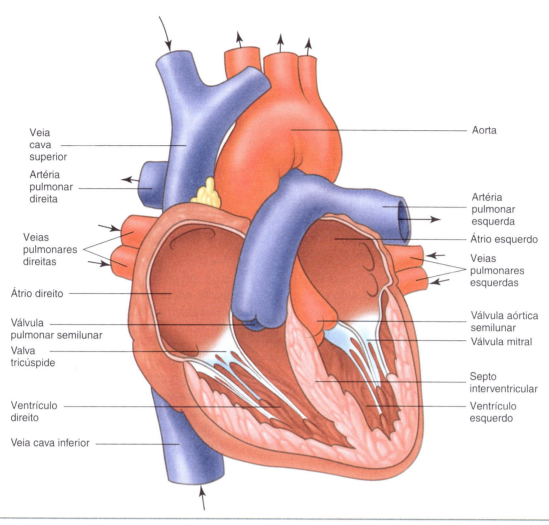

Figure 13-3 Vista anterior de uma transecção do coração.

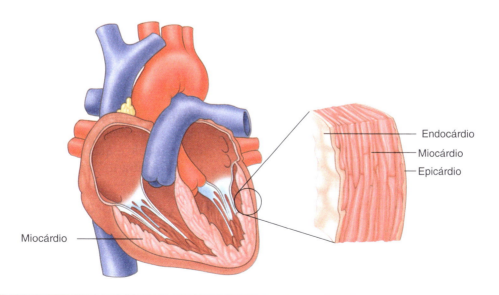

Figura 13-4 Visão simplificada dos tecidos das paredes do coração.

tecido muscular especializado é capaz de se contrair e relaxar constantemente, gerando o movimento de bombeamento necessário para manter o fluxo sanguíneo pelo corpo. O revestimento interno é um tecido liso chamado **endocárdio**, que reveste as válvulas do coração e os vasos sanguíneos, proporcionando um trânsito suave para o fluxo sanguíneo.

Uma vista frontal do coração humano revela uma parede grossa e musculosa, separando-o em duas metades: direita e esquerda. Essa partição, conhecida como **septo** interventricular, separa completamente o sangue da metade direita do sangue da metade esquerda (Figura 13-3).

As estruturas que levam o sangue para o coração e saem dele são as seguintes (Figura 13-3):

- **Veias cavas** superior e inferior – grandes vasos venosos que levam, de todas as partes do corpo,

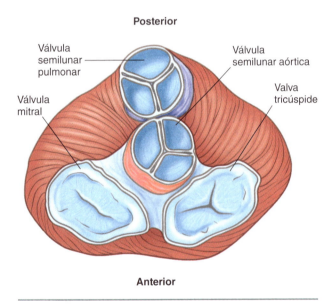

Figura 13-5 *Válvulas do coração vistas de cima, com os átrios removidos.*

o sangue desoxigenado (que tem menor quantidade de oxigênio) para o átrio direito.

- **Seio coronário** – grande canal venoso localizado na parede posterior do coração. Ele recebe sangue das veias coronárias e o esvazia no átrio direito.

- **Artéria pulmonar** – leva o sangue do ventrículo direito para os pulmões para sua oxigenação.

- **Veias pulmonares** – levam o sangue oxigenado (rico em oxigênio) dos pulmões para o átrio esquerdo.

- **Aorta** – leva o sangue do ventrículo esquerdo para o resto do corpo.

Câmaras e válvulas

O coração humano é separado pelo septo em duas metades: direita e esquerda. Por sua vez, cada metade é dividida em duas partes, gerando assim quatro câmaras. As duas câmaras superiores são chamadas átrios direito e esquerdo. O **átrio** pode ser chamado aurícula. As câmaras inferiores são os **ventrículos direito** e **esquerdo** (Figura 13-3).

O coração tem quatro válvulas que permitem o fluxo de sangue em uma única direção. Essas válvulas abrem e fecham durante a contração do coração, impedindo o refluxo do sangue (Figura 13-5).

As válvulas atrioventriculares se situam entre os átrios e os ventrículos.

- A **válvula tricúspide** está posicionada entre o átrio direito e o ventrículo direito. Essa denominação refere-se ao fato de haver três pontos de ancoramento ou cúspides. As **cordas tendíneas** são pequenas faixas fibrosas que conectam as bordas da válvula tricúspide ao músculo papilar; elas são projeções do miocárdio. Quando o ventrículo direito se contrai, o músculo papilar se contrai, puxando as cordas tendíneas para evitar a inversão da válvula tricúspide. A válvula tricúspide permite que o sangue flua do átrio direito para o ventrículo direito, mas não no sentido oposto.

- A **válvula bicúspide (mitral)** (semelhante a mitra, chapéu utilizado pelos bispos) situa-se entre o átrio esquerdo e o ventrículo esquerdo. O sangue flui do átrio esquerdo para o ventrículo esquerdo; a válvula mitral impede o refluxo do ventrículo esquerdo para o átrio esquerdo (Figuras 13-5 e 13-6).

As válvulas semilunares estão localizadas onde o sangue vai deixar o coração:

- A **válvula pulmonar semilunar** encontra-se no orifício (abertura) das artérias pulmonares. Ela permite que o sangue viaje do ventrículo direito para as artérias pulmonares direita e esquerda, e depois para os pulmões (Figuras 13-5 e 13-6).

- A **válvula aórtica semilunar** fica no orifício da aorta. Essa válvula permite que o sangue passe do ventrículo esquerdo para a aorta, mas não no sentido contrário (Figuras 13-5 e 13-6).

Circulação/fisiologia do coração

A estrutura do coração lhe permite funcionar como uma bomba dupla. (Considere que o coração tem um lado direito e um esquerdo.) Cada vez que o coração bate, duas funções principais são realizadas (Figura 13-6):

- *Coração direito* — O sangue (desoxigenado) flui para dentro do coração a partir das veias cavas superior e inferior para o átrio direito, para a válvula tricúspide e para o ventrículo direito através das válvulas pulmonares semilunares e para as artérias pulmonares direita e esquerda, que levam o sangue para os pulmões a fim de que possa ser oxigenado.

- *Coração esquerdo* — O sangue (oxigenado) flui para o coração dos pulmões por meio das veias pulmonares, para o átrio esquerdo através da válvula bicúspide (mitral), e para o ventrículo esquerdo através da válvula semilunar aórtica e da aorta para a circulação geral.

Às vezes, é difícil imaginar essa noção de duas ações de bombeamento ocorrendo ao mesmo tempo. Cada vez que os ventrículos se contraem, o sangue sai do ventrículo direito para os pulmões, e o sangue sai do ventrículo esquerdo para a aorta.

Frequência cardíaca e débito cardíaco

Quando um indivíduo está em repouso, o coração bate entre 72 e 80 vezes por minuto. A cada batida, entre 60 e 80 mL de sangue são ejetados dos ventrículos. Isso é conhecido como o **volume sistólico** (ou **volume de ejeção**). O **débito cardíaco** é o volume total de sangue ejetado do coração por minuto:

$$\text{Volume de ejeção} \times \text{Batimentos} = \text{Débito cardíaco}$$
$$60 \text{ mL} \times 80 = 4.800 \text{ mL/minuto}$$

O corpo de um adulto contém em média cerca de 5.000 mL de sangue. Isso significa que todo o sangue é bombeado pelo coração cerca de uma vez a cada minuto. O exercício físico eleva o débito cardíaco, pois a frequência cardíaca é aumentada. Durante o exercício, os músculos recebem cerca de 60% do débito cardíaco. Em repouso, os músculos recebem apenas 27% do débito cardíaco.

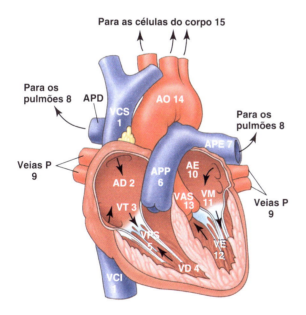

1. O sangue atinge o coração através das veias cavas superior (VCS) e inferior (VCI).
2. Para o átrio direito (AD).
3. Para a válvula tricúspide (VT).
4. Para o ventrículo direito (VD).
5. Para a válvula pulmonar (semilunar) (VPS).
6. Para a artéria pulmonar principal (APP).
7. Para as artérias pulmonares esquerda (APE) e direita (APD).
8. Para os pulmões – o sangue recebe O_2.
9. Dos pulmões para as veias pulmonares (VP).
10. Para o átrio esquerdo (AE).
11. Para a válvula mitral (bicúspide) (VM).
12. Para o ventrículo esquerdo (VE).
13. Para a válvula aórtica (semilunar) (VAS).
14. Para a aorta (a maior artéria do corpo) (AO).
15. O sangue oxigenado vai, então, para todas as células do corpo.

Figura 13-6 *Fisiologia do coração.*

Fornecimento de sangue para o coração

O coração recebe seu suprimento sanguíneo da artéria coronária, que se ramifica em artérias coronárias direita e esquerda. (Uma discussão mais avançada sobre esse assunto pode ser encontrada no Capítulo 14.)

Sons do coração (bulhas)

O médico escuta em locais específicos da parede torácica para ouvir o funcionamento do coração. Durante o ciclo cardíaco, as válvulas fazem barulho quando fecham. Esses são conhecidos como **bulhas**. O som é ouvido e produzido pelo fechamento de válvulas (tricúspide e bicúspide) entre os átrios e os ventrículos é denominado primeira bulha cardíaca (B_1). O médico se refere a ele como o som B_1. É ouvido mais alto no ápice do coração.

O segundo som ouvido, mais curto e mais agudo e causado pela válvula semilunar na aorta e pelo fechamento da artéria pulmonar principal. O médico se refere a ele como o som B_2 ou segunda bulha cardíaca.

Sistema de condução do coração
Contrações

Um coração removido do corpo continua a bater ritmicamente, o que demostra que o batimento cardíaco é gerado no próprio músculo do coração. A frequência cardíaca é afetada pelos sistemas endócrino e nervoso. Impulsos do sistema nervoso simpático podem acelerar o ritmo cardíaco, e os do sistema parassimpático podem freá-lo. O hormônio da tireoide também afeta o ritmo cardíaco.

O controle das contrações do músculo cardíaco é feito por um grupo de células de condução localizado na abertura da veia cava superior, no átrio direito. Essas células são conhecidas como **nodo sinoatrial (SA)** ou **marca-passo**. O nodo SA envia um impulso elétrico que inicia e regula o coração. O impulso se espalha ao longo dos átrios, provocando sua depolarização e contração. Isso faz que o sangue flua da câmara atrial superior para as aberturas atrioventriculares. Finalmente, o impulso elétrico atinge o **nodo atrioventricular (AV)**, outro grupo de células condutoras localizado entre os átrios e os ventrículos.

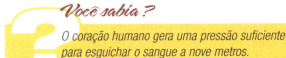

Você sabia?
O coração humano gera uma pressão suficiente para esguichar o sangue a nove metros.

A partir do nodo AV, o impulso elétrico é transmitido para fibras condutoras do septo. Essas fibras condutoras são conhecidas como **feixe atrioventricular** ou **feixe de His**. Esse feixe se divide em ramos direito e esquerdo; cada ramo subdivide-se em uma fina rede de ramificações que se espalham pelos ventrículos, chamada rede de Purkinje. O impulso elétrico se propaga ao longo das **fibras de Purkinje** até os ventrículos, provocando sua contração. O coração, então, descansa brevemente (repolariza-se). Ver Figura 13-7.

A ação combinada dos nodos SA e AV é fundamental para o ciclo cardíaco. O ciclo cardíaco é

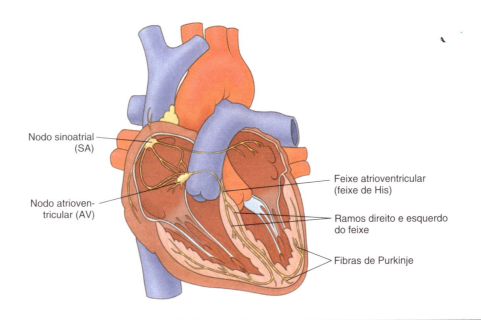

Figura 13-7 *Um impulso elétrico do nodo SA se propaga até o nodo AV e provoca a contração do ventrículo.*

composto por um batimento cardíaco completo, com as contrações atrial e ventricular:

1. O nodo SA estimula a contração de ambos os átrios. O sangue flui dos átrios para os ventrículos através das válvulas mitral e tricúspide abertas. Ao mesmo tempo, os ventrículos estão relaxados, permitindo que se encham com sangue. Nesse ponto, como as válvulas semilunares estão fechadas, o sangue não pode entrar na artéria pulmonar principal nem na aorta.

2. O nodo AV estimula a contração de ambos os ventrículos, bombeando o sangue dos ventrículos para a artéria pulmonar e para a aorta através das válvulas semilunares, que agora estão abertas. Nesse ponto, os átrios estão relaxados, e as válvulas mitral e tricúspide fechadas.

3. Os ventrículos se relaxam; as válvulas semilunares são fechadas para evitar o refluxo do sangue para os ventrículos. O coração descansa brevemente (repolarização). O ciclo recomeça com o sinal do nodo SA.

Essa ação do coração é conhecida como ciclo cardíaco e representa um batimento cardíaco. Cada ciclo cardíaco leva 0,8 segundo. O ritmo médio do coração é entre 72 e 80 batimentos por minuto.

Eletrocardiograma (ECG)

O **eletrocardiograma (ECG)** é um dispositivo usado para registrar a atividade elétrica do coração, que provoca a contração (sístole) e o relaxamento (diástole) dos átrios e ventrículos, durante o ciclo cardíaco.

A linha de base do ECG é a linha plana que separa as várias ondas. Está presente quando não há nenhum fluxo ocorrendo no coração. As ondas se desviam para cima, sendo chamadas *deflexões positivas*, ou para baixo, sendo chamadas de *deflexões negativas*. As ondas P, QRS e T registradas pelo ECG representam a despolarização (contração) e a repolarização (relaxamento) das células do miocárdio. A onda P representa a despolarização atrial; QRS representa a despolarização ventricular; e a onda T representa a repolarização ventricular. Observando o tamanho, a forma e localização de cada onda, o médico pode analisar e interpretar a condução de eletricidade através das células cardíacas, o ritmo do coração e a saúde geral do coração (Figura 13-8).

Prevenção de doença cardíaca

Nos Estados Unidos, as doenças cardíacas representam a principal causa de morte de mulheres e homens. A doença coronariana é o principal tipo de doença cardíaca. Fatores de risco para doenças cardíacas incluem

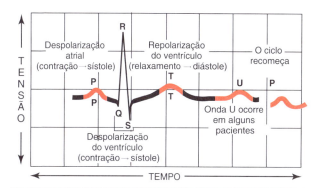

Figura 13-8 *Leitura de um ECG.*

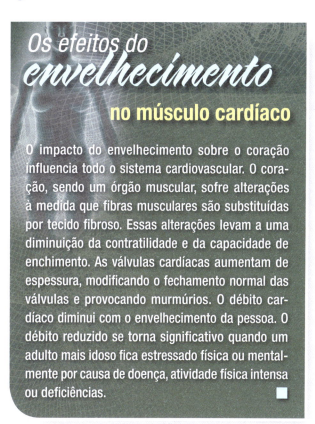

histórico familiar, pressão arterial alta, colesterol alto, diabetes, tabagismo atual, inatividade física e obesidade. Vejamos a seguir medidas para reduzir o risco de doenças cardíacas ou preveni-las:

1. Prevenir e controlar altos níveis sanguíneos de colesterol e triglicérides. O nível de lipoproteína de uma pessoa é um dos determinantes do transporte das gorduras pelo corpo. Duas importantes lipoproteínas são a lipoproteína de muito baixa densidade (*very low density lipoprotein* – VLDL) e a lipoproteína de baixa densidade (*low density lipoprotein* – LDL). A LDL transporta o colesterol recém-formado do fígado para outros tecidos do corpo, está relacionada ao estreitamento inicial

das artérias (aterosclerose) e tem geralmente poucos triglicérides. A VLDL é responsável pela movimentação de gorduras e do colesterol pelo sangue. A VLDL contém quantidades elevadas de triglicerídeos e uma menor quantidade de colesterol. A lipoproteína de alta densidade (*high density lipoprotein* – HDL) é chamada de "bom" colesterol, porque ajuda a combater o acúmulo de gordura nas paredes das artérias. Ela realiza isso captando as gorduras depositadas e transportando-as para sua eliminação no fígado. Os triglicerídeos são outra forma de gordura, e altos níveis de triglicérides aumentam o risco de doença coronariana.

Os níveis desejáveis para as pessoas com ou sem doença cardíaca são:

- Colesterol total – menos de 150 mg/dL (dL significa decilitro, que é uma unidade de medida de volume utilizada no sistema métrico; é igual a um décimo de um litro).
- Lipoproteína de baixa densidade (LDL) – menos de 100 mg/dL.
- Lipoproteína de muito baixa densidade (VLDL) – de 5 a 30 mg/dL.
- Lipoproteína de alta densidade (HDL) – 40 mg/dL ou superior.
- Triglicerídeos – menos de 150 mg/dL.

Medicamentos denominados estatinas (por exemplo, Lipitor, Crestor, Zocor) abaixam os níveis de colesterol no sangue. Essas drogas bloqueiam a enzima do fígado necessária para fabricar o

Destaques médicos 13-1

EXAMES DIAGNÓSTICOS PARA O CORAÇÃO

EXAMES NÃO INVASIVOS

A expressão não invasivo significa realizado sem cirurgia e sem nenhum instrumento inserido no corpo.

Angiografia – raio X que usa um corante injetado nas artérias coronárias para estudar a circulação do sangue através das artérias. Esse exame é realizado frequentemente com um exame de cateterismo cardíaco.

Ressonância magnética cardíaca – utilizam-se ondas de rádio e um forte campo magnético para fornecer imagens muito nítidas e detalhadas do tamanho e da espessura das câmaras. As imagens podem determinar a extensão do dano causado por um ataque cardíaco ou uma doença cardíaca progressiva.

Escore de cálcio e angiotomografia coronariana – exame realizado em uma máquina de tomografia computadorizada que pode ajudar a avaliar o risco de doença cardíaca. É capaz de detectar placas calcificadas nas artérias do coração.

Ecocardiografia – procedimento de ultrassom usado para avaliar as estruturas e os movimentos do coração.

Eletrocardiograma (ECG) – ver, neste capítulo, informações mencionadas anteriormente.

Teste de esforço (teste de esteira ergométrica) – realizado enquanto o paciente caminha sobre uma esteira para verificar se o exercício provoca alterações no ECG.

Monitor Holter – máquina de ECG portátil, com bateria, usada pelo paciente para gravar o ECG durante um período de 24 a 48 horas. No final do período, o monitor é devolvido para o consultório médico onde a fita é lida e analisada.

Ventriculografia radioisotópica (multiple gated acquisition scan – Muga) – exame que avalia os ventrículos direito e esquerdo. É realizado com uma amostra de sangue do paciente na qual um marcador radioativo é fixado às hemácias. Essas hemácias marcadas são reinjetadas na corrente sanguínea do paciente. O paciente é submetido a uma varredura por uma câmera especial que detecta baixos níveis de radiação emitidos pelas hemácias. Como as hemácias se movimentam

Continua

Continuação

através do coração, elas produzem uma imagem dinâmica do coração batendo e de suas câmaras.

Cintilografia de perfusão miocárdica – tipo especializado de **teste de estresse** (teste ergométrico) ou farmacológico. Esse teste utiliza o tálio ou a Cardiolite®, substâncias radioativas (tecnécio) que são injetadas na corrente sanguínea uma vez atingido o nível máximo de exercício. A substância radioativa distribui-se por todo o músculo cardíaco proporcionalmente ao fluxo sanguíneo recebido pelo músculo. Uma imagem do coração, então, é capturada com uma câmera especial que pode "ver" o tálio/a Cardiolite. Se uma das artérias coronárias estiver bloqueada, menos tálio (ou Cardiolite) será acumulado no músculo alimentado pela artéria obstruída.

TESTES INVASIVOS

Cateterismo cardíaco – envolve a inserção de um cateter, geralmente na veia ou artéria femoral. O cateter é inserido até a câmara cardíaca (Figura 13-9). Um corante é injetado e imagens são capturadas enquanto o fluido se movimenta através das câmaras. O paciente pode sentir calor ou rubor enquanto o corante circula, o que dura apenas alguns segundos. Esse teste determina a condição de irrigação (permeabilidade, abertura) dos vasos sanguíneos coronários, bem como a eficiência das estruturas do coração.

Ultrassom intravascular coronariano (intravascular coronary ultrasound – Ivus) – combinação de ecocardiografia e cateterismo cardíaco. O Ivus utiliza ondas sonoras para produzir uma imagem das artérias coronárias e ver seu estado. As ondas sonoras são enviadas através de um cateter que é inserido em uma artéria até o coração. Isso permite ao médico ver os vasos sanguíneos por dentro. Geralmente é realizado ao mesmo tempo que é feita uma angioplastia.

Ecocardiografia transesofágica (TEE) – técnica invasiva que é executada colocando-se uma sonda no esôfago para medir as ondas sonoras. O procedimento TEE fornece uma visão mais precisa das válvulas do coração e das câmaras, sem interferência dos pulmões ou das costelas.

É imprescindível que os profissionais de saúde questionem os pacientes que devem receber qualquer tipo de corante sobre alergia a qualquer substância, especialmente a peixes.

EXAMES DE SANGUE

Exames de sangue são importantes para diagnosticar uma doença cardíaca, identificar fatores de risco, detectar a ocorrência de um ataque cardíaco e medir a extensão do dano ao coração.

Gasometria arterial – mede a quantidade de oxigênio no sangue (deve ser alta) e a quantidade de dióxido de carbono (deve ser baixa).

Peptídeo natriurético do tipo B (B-type natriuretic peptide – BNP) – mede o nível do peptídeo natriurético do tipo B, uma proteína que é produzida pelo coração e pelos vasos sanguíneos para eliminar os fluidos corporais. Sabe-se que o BNP aumenta em caso de ataque cardíaco ou angina.

Troponina T cardíaca – proteína que geralmente é encontrada apenas nas células do coração, mas liberada no sangue após um ataque cardíaco, em um prazo de 8 a 12 horas. Os pacientes são monitorados em intervalos regulares durante esse período para ver se o nível dessa proteína está aumentando. Pacientes com níveis elevados podem ter sofrido danos cardíacos.

Proteína C reativa – produzida no fígado em resposta a infecção e inflamação. O nível de baixo risco para o desenvolvimento de doenças cardíacas é inferior a 1 mg/L; o nível de risco médio varia de 1 a 3 mg/L; e o nível de alto risco é acima de 3 mg/L. Pode indicar doença cardíaca, em conjunto com outros achados.

Painel de lipídios – mede os níveis de colesterol, LDL, VLDL, HDL e triglicérides.

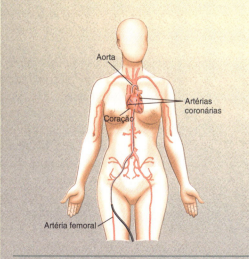

Figura 13-9 *Cateterismo cardíaco.*

colesterol, o que diminui o colesterol no fígado e promove a remoção do colesterol do sangue.

2. Prevenir e controlar a pressão arterial com mudanças de estilo de vida, como reduzir o estresse e tomar medicação se necessário.
3. Prevenir e controlar o diabetes por meio de perda de peso e exercício regular.
4. Não consumir tabaco.
5. Moderar o consumo de álcool: não mais que dois drinques por dia para homens e um por dia para mulheres.
6. Manter um peso saudável: o índice de massa corporal deve ficar entre 18 e 24,9.
7. Praticar regularmente exercício físico: 30 minutos na maioria dos dias da semana.
8. Adotar dieta adequada: comer muitas frutas e vegetais frescos, diminuir a ingestão de sal e comer menos alimentos ricos em gorduras saturadas.

Doenças do coração

As principais causas de morte são doenças cardiovasculares. Os sintomas comuns de doenças cardíacas são os seguintes:

- **Arritmia** – termo usado para abordar qualquer alteração ou desvio do ritmo normal do coração.
- **Bradicardia** – termo usado para a diminuição da frequência cardíaca (menos de 60 batimentos por minuto).
- **Taquicardia** – termo usado para aceleração do ritmo cardíaco (mais de 100 batidas por minuto).
- **Murmúrios** – indicam algum defeito nas válvulas do coração. Quando as válvulas não se fecham corretamente, ocorre um borbulhamento ou som de assobio. Sopros cardíacos podem ser classificados de acordo com a válvula que está sendo afetada ou com o ciclo cardíaco do coração: se o sopro ocorre quando o coração está se contraindo, é denominado sopro sistólico; se o coração está em repouso, é chamado de sopro diastólico. Um procedimento cirúrgico pode ser realizado para substituir uma válvula com defeito.
- **Prolapso da válvula mitral** – é uma condição em que a válvula entre o átrio esquerdo e o ventrículo esquerdo não fecha perfeitamente. Acredita-se que os sintomas se apresentam como uma resposta ao estresse. Esses sintomas incluem fadiga, **palpitações** (sente o coração como se estivesse correndo), dor de cabeça, dor no peito

e ansiedade. Os sintomas podem ser aliviados com exercício, limitação da ingestão de açúcar e cafeína, ingestão adequada de líquidos e técnicas de relaxamento.

Doenças da artéria coronária

A **doença arterial coronariana (DAC)** é um estreitamento das artérias coronárias que fornecem o oxigênio e o sangue repleto de nutrientes para o músculo cardíaco. O estreitamento resulta geralmente do acúmulo de placas nas paredes das artérias (aterosclerose). Se a artéria estiver completamente bloqueada, poderá ocorrer um infarto do miocárdio. Para evitar a doença arterial coronariana, uma pessoa deve parar de fumar, aumentar o exercício e reduzir os níveis de colesterol. A angina é um dos mais importantes sintomas dessa doença.

A **angina pectoris** – ou angina de peito – é uma dor no peito que surge quando o coração não recebe oxigênio suficiente. Não é uma doença em si, mas um sintoma de um problema subjacente com a circulação coronária. A dor no peito irradia da área precordial para o ombro esquerdo e desce para o braço ao longo do nervo ulnar. Mulheres com angina podem ter sintomas "atípicos". Muitas mulheres relatam uma sensação quente ou ardor ou mesmo sensibilidade ao serem tocadas nas costas, nos ombros, nos braços ou na mandíbula. Muitas vezes elas não têm nenhum desconforto no peito. Vítimas muitas vezes têm sensação de morte iminente. A angina pectoris ocorre de repente e pode ser causada por estresse ou exaustão física. O procedimento imediato é chamar o 190, deitar-se e mastigar uma aspirina. Em outros casos de angina, a pessoa pode ser tratada com nitroglicerina sublingual, que ajuda a dilatar as artérias coronárias.

O **infarto do miocárdio** é comumente conhecido como "IM" ou "ataque cardíaco" e é causado por falta de suprimento sanguíneo para o miocárdio. Esse tipo de infarto pode ser decorrente do bloqueio da artéria coronária por um coágulo de sangue, de um estreitamento da artéria coronária, resultando de arteriosclerose (perda de elasticidade e do espessamento da parede), ou aterosclerose (causada pelo acúmulo de placa nas paredes arteriais) (Figura 13-10). O músculo cardíaco se danifica com a falta de suprimento sanguíneo. A quantidade de tecido afetado depende da área do coração afetada pela falta de sangue. O sintoma mais comum é dor aguda e intensa, com sensação de esmagamento no peito, que irradia para o ombro esquerdo, o braço, o pescoço e a mandíbula. Os pacientes também podem se queixar de náusea, transpiração aumentada, fadiga e **dispneia** (dificuldade em respirar). Os infartos do miocárdio tendem a apresentar diferenças nas mulheres. Mulheres e alguns pacientes diabéticos frequentemente não sofrem dor no peito; esses casos são chamados de IMs "silenciosos".

A mortalidade é maior quando o tratamento é adiado. Portanto, uma assistência médica imediata é crítica. As arritmias são a principal causa de morte nas primeiras horas após um ataque cardíaco. As arritmias podem ser tratadas com medicação ou cardioversão (desfibrilador). Substâncias que diluem o sangue são administradas por via intravenosa durante as primeiras 12 horas. O tratamento consiste em repouso, oxigênio e medicamentos. Morfina ou Demerol são administrados para aliviar a dor; drogas como o ativador do plasminogênio tecidual (tPA) são usadas para dissolver o coágulo de sangue, e medicamentos **cardiotônicos**, como digitálicos, são utilizados para frear e fortalecer o batimento cardíaco. Há outros medicamentos, como

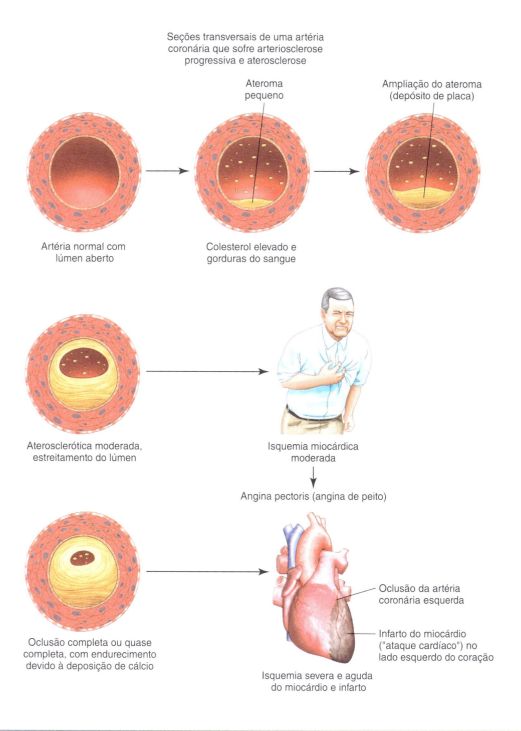

Figura 13-10 *Aterosclerose progressiva.*

vasodilatadores, betabloqueadores ou diuréticos (que reduzem a quantidade de líquido no corpo). Uma terapia anticoagulante pode ser usada para prevenir a formação de mais coágulos. Uma angioplastia cirúrgica ou um *bypass* também podem ser necessários.

Doenças infecciosas do coração

Bactérias ou vírus são causas frequentes de doenças infecciosas do coração. Algumas das condições apresentadas a seguir podem ser tratadas com terapia antibiótica.

- **Pericardite** é uma inflamação da membrana externa que reveste o coração. Esse tipo de inflamação gera um acúmulo de líquido no saco pericárdico, o que restringe a contração do coração, reduzindo sua capacidade de bombear o sangue por todo o corpo. O sintoma mais comum é uma pontada aguda no peito, percebida atrás do esterno ou no lado esquerdo do peito. Essa dor pode progredir até o ombro esquerdo e pescoço. Os outros sintomas são tosse, dispneia, pulso rápido e febre.

- **Miocardite** é uma inflamação do músculo cardíaco. Os sintomas podem ser os mesmos da pericardite.

- **Endocardite** é uma inflamação da membrana que reveste internamente o coração e as válvulas. Isso provoca a formação de focos de infecção no endocárdio, que podem levar ao desenvolvimento de um coágulo sanguíneo (trombo) fatal.

- **Doença cardíaca reumática** pode ser resultado de frequentes infecções da garganta por estreptococos durante a infância. Tais infecções podem levar à febre reumática. Os anticorpos que se formam para proteger a criança do estreptococo da garganta ou da febre reumática podem atacar o revestimento do coração, especialmente as válvulas bicúspide ou mitral. A válvula torna-se inflamada e pode ficar danificada, o que leva ao seu estreitamento. A válvula mitral fica então incapaz de fechar corretamente, o que interfere no fluxo sanguíneo do átrio esquerdo para o ventrículo esquerdo. É muito importante que as crianças que sofrem infecções estreptocócicas sejam tratadas com terapia antibiótica.

Insuficiência cardíaca

Uma **insuficiência cardíaca** ocorre quando os ventrículos do coração são incapazes de se contrair eficazmente e o sangue estagna no coração. Sintomas diferentes podem surgir, dependendo do ventrículo que não bate corretamente. Se o ventrículo esquerdo falhar, ocorrerá dispneia; se o ventrículo direito falhar, ocorrerá um ingurgitamento dos órgãos com sangue venoso, bem como **edema** (excesso de líquido nos tecidos) e **ascite** (acúmulo anormal de líquido seroso na cavidade abdominal). Outros sintomas são congestão pulmonar e tosse.

Insuficiência cardíaca congestiva

Uma **insuficiência cardíaca congestiva** é semelhante a uma insuficiência cardíaca. Na insuficiência do lado esquerdo, o líquido se acumula nos pulmões e o sangue entope os vasos pulmonares; isso é conhecido como edema pulmonar. Na insuficiência do lado direito, o fluido acumula-se por todo o corpo. Por causa da pressão da gravidade, o edema é evidenciado nas pernas e nos pés. O tratamento consiste em cardiotônicos e diuréticos. Há outras drogas que se mostraram úteis no tratamento desse tipo de insuficiência, como os inibidores da enzima de conversão da angiotensina (Ieca) – vasodilatadores que abaixam a pressão arterial e melhoram o fluxo sanguíneo – e betabloqueadores, que desaceleram o coração e reduzem a pressão arterial.

Defeitos de condução/ritmo

Um **defeito de condução** ou de ritmo ocorre quando o sistema de condução do coração é afetado.

- **Bloqueio cardíaco** é a interrupção das mensagens entre os nodos AV e SA. Padrões anormais aparecem no eletrocardiógrafo. Um *bloqueio cardíaco de primeiro grau* se caracteriza por um atraso momentâneo no nodo AV, antes que o impulso seja transmitido para os ventrículos. Um *bloqueio cardíaco de segundo grau* pode acontecer de duas formas. Uma delas acontece em ciclos de impulsos atrasados até que o nodo SA falha em se propagar até o nodo AV e retorna para um estado quase normal. A segunda forma é caracterizada por um padrão no qual apenas cada segundo, terceiro ou quarto impulso é conduzido até os ventrículos. Um *bloqueio de terceiro grau* é conhecido como "bloqueio completo". Nenhum impulso é transmitido pelo marca-passo. Como o coração é essencial à vida, existe um mecanismo interno de segurança. Os átrios continuam a bater em 72 batidas por minuto, enquanto os ventrículos se contraem de forma independente em cerca de metade do ritmo atrial. Essa ação é suficiente para sustentar a vida, mas resulta em uma diminuição severa no débito cardíaco. Defeitos de condução podem ser tratados com medicamentos e/ou uso de um marca-passo artificial.

13-1 Perfil de carreira
Técnicos e paramédicos de emergência médica

Técnicos de emergência médica (TEMs) e paramédicos respondem às emergências médicas. Ao chegarem ao local do acidente, eles determinam a natureza e a gravidade da condição do paciente. Também tentam determinar se o paciente tem um problema de saúde preexistente. Com base em procedimentos rigorosos, administram os cuidados emergenciais adequados e, em seguida, transportam o paciente para uma instalação médica. Em casos complicados, os paramédicos que atuam no campo recebem, via rádio ou telefone, orientações de um médico.

Os TEMs podem utilizar equipamentos especiais, como desfibriladores. As responsabilidades específicas dos técnicos em serviços de urgência e emergências dependem de seu nível de qualificação e de formação. No Brasil, na maioria dos casos, os TEMs são técnicos em enfermagem – com habilitação em técnica em enfermagem ou bacharelado em enfermagem – que cursaram também uma especialização técnica em emergências, oferecida por um curso credenciado pelo Ministério da Educação (MEC).[2] De acordo com a instituição de ensino e o estado, o curso pode receber nomes diversos e ter a grade curricular ligeiramente diferente: emergência, emergência médica, urgência e emergência médica ou mesmo especialização em enfermagem de pronto-socorro.

Os TEMs e paramédicos trabalham tanto em locais fechados quanto ao ar livre, em todos os tipos de clima. Eles são obrigados a fazer esforços consideráveis de carregar, ajoelhar-se e outros trabalhos pesados. (A certificação e um treinamento formal são necessários em todos os estados norte-americanos para se tornar um TEM ou paramédico.) As perspectivas de emprego são boas – a demanda deve crescer mais rápido do que para a média de outras profissões.

2. Por exemplo, pelo Senac (http://www.rj.senac.br/cursos/saude/especializacao-tecnica-em-enfermagem-em-servicos-de-urgencia-e-emergencia) ou pela rede de escolas técnicas do Sistema Único de Saúde (SUS) (http://www.retsus.fiocruz.br/cursos/pos-tecnico/especializacao-tecnica-em-urgencia-e-emergencia)(N. T. T.).

- **Contrações prematuras** referem-se a um transtorno de arritmia que ocorre quando uma área do coração conhecida como marca-passo ectópico (em lugar anormal, não sendo o nodo SA) dispara e estimula a contração do miocárdio. São três tipos definidos pela sua localização: atrial, ventricular ou juncional. Contrações prematuras geralmente não têm significado clínico e são causadas por estresse, cafeína ou fadiga.

- **Fibrilação atrial** ocorre quando os impulsos anormais dos átrios bombardeiam o nodo AV. Esse nodo impede que muitos dos sinais adicionais atinjam os ventrículos, mas alguns superam esse bloqueio. Essa ação faz que os ventrículos batam mais rápido, e a pessoa pode sofrer taquicardia. O tratamento consiste em medicação para prevenir coágulos sanguíneos e em cardioversão para restabelecer o ritmo cardíaco. Se nenhuma melhora é observada, realiza-se um procedimento denominado ablação por radiofrequência. Um cateter é inserido pela virilha até o coração e usado para queimar áreas do tecido entre os átrios. Isso gera uma cicatrização do tecido que interrompe os batimentos cardíacos irregulares. A ablação por radiofrequência pode parar tal fibrilação atrial por cerca de um ano.

- **Contrações ventriculares prematuras (CVPs)** se originam nos ventrículos e causam contrações que antecipam a próxima batida esperada. Elas podem ser benignas ou mortais (fibrilação ventricular). Se frequentes (de cinco a seis por minuto) ou em pares, elas podem exigir uma intervenção imediata para diminuir a irritabilidade do músculo cardíaco e manter o débito cardíaco.

- Na **fibrilação ventricular**, o ritmo é rompido e as fibras musculares se contraem ao acaso, sem coordenação. Isso resulta em uma ação ineficaz do coração e é uma condição de morte. Um dispositivo elétrico chamado **desfibrilador** é usado para aplicar uma forte corrente elétrica através do coração do paciente, por meio de eletrodos em pás, aplicados na pele do peito nu. O choque interfere na ação descoordenada e procura chocar o nodo SA para que este possa retomar o controle.

Tipos de cirurgia cardíaca

Angioplastia – ou **cirurgia de balão** – é um procedimento que ajuda a abrir os vasos entupidos. Introduz-se um pequeno balão desinflado na artéria coronária, e, ao atingir a área bloqueada, ele é inflado. O balão é, então, aberto e fechado algumas vezes, até que o elemento bloqueador seja empurrado contra a parede arterial e a região seja desentupida. O balão é, então, desinflado e removido (Figura 13-11).

Stents cardíacos são minúsculos dispositivos de aço inoxidável, em formato de rede, que mantêm as artérias abertas depois de uma angioplastia (Figura 13-12). Quase 25% dos pacientes que receberam *stents* desenvolveram uma reestenose, na qual uma cicatriz tecidual ou outra obstrução se forma dentro do *stent* e entope novamente a artéria. Para prevenir a reestenose, utilizam-se *stents* revestidos de drogas. Os fármacos utilizados com êxito inibem o crescimento de tecido na artéria. Mas esses *stents* revestidos de drogas podem promover a formação de coágulos de sangue.

Bypass **coronário** é um procedimento cirúrgico cujo propósito é realizar um desvio capaz de fazer o fornecimento de sangue contornar a área bloqueada de uma artéria coronária (Figura 13-13). Um vaso saudável, geralmente extraído de artéria mamária ou da veia safena, é usado para essa finalidade. O vaso sanguíneo é inserido antes da área bloqueada e fornece uma rota alternativa para o aporte de sangue ao miocárdio.

A **revascularização transmiocárdica a** *laser* **(RTML)** consiste no uso de *lasers* para produzir orifícios no músculo cardíaco a fim de melhorar o fluxo sanguíneo. Esse procedimento beneficia os pacientes que não são candidatos à cirurgia de *bypass* ou angioplastia. O instrumento de *laser* é colocado sobre o músculo cardíaco, ao redor de uma artéria bloqueada, e raios são projetados no músculo cardíaco. A energia do *laser* cria minúsculos poros (de quase 1 mm de diâmetro) através da parede do coração, abrindo acessos à câmara cheia de sangue. A parte externa do poro cura em alguns minutos, mas o canal assim criado permanece. Esse novo canal permite que o sangue da câmara cardíaca atinja o músculo cardíaco. O trauma causado pelo feixe de *laser* também estimula o crescimento de novos vasos sanguíneos. O efeito pleno da RTML não ocorre antes de duas semanas a seis meses após a cirurgia.

Transplantes de coração

Um transplante de coração é necessário quando o coração do indivíduo não pode mais funcionar corretamente. Isso acontece quando alguém já sofreu

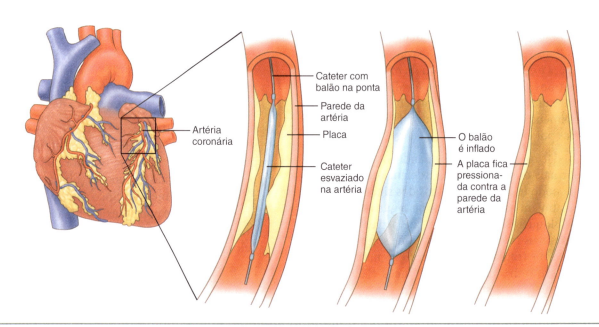

Figura 13-11 *Angioplastia com balão é um procedimento realizado para reabrir uma artéria coronária obstruída.*

repetidos ataques cardíacos com danos irreparáveis no músculo cardíaco, nas válvulas ou nos vasos sanguíneos que levam o sangue do coração ou para ele. Ocasionalmente, um bebê ou uma criança pode precisar de um transplante de coração por causa de uma malformação cardíaca congênita (presente no nascimento).

No entanto, sempre surgem problemas, mesmo depois do mais "bem-sucedido" transplante de coração. Tais problemas envolvem histocompatibilidade (correspondência dos tipos teciduais) e rejeição de órgãos.

As ciências médicas têm neutralizado a questão da rejeição de órgãos pelo desenvolvimento de produtos químicos chamados imunossupressores. Mas suprimir o sistema imunológico do paciente de forma indefinida não é medicamente certo, pois ele será mais suscetível a doenças e infecções.

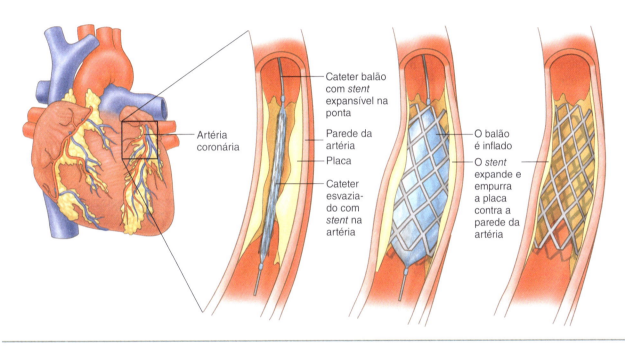

Figura 13-12   Um stent é colocado para manter as artérias abertas depois de uma angioplastia e impedir reestenose.

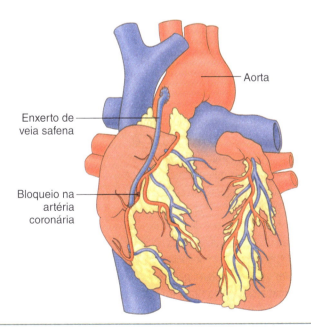

Figura 13-13   A cirurgia de bypass da artéria coronária fornece um desvio (ou bypass) para permitir que o sangue contorne uma artéria bloqueada.

Perfil de carreira

13-2

Tecnólogos e técnicos cardiovasculares/técnicos de ECG

Tecnodologos e técnicos cardiovasculares auxiliam os médicos no diagnodostico e tratamento das doenças vasculares cardíacas e periféricas. Técnicos cardiovasculares também são conhecidos como *técnicos de ECG*, pois realizam eletrocardiogramas. Técnicos mais qualificados podem também realizar o monitoramento por Holter e testes de esforço. Tecnodologos cardiovasculares especializados em procedimentos de cateterismo cardíaco são chamados *tecnodologos em cardiologia*.

A formação para preparar um técnico de ECG, de Holter e teste de esforço requer geralmente um programa de certificação de um ano. A formação de tecnodologos em cardiologia requer um programa de dois anos dedicado a disciplinas centrais e à prática clínica. As perspectivas de emprego para tecnodologos em cardiologia são excelentes. No entanto, as perspectivas de emprego para os tecnodologos cardiovasculares não são tão boas, porque enfermeiros e outros profissionais podem ser treinados para fazer procedimentos como ECGs e teste de esforço.

Destaques médicos

13-2

MARCA-PASSOS, DESFIBRILADORES E BOMBAS CARDÍACAS

MARCA-PASSO

Um **marca-passo** é um dispositivo eletrônico implantado cirurgicamente, alimentado por pilhas, que envia impulsos elétricos para regular o ritmo cardíaco (Figura 13-14). Os marca-passos têm duas partes principais: gerador e contatos. A vida útil da bateria varia de cinco a dez anos. A pista condutora é um cabo flexível e isolado. A maioria dos marca-passos usa duas pistas. Uma extremidade de cada fio condutor é ligada ao gerador, e as outras são conectadas ao átrio direito e ao ventrículo direito. Esses cabos transmitem os impulsos elétricos para prevenir que o ritmo cardíaco caia demais. Eles também mantêm a coordenação entre o átrio e o ventrículo. Os dois tipos de marca-passo são "sob demanda" ou "de ritmo fixo". O marca-passo "sob demanda" envia sinais elétricos ao coração somente quando a frequência cardíaca cai abaixo de um valor predeterminado ou pula uma batida. O marca-passo "de ritmo fixo" envia impulsos elétricos a um ritmo constante, que não responde à atividade do coração.

A **terapia de ressincronização cardíaca (TRC)** usa um tipo especializado de marca-passo para ressincronizar a ação dos ventrículos direito e esquerdo do coração, estimulando-os simultaneamente.

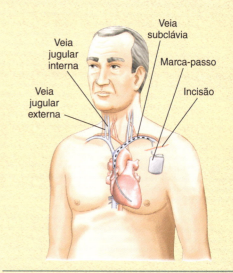

Figura 13-14 *Marca-passo.*

Continua

Continuação

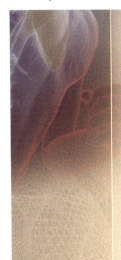

O funcionamento correto do marca-passos e desfibriladores pode ser afetado por dispositivos externos, como aparelhos de ressonância magnética, outros dispositivos médicos, sistemas de vigilância electrônica e possivelmente telefones celulares. É recomendável que os pacientes não coloquem celulares sobre a área do marca-passo. Na verificação de segurança em aeroportos, por exemplo, é importante avisar o pessoal de segurança que você tem um dispositivo eletrônico médico e pedir que o detector de metais portátil não seja mantido acima do dispositivo por mais tempo do que o necessário. Certifique-se de que está carregando a identificação que mostra às pessoas que você tem um marca-passo ou desfibrilador.

DESFIBRILADOR

Um ***cardioversor-desfibrilador implantável (CDI)*** é um dispositivo implantado sob a pele e fixado ao coração com pequenos fios. O CDI monitora o ritmo do coração; se o coração começa a bater a um ritmo perigoso (taquicardia ventricular ou fibrilação ventricular), o CDI estimula o órgão até que ele volte ao ritmo normal. Muitos CDIs gravam os padrões elétricos do coração sempre que ocorre um batimento cardíaco anormal. Os médicos podem trocar o registro e planejar futuras opções de tratamento.

Um ***desfibrilador externo*** automático é um aparelho portátil e de fácil manuseio, utilizado como equipamento de emergência, e muitas vezes está disponível nos locais de trabalho e lazer.

BOMBAS CARDÍACAS

Bombas cardíacas são denominadas ***dispositivos de assistência do ventrículo esquerdo (Dave)***. Esses dispositivos são implantados no abdômen e fixados ao coração enfraquecido para ajudá-lo a bombear. Atualmente, são considerados uma alternativa para o transplante de coração. Bombas cardíacas implantadas estendem e melhoram significativamente a vida de pessoas com insuficiência cardíaca em estágio final ou de pessoas inelegíveis a transplantes de coração.

Terminologia médica

angin-	dor aguda com sufocamento	ton	força
-a	presença de	-ic	que pertence a
pector	peito	cardio/tôn/ico	que pertence a um fortificante cardíaco
-is	presença	eletro	corrente ou atividade elétrica
angin/a pector/is	presença de dor aguda no peito	-grama	registro de
angio	vaso	eletro/cardio/grama	registro da atividade elétrica do coração
-plastia	reparo cirúrgico	endo-	dentro
angio/plastia	reparo cirúrgico de vaso	-ite	inflamação de
bradi-	lento	endo/card/ite	inflamação dentro do coração
card	coração	mio	músculo
-ia	condição de	-al	presença de
bradi/card/ia	condição de coração lento		

Continua

Continuação

mio/cárdio	presença de músculo cardíaco	sept/o	presença de parede
infarto	área de morte tecidual	esteto-	peito
infarto do mio/cárdio	área de morte tecidual no músculo cardíaco	-scópio	instrumento usado para examinar
		esteto/scópio	instrumento usado para examinar o coração
peri-	ao redor		
peri/card/ite	inflamação ao redor do coração	taqui-	rápido
sept	parede, separação	taqui/cardia	ritmo cardíaco rápido
-o	presença de		

Questões de revisão

Assinale a opção que completa adequadamente cada frase apresentada a seguir.

1. A camada externa do coração é denominada
   a. miocárdio.
   b. endocárdio.
   c. pericárdio.
   d. forro pleural.

2. A camada muscular do coração é chamada de
   a. miocárdio.
   b. endocárdio.
   c. pericárdio.
   d. forro pleural.

3. Quando se administra a RCP, a primeira ação após chamar o 190 é
   a. iniciar as compressões torácicas.
   b. verificar vias aéreas.
   c. virar o paciente de lado.
   d. dar duas respirações rápidas.

4. A válvula entre o átrio direito e o ventrículo direito se chama
   a. válvula tricúspide.
   b. válvula aórtica semilunar.
   c. válvula bicúspide.
   d. válvula pulmonar semilunar.

5. O vaso que leva sangue para o átrio direito é chamado
   a. veia pulmonar.
   b. aorta.
   c. artéria pulmonar.
   d. veia cava.

6. O marca-passo do coração é conhecido como
   a. nodo SA.
   b. nodo AV.
   c. ramos do feixe.
   d. fibras de Purkinje.

7. Em geral, a sequência do sistema de condução do coração é
   a. ramos do feixe AV, nodo AV e nodo SA.
   b. nodo AV, ramos do feixe AV e nodo AS.
   c. nodo SA, nodo AV e ramos do feixe AV.
   d. ramos do feixe AV, nodo SA e nodo AV.

8. O dispositivo usado para medir a atividade elétrica do coração é chamado
   a. EEG.
   b. RMI.
   c. ECG.
   d. EMG.

9. Uma frequência cardíaca abaixo de 60 se chama
   a. bradicardia.
   b. taquicardia.
   c. arritmia.
   d. sopro.

10. A inflamação da camada interna do coração é denominada
    a. pericardite.
    b. miocardite.
    c. endocardite.
    d. flebite.

11. O sinônimo de "ataque cardíaco" é
    a. doença reumática cardíaca.
    b. infarto do miocárdio.
    c. bloqueio cardíaco.
    d. insuficiência cardíaca.

12. A principal causa de morte nas primeiras horas após um ataque cardíaco é
    a. dispneia.
    b. arritmia.
    c. edema.
    d. desequilíbrio eletrolítico.

13. O tratamento de um ataque cardíaco pode incluir
    a. angioplastia.
    b. antibióticos.
    c. *bypass* coronariano.
    d. anticoagulantes.

14. O nível desejável de colesterol total no sangue é entre
    a. 200 e 250 mg/dL.
    b. 175 e 200 mg/dL.
    c. 160 e 175 mg/dL.
    d. 125 e 150 mg/dL.

15. O tratamento para um defeito de condução pode incluir
    a. *bypass* coronariano.
    b. cardiotônicos.
    c. colocação de um marca-passo.
    d. angioplastia.

Indique as legendas

Estude o diagrama do coração apresentado a seguir e indique os nomes das estruturas numeradas, incluindo as válvulas e os vasos. Trace o caminho do sangue do átrio direito até a aorta.

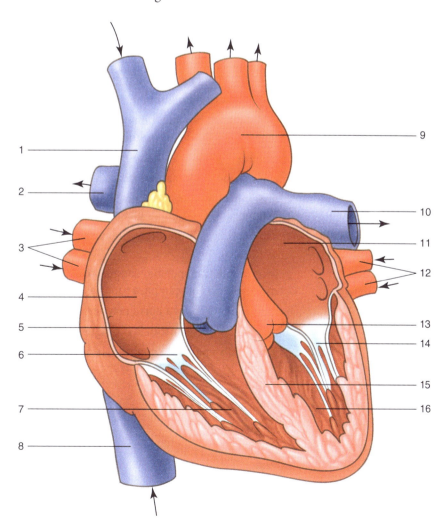

1. _____
2. _____
3. _____
4. _____
5. _____
6. _____
7. _____
8. _____
9. _____
10. _____
11. _____
12. _____
13. _____
14. _____
15. _____
16. _____

Relacione as colunas

Relacione cada termo da Coluna I com a respectiva descrição indicada na Coluna II.

COLUNA I	COLUNA II
_____ 1. artéria pulmonar	a. veia que leva o sangue recém-oxigenado do pulmão para o coração
_____ 2. sistema linfático	b. via de circulação que transporta o sangue do coração e dos pulmões e para o coração e os pulmões
_____ 3. veia pulmonar	c. divide o coração em lados direito e esquerdo
_____ 4. septo	d. artéria que leva o sangue desoxigenado do coração para o pulmão
_____ 5. circulação pulmonar	e. sistema composto de linfa e fluidos teciduais provenientes do sangue
_____ 6. ventrículo esquerdo	f. sangue da veia pulmonar que volta para o coração através do átrio esquerdo
_____ 7. circulação geral	g. artéria que transporta o sangue com nutrientes, oxigênio e outros materiais do coração para todas as partes do corpo
_____ 8. ventrículo direito	h. ventrículo do qual a aorta recebe o sangue
_____ 9. aorta	i. circulação que transporta o sangue pelo corpo todo
	j. ventrículo a partir do qual as artérias pulmonares deixam o coração

Aplicação prática da teoria

1. Suponha que você seja uma célula sanguínea que acaba de chegar ao átrio direito. Trace a viagem que fará até chegar à aorta.

2. Uma criança sofre de tonsilite crônica. Se essa condição não for tratada, que doenças cardíacas poderão ocorrer? Descreva o que acontece no coração. Como isso pode ser prevenido?

3. Michel, seu vizinho de 70 anos, diz que foi diagnosticado com um bloqueio de coração de segundo grau. De acordo com o médico consultado, Michel precisaria implantar um marca-passo. Ele sabe que você se formou em enfermagem e quer que lhe explique como funcionam os marca-passos. Uma das preocupações de seu vizinho é não poder usar o telefone celular. Descreva o que é um marca-passo e aponte as precauções necessárias caso a implantação desse dispositivo seja efetivada.

4. Uma paciente de 50 anos chega ao consultório médico e declara: "Todas as pessoas da minha família morreram de doença cardíaca em torno dos 50 anos". Que orientações você pode lhe fornecer a fim de ajudá-la a prevenir a doença? Explique à paciente os sintomas que uma mulher pode apresentar quando está tendo um ataque cardíaco.

5. Muitos poemas e canções são escritos sobre o amor e o coração. Qual é a conexão entre amor e coração? Compare sua resposta com as de pelo menos dois colegas.

6. Pesquise na internet diferentes sons cardíacos. Veja se consegue detectar a diferença de som entre um coração normal e o de uma pessoa com sopro cardíaco.

Estudo de caso

Vicente é um vendedor de 45 anos de idade que está acima do peso. No trabalho, ele sofre uma dor repentina e grave no peito e tem náusea. Uma colega de trabalho o leva para um hospital próximo. O médico da emergência prescreve um ECG imediato. É feito o diagnodostico de infarto agudo do miocárdio. Vicente está agendado para uma angioplastia de balão com inserção de um *stent* cardíaco. Após a cirurgia, Vincente se recupera sem complicações. Margarete, a enfermeira, é designada para fornecer ao paciente as orientações sobre os cuidados que ele deve adotar.

1. Qual é a causa de um infarto do miocárdio?

2. Qual é a função do coração?

3. Descreva o ciclo cardíaco e como ele seria afetado por um infarto do miocárdio.

4. Descreva uma angioplastia com balão e os princípios da inserção de um *stent* cardíaco.

5. Como Vicente pode prevenir, no futuro, um ataque cardíaco?

6. Explique o efeito do colesterol e dos triglicerídeos nas artérias. Que valores dos níveis sanguíneos de colesterol e triglicérides Vicente deverá manter?

   Vicente pergunta a Margaret se o vaso sanguíneo se fechará novamente.

7. Quais são os efeitos de medicamentos cardiotônicos e anticoagulantes?

Atividade de laboratório 13-1

Estrutura do coração

- *Objetivo:* observar a estrutura do coração.
- *Material necessário:* modelo anatômico do coração humano, coração de ovelha preservado em solução fixadora, *kit* de dissecação, luvas descartáveis, papel e caneta.

Passo 1: Calce as luvas descartáveis.

Passo 2: Lave o coração de ovelha com água fria para remover o fixador.

Passo 3: Localize o ápice do coração. Compare o tamanho e a forma do coração de ovelha com o modelo anatômico do coração humano. Qual é a diferença? Liste quaisquer diferenças verificadas.

Passo 4: Descreva e registre a aparência do pericárdio do coração de ovelha. Com um bisturi, afaste cuidadosamente o pericárdio do miocárdio.

Passo 5: Com um bisturi, raspe cuidadosamente qualquer acúmulo de gordura que possa envolver o coração. Isso o ajudará a ver as câmaras cardíacas e os vasos sanguíneos coronários.

Passo 6: Localize e descreva as artérias coronárias. Registre as observações.

Passo 7: Identifique os átrios direito e esquerdo. Descreva e registre a aparência deles.

Passo 8: Localize os ventrículos do coração. Toque as duas câmaras do ventrículo. Existe uma diferença entre a câmara direita e a esquerda? Registre a resposta.

Passo 9: Localize e descreva as artérias pulmonares e a aorta. Elabore um esquema simples que ilustre essas estruturas. Não se esqueça de identificar cada item.

Passo 10: Com um bisturi ou uma tesoura, corte a aorta com cuidado e localize a válvula aórtica semilunar (ver Figura 13-3). Descreva a aparência da válvula semilunar.

Passo 11: Examine a face posterior do coração. Localize e identifique as veias cavas superior e inferior.

Passo 12: Com um bisturi ou uma tesoura, corte cuidadosamente a parede da veia cava superior para ver o átrio direito. Observe a válvula tricúspide direita. Elabore um esquema da válvula tricúspide.

Passo 13: Continue a cortar cuidadosamente o átrio direito até o ventrículo direito. Observe as paredes do ventrículo direito e localize a válvula pulmonar semilunar. Registre as observações.

Passo 14: Com um bisturi ou uma tesoura, corte com cuidado a aorta até o átrio esquerdo. Observe a válvula bicúspide. Registre as observações.

Passo 15: Continue a cortar cuidadosamente o ventrículo esquerdo. Observe as paredes do ventrículo esquerdo. Registre as observações.

Passo 16: Existe alguma diferença entre a estrutura do ventrículo direito e a do esquerdo? Registre a resposta.

Passo 17: Descarte o coração de ovelha em um recipiente adequado do laboratório.

Passo 18: Limpe todo o equipamento.

Passo 19: Retire as luvas e lave as mãos.

Passo 20: Use o modelo anatômico do coração humano e registre quaisquer características do coração encontradas nos passos 6 a 14.

Capítulo 14

CIRCULAÇÃO E VASOS SANGUÍNEOS

Objetivos

- Traçar as vias da circulação cardiopulmonar.
- Nomear e descrever os sistemas circulatórios especializados.
- Traçar o caminho do sangue na circulação fetal.
- Listar os tipos de vaso sanguíneo.
- Identificar as principais artérias e veias do organismo.
- Descrever alguns distúrbios da circulação e dos vasos sanguíneos.
- Definir as palavras-chave relacionadas a este capítulo.

Palavras-chave

acidente vascular cerebral (AVC)
afasia
aneurisma
artérias
artéria braquial
artéria carótida
artéria coronária
artéria dorsal do pé
artéria femoral
artéria poplítea
artéria radial
artéria temporal
arteríolas
arteriosclerose
ataques isquêmicos transitórios (AIT)
aterosclerose
canal arterial
capilares
carótida comum
choque
cianose
circulação cardiopulmonar
circulação coronária
circulação fetal
circulação portal
circulação sistêmica
derrame cerebral
disfasia
doença vascular periférica (DVP)
ducto venoso
embolia
flebite
forâmen oval
gangrena
hemiplegia
hemorragia cerebral
hemorroidas
hipertensão
hipertensão de jaleco branco
hipoperfusão
hipotensão arterial
pressão arterial diastólica
pressão arterial sistólica
pressão de pulso
pulso
túnica adventícia (externa)
túnica íntima
túnica média
válvulas
veia hepática
veia porta
veias
veias varicosas
vênulas

Os vasos sanguíneos fazem o sangue circular por dois sistemas circulatórios principais (Figura 14-1):

1. *Circulação cardiopulmonar* – o sangue sai do coração, vai para os pulmões e volta para o coração.
2. *Circulação sistêmica* – o sangue sai do coração e vai para os tecidos e as células e volta ao coração.

   As rotas sistêmicas especializadas são:

   a. *Circulação coronária* – leva o sangue do coração para o miocárdio.
   b. *Circulação portal* – leva sangue de órgãos da digestão para o fígado através da veia porta.
   c. *Circulação fetal* – ocorre na fêmea grávida. O feto obtém oxigênio e nutrientes do sangue da mãe.

Circulação cardiopulmonar

A **circulação cardiopulmonar** leva o sangue pobre em oxigênio do coração para os pulmões, onde o dióxido de carbono é trocado por oxigênio. O sangue oxigenado retorna ao coração. Como mencionado no Capítulo 13, o sangue entra no átrio direito, que se contrai, forçando o sangue através da válvula tricúspide para o ventrículo direito.

O ventrículo direito se contrai para empurrar o sangue através da válvula pulmonar para a artéria pulmonar principal. A principal artéria pulmonar se bifurca (divide-se em duas). Ela se ramifica em artéria pulmonar direita, que leva o sangue para o pulmão direito, e em artéria pulmonar esquerda, que leva o sangue para o pulmão esquerdo (Figura 14-2).

Dentro dos pulmões, as artérias pulmonares se ramificam em inúmeras pequenas artérias, chamadas **arteríolas**. As arteríolas se conectam com uma densa rede de capilares localizada no tecido dos alvéolos pulmonares, onde ocorre uma troca gasosa por processo de difusão. O dióxido de carbono deixa os glóbulos vermelhos e é liberado para o ar dos alvéolos, a fim de ser excretado dos pulmões. O oxigênio do ar dos alvéolos se combina com a hemoglobina das hemácias. Desses capilares, o sangue viaja em pequenas veias ou **vênulas** (Figura 14-3). As vênulas dos pulmões direito e esquerdo formam grandes veias pulmonares, que carregam sangue oxigenado dos pulmões de volta para o coração, por dentro do átrio esquerdo.

O átrio esquerdo se contrai, enviando o sangue através da válvula bicúspide (ou mitral) para o ventrículo esquerdo. Essa câmara atua como uma bomba para o sangue recém-oxigenado. Quando o ventrículo esquerdo se contrai, ele envia o sangue oxigenado através da válvula semilunar aórtica para a aorta.

Circulação sistêmica

A função da circulação geral (ou **circulação sistêmica**) é quádrupla: ela faz circular nutrientes, oxigênio, água e secreções para os tecidos e de volta para o coração; transporta produtos como dióxido de carbono e outros resíduos solúveis para longe dos tecidos; ajuda a equilibrar a temperatura do corpo; e ainda ajuda a proteger o corpo de bactérias nocivas.

A aorta é a maior artéria do corpo. O primeiro ramo da aorta é a **artéria coronária**, que leva sangue para o miocárdio (músculo cardíaco). Como a aorta emerge da porção anterior (superior) do coração (aorta ascendente), ela forma um arco, que é conhecido como arco aórtico. Três ramos nascem desse arco: *artéria braquiocefálica*, **carótida comum** e *artéria*

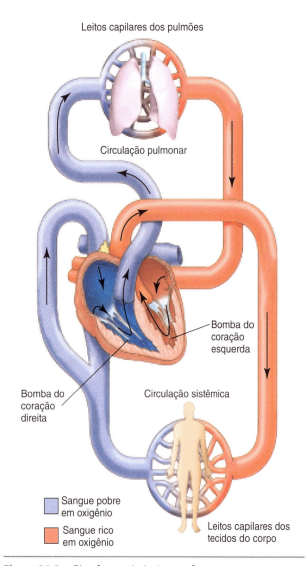

Figura 14-1 *Circulações sistêmica e pulmonar.*

subclávia esquerda. Essas artérias e suas ramificações levam o sangue para a cabeça, o pescoço e os braços.

Do arco aórtico, a aorta desce ao longo da parede dorsal do tórax e do abdômen. Muitos ramos das artérias se originam da aorta descendente, levando o sangue oxigenado para todo o corpo.

Enquanto a aorta descendente prossegue posteriormente, ela envia ramos adicionais para a parede do corpo, o estômago, os intestinos, o fígado, o pâncreas, o baço, os rins, os órgãos reprodutores, a bexiga, as pernas e assim por diante. Cada uma dessas artérias se subdivide em artérias ainda menores e, em seguida, em arteríolas, e, finalmente, em numerosos capilares incorporados nos tecidos. Nesse processo, hormônios, nutrientes, oxigênio e outros materiais são transferidos do sangue para os tecidos.

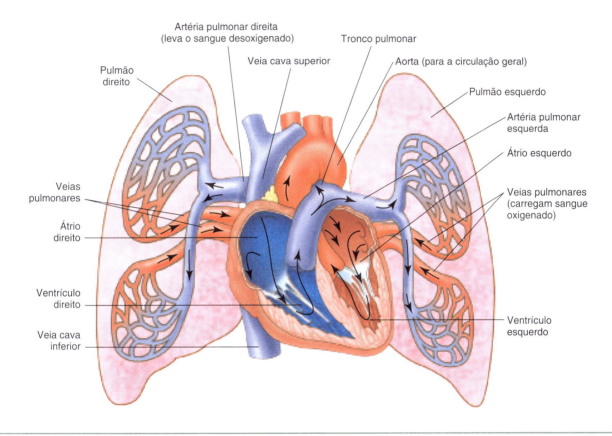

Figura 14-2 *Circulação cardiopulmonar.*

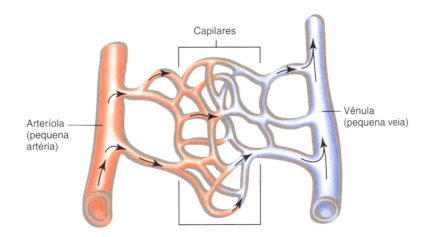

Figura 14-3 *As arteríolas entregam o sangue oxigenado para os capilares. Após a extração do oxigênio, o sangue desoxigenado é devolvido para circulação na forma de sangue venoso.*

Por sua vez, resíduos do metabolismo, como dióxido de carbono e resíduos nitrogenados, são captados pelos capilares sanguíneos. Hormônios e nutrientes do intestino e fígado também são absorvidos pelos capilares sanguíneos. O sangue parte primeiro dos capilares por veias pequenas e, em seguida, por veias cada vez maiores, e finalmente por uma veia (ou algumas das veias) que sai (saem) do órgão. Por fim, o sangue deságua em uma das duas maiores veias do corpo.

O sangue desoxigenado (venoso) que retorna das partes inferiores do corpo deságua na veia cava inferior. O sangue venoso da parte superior do corpo (braços, pescoço e cabeça) passa para a veia cava superior. As veias cavas inferior e superior esvaziam seu conteúdo de sangue desoxigenado no átrio direito.

Circulação coronária

A **circulação coronária** leva o sangue oxigenado para o músculo cardíaco. A artéria coronária tem dois ramos: direito e esquerdo. Esses ramos envolvem o músculo cardíaco, enviando muitos pequenos ramos para todas as partes do músculo cardíaco. O sangue circula pelos capilares, onde ocorre a troca gasosa, e segue para as veias. O sangue desoxigenado volta pelas veias coronárias para o **seio coronári**o, que é uma espécie de orifício na parede posterior do átrio direito.

Circulação portal

A **circulação portal** é um ramo da circulação geral. As veias do pâncreas, do estômago, do intestino delgado (veia mesentérica superior), do cólon (veia mesentérica inferior) e do baço esvaziam o sangue na **veia porta** hepática, que leva ao fígado (Figura 14-4).

Após as refeições, o sangue que atinge o fígado contém uma concentração de glicose maior do que a normal. O fígado remove essa glicose em excesso, convertendo-a em glicogênio. Nos casos de exercício vigoroso, trabalho ou períodos prolongados sem alimentação, as reservas de glicogênio são reconvertidas em glicose para gerar energia. O fígado assegura que a

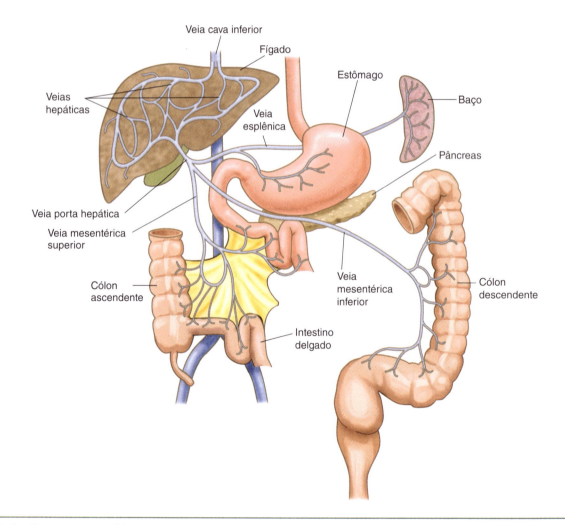

Figura 14-4 *Sistema porta hepático.*

concentração de glicose do sangue seja mantida dentro de uma faixa relativamente estreita.

O sangue venoso desoxigenado deixa o fígado através da **veia hepática**, que o transporta até a veia cava inferior. Da veia cava inferior, o sangue entra no átrio direito (Figura 14-4).

Circulação fetal

A **circulação fetal** acontece no feto. Em vez de usar os próprios pulmões e sistema digestório, o feto obtém oxigênio e nutrientes do sangue da mãe. Os sangues fetal e materno não se misturam. A troca de

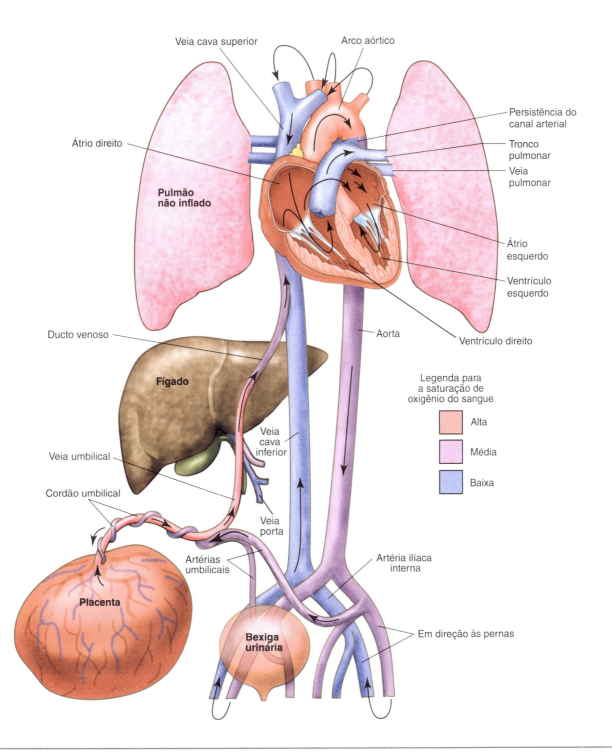

Figura 14-5 *Circulação fetal.*

gases, alimentos e resíduos ocorre dentro da estrutura conhecida como placenta, localizada no útero da gestante (Figura 14-5).

Na circulação fetal, o sangue oxigenado vai da placenta da mãe para o feto através da veia umbilical. A maior parte do sangue vai para a veia cava inferior, por meio de um pequeno vaso chamado **ducto venoso**, e, desse ponto, segue para o átrio direito. O restante do sangue vai para o fígado. O sangue no átrio direito passa por uma abertura do septo atrial denominada **forâmen oval** e depois segue para o átrio esquerdo. O sangue contorna o ventrículo direito e o circuito pulmonar. Um pouco de sangue vai para o ventrículo direito, onde é bombeado para a artéria pulmonar. A finalidade de ter sangue circulando pelo coração é fornecer a ele e aos vasos sanguíneos o oxigênio e os nutrientes para o seu desenvolvimento. No entanto, a maior parte desse sangue cai diretamente na circulação sistêmica através do **canal arterial**, que liga a artéria pulmonar à aorta. O sangue retorna para a placenta através das artérias umbilicais. No nascimento, essas adaptações, que incluem o ducto venoso e a persistência do canal arterial, se fecham em menos de 30 minutos, enquanto o forâmen oval se fecha completamente em um ano. A circulação cardiopulmonar normal começa no nascimento. Defeitos cardíacos congênitos poderão ocorrer se essas estruturas não se fecharem corretamente. O sintoma mais comum de cardiopatia congênita é a **cianose**, uma coloração azulada da pele e das mucosas causada pela falta de oxigênio no sangue.

Vasos sanguíneos

O coração bombeia o sangue para todas as partes do corpo por meio de um sistema notável, que contém três tipos de vaso sanguíneo: artérias, veias e capilares.

Artérias

As **artérias** carregam o sangue oxigenado para longe do coração, até os capilares. (Com uma exceção – as artérias pulmonares –, que carregam sangue desoxigenado do coração para os pulmões.)

Como pode ser visto na Figura 14-6, as paredes arteriais são compostas de três camadas. A camada exterior é chamada de **túnica adventícia (externa)**. Essa camada é composta de tecido conjuntivo fibroso com feixes de células musculares lisas que conferem uma grande elasticidade às artérias. Essa elasticidade permite que as artérias suportem aumentos repentinos da pressão interna, gerados pelo volume de sangue empurrado a cada contração do coração.

A **túnica média** é a camada arterial intermediária. Ela é composta por células musculares dispostas em um padrão circular. Essa camada controla o diâmetro da artéria, pela dilatação e constrição, que regula o fluxo de sangue através da artéria. Isso mantém o fluxo de sangue constante e até reduz o trabalho do coração.

Uma camada interna, a **túnica íntima**, é composta de três camadas menores de endotélio, que dão à artéria um revestimento liso, permitindo ao sangue fluir livremente.

As artérias transportam o sangue sob uma pressão muito alta; elas são grossas, elásticas e têm paredes musculares. Por causa da espessura, as artérias são as mais resistentes dos três tipos de vaso sanguíneo.

A aorta leva o sangue para longe do coração e se ramifica em artérias menores. Estas artérias menores se ramificam em arteríolas, que ainda têm algumas células musculares lisas em suas paredes. As arteríolas dão origem aos capilares.

Tabela 14-1 *Principais artérias*

ARTÉRIA PRINCIPAL	ÁREA SERVIDA (IRRIGADA)
Carótida comum	Cabeça e rosto
Carótida interna	Cérebro
Carótida externa	Rosto (*ponto de pulso*)
Vertebrais	Cérebro e coluna vertebral
Braquiocefálica	Ombro, cabeça e braço direito
Subclávia	Ombro
Axilar	Axila
Braquial	Área superior do braço e cotovelo (*ponto de pulso*)
Radial	Braço e pulso (*ponto de pulso*)
Aorta torácica	Cavidade torácica
Esplênica	Baço
Hepática	Fígado
Mesentérica superior	Intestino delgado e cólon
Renal	Rim
Ilíaca comum	Abdômen inferior
Ilíaca interna	Bexiga e pelve
Ilíaca externa	Virilha e perna
Femoral	Virilha (*ponto de pulso*)
Poplítea	Área do joelho (*ponto de pulso*)
Tibial anterior	Perna anterior
Tibial posterior	Perna posterior
Dorsal do pé	Tornozelo (*ponto de pulso*)

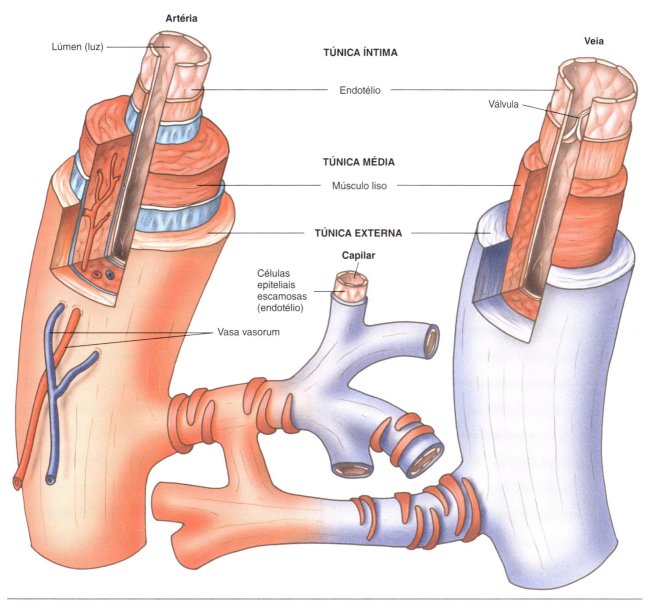

Figura 14-6 *As três camadas das paredes de artérias e veias: túnicas íntima, média e adventícia.*

A Tabela 14-1 lista as principais artérias e as áreas que elas irrigam, e a Figura 14-7 as ilustra.

Capilares

Os **capilares** são os menores dos vasos sanguíneos e só podem ser vistos através de um microscópio. Os capilares conectam as arteríolas com as vênulas. Eles são ramos das menores divisões das arteríolas, conhecidas como metarteríolas. As metarteríolas perdem a maior parte do seu tecido conjuntivo e da camada muscular, até que desaparecem. Sobra apenas uma camada de células endoteliais simples, a qual constitui os capilares.

As paredes capilares são extremamente finas, permitindo a permeabilidade seletiva de várias células e substâncias. Moléculas de nutrientes e oxigênio atravessam os capilares por difusão e atingem as células e os tecidos circundantes. Produtos residuais do metabolismo, como dióxido de carbono e resíduos nitrogenados, passam das células e dos tecidos para a corrente sanguínea, para excreção nos locais adequados (isto é, pulmões e rins).

Pequenas aberturas nas paredes capilares permitem aos glóbulos brancos deixar a corrente sanguínea e penetrar os espaços teciduais para ajudar a destruir as bactérias invasoras. Nos capilares, um pouco do plasma se difunde para fora da corrente sanguínea,

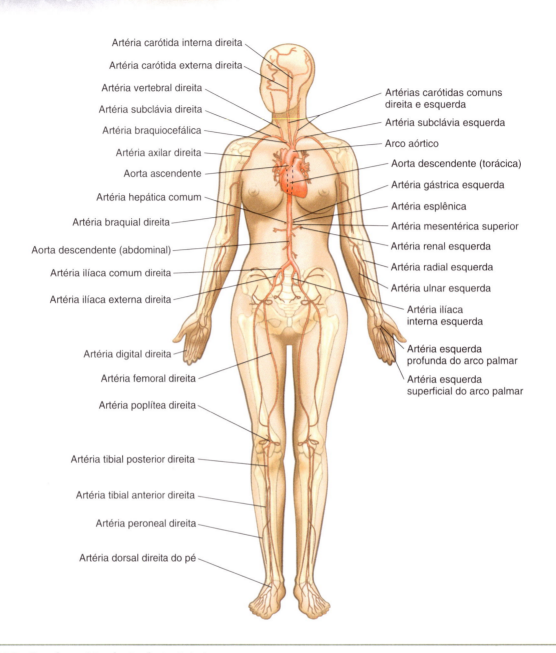

Figura 14-7 *Grandes artérias da circulação sistêmica.*

para os espaços teciduais. Denominado líquido intersticial, esse fluido é devolvido à corrente sanguínea sob a forma de linfa, através dos vasos linfáticos.

O fluxo de sangue através dos capilares é influenciado pela pressão hidrostática, que é a força exercida por um fluido contra uma parede. Nos capilares, a pressão hidrostática é igual à pressão sanguínea capilar – a pressão exercida pelo sangue na parede capilar. Essa pressão tende a forçar o fluido através das paredes capilares, deixando para trás as células e a maioria das proteínas.

Os capilares são responsáveis pelo transporte do sangue para todos os tecidos. Nem todos os capilares se abrem simultaneamente. Esse sistema permite a regulação do fluxo sanguíneo para os tecidos "ativos". Por exemplo, quando você corre, os músculos esqueléticos precisam de mais oxigênio, enquanto os órgãos digestórios necessitam de menos. Isso pode explicar por que, ao correr após uma refeição pesada, você pode sofrer indigestão ou cólicas abdominais.

Veias

As **veias** carregam o sangue desoxigenado dos capilares para o coração. A menor veia (vênula) é apenas maior que um capilar, mas contém uma camada muscular que não está presente nos capilares. A Tabela 14-2 lista

Tabela 14-2 Principais veias	
VEIA PRINCIPAL	**ÁREA(S) SERVIDA(S)**
Jugular externa	Face
Jugular interna	Cabeça e pescoço
Subclávia	Ombro e membros superiores
Braquiocefálica	Cabeça e ombro
Cefálica	Ombro e axila
Axilar	Axila
Braquial	Parte superior do braço
Radial	Parte inferior do braço e pulso
Veia cava superior	Parte superior do corpo
Veia cava inferior	Parte inferior do tronco e da região do abdômen
Hepática	Fígado
Renal	Rim
Porta hepática	Órgãos da digestão
Esplênica	Baço
Mesentérica superior	Intestino delgado e cólon

Ilíaca comum
   Ilíaca interna
   Ilíaca externa
	Partes inferiores do abdômen e da pelve
	Órgãos reprodutores e bexiga
	Membros inferiores

Safena	Coxa
Femoral	Virilha e coxa
Poplítea	Joelho
Tibial posterior	Face posterior da perna
Arco venoso dorsal	Pé

as principais veias e as áreas que elas irrigam, e a Figura 14-8 as ilustra.

As veias são compostas de três camadas: túnicas adventícia (externa), média e íntima. As veias são consideravelmente menos elásticas e musculosas do que as artérias. As paredes das veias são muito mais finas do que as das artérias, porque elas não precisam aguentar pressões internas tão elevadas. A pressão resultante da contração do coração já é muito diminuída quando o sangue chega às veias, no seu caminho de volta. Dessa forma, as veias, que têm paredes muito mais finas, podem sofrer um colapso quando não estão preenchidas com sangue. Finalmente, as veias têm **válvulas** ao longo de seu comprimento que permitem ao sangue fluir em apenas uma direção – ao coração. Isso impede o refluxo (retorno) do sangue para os capilares (Figura 14-9). As válvulas são encontradas em abundância nas veias onde há maior chance de refluxo. Existem muitas válvulas nas extremidades inferiores, onde o sangue precisa se opor à força da gravidade.

Finalmente, todas as vênulas convergem para formar veias maiores que, por fim, formam a maior veia do corpo, a veia cava. O sangue venoso da parte superior do corpo retorna para o átrio direito através da veia cava superior, enquanto o sangue da parte inferior do corpo chega ao coração pela veia cava inferior.

Retorno venoso

Além de válvulas, os músculos esqueléticos se contraem para ajudar a empurrar o sangue ao longo de seu caminho. Nas cavidades torácica e abdominal, alterações de pressão ocorrem quando você respira; isso também ajuda a levar o sangue venoso de volta para o coração. Suponha que você permaneça sentado por um longo período, especialmente em um passeio de carro. Você percebe como fica cansado? Isso acontece porque o sangue não está voltando para o coração, para que possa ser oxigenado. Para reduzir a sonolência, você deve seguir para o encostamento, desligar o carro, sair dele e caminhar um pouco. Isso melhora a circulação, e a sonolência deve passar.

Pressão arterial

Quando coração bombeia o sangue nas artérias, o fluxo de sangue que enche os vasos cria uma pressão contra suas paredes. A pressão medida no momento da contração é a **pressão arterial sistólica**. Quando os ventrículos relaxam, a pressão diminuída é chamada **pressão arterial diastólica**. Essa força pode ser mensurada com um esfigmomanômetro ou medidor de pressão arterial. Quando se usa um esfigmomanômetro manual, um estetoscópio serve para ouvir os sons. A pressão sistólica corresponde ao primeiro som ouvido; e a diastólica, ao último som ouvido (Figura 14-10).

A pressão sistólica média medida na parte superior do braço é de 120 mm Hg. A pressão diastólica média em um adulto é de 80 mm Hg. A pressão arterial é registrada como a razão entre as pressões sistólica e diastólica, como 120/80.[1] Os fatores que influenciam a pressão arterial são:

---
1. No Brasil, é comum expressar a pressão arterial em cm de Hg. Dessa forma, 120/80 mm Hg equivale a 12/8 cm Hg, e se diz "12 por 8" (N. T. T.).

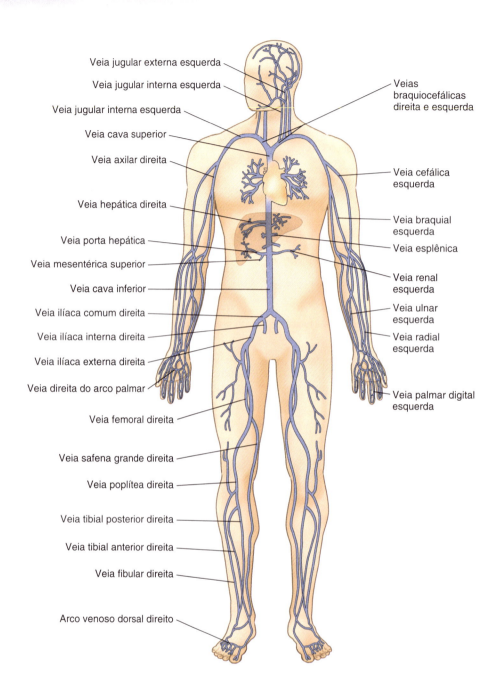

Figura 14-8 *Principais veias do corpo.*

- Volume do sangue – alterações no volume, como perda de sangue, resultam em menos sangue para o coração bombear.
- Viscosidade do sangue – quanto mais espesso for o sangue, mais forte o coração deverá bombear.
- Resistência periférica total – se a área pela qual o sangue tem que ser bombeado for reduzida, como no caso de aterosclerose, o coração tem de bombear mais forte.
- Estressores – causam a contração dos músculos ao redor dos vasos sanguíneos, fazendo o coração bater mais forte e elevando, dessa forma, a pressão arterial.

A **pressão de pulso** é a diferença entre a pressão sistólica e a diastólica. Por exemplo, se a pressão sanguínea for 120/80, a pressão de pulso será 40. Uma pressão de pulso superior a 60 mm Hg, especialmente em adultos mais velhos, indica um alto risco de problemas cardíacos.

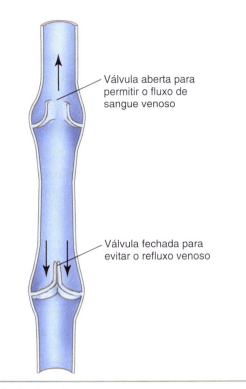

Figura 14-9   *Válvulas nas veias.*

Pulso

Se você tocar em determinadas áreas (pontos de pulso) do corpo, como a artéria radial no punho, sentirá o pulso batendo em alternância. Essas pulsações representam o pulso de seu corpo. Um **pulso** corresponde à alternância expansão/contração de uma artéria enquanto o sangue flui através dela. O ritmo do pulso geralmente é o mesmo do coração. O pulso fornece informações sobre a frequência cardíaca, bem como sobre a força das suas contrações.

Experimente esta simples demonstração: coloque a ponta dos dedos (exceto o polegar, que tem seu próprio ponto de pulso) sobre uma artéria que está perto da superfície da pele e por cima de um osso. Os sete locais pares onde você pode facilmente sentir o pulso são (Figura 14-11):

1. **Artéria temporal** – ligeiramente acima da borda externa do olho.
2. **Artéria carótida** – no pescoço, ao longo da margem frontal do músculo esternocleidomastóideo, perto da borda inferior da cartilagem tireoide.
3. **Artéria braquial** – na dobra do cotovelo, ao longo da borda interna do músculo bíceps.
4. **Artéria radial** – no pulso, ao lado do polegar (é o local mais comum para tomar o pulso).
5. **Artéria femoral** – na área inguinal ou na virilha.

Os efeitos do envelhecimento na circulação e nos vasos sanguíneos

As artérias, que são flexíveis e elásticas quando jovens, tornam-se menos elásticas, dilatadas e alongadas com a idade. Essas alterações fisiológicas exigem que o coração trabalhe mais para empurrar sangue através de artérias menos elásticas. Em geral, as alterações arteriais são generalizadas e resultam em uma diminuição da circulação para todos os órgãos e tecidos.

Uma medida frequente da função cardiovascular é a pressão arterial (PA). A maneira como o envelhecimento afeta essa medida de estado cardiovascular é algo discutível. Alguns pesquisadores acreditam que a PA normal para idosos seria tipicamente de 14/9, ou seja: 140 mm Hg para a pressão sistólica e 90 mm Hg para a pressão diastólica.

Alguns pesquisadores consideram que aumentos da pressão sistólica são devidos à redução da elasticidade da aorta, enquanto outros acreditam que é a resistência periférica nos vasos que provoca um aumento nas pressões arteriais sistólica e diastólica.

Com o envelhecimento, os barorreceptores das artérias carótidas (receptores sensíveis à pressão do sangue) se tornam mais rígidos e menos sensíveis às mudanças de pressão. Isso resulta em uma resposta lenta às mudanças posturais. Mudanças na posição podem causar tonturas e desmaios. Essa resposta hipotensiva é chamada de hipotensão ortostática. Em circunstâncias normais, o coração continua a alimentar adequadamente todas as partes do corpo. No entanto, um coração envelhecido pode ser menos capaz de aumentar a carga de trabalho em casos de doença, estresse, infecções ou esforço físico extremo.

Você sabia?

Temos quase 100 mil quilômetros de vasos sanguíneos, que, enfileirados, podem dar duas voltas e meia ao redor do planeta.

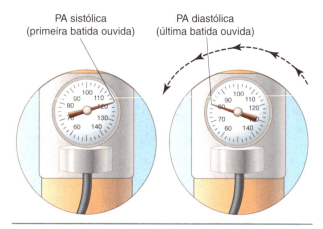

Figura 14-10 *Utilização de um estetoscópio para medir a pressão arterial. A pressão sistólica corresponde ao primeiro som ouvido; e a pressão diastólica, ao último som ouvido.*

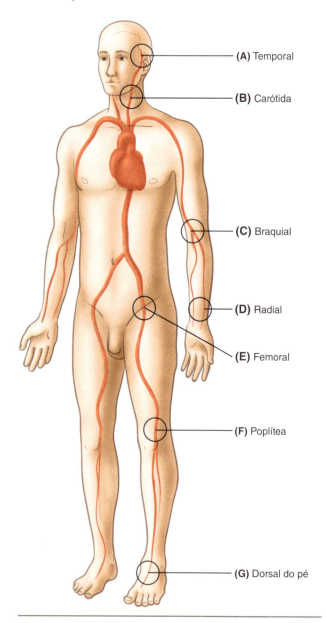

Figura 14-11 *Pontos de pulsação do corpo.*

6. **Artéria poplítea** – atrás do joelho; pode ser difícil de palpar.
7. **Artéria dorsal do pé** – na superfície anterior do pé, abaixo da articulação do tornozelo.

Os pontos de pressão coincidem com o local onde uma artéria principal se aproxima da superfície da pele, acima de um osso. Os sete locais onde você pode sentir seu pulso também podem servir como pontos de pressão. Quando uma pressão direta não pode ser aplicada sobre uma ferida para parar o sangramento, ela deve ser aplicada no ponto de pressão mais próximo.

Distúrbios da circulação e dos vasos sanguíneos

Aneurisma é a dilatação de uma artéria acompanhada por um afinamento da parede arterial e causada por um enfraquecimento do vaso sanguíneo (é quase como ter uma bolha em um pneu). O aneurisma pulsa com cada batimento sistólico. Os sintomas são dor e pressão, mas às vezes não há nenhum sintoma. Para tratar um aneurisma cerebral, os médicos podem utilizar técnicas de radiologia intervencionista (RI). Varreduras por IRM e CT podem tirar fotos tridimensionais e coloridas que revelam a anatomia do cérebro nos mínimos detalhes. Em seguida, os médicos usam a RI para alcançar o aneurisma. Eles inserem um cateter pela virilha, guiam-no até o aneurisma cerebral e então colocam bobinas minúsculas (micromolas de platina) que servem para reforçar a artéria e impedir que o aneurisma estoure.

A **arteriosclerose** ocorre quando as paredes arteriais se tornam espessas por causa da perda de elasticidade causada pelo envelhecimento. Às vezes é referida como endurecimento das artérias.

A **aterosclerose** ocorre quando depósitos de gordura se formam ao longo das paredes das artérias (ver Capítulo 13). Exercícios, uma dieta com baixo teor de gordura e remédios que abaixam o colesterol são recomendados para evitar a aterosclerose.

Na arteriosclerose e na aterosclerose, há um estreitamento da luz do vaso sanguíneo, o que interfere no suprimento sanguíneo para certas partes do corpo e provoca hipertensão. Os sintomas aparecem nos locais onde a circulação é prejudicada (dormência e formigamento das extremidades inferiores ou perda de memória indicam alguma interferência na circulação) (Figura 14-12).

Gangrena é a morte do tecido corporal decorrente de um fornecimento sanguíneo insuficiente, causado por uma doença ou lesão. Os sintomas dependem da localização e da causa da gangrena. O tratamento requer a remoção do tecido morto (em alguns casos, pode ser por amputação) para permitir a cicatrização e prevenir a infecção.

Flebite ou tromboflebite é a inflamação do revestimento de uma veia, acompanhada por formação de coágulos de sangue na veia. Os sintomas mais comuns são edema (inchaço) da área afetada, dor e vermelhidão ao longo do trajeto da veia. O tratamento consiste em compressas quentes na região afetada e medicação anti-inflamatória (Figura 14-13).

Embolia é um coágulo de sangue que trafega pelo corpo. Embolia pulmonar é um coágulo de sangue nos pulmões. O tratamento é realizado com anticoagulantes ou drogas que dissolvam os coágulos.

Veias varicosas são veias inchadas por causa da lentidão do retorno sanguíneo para o coração (Figura 14-14). O peso do sangue estagnado distende as válvulas; o acúmulo contínuo de sangue causa então distensão e perda de elasticidade das paredes da veia. As veias das pernas e dos pés são mais comumente afetadas. Essa condição pode se desenvolver por hereditariedade ou como resultado de períodos prolongados em pé. A idade e a gravidez são outros fatores que favorecem as varizes. O tratamento inclui evitar ficar em pé por muito tempo, exercitar-se, elevar as pernas ao dormir e vestir calças especiais de suporte. As mulheres precisam evitar saltos altos e roupas apertadas, especialmente ao redor da cintura. Pode ser realizado um procedimento conhecido como *escleroterapia*, em que uma solução esclerosante é injetada na veia. A solução faz que a veia forme uma cicatriz e se feche. Outras opções são terapia a *laser* ou descascamento da veia.

Hemorroidas são varizes nas paredes da parte inferior do reto e dos tecidos ao redor do ânus. O tratamento conservador para hemorroidas inclui banhos de assento (banhos quentes das nádegas) e pomadas tópicas vendidas em farmácia sem prescrição. Em casos mais graves, pode ser realizada uma hemorroidectomia ou uma ligadura com faixas de borracha.

Hemorragia cerebral refere-se à hemorragia dos vasos sanguíneos dentro do cérebro. Pode ser causada por arteriosclerose, doença ou lesão, como uma pancada na cabeça.

Uma **doença vascular periférica (DVP)** é causada pela obstrução das artérias, geralmente nas pernas. Os sintomas são dor ou câimbra nas pernas ou nádegas durante a caminhada. Essas câimbras diminuem quando a pessoa fica parada. Isso é chamado de *claudicação intermitente*. Enquanto a condição se agrava, os sintomas podem incluir dor nos dedos dos pés durante o repouso, dormência, palidez e cianose do pé ou da perna. Em muitos casos, se essa condição não for tratada, uma amputação poderá ser necessária. Os tratamentos incluem medicação para reduzir o colesterol, alteração na dieta e outros procedimentos para melhorar a circulação.

Hipertensão ou pressão sanguínea elevada é muito chamada de "assassina silenciosa", porque geralmente não há nenhum sintoma da doença. A hipertensão é classificada como essencial ou secundária. De 90% a 95% dos casos são essenciais, ou seja, os pacientes que apresentam pressão alta sem causa aparente. Os 5% restantes são secundários e causados por condições que afetam os rins, as artérias, o coração ou o sistema endócrino. A hipertensão arterial leva a insuficiência renal, ataques cardíacos e derrames. A maioria das pessoas descobre que tem a condição durante um exame de rotina. Existem várias categorias de hipertensão:

- Normal: menos de 120/80.
- Pré-hipertensão arterial: 120-130/80-89.
- Hipertensão de estágio 1: 140-159/90-99.
- Hipertensão de estágio 2: 160/100 e acima.14-2

Um em cada três adultos norte-americanos sofre de hipertensão. A hipertensão arterial foi a principal causa de morte de mais de 348 mil norte-americanos em 2009. Os fatores de risco para a hipertensão são estresse, tabagismo, excesso de peso, dieta rica em gordura e/ou sódio e histórico familiar da doença. Ter pré-hipertensão ou diabetes também é fator de risco. O tratamento consiste em técnicas de relaxamento, redução de gordura e sódio na dieta, exercício, perda de peso e medicação para controle da pressão arterial. Ao tratarem da hipertensão arterial, os pacientes frequentemente não entendem a doença e seus riscos, e param de tomar a medicação por causa dos custos e efeitos colaterais. Os profissionais de saúde devem estar cientes de que melhorar a educação e a comunicação levará a um tratamento mais eficaz e à adesão de um maior número de pacientes.

"Hipertensão de jaleco branco" é assim chamada por ser um aumento na pressão arterial do paciente que ocorre apenas quando um profissional médico (de "jaleco branco") mede a pressão arterial. Acredita-se que o estresse do exame médico faz a PA subir, resultando em um diagnóstico impreciso de hipertensão. A medicação para pressão arterial não resolve o problema. A melhor maneira de diferenciar um caso de hipertensão de jaleco branco de uma hipertensão verdadeira é pedir ao paciente que utilize um dispositivo que mede a pressão durante um período de 24 horas.

Hipotensão arterial é uma pressão arterial baixa. O valor é geralmente inferior a 90/60. Ter uma pressão baixa crônica quase nunca é sério. Mas problemas

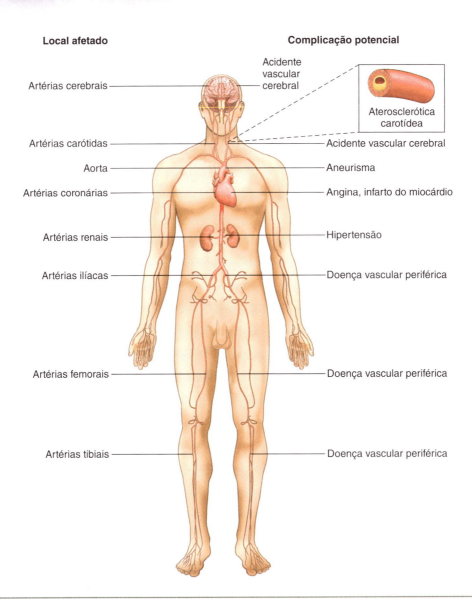

Figura 14-12 *Artérias afetadas pela aterosclerose (à esquerda) e complicações potenciais dessa condição (à direita).*

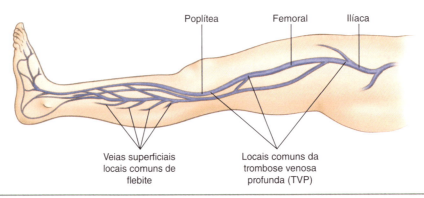

Figura 14-13 *Locais comuns para o desenvolvimento de flebite e trombose venosa profunda.*

de saúde poderão ocorrer se a pressão arterial cair de repente e o cérebro ficar privado de suprimento sanguíneo adequado, levando a tonturas. Isso ocorre muito quando levantamos de uma posição deitada ou sentada para a posição ereta. Isso é conhecido como hipotensão postural ou ortostática.

Ataques isquêmicos transitórios (AIT) são interrupções temporárias do fluxo sanguíneo (isquemia) para o cérebro. A causa é geralmente um estreitamento da artéria carótida, devido a um acúmulo de gordura. Pacientes podem apresentar sintomas parecidos com os de um derrame, como tonturas, fraqueza ou paralisia temporária que dura apenas alguns minutos. A maioria dos sintomas de uma AIT desaparece em uma hora, embora possa persistir por até 24 horas. Quase um terço das pessoas que tiveram um AIT terá um AVC agudo em algum momento no futuro. Muitos acidentes vasculares cerebrais poderiam ser prevenidos se as pessoas prestassem atenção aos sinais de alerta dados por um AIT e tratassem os fatores de risco subjacentes.

Acidente vascular cerebral (AVC) ou **derrame cerebral** é a interrupção súbita do suprimento sanguíneo no cérebro, o que resulta na falta de oxigênio para as células cerebrais, causando o comprometimento e/ou a morte do tecido cerebral (Figura 14-15). O AVC é a terceira principal causa de morte nos Estados Unidos. Com base nas estatísticas da American Heart Association, aproximadamente 730 mil norte-americanos sofrem um AVC por ano, dos quais cerca de 160 mil casos resultam em morte. O AVC é a principal causa de incapacidade nos Estados Unidos.

Os fatores de risco são tabagismo, hipertensão, doença cardíaca e histórico familiar. Cerca de 90% dos acidentes vasculares cerebrais são causados por depósitos de gordura que se acumulam nas artérias carótidas ou por coágulos de sangue que ficam presos nas artérias carótidas, interrompendo o fluxo sanguíneo para o cérebro. Os restantes 10% de AVCs, chamados acidentes vasculares cerebrais hemorrágicos, são causados pela ruptura de vasos sanguíneos dentro do cérebro. Ver Figuras 14-16 e 14-17.

Os sintomas dependem de qual lado do cérebro tem o fornecimento de sangue interrompido. A perda de suprimento sanguíneo para o cérebro direito pode afetar as habilidades espaciais e perceptivas, causar fraqueza ou **hemiplegia**, paralisia do lado esquerdo do corpo. A perda de suprimento sanguíneo para o cérebro esquerdo resultará em **afasia**, perda da fala e memória, bem como em hemiplegia do lado direito. Não existem dois pacientes com AVC que experimentarão as mesmas lesões ou deficiências. Os sintomas comuns a muitos pacientes com AVC incluem problemas de visão, dor de cabeça súbita e severa, dificuldade para andar ou ficar equilibrado, dificuldades de comunicação, **disfasia** (incapacidade de dizer o que deseja), labilidade emocional (incontrolado e inexplicável ataque de choro, raiva ou riso), depressão, coma e morte.

O acrônimo inglês para ajudar a determinar se alguém está tendo um derrame é F-A-S-T (*face-arm-speech-time*: rosto-braço-fala-tempo):

1. Face – peça à pessoa que sorria e observe se um lado da face cai.

2. Braços – peça à pessoa que levante os dois braços; preste atenção para ver se um braço desvia para baixo.

3. Fala – peça à pessoa que repita uma frase simples; verifique se ela fala de forma arrastada ou se a frase é repetida corretamente.

4. Tempo – se constatar algum desses sintomas, chame imediatamente a emergência.

Para que o tratamento seja eficaz, ele deve começar assim que possível e não mais de quatro horas após o derrame. Na chegada ao hospital, uma tomografia computadorizada é realizada para determinar se a causa é um coágulo de sangue ou o rompimento de um vaso sanguíneo. Se a causa for um coágulo de sangue, uma droga como tPA é administrada para dissolver o coágulo, restaurando o suprimento de sangue para o cérebro. Após o tratamento imediato de um AVC, o paciente pode precisar de reabilitação. O objetivo da reabilitação é alcançar o maior nível de independência possível. A reabilitação envolve fisioterapia, reaprender habilidades de autocuidado, responder às mudanças nas habilidades cognitivas, como perda de memória, de capacidade de resolução de problemas, de comunicação e de interação social. Hoje, os médicos acreditam que, com os esforços contínuos de reabilitação, as melhorias podem aparecer até um ano após um derrame.

Os programas de reabilitação planejados atualmente incluem o uso de máquinas para estimular partes do corpo que o cérebro esqueceu de usar; a terapia de uso forçado, que envolve movimentos passivos para o membro afetado; a estimulação dos neurônios-espelho; e pesquisas em células-tronco.

Os médicos exploram maneiras de prevenir os acidentes vasculares cerebrais. Os pacientes que tiveram AITs estão sendo examinados para verificar a permeabilidade da artéria carótida e ver se eles se beneficiariam de uma angioplastia com balão. Em 39% dos pacientes que tiveram um AIT, uma aspirina por dia parece ter evitado um acidente vascular cerebral. Para reduzir os fatores de risco, incentive os pacientes a parar de fumar, a fazer exercício e controlar a hipertensão arterial. Um derrame ocorre de repente,

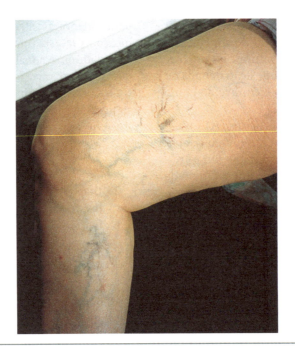

Figura 14-14 Veias com varizes.

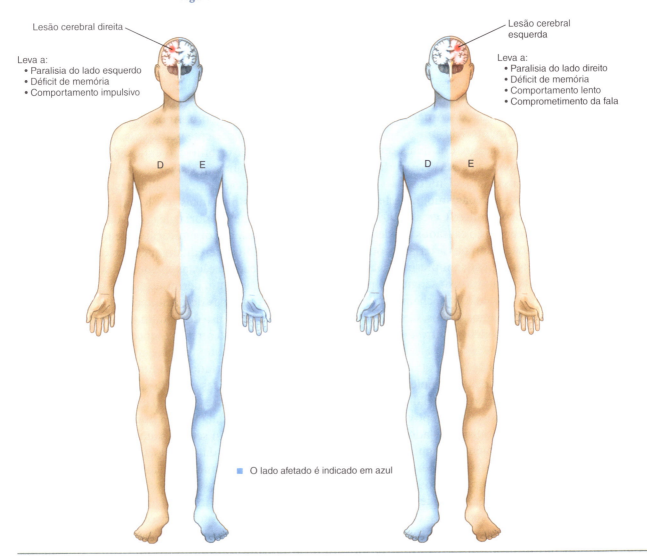

Figura 14-15 O local do dano causado por um acidente vascular cerebral depende de qual lado do cérebro ficou afetado.

CAPÍTULO 14 Circulação e vasos sanguíneos

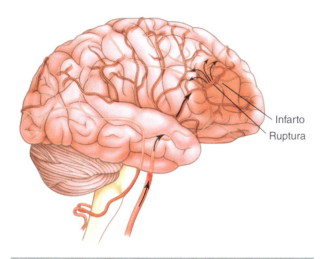

Figura 14-16 Acidente vascular cerebral hemorrágico: a ruptura de um vaso sanguíneo resulta na diminuição do fluxo sanguíneo para uma região do tecido cerebral.

e o paciente que acordou paralisado e incapaz de falar sempre estará muito assustado. Um profissional de saúde deve ser um grande apoiador de pacientes que sofreram acidentes vasculares cerebrais.

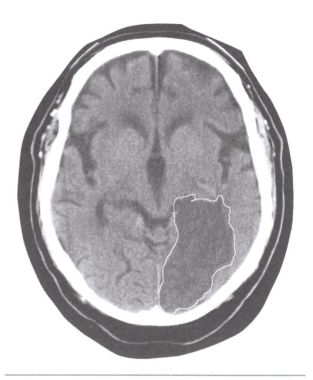

Figura 14-17 Nesta imagem de ressonância magnética do cérebro, a região de um sangramento é visível no canto inferior direito.

Perfil de carreira 14-1
Enfermeiro credenciado e enfermeiro especializado

Os enfermeiros credenciados (ECs) cuidam das necessidades físicas, mentais e emocionais de seus pacientes. Eles observam, avaliam e registram os sintomas, as reações e os progressos. Também auxiliam os médicos durante os tratamentos e os exames, administram medicamentos e ajudam na reabilitação e convalescença. Os ECs desenvolvem planos de cuidados de enfermagem, instruem os pacientes e suas famílias sobre os cuidados adequados e ajudam a melhorar e manter sua saúde, de forma individual ou em grupos.

Os enfermeiros trabalham em hospitais, em domicílio, no consultório, em lares para idosos, em serviços públicos de saúde e empresas.

Em todos os estados norte-americanos, os alunos devem obter uma licença em uma escola credenciada de enfermagem e realizar um exame nacional para que possam ser credenciados como ECs. São três os principais currículos de formação para enfermagem; os programas de diploma de licenciatura em Enfermagem duram dois anos; o programa de bacharelado, quatro anos; e alguns cursos ministrados por instituições hospitalares, de dois a três anos.[2]

As perspectivas de emprego são maiores do que a média para os próximos anos, sendo mais altas para os enfermeiros com bacharelado.

O enfermeiro especializado possui um mestrado e experiência clínica em determinado ramo de enfermagem. Ele adquiriu conhecimento especializado em uma especialidade médica específica. Enfermeiros especializados podem ser contratados por médicos em consultórios ou clínicas ou atuar como autônomos, especialmente nas zonas rurais.

---

2. No Brasil, as profissões de enfermeiro, auxiliar de enfermeiro e técnico em enfermagem são regidas pelo Conselho Federal de Enfermagem (Cofen), que também define os programas curriculares e avalia os cursos das instituições credenciadas de ensino (N. T. T.).

Perfil de carreira 14-2

Técnico em enfermagem

Técnicos em enfermagem (TEs) ou auxiliares de enfermagem (AEs) (como são chamados no Texas e na Califórnia) cuidam das pessoas que estão doentes, feridas, em convalescença ou deficientes, sob a supervisão de um médico ou um enfermeiro.

A maioria dos TEs fornece os cuidados básicos no leito. Tomam os sinais vitais, tratam escaras, preparam e aplicam injeções, e administram alguns tratamentos. Coletam as amostras de laboratório, observam os pacientes e relatam quaisquer reações adversas. Ajudam os pacientes nas atividades da vida diária, mantêm-nos confortáveis e cuidam das necessidades emocionais. Podem administrar medicamentos prescritos pelo médico.

Em lares para idosos, os TEs também avaliam as necessidades dos residentes, desenvolvem planos de cuidados e supervisionam os auxiliares de enfermagem.

Todos os estados norte-americanos exigem que os TEs tenham uma licença de um curso credenciado de Enfermagem e realizem um exame nacional de credenciamento.

As perspectivas de trabalho para o TEs são boas e devem aumentar mais rapidamente do que a média durante os próximos anos.

Um corpo — Como o sistema cardiovascular interage com os outros sistemas do corpo

O sistema cardiovascular desempenha um papel importante na manutenção de todos os sistemas do corpo: transporta oxigênio, nutrientes e hormônios para todas as células e leva embora resíduos celulares e dióxido de carbono para sua excreção.

Sistema tegumentar
- A rede capilar da pele ajuda a manter a temperatura do corpo.

Sistema esquelético
- A medula óssea vermelha produz os glóbulos.
- Os ossos da cavidade torácica protegem o coração e os vasos sanguíneos.

Sistema muscular
- A ação dos músculos ajuda a fazer o sangue venoso retornar para o coração.

Sistema nervoso
- O sistema nervoso autônomo influencia a frequência cardíaca e a pressão arterial.

Sistema endócrino
- O sangue serve como meio de transporte para os hormônios produzidos pelo sistema endócrino.
- Os hormônios adrenalina e tiroxina afetam o ritmo cardíaco.

Sistema linfático
- Os linfócitos são transportados pelo sangue para os locais de infecção e inflamação.

Sistema respiratório
- A troca de gases (dióxido de carbono *versus* oxigênio) acontece na rede capilar dos pulmões.

Sistema digestivo
- O sangue capta os produtos finais da digestão e os distribui para os outros órgãos.

Sistema urinário
- A pressão arterial afeta a taxa de filtração renal.
- Como o sangue é filtrado pelos rins, líquidos e eletrólitos em excesso e produtos residuais são removidos; essa ação mantém a volemia.

Sistema reprodutor
- O estrogênio mantém a saúde vascular nas mulheres.
- No homem, o ingurgitamento dos vasos sanguíneos mantém a ereção do pênis.

Hipoperfusão/choque

Hipoperfusão significa um fluxo inadequado de sangue para carregar oxigênio até os órgãos e sistemas do corpo. Isso pode ser causado por uma perda excessiva de sangue ou de fluidos. O tecido hipoperfusado não recebe oxigênio suficiente e para de funcionar de forma adequada. O órgão mais sensível à diminuição do fornecimento de sangue e da oxigenação é o cérebro. Depois de apenas quatro minutos de fluxo sanguíneo cerebral reduzido, as células cerebrais sofrem danos irreversíveis. Outra causa possível de hipoperfusão é uma alteração no tamanho das artérias e veias. Os vasos sanguíneos podem ficar muito dilatados, e não há pressão suficiente para movimentar o sangue através dos vasos sanguíneos. A principal causa de hipoperfusão é um bombeamento inadequado pelo coração. A hipoperfusão leva ao **choque**. O corpo tenta compensar a hipoperfusão aumentando a frequência respiratória e a frequência cardíaca ou sacrificando o suprimento sanguíneo para certos órgãos, a fim de manter o fluxo sanguíneo para o cérebro.

Terminologia médica

a-	sem	dis-	dificuldade
fas	fala	dis/fas/ia	que pertence à dificuldade na fala
-ia	condição anômala de	embol	coágulo
a/fas/ia	condição anômala de estar sem fala	-ismo	condição de
arterio	artéria	embol/ismo	condição de ter um coágulo
-esclerose	endurecimento	hemi-	metade
arterio/esclerose	endurecimento das artérias	-plegia	paralisia
atero	gordura	hemi/plegia	condição de paralisia de uma metade (um lado)
atero/esclerose	endurecimento das artérias pela gordura	hiper-	em excesso
cerebr	cérebro	tens	tensão ou pressão
-al	que pertence a	-ão	processo de
vascular	vasos sanguíneos	hiper/tens/ão	condição de pressão sanguínea excessiva
acidente vascular cerebral	acidente nos vasos que pertencem ao cérebro	hipo-	abaixo
cian	azul	hipo/tens/ão	condição de baixa pressão
-ose	processo de ficar	fleb	veia
cian/ose	processo de ficar azul	-ite	inflamação de
diastol	relaxamento	fleb/ite	inflamação de uma veia
-ico	que pertence a	sistol	contração
diastol/ico	que pertence à fase de relaxamento do ciclo cardíaco	pressão sistol/ica	pressão que pertence à fase de contração do ciclo cardíaco

Questões de revisão

Assinale a opção que completa adequadamente cada frase apresentada a seguir.

1. O nome do vaso sanguíneo que alimenta o miocárdio é
   a. artéria coronária.
   b. artéria braquial.
   c. aorta.
   d. artéria subclávia.

2. A circulação especial que coleta o sangue dos órgãos da digestão e o leva para o fígado é
   a. coronariana.
   b. fetal.
   c. cardiopulmonar.
   d. portal.

3. O local mais comum para tomar o pulso é
   a. artéria poplítea.
   b. artéria dorsal do pé.
   c. artéria radial.
   d. artéria temporal.

4. O vaso sanguíneo que leva o sangue do coração para os pulmões é denominado
   a. artéria pulmonar.
   b. veia pulmonar.
   c. seio coronário.
   d. artéria coronária.

5. A camada interna da artéria é chamada
   a. túnica adventícia.
   b. túnica íntima.
   c. túnica média.
   d. externa.

6. O suprimento de sangue ao cérebro é transportado pela
   a. artéria carótida externa.
   b. artéria poplítea.
   c. artéria carótida interna.
   d. artéria coronária.

7. O sangue volta das pernas através da
   a. veia safena.
   b. veia jugular externa.
   c. veia cava superior.
   d. veia hepática.

8. Um acúmulo de gordura nas paredes arteriais pode causar
   a. gangrena.
   b. aterosclerose.
   c. arteriosclerose.
   d. aneurisma.

9. Uma inflamação do revestimento de uma veia é denominada
   a hemorroida.
   b. trombo.
   c. embolia.
   d. flebite.

10. O afinamento da parede e a dilatação em balão numa artéria são denominados
    a. aneurisma.
    b. arteriosclerose.
    c. flebite.
    d. aterosclerose.

Relacione as colunas

Relacione cada termo da Coluna I com a respectiva descrição indicada na Coluna II.

COLUNA I	COLUNA II
_____ 1. capilares	a. pequenas artérias que levam até os capilares
_____ 2. válvulas	b. depósito de substâncias gordurosas nas artérias
_____ 3. arteríolas	c. pressão de sangue acima de 140/90
_____ 4. aorta	d. permite ao fluxo sanguíneo correr em apenas uma direção
_____ 5. coronariana	e. vai do fígado ao intestino delgado
_____ 6. hipertensão	f. os vasos sanguíneos que transportam o sangue de volta para o coração
_____ 7. aterosclerose	g. a maior artéria do corpo
_____ 8. veia porta	h. perda de elasticidade das artérias
_____ 9. veias cavas superior e inferior	i. conecta as arteríolas com as vênulas
_____ 10. arteriosclerose	j. artérias que alimentam o coração

Aplicação prática da teoria

1. Você é um glóbulo vermelho e está saindo do arco aórtico. Descreva sua jornada até o dedão do pé. Nomeie os vasos sanguíneos através dos quais viajará.

2. Você é um glóbulo vermelho em um dedo da mão esquerda. Você precisa de oxigênio e tem que chegar aos pulmões. Trace sua jornada do dedo até os pulmões. Nomeie os vasos sanguíneos e as estruturas através dos quais viajará.

3. Sua avó apresenta os sintomas de doença vascular periférica, e os médicos diagnosticaram arteriosclerose. Explique à sua avó o que são DVP e arteriosclerose. Se as artérias carótida, coronária, renal e femoral forem afetadas, que complicações poderão ocorrer? Como a arteriosclerose pode ser prevenida?

4. O coração fetal é único. Por que é diferente? Descreva as estruturas do coração fetal que mudam na hora do nascimento.

5. Meça o pulso e a pressão sanguínea de pessoas com as seguintes idades: 20, 40 e 70 anos. Compare os resultados. Se eles forem diferentes, explique por que isso ocorre.

6. Por que a hipertensão é chamada de "assassina silenciosa"? Qual é o valor considerado normal para a pressão arterial? Quais são as complicações da hipertensão arterial?

Estudo de caso

Francesca chega à emergência com o filho George. Ela não pode falar e apresenta fraqueza e dormência no lado direito. Francesca é atendida por Vitória, a enfermeira, que também percebe uma queda no lado direito do rosto da mãe de George. Segundo ele, a mãe estava bem, tomando o café da manhã quando isso ocorreu. Vitória mede a PA da mulher que está em 200/100. O médico da emergência e Vitória examinam a paciente, e o médico faz o diagnóstico: acidente vascular cerebral (AVC).

1. Descreva o que é um AVC. Que outro nome é dado a um AVC?
2. Qual é a correlação entre a PA de Francesca e o AVC?
3. Que outros sistemas do corpo serão afetados por causa do AVC?
4. Qual é a principal causa de derrames cerebrais?
5. Explique os testes simples que Vitória aplicará para determinar o estado de paralisia de Francesca.
6. Francesca não consegue falar. Que lado do cérebro foi afetado?
7. Liste algumas das terapias de que Francesca precisará.
8. Explique algumas das medidas que as pessoas podem tomar para evitar um AVC.

Atividade de laboratório 14-1

Estrutura dos vasos sanguíneos

- **Objetivo:** observar a estrutura dos diversos vasos sanguíneos no corpo humano.
- **Material necessário:** lâminas microscópicas de seções transversais de uma artéria normal, de uma veia e de uma artéria aterosclerótica, microscópio, este livro, luvas descartáveis, recipiente biodegradável para as lâminas, água sanitária doméstica, papel e caneta.

Passo 1: Calce as luvas.

Passo 2: Observe, na lâmina, a estrutura da artéria normal. Registre uma breve descrição das características que você vê.

Passo 3: Observe, na lâmina, a estrutura de uma veia. Registre uma breve descrição das características que você vê.

Passo 4: Qual é a diferença entre a artéria e a veia? Registre as observações.

Passo 5: Observe a lâmina da artéria aterosclerótica. Compare com o esquema do livro. Registre as observações. Contraste a aparência da artéria normal com a da artéria aterosclerótica.

Passo 6: Coloque as lâminas no recipiente biodegradável para descarte.

Passo 7: Limpe todos os equipamentos com água sanitária.

Passo 8: Retire as luvas e lave as mãos.

CAPÍTULO 14 *Circulação e vasos sanguíneos* **303**

Atividade de laboratório 14-2

Principais artérias e veias

- *Objetivo:* localizar e identificar as principais artérias e veias dentro do corpo.
- *Material necessário:* esquemas anatômicos, não legendados, das grandes artérias e veias, etiquetas magnéticas com os nomes das artérias e veias, este livro, papel e caneta.

Passo 1: No esquema anatômico, localize e nomeie as artérias que alimentam com sangue os seguintes órgãos ou regiões do corpo: cérebro, rosto, cintura escapular, braço, rádio, ulna, coração, pulmões, fígado, estômago, baço, rim, intestino, fêmur, tíbia, fíbula e cintura pélvica. No gráfico, coloque os nomes das artérias nos lugares apropriados.

Passo 2: Compare suas respostas com os diagramas deste capítulo.

Passo 3: Localize e nomeie as veias que devolvem o sangue para o coração a partir dos seguintes órgãos ou regiões do corpo: cérebro, rosto, cintura escapular, braço, rádio, ulna, coração, pulmões, fígado, estômago, baço, rim, intestino, fêmur, tíbia, fíbula e cintura pélvica. No gráfico, coloque os nomes das veias nos lugares apropriados.

Passo 4: Compare suas respostas com os diagramas deste capítulo.

Passo 5: As artérias e veias que alimentam esses locais têm nomes iguais ou semelhantes? Registre a resposta.

Atividade de laboratório 14-3

Sinais vitais

- *Objetivos:* determinar os pontos de pulso no corpo e tomá-los.
- *Material necessário:* relógio de pulso com ponteiro de segundos, este livro, papel e caneta.

Nota: Esta atividade deve ser feita com um parceiro de laboratório.

Passo 1: Peça ao parceiro que se sente com o pulso descansado sobre uma mesa.

Passo 2: Localize o pulso radial do seu parceiro com os seus três primeiros dedos. (Lembre-se: não use o polegar porque ele tem pulso próprio.)

Passo 3: Comprima suavemente a artéria radial para sentir o pulso.

Passo 4: Conte o pulso durante um minuto. Observe o ritmo e volume. Registre o pulso e descreva qualquer irregularidade verificada.

Passo 5: No parceiro de laboratório, localize e tome o pulso nos seguintes pontos: temporal, carótida, braquial, poplítea e dorsal do pé. Compare os locais com o esquema deste capítulo. Registre a contagem em cada ponto do pulso. Alguma contagem difere de outra? Registre a resposta.

Passo 6: Troque de lugar com o parceiro de laboratório e repita os passos 1 a 5.

Capítulo 15

SISTEMAS LINFÁTICO E IMUNITÁRIO

Objetivos

- Descrever o sistema linfático e sua função.
- Descrever as funções do líquido intersticial e da linfa.
- Descrever os órgãos do sistema linfático e sua função.
- Descrever os distúrbios do sistema linfático.
- Descrever a imunidade e os mecanismos de defesa do organismo.
- Descrever doenças autoimunes.
- Descrever a causa, os sintomas e o tratamento da Aids.
- Definir as palavras-chave relacionadas a este capítulo.

Palavras-chave

adenoides
alérgeno
anafilaxia (choque anafilático)
antígeno
autoimunidade
baço
centro germinativo
citocinas
doença autoimune
doença de Hodgkin
ducto torácico (ducto linfático esquerdo)
ducto linfático direito
edema
esclerodermia
fluido intersticial
gânglios linfáticos
hipersensibilidade
imunidade
imunidade adquirida
imunidade adquirida artificial
imunidade adquirida ativa
imunidade adquirida natural
imunidade adquirida passiva
imunidade celular
imunidade humoral
imunidade natural
imunização
imunoglobulinas
linfa
linfadenite
linfedema
linfocinas
linfoma
lingual
lúpus
macrófagos
mononucleose infecciosa
palatinas
placas de Peyer
síndrome de imunodeficiência adquirida (Aids)
síndrome de Guillain-Barré
síndrome de Sjögren
sistema linfático
timo
tonsilas
tonsilite
trabéculas
vasos
vasos linfáticos
vasos quilíferos
vírus da imunodeficiência humana (HIV)

O **sistema linfático** pode ser considerado um complemento do sistema circulatório. O sistema linfático é composto de linfa, vasos linfáticos, linfonodos, tonsilas, baço, timo, placas de Peyer, vasos quilíferos e tecido linfoide (ver "Destaques médicos 15-1"). Ao contrário do sistema circulatório, o linfático não tem nenhuma bomba muscular como o coração (Figura 15-1).

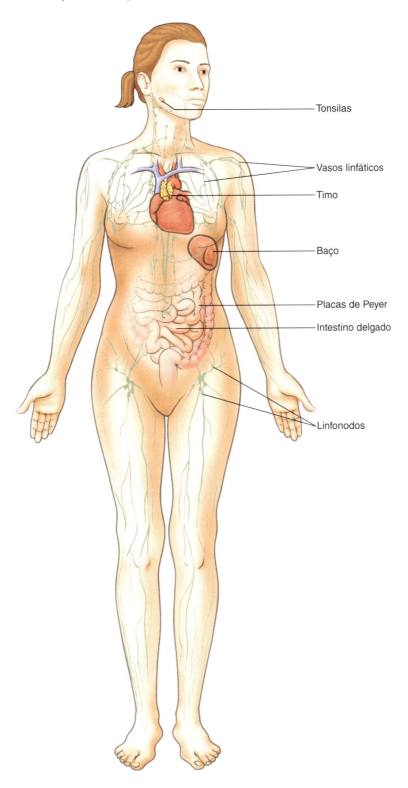

Figura 15-1 *Vasos e órgãos do sistema linfático.*

Funções do sistema linfático

1. O líquido intersticial e a linfa agem como intermediários entre o tecido e o sangue nos capilares.
2. Os vasos linfáticos transportam o excesso de fluido filtrado dos tecidos de volta para o sistema circulatório.
3. Os gânglios e órgãos linfáticos produzem linfócitos para destruir bactérias invasoras.
4. Os vasos quilíferos absorvem as gorduras e as vitaminas lipossolúveis.
5. O baço produz linfócitos e monócitos.
6. O timo produz linfócitos T.
7. Os vasos quilíferos, capilares linfáticos especializados presentes nas vilosidades do intestino delgado, absorvem a gordura digerida.

Linfa e fluido intersticial

O **fluido intersticial** atua como um intermediário entre o tecido e o sangue dos capilares. Ele é similar em composição ao plasma do sangue, pois difunde-se dos capilares para os espaços teciduais. Como o fluido preenche os espaços entre as células do tecido, ele é também conhecido como fluido intercelular. O líquido intersticial é composto de água, linfócitos, alguns granulócitos, nutrientes digeridos, hormônios, sais, ureia e dióxido de carbono. Não contém hemácias nem moléculas de proteína, que são grandes demais para passar pelos capilares.

O líquido intersticial também transporta os resíduos do metabolismo (dióxido de carbono, dejetos de ureia), de volta para os capilares, para sua excreção. A maior parte do líquido é reabsorvida nos capilares por diferença de pressão osmótica. Outra parte do fluido entra nos capilares linfáticos, onde é denominado **linfa**. No entanto, um pouco do fluido pode não ser reabsorvido, o que resulta em inchaço do tecido e na condição conhecida como **edema**.

Como o sistema linfático não tem nenhuma bomba, outros mecanismos empurram a linfa pelos vasos linfáticos. As contrações dos músculos esqueléticos contra os vasos linfáticos fazem a linfa se precipitar para adiante, em vasos maiores. Os movimentos respiratórios do corpo também provocam o fluxo da linfa. Válvulas localizadas dentro dos capilares linfáticos impedem o refluxo da linfa.

Vasos linfáticos

Os capilares linfáticos começam como tubos cegos (Figura 15-2). A linfa entra nas células das paredes capilares e flui progressivamente para vasos maiores. Os **vasos linfáticos** acompanham paralelamente as veias. Eles formam um sistema extensivo, ramificado por todo o corpo. Esse sistema pode ser considerado um auxiliar do sistema circulatório.

Os vasos linfáticos estão presentes em quase todos os tecidos e órgãos que têm vasos sanguíneos. Não há capilares linfáticos na cartilagem, na medula óssea vermelha, na epiderme, no baço, no olho, na orelha interna, nos cabelos e nas unhas. Muito recentemente, cientistas demostraram a existência de uma rede linfática no sistema nervoso central.[1]

O fluido intersticial que circunda as células dos tecidos penetra em pequenos vasos. Estes, por sua vez, se juntam para formar vasos maiores chamados **linfáticos**. Eles continuam a se unir, formando vasos linfáticos maiores, até que o fluxo de linfa ganhe um dos dois principais vasos linfáticos: **ducto torácico (ducto linfático esquerdo)** e **ducto linfático direito**.

O ducto torácico recebe a linfa do lado esquerdo do peito, da cabeça, do pescoço, da área abdominal e dos membros inferiores. A linfa no ducto torácico vai para a veia subclávia esquerda e, desse ponto, para a veia cava superior e o átrio direito. Dessa forma, a linfa que carrega os nutrientes digeridos e outros materiais pode retornar para a circulação sistêmica. A linfa proveniente do braço direito, do lado direito do tronco, da cabeça e da parte superior entra no ducto linfático direito. A partir daí, ela ganha a veia subclávia direita no ombro direito e, então, flui para a veia cava superior (Figura 15-3).

Diferentemente do sistema circulatório, em que o sangue viaja em circuitos fechados através dos vasos sanguíneos, a linfa viaja em uma só direção: dos órgãos para o coração. Ela não flui continuamente em um circuito fechado formado pelos vasos.

---

1. Foi demonstrado recentemente que, ao contrário do que se acreditava e se ensinava até 2015, existe, sim, uma rede linfática no sistema nervoso central. Mais informações estão disponíveis em: Louveau, A. et al. Structural and functional features of central nervous system lymphatic vessels. *Nature*, v. 523, p. 337-341, 2015. Disponível em: <http://www.nature.com/nature/journal/v523/n7560/full/nature14432.html>. Acesso em: 21 jan. 2017. Ver também: Baima, C. Pesquisadores descobrem vasos que ligam cérebro humano a sistema imunológico do corpo. *O Globo*, Rio de Janeiro, 3 jun. 2016. Disponível em: <http://oglobo.globo.com/sociedade/saude/pesquisadores-descobrem-vasos-que-ligam-cerebro-humano-sistema-imunologico-do-corpo-16339121>. Acesso em: 27 jan. 2017 (N. T. T.).

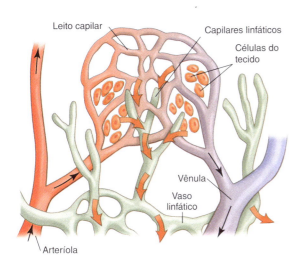

Figura 15-2 Os capilares linfáticos começam como tubos de fundo cego.

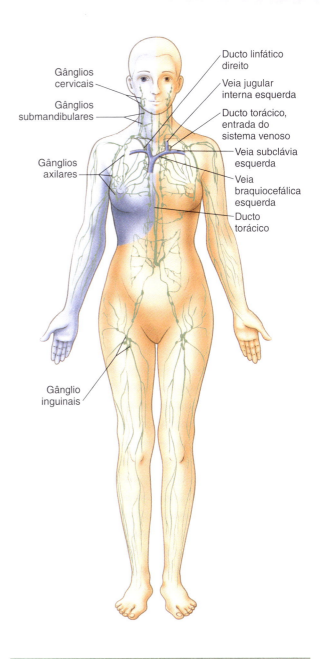

Figura 15-3 Os troncos linfáticos repassam sua linfa para dois ductos coletores principais: torácico e linfático direito.

Linfonodos

Gânglios (nódulos) linfáticos são pequenas estruturas ovais, cujo tamanho varia de uma cabeça de alfinete a uma amêndoa. Um gânglio linfático contém, em um dos lados, uma ligeira depressão chamada hilo, de onde saem os vasos linfáticos eferentes e uma veia (linfonodal), e onde entra uma artéria (nodal). Cada gânglio linfático é recoberto por uma cápsula de tecido conjuntivo fibroso que se estende por dentro do gânglio. Essas extensões capsulares são chamadas **trabéculas**, que dividem o gânglio em uma série de compartimentos que contêm seios linfáticos e tecido linfático. Os vasos linfáticos que penetram o gânglio em vários locais são chamados vasos linfáticos aferentes (Figura 15-4A). O tecido linfático de um gânglio consiste em diferentes tipos de linfócito e outras células que compõem massas densas de tecido chamadas de nódulos linfáticos. Um nódulo linfático envolve um **centro germinativo** que produz os linfócitos. Os seios linfáticos são espaços entre os tecidos linfáticos que contêm uma rede de fibras e de **macrófagos**. A cápsula, as trabéculas e o hilo compõem o arcabouço – ou estroma – do gânglio linfático.

Quando a linfa entra no gânglio através do vaso aferente, a resposta imune é ativada. Qualquer microrganismo ou corpo estranho na linfa estimula os centros germinativos a produzir linfócitos, que são então liberados na linfa (Figura 15-4B). Finalmente, os linfócitos atingem o sangue e produzem anticorpos contra os microrganismos. Os macrófagos removem os microrganismos mortos e os corpos estranhos por fagocitose.

Os linfonodos são encontrados unitariamente ou agrupados em vários lugares ao longo dos vasos linfáticos por todo o corpo. Se determinadas substâncias nocivas estiverem presentes em quantidades tão grandes que não podem ser destruídas pelos linfócitos, o nó se torna inflamado. Isso causa um inchaço nas glândulas linfáticas, uma condição conhecida como **linfadenite**.

Tonsilas

Tonsilas (ou amígdalas) são massas de tecidos linfáticos capazes de produzir linfócitos e filtrar bactérias. Esses tecidos formam um anel protetor de células reticuloendoteliais por trás do nariz e da garganta superior, que ajudam a impedir a entrada de patógenos no trato respiratório. As tonsilas são subdivididas de acordo com sua localização. As **palatinas** estão localizadas nas laterais do palato mole (Figura 15-5A). As amígdalas que ficam na parte superior da garganta são denominadas **adenoides** (Figura 15-5B). O terceiro par, **lingual**, pode ser encontrado na parte de trás da língua (Figura 15-5A).

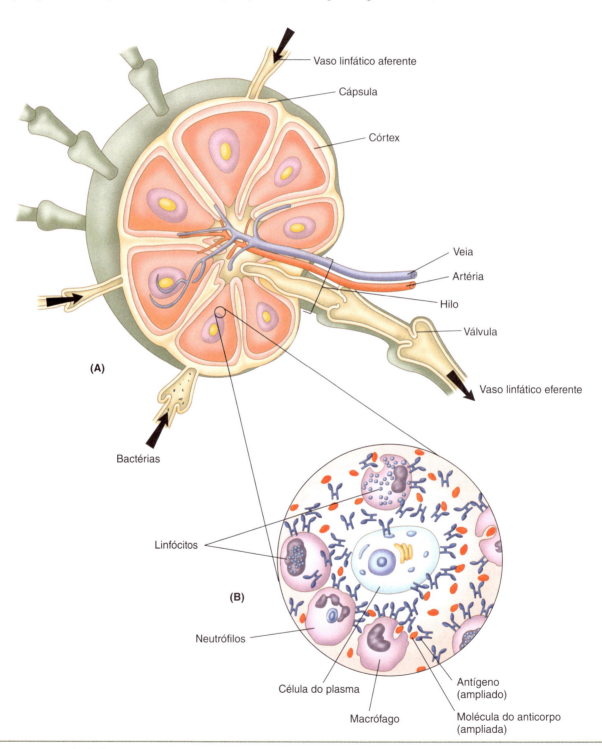

Figura 15-4 *Gânglio linfático: (A) corte transversal de um nó linfático mostrando o fluxo da linfa; (B) detalhes microscópicos de bactéria sendo destruída dentro do gânglio linfático.*

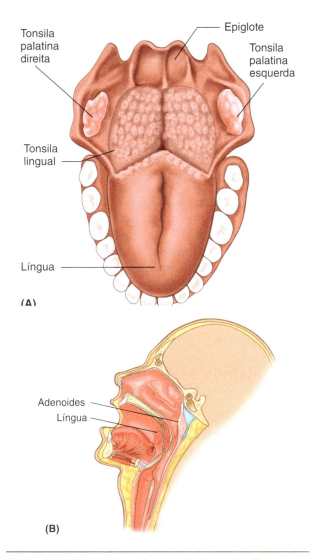

Figura 15-5 *(A) Tonsilas palatinas. (B) As tonsilas formam um anel protetor ao redor da entrada do aparelho respiratório.*

Durante a infância, as tonsilas frequentemente se infeccionam e incham, causando dificuldade em engolir, dor de garganta severa, temperatura elevada e calafrios. Essa condição é conhecida como **tonsilite** (ou amigdalite) e pode ser tratada com antibióticos. A cirurgia é indicada somente em casos extremos, porque as tonsilas têm um papel importante na linha de defesa contra as infecções. À medida que a pessoa envelhece, as tonsilas tendem a diminuir de tamanho.

Baço

O **baço** é uma massa de tecido linfático em forma de saco. Está localizado perto da parte superior esquerda da cavidade abdominal, logo abaixo do diafragma. O baço produz linfócitos e monócitos. O sangue é filtrado enquanto passa pelo baço, como em qualquer gânglio linfático.

O baço armazena grandes quantidades de glóbulos vermelhos. Quando ocorre um sangramento excessivo ou um exercício vigoroso, o baço se contrai, expelindo as hemácias armazenadas para a circulação. Ele também destrói e remove hemácias antigas ou frágeis e, no embrião, produz hemácias.

Glândula timo

O **timo** está localizado na parte superior e anterior do tórax, acima do coração. A função dele é produzir e amadurecer linfócitos, chamados linfócitos T. O timo é classificado como um órgão linfático, pois é composto, em grande parte, de tecido linfático. Também é considerado uma glândula endócrina, porque secreta um hormônio chamado timosina, que estimula a maturação dos linfócitos em células T.

Placas de Peyer

As **placas de Peyer**, também conhecidas como conglomerados nodulares ileais, encontram-se nas paredes do intestino. Assemelham-se às tonsilas e produzem macrófagos. Estes destroem as bactérias e impedem que as bactérias penetrem as paredes do intestino.

Vasos quilíferos

Vasos quilíferos são capilares linfáticos especializados presentes nas vilosidades do intestino delgado. Eles absorvem as vitaminas lipossolúveis e as gorduras digeridas, e as levam para a circulação geral.

Distúrbios do sistema linfático

Linfedema é o inchaço dos tecidos provocado por um acúmulo anormal de linfa. É causado por danos no sistema linfático que impedem que a linfa seja drenada adequadamente.

Linfoma é um tumor do tecido linfático, geralmente maligno. Começa como uma grande massa sem dor associada. Os gânglio alargados comprimem as estruturas adjacentes e causam complicações. Como o sistema imunológico fica suprimido, o indivíduo se torna suscetível a infecções oportunistas. Os linfomas são classificados como linfomas não Hodgkin ou **doença de Hodgkin**. Essa doença difere dos demais linfomas pela presença de grandes linfócitos cancerosos, conhecidos como células de Reed-Sternberg. O tratamento de linfomas não Hodgkin e da doença de Hodgkin com quimioterapia e radiação pode produzir bons resultados.

Mononucleose infecciosa é uma doença causada pelo vírus de Epstein-Barr, comum em crianças e adultos jovens. Essa doença é transmitida por via oral e é em geral chamada de "doença do beijo" ou "mononucleose". Os sintomas são nódulos linfáticos, febre e fadiga física e mental. Há um aumento no número de leucócitos. A doença é tratada sintomaticamente (tratamento que consiste em combater os sintomas quando eles aparecem). Repouso no leito é essencial no tratamento da mononucleose. Em alguns casos, o fígado pode ser afetado, resultando em uma hepatite.

Os efeitos do envelhecimento nos sistemas imunológico e linfático

Com o avanço da idade, o sistema linfático se torna menos eficaz no combate às doenças e na luta contra infecções. A consequência de qualquer envelhecimento da função imunológica é um aumento na incidência e severidade de doenças infecciosas, como pneumonia, doenças gastrointestinais, infecções do trato urinário, infecções da pele e cancros. O maior problema do envelhecimento do sistema imunológico parece ser a perda da capacidade das células específicas do sistema imunológico (células B e T) de se dividir rapidamente. Dessa forma, o sistema imunológico tem dificuldade em competir com a alta taxa de divisão dos vírus e das bactérias nocivas. Adultos mais velhos são incentivados a se vacinar contra o tétano a cada dez anos. Além disso, o médico pode recomendar a vacinação contra hepatite, gripe e pneumonia (usando, por exemplo, o Pneumovax).

Função do sistema imunológico

A função do sistema imunológico é proteger o corpo de substâncias nocivas, como patógenos (microrganismos causadores de doenças), alérgenos, toxinas e células malignas.

Imunidade

Imunidade é a capacidade do organismo de resistir a infecções de agentes patogênicos, substâncias estranhas e produtos tóxicos. Imunidades humoral e celular derivam de tecidos linfoides. Os linfócitos B são células que produzem anticorpos e fornecem a **imunidade humoral**. Os linfócitos T são responsáveis por fornecer a **imunidade celular**. Os indivíduos diferem em sua capacidade de resistir à infecção. Além disso, a resistência do indivíduo varia em diferentes momentos.

Mecanismos de defesa normais

O sistema imunológico de cada indivíduo serve como o mecanismo normal de defesa contra o ataque de agentes infecciosos. Uma característica única do sistema imunológico é sua habilidade de reconhecer agentes não compatíveis com o material genético do hospedeiro. Tais agentes são chamados antígenos. Para proteger o corpo contra antígenos, são produzidos anticorpos. As defesas imunitárias são categorizadas em específicas e inespecíficas.

Reação antígeno-anticorpo

A reação antígeno-anticorpo é a reação imunológica que envolve a ligação de anticorpos nos antígenos. Um **antígeno** é reconhecido como qualquer substância

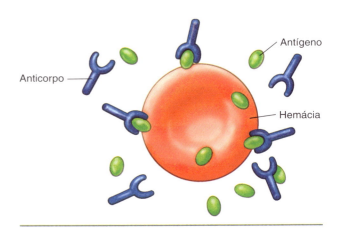

Figura 15-6 *Reação antígeno-anticorpo. Antígeno é uma substância externa ao corpo. Anticorpos são produzidos para proteger o corpo contra a substância estranha.*

considerada estranha pelo corpo, o que inclui vírus, bactérias, toxinas e tecido transplantado. O sistema imunológico responde à presença de um antígeno produzindo uma proteína de combate à doença denominada anticorpo (Figura 15-6).

Defesa imunológica inespecífica

A defesa imunológica inespecífica estabelece uma resposta para proteger o indivíduo de todos os microrganismos e não depende da exposição prévia aos antígenos. Veja a seguir as defesas imunes inespecíficas:

- A pele e a flora normal servem como uma barreira física contra agentes infecciosos.

- As membranas mucosas capturam agentes infecciosos e contêm anticorpos, lactoferrina e lisozima, que inibem o crescimento bacteriano.

- Os reflexos de espirrar, tossir e lacrimejar expelem muco e microrganismos com força. As lágrimas enxáguam continuamente os microrganismos. Elas também contêm bactericidas, que são produtos químicos capazes de matar bactérias.

- A eliminação física e a manutenção de um ambiente ácido evitam o crescimento microbiano de organismos patogênicos, como a flora residente do intestino grosso, a acidez da urina e a flora vaginal normal. O processo mecânico de defecação elimina as fezes e os microrganismos do intestino. A ação da micção impede que microrganismos subam até o trato urinário.

- A inflamação é a resposta inespecífica à lesão celular. Uma lesão tecidual libera várias substâncias que produzem mudanças consideráveis no tecido lesionado. A intensidade do processo inflamatório é geralmente proporcional ao grau da lesão tecidual. Para uma descrição detalhada da inflamação, ver Capítulo 12.

- As **imunoglobulinas** são uma família de proteínas especializadas que funcionam como anticorpos. Eis as as cinco classes de imunoglobulinas:

  1. *Imunoglobulinas G (IgG)*: a família mais abundante de anticorpos, as IgG são encontradas nos soros sanguíneo e linfático. Esses anticorpos são ativos contra bactérias, fungos, vírus e partículas estranhas.
  2. *Imunoglobulinas A (IgA)*: os anticorpos dessa família são produzidos contra antígenos ingeridos. Esses anticorpos são encontrados na saliva, no suor ou nas lágrimas, e a função deles é impedir a fixação dos vírus e das bactérias nas células epiteliais que revestem a maioria dos órgãos.
  3. *Imunoglobulinas M (IgM)*: os anticorpos dessa classe encontram-se nos fluidos corporais em circulação. Os anticorpos IgM são os primeiros anticorpos a aparecer em resposta à exposição inicial a um antígeno.
  4. *Imunoglobulinas D (IgD)*: os anticorpos dessa classe são encontrados apenas nas células B e são importantes para a ativação destas.
  5. *Imunoglobulinas E (IgE)*: os anticorpos dessa classe são produzidos nos pulmões, na pele e nas membranas mucosas. Esses anticorpos são responsáveis pelas reações alérgicas.

Defesa imunológica específica

Os linfócitos do corpo são os precursores de toda uma gama de células envolvidas na resposta imunológica. Veja a seguir uma lista dessas células e de suas funções (Figura 15-7):

- **Células B** são linfócitos encontrados nos linfonodos, no baço e em outros tecidos linfoides, onde eles se replicam. Os clones formam as células plasmáticas e as células de memória.

- **Células plasmáticas** são formadas por células B e produzem grandes quantidades de um mesmo anticorpo ou imunoglobulina.

- **Células T auxiliares** são células T (do timo) que se ligam com antígenos específicos apresentados pelos macrófagos. Elas estimulam a produção de células T (killer) e de mais células B para combater os patógenos invasores. Essas células liberam linfocinas.

- **Células T (killer)** destroem as células do corpo invadidas por vírus e as células cancerosas. Elas também estão envolvidas na rejeição de transplante.

- **Células T supressoras** diminuem as atividades das células B e T, desde que a infecção tenha sido controlada.

- **Células de memória** são descendentes de células T e B ativadas, produzidas durante a resposta imunológica inicial. Elas permanecem no corpo durante anos, permitindo que respondam rapidamente a qualquer infecção futura pelo mesmo agente patógeno.

- **Macrófagos** (grandes glóbulos brancos derivados de monócitos) englobam e digerem os antígenos. A seguir, apresentam, em suas membranas celulares, porções desses antígenos, para reconhecimento pelas células T. Essa função de apresentação do antígeno é fundamental para a resposta normal das células T.

Substâncias químicas da resposta imunológica

Como parte da resposta imunológica, linfocinas e interleucinas são liberadas por linfócitos e macrófagos. As **linfocinas** são liberadas por linfócitos sensibilizados ao entrarem em contato com antígenos específicos e promovem a imunidade celular ao estimularem a atividade dos monócitos e macrófagos.

Há uma classe de interleucinas denominada **citocinas**, que são proteínas produzidas pelo tecido danificado e pelos glóbulos brancos. O interferon é um tipo de citocina produzido por células que foram infectadas com um vírus. Essa citocina liga-se às células vizinhas

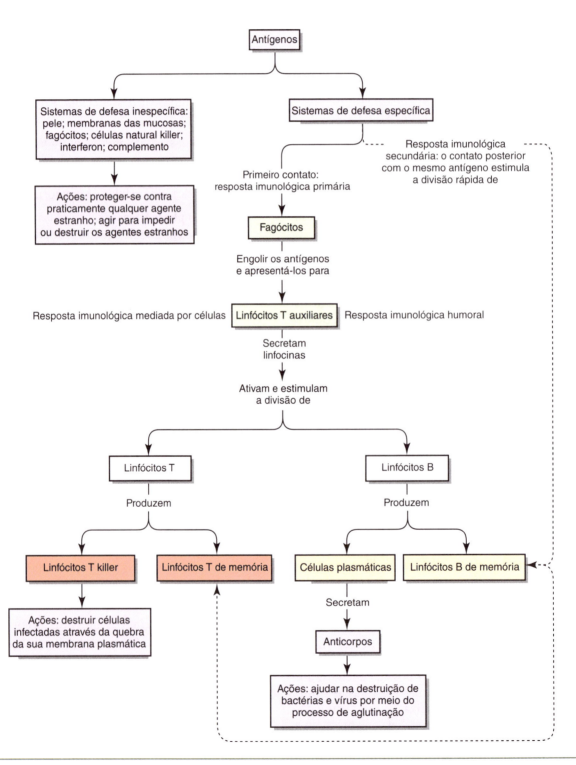

Figura 15-7   *Visão geral dos mecanismos de defesa do corpo.*

Tabela 15-1	Tipos de imunidade		
IMUNIDADE INATA	**IMUNIDADE ADAPTATIVA/IMUNIDADE ADQUIRIDA**		
Dura a vida inteira Nascemos com ela Herdada	Reação em consequência da exposição		
	ATIVA: Dura muito tempo		**PASSIVA:** Emprestada; dura apenas um curto período de tempo
	Natural – Ter uma doença e se recuperar ou receber uma forma leve da doença sem sintomas e se recuperar. *Artificial* – Vacinação; imunização		*Natural* – O bebê obtém essa imunidade da placenta ou do leite da mãe. *Artificial* – Soro de outra pessoa; imunoglobulinas; antitoxina

e as estimula a produzir substâncias químicas que podem proteger essas células adjacentes do vírus. O fator de necrose tumoral (*tumor necrosis factor* –TNF) é uma citocina que estimula os macrófagos e provoca a morte das células cancerosas.

A cascata do complemento é uma série complexa de reações que ativam mais de 20 proteínas que são normalmente inativas, a menos que sejam ativadas por um patógeno. Essas proteínas causam a ruptura (ou lise) dos microrganismos e aumentam o processo inflamatório.

Imunidades inata e adquirida

Há dois tipos gerais de imunidade: inata e adquirida (Tabela 15-1). A **imunidade inata** é aquela com a qual nascemos. É hereditária e permanente. Essa imunidade inata consiste em barreiras anatômicas, como a pele intacta, e secreções celulares, como o muco e as lágrimas. Os fagócitos do sangue e o processo de inflamação local também são partes da imunidade natural.

Quando encontra um invasor, o corpo tenta matá-lo produzindo uma substância específica para combatê-lo. O corpo também tenta se tornar resistente de forma permanente a esse intruso. A **imunidade adquirida** (ou adaptativa) é a reação que resulta da exposição a tais invasores. Essa imunidade é desenvolvida durante a vida do indivíduo e pode ser passiva ou ativa.

A **imunidade adquirida passiva** é uma imunidade emprestada. Ela é adquirida artificialmente pela injeção de anticorpos extraídos do sangue de outros indivíduos ou de animais com o propósito de proteger a pessoa de uma doença específica. A imunidade produzida tem efeito imediato. No entanto, ela dura apenas de três a cinco semanas. Após esse período, os anticorpos serão inativados pelos macrófagos do próprio indivíduo.

Por ser imediata, a imunidade passiva é usada quando alguém foi exposto a uma doença virulenta, como sarampo, tétano ou hepatite infecciosa, sem ter adquirido uma imunidade ativa contra essa doença. Os anticorpos emprestados fornecerão uma proteção temporária.

Um bebê tem uma imunidade passiva temporária fornecida pelos anticorpos da mãe, que atravessam a placenta para entrar no sangue do bebê. Além disso, o leite da mãe também oferece ao bebê alguma imunidade passiva. Assim, um recém-nascido pode ser protegido contra poliomielite, sarampo e caxumba. A imunidade contra sarampo e caxumba pode durar quase um ano. Depois desse período, a criança deve desenvolver a própria imunidade ativa.

A **imunidade adquirida ativa** é preferível à imunidade passiva, porque dura mais tempo. Existem dois tipos de imunidade adquirida ativa: natural e artificial.

- A **imunidade adquirida natural** acontece quando contraímos uma doença e nos recuperamos. Por exemplo, uma criança que teve sarampo e se recuperou não contrairá essa doença novamente, porque o corpo fabricou anticorpos. Essa forma de imunidade é também adquirida quando temos uma série de infecções despercebidas ou leves. Por exemplo, uma pessoa que teve a forma leve de uma doença, uma ou mais vezes, e a combateu, às vezes sem ter sido percebido, ficará imune à doença.

- A **imunidade adquirida artificial** resulta da inoculação com uma vacina adequada, um antígeno ou uma proteína tóxica. Por exemplo, para vacinar uma criança contra o sarampo, administra-se uma forma muito leve da doença; o corpo da criança, portanto, é estimulado a fabricar os próprios anticorpos.

Imunização é o processo que consiste em aumentar a resistência do indivíduo contra determinada infecção por meios artificiais. O antígeno pode ser uma substância que é injetada para estimular a produção de anticorpos. Por exemplo, toxinas produzidas por bactérias, bactérias mortas ou enfraquecidas, vírus e proteínas estranhas são exemplos de antígenos. Essas toxinas enfraquecidas estimulam o organismo a produzir anticorpos. As Tabelas 15-2A (Partes 1 e 2) e 15-2B (Partes 1 e 2) mostram o calendário atualizado de vacinação oficial no Brasil.

A Sociedade Brasileira de Imunizações (SBIm) disponibiliza, em seu *site* (http://sbim.org.br/calendarios-de-vacinacao), calendários adicionais para prematuros, gestantes, pacientes especiais e, ainda, atletas. Informações complementares e detalhadas sobre as campanhas anuais de vacinação, bem como informes técnicos específicos (por exemplo, referentes à erradicação da poliomielite ou à introdução da vacina contra dengue no Programa Nacional de Imunizações (PNI)), podem ser encontradas no *site* do Ministério da Saúde (http://portalsaude.saude.gov.br/index.php/o-ministerio/principal/leia-mais-o-ministerio/197-secretaria-svs/13600-calendario-nacional-de-vacinacao).

Autoimunidade

A **autoimunidade** ocorre quando o sistema imunitário ataca equivocadamente células, tecidos ou órgãos normais do corpo da própria pessoa, o que é conhecido como **doença autoimune**.

Existem muitas doenças autoimunes diferentes que podem afetar o corpo de maneiras distintas. Por exemplo, a reação autoimune é dirigida contra o sistema nervoso na esclerose múltipla e contra a pele na psoríase. Em outras doenças autoimunes, como o lúpus eritematoso sistêmico, os tecidos e órgãos afetados podem variar entre indivíduos portadores da mesma doença. Uma pessoa com lúpus pode ter a pele e as articulações afetadas, enquanto outra pode apresentar problemas de coagulação do sangue.

As causas de doença autoimune podem incluir uma predisposição genética familiar, um vírus ou até a luz do sol, que pode atuar como um gatilho para o lúpus. Veja a seguir alguns exemplos de doenças autoimunes e os capítulos em que são abordadas mais detalhadamente:

- Doença de Addison, Capítulo 11
- Diabetes mellitus do tipo 1, Capítulo 11
- Síndrome de Guillain-Barré, Capítulo 15
- Hipotireoidismo/hipertireoidismo, Capítulo 11
- Lúpus eritematoso sistêmico/lúpus, Capítulo 15
- Esclerose múltipla, Capítulo 8
- Miastenia grave, Capítulo 7
- Anemia perniciosa, Capítulo 12
- Psoríase, Capítulo 5
- Artrite reumatoide, Capítulo 6
- Esclerodermia, Capítulo 15
- Síndrome de Sjögren, Capítulo 15
- Colite ulcerativa /doença de Crohn, Capítulo 18

A **síndrome de Guillain-Barré** ataca os nervos que controlam os músculos das pernas ou às vezes dos braços e da parte superior do corpo. O principal tratamento consiste em filtrar o sangue por meio de um procedimento chamado plasmaferese.

O **lúpus**, também conhecido como **lúpus eritematoso sistêmico (LES)**, é uma doença autoimune inflamatória crônica. Pacientes com LES têm normalmente fadiga profunda, erupções cutâneas e dores articulares. Em casos graves, o sistema imunológico pode atacar e danificar vários órgãos, como rins, cérebro, sangue ou pulmões. Em muitos indivíduos, os sintomas e danos da doença podem ser controlados com anti-inflamatórios e medicação sintomática.

Esclerodermia é uma doença que resulta em um espessamento da pele e dos vasos sanguíneos (Figura 15-8). Quase todos os pacientes com esclerodermia sofrem da doença de Raynaud, que é um espasmo dos vasos sanguíneos dos dedos das mãos e dos pés. Os

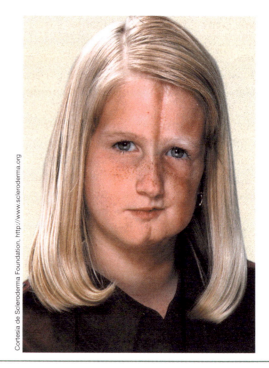

Figura 15-8 *Esclerodermia.*

sintomas da doença de Raynaud incluem um aumento da sensibilidade dos dedos ao frio, mudanças na cor da pele, dor e, às vezes, úlceras na ponta dos dedos. Para as pessoas com esclerodermia, o espessamento da pele e dos vasos sanguíneos pode resultar em perda de movimento e dispneia. O tratamento para a esclerodermia se concentra sobre quatro áreas principais:

1. Inflamação – drogas anti-inflamatórias.
2. Autoimunidade – drogas imunossupressoras.
3. Doença vascular – drogas vasodilatadoras.
4. Fibrose do tecido – atualmente sem nenhum tratamento eficaz; há pesquisas em andamento para obter novas drogas capazes de alterar a reação fibrótica.

A **síndrome de Sjögren** é uma doença que afeta as glândulas salivares e lacrimais. Os sintomas clássicos são olhos e boca secos. Essa doença também pode afetar o sistema digestório, os rins, os vasos sanguíneos e o sistema nervoso central. Por afetar quase quatro milhões de pessoas, é considerada uma das doenças autoimunes mais prevalentes. Não existe cura; algumas drogas vendidas sem prescrição podem melhorar os sintomas e prevenir complicações.

Hipersensibilidade

Hipersensibilidade ocorre quando o sistema imunológico do corpo não consegue se proteger de uma ameaça estranha. Em vez disso, os anticorpos formados irritam certas células do corpo. Um indivíduo hipersensível ou alérgico é geralmente mais sensível a determinados alérgenos do que a maioria das pessoas.

Um **alérgeno** é um antígeno que provoca respostas alérgicas. Grama, pólen, alimentos, amendoim, penicilina ou outros antibióticos, picadas de abelha ou de vespa são exemplos de alérgenos. Tais alérgenos estimulam a formação de anticorpos, alguns dos quais são conhecidos como anticorpos IgE. Os anticorpos são encontrados em indivíduos que são alérgicos, sensíveis a certas drogas ou hipersensíveis. Os

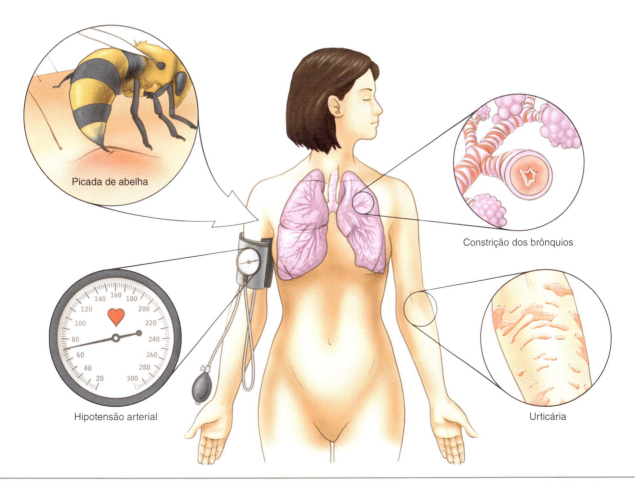

Figura 15-9 *Uma reação alérgica anafilática resulta de uma reação antígeno-anticorpo severa e requer tratamento imediato. Como exemplo, ilustram-se os vários sistemas que podem responder a uma picada de abelha em uma pessoa alérgica.*

Tabela 15-2A – Parte 1 Cronograma de imunização para crianças (0 e 10 anos), recomendado pela Sociedade Brasileira de Imunizações (SBIm, Brasil 2016-2017).

CALENDÁRIO DE VACINAÇÃO SBIm CRIANÇA
Recomendações da Sociedade Brasileira de Imunizações (SBIm) – 2016/2017

CRIANÇA — 0-10 anos

VACINAS	Ao nascer	1 mês	2 meses	3 meses	4 meses	5 meses	6 meses	7 meses	8 meses	9 meses	12 meses	15 meses	18 meses	24 meses	4 anos	5 anos	6 anos	9 anos	10 anos	Gratuitas nas UBS*	Clínicas privadas de vacinação
BCG ID [1]	Dose única																			SIM	SIM
Hepatite B [2]	1ª dose		2ª dose																	SIM	SIM
Tríplice bacteriana (DTPw ou DTPa) [3]			1ª dose		2ª dose		3ª dose						REFORÇO		REFORÇO				REFORÇO dTpa	DTPw	DTPa e dTpa
Haemophilus influenzae b [4]			1ª dose		2ª dose		3ª dose						REFORÇO							SIM, para as três primeiras doses	SIM
Poliomielite (vírus inativados) [5]			1ª dose		2ª dose		3ª dose						REFORÇO		REFORÇO					SIM, VIP para as três primeiras doses e VOP nas doses de reforços e campanhas para crianças de 1 a 4 anos	SIM, somente nas apresentações combinadas com DTPa e dTpa
Rotavírus [6]			Duas ou três doses, de acordo com o fabricante																	SIM, vacina monovalente	SIM, vacina monovalente e pentavalente
Pneumocócica conjugada [7]			1ª dose		2ª dose		3ª dose				REFORÇO									SIM, VPC10 para menores de 5 anos	SIM, VPC10 e VPC13
Meningocócicas conjugadas [8]			Duas ou três doses, dependendo da vacina utilizada								MenACWY	MenACWY				MenACWY				SIM, menC para menores de 5 anos	SIM, menC e menACWY
Meningocócica B [9]			1ª dose		2ª dose			3ª dose			REFORÇO									NÃO	SIM
Influenza (gripe) [10]										Dose anual. Duas doses na primovacinação antes dos 9 anos de idade.										SIM, 3V para menores de 5 anos e grupos de risco	SIM, 3V e 4V
Poliomielite oral (vírus vivos atenuados) [10]															DIAS NACIONAIS DE VACINAÇÃO	2ª dose				SIM	NÃO
Febre amarela [11]									1ª dose											SIM	SIM
Hepatite A [12]											1ª dose		2ª dose							SIM, dose única para crianças de 15 meses até menores de 2 anos	SIM
Tríplice viral (sarampo, caxumba e rubéola) [13,15]											1ª dose		2ª dose							SIM	SIM
Varicela (catapora) [14,15]											1ª dose		2ª dose							SIM, dose única aos 15 meses até menores de 2 anos	SIM
HPV [16]																		Três doses		SIM, vacina HPV4 para meninas de 9 a 13 anos 11 meses e 29 dias: duas doses	SIM
Vacina tríplice bacteriana acelular do tipo adulto (dTpa)																			ROTINA	NÃO	SIM
Dengue [17]																		Três doses		NÃO	SIM

08/09/2016 • Sempre que possível, preferir vacinas combinadas • Sempre que possível, considerar aplicações simultâneas na mesma visita • Qualquer dose não administrada na idade recomendada deve ser aplicada na visita subsequente • Eventos adversos significativos devem ser notificados às autoridades competentes • Algumas vacinas podem estar especialmente recomendadas para pacientes portadores de

Fonte: Calendário de Vacinação Faixa Etária da Sociedade Brasileira de Imunizações (SBIm). Disponível em: <http://sbim.org.br/images/calendarios/calend-sbim-crianca-2016-17.pdf>. Acesso em: 16 fev. 2017

*UBS – Unidades Básicas de Saúde

Calendário de Vacinação SBIm criança (cont.)

Recomendações da Sociedade Brasileira de Imunizações (SBIm) – 2016/2017

Comentários

1. BCG ID: deverá ser aplicada o mais precocemente possível, de preferência ainda na maternidade, em recém-nascidos com peso maior ou igual a 2.000 g. Em caso de suspeita de imunodefciência ou RNs cujas mães fizeram uso de biológicos durante a gestação, a vacina pode estar contraindicada (consulte os Calendários de vacinação SBIm pacientes especiais).

2. Hepatite B: a) Aplicar a primeira dose nas primeiras 12 horas de vida. b) O esquema de quatro doses pode ser adotado quando é utilizada uma vacina combinada que inclua a vacina hepatite B, ou seja, a primeira dose ao nascer, com a vacina isolada, e aos 2, 4 e 6 meses de idade com DTPa–HB-Hib ou DTPa-HB–VIP-Hib. c) Se mãe HBsAg+, administrar vacina nas primeiras 12 horas de vida e HBIG o mais precocemente possível (até sete dias após o parto).

3. Tríplice bacteriana: o uso da vacina DTPa é preferível ao da DTPw, pois os eventos adversos associados com sua administração são menos frequentes e intensos. O reforço dos 4 a 5 anos pode ser feito com dTpa, DTPa ou DTPw. O reforço dos 9 a 10 anos de idade deve ser feito com a vacina tríplice acelular do tipo adulto (dTpa).

4. Hib: recomenda-se o reforço aos 15-18 meses, principalmente quando forem utilizadas, na série básica, vacinas Hib nas combinações com DTPa.

5. Poliomielite: recomenda-se que, idealmente, todas as doses sejam com a VIP. Não utilizar VOP em crianças hospitalizadas e imunodeficientes.

6. Vacina rotavírus monovalente: duas doses, idealmente aos 2 e 4 meses de idade. Vacina rotavírus pentavalente: três doses, idealmente aos 2, 4 e 6 meses de idade. Para ambas as vacinas, a primeira dose pode ser feita a partir de 6 semanas de vida e no máximo até 3 meses e 15 dias, e a última dose até 7 meses e 29 dias. O intervalo mínimo entre as doses é de 30 dias. Se a criança cuspir, regurgitar ou vomitar após a vacinação, não repetir a dose. Não utilizar em crianças hospitalizadas. Em caso de suspeita de imunodefciência ou RNs cujas mães fizeram uso de biológicos durante a gestação, a vacina pode estar contraindicada e seu uso deve ser avaliado pelo médico (consulte os Calendários de vacinação SBIm pacientes especiais).

7. Pneumocócica conjugada: iniciar o mais precocemente possível (no segundo mês de vida). As vacinas conjugadas são recomendadas para menores de 6 anos de idade. Crianças com esquema completo de VPC10 podem se beneficiar com uma dose adicional de VPC13 com o objetivo de ampliar a proteção, respeitando o intervalo mínimo de dois meses da última dose. O PNI adotou, desde janeiro de 2016, o esquema de duas doses da VPC10 aos 2 e 4 meses de vida, com reforço aos 12 meses.

8. Meningocócicas conjugadas: sempre que possível, preferir a vacina menACWY, inclusive para os reforços de crianças previamente vacinadas com menC.

   No Brasil, para crianças a partir dos 2 meses de idade, estão licenciadas as vacinas conjugadas: menC e menACWY-CRM. A vacina menACWY-TT está licenciada a partir de 1 ano de idade.

   O esquema primário padrão varia com a vacina utilizada. MenC: duas doses, aos 3 e 5 meses de idade e reforço entre 12-15 meses. MenACWY-CRM: três doses aos 3, 5 e 7 meses de idade e reforço entre 12-15 meses.

   Para crianças que não receberam menC e que iniciam a vacinação em atraso com menACWY, os esquemas também variam. Com menACWY-CRM, iniciando entre 7 e 23 meses de idade: duas doses, sendo que a segunda deve ser obrigatoriamente aplicada após a idade de 1 ano (mínimo dois meses de intervalo entre elas); iniciando após os 24 meses de idade: uma dose. MenACWY-TT iniciando após 12 meses de idade: uma dose.

   Em todos os casos, em virtude da rápida redução dos títulos de anticorpos protetores, reforços são necessários a cada cinco anos, abrangendo toda a infância e adolescência.

   Crianças com vacinação completa com menC podem se beneficiar com uma ou mais doses adicionais (dependendo do produto e da idade) de menACWY, com o objetivo de ampliar a proteção. Respeitar o intervalo mínimo de dois meses da última dose de menC.

9. Meningocócica B: três doses aos 3, 5 e 7 meses de idade e reforço entre 12-15 meses. Crianças que iniciam a vacinação mais tarde: a) entre 6 e 11 meses: duas doses com intervalo de dois meses e uma dose de reforço no segundo ano de vida respeitando-se um intervalo mínimo de dois meses da última dose; b) entre 12 meses e 10 anos: duas doses com intervalo de dois meses.

10. Influenza: é recomendada para todas as crianças a partir dos 6 meses de idade. Quando administrada pela primeira vez em crianças menores de 9 anos, aplicar duas doses com intervalo de 30 dias. Crianças menores de 3 anos de idade recebem 0,25 mL por dose e as maiores de 3 anos recebem 0,5 mL por dose. Desde que disponível, a vacina influenza 4V é preferível à vacina influenza 3V, por conferir maior cobertura das cepas circulantes. Na impossibilidade de uso da vacina 4V, utilizar a vacina 3V.

11. Febre amarela: recomendada para residentes ou viajantes para áreas de vacinação (de acordo com classificação do MS). O PNI recomenda que crianças menores de 2 anos de idade não recebam as vacinas febre amarela e tríplice viral no mesmo dia. Nesses casos, e sempre que possível, respeitar intervalo de 30 dias entre as doses. Vacinar pelo menos dez dias antes da viagem. Pode ser recomendada também para atender a exigências sanitárias de determinadas viagens internacionais. Contraindicada para imunodeprimidos; mas se os riscos de adquirir a doença superarem os riscos potenciais da vacinação, o médico deverá avaliar sua utilização (consulte os Calendários de vacinação SBIm pacientes especiais).

12. Hepatite A: para crianças a partir de 12 meses de idade não vacinadas para hepatite B no primeiro ano de vida, a vacina combinada hepatites A e B na formulação adulto pode ser considerada para substituir a vacinação isolada (A ou B) com esquema de duas doses (0 - 6 meses).

13. Sarampo, caxumba e rubéola: é considerada protegida a criança que tenha recebido duas doses da vacina após 1 ano de idade. Em situação de risco para o sarampo – por exemplo, surto ou exposição domiciliar – a primeira dose pode ser aplicada a partir de 6 meses de idade. Nesses casos, a aplicação de mais duas doses após a idade de 1 ano ainda será necessária. Veja considerações sobre o uso da vacina quádrupla viral (SCRV) no item 15. O uso em imunodeprimidos deve ser avaliado pelo médico (consulte os Calendários de vacinação SBIm pacientes especiais).

14. Varicela: é considerada protegida a criança que tenha recebido duas doses da vacina após 1 ano de idade. Em situação de risco – por exemplo, surto de varicela ou exposição domiciliar – a primeira dose pode ser aplicada a partir de 9 meses de idade. Nesses casos, a aplicação de mais duas doses após a idade de 1 ano ainda será necessária. Veja considerações sobre o uso da vacina quádrupla viral (SCRV) no item 15. O uso em imunodeprimidos deve ser avaliado pelo médico (consulte os Calendários de vacinação SBIm pacientes especiais).

15. Aos 12 meses, na mesma visita, aplicar a primeira dose da tríplice viral e varicela em administrações separadas (SCR + V) ou com a vacina quádrupla viral (SCRV). A segunda dose de tríplice viral e varicela, preferencialmente com vacina quádrupla viral, pode ser administrada a partir dos 15 meses de idade, mantendo intervalo de três meses da dose anterior de SCR, V ou SCRV.

16. HPV: duas vacinas estão disponíveis no Brasil: uma contendo VLPs dos tipos 6, 11, 16 e 18 (HPV4), e outra contendo VLPs dos tipos 16 e 18 (HPV2). Esquema de doses: 0 - 1 a 2 - 6 meses. O PNI adotou esquema de vacinação com duas doses (0 - 6 meses), exclusivamente para meninas de 9 a 13 anos com a vacina HPV4.

17. Dengue: Esquema de três doses com intervalo de seis meses entre elas. Contraindicada em crianças menores de 9 anos de idade. Contraindicada em imunodeprimidos.

Tabela 15-2A – Parte 2 Cronograma de imunização para adolescentes (11 a 19 anos), recomendado pela Sociedade Brasileira de Imunizações (SBIm, Brasil 2016-2017).

CALENDÁRIO DE VACINAÇÃO SBIm ADOLESCENTE
Recomendações da Sociedade Brasileira de Imunizações (SBIm) – 2016/2017

Para definir vacinas e esquemas de doses na adolescência, considerar o passado vacinal.

Os comentários devem ser consultados.

Para recomendações de vacinação para gestantes, ver *Calendário de vacinação SBIm gestante*.

ADOLESCENTE (11-19 anos)

VACINAS	Esquemas e recomendações	Comentários	Disponibilização das vacinas – Gratuitas nas UBS*	Disponibilização das vacinas – Clínicas privadas de vacinação
Tríplice viral (sarampo, caxumba e rubéola)	É considerado protegido o adolescente que tenha recebido duas doses acima de 1 ano de idade, e com intervalo mínimo de um mês entre elas.	• Contraindicada para gestantes. O uso em imunodeprimidos deve ser avaliado pelo médico (consulte os *Calendários de vacinação SBIm pacientes especiais*). • Até 12 anos de idade, considerar a aplicação de vacina combinada quádrupla viral (sarampo, caxumba, rubéola e varíola / SCRV).	SIM, SCR	SIM, SCR e SCRV
Hepatites A, B ou A e B	**Hepatite A:** duas doses, no esquema 0 - 6 meses.	• Adolescentes não vacinados na infância para as hepatites A e B devem ser vacinados o mais precocemente possível para essas infecções. • A vacina combinada para as hepatites A e B é uma opção e pode substituir a vacinação isolada para as hepatites A e B. • Hepatite B - recomendada para gestantes.	NÃO	SIM
	Hepatite B: três doses no esquema 0 - 1 - 6 meses.		SIM	SIM
	Hepatite A e B: para menores de 16 anos: duas doses aos 0 - 6 meses. A partir de 16 anos: três doses aos 0 - 1 - 6 meses.		NÃO	SIM
HPV	• Se não iniciado o esquema de vacinação aos 9 anos, a vacina HPV deve ser aplicada o mais precocemente possível. O esquema de vacinação para meninas e meninos é de três doses: 0 - 1 a 2 - 6 meses. • O PNI adotou esquema de vacinação com duas doses (0 - 6 meses), exclusivamente para meninas de 9 a 13 anos, com a vacina HPV4.	• Duas vacinas estão disponíveis no Brasil: HPV4, licenciada para ambos os sexos; e HPV2, licenciada apenas para o sexo feminino. • Vacina contraindicada em gestantes.	SIM, vacina HPV4 para meninas de 9 a 13 anos, 11 meses e 29 dias	SIM, HPV4 e HPV2
Tríplice bacteriana acelular do tipo adulto (difteria, tétano e coqueluche) – dTpa ou dTpa-VIP Dupla adulto (difteria e tétano) – dT	**Com esquema de vacinação básico completo:** dose de reforço dez anos após a última dose. **Com esquema de vacinação básico incompleto:** uma dose de dTpa a qualquer momento e completar a vacinação básica com uma ou duas doses de dT (dupla bacteriana do tipo adulto) de forma a totalizar três doses de vacina contendo o componente tetânico.	• Atualizar dTpa independente de intervalo prévio com dT ou TT. • O uso da vacina dTpa, em substituição à dT, para adolescentes, objetiva, além da proteção individual, a redução da transmissão da *Bordetella pertussis*, principalmente para suscetíveis com alto risco de complicações, como os lactentes. • Considerar antecipar reforço com dTpa para cinco anos após a última dose de vacina contendo o componente pertussis para adolescentes contactantes de lactentes. • Para indivíduos que pretendem viajar para países nos quais a poliomielite é endêmica recomenda-se a vacina dTpa combinada à pólio inativada (dTpa-VIP). • A dTpa-VIP pode substituir a dTpa, inclusive em gestantes, ficando a critério médico o uso *off label* nesses casos. • Gestantes: recomendada uma dose de dTpa entre a 27ª e a 36ª semana de gestação.	SIM, dT para todos. dTpa para gestantes e puérperas até 45 dias após o parto	SIM, dTpa e dTpa-VIP
Varicela (catapora)	**Para suscetíveis:** duas doses. Para menores de 13 anos: intervalo de três meses. A partir de 13 anos: intervalo de um a dois meses.	• Contraindicada para gestantes. O uso em imunodeprimidos deve ser avaliado pelo médico (consulte os *Calendários de vacinação SBIm pacientes especiais*). • Até 12 anos de idade, considerar a aplicação de vacina combinada quádrupla viral (SCRV).	NÃO	SIM, varicela e SCRV
Influenza (gripe)	Dose única anual.	Desde que disponível, a vacina influenza 4V é preferível à vacina influenza 3V, por conferir maior cobertura das cepas circulantes. Na impossibilidade de uso da vacina 4V, utilizar a vacina 3V.	SIM, 3V para grupos de risco	SIM, 3V e 4V
Meningocócica conjugada ACWY	**Para não vacinados na infância:** duas doses com intervalo de cinco anos. **Para vacinados na infância:** reforço aos 11 anos ou cinco anos após o último reforço na infância.	Na indisponibilidade da vacina meningocócica conjugada ACWY, substituir pela vacina meningocócica C conjugada.	NÃO	SIM
Meningocócica B	Duas doses com intervalo de um a dois meses.	Não se conhece ainda a duração da proteção conferida e, consequentemente, a necessidade de dose(s) de reforço.	NÃO	SIM
Febre amarela	Uma dose para residentes ou viajantes para áreas com recomendação de vacinação (de acordo com classificação do MS). Se persistir o risco, fazer uma segunda dose dez anos após a primeira. Pode ser recomendada também para atender a exigências sanitárias de determinadas viagens internacionais. Em ambos os casos, vacinar pelo menos dez dias antes da viagem.	• Contraindicada para gestantes, imunodeprimidos e adolescentes amamentando bebês menores de 6 meses de idade. • O uso em imunodeprimidos deve ser avaliado pelo médico (consulte os *Calendários de vacinação SBIm pacientes especiais*). • Para gestantes: ver *Calendário de vacinação SBIm gestante*.	SIM	SIM
Dengue	Três doses com intervalo de seis meses (0 - 6 - 12 meses).	• Contraindicada para imunodeprimidos, gestantes e adolescentes amamentando. • Licenciada para pessoas entre 9 e 45 anos.	NÃO	SIM

*UBS – Unidades Básicas de Saúde

14/09/2016 • Sempre que possível, preferir vacinas combinadas • Sempre que possível, considerar aplicações simultâneas na mesma visita • Qualquer evento adverso associado à vacinação, bem como erros de imunização ou outros eventos relacionados à administração da idade recomendada deve ser aplicada na visita subsequente • Eventos adversos significativos devem ser notificados às autoridades competentes • Algumas vacinas podem estar especialmente recomendadas para pacientes portadores de comorbidades ou em outra situação especial. Consulte os *Calendários de vacinação SBIm pacientes especiais*.

Fonte: Calendário de Vacinação Faixa etária da Sociedade Brasileira de Imunizações (SBIm). Disponível em: <http://sbim.org.br/images/calendarios/calend-sbim-adulto-2016-17.pdf>. Acesso em: 16 fev. 2017.

Tabela 15-2B – Parte 1 Cronograma de imunização para adultos (20 a 59 anos) recomendado pela Sociedade Brasileira de Imunizações (SBIm, Brasil 2016-2017).

CALENDÁRIO DE VACINAÇÃO SBIm ADULTO
Recomendações da Sociedade Brasileira de Imunizações (SBIm) – 2016/2017

Os comentários devem ser consultados.

Para recomendações de vacinação para gestantes, ver Calendário de vacinação SBIm gestante.

VACINAS	Esquemas e recomendações	Comentários	Disponibilização das vacinas nas	
			Gratuitas nas UBS*	Clínicas privadas de vacinação
Tríplice viral (sarampo, caxumba e rubéola)	É considerado protegido o adolescente que tenha recebido duas doses acima de 1 ano de idade, e com intervalo mínimo de um mês entre elas.	• Contraindicada para gestantes. • O uso em imunodeprimidos deve ser avaliado pelo médico (consulte os Calendários de vacinação SBIm pacientes especiais).	SIM, uma dose até os 49 anos	SIM
Hepatites A, B ou A e B	**Hepatite A:** duas doses, no esquema 0 - 6 meses.	• Indivíduos não imunizados anteriormente para as hepatites A e B devem ser vacinados. • A vacina combinada para as hepatites A e B é uma opção e pode substituir a vacinação isolada para as hepatites A e B. • Para gestantes: ver Calendário de vacinação SBIm gestante.	NÃO	SIM
	Hepatite B: três doses, esquema 0 - 1 - 6 meses.		SIM	SIM
	Hepatite A e B: três doses, no esquema 0 - 1 - 6 meses.		NÃO	SIM
HPV	• Três doses: 0 - 1 a 2 - 6 meses. • Duas vacinas estão disponíveis no Brasil: HPV4, licenciada para meninas e mulheres de 9 a 45 anos de idade e meninos e homens de 9 a 26 anos; e HPV2, licenciada para meninas e mulheres a partir dos 9 anos de idade.	• Indivíduos mesmo que previamente infectados podem ser beneficiados com a vacinação. • Homens e mulheres em idades fora da faixa de licenciamento também podem ser beneficiados com a vacinação, ficando a critério médico o uso off label nesses casos. • Contraindicada em gestantes.	NÃO	SIM
Tríplice bacteriana acelular do tipo adulto (difteria, tétano e coqueluche) – dTpa ou dTpa-VIP Dupla adulto (difteria e tétano) – dT	Atualizar dTpa independente de intervalo prévio com dT ou TT. **Com esquema de vacinação básico completo:** reforço com dTpa a cada dez anos. **Com esquema de vacinação básico incompleto:** uma dose de dTpa a qualquer momento e completar a vacinação básica com uma ou duas doses de dT (dupla bacteriana do tipo adulto) de forma a totalizar três doses de vacina contendo o componente tetânico. **Para indivíduos que pretendem viajar para países nos quais a poliomielite é endêmica:** recomenda-se a vacina dTpa combinada à pólio inativada (dTpa - VIP). A dTpa-VIP pode substituir a dTpa.	• A dTpa está recomendada mesmo para aqueles que tiveram a coqueluche, já que a proteção conferida pela infecção não é permanente. • O uso da vacina dTpa, em substituição à dT, objetiva, além da proteção individual, a redução da transmissão da Bordetella pertussis, principalmente para suscetíveis com alto risco de complicações, como os lactentes. • Considerar antecipar reforço com dTpa para cinco anos após a última dose de vacina contendo o componente pertussis em adultos contactantes de lactentes. • Para gestantes: ver Calendário de vacinação SBIm gestante.	SIM dT	SIM dTpa e dTpa-VIP
Varicela (catapora)	Para suscetíveis: duas doses com intervalo de um a dois meses.	• Contraindicada para gestantes. • O uso em imunodeprimidos deve ser avaliado pelo médico (consulte os Calendários de vacinação SBIm pacientes especiais).	NÃO	SIM
Influenza (gripe)	Dose única anual.	Desde que disponível, a vacina influenza 4V é preferível à vacina influenza 3V, por conferir maior cobertura das cepas circulantes. Na impossibilidade de uso da vacina 4V, utilizar a vacina 3V.	SIM, 3V para grupos de risco	SIM, 3v e 4V
Meningocócica conjugada ACWY	Uma dose. A indicação da vacina, assim como a necessidade de reforços, dependerão da situação epidemiológica.	Na indisponibilidade da vacina meningocócica conjugada ACWY, substituir pela vacina meningocócica C conjugada.	NÃO	SIM
Meningocócica B	Duas doses com intervalo de um a dois meses. A indicação dependerá da situação epidemiológica.	Não se conhece ainda a duração da proteção conferida e, consequentemente, a necessidade de dose(s) de reforço.	NÃO	SIM
Febre amarela	Uma dose para residentes ou viajantes para áreas com recomendação de vacinação (de acordo com classificação do MS). Se persistir o risco, fazer uma segunda dose dez anos após a primeira. Pode ser recomendada também para atender a exigências sanitárias de determinadas viagens internacionais. Em ambos os casos, vacinar pelo menos dez dias antes da viagem.	• Contraindicada para mulheres amamentando bebês menores de 6 meses de idade. • O uso em imunodeprimidos e gestantes deve ser avaliado pelo médico (consulte os Calendários de vacinação SBIm pacientes especiais e/ou Calendário de vacinação SBIm gestante).	SIM	SIM
Pneumocócicas	A vacinação entre 50-59 anos com VPC13 fica a critério médico.	Esquema sequencial de VPC13 e VPP23 é recomendado para indivíduos com 60 anos ou mais (ver Calendário de vacinação SBIm idoso). Esquema sequencial de VPC13 e VPP23 é recomendado para indivíduos portadores de algumas comorbidades (consulte os Calendários de vacinação SBIm pacientes especiais).	NÃO	SIM
Herpes zóster	Uma dose. Licenciada a partir dos 50 anos, ficando a critério médico sua recomendação a partir dessa idade.	• Recomendada para indivíduos a partir de 60 anos de idade (ver Calendário de vacinação SBIm idoso), mesmo para aqueles que já desenvolveram a doença. Nesses casos, aguardar o intervalo de um ano, entre o quadro agudo e a aplicação da vacina. • Em caso de pacientes com história de herpes zóster oftálmico, ainda não existem dados suficientes para indicar ou contraindicar a vacina. • O uso em imunodeprimidos deve ser avaliado pelo médico (consulte os Calendários de vacinação SBIm pacientes especiais).	NÃO	SIM
Dengue	• Três doses com intervalo de seis meses (0 - 6 - 12 meses). • Licenciada para adultos até 45 anos.	• Contraindicada em imunodeprimidos, gestantes e mulheres amamentando.	NÃO	SIM

*UBS – Unidades Básicas de Saúde

28/10/2016 • Sempre que possível, preferir vacinas combinadas • Sempre que possível, considerar aplicações simultâneas na mesma visita • Qualquer dose não administrada na visita recomendada deve ser aplicada na visita subsequente • Eventos adversos significativos devem ser notificados as autoridades competentes • Algumas vacinas podem estar especialmente recomendadas para pacientes portadores de comorbidades ou em outra situação especial. Consulte os Calendários de vacinação SBIm pacientes especiais

Fonte: Calendário de Vacinação Faixa Etária da Sociedade Brasileira de Imunizações (SBIm). Disponível em: <http://sbim.org.br/images/calendarios/calend-sbim-adulto-2016-17.pdf>. Acesso em: 16 fev. 2017.

Tabela 15-2B – Parte 2 Cronograma de imunização para idosos (acima de 60 anos) recomendado pela Sociedade Brasileira de Imunizações (SBIm, Brasil 2016-2017).

CALENDÁRIO DE VACINAÇÃO SBIm IDOSO
Recomendações da Sociedade Brasileira de Imunizações (SBIm) – 2016/2017

Os comentários devem ser consultados.

VACINAS	Quando indicar	Esquemas e recomendações	Comentários	Disponibilização das vacinas	
				Gratuitas nas UBS*	Clínicas privadas de vacinação
Influenza (gripe)	Rotina.	Dose única anual.	Os maiores de 60 anos fazem parte do grupo de risco aumentado para as complicações e óbitos por influenza. Desde que disponível, a vacina influenza 4V é preferível à vacina influenza 3V, por conferir maior cobertura das cepas circulantes. Na impossibilidade de uso da vacina 4V, utilizar a vacina 3V.	SIM, 3V	SIM, 3V e 4V
Pneumocócicas (VPC13) e (VPP23)	Rotina.	Iniciar com uma dose da VPC13 seguida de uma dose de VPP23 seis a 12 meses depois, e uma segunda dose de VPP23 cinco anos depois da primeira.	• Para aqueles que já receberam uma dose de VPP23, recomenda-se o intervalo de um ano para a aplicação de VPC13. A segunda dose de VPP23 deve ser feita cinco anos após a primeira, mantendo intervalo de seis a 12 meses com a VPC13. • Para os que já receberam duas doses de VPP23, recomenda-se uma dose de VPC13, com intervalo mínimo de um ano após a última dose de VPP23. Se a segunda dose foi aplicada antes dos 65 anos, está recomendada uma terceira dose depois dessa idade, com intervalo mínimo de cinco anos da última dose.	SIM, para os institucionalizados	SIM
Tríplice bacteriana acelular do tipo adulto (difteria, tétano e coqueluche) – dTpa ou dTpa-VIP Dupla adulto (difteria e tétano) – dT	Rotina.	Atualizar dTpa independente de intervalo prévio com dT ou TT. Com esquema de vacinação básico completo: reforço com dTpa a cada dez anos. Com esquema de vacinação básico incompleto: uma dose de dTpa a qualquer momento e completar a vacinação básica com uma ou duas doses de dT (dupla bacteriana do tipo adulto) de forma a totalizar três doses de vacina contendo o componente tetânico.	• A vacina está recomendada mesmo para aqueles que tiveram a coqueluche, já que a proteção contida pela infecção não é permanente. • Considerar antecipar reforço com dTpa para cinco anos após a última dose de vacina contendo o componente *pertussis* para idosos contactantes de lactentes. • Para idosos que pretendem viajar para países nos quais a poliomielite é endêmica recomenda-se a vacina dTpa combinada à polio inativada (dTpa-VIP). • A dTpa-VIP pode substituir a dTpa, se necessário.	SIM, dT	SIM dTpa e dTpa-VIP
Hepatites A e B	Hepatite A: após avaliação sorológica ou em situações de exposição ou surtos.	Duas doses, no esquema 0 - 6 meses.	Na população com mais de 60 anos é incomum encontrar indivíduos suscetíveis. Para esse grupo, portanto, a vacinação não é prioritária. A sorologia pode ser solicitada para definição da necessidade ou não de vacinar. Em contactantes de doentes com hepatite A, ou durante surto da doença, a vacinação deve ser recomendada.	NÃO	SIM
	Hepatite B: rotina.	Três doses, no esquema 0 - 1 - 6 meses.	–	SIM	SIM
	Hepatite A e B: quando recomendadas as duas vacinas.	Três doses, no esquema 0 - 1 - 6 meses.	A vacina combinada para as hepatites A e B é uma opção e pode substituir a vacinação isolada para as hepatites A e B.	NÃO	SIM
Febre amarela	Rotina para residentes em áreas de vacinação.	• Uma dose para residentes ou viajantes para áreas de vacinação (de acordo com classificação do Ministério da Saúde / MS). Se persistir o risco, fazer uma segunda dose dez anos após a primeira. Pode ser recomendada também para atender a exigências sanitárias de determinadas viagens internacionais. • Em ambos os casos, vacinar pelo menos dez dias antes da viagem.	• Embora raro, está descrito risco aumentado de eventos adversos graves na primovacinação de indivíduos maiores de 60 anos. Nessa situação, avaliar risco/benefício. • O uso em imunodeprimidos deve ser avaliado pelo médico (consulte os *Calendários de vacinação SBIm pacientes especiais*).	SIM	SIM
Meningocócica conjugada ACWY	Surtos e viagens para áreas de risco.	Uma dose A indicação da vacina, assim como a necessidade de reforços, dependerão da situação epidemiológica.	Na indisponibilidade da vacina meningocócica conjugada ACWY, substituir pela vacina meningocócica C conjugada.	NÃO	SIM
Tríplice viral (sarampo, caxumba e rubéola)	Situações de risco aumentado.	É considerado protegido o idoso que tenha recebido duas doses da vacina tríplice viral acima de 1 ano de idade, e com intervalo mínimo de um mês entre elas, ou que tenha seguramente desenvolvido as doenças.	Na população com mais de 60 anos é incomum encontrar indivíduos suscetíveis ao sarampo, caxumba e rubéola. Para esse grupo, portanto, a vacinação não é rotineira. Porém, a critério médico (em situações de surtos, viagens, entre outros), pode ser recomendada. Contraindicada para imunodeprimidos.	NÃO	SIM
Herpes zóster	Rotina.	Uma dose	• Vacina recomendada mesmo para aqueles que já desenvolveram a doença. Nesses casos, aguardar intervalo mínimo de um ano, entre o quadro agudo e a aplicação da vacina. • Em caso de pacientes com história de herpes zóster oftálmico, não existem ainda dados suficientes para indicar ou contraindicar a vacina. • O uso em imunodeprimidos deve ser avaliado pelo médico (consulte os *Calendários de vacinação SBIm pacientes especiais*).	NÃO	SIM

* UBS – Unidades Básicas de Saúde

Fonte: Calendário de vacinação Faixa Etária da Sociedade Brasileira de Imunizações (SBIm). Disponível em: <http://sbim.org.br/images/calendarios/calend-sbim-idoso-2016-17.pdf>. Acesso em: 16 fev. 2017.

14/09/2016 • Sempre que possível, preferir vacinas combinadas • Sempre que possível, considerar aplicações simultâneas na mesma visita • Qualquer dose não administrada na idade recomendada deve ser aplicada na visita subsequente • Eventos adversos significativos devem ser notificados às autoridades competentes • Algumas vacinas podem estar especialmente recomendadas para pacientes portadores de comorbidades ou em outra situação especial. Consulte os *Calendários de vacinação SBIm pacientes especiais.ais*.

Destaques médicos
TECIDO LINFOIDE ASSOCIADO À MUCOSA (MALT)

15-1

Uma quantidade significativa de tecido linfoide está associada à mucosa humana. Esse tecido linfoide associado à mucosa (*mucosa-associated lymphoid tissue* – Malt) é espalhado ao longo dos revestimentos das mucosas. Essas superfícies protegem o corpo de uma enorme quantidade e variedade de antígenos. Eis alguns exemplos: tonsilas, placas de Peyer do intestino e apêndice cecal. A nomenclatura indica a localização desse tecido:

Galt (*gut-associated lymphoid tissue*): tecido linfoide associado ao intestino.

Balt (*bronchotracheal-associated lymphoid tissue*): tecido linfoide associado broncotraqueal.

Nalt (*nose-associated lymphoid tissue*): tecido linfoide associado ao nariz.

Valt (*vulvovaginal-associated lymphoid tissue*): tecido linfoide associado vulvovaginal.

Os Malt protegem as partes do corpo abertas para o exterior do ataque contínuo de corpos estranhos, impedindo a entrada deles por essas partes.

---

anticorpos se ligam a determinadas células do corpo, causando uma reação alérgica característica.

Na asma, os anticorpos IgE se ligam aos brônquios e bronquíolos; na alergia ao feno, ligam-se às membranas mucosas do trato respiratório e dos olhos, causando corrimento nasal e coceira nos olhos. Na urticária e nas erupções cutâneas, eles se ligam às células da pele.

Uma reação alérgica ainda mais grave e, às vezes, fatal é chamada **anafilaxia (choque anafilático)**, provocada por uma reação antígeno-anticorpo que estimula uma secreção massiva de histamina. A anafilaxia pode ser causada por picadas de inseto ou drogas como a penicilina. Uma pessoa em choque anafilático tem problemas respiratórios, dor de cabeça, inchaço facial, queda de pressão arterial, dores de estômago e vômitos. O antídoto é uma injeção de adrenalina ou anti-histamínico. Se os cuidados adequados não forem administrados imediatamente, a morte poderá ocorrer em minutos (Figura 15-9).

Os profissionais de saúde sempre devem perguntar aos pacientes se são sensíveis a alérgenos ou drogas. Essa precaução é necessária para evitar que drogas injetáveis causem respostas alérgicas nefastas ou fatais. Pessoas com tais hipersensibilidades devem usar uma pulseira de alerta médico para avisar os profissionais de saúde em caso de emergência. Essas pulseiras já salvaram a vida de pacientes inconscientes ou incapazes de se comunicar.

Aids/HIV

A **síndrome de imunodeficiência adquirida (acquired immunodeficiency syndrome –Aids)** foi inicialmente relatada nos Estados Unidos em 1981. A Aids é uma doença que suprime o sistema de defesa natural do corpo. O termo Aids é derivado dos seguintes significados:

- Adquirida – a doença não é herdada.

- Imune – refere-se às defesas naturais do corpo contra o câncer, doenças e infecções.

- Deficiência – falha da imunidade celular.

- Síndrome – envolve o conjunto de doenças ou condições que sinalizam o diagnóstico.

O **vírus da imunodeficiência humana (human immunodeficiency virus – HIV)** causa a Aids. O HIV destrói progressivamente os linfócitos T4 do corpo. A ação do vírus não causa os sintomas. Indivíduos diagnosticados com Aids são suscetíveis a *infecções oportunistas*, que ocorrem em razão do enfraquecimento do sistema imunitário. A infecção pelo HIV pode resultar em Aids, complexo relacionado à Aids (*Aids-related complex* – ARC) e infecção assintomática.

Estatísticas do HIV/Aids

Nos Estados Unidos, cerca de 50 mil pessoas são infectadas anualmente pelo HIV. Mais de 2,1 milhões de pessoas vivem com o HIV nesse país. O crescimento global da epidemia se estabilizou nos últimos anos por causa do número significativo de pessoas que recebem a terapia antirretroviral.

Transmissão da AIDS

A transmissão da Aids ocorre das seguintes maneiras:

1. Contato sexual com um parceiro infectado – o vírus pode entrar no corpo através do revestimento da vagina, da vulva, do pênis, do reto ou da boca durante o sexo.
2. Compartilhamento de agulhas hipodérmicas entre usuários de drogas injetáveis infectados.
3. Da mãe infectada para o bebê – o que pode ocorrer no útero, no parto ou pela amamentação.
4. Por transfusão de sangue contaminado, doação de sêmen, enxertos de pele ou transplantes de órgão de um indivíduo infectado.

Os profissionais de saúde que seguem as precauções apropriadas têm muito pouco risco de contrair o HIV.

Os cientistas não encontraram nenhuma evidência de que o HIV seja transmitido por suor, lágrimas, urina ou fezes. O vírus é frágil e não sobrevive fora do corpo.

Testes de HIV/Aids

Pelo fato de a infecção precoce pelo HIV muitas vezes não apresentar sintomas, esse vírus é detectado principalmente pelo exame de sangue, testado para a presença de anticorpos contra ele. Um resultado positivo pode indicar que a pessoa já lutou contra a infecção e esteja agora imune à Aids; que a pessoa carrega a infecção, mas não está doente; ou que a pessoa esteja desenvolvendo a síndrome ou já esteja afetada por ela. Um teste de sangue positivo deve ser seguido por um novo exame de sangue para confirmar o diagnóstico.

No Brasil, o exame pode ser feito com um *kit* de teste rápido aprovado pela Agência Nacional de Vigilância Sanitária (Anvisa) que testa a presença de anticorpos contra o HIV. Um resultado positivo requer também testes adicionais.

Sintomas do HIV/Aids

Nas fases iniciais do HIV/Aids, algumas pessoas têm sintomas gripais, como febre, dor de cabeça, mal-estar, erupção vermelha com manchas na parte superior do tronco e alargamento dos linfonodos. A seguir, os sintomas desaparecem em um período que varia de uma semana a um mês. Sintomas mais persistentes podem não ocorrer por mais de dez anos; no entanto, mesmo sem sintomas presentes, a pessoa infectada pelo HIV ainda pode transmitir a doença. Se nenhum tratamento for aplicado, outros sintomas aparecerão, como aumento dos linfonodos, falta de energia, perda de peso, febres frequentes, suores noturnos, candidíase persistente (como sapinho), erupções cutâneas persistentes, pele escamosa, diarreia crônica, tosse, falta de ar e alguma deficiência mental.

Com a progressão da doença, pessoas com HIV não tratadas desenvolverão Aids e se tornarão suscetíveis a infecções oportunistas. Veja a seguir as condições oportunistas (Figura 15-10):

- Infecções bacterianas como a tuberculose, que é a mais comum.
- Cânceres, especialmente sarcoma de Kaposi, câncer de colo uterino ou linfomas.
- Infecções parasitárias, como pneumonia por *Pneumocystis carinii* e toxoplasmose.
- Infecções fúngicas.
- Infecções virais, como citomegalovírus (CMV), herpes simples, hepatites B e não A/não B.

Tratamento da AIDS

Não existe cura para a Aids; no entanto, uma variedade de drogas pode ser usada em combinação para controlar o vírus, de modo a bloquear a duplicação viral. Drogas como os inibidores de protease desativam a proteína protease necessária para a duplicação do HIV. Outras drogas também inibem a duplicação do vírus ou impedem que ele entre nas células T4. Coquetéis contra a Aids, que são combinações de três drogas de duas classes diferentes, têm estendido a vida de muitos indivíduos infectados por meio da inibição do crescimento e da atividade do vírus. Um tratamento profilático (PrEP) pode ser utilizado por pessoas que estão com alto risco de exposição ao HIV. Ele contém os mesmos medicamentos antivirais que podem impedir a duplicação do vírus.

Medidas para prevenir a transmissão da Aids

As seguintes medidas ajudam a evitar a transmissão da doença:

- Limitar o número de contatos sexuais.

15-1

Perfil de carreira

Técnico certificado de cuidador de paciente (TCCP), auxiliar de enfermagem e auxiliar de enfermagem psiquiátrico

Há uma crescente necessidade de profissionais de saúde treinados em muitas áreas diferentes. O técnico certificado de cuidador de paciente (TCCP) atende a essa necessidade. No processo de formação, o futuro TCCP aprende a tomar sinais vitais, realizar um ECG, tirar sangue venoso e auxiliar na hemodiálise. O TCCP recebe treinamento nas habilidades necessárias para cuidar das atividades de vida diária do paciente. O TCCP é capaz de atender os pacientes em todos os contextos de cuidados de saúde, sob a supervisão de uma enfermeira certificada. As perspectivas de emprego nesse campo são maiores do que a taxa média. Esse profissional pode trabalhar em hospitais, centros de enfermagem, consultórios médicos e clínicas. A formação pode ser concluída em menos de um ano. É necessária uma certificação nacional para os técnicos que atendem os pacientes. Uma prova de capacitação é aplicada pelo Ministério da Saúde.

AUXILIAR DE ENFERMAGEM E AUXILIAR DE ENFERMAGEM PSIQUIÁTRICO

Os auxiliares de enfermagem e auxiliares de enfermagem psiquiátricos ajudam nos cuidados de pessoas que estão física ou mentalmente doentes, feridas, incapacitadas ou internadas em hospitais, lares de idosos ou centros de cuidados residenciais.

Os *auxiliares de enfermagem* trabalham sob a supervisão de enfermeiros e da equipe médica. Eles atendem às chamadas, entregam recados, servem as refeições, arrumam as camas e ajudam os pacientes a se alimentar, vestir e tomar banho. Também podem praticar cuidados com a pele, medir os sinais vitais e ajudar os doentes a se deitar na cama e a levantar-se dela. Monitoram os estados físico, mental e emocional dos pacientes e relatam quaisquer alterações para o pessoal médico ou de enfermagem. Os auxiliares de enfermagem que atuam em lares de idosos são frequentemente os cuidadores principais, tendo muito mais contato com os moradores do que os demais membros da equipe.

Os *auxiliares psiquiátricos* cuidam das pessoas com deficiências mentais e trabalham com a equipe de cuidadores. Além de ajudarem os pacientes nas atividades diárias, acompanham-nos em atividades educativas e recreativas, de modo a promover um processo de socialização dessas pessoas. Por terem um contato mais próximo com os pacientes, os auxiliares psiquiátricos têm muita influência no bem-estar e no tratamento desses indvíduos.

A maioria dos estados norte-americanos exige que os auxiliares de enfermagem tenham uma formação. Os auxiliares que trabalham em casas de repouso devem completar um mínimo de 75 horas de formação obrigatória e realizar um exame de capacitação após quatro meses de emprego. Os auxiliares que completam o curso são inscritos no registro estadual de auxiliares de enfermagem.

À medida que a população envelhece, as perspectivas de emprego para esses tipos de auxiliar são boas e devem crescer mais rapidamente do que a média. ■

- Usar preservativos. Os Centros de Controle Prevenção de Doenças (CDC), nos Estados Unidos, recomendam que as pessoas usem preservativos masculinos de látex quando fazem sexo oral, anal ou vaginal.
- Não compartilhar seringas ou agulhas hipodérmicas.
- Assegurar que materiais e superfícies sejam limpos com água quente e sabão após qualquer incidente envolvendo sangramento.
- Cobrir com um curativo qualquer corte aberto, ferida ou rachadura da pele.
- Informar seu parceiro se você tem HIV.

Para impedir que profissionais de saúde contraiam Aids e outras doenças, o Ministério da Saúde publicou diretrizes chamadas precauções padrão (ver Capítulo 16).

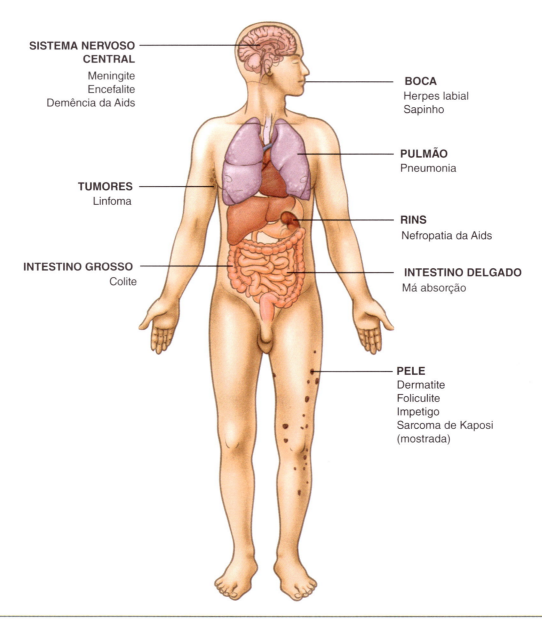

Figura 15-10   *Patologias associadas à Aids.*

CAPÍTULO 15 *Sistemas linfático e imunitário* **325**

15-2

Perfil de carreira

Cuidador de saúde em domicílio

Os *cuidadores de saúde em domicílio* ajudam adultos mais velhos ou pessoas deficientes ou doentes a viver nas próprias casas, e não em uma instituição de saúde. Esses profissionais fornecem serviços de limpeza, de cuidados pessoais e de apoio emocional aos clientes. Podem planejar as refeições, fazer as compras de alimentos e cozinhar. Medem os sinais vitais dos pacientes, ajudam-nos a se deitar na cama e levantar-se dela, e a tomar as medicações de rotina. Ocasionalmente, trocam curativos não estéreis, usam equipamentos especiais, como elevadores hidráulicos, e fazem massagens.

Os cuidadores de saúde em domicílio também fornecem apoio psicológico. Podem ajudar crianças com deficiência mentais severas no treinamento da higiene pessoal ou simplesmente ouvem os problemas dos clientes. Nas agências de atendimento domiciliar (*home care*), esses profissionais são supervisionados por um assistente social, um fisioterapeuta ou um enfermeiro certificado que lhes atribui tarefas específicas.

O governo federal definiu diretrizes para cuidadores de saúde que podem receber reembolso do Medicare.[2] A lei exige que esses profissionais realizem uma prova de qualificação que aborda 12 assuntos. A lei federal sugere pelo menos 75 horas de sala de aula e de treinamento prático supervisionado por um enfermeiro certificado. Cuidadores de saúde que não recebem reembolso pelo Medicare podem seguir um treinamento na prática.

As perspectivas de emprego para essa profissão são boas – há uma expectativa de que seja uma das profissões com o maior crescimento nos próximos anos.

---

2. Medicare é o sistema de seguros de saúde do governo norte-americano voltado para pessoas com mais de 65 anos, pessoas mais jovens com deficiência e pacientes em diálise. *Fonte*: U. S. Department of Health & Human Services. Disponível em: <https://www.hhs.gov/answers/medicare-and-medicaid/what-is-the-difference-between-medicare-medicaid/index.html>. Acesso em: 8 mar. 2017. No Brasil, o reembolso é feito pelos planos de saúde ou pelo Sistema Único de Saúde (SUS) (N.E).

Um corpo — Como os sistemas linfático e imunológico interagem com outros sistemas do corpo

Sistema tegumentar
- A pele intacta e a flora normal da pele formam a primeira linha de defesa do corpo contra a invasão de patógenos.

Sistema esquelético
- Os linfócitos são produzidos na medula óssea vermelha.

Sistema muscular
- A ação dos músculos é necessária para o retorno da linfa dos capilares, vasos e ductos para as veias do sistema circulatório. A inflamação é uma resposta não específica a uma lesão do sistema muscular.

Sistema nervoso
- Estresse excessivo diminui a ação do sistema imunológico.

Sistema endócrino
- O hormônio timosina estimula a produção de células linfoides.

Sistema cardiovascular
- Os capilares sanguíneo e linfático mantêm o volume de sangue e dos fluidos nos tecidos do corpo. Linfócitos e outros anticorpos viajam para o local da infecção através do sistema circulatório.

Sistema respiratório
- As tonsilas presentes na garganta impedem que bactérias invasoras e outros patógenos entrem nos pulmões.

Sistema digestivo
- Os quilíferos linfáticos absorvem as vitaminas lipossolúveis e as gorduras. A flora normal dos intestinos destrói os patógenos invasores.

Sistema urinário
- A manutenção de um pH ácido na urina combate infecções no sistema urinário. A ação da micção impede que microrganismos subam ao longo do trato urinário.

Sistema reprodutor
- A flora vaginal impede o crescimento microbiano de patógenos. Durante a gravidez, o bebê recebe, através dos anticorpos da mãe, uma imunidade passiva temporária, que normalmente dura cerca de seis meses após o nascimento.

Terminologia médica

aden	glândula	imun/iza/ção	processo de proteção contra a doença
-ite	inflamação de	inter-	entre
aden/ite	inflamação de glândula	-sticial	tecido
hepato	fígado	inter/sticial	entre os tecidos do corpo
-megalia	alargamento de	leuco	branco
hepato/megalia	alargamento do fígado	-penia	deficiência de
hiper-	exagerado	leuco/penia	deficiência de glóbulos brancos
sensibil	sensibilidade	linf	líquido claro e branco
-idade	condição de	-oma	tumor
hiper/sensibil/idade	condição de ter uma sensibilidade exagerada	linf/oma	tumor da linfa
		espleno	baço
imun	não favorece a doença	espleno/megalia	alargamento do baço
imun/idade	condição de não favorecer a doença; proteção contra a doença	esclero	duro
		-derma	pele
-ção	processo de	esclero/derma	condição na qual a pele fica dura

Questões de revisão

Assinale a opção que completa adequadamente cada frase apresentada a seguir.

1. O fluido linfático contém os seguintes elementos, exceto
   a. hemácias.
   b. hormônios.
   c. sais.
   d. nutrientes digeridos.

2. A função dos linfonodos é produzir
   a. plaquetas.
   b. linfócitos.
   c. basófilos.
   d. hemácias.

3. O vaso pelo qual a linfa atinge finalmente a circulação geral é denominado
   a. ducto torácico.
   b. ducto linfático esquerdo.
   c. veia cava superior.
   d. ducto linfático direito.

4. O órgão composto por tecido linfático que filtra o sangue e produz glóbulos brancos é chamado de
   a. baço.
   b. fígado.
   c. rim.
   d. estômago.

5. A capacidade do organismo de resistir a uma doença é conhecida como
   a. sensibilidade.
   b. resistência.

c. imunidade.
d. não infecção.

6. Placas de Peyer são tecidos linfoides encontrados em
   a. vasos linfáticos.
   b. nódulos linfáticos.
   c. paredes intestinais.
   d. glândula do timo.

7. Os linfócitos B produzem
   a. células T auxiliares.
   b. células plasmáticas.
   c. células T killer.
   d. macrófagos.

8. O tipo de imunoglobulina encontrada na saliva é
   a. IgA.
   b. IgG.
   c. IgD.
   d. IgM.

9. O anel de tecido linfoide localizado atrás do nariz e ao redor da garganta é formado por
   a. vasos quilíferos.
   b. vilosidades.
   c. tonsilas.
   d. linfonodos.

10. Uma infecção oportunista frequentemente associada ao HIV é
    a. doença de Hodgkin.
    b. sarcoma de Kaposi.
    c. miastenia grave.
    d. doença de Graves.

Relacione as colunas

Relacione cada termo da Coluna I com a respectiva descrição indicada na Coluna II.

COLUNA I	COLUNA II
_____ 1. imunidade inata	a. imunização
_____ 2. imunidade adquirida ativa	b. imunoglobulina
_____ 3. imunidade adquirida passiva	c. herdada
_____ 4. imunidade adquirida artificial ativa	d. obtida através do leite materno
_____ 5. imunidade adquirida artificial passiva	e. ter a doença e se recuperar

Complete as lacunas

1. Uma pessoa altamente sensível a um alérgeno é considerada _____.

2. Um antígeno que provoca uma resposta alérgica é um _____.

3. Uma resposta alérgica fatal é _____.

4. Um câncer dos linfonodos é chamado de _____.

5. Um órgão linfático que também é uma glândula endócrina é a _____.

Aplicação prática da teoria

1. Romário tem 5 anos de idade e frequenta a escola. As imunizações do menino certamente já estão concluídas. Explique a Alícia, mãe de Romário, o que isso significa. Liste as vacinas obrigatórias para uma criança com essa idade.

2. Seu amigo está em dúvida: "Acho que tenho a doença do beijo. O que é isso?". Explique-lhe que doença é essa e como é transmitida e tratada.

3. Sua avó de 79 anos de idade recebeu a seguinte orientação médica: tomar a vacina contra gripe. Como sempre foi saudável, ela lhe pergunta por que deve ser vacinada.

4. Kayla é uma médica assistente que trabalha no consultório de um pediatra. Sílvia leva Mila, a filha de 7 anos, ao consultório para uma avaliação regular. Mila passará o final de semana em um acampamento. Sílvia está preocupada que a filha seja exposta a todos os tipos de infecção ou doença. O que Kayla deve explicar a Sílvia sobre os mecanismos normais de defesa do corpo e como eles vão proteger sua filha?

5. Muitas doenças são classificadas como autoimunes. Explique autoimunidade, lúpus e outros exemplos de doenças autoimunes.

Estudo de caso

Elvira é voluntária em um hospital. Ela está confusa a respeito da Aids e tem medo de que, ao entrar em contato com urina ou fezes, possa pegar a doença do paciente. Laura, a enfermeira certificada, tenta tranquilizar Elvira, explicando que Aids não se pega dessa maneira. As ações apresentadas a seguir podem ajudar a enfermeira a explicar a doença para Elvira.

1. Explicar o que é HIV e Aids.
2. Descrever os modos de transmissão.
3. Abordar os sintomas precoces e mais tardios.
4. Descrever infecções oportunistas.
5. Explicar o tratamento para o HIV e suas limitações.
6. Explicar como evitar HIV/Aids.

Atividade de laboratório 15-1

Linfonodos

- *Objetivo:* observar a estrutura dos linfonodos.
- *Material necessário:* lâminas microscópicas de linfonodos, microscópio, papel e caneta.

Passo 1: Examine a lâmina com linfonodos.

Passo 2: Descreva e identifique as seguintes partes: trabéculas, centro germinativo, linfócitos e antígeno. Registre as observações.

Atividade de laboratório 15-2

Vasos linfáticos

- *Objetivo:* observar a localização e função dos vasos linfáticos.
- *Material necessário:* esquema não legendado dos vasos linfáticos, este livro, papel e caneta.

Passo 1: No esquema sem legenda dos vasos linfáticos, localize os ductos linfáticos direito e esquerdo. Compare com o diagrama deste livro.

Passo 2: Em que estruturas se esvaziam os fluidos linfáticos dos ductos linfáticos direito e esquerdo? Registre a resposta.

Capítulo 16

CONTROLE DAS INFECÇÕES E PRECAUÇÕES PADRÃO

Objetivos

- Descrever seis tipos de microrganismo patogênico.
- Explicar o processo infeccioso e a cadeia de infecção.
- Descrever métodos para quebrar a cadeia de infecção.
- Descrever as fases da infecção.
- Explicar as precauções padrão.
- Definir as palavras-chave relacionadas a este capítulo.

Palavras-chave

agente
agentes biológicos
agentes físicos
agentes químicos
assepsia
bactérias
desinfecção
esporos
esterilização
fase da doença
fase de convalescença
fase de incubação
fase prodrômica
flora
flora residente
flora transitória
fômites
fungos
helmintos
hospedeiro
hospedeiro comprometido
hospedeiro suscetível
infecção hospitalar
infecção nosocomial
isolamento reverso
limpeza
modo de transmissão
patogenicidade
porta de entrada
porta de saída
portadores
protozoários
reservatório
rickettsíase
transmissão por contato
transmissão por aerossóis
transmissão por veículo
transmissão por vetor
transmissão por via área
virulência
vírus

Os profissionais de saúde são responsáveis por fornecer cuidados que respeitem os princípios de controle de infecções para promover um ambiente seguro. A prática da **assepsia** médica serve para reduzir e prevenir a disseminação de patógenos. Este capítulo aborda os princípios de controle de infecção e como eles se relacionam com microrganismos; agentes patogênicos; infecção e colonização; cadeia de infecção; fases do processo infeccioso; e infecções nosocomiais, também conhecidas como hospitalares.

Flora

A **flora** é o conjunto de microrganismos que cresceram em um ambiente específico ou se adaptaram para viver nele. Eis alguns exemplos de ambiente: intestino, pele, vagina e cavidade oral. Existem dois tipos de flora: transitório e residente. A **flora residente** – ou normal – está sempre presente. Ela impede o crescimento excessivo de microrganismos nocivos e só resulta em doença quando o equilíbrio é perturbado. Um exemplo é a espécie *Propionibacterium* encontrada na pele. A **flora transitória** ocorre em períodos de duração limitada. Um exemplo é o *Staphylococcus aureus*. A flora transitória fica anexada à pele por um breve período, mas seus organismos não vivem continuamente aí. Um meio eficaz de se remover a maioria das floras é uma lavagem vigorosa das mãos com água e sabão ou o uso de um desinfetante à base de álcool.

Patogenicidade e virulência

A maioria dos microrganismos encontrados no ambiente não causa doenças ou infecções. Pode-se definir uma doença de várias maneiras: como uma mudança na estrutura ou na função do corpo, o que é considerado anormal, ou como qualquer alteração do normal. Geralmente, uma condição com sintomas anormais ocorre quando se constata a presença de doença. Ambas as definições têm um ponto em comum: alteração da homeostase. Microrganismos produtores de doença são chamados de agentes patogênicos; **patogenicidade** refere-se à capacidade de um microrganismo de produzir uma doença. A **virulência** refere-se à frequência com que um patógeno causa a doença. Eis os fatores que afetam a virulência: a capacidade do patógeno de aderir às células saudáveis, de danificar as células ou interferir nos sistemas normais do corpo, e de evitar a ação dos glóbulos brancos do sangue. Existem seis tipos de microrganismo patogênico: bactérias, vírus, fungos, protozoários, rickettsias e helmintos (Tabela 16-1).

Tabela 16-1 Algumas infecções comuns causadas por microrganismos em seres humanos

BACTÉRIAS	VÍRUS	FUNGOS
Staphylococcus	Resfriado comum	Micose (*Tinea*)
Streptococcus	Herpes simplex	Pé de atleta
E. coli	Mononucleose	Candidíase
Klebsiella	HIV	Sapinho – *candida albicans*
Pseudomonas	Sarampo	Vaginite
Shigella	Caxumba	Histoplasmose
Salmonella	Rubéola	Coccidioidomicose
	Influenza (gripe)	
RICKETTSIOSE	**PROTOZOÁRIOS**	**HELMINTOS**
Febre maculosa	Malária	Lombrigas
		Platelmintos
Doença de Lyme	Giardíase	Nematódeos
Tifo		Tênias

Bactérias

Bactérias são pequenos microrganismos unicelulares que não têm um núcleo verdadeiro nem um mecanismo para sustentar seu metabolismo. Para sobreviver, as bactérias precisam de um ambiente que lhes forneça o alimento. Embora a maioria das bactérias se multiplique por divisão celular simples, algumas formas produzem **esporos**, um estado capaz de resistir a um ambiente desfavorável. Quando as condições ambientais adequadas voltam, os esporos germinam e formam novas células. Os esporos são resistentes a calor, secagem e desinfetantes.

Bactérias patogênicas causam uma vasta gama de doenças, como diarreia, pneumonia, sinusite, infecções do trato urinário e gonorreia (Figura 16-1).

> **Você sabia?**
> O que causa o "chulé"? O odor dos pés (bromoidrose) é provocado pela flora bacteriana normal. O suor do pé é degradado em pequenos ácidos graxos com odor forte pelas bactérias dos pés: **Corinebacteria** e **Micrococci**. Essas bactérias proliferam no escuro, no calor e na umidade.

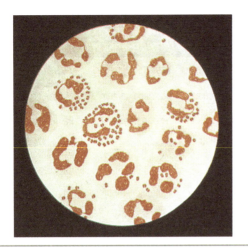

Figura 16-1   *Neisseria gonorrhoeae.*

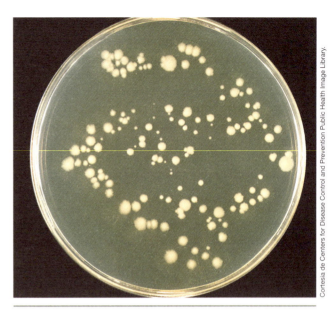

Figura 16-3   *Candida albicans.*

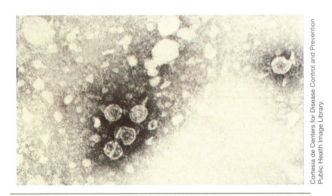

Figura 16-2   *Micrografia eletrônica do vírus da hepatite B.*

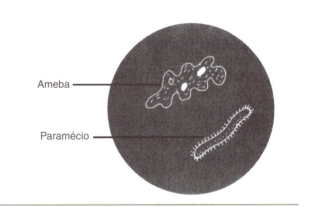

Figura 16-4   *Protozoários.*

Vírus

Vírus são organismos que podem viver somente dentro de células. Eles não conseguem se nutrir ou se reproduzir fora dela. Os vírus contêm um núcleo de DNA ou de RNA envolvido por um revestimento proteico. Alguns vírus têm a capacidade de criar um revestimento adicional denominado envelope, que protege o vírus de um ataque do sistema imunológico. O vírus danifica a célula que habita, bloqueando sua síntese normal de proteínas e usando o mecanismo celular para seu metabolismo e sua reprodução.

A mesma infecção viral pode causar sintomas diferentes em indivíduos diferentes. Alguns vírus irão disparar imediatamente uma resposta na forma de doença, enquanto outros podem permanecer latentes por muitos anos. As infecções virais incluem resfriado comum, gripe, sarampo, hepatite, herpes genital, HIV, vírus Ebola e vírus da dengue (Figura 16-2).

Fungos

Fungos são organismos microscópicos, parecidos com plantas, que podem causar doenças conhecidas como micoses. Leveduras são uma forma de fungos unicelulares. Alguns fungos e leveduras são benéficos para os seres humanos; os fungos se nutrem de organismos vivos ou de matéria orgânica. Doenças por fungos ocorrem principalmente em indivíduos imunologicamente deficientes. Os fungos podem causar infecções do cabelo, da pele, das unhas e das membranas mucosas, como "sapinho" e pé de atleta (Figura 16-3).

Protozoários

Protozoários são parasitas unicelulares com capacidade de se mover (Figura 16-4). A maioria dos protozoários obtém alimento de matéria orgânica morta ou em decomposição. A infecção é transmitida pela ingestão de água ou comida contaminada, ou por picadas de insetos. As infecções mais comuns são malária, gastroenterites e infecções vaginais.

Rickettsia

Rickettsias são parasitas intercelulares que precisam estar em células vivas para se reproduzir. Uma infecção por rickettsia pode ser transmitida por meio da picada de pulgas, carrapatos, ácaros e piolhos. As infecções mais comuns são doença de Lyme, febre maculosa e tifo.

Helmintos

Helmintos ou vermes parasitas podem ser nematódeos, platelmintos, lombrigas ou tênias, que são os mais comuns. As lombrigas causam prurido anal, mas não resultam em doença grave. Os vermes podem causar doença intestinal em humanos e ser adquiridos pela ingestão de água ou comida contaminadas, ou de carne crua ou malcozida.

Cadeia infecciosa

A cadeia de infecção descreve os elementos de um processo infeccioso interativo, que envolve um agente, um hospedeiro e o ambiente. Esse processo deve incluir vários elementos essenciais ou "elos da cadeia" para que ocorra a transmissão de microrganismos. A Figura 16-5 identifica as seis ligações essenciais. Sem a transmissão de microrganismos, esse processo infeccioso não pode ocorrer. O conhecimento da cadeia de infecção facilita o controle ou a prevenção de doenças, quebrando as ligações na cadeia, o que é conseguido alterando-se um ou mais dos processos interativos: agente, hospedeiro ou ambiente.

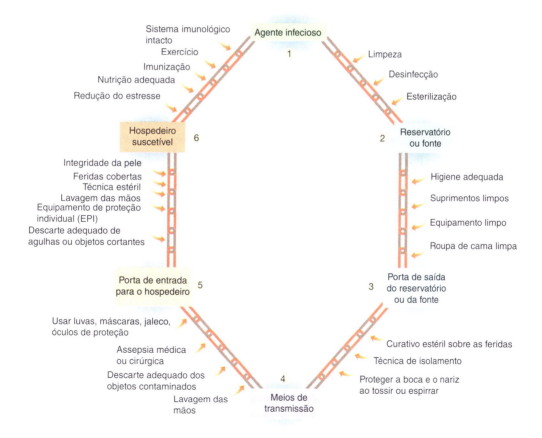

Figura 16-5 *Cadeia infecciosa: medidas preventivas acompanham cada elo da cadeia.*

Agente

Um **agente** é uma entidade capaz de causar doenças. Veja a seguir alguns exemplos:

- **Agentes biológicos** – organismos vivos que invadem o hospedeiro, como bactérias, vírus, fungos, protozoários e rickettsias.
- **Agentes químicos** – substâncias que podem interagir com o corpo, como pesticidas, aditivos alimentares, medicamentos e produtos químicos industriais.
- **Agentes físicos** – fatores do ambiente, como calor, luz, ruído e radiação.

Na cadeia infecciosa, as principais preocupações são os agentes biológicos (infecciosos) e o efeito deles no hospedeiro.

Reservatório

O **reservatório** é o local onde o agente pode sobreviver. A colonização e a reprodução ocorrem enquanto o agente está no reservatório. Um reservatório que promove o crescimento de patógenos deve conter os nutrientes adequados (como oxigênio e matérias orgânicas), manter a temperatura adequada, conter umidade e manter um nível de pH compatível e a quantidade adequada de exposição à luz. Os reservatórios mais comuns são os seres humanos, os animais, o meio ambiente e os **fômites**. Fômites são objetos, como instrumentos ou curativos, que foram contaminados com um agente infeccioso.

Os seres humanos e animais podem apresentar os sintomas dos agentes infecciosos ou ser estritamente portadores do agente. **Portadores** têm o agente infeccioso, mas são livres de sintomas. O agente pode se propagar aos outros em ambos os casos.

PORTA DE SAÍDA A **porta de saída** é o caminho por onde o agente infeccioso sai do reservatório para ser transferido para um hospedeiro. O agente deixa o reservatório através de secreções do corpo, como saliva, sêmen, secreções vaginais, urina, fezes, sangue ou drenagem de feridas, e por tosse e espirros.

MODO DE TRANSMISSÃO O **modo de transmissão** é o processo que faz a ponte entre a porta de saída do agente infeccioso desde o reservatório até a porta de entrada do "novo" hospedeiro. A maioria dos agentes infecciosos tem habitualmente um modo de transmissão, no entanto, alguns microrganismos podem ser transmitidos por mais de um modo (Tabela 16-2).

- A **transmissão por contato** envolve a transferência física do agente de uma pessoa infectada para uma não infectada, por meio do contato direto com a pessoa infectada. O contato direto pode ocorrer em decorrência da exposição a doenças sexualmente transmissíveis, resfriados ou gripe.

O contato com a pessoa infectada por meio de secreções contaminadas é chamado de contato indireto (Figura 16-6).

- A **transmissão por aerossóis (gotículas)** ocorre quando bactérias ou vírus viajam em grandes aerossóis respiratórios, oriundas de espirro, tosse, gotejamento ou fala. Elas viajam por curtas distâncias – geralmente menos de um metro. Esse tipo de transmissão pode ocorrer, por exemplo, pela exposição ao resfriado comum.
- A **transmissão por via aérea** ocorre quando uma pessoa suscetível entra em contato com aerossóis contaminados ou partículas de poeira que estão suspensas no ar (Figura 16-7). Quanto mais tempo a partícula ficar suspensa, maior será a chance de ela encontrar uma porta de entrada disponível em um hospedeiro humano. Um exemplo de organismo que depende da transmissão por via aérea é o sarampo. Esporos de antraz também são transmitidos na forma de pó no ar.
- A **transmissão por veículo** ocorre quando o agente é transferido para um hospedeiro suscetível por meio de objetos inanimados contaminados, como água, comida, carne, drogas e sangue (Figura 16-8). Um exemplo é a salmonelose, transmitida através de alimentos contaminados.
- A **transmissão por vetor** ocorre quando o agente é transferido para um hospedeiro humano suscetível através de meios animados, como mosquitos, pulgas, carrapatos, piolhos e outros animais (Figura 16-9). A doença de Lyme é um exemplo desse tipo de transmissão.

PORTA DE ENTRADA Uma **porta de entrada** é o caminho pelo qual um agente infeccioso penetra o hospedeiro. Eis algumas portas de entrada:

- Sistema tegumentar – através de uma ruptura na pele ou na mucosa.
- Trato respiratório – por inalação de aerossóis contaminados.
- Trato geniturinário – por meio da contaminação com secreções vaginais infectadas, do sêmen ou do local de acesso de um cateter.
- Trato gastrointestinal – pela ingestão de água ou comida contaminadas.
- Aparelho circulatório – por picada de insetos ou mordida de roedores.

■ Transplacental – pela transferência de um microrganismo de mãe para o feto, através da placenta e do cordão umbilical.

Hospedeiro

Um **hospedeiro** é um organismo simples ou complexo que pode ser afetado por um agente. Um hospedeiro é um indivíduo que apresenta o risco de contrair uma doença infecciosa. Um **hospedeiro suscetível** é

Tabela 16-2	*Modos de transmissão*
MODO	**EXEMPLOS**
Contato	Contato direto do profissional de saúde com o paciente: • Tocar • Dar banho • Esfregar • Levar ao banheiro (urina e fezes) • Secreções do paciente Contato indireto com fômites: • Roupas • Roupa de cama • Curativos • Equipamentos de cuidado • Instrumentos utilizados para tratamentos • Recipientes de amostras utilizados em análises laboratoriais • Pertences pessoais • Equipamento de cuidados pessoais • Equipamento de diagnóstico
Aerossóis	Contato direto com uma pessoa infectada, em uma distância de um metro: • Tosse • Espirros • Gotejamento
Pelo ar	Inalação de microrganismos transportados pela umidade ou por partículas de poeira no ar: • Tosse • Fala • Espirros
Por veículo	Contato com objetos inanimados contaminados: • Água • Sangue • Drogas • Alimentos • Urina
Por vetor	Contato com hospedeiros animados contaminados: • Animais • Insetos

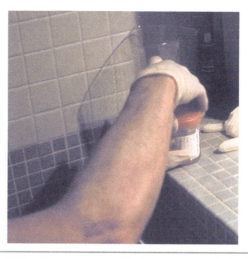

Figura 16-6 *Deve-se tomar cuidado no manuseio de fluidos corporais para evitar a transferência de agentes infecciosos por meio do contato com secreções.*

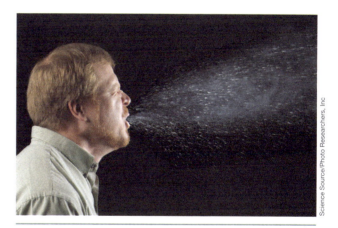

Figura 16-7 *O tamanho da área que os aerossóis de um espirro podem abranger é grande.*

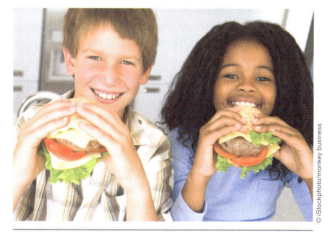

Figura 16-8 *A transmissão por veículo pode ocorrer através de alimentos contaminados, como a carne.*

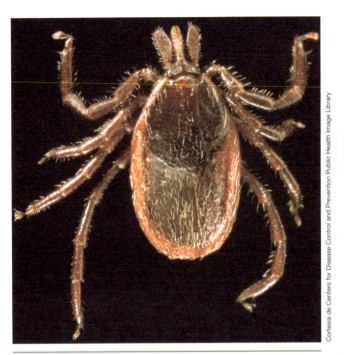

Figura 16-9 *A doença de Lyme é transmitida pela picada de um carrapato.*

uma pessoa que não possui resistência a um agente e é vulnerável a uma doença. Um **hospedeiro comprometido** é uma pessoa cujos mecanismos de defesa normais são deficientes e que, portanto, fica mais suscetível à infecção.

As seguintes características do hospedeiro influenciam a suscetibilidade e a gravidade das infecções.

- Idade – a imunidade diminui com o envelhecimento.
- Outra doença concomitante – a existência de outras doenças indica uma suscetibilidade.
- Sistema imunológico enfraquecido – por causa de certos tipos de medicamentos, como drogas quimioterapêuticas.
- Estresse – uma pessoa com estado emocional comprometido tem mecanismos de defesa prejudicado.
- *Status* de imunização/vacinação – determinadas pessoas não são totalmente imunizadas.
- Estilo de vida – práticas como ter múltiplos parceiros sexuais, compartilhar agulhas, ou usar tabaco ou drogas podem alterar as defesas.
- Ocupação – alguns tipos de trabalho envolvem um aumento da exposição às fontes patogênicas, como agulhas ou agentes químicos.
- Estado nutricional – as pessoas que mantêm o peso ideal para a altura e o tipo de corpo são menos propensas a doenças.
- Herança – algumas pessoas são geneticamente mais suscetíveis a infecções do que outras.

Como quebrar a cadeia de infecção

O principal propósito dos profissionais de saúde é quebrar a cadeia infecciosa por meio da aplicação de práticas de controle de infecção adequadas, a fim de interferir na propagação dos microrganismos. Estratégias específicas podem ser dirigidas para quebrar ou bloquear a transmissão da infecção de um elo da cadeia ao próximo. Apresenta-se, a seguir, uma abordagem sobre cada uma das seis ligações.

Entre o agente e o reservatório

A chave para quebrar a cadeia infecciosa entre o agente e seu reservatório são limpeza, desinfecção e esterilização. Essas táticas servem para evitar a formação de um reservatório e de um ambiente dentro do qual os agentes infecciosos podem viver e se multiplicar.

- A **limpeza** é a remoção de sujeira ou de matérias orgânicas dos equipamentos utilizados na aplicação de cuidados a uma pessoa. Para reduzir a taxa de contaminação e a quantidade de materiais soltos em objetos reutilizáveis, estes são limpos antes da esterilização e desinfecção. As etapas para a limpeza adequada são:
  1. Lavar o objeto com água fria, porque a água quente faz coagular e grudar as proteínas das matérias orgânicas.
  2. Aplicar detergente e esfregar o objeto sob água corrente com uma escova macia.
  3. Lavar o objeto em água morna.
  4. Secar o objeto antes da esterilização.
- A **desinfecção** é a eliminação de patógenos, exceto esporos, de objetos inanimados. Desinfetantes são soluções químicas usadas para limpar objetos inanimados. Desinfetantes comuns são o álcool e o hipoclorito de sódio. Em casa, água sanitária e desinfetante são comuns. Mas, em alguns casos, os desinfetantes padrão podem não ser eficazes; em caso de dúvida, procurar os Centros de Controle e Prevenção de Doenças, nos Estados Unidos, e as Unidades Básicas de Saúde (UBS), no Brasil.

- A **esterilização** é a eliminação total de todos os microrganismos, incluindo esporos. Os métodos para alcançar a esterilização são calor úmido ou vapor, radiação, produtos químicos e gás óxido de etileno. O método de esterilização varia de acordo com o tipo e a extensão da contaminação e o objeto a ser esterilizado. Água fervente não é um método de esterilização totalmente eficaz, porque alguns vírus e esporos podem sobreviver a ela; no entanto, a água fervente ainda é o método mais comum e mais eficaz para esterilização caseira.

Se o reservatório é um indivíduo já infectado, talvez seja necessário isolá-lo. A infecção do indivíduo deve ser vigorosamente tratada para reduzir o reservatório de material infectante ou eliminar o agente.

Entre o reservatório e a porta de saída

Promover uma higiene adequada, a fim de manter as roupas de cama e os curativos limpos, e garantir a utilização de equipamento limpo no cuidado do paciente são medidas que podem quebrar a cadeia entre o reservatório e a porta de saída. O objetivo é eliminar o reservatório do microrganismo antes que o patógeno escape para um hospedeiro suscetível.

- *Higiene adequada.* Os profissionais de saúde devem ensinar a importância de manter a limpeza e a integridade da pele e das membranas mucosas. Banho e lavagem das mãos são os meios mais eficazes para eliminar uma infecção potencial.
- *Suprimentos limpos.* Uma lesão aberta representa um reservatório potencial de agentes infecciosos ou uma porta de saída para transferência de um patógeno para outra pessoa. Os curativos em feridas abertas ou com exsudação devem ser trocados e limpos regularmente.
- *Roupas limpas.* Roupões de banho, roupa de cama ou toalhas são armadilhas para as secreções corporais. Os agentes infecciosos podem ser transferidos de um indivíduo a outro pelo contato com a roupa de cama.
- *Equipamento limpo.* Todo equipamento adotado no tratamento de um paciente deve ser limpo e desinfetado após cada utilização. Para se proteger, os profissionais de saúde devem usar luvas e máscaras ao limparem o equipamento, a fim de que não sejam contaminados por resíduos ou secreções.

Entre a porta de saída e o modo de transmissão

O objetivo aqui é quebrar a cadeia por meio do bloqueio da saída do agente infeccioso. O profissional de saúde deve manter curativos limpos em todas as lesões ou feridas. As pessoas devem ser encorajadas a cobrir a boca e o nariz quando espirram ou tossem, e o profissional de saúde deve fazer o mesmo. Caso não haja lenço disponível, deve-se tossir ou espirrar na parte superior da manga ou no cotovelo. Luvas devem ser usadas quando se cuida de uma pessoa que pode ter secreções infecciosas, e os itens contaminados devem ser descartados adequadamente.

Entre o modo de transmissão e a porta de entrada

O objetivo é quebrar a cadeia infecciosa entre o modo de transmissão e a porta de entrada. Os profissionais de saúde devem sempre lavar as mãos após realizarem cuidados que podem envolver contato com itens contaminados. Uma barreira de proteção deve ser usada quando o cuidado envolve contato com secreções corporais. Luvas, máscaras, óculos e jalecos são formas de proteção.

Entre a porta de entrada e hospedeiro

O objetivo é quebrar a cadeia entre a porta de entrada e o hospedeiro, prevenindo a transmissão da infecção para uma pessoa não infectada, incluindo os profissionais de saúde.

Entre o hospedeiro e o agente

Quebrar a cadeia entre o hospedeiro e o agente significa eliminar a infecção antes de esta começar. Imunização, exercício e nutrição adequada permitem que um indivíduo mantenha um sistema imunológico intacto, prevenindo, dessa forma, a infecção.

Fases do processo infeccioso

A ativação da resposta imunológica indica a ocorrência de uma infecção. A infecção resulta da invasão tecidual e dos danos causados por um agente infeccioso. Existem dois tipos de resposta infecciosa:

- Infecção localizada, que é limitada a um único órgão, com sintomas que se assemelham à inflamação, como uma afta.

■ Infecção sistêmica, que afeta todo o organismo e envolve múltiplos órgãos; um exemplo é a Aids.

Infecções localizadas e sistêmicas progridem em quatro fases: incubação, prodrômico, doença e convalescença.

A **fase de incubação** é o intervalo de tempo entre a entrada do agente infeccioso no hospedeiro e o aparecimento dos sintomas. Nesse intervalo, o agente infeccioso invade o tecido e começa a se multiplicar para produzir a infecção; o paciente é geralmente contagioso para outras pessoas durante esse período. O período de incubação para a varicela varia de duas a três semanas; a pessoa infectada é contagiosa desde cinco dias antes de as erupções aparecerem na pele, até seis dias depois da aparição dessas erupções.

A **fase prodrômica** é o intervalo de tempo desde o início dos sintomas inespecíficos até a aparição dos sintomas específicos. Durante esse período, o agente infeccioso continua a invadir o hospedeiro e a se multiplicar nele. Um paciente pode também ser contagioso para os demais durante esse período.

A **fase da doença** é o período de tempo durante o qual o paciente manifesta sintomas específicos e sinais do processo infeccioso.

A **fase de convalescença** é o período desde o início do desaparecimento dos sintomas agudos até o retorno ao estado anterior de saúde.

Infecções hospitalares ou nosocomiais

Uma **infecção hospitalar** ou **nosocomial** é aquela adquirida em um hospital ou em outra instituição de saúde e que não estava presente em incubação no momento da admissão do paciente. Esses tipos de infecção estão em uma destas quatro categorias: infecções do trato urinário, feridas cirúrgicas, pneumonia ou septicemia.

Infecções nosocomiais incluem aquelas que se tornam sintomáticas depois que o paciente recebe alta, bem como infecções transmitidas entre profissionais de saúde. A maioria dessas infecções é transmitida por pessoas que não seguem os princípios corretos de lavagem das mãos.

Pacientes internados em hospitais correm sérios riscos de contrair infecções porque esse ambiente está suscetível a uma variedade de organismos virulentos aos quais o indivíduo, em geral, não havia sido exposto. Portanto, o paciente não desenvolveu resistência a esses organismos. Muitas vezes, indivíduos mantidos por longo prazo em instalações de cuidados têm várias doenças, o que diminui a resistência dele à infecção.

Exemplos dessas infecções são MRSA e *C. diff*:

■ **MRSA** (*methicillin-resistent Staphylococcus aureus*) é um tipo de bactéria estafilococo resistente a muitos antibióticos. Essa infecção é encontrada principalmente em unidades de saúde; no entanto, também pode ser encontrada na população geral. Os sintomas do MRSA aparecem na forma de pequenas saliências vermelhas na pele, com a parte de cima preta, que evoluem para abcessos. Os sintomas mais graves e fatais do MRSA ocorrem nas unidades de saúde por causa do estado enfraquecido do paciente. O MRSA pode entrar na corrente sanguínea, nas feridas ou nos ossos. É transmitido pelo contato direto. O tratamento é sintomático com antibióticos específicos.

■ O *C. diff* (*Clostridium difficile*) é uma bactéria altamente contagiosa e a principal causa de diarreia nos ambientes das unidades de saúde. O *C. diff* ocorre devido ao uso prolongado de antibióticos. Os intestinos contêm milhões de bactérias (flora normal) que ajudam a proteger o corpo da infecção. Ao longo do tempo, antibióticos podem destruir essa flora normal e, sem as bactérias saudáveis, o *C. diff* cresce rapidamente de forma descontrolada. A bactéria *C. diff* ataca os intestinos. As bactérias produzem esporos que podem persistir por semanas ou meses. Os sintomas mais comuns são diarreia, febre, perda de apetite e desidratação. A bactéria *C. diff* é transmitida pelo contato direto com fezes infectadas ou com fômites, como camas, controles remotos, roupa de cama e assim por diante. Os mais suscetíveis a essa bactéria são os idosos, especialmente no cenário de unidades de saúde. As complicações são desidratação grave, insuficiência renal e perfuração intestinal. O tratamento é sintomáticoo e requer antibióticos específicos, como Flagyl, vancomicina e/ou probióticos. Probióticos são organismos que ajudam a restaurar a flora normal.

Para prevenir a disseminação do MRSA ou da bactéria C. diff, os profissionais de saúde devem seguir rigorosamente as diretrizes contra contaminação por infecções. A lavagem das mãos é fundamental; desinfetantes à base de álcool não devem ser usados para C. diff porque eles não destroem os esporos de forma eficaz.

Bioterrorismo

Bioterrorismo refere-se ao uso de bactérias, vírus ou germes para causar doença e espalhar o medo. A ameaça de um ataque biológico nos Estados Unidos tornou-se uma realidade a partir dos atentados de 11

Destaques médicos
16-1
MUDANÇAS ENVOLVENDO DOENÇAS INFECCIOSAS

No mundo de hoje, as doenças infecciosas foram drasticamente reduzidas. Os fatores que levaram a esse declínio são os seguintes:

- Melhorias na higiene e no saneamento.
- Desenvolvimento e distribuição de vacinas.
- Desenvolvimento de fármacos, especialmente os antibióticos.
- Melhor comunicação e colaboração entre cientistas e médicos através da internet, informando sobre os riscos à saúde e as medidas preventivas.
- Desenvolvimento dos serviços de saúde pública em todo o mundo.

Durante os últimos 25 anos, houve um progresso significativo na expansão do conhecimento científico. Uma área de grandes avanços foi a genética. *Doenças infecciosas emergentes* são doenças infecciosas que têm aparecido recentemente ou que já existiram no passado e que, agora, vêm aumentando rapidamente em frequência e/ou em distribuição geográfica. Alguns dos fatores envolvidos são agentes infecciosos capazes de mutação genética e rápida evolução. Isso gera novas cepas de micróbios contra as quais as drogas atuais não são eficazes. Houve um grande aumento na capacidade de as pessoas viajarem rapidamente em longas distâncias. Esse e outros fatores aumentaram a oportunidade de os micróbios se modificarem geneticamente e se dispersarem pelo mundo todo.

A seguir, apresentam-se as doenças infecciosas emergentes mais ameaçadoras atualmente:

1. Gripe – o vírus que causa a forma mais comum dessa doença não é novo, mas, a cada inverno, novas cepas do vírus da gripe emergem por mutações. Embora existam vacinas eficazes contra a gripe, elas precisam ser reformuladas a cada ano para corresponder a tais mudanças.
2. Ebola – doença causada pelo vírus Ebola, transmitido pelo contato direto com sangue ou outros fluidos corporais de uma pessoa infectada, viva ou morta. Os sintomas aparecem de 2 a 21 dias após a exposição. A doença começa com febre, fadiga, perda de apetite, vômitos, diarreia e dor de cabeça. Em uma fase posterior, os pacientes podem apresentar profuso sangramento externo ou interno, que pode levar à morte. Não há vacina ou tratamento validado disponível no momento.[1] O vírus Ebola é facilmente eliminado com sabão, água sanitária, alta temperatura ou luz solar. Siga as precauções padrão recomendadas e use um equipamento especial de proteção individual quando cuidar de pacientes, vivos ou mortos.
3. HIV/Aids – é uma das piores doenças pandêmicas (ver Capítulo 15).
4. "Superbactérias" – há um número crescente de bactérias que são agora resistentes até aos antibióticos mais modernos e mais potentes, e que, portanto, representam uma grande ameaça ao público geral. Tais organismos resistentes são criados quando bactérias desenvolvem caracteres genéticos que as tornam resistentes ao tratamento com drogas antibióticas atuais. Um exemplo de uma superbactéria resistente à meticilina é o *Staphylococcus aureus* (MRSA).
5. Coqueluche e sarampo – estão ocorrendo em algumas crianças menores de 3 anos que ainda não receberam todas as vacinas recomendadas pelo Ministério da Saúde.

Parte da mudança do panorama das doenças infecciosas envolve progressos recentes na ciência e na medicina. Os setores com tais avanços são os seguintes:

---

1. Em dezembro de 2016, um estudo mostrou que a nova vacina VSV-Ebov tem eficácia de 70% a 100%. Trata-se da primeira vacina contra essa doença. Para obter mais informações, ver Henao-Restrepo, A. M .et al. Efficacy and effectiveness of an rVSV-vectored vaccine in preventing Ebola virus disease: final results from the Guinea ring vaccination, open-label, cluster-randomised trial (Ebola Ça Suffit!). *The Lancet*, 2016. Disponível em: <http://dx.doi.org/10.1016/S0140-6736(16)32621-6> Acesso em: 30 jan. 2017 (N. T. T.).

Continua

Continuação

- **Técnicas e tecnologia dos laboratórios** – novos exames genéticos conseguem identificar micróbios em poucos dias, enquanto isso demorava até um mês ou mais. Há métodos laboratoriais que medem a quantidade de vírus em uma amostra de sangue ou tecido. Isso permite ao médico avaliar a extensão de uma doença viral ou a eficácia de um tratamento medicamentoso.

- **Infectologia molecular** – é o estudo dos genes microbianos, que já levou ao mapeamento do genoma de numerosos micróbios. O genoma, identificado como o conjunto de todos os genes de um organismo, é um manual de instruções para os traços hereditários daquele organismo específico. Por meio do estudo de genes microbianos, cientistas podem identificar todas as funções essenciais que permitem ao micróbio sobreviver e causar doenças. O conhecimento das proteínas e dos ácidos nucleicos envolvidos em cada etapa de uma infecção microbiana permite desenvolver tratamentos ou vacinas contra esses componentes da infecção.

- **Biologia celular** – entre as várias descobertas sobre o sistema imunológico, identificaram-se fungos de um grupo de substâncias químicas imunoativas chamadas citocinas. A descoberta sobre como produzir e recolher esses agentes levou à produção de novas drogas, como interferon, interleucinas e fatores de crescimento. Essas drogas têm sido utilizadas no tratamento de doenças como hepatite C e câncer e de doenças presentes nos indivíduos com sistema imunológico enfraquecido, como é o caso da Aids.

- **Epidemiologia** – em vez de meses, apenas semanas ou dias são hoje suficientes para descobrir como uma doença está se espalhando.

Como profissionais de saúde, devemos ficar atentos às ameaças emergentes, avaliar os riscos e adotar as medidas preventivas adequadas para conter uma doença infecciosa.

Referências: "The changing face of infectious disease", Mayo Foundation for Medical Education and Research Rochester, MN (October 2003); "Super bugs pose bigger threat than Sars", WebMD.

---

de setembro de 2001 e de outras ações terroristas pelo mundo.

Os terroristas podem facilmente usar agentes biológicos, pois estes estão espalhados pelo ar, pela água ou pelos alimentos. Para obter mais informações sobre os tipos de ameaça, os sintomas e os tratamentos, ver Tabela 16-3.

Para minimizar os efeitos de um ataque terrorista biológico ou químico, os profissionais de saúde e as autoridades de saúde pública devem promover a conscientização de tal possibilidade.

No momento, governo e funcionários de saúde orientam as pessoas a não entrar em pânico, mas usar o bom-senso em períodos de risco elevado.

O próprio medo pode ser contagioso. Esteja alerta a quaisquer atividades suspeitas e as relate para as autoridades locais. Se você entrar em contato com qualquer tipo de gás ou produto químico, cubra o nariz e a boca, e deixe o local imediatamente. Use água para lavar rápida e cuidadosamente os olhos e toda a pele que for exposta ao agente. Remova todas as roupas contaminadas e tome um banho de chuveiro, lavando especialmente a pele e os cabelos expostos.

Para informações atualizadas sobre o bioterrorismo nos Estados Unidos, os seguintes *sites* podem ser úteis: http://emergency.cdc.gov e cdc.gov/niosh/topics/emres/terrorresp.html.

Precauções padrão

Precauções padrão são diretrizes a serem adotadas no atendimento de rotina e nas tarefas de limpeza. Essas precauções combinam os principais recursos das precauções universais e o isolamento entre o corpo e as substâncias. As precauções universais ajudam no controle da contaminação de vírus transmitidos pelo sangue, como o HIV ou o vírus da hepatite. Elas devem ser usadas quando você tiver contato com sangue, qualquer fluido corporal (com exceção do suor), membranas mucosas ou escoriações da pele (Tabelas 16-4 e 16-5).

Os métodos para evitar a propagação de infecções são padronizados, seguindo recomendações dos Centros de Controle e Prevenção de Doenças (CDC, do inglês Centers for Disease Control and Prevention), nos Estados Unidos. No Brasil, no estado de São Paulo,

Tabela 16-3 Características clínicas de agentes biológicos "terroristas"*

DOENÇA (AGENTE CAUSADOR)	PERÍODO DE INCUBAÇÃO	SINAIS PRECOCES	SINAIS TARDIOS	CONTROLE DE INFECÇÃO/ISOLAMENTO	TRATAMENTO
Inalação de antraz (*Bacillus anthracis*) – esporos de antraz podem ser manipulados para que flutuem pelo ar.	1-6 dias (até 42 dias em alguns casos)	Sintomas de resfriado ou gripe, febre leve, dores musculares.	Tosse, desconforto no peito, dispneia, cansaço, dores musculares.	Não há transmissão de pessoa para pessoa; o isolamento não é necessário.	Antibióticos, geralmente por um período de 60 dias.
Botulismo (*botulinum de clostridium*) – toxinas são ingeridas com alimentos ou água.	Em um período de 18 a 36 horas depois de comer alimentos contaminados; pode ocorrer entre 6 horas e até 10 dias.	Visão turva ou dupla, fala arrastada, queda das pálpebras, boca seca, disfagia, fraqueza muscular.	Afeta predominantemente o sistema nervoso; os sintomas aparecem em horas; a paralisia começa na face e se espalha por todo o corpo.	Não é contagiosa.	Antitoxina botulínica. Deve ser iniciado o mais cedo possível; a antitoxina reduz a propagação de paralisia, mas não irá reverter a paralisia.
Peste pneumônica (*Yersinia pestis*) – uma vez purificadas, as bactérias da praga podem ser liberadas no ar, na forma de aerossóis respiratórios indetectáveis.	De 2 a 6 dias	Náusea; vômitos; febre alta e calafrios; inchaço dos gânglios linfáticos (bubão), que ocorre nas primeiras 24 horas.	Pneumonia, dor muscular, hemorragia interna, choque.	Contagiosa; isolamento e precauções respiratórias.	Antibióticos devem ser iniciados dentro de 24 horas.
Varíola (*Variola major*) – espalha-se através de aerossóis infecciosos; calor e luz solar destroem o vírus em algumas horas.	De 7 a 17 dias	Febre alta, dor de cabeça, fadiga, dor nas costas.	De 2 a 3 dias – erupção de lesões redondas na face, nos braços, nas pernas e na boca. 7 dias – pequenas bolhas cheias de pus. 12 dias – as lesões começam a formar crosta; podem ocorrer dor abdominal e delírio. De 3 a 4 semanas – a casca das lesões cai.	Isolamento necessário até a queda das crostas; cuidados de apoio.	Oficialmente erradicada em 1980; há vacina disponível para prevenir a doença; cuidados de apoio; administrada no prazo de três dias após a exposição, a vacina pode modificar a varíola na maioria das pessoas; a vacinação deve destinar-se às pessoas expostas ao vírus.
Tularemia (*Francisella tularensis*) – pode se espalhar através do ar e de alimentos ou água contaminados.	De 3 a 14 dias	Febre súbita, calafrios, tosse, sintomas de gripe.	Olhos inflamados, úlceras na boca, pneumonia grave, dor no peito, insuficiência respiratória.	Não é contagiosa.	Antibióticos
Febres hemorrágicas virais (FHVs: vírus Ebola, vírus de Marburg e outros) – espalham-se pela disseminação por aerossóis.	De 4 a 6 dias	Febre, vômitos, diarreia, sangramento severo em diversos locais.	Ataca os vasos sanguíneos e órgãos, especialmente fígado, baço e rins.	Contagiosa; isolamento exigido.	Reposição de fluidos para evitar a desidratação; não há vacina disponível; os antibióticos são eficazes.

*Esses agentes são classificados como "categoria A" porque foram definidos pelos Centros de Controle e Prevenção de Doenças (CDC) dos Estados Unidos como preocupação "prioritária" com potenciais ameaças bioterroristas.

Tabela 16-4 Exemplos de equipamentos de proteção individual para tarefas comuns dos profissionais de saúde

TAREFA	LUVAS	JALECO	ÓCULOS DE PROTEÇÃO/ ECRÃ PROTETOR	MÁSCARA CIRÚRGICA
Controlar hemorragia com sangue esguichando.	Sim	Sim	Sim	Sim
Esvaziar o saco de um cateter.	Sim	Sim	Sim	Sim
Servir uma bandeja de refeição.	Não	Não	Não	Não
Administrar uma medicação oral.	Sim	Não	Não	Não
Ajudar o dentista com um procedimento.	Sim	Sim	Sim	Sim
Limpar um paciente e trocar a roupa de cama após um episódio de diarreia.	Sim	Sim	Não	Não
Tomar a temperatura oralmente.	Não	Não	Não	Não
Tomar a temperatura retalmente.	Não	Não	Não	Não
Tomar a pressão sanguínea.	Não	Não	Não	Não
Limpar equipamentos médicos sujos, como comadres.	Sim	Sim	Sim	Sim
Fazer a barba de um paciente com um barbeador descartável.	Sim*	Não	Não	Não
Administrar cuidados oculares.	Sim	Não	Não	Não
Administrar tratamento especial na boca de um paciente inconsciente.	Sim	Não, a menos que haja probabilidade de tosse.	Não, a menos que haja probabilidade de tosse.	Não, a menos que haja probabilidade de tosse.
Lavar a área genital do paciente.	Sim	Sim	Não	Não
Lavar braços e pernas de um paciente sem lesão da pele.	Não	Não	Não	Não

*Pelo fato de esse procedimento apresentar um alto risco de contato com sangue.

por exemplo, essas recomendação são dadas pela Coordenadoria de Controle de Doenças (CCD).[2]

Lavagem das mãos

A lavagem das mãos é a medida mais eficaz para prevenir a infecção.

1. Lave as mãos depois de tocar em sangue, fluidos corporais, secreções, excreções e itens contaminados, *mesmo se tiver usado luvas.*
2. Lave as mãos imediatamente após a remoção das luvas, entre o contato com pacientes diferentes e, quando indicado, para evitar a transferência de microrganismos a outros pacientes ou ao ambiente circundante.

3. Use sabão simples (não antimicrobial) para lavar as mãos.
4. Lave as mãos durante, no mínimo, 20 segundos.
5. Certifique-se de secar as mãos; se as mãos permanecem úmidas após a lavagem, as bactérias são mais prontamente transferidas para outras superfícies. Use papel toalha para secar.

Desinfetantes à base de álcool podem ser usados no lugar de água e sabão (exceto nos casos em que os micróbios produzem esporos). Aplique bastante desinfetante para cobrir as mãos; esfregue-as até secarem. Não lave ou seque.

Luvas

Use sempre luvas quando tocar em sangue, fluidos corporais, secreções, excreções e itens de contaminados (luvas limpas não estéreis são adequadas). Utilize luvas limpas antes de tocar em membranas mucosas e pele escoriada. Remova as luvas após o uso e lave as mãos.

---
2. Para mais informações, acesse: <http://www.saude.sp.gov.br/ses/institucional/coordenadorias/coordenadoria-de-controle-de-doencas-ccd>. Acesso em: 17 fev. 2017.

Máscara, óculos de proteção e protetor facial

Use uma máscara e óculos de proteção ou um protetor facial para proteger as membranas mucosas dos olhos, nariz e boca durante os procedimentos e as atividades de atendimento ao paciente que são suscetíveis de gerar respingos ou jatos de sangue, fluidos corporais, secreções ou excreções.

Jaleco

Use um jaleco limpo, não estéril, para proteger sua pele e não sujar sua roupa durante procedimentos e atividades de atendimento ao paciente que são suscetíveis de gerar respingos ou jatos de sangue, fluidos corporais, secreções ou excreções, ou causar sujeira na roupa. Retire imediatamente um jaleco sujo e lave as mãos para evitar transferência de microrganismos para outros pacientes ou para o ambiente.

Tabela 16-5 *Recomendações para aplicação das precauções padrão para o cuidado de todos os pacientes, em todos os contextos de cuidados de saúdes*

COMPONENTE	RECOMENDAÇÕES
Higiene da mão (lavagem)	Depois de tocar em sangue, fluidos corporais, secreções, excreções, itens contaminados; imediatamente depois de retirar as luvas; entre o contato com um paciente e o próximo.
Equipamento de proteção individual (EPI)	
Luvas	Para tocar em sangue, fluidos corporais, secreções, excreções, itens contaminados; para tocar em mucosas e pele escoriada.
Jaleco	Durante procedimentos e atividades de atendimento ao paciente, quando se prevê algum contato com roupas ou pele exposta, sangue, fluidos corporais, secreções e excreções.
Máscara, óculos de proteção, protetor facial*	Durante procedimentos e atividades de atendimento a pacientes suscetíveis de gerar respingos ou jatos de sangue, fluidos corporais e secreções, especialmente quando há sucção (intubação endotraqueal).
Equipamentos sujos após atendimento ao paciente	Manusear de maneira que impeça a transferência de microrganismos para outros indivíduos e para o ambiente; se visivelmente contaminados, use luvas; realize a higiene das mãos.
Controle ambiental	Desenvolva procedimentos para cuidados de rotina, limpeza e desinfecção de superfícies ambientais, sobretudo nas áreas de atendimento frequentemente tocadas pelos pacientes.
Roupas e lavanderia	Manuseie de maneira que impeça a transferência de microrganismos para outros indivíduos e para o ambiente.
Agulhas e outros instrumentos cortantes	Não recapear, dobrar, quebrar ou manipular agulhas usadas; se o recapeamento for necessário, adote a técnica de recolhimento com apenas uma mão; use procedimentos de segurança, quando disponíveis; descarte o material cortante ou perfurante em um recipiente resistente a perfurações.
Ressuscitação do paciente	Use um bocal, um saco de reanimação ou outros dispositivos de ventilação para evitar o contato com a boca e as secreções orais.
Posicionamento do paciente	Priorize o quarto individual caso o paciente apresente risco aumentado de transmissão, seja suscetível de contaminar o ambiente, não mantenha a própria higiene ou tenha maior risco de adquirir infecção ou desenvolver reações adversas após uma infecção.
Etiqueta de higiene respiratória/tosse (contenção da fonte de secreções respiratórias infecciosas em pacientes sintomáticos, desde o ponto inicial do encontro: por exemplo, nas áreas de triagem e de recepção nos setores de emergência e nos consultórios médicos)	Instrua os indivíduos sintomáticos a cobrir boca e nariz quando espirrarem/tossirem; use lenços e descarte-os em recipientes intocáveis. Na ausência de lenços, tussa ou espirre no cotovelo ou na parte superior da manga da roupa. Faça a higiene das mãos após sujá-las com secreções respiratórias; utilize máscara cirúrgica, se tolerável, ou mantenha uma separação espacial de mais de um metro, se possível.

Cortesia dos Centros de Controle e Prevenção de Doenças dos Estados Unidos (Seções II.D a I.J e III.A.1).

*Durante procedimentos que geram aerossóis em pacientes com suspeita de infecção transmitida por aerossóis respiratórios ou quando essa situação for comprovada (por exemplo, o vírus Ebola), utilize um respirador N95 ou superior, cujo ajuste foi verificado, além do jaleco, luvas e proteção ocular e/ou facial.

Equipamentos de atendimento ao paciente

Manuseie os equipamentos de atendimento ao paciente sujos de sangue, fluidos corporais, secreções ou excreções de maneira que impeça a exposição da pele e das mucosas, a contaminação de roupas e a transferência de microrganismos para outros pacientes e ambientes. Certifique-se de que os equipamentos reutilizáveis sejam devidamente limpos e recondicionados antes de ser usados em outro paciente.

Itens de uso único devem ser descartados corretamente.

Roupa de cama

Manuseie, transporte e processe os lençóis usados, sujos com sangue, fluidos corporais, secreções ou excreções de modo que impeça exposições da pele e das mucosas e a contaminação das roupas, e evite a transferência de microrganismos para outros pacientes e ambientes.

Saúde ocupacional e patógenos sanguíneos

1. Tome cuidado para evitar lesões causadas por agulhas, bisturis e outros instrumentos cortantes ou dispositivos, na hora de manuseá-los e após os procedimentos, na hora da sua limpeza e do descarte de agulhas usadas. *ATENÇÃO*: Nunca recapeie agulhas usadas nem utilize qualquer técnica que envolva dirigir a ponta da agulha a qualquer parte do corpo. Coloque seringas descartáveis, agulhas, bisturis e outros objetos cortantes em recipientes apropriados resistentes a perfurações, localizados o mais perto possível da área onde foram usados.
2. Use bocais, sacos de ressuscitação ou outros dispositivos de ventilação como métodos de reanimação alternativos ao boca a boca, em setores onde há necessidade de reanimação.

Posicionamento do paciente

Se possível, coloque em quarto individual ou em outra área relativamente isolada qualquer paciente que possa contaminar o ambiente ou aquele incapaz de manter uma higiene adequada ou respeitar precauções ambientais.

Isolamento

As novas diretrizes dos CDC resumiram as antigas precauções específicas para cada doença, em três conjuntos de precauções padrão baseados na via de transmissão: pelo ar (Figura 16-10), por contato (Figura 16-11) ou por aerossóis (Figura 16-12). Essas novas precauções baseadas no modo de transmissão devem ser tomadas *em adição* às precauções padrão. As precauções baseadas no modo de transmissão são medidas práticas definidas para pacientes com suspeita ou comprovada infecção com patógenos altamente transmissíveis ou epidemiologicamente importantes, para os quais precauções adicionais, além das precauções padrão, se fazem necessárias para interromper a propagação hospitalar (Tabela 16-6).

Precauções baseadas no modo de transmissão também são tomadas em caso de suspeita de infecções e, ainda, com pacientes imunossuprimidos por doença ou quimioterapia. Em pacientes com determinadas infecções ou condições, várias das precauções baseadas no modo de transmissão são tomadas ao mesmo tempo.

Pacientes que necessitam de isolamento devem ser colocados em um quarto individual com ventilação adequada e proteções individuais. Os pertences pessoais devem ser reduzidos ao máximo, e os profissionais de saúde devem usar materiais e equipamentos descartáveis sempre que possível. Todos os itens retirados da sala, como lençóis sujos e amostras coletadas, devem ser rotulados e colocados em sacos impermeáveis ou duplos. Os profissionais de saúde devem entender que a proteção física promovida pelas barreiras de isolamento pode ter um impacto psicológico negativo para o paciente. Apoie os pacientes em isolamento e permita que eles verbalizem seus sentimentos. Certifique-se de fornecer explicações sobre a necessidade de isolamento.

Isolamento reverso, também conhecido como isolamento de proteção, é uma barreira de proteção projetada para prevenir a infecção em pacientes que são severamente comprometidos e altamente suscetíveis à infecção. Isso inclui os pacientes que tomam medicamentos imunossupressores; recebem quimioterapia ou radioterapia; sofrem de doenças, como a leucemia, que deprimem a resistência aos organismos infecciosos; ou apresentam queimaduras extensas, dermatites ou outras deficiências de pele que impeçam uma cobertura adequada com curativos.

Esses pacientes apresentam maior risco para infecção por seus próprios microrganismos, contato com profissionais de saúde cujas mãos não foram corretamente lavadas e exposição a itens inapropriadamente desinfetados e não estéreis, como ar, comida, água e equipamentos. Uma atitude responsável com tais pacientes deve garantir que todos que entram no quarto sejam sujeitos a uma lavagem meticulosa das mãos e vestidos corretamente com jaleco, luvas e máscara; que o ambiente dos pacientes seja tão limpo de patógenos quanto possível; e que seja conhecida a política institucional em relação ao cuidado de pacientes que necessitam de isolamento reverso.

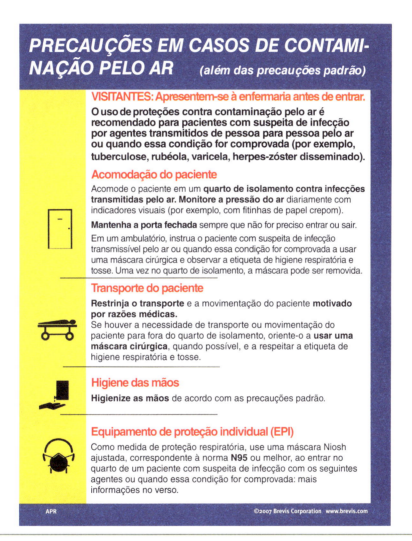

Figura 16-10 *Precauções em casos de contaminação pelo ar.*

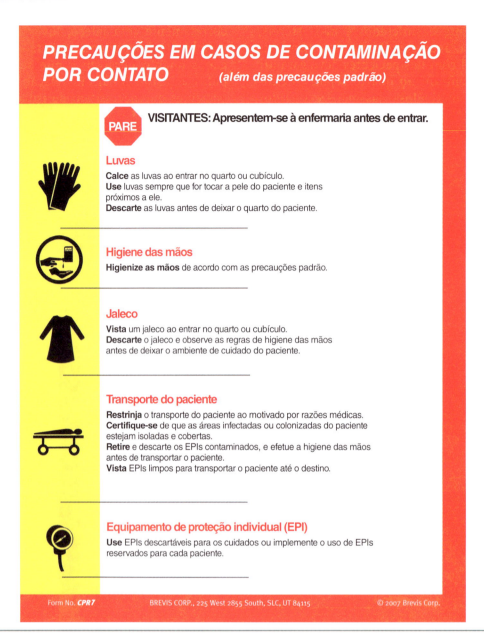

Figura 16-11 *Precauções em casos de contaminação por contato.*

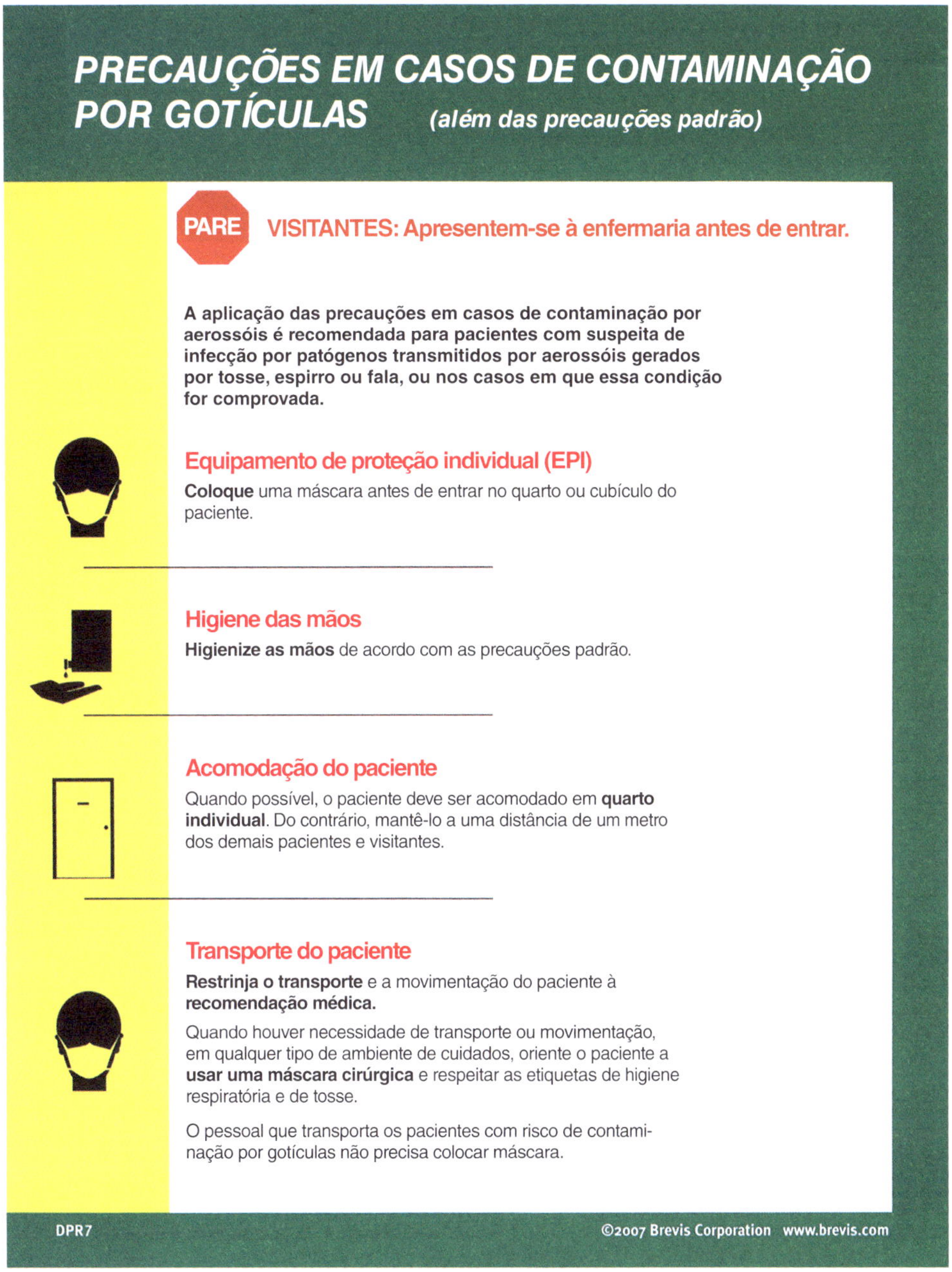

PRECAUÇÕES EM CASOS DE CONTAMINAÇÃO POR GOTÍCULAS (além das precauções padrão)

PARE — VISITANTES: Apresentem-se à enfermaria antes de entrar.

A aplicação das precauções em casos de contaminação por aerossóis é recomendada para pacientes com suspeita de infecção por patógenos transmitidos por aerossóis gerados por tosse, espirro ou fala, ou nos casos em que essa condição for comprovada.

Equipamento de proteção individual (EPI)
Coloque uma máscara antes de entrar no quarto ou cubículo do paciente.

Higiene das mãos
Higienize as mãos de acordo com as precauções padrão.

Acomodação do paciente
Quando possível, o paciente deve ser acomodado em **quarto individual**. Do contrário, mantê-lo a uma distância de um metro dos demais pacientes e visitantes.

Transporte do paciente
Restrinja o transporte e a movimentação do paciente à **recomendação médica**.

Quando houver necessidade de transporte ou movimentação, em qualquer tipo de ambiente de cuidados, oriente o paciente a usar uma **máscara cirúrgica** e respeitar as etiquetas de higiene respiratória e de tosse.

O pessoal que transporta os pacientes com risco de contaminação por gotículas não precisa colocar máscara.

DPR7 ©2007 Brevis Corporation www.brevis.com

Figura 16-12 *Precauções em casos de contaminação por aerossóis.*

Tabela 16-6 Precauções relacionadas ao tipo de doença	
PRECAUÇÃO	**TIPO DE DOENÇA**
Precauções padrão	Todos os pacientes, independentemente da doença ou do estado.
Precauções contra contaminação pelo ar	Além das precauções padrão, são tomadas para pacientes com suspeita de doença grave – ou com comprovação médica – que pode se espalhar através de núcleos em aerossóis, como ■ Sarampo ■ Varicela ■ Tuberculose

Precauções contra contaminação por contato	Além das precauções padrão, são tomadas para pacientes com suspeita de doença grave – ou com comprovação médica – facilmente transmitida por contato direto com o paciente ou os fômites, como
	
	■ Infecções de feridas
	■ Infecções gastrointestinais
	■ Infecções respiratórias
	■ Infecções da pele, incluindo
	   Herpes simplex
	   Impetigo
	   Grandes abscessos, celulite ou úlceras de pressão
	   Pediculose
	   Escabiose
	   Varicela (zóster)
	■ Infecções hemorrágicas virais (*Ebola*)

Precauções contra contaminação por aerossóis	Além das precauções padrão, são tomadas para pacientes com suspeita de doença – ou com comprovação médica – transmitida por aerossóis com partículas grandes, como ■ Meningite ■ Adenovírus ■ Pneumonia ■ Gripe ■ Difteria ■ Caxumba ■ Tosse convulsiva ■ Rubéola ■ Febre escarlatina ■ Parvovírus 19

Recomendações atuais para o controle das infecções por Centers for Disease Control and Prevention/Hospital Infection Control Practices Advisory Committee, 2008 ©. Disponível em: <cdc.gov/hipac/pubs.html>.

Fonte: Tabela 1, Resumo dos tipos de precaução e dos pacientes que necessitam de precauções, Centers for Disease Control and Prevention/Hospital Infection Control Practices Advisory Committee, 1997 ©. Disponível em: <http://www.cdc.gov/ncidod/hip/isolat/isotab_1.htm>.

Terminologia médica

coloniz	processo de convívio de grupo de microrganismos		**nosocomi/al**	que pertence a hospital ou enfermaria
-ação	processo de		**patogen**	que produz doença
coloniza/ção	processo de convívio de grupo de microrganismos		**-ico**	relativo a
			patogên/ico	relativo à produção de doença
des-	remoção de		**prodrom**	sintomas precoces
infec	contaminação por patógenos		**prodrom/al**	que pertença aos sintomas precoces
des/infec/ção	processo de remoção de microrganismos patógenos		**esteriliz**	sem microrganismos
infec/ção	processo de contaminação por microrganismos patógenos		**esteriliza/ção**	processo de deixar sem microrganismos
nosocomi	do hospital ou da enfermaria		**vir/u/lência**	frequência com que os patógenos causam doença
-al	que pertence a			

Questões de revisão

Assinale a opção que completa adequadamente cada frase apresentada a seguir.

1. O conjunto de microrganismos que estão sempre presentes, especialmente na pele, é denominado
   a. flora transitória.
   b. rickettsia.
   c. flora residente.
   d. vírus.

2. Organismos que só podem viver dentro das células são chamados
   a. flora.
   b. bactérias.
   c. vírus.
   d. fungos.

3. Infecções transmitidas por pulgas e carrapatos são causadas por
   a. vírus.
   b. fungos.
   c. protozoários.
   d. rickettsias.

4. Na cadeia infecciosa, colonização e reprodução ocorrem enquanto o agente está
   a. na porta de entrada.
   b. no reservatório.
   c. na porta de saída.
   d. na fase de transmissão.

5. A transmissão da salmonelose, uma doença causada por alimentos contaminados, ocorre por
   a. veículo.
   b. vetor.
   c. contato.
   d. ar.

6. Os processos utilizados para a eliminação total dos microrganismos, inclusive esporos, incluem todos os elementos a seguir, com exceção de
   a. vapor.
   b. irradiação.
   c. gás etileno.
   d. álcool.

7. Utilizar equipamentos e roupa de cama limpos ajuda a quebrar a cadeia infecciosa
   a. entre o reservatório e a porta de entrada.
   b. entre a porta de saída e o modo de transmissão.
   c. entre o agente e o reservatório.
   d. entre a porta de entrada e o hospedeiro.

8. Em um processo infeccioso, o intervalo de tempo entre o início dos sintomas inespecíficos e a aparição dos sintomas específicos é chamado de
   a. fase de incubação.
   b. fase prodrômica.
   c. fase de doença.
   d. fase de convalescença.

9. Uma pessoa com infecção é mais contagiosa para as outras durante a
   a. fase de incubação.
   b. fase prodrômica.
   c. fase de doença.
   d. fase de convalescença.

10. A infecção nosocomial endêmica mais comum envolve os seguintes sistemas, com exceção do
    a. respiratório.
    b. circulatório.
    c. tegumentar.
    d. digestório.

Complete as lacunas

1. Alguns tipos de bactéria produzem formas resistentes denominadas _____.

2. A malária é causada por um grupo de organismos parasitas, conhecidos como _____.

3. A fase _____ de uma doença pode apresentar o agente infeccioso, mas é livre de sintomas.

4. Um hospedeiro _____ é uma pessoa cujos mecanismos de defesa normais são deficientes, o que a torna mais suscetível a infecções.

5. Na limpeza, os equipamentos médicos devem ser primeiro enxaguados com água _____.

6. Barreiras de proteção incluem luvas, máscaras, jalecos e _____.

7. Infecções nosocomiais são denominadas infecções adquiridas em _____.

8. Infecções nosocomiais são transmitidas entre _____.

9. O isolamento reverso pode ser utilizado para uma pessoa que recebe _____.

10. Em vez de água com sabão, podem-se utilizar álcool e desinfetantes em todos os casos, exceto quando as bactérias produzem _____.

Aplicação prática da teoria

1. Dominique tem 12 anos de idade e mora em uma área arborizada. Após ser picada por um carrapato, a mãe da menina a levou para a emergência. Que doenças carregam os carrapatos? Como as doenças veiculadas por carrapatos são transmitidas? Defina a expressão "modo de transmissão" e os tipos envolvidos.

2. Joana, uma senhora de 90 anos de idade, está internada no hospital para o reparo de uma fratura de quadril. Para monitorar a sua produção urinária, é inserido um cateter de Foley antes da cirurgia. Poucos dias após a cirurgia, Joana desenvolve uma infecção urinária. Qual é a causa provável da infecção e como isso está relacionado à hospitalização?

3. Em razão da atividade que exercem, os profissionais de saúde estão constantemente expostos a todo tipo de doença. Cite pelo menos cinco doenças às quais os profissionais de saúde podem ser expostos e explique como eles podem contraí-las. Descreva os métodos que esses profissionais podem utilizar para prevenir cada uma dessas doenças.

4. Dois membros da família de Daniel estão gripados. Ele está preocupado com a possibilidade de outros membros contraírem a gripe. Explique a Daniel a cadeia infecciosa e que ações devem ser adotadas para evitar a propagação da gripe.

5. Seu pai, com 74 anos de idade, se recuperou de uma fratura de quadril em um centro de reabilitação. Ele desenvolveu *C. diff* e está em isolamento. Explique o processo pelo qual ocorre essa doença. Que medidas preventivas devem ser adotadas para evitar a propagação dessa doença? O que são probióticos?

CAPÍTULO 16 *Controle das infecções e precauções padrão* **351**

Estudo de caso

Paulo é médico de um grande hospital metropolitano dos Estados Unidos. Desde os atentados de 11 de setembro de 2001, o hospital está se preparando para um ataque terrorista.

1. Que doenças podem ser usadas por bioterroristas?

2. Caso um paciente tenha sido exposto a algum desses ataques, que sintomas Paulo deve observar na emergência?

3. Quais são os tratamentos disponíveis atualmente para combater essas doenças?

4. Por que os CDC recomendam o uso de antibióticos apenas em caso de suspeita ou confirmação da doença?

5. O efeito mais contagioso de bioterrorismo é o medo. Mencione algumas das medidas sugeridas pelos dirigentes dos serviços de saúde, no caso de você ter sido exposto a um tipo de terrorismo químico.

Atividade de laboratório 16-1

Microrganismos patogênicos

- *Objetivo:* descrever os diferentes tipos de microrganismo patogênico.
- *Material necessário:* lâminas com bactérias, fungos, protozoários, rickettsias e helmintos; este livro; recipiente para descarte de material com risco biológico; papel; caneta.

Passo 1: Examine um *slide* com bactérias típicas. Registre as observações.

Passo 2: Examine um *slide* com fungos típicos. Registre as observações.

Passo 3: Examine um *slide* com protozoários típicos. Registre as observações.

Passo 4: Examine um *slide* com rickettsia típica. Registre as observações.

Passo 5: Examine um *slide* com helmintos típicos. Registre as observações.

Passo 6: Discuta suas observações com o parceiro de laboratório.

Passo 7: Registre as diferenças entre os organismos patogênicos.

Passo 8: Liste pelo menos uma doença causada por cada tipo de organismo.

Passo 9: Compare sua lista com o que está exposto neste livro, a respeito dos tipos de doenças causadas por cada um dos organismos patogênicos.

Passo 10: Certifique-se de guardar ou descartar as lâminas usando o método correto e coloque-as no recipiente adequado após a prática.

Passo 11: Lave as mãos.

Capítulo 17

SISTEMA RESPIRATÓRIO

Objetivos

- Descrever as funções do sistema respiratório.
- Descrever as estruturas e funções dos órgãos da respiração.
- Explicar o processo respiratório.
- Discutir como a respiração é controlada por fatores neurais e químicos.
- Discutir desordens respiratórias.
- Definir as palavras-chave relacionadas a este capítulo.

Palavras-chave

alvéolos
antraz
apneia do sono
asbestose
asma
atelectasia
bocejo
broncoscopia
brônquios
bronquíolos
bronquite
câncer de laringe
câncer do pulmão
capacidade pulmonar total
capacidade residual funcional
capacidade vital pulmonar
chiado
cílios
conchas nasais
coqueluche (tosse convulsiva)
diafragma
difteria
doença pulmonar obstrutiva crônica (Dpoc)
embolia pulmonar
enfisema
epiglote
espirômetro
espirro
estertores
eupneia
expiração
faringe
faringite
fluido pleural
glote
gripe
hiperpneia
hiperventilação
inspiração
laringe
laringite
mediastino
narinas externas
nervos olfativos
ortopneia
ossos das conchas nasais
oxidação
pleura
pleurisia
pneumonia
pneumotórax
reflexo de Hering-Breuer
resfriado comum
respiração celular (oxidação)
respiração externa
respiração interna
sacos alveolares
seios paranasais
septo nasal
silicose
síndrome da morte súbita infantil (SMSI)
síndrome respiratória aguda grave (Sars)
sinusite
soluço
surfactante
taquipneia

Palavras-chave (Continuação)

toracocentese
tosse
traqueia
tuberculose
ventilação

volume corrente
volume de reserva expiratório (VRE)

volume de reserva inspiratório (VRI)
volume residual

O sistema respiratório obtém o oxigênio usado pelos milhões de células do corpo e elimina o dióxido de carbono e a água produzidos na respiração celular. O oxigênio e os nutrientes armazenados nas células se combinam para produzir calor e energia. A sobrevivência do corpo depende de um aporte constante de oxigênio.

Funções do sistema respiratório

1. Fornece as estruturas para a troca de oxigênio por dióxido de carbono por meio da respiração, a qual é subdividida em externa, interna e celular (Figura 17-1).
2. Responsável pela produção de som, a laringe contém as cordas vocais. Quando o ar é expirado dos pulmões, ele passa por cima das cordas vocais e produz som.

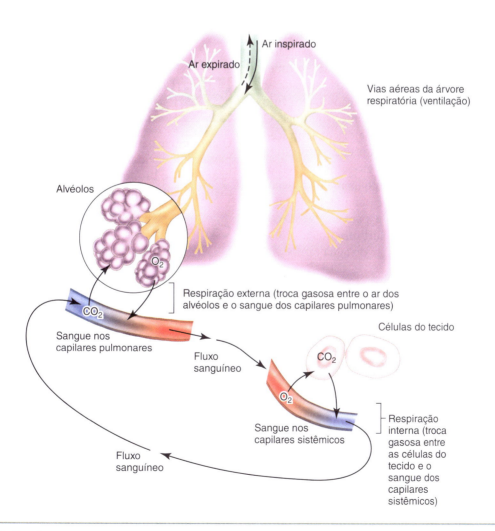

Figura 17-1   Respiração.

Respiração

A respiração é composta de processos físicos e químicos, por meio dos quais o corpo fornece para as células e os tecidos o oxigênio necessário para o metabolismo e deles retira o dióxido de carbono formado nas reações produtoras de energia. A respiração é subdividida em respiração externa, que ocorre nos pulmões; interna, que ocorre entre as células do corpo e o sangue que representa o meio líquido das células; e celular, que ocorre dentro das células do corpo.

A **respiração externa** também é conhecida como *ventilação*. O ar que inspiramos contém uma mistura de gases: nitrogênio, oxigênio e dióxido de carbono. O nitrogênio é um gás inerte que não interage com nenhum elemento do corpo. Ele é importante por ser um gás de sustentação que mantém os pulmões abertos com um volume constante. O oxigênio está em concentração mais elevada do que o dióxido de carbono no ar que inspiramos.

A respiração externa é a troca do oxigênio pelo dióxido de carbono entre os pulmões, o corpo e o ambiente externo. O processo de respiração é composto de inspiração (inalação) e expiração (exalação). Na inspiração, o ar entra no corpo e é aquecido, umedecido e filtrado enquanto passa para os sacos de ar dos pulmões (alvéolos). A concentração de oxigênio nos alvéolos é maior do que na corrente sanguínea. O oxigênio se difunde da região de maior concentração (os alvéolos) para a região de menor concentração (a corrente sanguínea), e daí para os glóbulos vermelhos do sangue. Ao mesmo tempo, como há maior concentração de dióxido de carbono no sangue do que nos alvéolos, ele se difunde do sangue para os alvéolos. A expiração expele o dióxido de carbono dos alvéolos dos pulmões. Um pouco de vapor de água também é liberado nesse processo.

A **respiração interna** envolve a troca de dióxido de carbono e oxigênio entre as células e a linfa ao redor delas, bem como o processo oxidativo de produção energética nas células. Depois da inspiração, os alvéolos estão ricos em oxigênio e o transferem para o sangue. Isso resulta em uma concentração maior de oxigênio no sangue, e o oxigênio difunde-se para as células do tecido. Ao mesmo tempo, a concentração de dióxido de carbono nas células aumenta até um nível que excede a concentração sanguínea. Isso faz que o dióxido de carbono se difunda fora das células para a corrente sanguínea, onde é então levado para ser eliminado.

O sangue desoxigenado, produzido durante a respiração interna, transporta o dióxido de carbono na forma de íons bicarbonato (HCO_3^-). Esses íons são transportados pelo plasma sanguíneo e pelos glóbulos vermelhos. A expiração expele o dióxido de carbono dos glóbulos vermelhos e do plasma sanguíneo; os íons bicarbonato se decompõem em dióxido de carbono e água.

A **respiração celular** ou **oxidação** envolve o uso de oxigênio para liberar energia armazenada em moléculas de nutrientes como a glicose. Essa reação química ocorre dentro das células. Assim como queimar (oxidar) lenha produz energia na forma de calor e luz, queimar (oxidar) o alimento nas células libera energia. Grande parte dessa energia é liberada na forma de calor para manter a temperatura corporal. Uma parte, no entanto, é usada diretamente pelas células para trabalho, tal como a contração das células musculares. Outra parte também é usada para alimentar outros processos vitais.

O alimento, quando oxidado, solta resíduos, como dióxido de carbono e vapor de água. Esses produtos residuais são eliminados pelo processo de respiração interna.

Estruturas e órgãos respiratórios

O ar se move para os pulmões através de várias vias de passagem: cavidade nasal, faringe, laringe, traqueia, brônquios e bronquíolos, alvéolos, pulmões, pleura, diafragma e mediastino (Figura 17-2).

Cavidade nasal

Nos seres humanos, o ar entra no sistema respiratório através de duas aberturas ovais no nariz. Elas são chamadas de narinas ou **narinas externas**. Desse ponto, o ar penetra na cavidade nasal, que é dividida em câmara direita e câmara esquerda por uma divisória, conhecida como **septo nasal**. Ambas as cavidades são revestidas por membranas mucosas.

Projetando-se na cavidade nasal, há três dobras, ou **ossos das conchas nasais** (ver Figura 6-4). Esses três ossos em formato de rolo (conchas superior, média e inferior) dividem a grande cavidade nasal em três passagens estreitas. As conchas nasais aumentam a superfície da cavidade nasal, causando uma turbulência no fluxo de ar. Isso faz que o ar se movimente em várias direções antes de sair da cavidade nasal. Enquanto se movimenta na cavidade nasal, o ar é separado das partículas de poeira e das sujeiras pelas

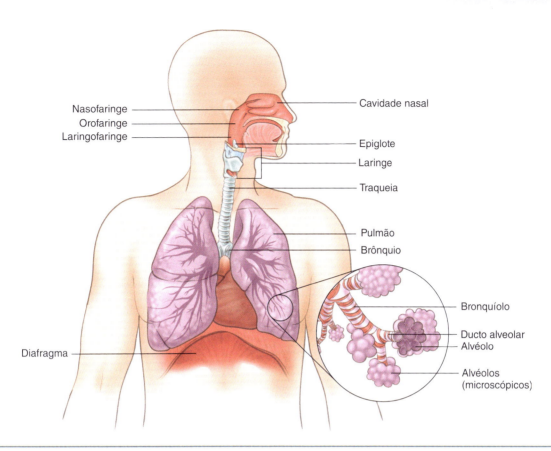

Figura 17-2 *Órgãos do sistema respiratório. Trajeto da respiração externa: o ar entra pela cavidade nasal → faringe → laringe → traqueia → brônquios → bronquíolo → alvéolos.*

mucosas que revestem as cavidades nasais e conchais. O ar também é umedecido pelo muco e aquecido pelos vasos sanguíneos que vascularizam a cavidade nasal. Nas narinas, há pequenos pelos, ou **cílios,** que formam uma rede para impedir a entrada de partículas maiores de sujeira. Quando chega aos pulmões, o ar já está aquecido, umedecido e filtrado. Terminações nervosas que proporcionam o sentido do olfato (**nervos olfativos**) estão localizadas na membrana mucosa, na parte superior da cavidade nasal.

Os **seios paranasais**, denominados frontal, etmoidal, esfenoidal e maxilar, são cavidades do crânio cheias de ar e localizadas em torno da região nasal (Figura 17-3). Ductos curtos conectam os seios com a cavidade nasal. Os seios paranasais ajudam a reduzir o peso dos ossos do crânio. As membranas mucosas revestem os seios paranasais e ajudam a aquecer e umedecer o ar que passa através deles. Os seios também dão ressonância à voz. A voz desagradável durante um resfriado nasal resulta do bloqueio dos seios.

Faringe

Depois que o ar sai da cavidade nasal, ele penetra a **faringe**, conhecida como garganta. A faringe serve como uma passagem comum para o ar e a comida. Ela tem quase 12,6 cm de comprimento e pode ser subdividida em nasofaringe, orofaringe e laringofaringe. A nasofaringe situa-se acima e atrás do palato mole. As tubas de Eustáquio esquerda e direita abrem-se diretamente na nasofaringe, conectando-a com cada ouvido médio. Por causa dessa conexão, uma inflamação da nasofaringe pode levar a infecções do ouvido médio. A orofaringe é também chamada de região oral da boca e se estende do palato mole, atrás da boca, até logo acima do osso hioide. A laringofaringe está localizada abaixo da orofaringe e acima da laringe. O ar viaja por baixo da faringe em direção aos pulmões; o alimento também usa esse caminho em direção ao estômago.

A **epiglote** é a aba de cartilagem situada atrás da língua e na entrada da laringe. No repouso, a epiglote fica vertical e permite a passagem do ar através

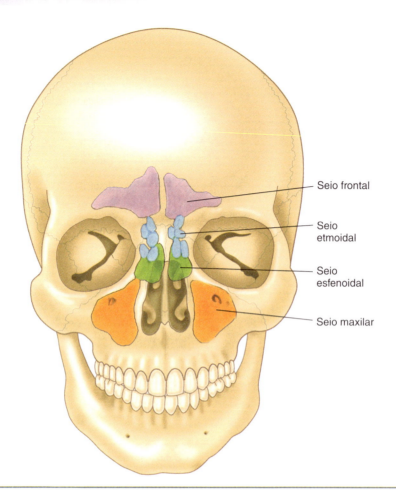

Figura 17-3 *Seios paranasais.*

da laringe e para os pulmões. Durante a deglutição, ela se dobra para tampar a entrada da laringe, impedindo que o alimento e a bebida entrem na traqueia. A laringe se desloca para cima e para a frente, a fim de fechar a traqueia. No final de cada gole, a epiglote se movimenta novamente para cima, e a laringe volta à posição de descanso, liberando o fluxo de ar na traqueia (Figura 17-4).

Laringe

A **laringe**, ou caixa vocal, é uma câmara triangular localizada abaixo da faringe. As paredes da laringe são compostas de nove placas fibrocartilaginosas. A maior delas é comumente chamada de "pomo de adão". Durante a puberdade, as cordas vocais se tornam maiores no homem, fazendo que o pomo de adão se torne mais proeminente.

A laringe é revestida por uma membrana mucosa, contínua desde o revestimento da faringe (acima) até a mucosa traqueal (abaixo). Dentro da laringe, encontram-se as famosas cordas vocais. Há um espaço entre as cordas vocais, conhecido como **glote**. Quando expelido dos pulmões, o ar passa pelas cordas vocais (Figura 17-5), o que desencadeia uma vibração que produz o som. A ação dos lábios e da língua sobre esse som produz a fala.

Traqueia

A **traqueia**, ou goela, é uma passagem cilíndrica de 11,2 centímetros de comprimento. Ela se estende da laringe, passa na frente do esôfago e continua até formar os dois brônquios (um para cada pulmão). As paredes da traqueia são compostas de faixas alternadas de membranas e 15 a 20 anéis de cartilagem hialina em forma de C (Figura 17-6). Esses anéis são praticamente indobráveis, mantendo a traqueia aberta para a passagem de oxigênio para os pulmões. No entanto, a traqueia pode ser obstruída por grandes pedaços de alimentos, crescimento tumoral ou inchaço de linfonodos inflamados no pescoço.

CAPÍTULO 17 *Sistema respiratório* **357**

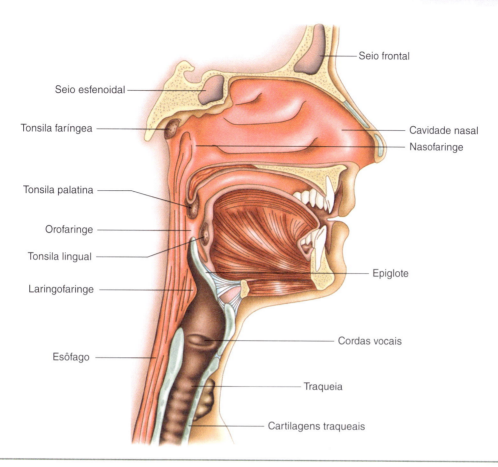

Figura 17-4 *Corte sagital da face e do pescoço.*

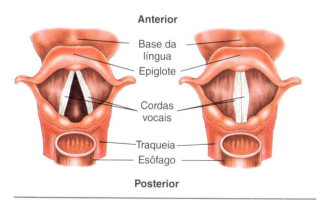

Figura 17-5 *Vista de cima da laringe e das pregas vocais. À esquerda, as pregas vocais estão abertas durante a respiração. À direita, as pregas vocais vibram juntas durante a fala.*

As paredes da traqueia são revestidas por mucosa e epitélio ciliado. A função do muco é reter as partículas inaladas de poeira; em seguida, os cílios varrem esse muco carregado de poeira para cima, na faringe. A tosse e a expectoração desalojam e eliminam da faringe o muco carregado de poeira.

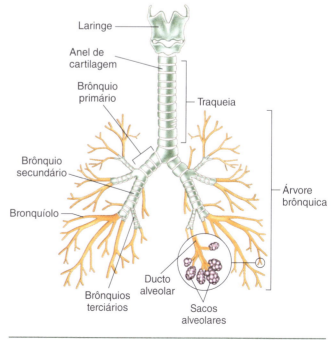

Figura 17-6 *Laringe, traqueia e árvore brônquica.*

Destaques médicos 17-1

APNEIA DO SONO

O sono é essencial para a saúde e o bem-estar. A apneia do sono é um distúrbio do sono grave, no qual a respiração para e recomeça de forma repetida. As pausas respiratórias podem durar de alguns segundos até minutos; isso pode ocorrer até 30 vezes por noite. De acordo com um relatório da Clínica Mayo, cerca de 18 milhões de norte-americanos sofrem dessa doença potencialmente grave. Sinais da apneia do sono incluem roncar alto, fazer algumas pausas respiratórias durante uma noite de sono testemunhadas por outra pessoa, e apresentar sonolência diurna. Existem dois tipos de apneia do sono: obstrutiva e central.

A apneia obstrutiva do sono é causada por um bloqueio na parte de trás da garganta, o que impede que o ar chegue aos pulmões. Nesse tipo de apneia, os músculos que, em geral, mantêm as vias aéreas abertas, relaxam durante o sono, fazendo que a língua e o palato bloqueiem repetidamente a respiração por cerca de 20 segundos. Isso reduz o nível de oxigênio no sangue. O cérebro detecta essa diminuição e acorda brevemente a pessoa, para poder reabrir as vias aéreas.

Na apneia central, o cérebro não consegue enviar os sinais adequados aos músculos que mantêm a pessoa respirando adequadamente. Como resultado, ela pode acordar por falta de ar durante 20 segundos.

Além do declínio no bem-estar e do perigo associado à privação do sono, quedas repentinas nos níveis de oxigênio do sangue podem aumentar a pressão arterial e prejudicar o sistema cardiovascular. A apneia obstrutiva do sono é mais comum em homens com excesso de peso ou fumantes, ou que consomem álcool, sedativos ou tranquilizantes. A avaliação é realizada em uma clínica do sono e envolve monitorar, ao longo de uma noite, a atividade do pulmão, do cérebro e do coração, padrões de respiração e os níveis de oxigênio do sangue por meio de um teste denominado polissonografia.

O tratamento inclui perder peso, parar de fumar, dormir no lado do estômago ou usar uma fita nasal que ajuda a manter abertas as passagens de ar. Em caso de problema moderado a severo de apneia do sono, o médico pode recomendar o uso de uma máquina de pressão nasal contínua positiva das vias respiratórias (*continous positive airway pressure* – Cpap). Por meio de uma máscara colocada sobre o nariz, a máquina Cpap libera o ar com uma pressão maior do que o ar circundante. Esse aumento de pressão é suficiente para manter as vias aéreas abertas. Outro recurso disponível para aqueles que não podem tolerar a Cpap é um dispositivo de pressão expiratória positiva (*expiratory positive airway pressure* – Epap). Esse pequeno dispositivo, de uso único, é colocado sobre cada narina antes de o indivíduo dormir. Quando a pessoa exala, a válvula permite o livre movimento do ar, mas por pequenos buracos na válvula, o que aumenta a pressão nas vias aéreas e as mantém abertas.

Fumar gera uma irritação constante na traqueia. Ao longo do tempo, essa irritação leva o epitélio da traqueia a mudar do tipo ciliado pseudoestratificado colunar para o tipo de epitélio escamoso estratificado, no qual faltam os cílios. Sem cílios, o epitélio não pode limpar a passagem de muco e dos detritos. O muco e os detritos fornecem um ambiente ideal para o crescimento de microrganismos, levando a infecções respiratórias. Essa irritação constante e a inflamação respiratória desencadeiam o reflexo da tosse, resultando no que chamamos de "tosse do fumante".

Brônquios e bronquíolos

A extremidade inferior da traqueia se separa em **brônquios** direito e esquerdo. Há uma pequena diferença entre ambos os brônquios: o direito é um pouco mais curto, mais largo e mais vertical (Figura 17-6).

Ao penetrarem no pulmão, os brônquios se subdividem em brônquios e **bronquíolos** menores. As divisões têm a forma de Y. Os dois brônquios têm estrutura semelhante à traqueia, porque as paredes deles são revestidas por epitélio ciliado e aneladas com cartilagem hialina. No entanto, em vez de anéis incompletos em forma de C, os tubos bronquiais e os brônquios menores são anéis com placas cartilaginosas. Os bronquíolos perdem as placas cartilaginosas e o tecido fibroso. As paredes mais finas são feitas de músculo liso e tecido elástico forrado com epitélio ciliado. No final de cada bronquíolo, há um ducto alveolar, que termina em um grupo de estruturas denominadas **sacos alveolares** (Figura 17-6, ver detalhe).

Alvéolos

Os sacos alveolares são compostos de muitos **alvéolos** com uma única camada de tecido epitelial. Um pulmão adulto tem aproximadamente 500 milhões de alvéolos, quase três vezes a quantidade necessária para sustentar a vida. Cada alvéolo do saco alveolar tem uma forma globular. Suas superfícies internas são cobertas por um material lipídico conhecido como **surfactante**, que ajuda a estabilizar os alvéolos, impedindo seu colapso. Cada alvéolo é envolto por uma rede de capilares sanguíneos.

É através das paredes úmidas dos alvéolos e capilares que ocorre a troca rápida entre o dióxido de carbono e o oxigênio. Nos capilares sanguíneos, o dióxido de carbono se difunde das hemácias, através

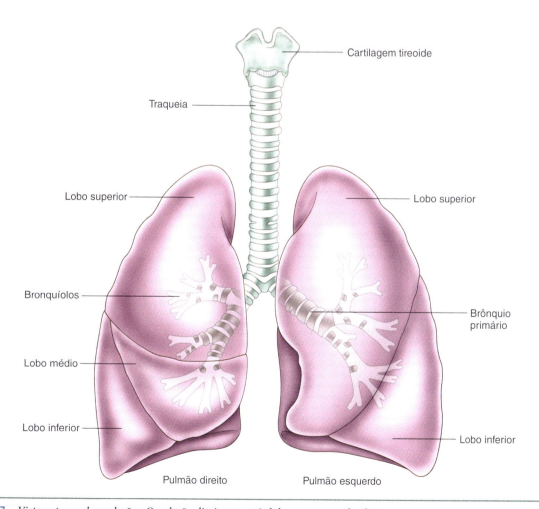

Figura 17-7 Vista externa dos pulmões. O pulmão direito tem três lobos; e o esquerdo, dois.

das paredes capilares, para os alvéolos e é exalado pela boca e pelo nariz.

O processo oposto ocorre com o oxigênio, que se difunde dos alvéolos para os capilares, e desse ponto para as hemácias.

Pulmões

Os pulmões são órgãos bastante grandes, em forma de cone, que enchem as duas câmaras laterais da cavidade torácica (Figura 17-7). Eles são separados um do outro pelo mediastino e pelo coração. A parte superior do pulmão, debaixo da clavícula, é o ápice; a parte inferior, bem mais larga, é a base. Cada base é côncava, encaixando-se confortavelmente sobre a parte convexa do diafragma.

Por causa dos alvéolos e da enorme quantidade de ar que contém, o tecido pulmonar é poroso e esponjoso. Se você colocar, por exemplo, um pulmão de boi em um tanque cheio de água, ele flutuará facilmente.

O pulmão direito é maior e mais largo do que o esquerdo porque o coração se inclina para o lado esquerdo. O pulmão direito também é mais curto devido ao deslocamento ascendente do diafragma para a direita, para acomodar o fígado. O pulmão direito é dividido por fissuras (fendas), em três lobos: superior, médio e inferior.

O pulmão esquerdo é menor, mais estreito e mais comprido do que o direito. Ele é subdividido em dois lobos: superior e inferior.

Pleura

Os pulmões são cobertos por uma membrana fina, úmida e escorregadia de células endoteliais resistentes, a **pleura**. Existem duas membranas pleurais. A que cobre os pulmões e mergulha entre os lobos é a pleura pulmonar ou visceral.

A que forra a cavidade torácica e a superfície superior do diafragma é a pleura parietal. A pleura parietal forra a cavidade torácica e a superfície superior do diafragma (Figura 17-8). Portanto, cada pulmão está contido em um saco de parede dupla. **Pleurisia** é uma inflamação desse forro.

O espaço entre as duas membranas pleurais é a cavidade pleural, cheia de líquido seroso denominado **fluido pleural**. Esse fluido impede o atrito entre as

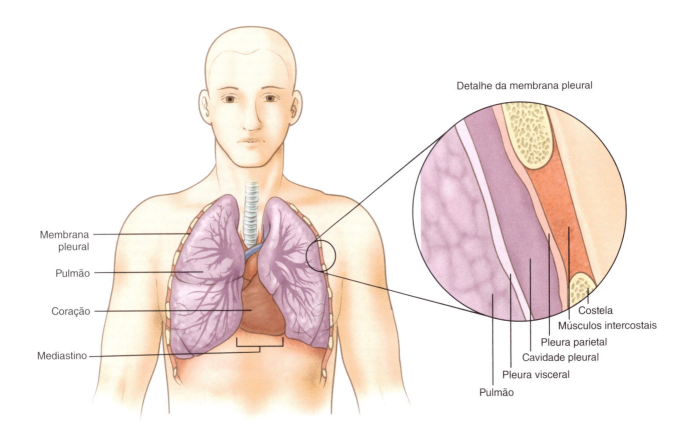

Figura 17-8 *O líquido pleural entre as pleuras parietal e visceral permite que os pulmões se movam suavemente dentro do peito.*

duas membranas pleurais, que se esfregam uma contra a outra a cada respiração.

A cavidade pleural pode, ocasionalmente, se encher com uma enorme quantidade de fluido seroso. Isso ocorre quando há uma inflamação da pleura. O aumento do fluido pleural comprime o pulmão e, às vezes, leva partes dele a entrar em colapso, o que torna a respiração extremamente difícil. Para aliviar a pressão, pode ser realizada uma **toracocentese**. Esse procedimento envolve a inserção de um instrumento oco e cilíndrico, que fura a cavidade torácica até a cavidade pleural, para drenar o excesso de líquido.

Outro transtorno que pode afetar a cavidade pleural é o **pneumotórax**. Essa condição é causada por um acúmulo de ar na cavidade pleural em um lado do peito. O excesso de ar aumenta a pressão sobre o pulmão, fazendo-o entrar em colapso. É impossível respirar com apenas um pulmão, mas o pulmão não afetado ainda pode continuar o processo de respiração. Não há nenhum tratamento padrão para o pneumotórax.

Diafragma

O **diafragma** é uma folha muscular, em forma de cúpula, que separa a cavidade torácica do abdômen. A contração e o relaxamento desse músculo e dos músculos intercostais possibilitam a respiração. Os **nervos frênicos** estimulam o diafragma e causam a contração dele (Figura 17-9).

Mediastino

O **mediastino**, também chamado de espaço interpleural, situa-se entre os pulmões, ao longo do plano mediano do tórax. Ele se estende desde o esterno até as vértebras. O mediastino contém as vísceras torácicas: timo, coração, aorta e ramos, artérias e veias pulmonares, veias cavas superior e inferior, esôfago, traqueia, ducto torácico, linfonodos e vasos.

Mecânica respiratória

A respiração ou ventilação é o processo pulmonar em que o oxigênio é trocado por dióxido de carbono. Uma única respiração consiste em uma inspiração e uma expiração. **Ventilação** é outro termo para designar a movimentação do ar para dentro e fora dos pulmões. A ventilação pulmonar acontece por causa das mudanças de pressão que ocorrem dentro da cavidade torácica. A pressão normal dentro do espaço pleural é sempre negativa, inferior à pressão atmosférica. Tal pressão negativa ajuda a manter os pulmões expandidos. A variação da pressão é provocada pela respiração celular e pelos movimentos mecânicos da respiração.

Processo respiratório

A ventilação pulmonar permite a troca de oxigênio entre os alvéolos e as hemácias e, finalmente, entre estas e as células.

Inspiração/inalação

Existem dois grupos de músculos intercostais: externos e internos. As fibras musculares desses músculos se cruzam em um ângulo de 90 graus. Durante a inalação ou **inspiração**, os músculos intercostais externos levantam as costelas para cima e para fora (Figura 17-10), o que aumenta o volume da cavidade torácica. Simultaneamente, o esterno se levanta com as costelas, e o diafragma, com seu formato de cúpula, se contrai e fica achatado, movendo-se para baixo. Como o diafragma se move para baixo, uma pressão é exercida sobre as vísceras abdominais. Isso faz que os músculos anteriores se projetem ligeiramente, aumentando o espaço da cavidade torácica no sentido vertical. Em consequência, a pressão diminui. Como a pressão atmosférica fica agora maior, o ar se precipita para dentro dos alvéolos, o que resulta na inspiração.

Expiração/exalação

Na exalação, ou **expiração**, ocorre o oposto. A expiração é um processo passivo, pois todos os músculos contraídos, intercostais e diafragma, relaxam. As costelas abaixam-se, e o diafragma se move para cima. Além disso, a tensão superficial do fluido que reveste os alvéolos reduz a elasticidade do tecido pulmonar e causa o colapso dos alvéolos. Essa ação, com o

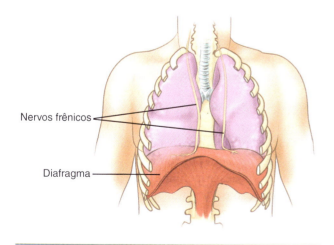

Figura 17-9 *Os nervos frênicos controlam o diafragma e os músculos intercostais.*

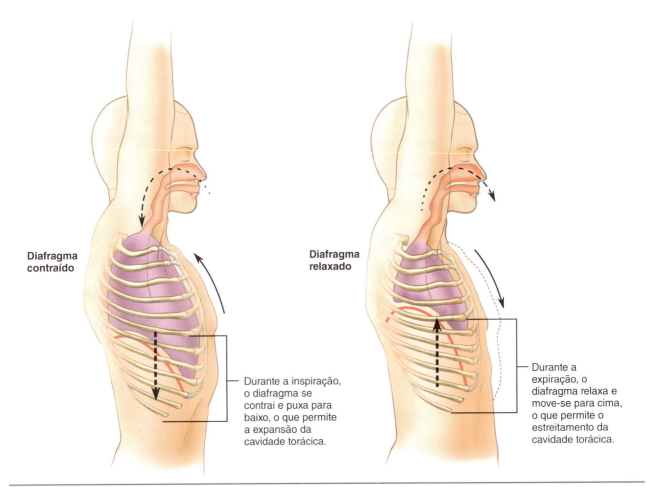

Figura 17-10 *Mecânica respiratória. Os movimentos do diafragma e da cavidade torácica produzem a inalação (à esquerda) e a expiração (à direita).*

relaxamento dos músculos respiratórios contraídos, relaxa os pulmões, e o espaço da cavidade torácica diminui, o que eleva a pressão interna. Esse aumento de pressão expele o ar dos pulmões, resultando na expiração.

Como são extremamente elásticos, os pulmões podem alterar a capacidade de acordo com as mudanças no tamanho da cavidade torácica. Esse volume é conhecido como capacidade pulmonar. Quando o tecido pulmonar se torna doente e fibrótico, a capacidade pulmonar diminui e, com ela, a ventilação.

Movimentos e frequência respiratórios

O movimento rítmico da caixa torácica, onde o ar é puxado e expulso dos pulmões, forma os movimentos respiratórios. Inspiração e expiração combinadas são contadas como um movimento respiratório. O ritmo normal de respiração tranquila no adulto é de 14 a 20 respirações por minuto. Esse ritmo pode variar. A frequência respiratória pode aumentar com a atividade muscular, com o aumento da temperatura e em determinados distúrbios patológicos, como no hipertireoidismo. Também varia com o sexo. As mulheres têm um ritmo mais elevado, de 16 a 20 respirações por minuto. A idade também altera o ritmo respiratório. Por exemplo, no nascimento, o ritmo varia de 40 a 60 respirações por minuto; e, aos 5 anos, de 24 a 26 respirações. A posição do corpo também afeta a frequência respiratória. Quando a pessoa está dormindo de barriga para baixo, o ritmo varia de 12 a 14 respirações por minuto. Na posição sentada, o ritmo é de 18 respirações por minuto; e em pé, de 20 a 22. As emoções desempenham um papel significativo na diminuição ou no aumento do ritmo respiratório, provavelmente por causa da ação do hipotálamo e da ponte (ver Capítulo 8).

A seguir, apresentam-se outras situações que podem afetar o ritmo respiratório:

CAPÍTULO 17 Sistema respiratório

Você sabia?

O bocejo pode ocorrer se você não respirar suficiente e profundamente ao longo do dia, o que faz o dióxido de carbono se acumular em seu sistema. Bocejar expande os pulmões para expelir o dióxido de carbono. Você também pode bocejar ao ver outra pessoa bocejar. Pesquisadores suspeitam que isso tenha a ver com o sistema de neurônios-espelho, um circuito cerebral que nos leva a imitar as expressões e os comportamentos de outras pessoas.

- **Tosse** – trata-se de uma respiração profunda, seguida por uma expiração forçada pela boca para limpar o trato respiratório inferior.

- **Soluço** – é causado por um espasmo do diafragma e um fechamento espasmódico da glote. Acredita-se que seja o resultado de uma irritação do diafragma ou do nervo frênico.

- **Espirro** – ocorre como uma tosse, só que o ar é expelido pelo nariz para limpar o trato respiratório superior.

- **Bocejo** – é uma respiração profunda e prolongada que enche os pulmões. Acredita-se que seja causado pela necessidade de aumentar o oxigênio no sangue ou de expelir o excesso de dióxido de carbono.

Os efeitos do envelhecimento no sistema respiratório

Com o envelhecimento, o tecido pulmonar perde elasticidade, a caixa torácica se torna menos flexível e a força muscular diminui. O número de alvéolos em funcionamento cai. Esses fatores comprometem a troca oxigênio/dióxido de carbono, reduzindo o teor de oxigênio no sangue. Combinada com a redução da eficiência da bomba do coração, a redução de oxigênio causa sinais característicos da intolerância à atividade.

Com a idade, os receptores sensoriais das vias aéreas que produzem o reflexo da tosse perdem a sensibilidade. A diminuição do reflexo de tosse permite que debris e substâncias irritantes alcancem os tecidos profundos do pulmão, onde podem causar infecções do trato respiratório.

A falta de ar é a resposta fisiológica mais comum ao exercício de uma pessoa sedentária. Estima-se que a taxa máxima de consumo de oxigênio durante um estresse ou exercício moderado aumente nove vezes em um adulto mais velho. A capacidade pulmonar também muda. Há um aumento no volume residual e na capacidade residual funcional, além de uma diminuição da capacidade vital e do fluxo de ar expirado.

As doenças respiratórias tendem a ser mais frequentes em adultos mais velhos. Os especialistas recomendam que adultos idosos tomem a vacina contra a gripe anualmente e uma vacina única contra pneumonia.

Controle da respiração

O ritmo respiratório é controlado por fatores neurais (nervosos) e químicos. Embora ambos tenham o mesmo objetivo – controle respiratório –, funcionam de forma independente.

Fatores neurais

O centro respiratório está localizado no bulbo do cérebro. É subdividido em dois centros: regulação da inspiração e controle expiratório.

A parte superior da medula contém um grupo de células que forma a sede do centro respiratório. Um aumento de dióxido de carbono ou a falta de oxigênio no sangue aciona o centro respiratório.

Duas vias neuronais estão envolvidas na respiração. Um par de nervos frênicos vai até o diafragma e os músculos intercostais para estimulá-los. A outra via nervosa carrega impulsos sensoriais do nariz, da laringe, dos pulmões, da pele e de órgãos abdominais pelo nervo vago que se origina no bulbo.

O ritmo respiratório pode ser modificado por estímulos originados dentro das membranas, na superfície do corpo. Por exemplo, um súbito encharcamento com água fria pode nos fazer ofegar, enquanto uma irritação do nariz ou da laringe pode nos fazer espirrar ou tossir.

Embora o centro respiratório bulbar seja o principal responsável pelo controle respiratório, não é a única parte do cérebro que controla a respiração. Um reflexo pulmonar chamado **reflexo de Hering-Breuer** – em homenagem ao fisiologista alemão K. Ewald Hering (1834-1918) e ao médico austríaco Josef Breuer

(1842-1925) – previne a distensão excessiva dos pulmões. Quando os pulmões são inflados, as terminações nervosas em suas paredes são estimuladas. Um impulso nervoso é enviado dos pulmões para o bulbo, através do nervo vago, inibindo a inspiração e estimulando a expiração. Esse mecanismo evita a superinflação dos pulmões, impedindo que sejam rasgados como um balão inchado ao extremo.

Fatores químicos

O controle químico da respiração depende do nível de dióxido de carbono no sangue. Quando o sangue circula por um tecido ativo, ele se carrega de dióxido de carbono e outros resíduos metabólicos da respiração celular. Quando o sangue circula pelo centro respiratório, este detecta o aumento de dióxido de carbono sanguíneo e aumenta o ritmo respiratório. Por exemplo, uma pessoa que realiza um exercício vigoroso ou um trabalho físico respira mais profunda e rapidamente para conseguir mais oxigênio e livrar o corpo do excesso de dióxido de carbono produzido.

Outros reguladores químicos da respiração são os quimiorreceptores, encontrados nas artérias carótidas e na aorta. Como o sangue arterial flui em torno das carótidas e do corpo da aorta, os quimiorreceptores são particularmente sensíveis à quantidade de oxigênio presente. Se o oxigênio cai para níveis muito baixos, impulsos são enviados da carótida e do corpo aórtico para o centro respiratório, que estimulará uma respiração mais frequente e mais profunda. O centro respiratório pode ser afetado por drogas, como morfina, barbitúricos e antidepressivos.

Volume e capacidade pulmonar

Você já segurou sua respiração por tanto tempo que chegou a pensar que iria explodir? Para medir a quantidade de ar que você pode segurar (sua capacidade pulmonar), use um dispositivo denominado **espirômetro**, que mede o volume e fluxo de ar durante a inspiração e expiração. Quando se compara o resultado com o valor normal para uma pessoa de idade, altura, peso e sexo definidos, quaisquer alterações podem ser detectadas. Processos patológicos, como a doença pulmonar obstrutiva crônica (Dpoc), afetam a capacidade pulmonar (Figura 17-11).

- **Volume corrente** é a quantidade de ar que se move dentro e fora dos pulmões a cada respiração. O normal é de cerca de 500 mL.
- **Volume de reserva inspiratório (VRI)** é a quantidade de ar que, com esforço, uma pessoa pode inalar acima e além do volume corrente. O normal é de 2.100 a 3.000 mL.
- **Volume de reserva expiratório (VRE)** é a quantidade de ar que, com esforço, uma pessoa pode exalar para além do volume corrente. O normal é de 1.000 mL.
- **Capacidade vital pulmonar** é a quantidade total de ar envolvida, incluindo o volume corrente, o volume de reserva inspiratório e o volume de reserva expiratório.[1] A capacidade vital normal é de 4.500 mL.
- **Volume residual (VR)** é a quantidade de ar que não pode ser expelido voluntariamente dos pulmões. Isso permite a troca contínua de gases entre as respirações. O volume residual normal é de 1.500 mL.
- **Capacidade residual funcional (CRF)** é a soma do volume de reserva expiratória mais o volume residual. O normal é de 2.500 mL.
- **Capacidade pulmonar total (CPT)** inclui a reserva inspiratória, o volume corrente, a reserva expiratória e o ar residual. O valor normal é de 6.000 mL.

---

1. Em outras palavras, a capacidade vital corresponde ao volume de ar expelido durante uma expiração forçada que segue uma inspiração máxima, também forçada (N. T. T.).

CAPACIDADE PULMONAR TOTAL (6.000 mL ou 6 L)		
Volume corrente	500 mL	Capacidade vital pulmonar 4.500 mL
Volume de reserva inspiratório (VRI)	3.000 mL	
Volume de reserva expiratório (VRE)	1.000 mL	
Capacidade residual funcional	2.500 mL	

Figura 17-11 *Volume e capacidade pulmonar.*

Destaques médicos

17-2
TESTES DE FUNÇÃO PULMONAR

Os testes de função pulmonar são um grupo de exames que medem o volume e fluxo de ar e/ou a concentração de oxigênio no sangue. Os valores do indivíduo são comparados com a norma para idade, altura e sexo. A seguir, apresentam-se alguns tipos de exame:

- **Espirometria** – mede a força de expirações com a utilização de um espirômetro.

- **Pletismografia corporal total** – mede a capacidade pulmonar total. O paciente senta-se em um quarto hermético chamado pletismógrafo e respira através de um bocal, no qual os dados de pressão e fluxo de ar são medidos e coletados.

- **Gasometria do sangue arterial** – um analisador de gás do sangue mede a concentração de oxigênio e dióxido de carbono, bem como o pH, em amostras de sangue arterial.

- **Oximetria de pulso** – estima a concentração de oxigênio no sangue arterial. Nesse teste, utiliza-se um feixe de luz que atravessa a ponta do dedo. Já que o sangue muito oxigenado tem uma cor diferente da do sangue oxigenado, o dispositivo é capaz de estimar o teor de oxigênio no sangue.

- **Testes de esforço exercício** – avalia o efeito do exercício sobre a função pulmonar. Leituras espirométricas são realizadas antes e depois do exercício, e novamente em repouso.

Tipos de respiração

O profissional de saúde deve ficar atento às várias mudanças possíveis na frequência e nos sons da respiração humana. Essas mudanças podem ser alertas para alguma alteração respiratória anormal do paciente. Os termos apresentados a seguir descrevem vários tipos de alteração da respiração.

Apneia do sono é a interrupção temporária dos movimentos respiratórios.

Dispneia é uma respiração dolorosa ou difícil, geralmente acompanhada por desconforto e falta de ar.

Eupneia é a respiração normal ou fácil com inalações e exalações tranquilas e habituais.

Hiperpneia é um aumento na profundidade e no ritmo da respiração, acompanhado por um exagero dos movimentos respiratórios.

Ortopneia é a dificuldade de respirar quando o corpo está em uma posição horizontal. Geralmente é corrigida assim que a pessoa se senta ou fica em pé.

Taquipneia é uma respiração superficial e com ritmo acima do normal.

Hiperventilação é uma condição que pode ser causada por doença ou estresse. Ocorre uma respiração rápida, que faz o corpo perder dióxido de carbono muito rapidamente. A queda do nível de dióxido de carbono no sangue leva à alcalose. Os sintomas são tontura, com possível desmaio. Para corrigir essa situação, a pessoa deve respirar em um saco de papel. Como o ar expirado contém mais dióxido de carbono, o ar inspirado do saco de papel terá concentração mais elevada de dióxido de carbono. Dessa forma, essa medida restaura os níveis sanguíneos normais de dióxido de carbono.

Distúrbios do sistema respiratório

As doenças respiratórias, que são principalmente infecções virais, representam cerca de 50% de todas as doenças agudas. Infecções respiratórias representam mais de 80% de todas as infecções (Figura 17-12). A maioria das afecções do trato respiratório superior

Perfil de carreira 17-1

Terapeuta respiratório

Os terapeutas respiratórios avaliam pacientes com doenças respiratórias ou cardiopulmonares e são responsáveis pelo tratamento e cuidado deles. Treinados sob a supervisão de um médico, os terapeutas respiratórios de nível avançado podem ser responsáveis por todos os procedimentos de cuidado respiratório. Os iniciantes aplicam, sob a direção de um médico ou de um terapeuta respiratório de nível avançado, alguns procedimentos de cuidados respiratórios específicos e bem definidos.

Os terapeutas de ambos os níveis podem ter a mesma formação, no entanto, o terapeuta respiratório avançado demonstra mais competência e experiência. Eles consultam os médicos e a equipe para ajudar a planejar ou adaptar planos de atendimento ao paciente. Também fornecem terapias complexas que requerem alta capacidade de julgamento, como cuidado de pacientes com risco de morte em unidades de terapia intensiva. Os terapeutas respiratórios praticam testes físicos e exames de diagnóstico para medir a capacidade pulmonar e os níveis de oxigênio e dióxido de carbono.

Um treinamento formal é necessário para essa carreira. Os programas variam em duração e no título e diploma conferidos. Alguns cursos técnicos preparam alunos para a função de tecnólogo em terapia respiratória. Cursos mais curtos fornecem certificados para empregos de nível básico, como terapeutas respiratórios certificados (*certified respiratory therapists* – CRTs).

Terapeutas respiratórios trabalham geralmente 40 horas semanais e podem tornar-se plantonistas no hospital. Muitos terapeutas também trabalham fora do hospital, em clínicas de terapia respiratória, lares de idosos ou consultórios médicos. As perspectivas de emprego são excelentes.[2]

---
2. Essas informações valem para os Estados Unidos. No Brasil, os profissionais que cuidam da respiração são fisioterapeutas com especialização em Fisioterapia Respiratória, uma profissão cuja formação é regulada pelo Conselho Regional de Fisioterapia e Terapia Ocupacional (Crefito) de cada região (N. T. T.).

---

não apresenta risco de morte. Infecções bacterianas, que são menos comuns, podem ser tratadas com antibióticos.

A maioria das doenças do sistema respiratório envolve algum defeito ou problema que impede que o ar exterior possa alcançar os alvéolos pulmonares. Em muitos casos, a causa do problema é uma infecção nas vias aéreas superiores ou inferiores. O problema também pode decorrer de uma obstrução mecânica das vias aéreas.

Causas infecciosas

O sistema respiratório está sujeito a várias infecções e inflamações causadas por bactérias, vírus e substâncias irritantes.

Em geral, o **resfriado comum** é causado por um vírus altamente contagioso. Existem várias centenas de cepas de vírus que podem causar o resfriado comum. Os sintomas incluem coriza, olhos lacrimejantes, espirros, dor de cabeça e irritação da garganta. Tal infecção é responsável por importantes perdas de

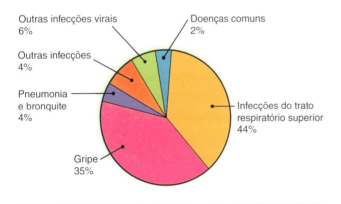

Figura 17-12 *Frequência das doenças infecciosas.*

horas de trabalho a cada ano. Muitas vezes, o resfriado é a base para o desenvolvimento de uma doença respiratória mais grave. Ele abaixa a resistência do corpo, tornando-o mais sujeito a infecção. Uma pessoa com resfriado deve permanecer na cama, beber muito líquido e suco de frutas, e comer alimentos saudáveis, nutritivos. A lavagem das mãos e o uso de desinfetantes são a melhor medida preventiva contra o resfriado comum. Remédios disponíveis sem prescrição podem aliviar os sintomas. Geralmente, o resfriado termina em sete dias.

Faringite é uma inflamação que deixa a garganta vermelha e pode ser causada por várias bactérias ou vírus. As causas bacterianas incluem o *Streptococcus*, que provoca "faringite estreptocócica", que pode ser tratada com antibióticos. A faringite também pode ocorrer como resultado da irritação por excesso de fumaça ou de fala. Essa inflamação se caracteriza por uma deglutição dolorosa e uma extrema secura da garganta.

Laringite é uma inflamação da laringe. Geralmente é secundária a outras infecções respiratórias. A laringite também pode resultar do uso excessivo da voz, após falar, cantar ou gritar muito. É reconhecida pela incidência de rouquidão ou perda da voz.

Sinusite é uma infecção da mucosa que reveste as cavidades dos seios nasais. Resulta geralmente de uma infecção viral ou bacteriana. Uma ou várias das cavidades podem ser infectadas. Os sintomas dessa infecção são dor e corrimento nasal. Para reduzir o congestionamento dos seios, use um umidificador, beba muito líquido para diluir o muco e aplique um pano úmido quente sobre o rosto várias vezes ao dia.

Bronquite é uma inflamação da mucosa da traqueia e dos brônquios que produz muco em excesso. A bronquite pode ser causada por vírus ou bactérias. Pode ser aguda ou crônica, e ocorre com frequência após infecções do trato respiratório superior. A bronquite aguda pode ser causada pela propagação de uma inflamação da cavidade nasal ou por inalação de vapores irritantes. Essa doença se caracteriza por tosse, febre, dor abaixo do esterno e **estertores** (voz rouca). O tratamento é sintomático. Após muitos episódios, uma bronquite aguda pode tornar-se crônica.

Gripe ou *influenza* é uma infecção viral, caracterizada pela inflamação da membrana mucosa do sistema respiratório. A infecção é acompanhada de febre, descarga mucopurulenta, dor muscular e cansaço extremo. A gripe é acompanhada de complicações, como broncopneumonia, neurite, otite média (infecção do ouvido médio) e pleurisia. O tratamento visa atenuar os sintomas. A vacinação anual é recomendada para bebês com mais de 6 meses de idade, idosos, mulheres grávidas e pessoas com doenças determinadas. A vacina também é recomendada para os que trabalham ou convivem com pessoas de alto risco.

Pneumonia é uma infecção do pulmão que pode ser causada por vírus ou bactérias. Nessa condição, os alvéolos se tornam cheios de um líquido grosso chamado exsudato, que contém células vermelhas do sangue e pus. Os sintomas da pneumonia são dispneia, febre, calafrios e dor no peito. O tratamento pode requerer a administração de oxigênio e antibióticos. A vacinação contra pneumonia é recomendada para adultos mais velhos.

Tuberculose (TB) é uma doença pulmonar infecciosa e contagiosa, causada pelo bacilo *Mycobacterium tuberculosis*. Geralmente, os órgãos mais afetados pela TB são os pulmões; no entanto, esse organismo também pode afetar os rins, ossos e linfonodos. Na TB pulmonar, lesões denominadas tubérculos se formam dentro do tecido pulmonar. Os sintomas da tuberculose são tosse, febre baixa à tarde, perda de peso e suores noturnos. O exame diagnóstico para TB é o teste de Mantoux – um teste de pele, lido entre 48 e 72 horas por um profissional de saúde. Um teste de pele positivo deve ser seguido por um raio X e exame de uma amostra de catarro.

A incidência de TB havia diminuído por causa da detecção precoce, do tratamento com drogas e da educação dos pacientes. No entanto, o Centro de Controle e Prevenção das Doenças (CDC) constata atualmente um aumento no número de casos. As razões para tal aumento incluem a imigração ilegal (imigrantes ilegais não passam pelo processo de triagem para tuberculose), o aumento do número de desabrigados e pobres, e a propagação da Aids. Além disso, há uma nova linhagem de bactérias de TB resistentes ao tratamento disponível. Pessoas com TB devem tomar o remédio Isoniazid por um longo período. Muitas pessoas param de tomar a droga quando começam a se sentir melhor, o que gera organismos resistentes às drogas.

Difteria é uma doença extremamente infecciosa causada pelo bacilo *Corynebacterium diphtheriae*. As crianças recebem normalmente a vacina DTPa, eficaz contra difteria.

Coqueluche (tosse convulsiva) é uma infecção altamente contagiosa causada pela bactéria *Bordetella pertussis*. A coqueluche é caracterizada por dispneia e ataques de tosse severos que terminam com grito típico. O tratamento é com antibióticos. Autoridades do CDC declaram que a coqueluche está atualmente no seu maior nível em 50 anos, em razão da falta de vacinação em crianças e adolescentes. É recomendável que todas as crianças recebam a vacina DTaP e que

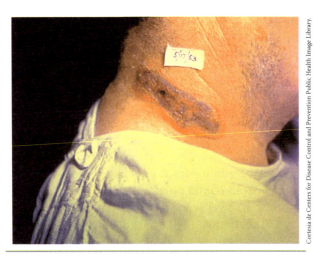

Figura 17-13   Antraz cutâneo.

os pré-adolescentes, adolescentes e adultos recebam a vacina DTPa. Essas vacinas protegem contra difteria, tétano e coqueluche.

A causa da **síndrome respiratória aguda grave** (*severe acute respiratory syndrome* – Sars) é um coronavírus que pode ter pulado a barreira interespecífica entre animais e humanos e ter mutado para a Sars humana. A Sars é uma doença contagiosa que se espalha rapidamente por meio do contato direto. Desde 2004, apresentou-se em raras ocorrências. Os sintomas incluem febre, dor de cabeça, sentimento geral de desconforto e dores no corpo. Depois de dois a sete dias, os pacientes podem desenvolver dispneia e uma tosse seca. O tratamento consiste em seguir as precauções padrão (ver Capítulo 16), isolar o paciente, proporcionar bons cuidados de suporte e administrar a droga antiviral ribavirin.

Antraz é um organismo causador de doença que representa um perigo potencial para a saúde. A bactéria *Bacillus anthracis* e seus esporos causam o antraz. Os esporos microscópicos inativos residem normalmente no solo. Em um ambiente favorável, os esporos se transformam em bactérias do antraz, que produzem uma toxina que pode ser fatal para animais e seres humanos.

Os esporos de antraz são invisíveis, inodoros e insípidos. A quantidade necessária para fazer uma pessoa adoecer é menor do que um grão de poeira. A doença tem três formas:

- *Antraz cutâneo*, no qual os esporos penetram por um corte e causam uma infecção local (Figura 17-13).
- *Antraz intestinal*, no qual a bactéria é ingerida com carne contaminada. Os sintomas incluem diarreia e vômitos com sangue.
- *Antraz inalado*. Ver Tabela 16-3 sobre agentes de bioterrorismo para sintomas, tratamento e controle de infecção dessa doença.

Causas não infecciosas

Doenças respiratórias não relacionadas com causas infecciosas às vezes se desenvolvem no sistema respiratório.

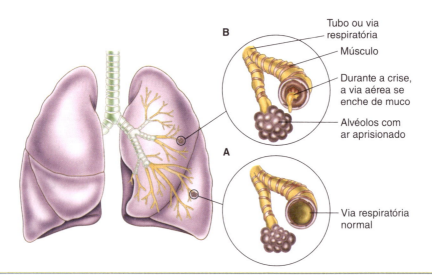

Figura 17-14   Durante uma crise de asma, as vias aéreas ficam bloqueadas. (A) Antes do episódio, os músculos estão relaxados; e as vias aéreas abertas. (B) Durante o episódio, os músculos ficam apertados e as vias aéreas se enchem de muco.

Rinite é uma inflamação da mucosa nasal que causa inchaço e aumento das secreções. As várias formas dessa inflamação incluem as rinites aguda e alérgica. A rinite alérgica, muito conhecida como febre do feno, é causada por qualquer alérgeno.

Asma é uma doença que obstrui as vias aéreas como resposta inflamatória a algum estímulo (Figura 17-14). Antes, acreditava-se que a obstrução era causada principalmente pela broncoconstrição. O estímulo pode ser um alérgeno ou algum estresse psicológico. Cerca de 5% da população norte-americana sofre de asma, o que representa um aumento na última década. Os sintomas são dificuldade para expirar, dispneia, **chiado** (som produzido por um fluxo de ar através de uma passagem estreitada) e aperto no peito. O tratamento é feito com anti-inflamatórios. Um broncodilatador inalatório pode ser usado como terapia complementar.

Atelectasia é uma doença na qual os pulmões não conseguem se expandir normalmente por causa de um bloqueio das passagens de ar ou de um pneumotórax.

Asbestose é uma doença respiratória causada pela inalação de fibras de amianto, o que pode resultar na formação de tecido cicatricial (fibrose) no interior do pulmão. O tecido pulmonar cicatricial não pode se expandir e se contrair normalmente. Doenças relacionadas à asbestose incluem placas pleurais (calcificação), tumores malignos e derrame pleural. Os sintomas mais comuns são falta de ar no esforço, tosse e aperto e dor no peito. Não há cura disponível. O tratamento dos sintomas inclui a remoção das secreções pulmonares, medicação em aerossol para as secreções finas e oxigenoterapia. Graças aos regulamentos governamentais, os profissionais são atualmente menos propensos a contrair doenças relacionadas à asbestose.

Silicose é causada pela inalação de poeira contendo dióxido de silício durante um período prolongado. Os pulmões se tornam fibrosos, o que resulta em uma redução da sua capacidade de expansão. A silicose é também chamada de asma ou doença de mineiro.

Doença pulmonar obstrutiva crônica (Dpoc) refere-se a um grupo de doenças pulmonares que limitam o fluxo de ar quando a pessoa exala, tornando a respiração cada vez mais difícil. A Dpoc é a quarta principal causa de morte nos Estados Unidos. Aproximadamente 12 milhões de adultos foram diagnosticados com Dpoc nesse país. O tabagismo é o principal fator de risco para a Dpoc. Outros fatores irritantes do pulmão, como poluição, poeira ou produtos químicos, podem causar a doença ou contribuir para o surgimento dela.

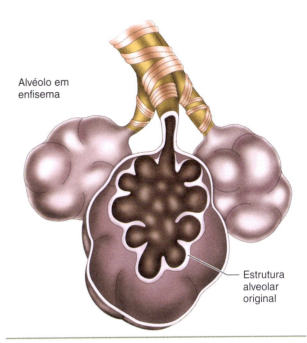

Figura 17-15 *Enfisema. Com a progressão da doença, os alvéolos ficam hiperdistendidos.*

Existem duas formas principais de Dpoc:

- A bronquite crônica envolve tosse com muco num longo prazo.
- O **enfisema** ocorre quando os alvéolos do pulmão se tornam hiperdilatados e perdem sua elasticidade (Figura 17-15). Os alvéolos podem acabar se rompendo. Nesse processo, o ar fica preso nos alvéolos, a respiração fica difícil, exigindo a expiração forçada, e há uma redução da troca entre dióxido de carbono e oxigênio. O paciente com enfisema sofre uma dispneia que vai piorando com a progressão da doença.

O objetivo do tratamento da Dpoc é aliviar ao máximo os sintomas. Medicamentos usados para tratar essa doença incluem agentes anti-inflamatórios, corticoides inalatórios e broncodilatadores. Pessoas com Dpoc precisam reduzir a exposição a irritantes respiratórios, parar de fumar, evitar infecções e reestruturar sua atividade para minimizar a necessidade de oxigênio. A prática da respiração frenolabial pode ajudar a esvaziar os pulmões antes de cada respiração. Casos graves podem exigir um transplante de pulmão ou a remoção cirúrgica de partes danificadas do órgão para que outras partes possam funcionar melhor.

Quando um paciente está recebendo terapia com oxigênio, tome as seguintes precauções de segurança (lembre-se de que o oxigênio suporta e acelera a queima):

- Nunca use oxigênio perto de chamas, incluindo velas e cigarros.
- Não utilize equipamentos elétricos, como secadores de cabelo ou aparelho de barbear; esses equipamentos podem criar uma faísca. Use dispositivos com pilhas.
- Não use produtos inflamáveis, como cremes para o rosto à base de óleo, aerossóis, álcool e lubrificantes.
- Instale dispositivos de oxigênio, como um compressor, em área bem ventilada e longe de uma fonte de calor.

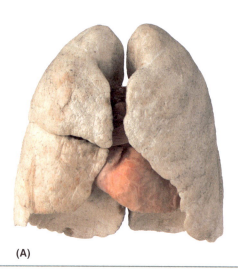 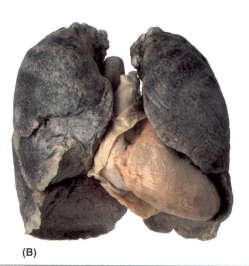

(A)   (B)

Figura 17-16   *Alterações pulmonares: (A) pulmões saudáveis de um não fumante; (B) pulmões danificados de um fumante.*

Câncer do pulmão é a causa mais frequente de morte por câncer nos Estados Unidos. Um tipo é conhecido como câncer de pequenas células e se espalha rapidamente para outros órgãos. Esse tipo ocorre muito em pessoas fumantes (Figura 17-16). Há ainda o câncer de células não pequenas, conhecido como câncer de células escamosas ou adenocarcinoma, que não se espalha tão rapidamente. Os sintomas incluem tosse e perda de peso. O diagnóstico é feito por raio X e **broncoscopia** de luz branca. Um pequeno tubo flexível é passado pela boca ou pelo nariz, e um pedaço de tecido é obtido para estudo. É importante que o profissional de saúde saiba que a garganta pode ser anestesiada para esse procedimento e que o reflexo de tosse deve ter retornado antes de a pessoa beber ou comer. O tratamento do câncer de pulmão pode incluir cirurgia, quimioterapia e/ou radiação.

O **câncer de laringe** poderá ser curado se for detectado precocemente. Ocorre com mais frequência em homens de mais de 50 anos de idade.

Uma **embolia pulmonar** ocorre quando um coágulo de sangue (êmbolo) viaja até o pulmão. Tal situação pode ocorrer após uma cirurgia ou depois de uma pessoa ter ficado acamada. Os sintomas incluem uma dor súbita no peito e dispneia. O diagnóstico é confirmado por um exame do pulmão. O tratamento inclui terapia anticoagulante. Para evitar a embolia, é importante deambular ou caminhar logo após uma cirurgia.

Síndrome da morte súbita infantil (SMSI) é também conhecida como "morte no berço" e ocorre geralmente em crianças entre 2 semanas e 1 ano de idade. O bebê para de respirar durante o sono. A causa exata da SMSI é desconhecida. Os pesquisadores acreditam que vários fatores diferentes, como a incapacidade do cérebro de acordar (despertar do sono) ou uma perturbação do centro cerebral de controle respiratório possam ser as causas. A medida mais importante para reduzir o risco de SMSI é colocar qualquer criança menor de 1 ano de idade deitada de costas para dormir. Também é muito importante prevenir o superaquecimento do bebê.

Um corpo — Como o sistema respiratório interage com os demais sistemas do corpo

Sistema tegumentar
- Forma uma barreira contra a invasão de microrganismos.
- Os receptores sensoriais enviam estímulos ao cérebro para este poder reagir a mudanças severas de temperatura (frias), que podem alterar o ritmo respiratório.

Sistema esquelético
- As costelas e o esterno protegem os órgãos da respiração na cavidade torácica.

Sistema muscular
- O diafragma e as costelas são necessários para a mecânica respiratória.

Sistema nervoso
- O bulbo é responsável pelo controle da frequência e profundidade da respiração.
- Os nervos frênicos estimulam o diafragma e os músculos intercostais.
- Receptores de estiramento do pulmão disparam o reflexo de Hering-Breuer.

Sistema endócrino
- A epinefrina dilata os bronquíolos a fim de se preparar para lutar ou fugir.
- O excesso de hormônio tireoide aumenta a respiração.

Sistema circulatório
- A troca de gases ocorre nos pulmões, através dos capilares sanguíneos.
- Os vasos sanguíneos são necessários para transportar o oxigênio até as células e retirar os resíduos do metabolismo (ou seja, o dióxido de carbono).
- Quimiorreceptores nas artérias carótidas e na aorta são sensíveis à concentração de oxigênio no sangue; um nível baixo de oxigênio aumenta a taxa respiratória.

Sistema linfático
- Um sistema de defesa em funcionamento normal pode responder a qualquer infecção respiratória.

Sistema digestivo
- A faringe é a passagem comum do alimento e do ar.
- As células tiram sua energia do sistema respiratório, que fornece o oxigênio, e do sistema digestório, que fornece os nutrientes.

Sistema urinário
- Auxilia o sistema respiratório para manter o nível de pH no sangue.

Sistema reprodutor
- O ritmo respiratório aumenta com a atividade sexual.
- O feto obtém oxigênio através da placenta da mãe.

Terminologia médica

alveol	pequena cavidade	**bronq**	ramo principal das vias respiratórias
-ar	que pertence a	**-ite**	inflamação de
alveol/ar	que pertence a uma pequena cavidade	**bronqu/ite**	inflamação do ramo principal das vias respiratórias
a-	sem	**scop**	instrumento usado para examinar
-pneia	respiração		
a/pneia	sem respiração	**-ia**	que pertence a

Continua

Continuação

bronco/scop/ia	que pertence ao exame das vias aéreas	in-	dentro
dis-	difícil	in/spira/ção	processo de respirar para dentro
dis/pneia	respiração difícil	faring	garganta
enfisem	encher de ar	faring/ite	inflamação da garganta
-a	que pertence a	laring	caixa de voz
enfisem/a	que pertence a encher de ar	laring/ite	inflamação da caixa de voz
espiro	respiração	pneumon	pulmões, ar
-metro	instrumento para medir	-ia	condição anormal
espirô/metro	instrumento para medir a respiração	pneumon/ia	condição anormal dos pulmões
		-tórax	peito
ex-	fora	pneumo/tórax	ar na cavidade do peito
pira	respirar	taqui-	rápido
-ção	processo	taqui/pneia	respiração rápida
ex/pira/ção	processo de respirar para fora		

Questões de revisão

Assinale a opção que completa adequadamente cada frase apresentada a seguir.

1. A troca de oxigênio por dióxido de carbono entre o corpo e o ar que respiramos se chama
   a. respiração celular.
   b. respiração externa.
   c. respiração interna.
   d. respiração.

2. O oxigênio se movimenta de uma região de maior concentração por meio de um processo chamado
   a. transporte ativo.
   b. osmose.
   c. difusão.
   d. filtração.

3. Ao viajar pelo nariz, o ar é filtrado e
   a. aquecido e umedecido.
   b. aquecido e trocado por dióxido de carbono.
   c. refrigerado e trocado por dióxido de carbono.
   d. refrigerado e umedecido.

4. A estrutura responsável pelo tom da voz é/são
   a. as narinas.
   b. o septo nasal.
   c. a glote.
   d. as conchas.

5. Esta estrutura, que contém de 15 a 20 anéis de cartilagem e serve como passagem para o ar, é conhecida como
   a. nasofaringe.
   b. traqueia.
   c. faringe.
   d. laringe.

6. A estrutura no final da árvore brônquica, onde ocorre a troca entre oxigênio e dióxido de carbono, é

a. o ducto alveolar.
b. o alvéolo.
c. o bronquíolo.
d. a árvore brônquica.

7. Um colapso do pulmão é denominado
   a. pleurisia.
   b. pneumonia.
   c. pneumotórax.
   d. toracocentese.

8. O ritmo da respiração é controlado por uma parte do encéfalo denominada
   a. cérebro.
   b. medula.
   c. cerebelo.
   d. lobo frontal.

9. Uma respiração difícil ou laboriosa é chamada
   a. eupneia.
   b. dispneia.
   c. ortopneia.
   d. hiperpneia.

10. Faringite é a inflamação da
    a. garganta.
    b. caixa de voz.
    c. traqueia.
    d. narina superior.

11. A inflamação do revestimento pulmonar se chama
    a. pneumonia.
    b. pleurisia.
    c. sinusite.
    d. tuberculose.

12. A vacina utilizada para proteger as crianças contra a coqueluche é
    a. MMR.
    b. Mantoux.
    c. DTPa.
    d. Salk.

13. Doença pulmonar obstrutiva crônica significa que a pessoa tem
    a. asma.
    b. pneumonia.
    c. atelectasia.
    d. enfisema.

14. Uma doença respiratória com dispneia e estertores é conhecida como
    a. bronquite aguda.
    b. atelectasia.
    c. asma.
    d. SMSI.

15. Uma doença respiratória que teve um aumento significativo de casos nos últimos 50 anos é a
    a. asma.
    b. asbestose.
    c. Dpoc.
    d. coqueluche.

Compare e diferencie

Aponte as semelhanças e diferenças entre os termos e as expressões apresentados a seguir:

1. Taquipneia e hiperventilação
2. Capacidade vital pulmonar e capacidade pulmonar total
3. Resfriado comum e gripe
4. Bronquite aguda e crônica
5. Pneumonia e asma

Relacione as colunas

Relacione cada termo da Coluna I com a respectiva descrição indicada na Coluna II.

COLUNA I	COLUNA II
1. controle respiratório	a. volume de reserva inspiratório
2. oxidação	b. quantidade de ar que entra e sai a cada respiração
3. nervo vago	c. respiração celular
4. respiração	d. localizada(o) no bulbo
5. taquipneia	e. ventilação
6. diafragma	f. respiração difícil ou laboriosa
7. músculos intercostais	g. fica achatada e se move para baixo durante a inalação
8. volume corrente	h. ar que não pode ser removido nem forçado
9. volume residual	i. menos do que a pressão atmosférica
10. pressão no espaço pleural	j. respiração superficial rápida e anormal
	k. músculos entre as costelas que se contraem durante a inalação
	l. inibe a inspiração e estimula a expiração

Aplicação prática da teoria

1. a. Você é uma pequena molécula de oxigênio flutuando no ar. De repente, você percebe uma inspiração e está dentro de um tubo escuro com pequenos pelos fazendo cócegas. É isso que se chama nariz? Rastreie sua viagem daí até os alvéolos do pulmão; você irá reconhecê-lo quando chegar lá. Parece um cacho de uvas. Nomeie as estruturas ao longo do caminho.

   b. Para chegar ainda mais longe, depois de alcançar o alvéolo, esprema-se no capilar em torno do alvéolo e vá até a veia pulmonar. Agora você pode começar uma nova jornada para o joelho esquerdo; rastreie essa jornada. Nomeie as estruturas e os vasos ao longo do caminho.

2. Um resfriado e uma sinusite tomaram conta de você. Além disso, sua fala está bem engraçada. O que está acontecendo? Como você explica isso?

3. Respire; agora respire mais profundo, mais profundo, e mais profundo. Nomeie o processo que acabou de experimentar. Solte o ar para fora; force mais e mais ar para fora até ofegar. Nomeie o processo que acabou de experimentar.

4. Há muito, a tuberculose tem acometido a população do mundo todo. Os cientistas acreditavam que a doença estava respondendo ao tratamento. No entanto, nos últimos anos, houve um aumento no número de casos de tuberculose. Explique a razão para esse aumento.

5. Corra sem sair do lugar. Observe o efeito da atividade do corpo no ritmo respiratório. Como o exercício muda a respiração? Por quê?

Estudo de caso

Alan fumou durante os últimos 20 anos e atualmente tem sofrido de falta de ar e de tosse. Seu médico, Dr. Antônio, prescreveu um teste de capacidade pulmonar e uma radiografia do tórax.

1. Explique quais fatores são medidos em um teste de capacidade pulmonar.
   Após os resultados do teste, o Dr. Antônio diz a Alan que ele sofre de Dpoc na forma de enfisema.
2. Explique o que são Dpoc e enfisema.
3. Nomeie os órgãos da respiração externa.
4. Que mudanças estruturais ocorrem com o enfisema?
5. Qual é a principal causa do enfisema?
6. Que outros sistemas do corpo são afetados por um enfisema?
7. Descreva o tratamento do enfisema.
8. Existe algum procedimento cirúrgico para o enfisema?
9. Como essa doença afeta o estilo de vida de uma pessoa?

Atividade de laboratório 17-1

Processo respiratório

- *Objetivo:* observar o mecanismo envolvido na respiração.
- *Material necessário:* garrafa de vidro em formato de sino, tubo em Y, dois balões com o mesmo tamanho, rolha de borracha para tampar a garrafa de vidro, outra pequena rolha de borracha, tesoura, corda, elásticos, pedaço de borracha, folha, este livro, papel e caneta.

Passo 1: Introduza cuidadosamente um tubo de vidro em Y no orifício da rolha de borracha.

Passo 2: Amarre um balão em cada galho do tubo em Y. Use corda ou elásticos para segurar os balões no local.

Passo 3: Coloque a rolha de borracha no sino de vidro, de modo que os balões estejam dentro do frasco.

Passo 4: Com a tesoura, corte cuidadosamente um pedaço da rolha de borracha, grande o suficiente para caber no fundo do sino de vidro.

Passo 5: Pince um pedaço do centro da rolha de borracha, mas sem perfurá-la. Fixe uma rolha pequena de borracha nessa região.

Passo 6: Arrume a corda ao redor da rolha de borracha, de tal modo que você poderá usar esse lugar para agarrar a cobertura da borracha.

Passo 7: Pegue outro pedaço de corda e fixe a rolha de borracha no fundo do frasco em formato de sino.

Passo 8: Segure o "identificador" e puxe para baixo sobre a cobertura da borracha. Observe o que está acontecendo com os balões. Registre as observações e descreva como isso se relaciona com o processo de respiração.

Passo 9: Segure a rolha de borracha e puxe-a para baixo. Observe o que acontece com os balões. Registre as observações e descreva como isso se relaciona com o processo de respiração.

Passo 10: Compare o sino de vidro com a Figura 17-2 deste livro. Quais estruturas correspondem ao sino de vidro, aos balões, à parte superior do tubo em Y, aos ramos do tubo em Y e à rolha de borracha?

Atividade de laboratório 17-2

Sons respiratórios

- *Objetivo:* observar os sons emitidos durante a respiração.
- *Material necessário:* estetoscópio, lenços embebidos em álcool, papel e caneta.

Nota: Realize esta atividade com um parceiro de laboratório.

Passo 1: Limpe o fone de ouvido do estetoscópio com lenços embebidos em álcool.

Passo 2: Posicione o diafragma do estetoscópio acima da garganta do seu parceiro, logo acima do esterno. Escute os sons emitidos durante a inspiração e a expiração. Os sons são semelhantes? Descreva e grave os sons que você escuta.

Passo 3: Movimente o estetoscópio para baixo até você não ouvir mais sons de respiração.

Passo 4: Posicione o estetoscópio em dois espaços intercostais diferentes. Descreva e grave os sons que você ouve.

Passo 5: Coloque o estetoscópio na área superior das costas e escute os sons da inspiração e expiração. Descreva e grave os sons que você ouve.

Passo 6: Retire o estetoscópio e limpe os fones de ouvido.

Passo 7: Troque de lugar com seu parceiro de laboratório e repita os passos 2 a 5.

Passo 8: Compare os resultados.

Atividade de laboratório 17-3

Tecido pulmonar

- *Objetivo:* observar as estruturas do tecido pulmonar normal e do tecido pulmonar anormal.
- *Material necessário:* lâminas de tecido pulmonar normal, lâminas de tecido patológico pulmonar mostrando enfisema (1) e (2) câncer de pulmão, microscópio, este livro, papel e caneta.

Step 1: Examine a lâmina de tecido pulmonar normal. Identifique, se possível, um bronquíolo e um alvéolo. Desenhe um esquema do que você vê. Qual é a função alveolar?

Passo 2: Examine a lâmina de tecido com enfisema. Compare a lâmina com a de tecido pulmonar normal. Descreva e registre as observações.

Passo 3: Examine a lâmina de tecido com câncer. Compare a lâmina com a de tecido pulmonar normal. Descreva e registre as observações.

Capítulo 18

SISTEMA DIGESTÓRIO

Objetivos

- Descrever a função geral do sistema digestório.
- Listar as estruturas e funções do sistema digestório.
- Descrever a ação das enzimas sobre carboidratos, gorduras e proteínas.
- Rastrear o trajeto da comida desde o início até o fim do processo digestivo.
- Descrever transtornos comuns do sistema digestório.
- Definir as palavras-chave relacionadas a este capítulo.

Palavras-chave

absorção
amilase salivar
ânus
apêndice vermiforme
apendicite
azia
bile
bolo
cálculos biliares
câncer colorretal
câncer de cólon
câncer de estômago
caninos
cavidade bucal
cavidade da polpa
ceco
células acinares
cirrose
colecistite
cólon
cólon ascendente
cólon descendente
cólon sigmoide
cólon transverso
colostomia
constipação (prisão de ventre)
coroa
decíduos
defecação
dentes do siso
dentina
diarreia
digestão
diverticulite
diverticulose
doença do refluxo gastroesofágico (DRGE)
doença inflamatória intestinal (DII)
doença periodontal
duodeno
ducto biliar
ducto cístico
ducto hepático
enterite
esfíncter pilórico
esfíncter cardíaco (ou esofágico inferior)
esmalte
esôfago
estenose pilórica
estômago
estomatite
fezes
fígado
fissura labial
fissura palatina
flatulência
frênulo lingual
gastrite
gastroenterite
gengiva
gengivite
glândula submandibular
glândulas parótidas
glândulas sublinguais
hemorroidas
hepatite
hérnia hiatal
histamina
íleo
incisivos
jejuno

Palavras-chave (Continuação)

lipases	pancreatite	reto
mastigados	peristaltismo	rugas
membrana periodontal	peritonite	saculações
mesentério	pescoço (do dente)	trato alimentar
		úlcera
molares	piloroespasmo	úlceras pépticas
movimento de segmentação	pré-molares	úvula
	proteases	válvula ileocecal
náuseas	ptialina	vesícula biliar
omento maior	quimo	vilosidade
paladar	raiz	vômito

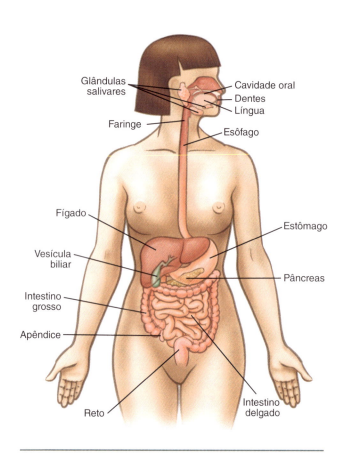

Figura 18-1 *Estruturas do sistema digestório.*

Todo alimento ingerido deve ser transformado em um material solúvel, absorvível pelo corpo, para poder ser usado pelas células. Isso significa que alterações físicas e químicas devem acontecer para transformar as moléculas alimentares complexas e insolúveis em outras, mais simples e solúveis. Estas podem ser transportadas pelo sangue para as células e absorvidas através das membranas celulares. O processo de transformação dos alimentos complexos sólidos em formas mais simples e solúveis, que possam ser absorvidas pelas células do corpo, é chamado **digestão**. Isso é realizado pela ação de vários sucos digestivos que contêm enzimas. As enzimas promovem reações químicas em seres vivos, embora elas mesmas não sejam afetadas por reações químicas.

A digestão é realizada pelo sistema digestório, que inclui o **trato alimentar** e os órgãos digestórios acessórios. O trato alimentar também é conhecido como sistema digestório ou trato gastrointestinal (GI). O trato alimentar é composto de boca (cavidade bucal), faringe, esôfago, estômago, intestino delgado, intestino grosso (cólon) e ânus (Figura 18-1). Trata-se de um tubo contínuo de aproximadamente 9 metros de comprimento, da boca até o ânus.

Os órgãos acessórios da digestão são: glândulas salivares, pâncreas, fígado e vesícula biliar.

Camadas do sistema digestório

As paredes do trato alimentar são compostas de quatro camadas: (1) O revestimento mais interno, chamado mucosa, é feito de células epiteliais. (2) A submucosa é composta de tecido conjuntivo com fibras, vasos sanguíneos e terminações nervosas. (3) A terceira camada, muscular, consiste em músculos esqueléticos da boca, faringe e da primeira parte do esôfago, que permitem o ato voluntário da deglutição. O resto do trato GI é constituído por músculo liso, que ajuda a quebrar a comida e propulsar o alimento ao longo do trato GI. (4) A quarta camada, serosa, também é conhecida como peritônio visceral.

A mucosa segrega um muco viscoso. Em alguns segmentos, ela também produz sucos digestivos. Esse muco viscoso lubrifica o trato alimentar, auxiliando na passagem do alimento. Ele também isola o sistema digestório dos efeitos das poderosas enzimas, protegendo as frágeis células epiteliais de substâncias abrasivas do alimento.

Revestimento da cavidade digestória

A cavidade abdominal é revestida por uma membrana serosa chamada peritônio. Trata-se de uma membrana feita de duas camadas: a exterior, ou parietal, reveste a face interna da cavidade abdominal; a interna, ou visceral, cobre a face externa de cada órgão dentro da cavidade abdominal. Chama-se **peritonite** uma inflamação do revestimento dessa cavidade causada por organismos patogênicos.

Existem duas regiões especializadas do peritônio. O peritônio fixado na parede posterior da cavidade abdominal é chamado de **mesentério**.[1] O intestino delgado está fixado nele. Na porção anterior da cavidade abdominal, uma dupla prega de peritônio estende-se por baixo da grande curvatura do estômago, pairando sobre os órgãos abdominais como um avental protetor. Essa região contém grandes quantidades de gordura e é chamada **omento maior**. A estrutura peritoneal que fica entre o fígado e o estômago é denominada omento menor.

Funções do sistema digestório

Cabe ao sistema digestório transformar os alimentos em formas que possam ser usadas pelo corpo e eliminar os resíduos. As funções desse sistema são:

1. Receber o alimento na boca, onde será mecânica e quimicamente quebrado.
2. Usar o **peristaltismo**, que são contrações musculares rítmicas, e o **movimento de segmentação**, que é a alternância entre contração e relaxamento de segmentos individuais do intestino para empurrar o alimento ao longo do trato GI.
3. Usar processos mecânicos (dentes) e químicos (enzimas digestivas) para quebrar o alimento em elementos finais compostos de gordura, carboidratos e proteínas.
4. Absorver nutrientes pelos capilares sanguíneos e lacteais do intestino delgado para que possam ser usados no corpo.
5. Eliminar os dejetos e produtos residuais da digestão.

Órgãos da digestão

Muitos órgãos contribuem para a digestão. Cada um tem uma função específica no processo.

Boca

O alimento entra no trato GI pela boca (**cavidade bucal** ou oral). Os lábios protegem a abertura da boca. O interior da boca é revestido por uma membrana

---

[1]. No final do ano 2016, o mesentério foi oficialmente reconhecido como um "novo" órgão único e contínuo, abrindo novos caminhos para estudos e interpretações de patologias relacionadas. Mais informações estão disponíveis em: <www.bbc.com/portuguese/geral-38505488> e <www.thelancet.com/journals/langas/article/PIIS2468-1253(16)30026-7/abstract>. Acesso em: 25 fev. 2015 (N. T. T.).

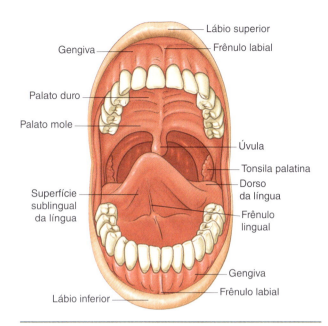

Figura 18-2 *Estruturas da língua e cavidade oral.*

mucosa. Seu teto é composto por dois palatos: mole e duro. O palato duro é resistente, porque é formado de ossos maxilares e palatinos, que são revestidos por uma membrana mucosa. Atrás do palato duro fica o palato mole, composto de uma dobra de mucosa móvel. O palato mole é uma estrutura em forma de arco que separa a boca da nasofaringe. Pendurada no meio do palato mole, há uma aba de tecido em forma de cone, chamada **úvula**, cuja função é impedir que o alimento ingerido entre na cavidade nasal (Figura 18-2).

Língua

A língua e seus músculos estão fixados no assoalho da boca, o que ajuda tanto na mastigação quanto na deglutição. A língua é feita de músculos esqueléticos dispostos em muitos planos diferentes. Dessa forma, a língua pode ser movida em várias direções. Ela está ligada a quatro ossos: osso hioide, mandíbula e dois ossos temporais. Na superfície epitelial da língua, há projeções chamadas papilas. Existem terminações nervosas localizadas em muitas dessas papilas, formando os órgãos do sentido do gosto, ou **paladar**. Essas papilas gustativas respondem aos sabores amargo, salgado, doce, ácido e umami, presentes nos alimentos. Elas também são sensíveis ao frio, ao calor e à pressão.

Para que os alimentos sejam degustados, eles devem estar em solução que atravessa as aberturas das papilas gustativas e estimula as terminações nervosas das células do paladar.

O sentido do paladar é acoplado ao do olfato. Quando sentimos um cheiro, isso estimula as terminações do nervo olfatório na parte superior da cavidade nasal. Podemos confundir o odor de um alimento com o sabor dele. Um resfriado forte, com congestão nasal, diminui nossa capacidade de perceber o sabor dos alimentos, porque as secreções mucosas, aumentadas, recobrem as terminações do nervo olfativo.

O **frênulo lingual** é uma faixa de tecido que fixa a língua no assoalho da boca. O frênulo limita o movimento da língua. Em caso de encurtamento congênito do frênulo, pode ocorrer uma condição conhecida como "língua presa",[2] capaz de interferir na fala.

Glândulas salivares

A saliva é composta de 99,5% de água e fornece um meio para a dissolução dos alimentos. O restante é composto de cloretos, que ativam a **amilase salivar**, mucina e lisozima, uma enzima que destrói as bactérias. A amilase salivar inicia a degradação de carboidratos complexos em açúcares simples.

_____
2. Ou anquiloglossia (N. T. T.).

A saliva é secretada na cavidade oral por três pares de glândulas salivares: parótidas, submandibulares e sublinguais (Figura 18-3). As **glândulas parótidas** são encontradas em ambos os lados da face, na frente e abaixo das orelhas. São as maiores das glândulas salivares e as que ficam inflamadas durante a caxumba. Quando uma pessoa sofre de caxumba, mastigar se torna doloroso porque o movimento espreme essas glândulas inflamadas e macias. O ducto parotídeo leva para a boca as secreções, que consistem quase inteiramente em amilase salivar (**ptialina**). O ducto se abre na superfície interna das bochechas, em frente ao segundo molar da mandíbula superior.

Abaixo da glândula salivar parótida e perto do ângulo da mandíbula encontra-se a **glândula submandibular**, que tem o tamanho de uma noz. As secreções dessa glândula contêm mucina (que forma o muco) e amilase salivar. As secreções entram na cavidade bucal pelo ducto submandibular, na base anterior da língua.

O último par de glândulas salivares é composto pelas **glândulas sublinguais**, as menores das três. Elas se localizam abaixo dos lados da língua. Sua secreção é constituída principalmente de muco e não contém amilase salivar.

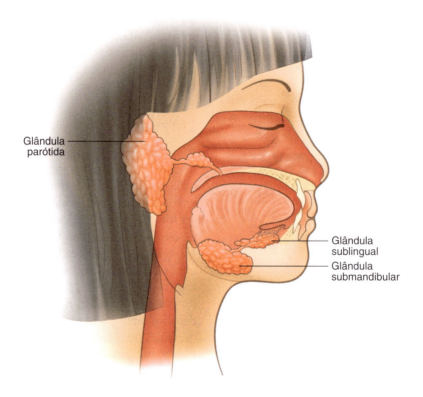

Figura 18-3 *Glândulas salivares.*

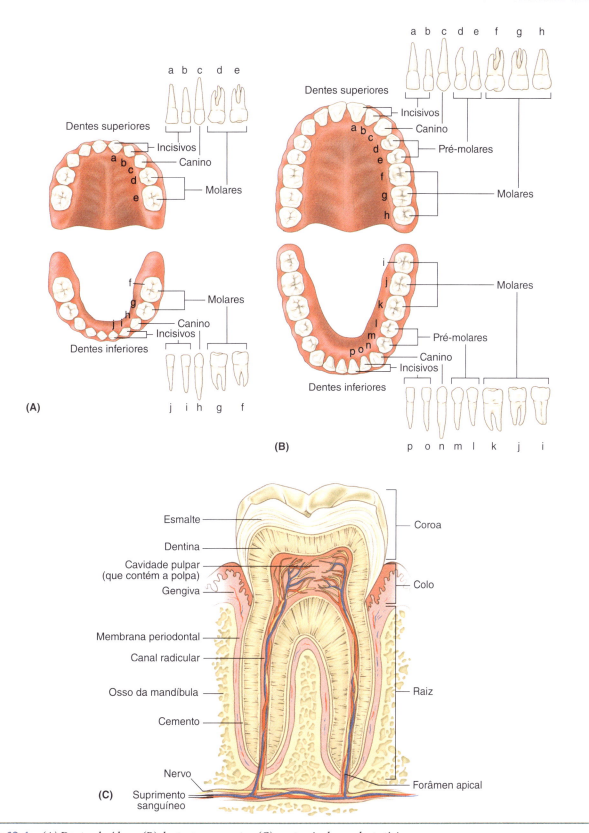

Figura 18-4 *(A) Dentes decíduos; (B) dentes permanentes; (C) anatomia de um dente típico.*

Dentes

A **gengiva** dá apoio aos dentes e os protege. Ela é feita de tecido fibroso, revestido por uma membrana mucosa. Essa membrana envolve as porções estreitas dos dentes (também chamadas pescoço ou colo do dente) e recobre as mandíbulas superiores e inferiores.

Os alimentos devem ser cuidadosamente **mastigados** pelos dentes, que ajudam a reduzi-los em fragmentos muito pequenos, aumentando a superfície dos alimentos. Essa ação permite que as enzimas digestivas digiram o alimento de forma mais eficiente e rápida. Durante o desenvolvimento normal e o crescimento, dois conjuntos de dentes se desenvolvem dentro da boca humana: (1) os dentes decíduos ou de leite que, mais tarde, são substituídos por (2) dentes permanentes.

Os dentes **decíduos** iniciam sua erupção em aproximadamente 6 meses de idade e continuam até mais ou menos 2 anos. No total, 20 dentes decíduos nascem durante os primeiros dois anos e incluem quatro incisivos, dois caninos e quatro molares. Essa relação pode ser expressa pela fórmula dentária mostrada na Figura 18-4A. Os **incisivos** têm bordas afiadas para morder, os **caninos** são pontiagudos para rasgar, e os **molares** têm sulcos projetados para britar e moer. Não há nenhum pré-molar nos dentes decíduos. Os dentes decíduos podem persistir até os 12 anos de idade.

Dentes permanentes começam a se desenvolver em torno dos 6 anos de idade, empurrando para fora seus predecessores decíduos. Os últimos dentes permanentes a nascer são os terceiros molares ou **dentes do siso**, que podem aparecer a qualquer momento entre 17 e 25 anos de idade. No total, a boca de um adulto contém 32 dentes, 16 em cada maxilar (Figura 18-4B).

A boca de um adulto tem oito **pré-molares**: quatro no maxilar superior e quatro no inferior. Os pré-molares são largos, com duas cristas em cada coroa, e têm apenas duas raízes. Seu *design* é ideal para triturar alimentos. A Figura 18-4 mostra o arranjo dos dentes decíduos e permanentes.

Estrutura de um dente

Cada dente pode ser dividido em três partes principais: coroa, colo (ou pescoço) e raiz (Figura 18-4 C). A **coroa** é a parte visível do dente; o **colo** é onde o dente entra na gengiva; a **raiz** é incorporada nos processos alveolares da mandíbula.

Dentro do dente, encontra-se a **cavidade da polpa**, que contém os nervos e o suprimento sanguíneo. A cavidade pulpar é cercada por um tecido calcificado chamado **dentina**. Na parte da coroa, a dentina é revestida por **esmalte**, a substância mais dura do corpo. Se o esmalte se desgastar na superfície do dente, isso permitirá a entrada de bactérias e o desenvolvimento de cárie ou cavidades. Estreitas extensões da cavidade pulpar (canais radiculares) se projetam por dentro da raiz. Na base de cada canal radicular, há uma abertura para os vasos sanguíneos e os nervos. A dentina da raiz é coberta por uma substância chamada cemento, que prende a raiz na **membrana periodontal**, ancorando o dente no lugar.

Gengivite ou doença periodontal refere-se ao crescimento bacteriano e aos fatores que destroem progressivamente o tecido de suporte circundante aos dentes. Quando a doença periodontal não é tratada, ela pode progredir para periodontite, uma inflamação ao redor do dente. Nesse ponto, a camada interna da gengiva e o osso se retraem, formando bolsas que podem recolher detritos e infectar. Com a progressão da doença, os dentes perdem sua âncora e podem ficar frouxos e cair.

Esôfago

Quando o alimento é engolido, ele penetra na porção superior do esôfago. O **esôfago** é um tubo muscular de aproximadamente 25 centímetros de comprimento. Ele começa na extremidade inferior da faringe, atrás da traqueia, continua pelo mediastino, em frente à coluna vertebral, e atravessa o diafragma. A partir daí, o esôfago entra na parte superior – ou porção cárdica – do estômago.

As paredes do esôfago têm quatro camadas: mucosa, submucosa, muscular e serosa externa. Os músculos do terço superior são voluntários, enquanto os da parte inferior são músculos lisos ou involuntários.

O anel muscular entre o esôfago e o estômago é denominado esfíncter esofágico ou cárdico. Durante a deglutição, ele relaxa para permitir a entrada do alimento no estômago, e se fecha para impedir que o conteúdo do estômago seja regurgitado para o esôfago. Regurgitação significa "fluir para trás".

Estômago

O **estômago** encontra-se na parte superior da cavidade abdominal, logo à esquerda e abaixo do diafragma. A forma e a posição do estômago são determinadas por vários fatores, como quantidade de alimento no estômago, fase da digestão, posição do corpo da pessoa e pressão exercida sobre o estômago pelos intestinos. O estômago e o intestino delgado têm mais células nervosas do que a medula espinhal, o que faz alguns especialistas chamá-los de "minicérebro" (sistema nervoso intrínseco).

O estômago é dividido em três partes: superior ou fundo; intermediária, chamada de corpo ou curvatura

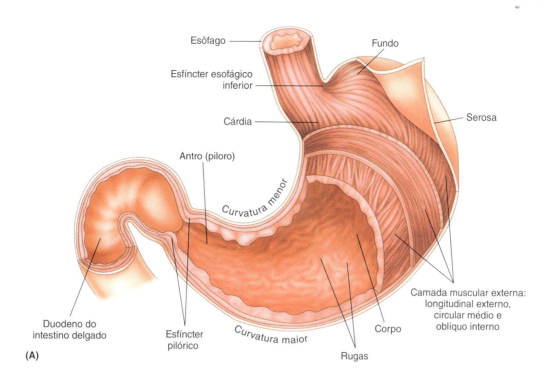
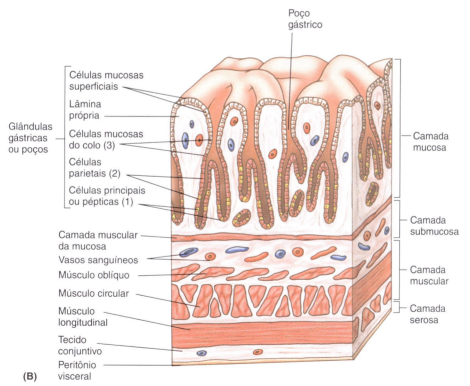

Figura 18-5 *(A) Partes do estômago; (B) as quatro camadas do estômago e as três glândulas secretórias da mucosa gástrica.*

maior; e inferior, denominada piloro (antro). A comunicação entre o esôfago e o estômago se faz através de um anel muscular chamado **esfíncter cárdico** ou **esfíncter esofágico inferior**. O esfíncter cárdico é assim denominado por estar bem próximo da parte cárdia do estômago. Na outra extremidade do estômago, encontra-se o **esfíncter pilórico**, que regula a entrada do alimento para o **duodeno**, a primeira parte do intestino delgado. Às vezes, em crianças, o esfíncter pilórico não consegue relaxar. Nesses casos, restos de alimento que ficam no estômago não são completamente digeridos e são eventualmente vomitados. Essa condição é chamada de **piloroespasmo**.

A parede do estômago é composta de quatro camadas: mucosa, submucosa, muscular e serosa (figuras 18-5A e 5B).

1. A camada mucosa é a mais interna. Trata-se de uma camada espessa composta de pequenas glândulas gástricas inseridas em um tecido conjuntivo. Quando o estômago não é distendido com o alimento, a mucosa gástrica se dobra, formando **rugas** (Figura 18-5A).

2. A camada submucosa é feita de tecido conjuntivo frouxo.

3. A camada muscular é composta de três camadas de músculo liso: longitudinal externa, circular média e uma camada oblíqua interna (Figura 18-5A). Esses músculos ajudam o estômago a realizar o peristaltismo, que desloca o alimento em direção ao intestino.

4. A camada serosa é uma espessa camada exterior que reveste o estômago. Ela é contínua com o peritônio. A serosa e o peritônio encontram-se em pontos determinados, envolvendo os órgãos ao redor do estômago e mantendo-os suspensos.

Sucos gástricos

A mucosa gástrica contém milhões de glândulas que secretam os sucos gástricos necessários para a digestão (Figura 18-5B).

- Glândulas enteroendócrinas secretam a gastrina, que, por sua vez, estimula as células a produzir ácido clorídrico (HCl) e pepsinogênio.

- Células parietais produzem HCl, que converte o pepsinogênio em pepsina e destrói as bactérias e os microrganismos que entram no estômago. É o esterilizador natural do corpo.

- Células parietais também produzem o fator intrínseco, um elemento necessário à absorção de vitamina B_{12}. Na falta desse fator, a pessoa desenvolve uma doença conhecida como anemia perniciosa.

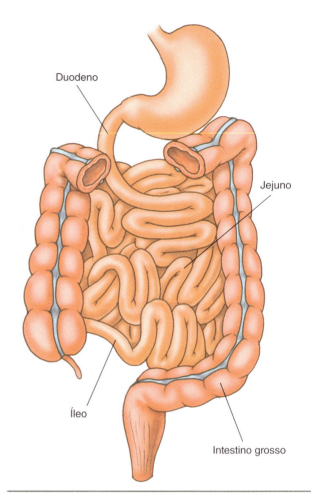

Figura 18-6 *Intestino delgado.*

- Células principais (ou pépticas) produzem pepsinogênio, que é convertido em pepsina. A enzima pepsina quebra as proteínas em pedaços menores, chamados peptonas.

- Células mucosas secretam um muco alcalino, que ajuda a neutralizar os efeitos do ácido HCl e dos outros sucos digestivos. As células mucosas no estômago são substituídas a cada três a cinco dias.

- A quimiosina, uma enzima digestiva, é encontrada em bebês e crianças, mas não em adultos. Ela prepara as proteínas do leite para sua digestão por outras enzimas.

Intestino delgado

O intestino delgado tem as mesmas quatro camadas do estômago: mucosa, submucosa, muscular e serosa. A mucosa do intestino delgado é dobrada em numerosas voltas chamadas pregas circulares.

A preparação final dos alimentos a serem absorvidos ocorre no intestino delgado. Essa parte enrolada do trato alimentar pode medir até cinco metros. O intestino delgado é dividido em três seções – duodeno, **jejuno** e **íleo** (Figura 18-6) – e mantido no lugar pelo mesentério. O revestimento do intestino delgado secreta os sucos digestivos e é coberto de vilosidades que absorvem os produtos finais da digestão (Figura 18-7).

O primeiro segmento do intestino delgado é o duodeno. Essa estrutura de 30 centímetros de comprimento enrola-se em torno da cabeça do pâncreas. Alguns centímetros para dentro do duodeno, encontra-se a ampola hepatopancreática (ou ampola de Vater), que é o local por onde penetram os ductos pancreático e biliar comum do fígado. O ducto pancreático esvazia os sucos digestivos do pâncreas; e o biliar comum, a bile do fígado.

As seguintes porções do intestino delgado representam o jejuno, com quase 2,5 metros de comprimento, e o íleo, de 3 a 3,5 metros de comprimento.

Sucos digestivos no intestino

- Enzimas, secretina e colecistoquinina estimulam a secreção de enzimas do pâncreas, do fígado e da vesícula biliar.

- Os sucos pancreáticos incluem **proteases**, que quebram as proteínas em aminoácidos, amilase (carboidrase), que quebra os amidos em glicose, e **lipases**, que quebram os lipídios em ácidos graxos e glicerol. O suco pancreático ainda contém bicarbonato de sódio, que neutraliza o conteúdo alimentar do estômago, rico em ácido.

- O fígado produz a **bile**, que é necessária para quebrar ou emulsificar a gordura em glóbulos de gordura menores para serem digeridos pelas lipases.

- Os sucos intestinais secretados pelas células do intestino delgado – que contêm maltase, lactase e sacarase – transformam o amido em glicose; as peptidases transformam proteínas em aminoácidos; e as lipases transformam a gordura em ácidos graxos e glicerol.

A ação combinada da bile, suco pancreático e suco intestinal completa o processo de transformação de carboidratos, primeiro em amido, e então em glicose; de proteínas em aminoácidos; e de gorduras em ácidos graxos e glicerol (Figura 18-7). Os produtos finais da digestão ficam, então, prontos para a absorção. Ver Tabela 18-1.

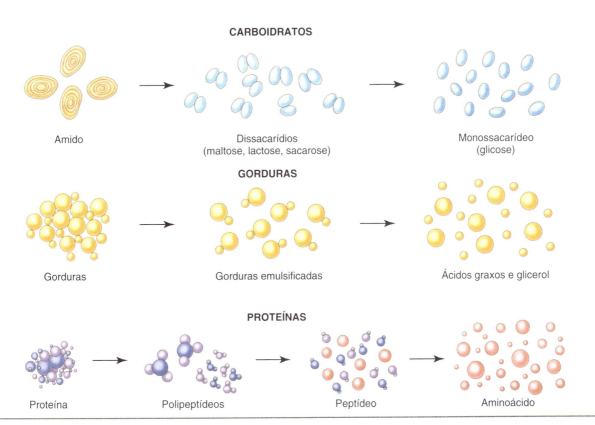

Figura 18-7 *Fases da digestão do amido, da gordura e proteína.*

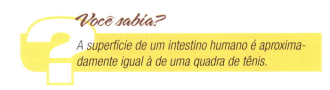

Você sabia?
A superfície de um intestino humano é aproximadamente igual à de uma quadra de tênis.

Absorção no intestino delgado

A **absorção** é possível porque o revestimento do intestino delgado não é liso. Ele é coberto por milhões de pequenas projeções chamadas vilosidades. Cada **vilosidade** microscópica contém uma rede de capilares sanguíneos e linfáticos (lácteos) (Figura 18-8). A porção digerida do alimento atravessa as vilosidades e passa para a corrente sanguínea ou linfática, e daí para as células do corpo. A porção não digerida passa para o intestino grosso.

Pâncreas: órgão acessório da digestão

O pâncreas é um órgão alongado localizado atrás do estômago (Figura 18-9). Ele funciona como glândula exócrina e como glândula endócrina. Internamente, o pâncreas é composto de grupos de células. Um desses grupos, as ilhotas de Langerhans, faz parte do sistema endócrino e produz insulina e glucagon (ver Capítulo 11). As **células acinares** produzem os sucos

Tabela 18-1 *Resumo das enzimas digestivas envolvidas na digestão humana*

ÓRGÃO	SUCOS	GLÂNDULAS	ENZIMA(S)	AÇÃO	FATOS ADICIONAIS
Boca	Saliva	Salivar	Amilase ou ptialina	Amido → maltose	Hidrólise física e química
					O fluxo de muco começa aqui e continua ao longo do aparelho digestório
Esôfago	Muco	Muco	Nenhum	Lubrificação dos alimentos	O peristaltismo começa aqui
Estômago	Suco gástrico e ácido HCl	Gástrica	Protease, pepsina	Proteínas → polipeptídeos	A gastrina ativa as glândulas gástricas
					O HCl fornece um meio ácido e mata as bactérias
					Armazenamento temporário dos alimentos
Intestino delgado	Intestinais	Intestinais	Peptidases	Polipeptídeos → aminoácidos	A absorção dos produtos finais ocorre no intestino delgado
			Maltase	Maltose → glicose	Vilosidades facilitam a absorção
			Lactase	Lactose → galactose e glicose	
			Sacarase	Sacarose → frutose e glicose	
			Lipase	Gorduras → ácidos graxos e glicerol	
	Bile	Fígado	Nenhum	Emulsifica a gordura	Neutraliza o ácido estomacal
	Pancreático	Pâncreas	Protease	Proteínas → peptídeos e aminoácidos	Secretina estimula o fluxo de suco pancreático
			Amilase	Amido → maltose	
			Lipase	Gorduras → ácidos graxos e glicerol	
			Nuclease	Ácidos nucleicos	

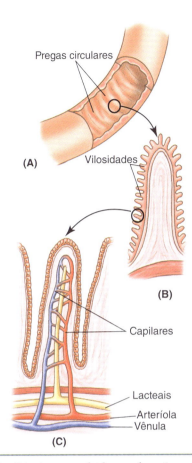

Figura 18-8 Estruturas envolvidas na absorção no intestino delgado: (A) pregas circulares; (B) vilosidades; (C) capilares.

- Fabricar a bile, um líquido verde-amarelado necessário para a digestão das gorduras. Cerca de 800 a 1.000 mL de bile são produzidos todos os dias. A bile contém sais biliares, pigmentos biliares (principalmente bilirrubina, que provém da degradação das moléculas de hemoglobina), colesterol, fosfolipídios e eletrólitos. O **ducto hepático** do fígado se junta com o **ducto cístico** da vesícula biliar para formar o **ducto biliar**, que transporta a bile para o duodeno. Se este ducto estiver bloqueado, a bile poderá entrar na corrente sanguínea e causar **icterícia**, que dá à pele e à esclera dos olhos uma cor amarela.

- Produzir e armazenar a glicose sob a forma de glicogênio ou converter o excesso de glicose em gordura. Quando necessário, o fígado pode transformar glicogênio e gordura em glicose.

- Detoxificar álcool, drogas e outras substâncias nocivas.

- Fabricar as proteínas do sangue, como fibrinogênio e protrombina, que são necessárias para a coagulação do sangue; a heparina, um anticoagulante; a albumina, que é necessária para o balanço hídrico nas células; e a globulina, que é necessária para a imunidade.

- Preparar a ureia, principal produto residual do metabolismo proteico, a partir da degradação dos aminoácidos.

- Estocar as vitaminas A, D, E e K.

- Decompor os hormônios que não são mais úteis para o corpo.

- Remover os glóbulos vermelhos desgastados da circulação e reciclar seu conteúdo em ferro.

Vesícula biliar: órgão acessório da digestão

A **vesícula biliar** é um pequeno órgão verde localizado na face inferior do fígado (Figura 18-10). Ela armazena e concentra a bile, quando esta é necessária para o corpo. Quando alimentos ricos em gordura entram no duodeno, a vesícula biliar libera a bile através do ducto cístico.

Intestino grosso (cólon)

O íleo esvazia o **quimo** (alimento semilíquido) intestinal dentro do intestino grosso através de uma abertura chamada **válvula ileocecal**. Essa válvula permite a

digestivos, e as células do ducto secretam bicarbonato de sódio, que ajuda a neutralizar o conteúdo ácido do alimento assim que este sai do estômago. Essas secreções saem do pâncreas por um grande ducto chamado ducto pancreático. As secreções se juntam no ducto biliar do fígado e entram no duodeno através de um ducto comum denominado ampola de Vater ou hepatopancreática.

Fígado: órgão acessório da digestão

Considerado a maior glândula e o segundo maior órgão do corpo (o maior é a pele), o **fígado** está localizado abaixo do diafragma, no quadrante superior direito do abdômen (Figura 18-10). O fígado é dividido em dois lobos principais: direito e esquerdo. Os lobos do fígado são constituídos de muitas unidades funcionais, chamadas lóbulos. A veia portal leva os produtos da digestão do intestino para o fígado. Veja a seguir algumas das várias funções do fígado:

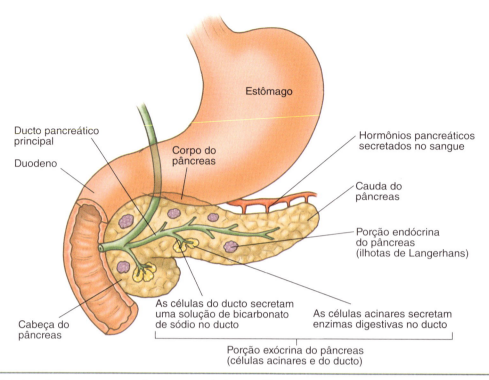

Figura 18-9 Estrutura do pâncreas mostrando as partes exócrina e endócrina.

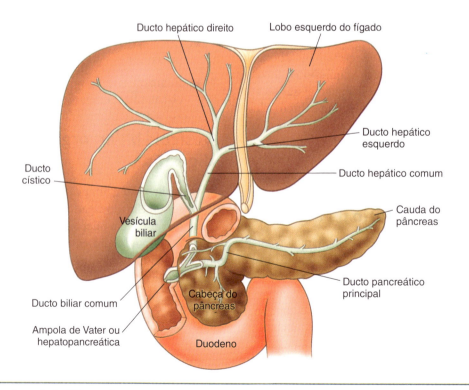

Figura 18-10 Fígado, vesícula biliar e pâncreas.

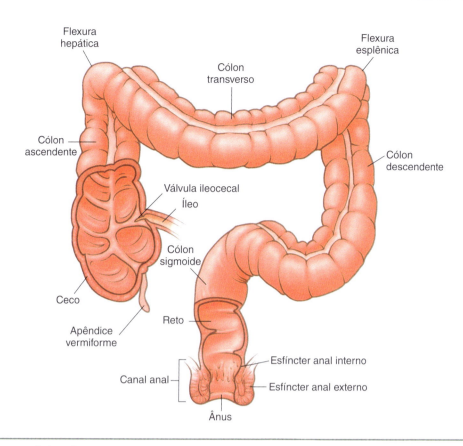

Figura 18-11 *Estrutura do intestino grosso.*

passagem do quimo para o intestino e previne o refluxo do quimo para o íleo.

O intestino grosso tem cerca de 150 centímetros de comprimento e 5 centímetros de diâmetro. A mucosa do cólon secreta grandes quantidades de muco. Tal lubrificação facilita a passagem do material fecal. A camada de músculo liso longitudinal é disposta em três bandas, chamadas de *teniae coli*. O cólon é comprimido entre essas bandas, o que lhe dá uma aparência enrugada. Pequenas bolsas, chamadas **haustras**, aumentam a superfície do cólon. O **cólon**, outra denominação do intestino grosso, emoldura o abdômen (Figura 18-11).

Ceco e apêndice

O **ceco** é uma bolsa cega localizada ligeiramente abaixo do esfíncter ileocecal, no canto inferior direito do abdômen.

No canto inferior esquerdo do ceco encontra-se o **apêndice vermiforme**, que é uma projeção em forma de dedo, saliente na cavidade abdominal (Figura 18-11). Ele tem grandes quantidades de tecido linfoide e desempenha um papel significativo na imunidade.

Três tipos de cólon: ascendente, transverso e descendente

O cólon continua para cima, pelo lado direito da cavidade abdominal, até a parte inferior do fígado (flexura hepática), formando o **cólon ascendente**. Em seguida, ele se vira para o lado esquerdo da cavidade abdominal e a atravessa, até um ponto abaixo do baço (flexura esplênica), formando o **cólon transverso**. O **cólon descendente** desce da flexura esplênica no lado esquerdo da cavidade abdominal. Ao atingir a região ilíaca esquerda, o cólon descendente entra na pelve com uma curva em forma de S. Essa porção é conhecida como **cólon sigmoide**. Os últimos 20-25 centímetros do trato digestório são conhecidos como **reto** (Figura 18-11).

Canal anal

Os últimos 3 centímetros do reto formam o canal anal, cuja abertura externa é o **ânus**, que é fechado pelos dois músculos do esfíncter anal: esfíncter interno liso, involuntário; e esfíncter externo, músculo estriado e voluntário. Ambos os esfíncteres permanecem contraídos para fechar a abertura anal até que ocorra a **defecação** ou evacuação do intestino grosso. A membrana mucosa que reveste o canal anal é dobrada em pregas verticais chamadas de colunas retais (ou anais), que contêm uma rede de artérias e veias.

Visão geral da digestão

O alimento entra no trato gastrointestinal pela boca. Na cavidade oral, ele é mecanicamente quebrado pela ação dos dentes que cortam, rasgam e moem. A digestão química dos carboidratos é iniciada pela secreção de saliva que contém uma enzima digestiva. Então, a ação da saliva e o movimento de rolamento da língua transformam o alimento em uma pasta macia e flexível denominada **bolo alimentar**. O bolo alimentar desliza pela cavidade oral para ser deglutido. Em seguida, ele viaja através do esôfago para o estômago. É empurrado ao longo do esôfago pelo peristaltismo. Do estômago, contrações peristálticas continuam a empurrar o bolo para o intestino. O sistema nervoso estimula o peristaltismo e a atividade das glândulas.

Cada parte do trato alimentar contribui para o processo digestório geral. A digestão das proteínas, por exemplo, é iniciada pelo estômago. Em seguida, o intestino inicia e conclui a digestão das gorduras, e completa a digestão de carboidratos e proteínas. Numerosas glândulas digestórias localizadas no estômago e no intestino secretam sucos digestivos que contêm enzimas poderosas para digerir quimicamente os alimentos. Graças à digestão, os alimentos insolúveis se transformam em uma substância solúvel e fluida, a qual é transportada, através da parede do intestino delgado, para as correntes sanguínea ou linfática.

Após circularem através dos capilares do sangue e no fluido intersticial, as moléculas de alimento solúveis são finalmente absorvidas pelas células do corpo e utilizadas para energia, reparo e produção de novas células. As substâncias restantes não digeridas (serão transformadas em **fezes**) passam para o intestino grosso e deixam o trato alimentar através do ânus.

Ação na boca

A comida é quebrada pelos dentes e misturada com saliva. A saliva contém amilase salivar que converte os amidos dos carboidratos em açúcares simples. Por exemplo, se você deixar um biscoito na boca por alguns minutos, ele não terá mais nenhum gosto, porque terá sido degradado em glicose. A saliva é afetada pelo sistema nervoso. Ao pensar em comida, a sua boca se encherá de "água" (saliva). Entretanto, pode ocorrer o efeito contrário: a sua boca poderá ressecar se você estiver nervoso ou com medo.

Ação da faringe

O alimento deixa a boca e viaja pela faringe. Esta estrutura serve como passagem comum para alimentos e ar.

Deglutição

A deglutição é um processo complexo que envolve os músculos constritores da faringe. Ela começa como um processo voluntário, transformando-se em processo involuntário quando o alimento entra no esôfago. Quando engolimos, a ponta da língua se desloca ligeiramente para trás e para cima. Essa ação empurra o alimento contra o palato duro; simultaneamente, o palato mole e a úvula fecham a abertura para a nasofaringe. Dessa forma, impede-se que o alimento entre na nasofaringe (Figura 18-12A).

Na deglutição, os músculos constritores da faringe se contraem, empurrando o alimento para a parte superior do esôfago. Ao mesmo tempo, outros músculos da faringe elevam a laringe, fazendo que a epiglote cubra a traqueia (Figura 18-12B) para impedir a entrada de alimento. Se falamos enquanto comemos, a epiglote não consegue se fechar, e alimentos podem entrar a traqueia.

O ato de engolir é voluntário. Mas, quando o bolo alimentar passa sobre a parte posterior da língua e estimula os receptores das paredes da faringe, a deglutição se torna um reflexo involuntário. Com a contração dos músculos da faringe, seguida pela contração dos músculos que revestem o esôfago, o alimento desce para dentro do estômago (Figura 18-12C). (Ao engolir, apalpe a garganta com os dedos; você pode sentir a estrutura da traqueia se mover para cima.)

Ação do esôfago

O alimento é empurrado através do esôfago pelo peristaltismo. Essa ação explica por que você pode engolir mesmo de ponta-cabeça; uma vez que o alimento entra no esôfago, ele vai para o estômago e não é afetado pela gravidade.

Ação do estômago

Quando o alimento atinge o estômago, o esfíncter esofágico inferior se relaxa e permite a entrada do alimento. De 2 a 3 litros de sucos digestivos são produzidos diariamente, o que pode explicar os sons borbulhantes que ouvimos às vezes. Quando o alimento

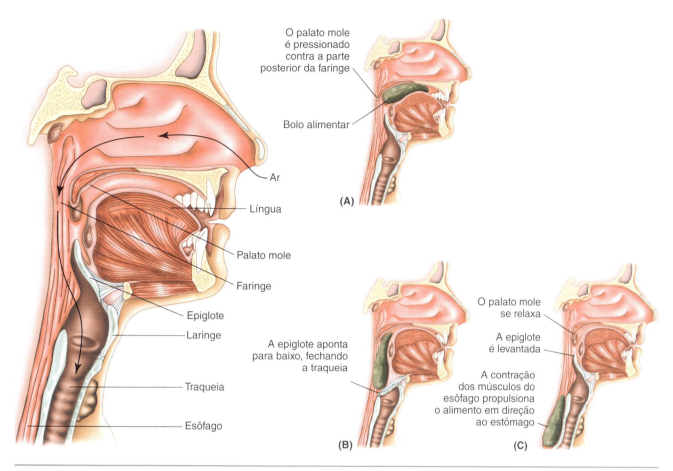

Figura 18-12 *Sequência de deglutição no esôfago.*

entra, os sucos gástricos são liberados e começam a digerir as proteínas. A amilase salivar é inativada no estômago.

A ação do suco gástrico é facilitada pela agitação das paredes do estômago. O bolo alimentar semilíquido é denominado quimo. O quimo deixa o estômago através do esfíncter pilórico, que age como um portão. Essa ação permite que um pouco de quimo esguiche de vez em quando para o duodeno. O quimo leva de 2 a 4 horas para deixar o estômago. Ele se movimenta através do estômago pelo peristaltismo; o vômito é uma ação que ocorre por peristaltismo reverso. As únicas substâncias conhecidas que podem ser absorvidas no estômago são o álcool e alguns medicamentos (ácido acetilsalicílico).

Ação do intestino delgado

No intestino delgado, o processo de digestão é concluído e inicia-se a absorção. A bile emulsifica a gordura a fim de prepará-la para a digestão pelos sucos pancreáticos e intestinais. Os sucos pancreáticos neutralizam o quimo ácido e completam a digestão dos carboidratos, das gorduras e das proteínas (Figura 18-13). Os produtos finais da digestão são:

- Carboidratos são convertidos em açúcares simples, como a glicose (monossacarídeos).
- Proteínas são quebradas em aminoácidos.
- Gorduras são transformadas em ácidos graxos e glicerol.

A glicose, os aminoácidos, os ácidos graxos e o glicerol são então absorvidos através das vilosidades do intestino delgado, dentro dos capilares sanguíneos ou linfáticos (lácteos). A veia porta transporta o sangue do intestino e o leva até o fígado, de onde é distribuído para os órgãos do corpo.

A passagem do alimento ao longo do intestino ocorre graças ao peristaltismo e ao movimento de segmentação. Como existem segmentos inativos entre os ativos, o alimento é movido para a frente e para trás – sendo misturado e impulsionado. Os alimentos demoram de 6 a 8 horas para atravessar o

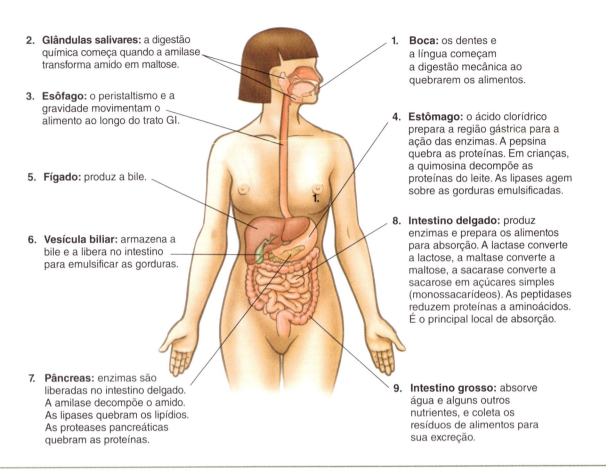

Figura 18-13 Visão geral da digestão.

intestino delgado; os alimentos não digeridos, então, chegam à válvula ileocecal e entram no intestino grosso.

Ação do intestino grosso

O intestino grosso está envolvido em absorção de água, ação bacteriana, formação fecal, formação de gases e defecação. O objetivo dessas funções é regular o equilíbrio hídrico do corpo, enquanto armazenam e excretam resíduos de produtos de digestão (Figura 18-13).

Absorção

O intestino grosso ajuda na regulação do equilíbrio hídrico do corpo, absorvendo grandes quantidades de água para a corrente sanguínea. A água é extraída do alimento não digerido e de matérias indigestíveis (por exemplo, a celulose) que passam através do cólon. O intestino grosso absorve vitaminas dos complexos B e K, formados pela ação das bactérias intestinais.

Ação bacteriana

Algumas horas após o nascimento da criança, o revestimento do cólon começa a acumular bactérias que persistem ao longo da vida da pessoa. As bactérias se multiplicam rapidamente para formar a população ou flora bacteriana do cólon. As bactérias intestinais são inofensivas (não patogênicas) para seu hospedeiro. Elas agem sobre alimentos não digeridos, transformando-os em ácidos graxos, aminoácidos, gases e outros dejetos. Esses produtos de decomposição são excretados através do cólon. O uso excessivo de antibióticos pode destruir a flora normal.

Formação de gás

A maioria das pessoas produz de um a três copos de gases por dia, que são expelidos pelo reto (**flatulência**). Eles são produzidos pelo ar engolido, que não é arrotado, e pela transformação normal dos alimentos. O odor desagradável da flatulência provém das bactérias contidas no intestino grosso.

Pesquisas não demonstraram por que alguns alimentos produzem gases em uma pessoa e não em outra. Alguns alimentos que produzem gases são feijões, vegetais, como brócolis e repolho, frutas, grãos integrais, leite e produtos lácteos.

Uma mudança na dieta pode reduzir a quantidade de gás produzido; no entanto, é importante lembrar que alguns dos alimentos que produzem gases fornecem nutrientes essenciais.

Formação fecal
Inicialmente, o material indigesto ou não digerido dentro do cólon contém uma grande quantidade de água e está em estado líquido. Pela absorção de água e pela ação bacteriana, ele é então convertido em uma forma semissólida denominada fezes.

As fezes são compostas de bactérias, resíduos de sangue, aminoácidos, sais inorgânicos, gases, muco e celulose. As aminas são resíduos de aminoácidos. Os gases são amônia, dióxido de carbono, hidrogênio, sulfeto de hidrogênio e metano. O mau cheiro característico das fezes provém dessas substâncias.

A celulose é a parte fibrosa de plantas que os seres humanos são incapazes de digerir. Ela compõe a maior parte das fezes. Essa carga estimula a atividade muscular do cólon, resultando na defecação. Uma defecação com ritmo regular pode ser promovida com exercício diário e ingestão de alimentos que contenham celulose, tais como cereais integrais, frutas e legumes. Esses alimentos fornecem o volume de carga necessário para iniciar os movimentos intestinais.

Defecação
Aproximadamente uma vez a cada 12 horas, o material fecal se desloca para a parte inferior do cólon e o reto, por meio de uma série de longas contrações que formam um peristaltismo em massa. No entanto, a frequência de evacuações em pessoas saudáveis varia de três movimentos por dia até três por semana. Quando o reto fica distendido com o acúmulo de fezes, o reflexo de defecação é acionado. Terminações nervosas do reto são estimuladas, e um sinal nervoso é transmitido para a medula espinhal. Da medula espinhal, mensagens nervosas são enviadas para o cólon, o reto e o esfíncter anal interno. Isso faz que os músculos do cólon e do reto se contraiam e o esfíncter interno relaxe, resultando no esvaziamento do intestino.

Para que a defecação ocorra, o esfíncter anal externo também deve ser relaxado. O esfíncter anal externo envolve e protege a abertura externa do ânus e está sob controle consciente. Graças a esse controle, a defecação pode ser evitada quando for inconveniente, apesar do reflexo de defecação. No entanto, se esse desejo for ignorado repetidas vezes, ele diminui ou desaparece totalmente, resultando em constipação.

Os efeitos do envelhecimento no sistema digestório

É normal que os processos digestivos desacelerem à medida que envelhecemos. As alterações mais associadas com o envelhecimento são uma diminuição da capacidade sensorial das papilas gustativas e uma redução na produção de saliva. A boca seca também é um efeito colateral dos mais de 400 medicamentos mais usados, como medicamentos para hipertensão, antidepressivos e anti-histamínicos. Além disso, às vezes há perda de dentes por causa da deterioração ou gengivite. Essas alterações levam a uma perda de apetite e resultam em má nutrição.

Há uma desaceleração no peristaltismo do esôfago para o cólon, o que pode levar ao desenvolvimento de diverticulose e constipação crônica. Com a idade, os intestinos se tornam mais suscetíveis ao crescimento excessivo de certas bactérias, que podem prejudicar a absorção de nutrientes e causar inchaço e gases.

O fígado se torna menor e pode perder parte da sua capacidade de desintoxicar drogas, álcool e outras substâncias nocivas. Como resultado, o corpo demora mais para se livrar da medicação. Embora essas mudanças pareçam importantes, o impacto na digestão é geralmente suave.

Metabolismo

Depois da digestão e absorção, os nutrientes são transportados pelo sangue para as células do corpo. Dentro das células, os nutrientes são transformados em energia por meio de um processo complexo denominado metabolismo. Durante o metabolismo aeróbico, nutrientes são combinados com o oxigênio dentro de cada célula. Esse processo é conhecido como oxidação. Em última análise, a oxidação reduz os carboidratos em carbono, dióxido de carbono e água; as proteínas são reduzidas em dióxido de carbono, água e nitrogênio. O metabolismo anaeróbico reduz as gorduras sem precisar usar oxigênio. A oxidação completa de carboidratos, proteínas e gorduras é conhecida como ciclo de Krebs.

A oxidação dos nutrientes libera energia, que é usada para construir novas substâncias, desde as mais simples, em um processo denominado anabolismo. Quando a energia liberada é usada para reduzir substâncias em outras mais simples, o processo é chamado de catabolismo. Esse processo de elaboração e destruição de substâncias (metabolismo) é contínuo dentro do corpo, que requer um fornecimento constante de nutrientes.

Perfil de carreira 18-1

Dentista

Os dentistas diagnosticam, previnem e tratam problemas dos dentes e dos tecidos da boca. Também realizam cirurgias corretivas das gengivas e dos ossos de apoio em casos de gengivite. Extraem dentes e realizam medidas e moldes para substituir dentes perdidos ou preparam dentaduras. Podem administrar anestésicos e prescrever receitas para medicamentos. A maioria dos dentistas é generalista. Outros dentistas podem atuar em diversas áreas de especialidades.

Os dentistas devem ter uma boa memória visual, um excelente julgamento espacial das formas e um alto grau de destreza manual. Estudantes do ensino médio que desejam se tornar dentistas devem fazer curso de odontologia. Tem caráter técnico.

Todos os dentistas devem ser diplomados. Para se qualificar, um candidato deve obter uma graduação de uma faculdade de odontologia credenciada pelo Conselho Regional de Odontologia e ter passado nas provas escritas e nos exames práticos.

Por enquanto essa atividade deve ser supervisionada pelo cirurgião dentista. ■

Perfil de carreira 18-2

Técnico em saúde bucal (ou higiene dental)

Os técnicos em saúde bucal (TBS) limpam os dentes e fornecem atendimento odontológico preventivo, além de ensinarem os pacientes a praticar uma boa higiene oral. Os TBS examinam os dentes, removem a placa bacteriana, removem suturas, dão assistência durante exames de raios X e realizam polimento dos dentes e das restaurações.

Os TBS devem ter uma licença fornecida pelo estado em que atuam. Para se qualificar, o candidato deve se formar em uma faculdade credenciada pelo Ministério da Educação (MEC) e passar por provas escritas, além de um exame clínico. O curso no Brasil tem finalidade de formar alunos para auxiliar o cirurgião dentista e tem caráter técnico. O TBS deve ter boa destreza manual porque usam instrumentos dentários com pouco espaço para erro dentro da boca do paciente.

Há uma expectativa de que a demanda para TBS cresça mais do que a média em resposta à demanda crescente por serviços odontológicos e à maior substituição de TBS para serviços que antes eram realizados por dentistas. Por enquanto, esta atividade peve ser supervisionada pelo cirurgião dentista. ■

Perfil de carreira 18-3
Auxiliar odontológico

Auxiliares odontológicos (ou assistentes dentários) executam uma variedade de cuidados aos pacientes e de tarefas de laboratório. Em um consultório, ajudam o dentista enquanto este examina e trata os pacientes. O assistente mantém a boca do paciente seca e limpa usando sugador ou outros dispositivos.

Aqueles com funções laboratoriais realizam moldes dos dentes a partir das impressões da boca tomadas pelo dentista. Assistentes dentários com tarefas de escritório agendam e confirmam as consultas, recebem os pacientes, mantêm o registro do tratamento, enviam as contas, recebem os pagamentos e requisitam materiais de consumo.

A formação de auxiliar odontológico demora um ano e é oferecida por faculdades, escolas profissionais e institutos técnicos. Os auxiliares devem se tornar a "terceira mão" do dentista. Portanto, dentistas procuram pessoas confiáveis que podem trabalhar em equipe e têm boa destreza manual.

As perspectivas de emprego são boas. O crescimento da população e a maior preservação dos dentes naturais por adultos e idosos ampliarão a demanda por serviços odontológicos. ■

Perfil de carreira 18-4
Técnico de laboratório dental

Os técnicos de laboratório dental preenchem as receitas do dentista para coroas, pontes, dentaduras e outras próteses dentárias.

O treinamento em tecnologia de laboratório dental está disponível em faculdades, escolas profissionais e institutos técnicos. Os programas podem variar em duração. Exigências para atuar nessa área: alto grau de destreza manual, boa visão e capacidade de reconhecer nuances de cor e variações de forma muito sutis. ■

O metabolismo é regido principalmente pelos hormônios secretados pela glândula tireoide.

Sintomas comuns dos distúrbios digestivos

Veja a seguir os sintomas comuns dos distúrbios digestivos:

Dor abdominal (dor visceral) – pode vir de órgãos da cavidade abdominal.

Náuseas – sensação de mal-estar estomacal acompanhada de aversão por comida e impulso involuntário de vomitar.

Vômito (emese) – expulsão de alimento não digerido ou de líquido pela boca. O vômito é um ato violento, em que o estômago se contrai, forçando o conteúdo para dentro da parte inferior do esôfago.

Diarreia – caracterizada por movimentos soltos, aguados e frequentes do intestino. Pode resultar da irritação da mucosa do cólon por infecções bacterianas, virais ou parasitárias. Também pode ser causada por má alimentação, nervosismo, reação medicamentosa, substâncias tóxicas ou irritantes da comida. Em geral, a diarreia excessiva provoca desidratação e desequilíbrio eletrolítico, uma situação ameaçadora no caso de pessoas muito jovens ou muito velhas.

Constipação (prisão de ventre) – condição em que a defecação é adiada. O cólon absorve de forma excessiva a água das fezes, tornando-as secas e duras. Quando isso ocorre, a defecação (ou evacuação) se torna difícil. A constipação também pode ser causada por emoções, como ansiedade e/ou medo. Dores de cabeça e outros sintomas que acompanham frequentemente a constipação resultam da distensão do reto ou de reações às toxinas das fezes. O tratamento consiste em comer alimentos apropriados que contenham fibras, frutas e legumes; beber muitos líquidos; fazer bastante exercício; criar hábitos intestinais regulares; e evitar ao máximo as tensões.

Você sabia?

"Borboletas no estômago" é uma sensação de tremor na barriga, causada por uma redução do fluxo sanguíneo para o estômago. Quando o corpo está sob estresse, a adrenalina liberada causa um aumento do fluxo sanguíneo para os órgãos vitais, o que diminui o fluxo sanguíneo para o sistema digestório.

Transtornos comuns do sistema digestório

Em tempos de estresse, não é incomum sentir "borboletas no estômago"[3] (frio na barriga), náusea ou outro tipo de perturbação associada ao sistema digestório. Nos Estados Unidos, as doenças do sistema digestório são responsáveis pela hospitalização de mais pessoas do que qualquer outro grupo de doenças.

Fissura labial (lábio leporino) ocorre quando o tecido que forma o lábio ou a boca do bebê não se fecha corretamente durante as fases iniciais do desenvolvimento fetal.

Fissura palatina (fenda palatina) ocorre quando o palato da boca não se fecha corretamente durante as fases iniciais do desenvolvimento fetal. Tanto o lábio leporino quanto a fenda palatina interferem na alimentação e na fala e devem ser reparados cirurgicamente.

Estomatite é uma inflamação dos tecidos moles da cavidade da boca. Dor e salivação também podem ocorrer.

Gengivite ou doença gengival começa com a placa, uma película incolor que endurece e se torna tártaro. As gengivas se tornam inchadas e sangram facilmente. O tártaro só pode ser removido por uma limpeza profissional. Se não for tratada, poderá evoluir para doença periodontal.

Doença periodontal é uma infecção bacteriana crônica das gengivas e dos tecidos circundantes, o que faz que subprodutos das bactérias orais penetrem na corrente sanguínea. A placa deve ser removida diariamente por escovação e uso de fio dental. É crítica a importância de escovar e passar fio dental após um tratamento periodontal para evitar um maior acúmulo de placa bacteriana.

Os efeitos inflamatórios da doença periodontal estimulam o fígado a produzir proteínas C-reativas (*C-reactive proteins* – CRP), que foram identificadas como um fator que favorece ataques cardíacos. Níveis sanguíneos elevados de CRP inflamam as artérias e promovem a formação de coágulos de sangue. É importante cuidar dos dentes e das gengivas para evitar doenças em outras partes do corpo.

Doença do refluxo gastroesofágico (DRGE) é uma doença que afeta o músculo esfíncter esofágico inferior, que conecta o esôfago com o estômago. Na DRGE, o músculo do esfíncter é fraco ou relaxa de forma inapropriada, permitindo o refluxo do conteúdo do estômago para o esôfago, causando azia e possível dor no peito.

Azia ou indigestão ácida resulta do refluxo do suco gástrico muito ácido na extremidade inferior do esôfago e tem muitas causas além da DRGE, o que irrita o revestimento do esôfago, causando uma sensação de queimação. Algumas pessoas têm azia diariamente; 25% de todas as mulheres grávidas têm azia.

O alívio temporário da azia e da DRGE pode ser obtido das seguintes maneiras:

- Parar de fumar.
- Tomar medicamentos para bloquear a produção de ácido.
- Não deitar durante um período de duas a três horas após uma refeição.
- Dormir com dois travesseiros para elevar a cabeça.
- Evitar café, chocolate, sucos e frutas cítricas, alimentos fritos e gordurosos e produtos de tomate.

---

3. "Borboletas no estômago", do inglês: *butterflies in my stomach* assemelha-se ao que chamamos frio na barriga, que envolve ansiedade, medo, nervosismo etc. (N. R. T.).

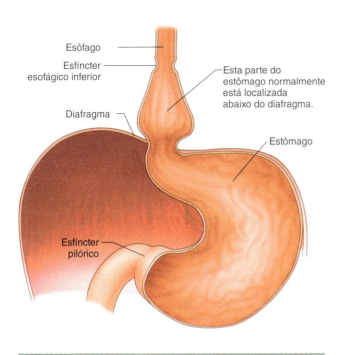

Figura 18-14 *Hérnia de hiato. Nesse caso, parte do estômago se projeta acima do diafragma.*

Hérnia de hiato (ou ruptura hiatal) ocorre quando o estômago se projeta acima do diafragma através da abertura do esôfago (Figura 18-14). A hérnia de hiato não é incomum em pessoas acima de 50 anos. Mudanças na dieta podem aliviar os sintomas; geralmente não é necessário recorrer à cirurgia.

A **estenose pilórica**, muito frequente em bebês, é um estreitamento do esfíncter pilórico na extremidade inferior do estômago que pode resultar em projeções de vômito. Em muitos casos, a cirurgia é necessária.

Gastrite é uma inflamação aguda ou crônica do revestimento do estômago, causada por um vírus ou por bactérias. Também pode ocorrer depois de ingerir certos alimentos. A gastrite produz desconforto, náuseas e vômitos.

Gastroenterite é a inflamação da mucosa do estômago e do trato intestinal. A causa mais comum é um vírus que provoca diarreia e vômitos por um período de 24 a 36 horas. Se essa condição persistir, pode ocorrer desidratação. O tratamento é sintomático.

Enterite é a inflamação do intestino que pode ter origem bacteriana, viral ou infecciosa causada por protozoários. A enterite também pode ser causada por reação alérgica a determinados alimentos ou por intoxicação alimentar.

Úlcera é uma ferida ou lesão que se forma no revestimento da mucosa do estômago ou duodeno, onde há ácido e pepsina. Úlceras encontradas no estômago são chamadas de gástricas; aquelas instaladas no duodeno são denominadas duodenais. Em geral, esses dois tipos são conhecidos como **úlceras pépticas** (Figura 18-15). Pesquisas mostram que a maioria das úlceras se desenvolve como resultado de uma infecção pela bactéria *Helicobacter pylori* (*H. pylori*).

Algumas úlceras podem resultar do uso de anti-inflamatórios. Estresse, alimentos apimentados e álcool não causam úlceras, mas podem piorá-las.

O sintoma mais comum da úlcera é uma dor ardente no abdômen, entre o esterno e o umbigo. A dor ocorre entre as refeições e nas primeiras horas da manhã. A dor pode ser aliviada com a ingestão de alimentos ou antiácidos. As úlceras são diagnosticadas por raios X, endoscopia e testes para detectar a bactéria *H. pylori*. Se a causa for *H. pylori*, o tratamento será realizado com antibióticos. A eliminação das bactérias permite a cura da úlcera, que não se repetirá.

Tratamento para úlceras de outras causas envolve o uso de bloqueadores H_2. Esses fármacos reduzem a quantidade de ácido produzido pelo estômago por meio do bloqueio da **histamina**, um poderoso estimulante da secreção ácida. O tratamento inicial com bloqueadores H_2 dura de seis a oito semanas. No entanto, como esse tipo de úlcera é recorrente em 50% a 80% dos casos, muitas pessoas devem continuar a terapia por anos.

Um tratamento adicional inclui o uso de drogas que reduzem a produção de ácido do estômago, de medicamentos protetores da mucosa e algumas mudanças no estilo de vida.

A **doença inflamatória intestinal (DII)** afeta aproximadamente um milhão de norte-americanos, de acordo com um relatório da Clínica Mayo. O sintoma mais comum é a diarreia crônica. A doença de Crohn e a colite ulcerativa são duas doenças inflamatórias diferentes que são classificadas como DII. Ambas têm

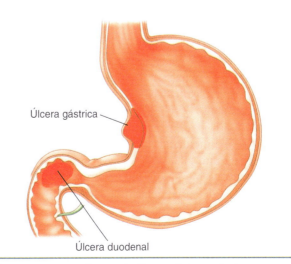

Figura 18-15 *Localização de úlceras pépticas: gástrica e duodenal.*

em comum uma forte característica: são consideradas autoimunes (ver Capítulo 15).

- A doença de Crohn pode ocorrer em qualquer parte do trato digestório e simultaneamente em diferentes locais. Em geral, essa doença atinge todas as camadas de tecido da área afetada. Pacientes com Crohn podem ter remissões e exacerbações.
- A colite ulcerativa ocorre com frequência no cólon e reto. Ela afeta apenas o revestimento interno do cólon e do reto.

A causa da DII é desconhecida. Os sintomas de ambas as doenças são semelhantes: diarreia crônica, vômitos, cólicas abdominais, sangue nas fezes, perda de peso e cansaço. O diagnóstico pode envolver exames de sangue e do tubo digestório, como uma possível colonoscopia. O tratamento se faz essencialmente com drogas, como anti-inflamatórios, moduladores de imunidade e antibióticos. Tratamentos para a vida toda consistem em alteração da dieta, ingestão de muito líquido e redução e gestão do estresse. A doença inflamatória intestinal tem um custo emocional: há ansiedade constante a respeito da necessidade de correr para o banheiro. Há muitos grupos de apoio, como a Associação Brasileira de Colite Ulcerativa e Doença de Crohn (ABCD).[4] O tratamento cirúrgico pode ser necessário para cerca de 70% dos pacientes com a doença de Crohn e 20% dos indivíduos com colite ulcerativa.

A **apendicite** ocorre quando o apêndice vermiforme fica inflamado. Se este vier a se romper, as bactérias do apêndice poderão se espalhar pela cavidade peritoneal, causando peritonite.

Hepatite é uma inflamação do fígado. Os sintomas clínicos são febre, náuseas, anorexia e icterícia. As diferentes cepas de hepatites virais incluem as hepatites A, B, C, D e E. As precauções padrão devem ser adotadas para todos os pacientes com hepatite.

- Hepatite A é causada pelo vírus da hepatite A (*hepatitis A virus* – HAV). Essa infecção viral do fígado se espalha frequentemente através de água ou alimentos contaminados. A vacinação é recomendada para as crianças que vivem em áreas com alta incidência da doença ou para qualquer pessoa que viaja para países onde esse tipo de hepatite é endêmico (uma doença que é peculiar ou restrita a uma determinada área).
- Hepatite B é uma infecção viral causada pelo vírus da hepatite B (*hepatitis B virus* – HBV), encontrado em maior concentração no sangue e em menor em outros fluidos corporais. É transmitida pelo contato com sangue e fluidos corporais de uma pessoa infectada. O HBV se espalha por meio das relações sexuais com um parceiro infectado sem uso de preservativo, pela partilha de agulhas para injetar drogas, pelo uso de ferramentas para fazer tatuagem que não tenham sido limpas corretamente, *piercing* ou por agulhas ou objetos cortantes expostos em ambiente de cuidados à saúde. O tratamento se faz com drogas antivirais. Há vacina disponível para hepatite B que é recomendada para todas as idades; atualmente, os bebês recebem essa vacina como parte do calendário obrigatório de imunização.
- Hepatite C é uma infecção viral causada pelo vírus da hepatite C (*hepatitis C vírus* – HCV). O uso de drogas injetáveis é o único grande fator de risco. Os procedimentos de triagem de sangue conseguiram acabar com a transmissão da hepatite C pelo sangue contaminado. Esse tipo de hepatite afeta atualmente mais de três milhões de norte-americanos. A maioria dos pacientes com hepatite C não sabe que está infectada, pois podem permanecer assintomáticos por até uma década. A doença pode ser fatal, e as consequências são danos severos ao fígado. O tratamento clássico para pacientes com hepatite C crônica é a combinação das drogas ribavirina (em comprimidos) e interferon (injetável).
- Hepatite D (*hepatitis D virus* – HDV) requer uma coinfecção com a hepatite de tipo B.
- Hepatite E (*hepatitis E virus* – HEV) é transmitida pela rota fecal-oral. A fonte mais comum de infecção é água contaminada por fezes.

Cirrose é uma doença inflamatória, crônica e progressiva do fígado, caracterizada pela substituição do tecido normal por tecido conjuntivo fibroso. Três quartos das ocorrências de cirrose são causados pelo consumo excessivo de álcool. Hepatites virais também podem causar cirrose.

Muitas pessoas em estágios iniciais de cirrose não têm sintomas. Como o tecido da cicatriz substitui as células saudáveis, as funções do fígado começam a falhar e o paciente apresenta os seguintes sintomas: fadiga, náuseas, perda de peso, coceira na pele, dor abdominal e aparição de angiomas de aranha na pele (vasos sanguíneos com formato de uma aranha). As complicações da cirrose são: edema, ascite (líquido no abdômen), hematomas, hemorragia, icterícia, cálculos biliares, esplenomegalia (aumento do baço), toxinas no sangue e cérebro, sensibilidade a

---

4. Mais informações sobre a ABCD estão disponíveis em: <http://abcd.org.br/>. Acesso em: 25 fev. 2017 (N. T. T.).

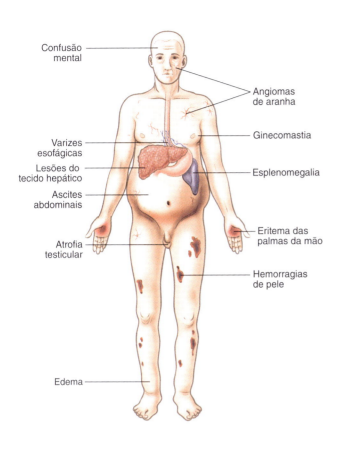

Figura 18-16 *Diversos sintomas clínicos associados à cirrose do fígado.*

medicamentos, hipertensão portal e varizes (vasos sanguíneos alargados no esôfago e estômago) (Figura 18-16).

A lesão hepática causada pela cirrose não pode ser revertida, mas o tratamento é capaz de retardar ou reduzir as complicações. O tratamento depende das causas subjacentes. Em todos os casos, independentemente da causa, deve-se seguir uma dieta saudável e evitar álcool. Caso o fígado se torne muito danificado por cicatrizes, um transplante pode ser necessário.

Colecistite é uma inflamação da vesícula biliar. Essa doença pode causar uma obstrução do ducto cístico que inibirá a liberação da bile armazenada.

Cálculos biliares – ou colelitíase – são causados por acúmulo de colesterol cristalizado na vesícula biliar. Esses cálculos se combinam com sais e pigmentos biliares. Podem bloquear o ducto biliar e causar dor (a qual também pode ocorrer nas costas entre as omoplatas) e distúrbios digestivos. Em tais casos, a bile não consegue fluir para o intestino. Em geral, os cálculos biliares são pequenos e podem passar com alimentos não digeridos. No entanto, cálculos maiores e obstrutivos devem ser removidos cirurgicamente. Os cálculos biliares e/ou a vesícula biliar podem ser removidos por meio de cirurgia laparoscópica (ver boxe "Destaques médicos: Cirurgia minimamente invasiva: laparoscopia").

Pancreatite é uma inflamação do pâncreas, que pode se tornar edemaciado, hemorrágico ou necrótico. Um terço dos casos de pancreatite tem causas desconhecidas. Na pancreatite aguda, o paciente se queixa de fortes dores no abdômen superior que podem alcançar as costas. Esse tipo de pancreatite é geralmente causado por cálculos biliares ou consumo excessivo de álcool. Casos graves podem ser acompanhados de desidratação e pressão baixa. Em geral, essa inflamação melhora por conta própria. Uma medicação é dada contra a dor, e fluidos intravenosos podem ser administrados contra a desidratação.

A pancreatite crônica não se resolve por si só e resulta na destruição lenta do pâncreas. Uma medicação é dada contra a dor. Insulina e enzimas pancreáticas são administradas se não forem secretadas pelo pâncreas. Em casos graves, o órgão é removido por cirurgia laparoscópica.

Diverticulose é uma condição na qual os pequenos sacos (divertículos) se desenvolvem na parede do cólon (Figura 18-17). Nos Estados Unidos, a maioria das pessoas com mais de 60 anos de idade sofre de diverticulose. A maioria é assintomática e só descobre que tem diverticulose ao realizar um raio X ou exame intestinal. Cerca de 20% das pessoas com essa condição podem desenvolver **diverticulite**, que é uma inflamação na parede do cólon. Pessoas com essa condição devem seguir uma dieta restrita.

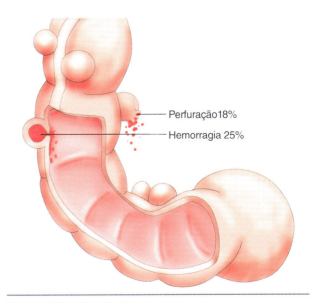

Figura 18-17 *Diverticulose.*

No caso de **hemorroidas**, as veias ao redor do ânus ou reto inferior se tornam inchadas e inflamadas. Essa condição resulta do esforço durante a defecação. Outras causas são diarreia, constipação crônica, gravidez e envelhecimento. As hemorroidas podem ficar dentro do ânus (internas) ou sob a pele, ao redor do ânus (externas). Os sintomas mais comuns são inchaço doloroso e possível sangramento que cobre as fezes no caso de hemorroida interna.

Uma medida para reduzir os sintomas é a aplicação de creme ou supositório para hemorroidas. Para reduzir o tamanho da hemorroida, pode ser feita uma ligadura de elástico. Em casos graves, pode ser praticada uma hemorroidectomia. Ajudam a prevenir as hemorroidas: exercício, beber bastante líquido e aumentar a ingestão de fibra. Essas medidas ajudam a reduzir a constipação e o esforço.

Câncer de estômago (também chamado de câncer gástrico) pode se desenvolver em qualquer parte do estômago e se espalhar por todo o órgão e para os demais. O câncer de estômago é difícil de diagnosticar. Muitas vezes, não há nenhum sintoma nos estágios iniciais, e, em muitos casos, o câncer já se espalhou antes de ser descoberto.

Os sintomas iniciais do câncer de estômago são muito parecidos com os de outras doenças digestivas: azia, perda de apetite, indigestão persistente, náusea leve, sensação de desconforto e inchaço depois de comer, e dor de estômago leve e ocasional. Os sintomas posteriores incluem vestígios de sangue nas fezes, dor, perda de peso e vômitos.

O tratamento envolve a remoção cirúrgica do tumor estomacal assim que possível. Dependendo do tamanho e da extensão do crescimento tumoral, parte do estômago ou a totalidade dele pode ser removida.

Se o câncer se espalhar, prescreve-se a quimioterapia. A terapia de radiação tem eficácia limitada no tratamento desse tipo de câncer.

Câncer colorretal envolve o intestino grosso; e o câncer retal, apenas o reto. Esses dois tipos de câncer são conhecidos coletivamente como colorretais. O número de casos diminuiu ao longo dos anos graças à conscientização crescente sobre métodos de depistagem que permitem que alterações pré-cancerosas do tecido do cólon sejam removidas antes de se tornarem tumores cancerosos. A maioria dos cânceres começa como pequenos crescimentos benignos do tecido, conhecidos como pólipos. Como esses pólipos podem, com o passar do tempo, se tornar cancerosos, a detecção precoce é crítica. De acordo com a American Cancer Society, homens e mulheres com mais de 50 anos de idade e risco médio devem realizar os seguintes testes:

- Anualmente, deve ser feito o teste Hemoccult, que consiste em utilizar uma lâmina de exames de fezes para procurar sangue escondido.

- A colonoscopia – ferramenta de escolha para despistagem – consiste em usar um fino tubo flexível equipado com uma câmera para observar todo o comprimento do cólon. Esse instrumento permite ao médico remover pólipos e recolher amostras de tecido, se necessário. Esse teste é recomendado a cada dez anos para uma pessoa com risco médio. Se quaisquer pólipos forem encontrados durante uma colonoscopia, o exame deve ser repetido a cada três anos, em vez de dez.

- Uma colonoscopia virtual, por tomografia computadorizada, usa um *scanner* de TC para criar centenas de imagens do cólon sem precisar de colonoscópio. No entanto, esse procedimento não permite a remoção de pólipos. Recomenda-se fazer o exame a cada cinco anos.

Uma ressecção do cólon pode ser realizada em um paciente com **câncer de cólon**. Às vezes, uma **colostomia** é necessária. Nesse procedimento, faz-se uma abertura através do abdômen para o cólon, remove-se o tecido canceroso e leva-se o tecido saudável para fora através da abertura sobre a pele. Uma bolsa é usada para recolher resíduos do corpo. Esse procedimento provoca estresse e ansiedade. O profissional de saúde deve apoiar o paciente nessa situação. Para o câncer retal, a cirurgia é o primeiro método de tratamento. O câncer colorretal pode ser acompanhado de quimioterapia e radiação.

Destaques médicos

CIRURGIA MINIMAMENTE INVASIVA: LAPAROSCOPIA

18-1

Avanços no imageamento computadorizado abriram o caminho para procedimentos menos invasivos do que aqueles que necessitavam de grandes incisões e longos períodos de recuperação. Cirurgias minimamente invasivas são abordagens que minimizam o trauma, maximizam os resultados e permitem o retorno rápido dos pacientes às suas casas. A laparoscopia é um tipo de cirurgia que visualiza diretamente a cavidade abdominal através de um tubo (laparoscópio) inserido em uma pequena incisão. O instrumento é como um mini-telescópio, com um sistema de fibra óptica que leva luz para dentro do abdômen. O dióxido de carbono é insuflado no abdômen por meio de uma agulha especial introduzida abaixo do umbigo. Esse gás ajuda a separar os órgãos no interior da cavidade abdominal, facilitando a visualização dos órgãos internos. O gás é removido no final do procedimento. O laparoscópio pode estar equipado com dispositivos cirúrgicos miniaturizados que permitem ao médico corrigir condições anormais.

A cirurgia laparoscópica é usada sempre que possível para remover pedras da vesícula, reparar hérnia de hiato, realizar apendicectomias, remover o pâncreas ou executar outros procedimentos médicos. ■

Um corpo — Como o sistema digestório interage com outros sistemas do corpo

Sistema tegumentar
- Fornece nutrientes para energia, crescimento e reparo do sistema.
- Ajuda a formar a vitamina D, necessária para a absorção do cálcio.
- É fonte de gordura para o isolamento nas camadas dérmicas e epidérmicas.

Sistema esquelético
- Fornece nutrientes para energia, crescimento e reparo do sistema.
- Protege alguns dos órgãos do sistema digestório.

Sistema muscular
- Fornece nutrientes para energia, crescimento e reparo do sistema.
- Os músculos esqueléticos da face ajudam a mastigar e triturar os alimentos.
- O peristaltismo movimenta o alimento ao longo do trato digestório.
- Os músculos lisos do estômago misturam os alimentos.

Sistema nervoso
- Fornece nutrientes para energia, crescimento e reparo do sistema.
- Os receptores sensoriais no nariz iniciam a resposta salivar.
- Os receptores sensoriais enviam mensagens para o cérebro, para deglutição, peristaltismo e defecação.

Sistema endócrino
- Fornece nutrientes para energia, crescimento e reparo do sistema.
- Os hormônios secretina e colecistoquinina estimulam os sucos digestivos do pâncreas, do fígado e da vesícula biliar.
- Insulina e glucagon controlam o metabolismo da glicose.

Continua

Continuação

Sistema circulatório
- Fornece nutrientes para energia, crescimento e reparo do sistema.
- Os capilares intestinais pegam os produtos da digestão e os distribuem para todas as partes do corpo.
- O fígado fabrica as proteínas plasmáticas necessárias para a coagulação do sangue

Sistema linfático
- Fornece nutrientes para energia, crescimento e reparo do sistema.
- O ácido clorídrico no estômago, a flora normal nos intestinos e o tecido linfoide no apêndice ajudam a controlar as bactérias.

Sistema respiratório
- Fornece nutrientes para a energia, crescimento e reparo do sistema.
- Fornece o oxigênio necessário para o metabolismo celular.

Sistema urinário
- Fornece nutrientes para energia, crescimento e reparo do sistema.
- O fígado degrada os aminoácidos em ureia (produto final) para ser excretada pelos rins.

Sistema reprodutivo
- Fornece os nutrientes para a energia, crescimento e reparo do sistema.

Terminologia médica

absor	ser absorvido	colo	cólon
-ção	processo de	-ostomia	abertura dentro de
absor/ção	processo de ser absorvido	col/ostomia	abertura dentro do cólon
aliment	comida	degluti	engolir
-ar	pertence a	degluti/ção	processo de engolir
aliment/ar	canal que pertence à comida	dia-	através
apendic	ligação, fixação	-rreia	fluxo ou descarga
-ite	inflamação de	dia/rreia	fluxo excessivo de material fecal líquido
apendic/ite	inflamação do apêndice		
cec	cego	diverticul	atalho
-o	presença de	-ose	condição de
cec/o	presença de uma bolsa cega	diverticul/ose	condição de atalho, bolsas anormais nos intestinos
colecist	vesícula biliar		
colecist/ite	inflamação da vesícula biliar	estoma	boca
cirr	vermelhidão/cor amarela	estoma/tite	inflamação da boca
		gastro	estômago
-ose	condição de	-enteri	intestino delgado
cirr/ose	condição de cor amarela, indicando uma doença do fígado	gastro/enter/ite	inflamação do estômago e intestino delgado

Continua

Continuação

gingiv	gengiva	odont	dente
-al	pertence a	-al	pertence a
gengiva	pertence a gengiva	peri/odont/al	pertence à membrana ao redor dos dentes
hemo	sangue		
-occult	escondido	ton/e	forçar, esticar
hem/occult	sangue escondido	-o	presença de
hepat	fígado	peri/ton/e/o	tipo de membrana serosa que está esticada ao redor de estruturas
hepat/ite	inflamação do fígado		
intrins	dentro de um órgão		
-eco	refeerente a	pilor	portão para o intestino delgado
fator intríns/eco	fator relacionado dentro de um corpo ou órgão	esfíncter pilór/ico	músculo esfíncter que é o portão para o intestino delgado
mastic	mastigar	sigm	significa um S
-ate	processo de	-oide	que parece
mastic/ate	processo de mastigação	sigm/oide	cólon que parece uma letra S
peri-	ao redor de		

Questões de revisão

Assinale a opção que completa adequadamente cada frase apresentada a seguir.

1. O processo de transformar alimentos complexos em substâncias mais simples para que possam ser absorvidas é denominado
   a. metabolismo.
   b. respiração celular.
   c. peristaltismo.
   d. digestão.

2. As paredes do tubo digestório que contêm muco são chamadas
   a. submucosa.
   b. mucosa.
   c. músculo circular.
   d. peritônio visceral.

3. Os órgãos acessórios do trato alimentar são glândulas salivares, pâncreas, fígado e
   a. estômago.
   b. esôfago.
   c. vesícula biliar.
   d. cólon.

4. As papilas gustativas se encontram em projeções chamadas
   a. papilas.
   b. parótida.
   c. palato.
   d. faringe.

5. A ação muscular involuntária do trato alimentar se chama
   a. empurrar.
   b. peristaltismo.
   c. stenose.
   d. contração.

6. A abertura do esôfago para o estômago é chamada(o)
   a. válvula ileocecal.
   b. esfíncter esofágico inferior.

c. sfíncter pilórico.
d. ducto cístico.

7. O revestimento da cavidade abdominal é denominado
   a. pleural.
   b. peritoneal.
   c. submucosa.
   d. epitelial.

8. A enzima pancreática que decompõe o amido em glicose chama-se
   a. protease.
   b. lipase.
   c. secretina.
   d. amilase.

9. A enzima que estimula o fígado a produzir bile é denominada
   a. lipase.
   b. amilase.
   c. secretina.
   d. protease.

10. No intestino delgado, o alimento é absorvido no nível de
    a. vilosidades.
    b. submucosa.
    c. revestimento peritoneal.
    d. cólon.

Verdadeiro ou falso

Marque V para as afirmações verdadeiras e F para as falsas. Corrija as falsas.

V F 1. O intestino grosso é chamado cólon.

V F 2. O intestino grosso tem 60 centímetros de comprimento e 6 centímetros de largura.

V F 3. O ceco está localizado onde o intestino delgado se junta ao intestino grosso.

V F 4. A função do apêndice é desconhecida.

V F 5. O intestino grosso armazena e elimina os resíduos da digestão.

V F 6. A regulação do equilíbrio hídrico ocorre no intestino grosso porque seu revestimento absorve a água.

V F 7. A constipação pode ser superada com longos períodos de trabalho e exercícios intensivos.

V F 8. Alimentos como cereais integrais, frutas e vegetais podem ajudar a evitar a constipação.

V F 9. O reto é uma extensão do cólon descendente.

V F 10. A flexura hepática do cólon fica abaixo do baço.

Relacione as colunas

Relacione cada termo da Coluna I com a respectiva descrição indicada na Coluna II.

COLUNA I	COLUNA II
_____ 1. esmalte	a. substâncias que promovem reações químicas nos seres vivos
_____ 2. gengiva	b. uma pequena estrutura macia suspensa no palato mole
_____ 3. enzima	c. espécie de goma que protege e apoia os dentes
_____ 4. amilase salivar	d. substância mais dura do corpo
_____ 5. úvula	e. enzima produzida pelas glândulas salivares
_____ 6. duodeno	f. movimentos frequentes e líquidos do intestino
_____ 7. gastroenterite	g. estreitamento do esfíncter no estômago
_____ 8. diarreia	h. primeira porção do intestino
_____ 9. colecistite	i. inflamação do estômago e do revestimento intestinal
_____ 10. estenose pilórica	j. inflamação da vesícula biliar

Compare e diferencie

Aponte as semelhanças e diferenças entre os termos e as expressões apresentados a seguir.

1. gengivite e doença periodontal
2. azia e refluxo gastroesofágico
3. hepatite e cirrose
4. doença de Crohn e colite ulcerativa
5. úlcera péptica e hérnia de hiato

Indique as legendas

Estude o diagrama do dente apresentado a seguir e indique os nomes das estruturas numeradas.

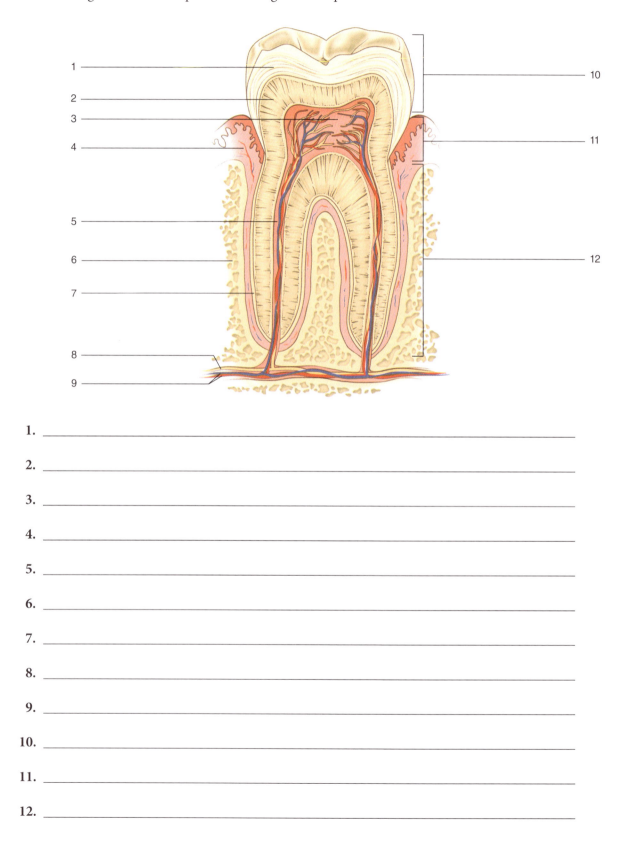

1. _____
2. _____
3. _____
4. _____
5. _____
6. _____
7. _____
8. _____
9. _____
10. _____
11. _____
12. _____

Aplicação prática da teoria

1. No almoço, você comeu apenas uma fatia de *pizza*. Em aproximadamente 12 horas, essa fatia será absorvida pelas vilosidades do intestino delgado. Rastreie a viagem da *pizza*, nomeando todas as enzimas envolvidas, o local onde cada ação ocorre e os produtos finais do metabolismo das gorduras, das proteínas e dos carboidratos. Você considera *pizza* um alimento nutritivo? Justifique.

2. As enzimas secretadas pelo estômago são ricas em conteúdo ácido. Explique por que o revestimento do sistema digestório não fica ulcerado.

3. Visitar o dentista sempre lhe causa algum nervosismo. Por que é uma boa prática de saúde consultar o dentista pelo menos uma vez por ano? Descreva as carreiras de saúde no setor odontológico.

4. Na emergência, uma mulher de 40 anos de idade está reclamando de uma dor aguda nos ombros, no lado direito. Isso é sintomático do quê? Que tratamento é necessário para essa condição?

5. Seu pai tem 55 anos de idade e foi orientado pelo médico a fazer uma colonoscopia. Seu pai quer saber o que é colonoscopia, por que deve fazer esse exame e o que pode prevenir. O que diria a ele?

Estudo de caso

Caio, de 40 anos de idade, vai à cooperativa de saúde consultar seu médico, Dr. Pedro. Ele está se queixando de cansaço geral e perda de apetite, e reparou que o branco dos seus olhos ficou amarelado. O médico receita exames de sangue para Caio. Os exames de sangue revelam que ele tem hepatite C.

1. Explique o que é hepatite C
2. O que é incomum no aparecimento de sintomas na hepatite C?
3. Que funções do fígado podem ser prejudicadas?
4. Outros sistemas do corpo são afetados pela hepatite?
5. Descreva as hepatites A e B.
6. Qual é o prognóstico para Caio?

Atividade de laboratório 18-1

Órgãos da digestão

- *Objetivo:* observar a localização dos órgãos na cavidade abdominal.
- *Material necessário:* modelo anatômico do tronco com os órgãos da digestão removidos, órgãos da digestão do modelo, este livro, papel e caneta.

Passo 1: Coloque os órgãos da digestão em seu lugar anatômico correto no tronco. Compare os resultados obtidos com a Figura 18-1 deste livro.

Passo 2: Descreva a localização de cada um dos órgãos da digestão. Para isso, utilize a terminologia anatômica.

Atividade de laboratório 18-2

Estômago, intestino delgado e intestino grosso

- *Objetivo:* observar e comparar a estrutura do estômago, intestino delgado e intestino grosso.
- *Material necessário:* lâminas de secções transversais do estômago, jejuno, incluindo vilosidades e cólon; microscópio; este livro; papel e caneta.

Passo 1: Identifique e descreva as camadas mucosas e as células da glândula gástrica do estômago. Compare suas observações com a Figura 18-5B.

Passo 2: Desenhe e identifique a mucosa e as vilosidades do jejuno. Compare suas observações com a Figura 18-8. Compare com as lâminas da mucosa do estômago. Descreva e registre as diferenças.

Passo 3: Examine a lâmina da mucosa do cólon. Compare com a lâmina de jejuno. Descreva e registre as diferenças entre o cólon e o jejuno.

Atividade de laboratório 18-3

Ação da bile

- *Objetivo:* observar a função da bile na digestão.
- *Material necessário:* dois pequenos potes com tampas, rotulados como A e B, duas colheres de sopa de óleo vegetal, duas colheres de sopa de água, recipiente com sabonete líquido (simulando a bile), colher de sopa, colher de chá, papel e caneta.

Passo 1: Coloque aproximadamente uma colher de chá de óleo vegetal em cada frasco.

Passo 2: Coloque aproximadamente uma colher de chá de água em cada frasco.

Passo 3: Adicione algumas gotas de sabonete líquido no pote A.

Passo 4: Coloque as tampas nos frascos e agite.

Passo 5: Observe o que acontece em ambos os frascos. Registre os resultados.

Passo 6: Qual é o papel da bile na digestão? A bile está envolvida na digestão mecânica ou química? Registre a resposta.

Atividade de laboratório

18-4

Doença de Crohn

- *Objetivo:* comparar e contrastar um cólon saudável com um patológico.
- *Material necessário:* lâminas de secção transversal do cólon normal, lâminas de secção de cólon patológico mostrando a doença de Crohn, microscópio, recipiente de descarte para as lâminas, papel e caneta.

Passo 1: Examine a lâmina de secção transversal do cólon normal. Descreva a cor e a aparência da mucosa.

Passo 2: Examine a lâmina de secção transversal do cólon com a doença de Crohn. Descreva a cor e a aparência.

Passo 3: Compare as lâminas. Registre as diferenças observadas, se houver alguma.

Passo 4: Descarte as lâminas no recipiente adequado. Lave as mãos.

Capítulo 19

NUTRIÇÃO

Objetivos

- Definir o termo nutrientes.
- Descrever as funções dos diferentes tipos de nutrientes.
- Diferenciar vitaminas lipossolúveis de hidrossolúveis.
- Listar as recomendações das diretrizes dietéticas.
- Explicar a TMB e o IMC.
- Definir as palavras-chave relacionadas a este capítulo.

Palavras-chave

alimentos
orgânicos
aminoácidos
essenciais
anorexia nervosa
bulimia
caloria
fibras alimentares
forragens
gordura trans
HDL
índice de massa corporal (IMC)
LDL
mineral
nutrição
nutrientes
obesidade
oligoelementos
proteínas completas
proteínas incompletas
quilocaloria
taxa metabólica basal (TMB)
triglicerídeos
vitamina

Uma vida diária ativa pode ser agitada e cheia de estresse. Nesse cenário, somos obrigados a comer de forma apressada qualquer coisa em um *fast-food*, por exemplo. Em geral, por causa do ritmo atribulado, esquecemo-nos completamente dos alimentos nutritivos.

Tudo o que comemos e bebemos pode ou não ser nutritivo. A **nutrição** é o processo pelo qual o corpo assimila o alimento e o usa para proporcionar energia, crescimento e reparo tecidual. Uma boa alimentação previne doenças e promove a saúde. Para que o alimento seja nutritivo, ele deve conter os materiais necessários para o funcionamento adequado das células individuais. Esses materiais ou **nutrientes** são

- Água
- Carboidratos (inclui fibras)
- Lipídios
- Proteínas
- Minerais e oligoelementos
- Vitaminas

Água

Por se tratar de um componente essencial de todos os tecidos do corpo, a água tem muitas funções importantes:

- Atua como um solvente para todas as reações bioquímicas.
- Serve como um meio de transporte para as substâncias.
- Funciona como um lubrificante para os movimentos das articulações e no sistema digestório.
- Ajuda no controle da temperatura corporal por meio da evaporação pelos poros da pele.
- Serve como um amortecedor para os órgãos do corpo, como os pulmões e o cérebro.

A água representa de 55% a 65% do nosso peso corporal total. O corpo perde água continuamente pela evaporação, excreção e respiração. Essa perda de água deve ser compensada. A maioria dos alimentos que ingerimos também contém um pouco de água. Exercício, sudorese, micção e vômitos aumentam a demanda de água do corpo. Beba água antes de sentir sede; sede é um sinal de que o corpo está a caminho da desidratação. O Food and Nutrition Board recomenda de 13 a 15 copos de líquido por dia para os homens e de 9 a 11 copos para as mulheres.

Caloria

Uma **caloria** é uma unidade de medida da quantidade de energia contida nas ligações químicas de diferentes alimentos. Uma caloria unitária (ou pequena caloria) é definida como a quantidade de calor necessária para elevar a temperatura de 1 grama de água em 1 grau Celsius. Uma **quilocaloria** (ou grande caloria) é igual a mil pequenas calorias. O conteúdo calórico dos alimentos é determinado pela medida da quantidade de calor liberada quando o alimento é queimado. O conteúdo energético da gordura (9 kcal por grama) é um pouco mais de duas vezes o dos carboidratos (4 kcal por grama) ou das proteínas (4 kcal por grama).

Um adulto normal requer geralmente entre 1.600 e 3.000 calorias por dia, o que dependerá de idade, sexo, peso corporal e nível de atividade física. O nível de atividade pode ser classificado em: sedentário, um estilo de vida que inclui apenas uma leve atividade física associada com as atividades cotidianas; moderado, um estilo de vida que inclui atividade física equivalente a andar de 2,5 a 5 quilômetros por dia; e ativo, um estilo de vida que inclui atividade física correspondente a andar diariamente de 5 a 9 quilômetros. Exceder o número de calorias necessárias resulta em excesso de peso.

Os recém-nascidos e as crianças pequenas têm demandas mais elevadas de energia por unidade de peso corporal do que os adultos, por causa das altas demandas energéticas do crescimento. Sobre as doses diárias recomendadas de energia (calorias), ver Tabela 19-1.

Carboidratos

Os carboidratos incluem os açúcares simples ou monossacarídeos, como a glicose ($C_6H_{12}O_6$). Dependendo do número de açúcares simples que contêm, os carboidratos são classificados como monossacarídeos, dissacarídeos ou polissacarídeos (amido). Apenas os monossacarídeos são pequenos o suficiente para serem eventualmente absorvidos pelas células. Os dissacarídeos e polissacarídeos são quebrados pela digestão em subunidades moleculares menores antes de sua absorção.

Os carboidratos são a principal fonte de energia para o corpo. Carboidratos em excesso são convertidos em gordura e armazenados no tecido adiposo. Os nutricionistas recomendam que os carboidratos correspondam a 50% a 60% da ingestão diária de calorias.

Alguns carboidratos devem ser evitados ou minimizados na dieta diária, como doces, bolos e assim

Tabela 19-1 *Estimativa de demanda calórica diária, por idade, sexo e nível de atividade física*[a]

Quantidades estimadas de calorias necessárias para manter o equilíbrio calórico para vários grupos de sexos e idade, em três níveis diferentes de atividade física. A margem de arredondamento é de 200 calorias. As necessidades calóricas individuais podem ser maiores ou menores do que as médias estimadas.

SEXO	IDADE (ANOS)	NÍVEL DE ATIVIDADE FÍSICA[b]		
		SEDENTÁRIO	MODERADAMENTE ATIVO	ATIVO
Criança (feminino e masculino)	2–3	1.000–1.200[c]	1.000–1.400[c]	1.000–1.400[c]
Mulher[d]	4–8	1.200–1.400	1.400–1.600	1.400–1.800
	9–13	1.400–1.600	1.600–2.000	1.800–2.200
	14–18	1.800	2.000	2.400
	19–30	1.800–2.000	2.000–2.200	2.400
	31–50	1.800	2.000	2.200
	51+	1.600	1.800	2.000–2.200
Homem	4–8	1.200–1.400	1.400–1.600	1.600–2.000
	9–13	1.600–2.000	1.800–2.200	2.000–2.600
	14–18	2.000–2.400	2.400–2.800	2.800–3.200
	19–30	2.400–2.600	2.600–2.800	3.000
	31–50	2.200–2.400	2.400–2.600	2.800–3.000
	51+	2.000–2.200	2.200–2.400	2.400–2.800

[a]Baseada nas equações de demanda energética estimada (DEE), usando alturas (média) e pesos (saudáveis) de referência para cada grupo de idade/sexo. Para crianças e adolescentes, peso e altura de referência variam. Para adultos, os homens de referência têm 1,78 metro de altura e pesam 70 quilogramas. A mulher de referência tem 1,62 metros de altura e pesa 57 quilos. A fonte das equações DEE é o Institute of Medicine. Valores de ingestão energética de referência dietética para carboidratos, fibras, gordura, ácidos graxos, colesterol, proteínas e aminoácidos. Washington (DC): The National Academic Press, 2002.
[b]Sedentário significa seguir um estilo de vida que inclui apenas a atividade física leve, associada com um dia a dia típico. Moderadamente ativo significa ter um estilo de vida que inclui atividade física equivalente a caminhar de 2,5 a 5 quilômetros por dia na velocidade de 4,5-5,5 km por hora, além de atividade física leve associada às atividades de vida diária. Ativo significa ter um estilo de vida que inclui atividade física equivalente a andar mais de 5 quilômetros na velocidade de 4,5-5,5 km por hora, além de atividade física leve associada às atividades de vida diária típicas.
[c]Os intervalos de calorias indicados são suficientes para acomodar as necessidades das diferentes idades dentro de cada grupo. Para crianças e adolescentes, mais calorias são necessárias nas idades mais avançadas. Para os adultos, menos calorias são necessárias nas idades mais avançadas.
[d]Estimativas para as mulheres não incluem gestantes e lactantes.

Fontes: U. S. Department of Agriculture e U. S. Department of Health and Human Services. *Dietary guidelines for Americans, 2010.* 7. ed. Washington, DC: U. S. Government Printing Office, Dezembro, 2010.

por diante. Eles fornecem calorias e pouca coisa além disso. A energia obtida de tais alimentos é conhecida como "calorias vazias". A ingestão desses alimentos também pode contribuir para as cáries dentárias. Alimentos que contêm amidos e celulose são uma fonte saudável de carboidratos. Esses alimentos fornecem, além de energia, minerais, fibras e vitaminas. **Fibras** ou forragens são carboidratos não digeríveis presentes em muitos alimentos, necessárias para manter o sistema digestório saudável. Alimentos ricos em fibras são pães com grãos integrais, cereais, frutas, legumes, macarrão, arroz e batatas.

Lipídios

Lipídios são um grupo de compostos que contêm ácidos graxos combinados com um álcool. Eles podem ser subdivididos em dois grupos: lipídios simples (óleos, gorduras, ceras) e compostos (fosfolipídios, glicolipídios, esteróis). Como os carboidratos, as gorduras são uma fonte de energia. A mesma quantidade de gordura pode liberar mais que o dobro de calorias que a mesma quantidade de carboidratos ou de proteínas. O corpo humano armazena reservas de energia na forma de gordura nas células do tecido adiposo. Da mesma maneira, qualquer excesso de carboidratos e proteínas na dieta é transformado em gordura e armazenado com a gordura em excesso.

As gorduras são um nutriente essencial para a manutenção do corpo humano. Gorduras armazenadas fornecem uma fonte de energia para situações de emergências, como doença ou ingestão calórica deficiente. Gorduras que formam o tecido adiposo também amortecem os órgãos internos e servem como isolamento contra o frio. As gorduras são componentes da membrana celular e contribuem para a formação da bile e dos hormônios esteroides, como os hormônios sexuais. Elas também contêm certos tipos de vitaminas denominadas lipossolúveis, que são parte importante de nossa dieta diária. Portanto, é essencial ter uma dieta rica em gorduras mas sem exceder as necessidades calóricas do corpo. A ingestão de gordura diária total não deve exceder de 25% a 30% da ingestão calórica diária.

O colesterol é uma gordura encontrada em produtos de origem animal, como carne, ovos e queijo. É uma substância branca e cerosa, importante no desenvolvimento celular e na produção de hormônios. É também sintetizado pelo fígado. O colesterol que você come não é digerido. Não há calorias no colesterol, mas, uma vez em excesso no organismo, pode ser difícil sua normalização. Gorduras e óleos da alimentação são chamados **triglicerídeos**. O organismo transforma o excesso de calorias em triglicerídeos, que são armazenados no tecido adiposo distribuído pelo corpo.

Triglicerídeos e colesterol devem ser transportados pelo plasma sanguíneo por proteínas especiais denominadas lipoproteínas: **HDL**, **LDL** e **VLDL**. (No Capítulo 13, ver seção "Prevenção de doença cardíaca".)

As duas medidas mais importantes que você pode adotar para diminuir o colesterol sanguíneo são: reduzir a ingestão de alimentos ricos em gorduras saturadas e perder peso, caso você esteja com sobrepeso. Gorduras são assim definidas:

- Saturadas – óleos de origem animal que são sólidos em temperatura ambiente, como manteiga, queijo e carne gorda.

- Poli-insaturadas – óleos de produtos vegetais (líquidos em temperatura ambiente), como óleos de cártamo e de girassol; se usado com moderação, esse tipo de gordura reduz o colesterol sanguíneo.

- Monoinsaturadas – óleos de outros produtos vegetais (líquidos em temperatura ambiente), como azeite de oliva e óleo de amendoim; esse tipo de gordura reduz o colesterol sanguíneo.

- **Gorduras *trans*** – resultam da hidrogenação de óleos vegetais. Os fabricantes adicionam hidrogênio a óleos vegetais. A hidrogenação aumenta a vida útil e estabiliza o sabor dos alimentos que contêm esse tipo de gordura. As gorduras *trans* aumentam os níveis de LDL.

Em 16 de junho de 2015, a Food and Drug Administration (FDA) determinou que os fabricantes de alimentos não poderiam utilizar, em seus produtos, gorduras *trans* em um prazo de três anos.

Todos os rótulos dos alimentos devem conter a quantidade de gorduras saturadas, colesterol e gorduras *trans* no produto. Se um rótulo indica "sem colesterol", isso não significa necessariamente que ele seja bom para você. Atenção: muitos produtos sem colesterol contêm gorduras saturadas. Substitua os alimentos ricos em gorduras saturadas por leite desnatado, queijo magro, aves, margarina e sorvete de baixo teor de gordura. Estes alimentos ajudam a diminuir o colesterol: alho, frutas e legumes frescos, aveia, farelo de trigo e ameixas secas.

Proteínas

As proteínas são estruturalmente mais complexas do que os carboidratos e lipídios, e contêm um grupo de amino (NH_2). Elas são sintetizadas no citoplasma celular a partir de moléculas elementares chamadas aminoácidos.

As proteínas têm muitas funções diferentes no corpo. Algumas são enzimas e regulam o ritmo de reações químicas; outras são importantes para o crescimento e reparo dos tecidos. Em muitos casos, elas também podem ser usadas como fonte de energia. Além disso, sistemas contráteis (músculos), hormonais, de transporte plasmático, de coagulação e de defesa (anticorpos) são dependentes de proteínas.

O corpo pode sintetizar alguns aminoácidos, mas nem todos. Os **aminoácidos essenciais** são aminoácidos que não podem ser fabricados no corpo. Eles devem ser obtidos de fontes alimentares. As proteínas que contêm todos os aminoácidos essenciais são conhecidas como **proteínas completas**. As fontes de tais proteínas completas são ovos, carne, leite e produtos lácteos. As proteínas que não contêm todos os aminoácidos essenciais são denominadas **proteínas incompletas**. Os vegetais contêm proteínas incompletas, mas uma dieta variada, que inclua vegetais, fornecerá todas as proteínas necessárias. Por exemplo, feijão e arroz ingeridos isoladamente não fornecem todas as proteínas necessárias e completas. Entretanto, quando ingeridos juntos, eles se completam e fornecem as proteínas completas necessárias.

O corpo humano é incapaz de armazenar o excesso de aminoácidos. Quaisquer aminoácidos não utilizados são degradados pelo fígado, e o grupo amino é excretado na forma de resíduo nitrogenado chamado ureia. O restante dos aminoácidos pode ser utilizado para gerar energia imediata ou armazenado na forma de gordura ou de glicogênio, um polissacarídeo.

A síntese proteica não ocorre sem a presença de todos os aminoácidos essenciais ao mesmo tempo. Portanto, é importante incluir uma fonte de proteína completa nas refeições. A ingestão diária de calorias provenientes de proteínas não deve representar mais do que 15% a 20%.

Minerais e oligoelementos

Um **mineral** é um elemento químico obtido de compostos inorgânicos contidos nos alimentos. Nosso conhecimento sobre o papel dos minerais essenciais e oligoelementos é incompleto. Muitos são claramente necessários para o crescimento humano normal e a respectiva manutenção.

Entre os nutrientes, destacam-se sódio, potássio, cálcio, ferro, fósforo e zinco.

Oligoelementos estão presentes no organismo em quantidades muito pequenas, como zinco, cobre, iodo, cobalto, manganês, selênio, cromo, molibdênio e flúor.

Os níveis tóxicos de alguns oligoelementos se aproximam significativamente dos níveis recomendados. Isso significa que os limites entre toxicidade, saúde e deficiência são mínimos. A maioria dos minerais essenciais e oligoelementos já está presente em concentrações suficientes nas dietas norte-americana e brasileira típicas, e a suplementação é indicada apenas para condições especiais de doença, gravidez ou idade avançada. No entanto, pesquisas indicam que as mulheres norte-americanas podem estar consumindo doses diárias muito baixas de cálcio e ferro.

A osteoporose relacionada à idade é uma das doenças mais debilitantes nos Estados Unidos. Apesar de muitos especialistas considerarem a osteoporose uma deficiência nutricional, são muitas as evidências de que a deficiência de cálcio acelera a perda de osso relacionada à idade. A menopausa resulta na diminuição da absorção de cálcio no intestino.

Mulheres em idade fértil tendem a ter níveis baixos de ferro por causa da perda de sangue durante a menstruação. A fadiga e a anemia por deficiência de ferro dessas mulheres podem geralmente ser corrigidas com a ingestão de suplementos de ferro. A Tabela 19-2 resume os principais minerais e oligoelementos na dieta humana.

Vitaminas

Necessária para o crescimento e a saúde, a **vitamina** é um composto orgânico biologicamente ativo, que, em geral, funciona como uma coenzima. A atividade da maioria das enzimas depende da presença de coenzimas. Apesar de a maioria das vitaminas ser obtida na dieta, algumas, como K, D e niacina (vitamina B_3), são sintetizadas no corpo. A deficiência de cada vitamina resulta em um transtorno específico. As vitaminas são transportadas pelo sistema circulatório para todos os tecidos do corpo.

Evidências recentes indicam que, de fato, algumas vitaminas se comportam fisiologicamente como hormônios. Por exemplo, tanto a vitamina D quanto a niacina são sintetizadas (em quantidade insuficiente) no corpo humano, o que é uma qualidade dos hormônios, que também são produzidos no corpo. As vitaminas lipossolúveis A, D, E e K são facilmente armazenadas no corpo e, dentro da célula, demonstram muitas semelhanças com os hormônios esteroides (estrogênio, testosterona, cortisol). As vitaminas hidrossolúveis são B_1, B_2, B_3, B_6, B_{12}, ácido pantotênico, ácido fólico, biotina e vitamina C. Uma ingestão excessiva de vitaminas hidrossolúveis resulta em aumento de sua excreção, e não em armazenamento adicional.

Certas condições, como gravidez, estresse emocional, doença e envelhecimento, devem ser consideradas na hora de determinar as necessidades individuais diárias de vitaminas. A Tabela 19-3 resume as principais vitaminas necessárias na dieta humana.

Fibra

As **fibras alimentares**, também conhecidas como fibras dietéticas, envolvem todas as partes dos vegetais comestíveis que não são digeridas ou absorvidas. As fibras são encontradas em pão integral, cereais, milho (pipoca é uma boa fonte de fibras), feijões, ervilhas e outros legumes e frutas. Comer uma variedade de vegetais que contenha fibras é importante para uma função intestinal adequada, pois elas reduzem os sintomas de constipação crônica, doença de divertículos e hemorroidas. Além disso, podem diminuir o risco de doenças cardíacas e alguns tipos de câncer. No entanto, alguns dos benefícios associados a uma dieta com alto teor de fibras podem vir de outros componentes desses alimentos, e não apenas das fibras propriamente ditas. Por essa razão, fibras obtidas de alimentos são melhores que aquelas oriundas de suplementos.

Aporte dietético recomendado

Definir os "requisitos mínimos diários" universais que se aplicam a todos é uma tarefa extremamente difícil. As necessidades nutricionais de cada indivíduo podem variar por vários motivos. Distúrbios

Tabela 19-2 Resumo dos minerais essenciais e oligoelementos necessários para a saúde

MINERAL	FONTES DE ALIMENTO	FUNÇÃO(ÕES)	DOENÇA(S) POR DEFICIÊNCIA
Cálcio	Leite, queijo, vegetais verde-escuros, leguminosas secas, sardinhas, mariscos	Formação de osso e dente Coagulação do sangue Transmissão nervosa	Crescimento atrofiado Raquitismo Osteoporose Convulsões
Cloreto	Sal de mesa comum, frutos do mar, leite, carne, ovos	Formação de suco gástrico Equilíbrio ácido-básico	Câimbras musculares Apatia mental Apetite fraco
Crômio	Gorduras, óleos vegetais, carnes, mariscos, cereais integrais	Envolvido no metabolismo energético e da glicose	Deficiência na capacidade de metabolizar a glicose
Cobre	Água, fígado, frutos do mar, grãos integrais, cerejas, legumes, rim, aves, ostras, nozes, chocolate	Constituinte de enzimas Envolvido com o transporte de ferro	Anemia Incidência de doenças raras
Flúor	Água, chá, café, frutos do mar, arroz, espinafre, cebola, alface	Manutenção da estrutura do osso e dos dentes	Maior frequência de cáries
Iodo	Peixes marinhos e frutos do mar, produtos lácteos, diversos vegetais, sal iodado	Constituinte dos hormônios da tireoide	Bócio (aumento da tireoide)
Ferro	Fígado, carnes magras, legumes, grãos integrais, vegetais verde-escuros, ovos, melaço escuro, camarão, ostras	Constituinte da hemoglobina Envolvido no metabolismo energético	Anemia por deficiência de ferro
Magnésio	Grãos integrais, vegetais com folhas verdes, nozes, carnes, leite, leguminosas	Envolvido na função do músculo e do nervo Ajuda no ritmo cardíaco Manutenção da resistência óssea	Distúrbios comportamentais Fraqueza Espasmos Falha de crescimento Arritmias cardíacas
Fósforo	Leite, queijo, carne, peixe, aves, grãos integrais, leguminosas, nozes	Formação do osso e dos dentes Equilíbrio ácido-básico Envolvido no metabolismo energético	Fraqueza Desmineralização óssea
Potássio	Carnes, leite, frutas, legumes, verduras, batata-doce	Equilíbrio hídrico e ácido-básico Transmissão neural Ajuda a controlar a pressão arterial	Fraqueza muscular Paralisia
Selênio	Peixes, aves, carnes, grãos, leite, vegetais (dependendo da quantidade no solo)	Necessário para a função de vitamina E Regula os hormônios da tireoide	Anemia Deficiência é rara
Sódio	Sal de mesa comum, frutos do mar, a maioria dos outros alimentos, exceto frutas	Equilíbrio ácido-básico Equilíbrio hídrico do corpo Transmissão neural	Câimbras musculares Apatia mental
Enxofre	Carne, peixe, aves, ovos, leite, queijo, leguminosas, nozes	Constituinte de certas proteínas teciduais	Relacionado com as deficiências em aminoácidos ricos em enxofre
Zinco	Leite, fígado, moluscos, arenque, farelo de trigo	Apoia as funções neurais e imunes Necessário para o metabolismo da vitamina A	Falha de crescimento Falta de maturidade sexual Cicatrização de feridas prejudicada

na absorção, às vezes, exigem que uma pessoa ingira mais de certos nutrientes que a média diária. Devem-se considerar também as diferenças no ambiente microbiano do intestino e os fatores genéticos que influenciam as reações bioquímicas. Pessoas que passam por estresse físico ou psicológico necessitam muitas vezes de uma quantidade maior de certos nutrientes para ajudar o corpo a manter a homeostase.

Por causa das variações individuais quanto às necessidades nutricionais, uma tabela com aporte dietético recomendado, ingestão adequada e limites superiores foi aprovada pela Food and Nutrition Board da National Academy of Science.[1] Essa tabela contém as recomendações diárias de proteínas,

---
1. No Brasil, a tabela foi aprovada pela Associação Brasileira de Nutrologia (Abran). Mais informações estão disponíveis em: <http://abran.org.br>. Acesso em: 26 fev. 2017 (N. T. T.).

Tabela 19-3 Resumo das principais vitaminas necessárias na dieta humana

VITAMINA	FONTES DE ALIMENTOS	FUNÇÃO(ÕES)	DOENÇA DA DEFICIÊNCIA(S)
A (lipossolúvel)	Manteiga, margarina enriquecida, vegetais verdes e amarelos, leite, ovos, fígado	Visão noturna Pele saudável Bom crescimento e reparação dos tecidos do corpo	Cegueira noturna Pele seca Crescimento lento Dentes e gengivas fracos
B_1 (tiamina) (hidrossolúvel)	Frango, peixe, carne, ovos, pão enriquecido, cereais integrais	Promove o apetite e a digestão Necessária para o sistema nervoso	Perda de apetite Distúrbios do sistema nervoso Fadiga Deficiência severa causa beribéri
B_2 (riboflavina) (hidrossolúvel)	Queijo, ovos, peixe, carne, fígado, leite, cereais, pão enriquecido	Necessária para a respiração celular	Problemas nos olhos Feridas na pele e nos lábios Fadiga geral
B_3 (niacina) (hidrossolúvel)	Ovos, peixe, fígado, carne, leite, batata, pão enriquecido	Necessária para o metabolismo normal Crescimento Saúde adequada da pele	Indigestão Diarreia Dores de cabeça Distúrbios mentais Doenças de pele
B_{12} (cianocobalamina) (hidrossolúvel)	Leite, fígado, cérebro (miolo), carne, gema de ovo, moluscos, ostras, sardinhas, salmão	Síntese dos glóbulos vermelhos do sangue Síntese dos ácidos nucleicos Manutenção das células nervosas	Anemia perniciosa Mau funcionamento das células nervosas
Ácido fólico (hidrossolúvel)	Fígado, levedura, vegetais verdes, amendoim, cogumelos, carne, bovino, gema de ovo	Síntese dos ácidos nucleicos Necessário para o crescimento e metabolismo	Anemia Retardo de crescimento
C (ácido ascórbico) (hidrossolúvel)	Frutas cítricas, couve, vegetais verdes, tomates, batatas	Necessária para a manutenção de ossos, gengivas, dentes e vasos sanguíneos	Ossos fracos Feridas e sangramento nas gengivas Dentes fracos Sangramento na pele Dor nas articulações Deficiência grave resulta em escorbuto
D (lipossolúvel)*	Carne, manteiga, ovos, leite	Necessária para o desenvolvimento normal dos ossos e dentes Metabolismo de cálcio e fósforo de controles	Estrutura pobre de ossos e dentes Ossos moles Raquitismo
E (tocoferol) (lipossolúvel)	Margarina, nozes, vegetais folhosos, óleos vegetais, trigo integral	Usada na respiração celular Protege os glóbulos vermelhos da destruição Atua como antioxidante	Anemia em prematuros Nenhuma deficiência conhecida em adultos
K (lipossolúvel)	Sintetizada pelas bactérias do cólon Vegetais de folhas verdes, cereais	Essencial na coagulação normal do sangue	Coagulação sanguínea lenta

*Pesquisadores ainda estudam o papel da vitamina D na função imune, hipertensão e resistência à insulina.

vitaminas lipossolúveis, vitaminas hidrossolúveis e minerais. Esses valores supostamente preveem variações individuais dentro da média dos indivíduos que vivem nos Estados Unidos sob condições usuais de estresse. Para obter mais informações sobre orientações dietéticas, acesse http://www.usda.gov.

Você sabia?

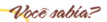

Alimentos de cor azul são extremamente raros na natureza, com exceção de mirtilos e batatas-roxas. Consequentemente, não desenvolvemos uma resposta apetitosa automática a esse tipo de alimento..

Taxa metabólica basal

Taxa metabólica basal (TMB) é a medida da energia total utilizada pelo corpo na manutenção de processos necessários para a vida, bem como o nível mínimo de calor produzido pelo corpo em repouso. A TMB é o número de calorias necessárias para assegurar o bombeamento do coração, manter a respiração e realizar todas as atividades da vida diária.

O objetivo ao determinarmos a TMB é calcular as necessidades calóricas básicas de uma pessoa. Uma maneira de estimar a TMB é a seguinte:[2]

Em seguida, estime o número total de calorias de

Para mulheres: TMB = 665 + (9,6 × peso em quilos) + (1,8 × altura em cm) − (4,7 × idade em anos)

Para homens: TMB = 66 + (13,8 × peso) + (5,0 × altura) − (6,8 × idade)

que o corpo precisa por dia, multiplicando a TMB pelo seguinte fator apropriado:

- 1,2 para uma pessoa inativa;
- 1,3 para uma pessoa moderadamente ativa (exercício três vezes por semana);
- 1,7 para uma pessoa muito ativa;
- 1,9 para uma pessoa extremamente ativa (por exemplo, um corredor ou um nadador profissional).

Esse método é uma forma de medir o número de calorias queimadas diariamente. Se a taxa metabólica for mais baixa do que as calorias fornecidas pelos alimentos, as calorias em excesso serão convertidas em gorduras e haverá aumento de peso. Se todas as calorias consumidas forem queimadas, o peso será mantido. Queimar mais calorias do que o aporte pela dieta resultará na perda de peso.

Índice de massa corporal

Nos Estados Unidos, a obesidade é um grande problema de saúde pública, pois 61% dos norte-americanos estão com sobrepeso ou são obesos. A obesidade tem correlação direta com doenças graves, como diabetes do tipo 2, hipertensão arterial, doença arterial coronariana e acidente vascular cerebral. Na obesidade, o fígado produz mais triglicerídeos e menos HDL. Há um risco aumentado de cálculos biliares e de apneia do sono. Os pesquisadores constataram que a gordura corporal é o melhor indicador de saúde do que o peso do corpo. O **índice de massa corporal (IMC)** relaciona o peso corporal com os riscos do excesso de peso para a saúde. Um método para determinar o IMC é o seguinte:[3]

IMC = (peso em quilogramas) / (altura em metros ao quadrado)

Para demonstrarmos como se faz o cálculo, utilizaremos como exemplo uma pessoa com 80 quilos e altura de 1 metro e 70 centímetros.

1. Primeiro você deve multiplicar a sua altura por ela mesma, altura ao quadrado. (por exemplo: 1,70 × 1,70 = 2,89).
2. Depois, divida o seu peso pelo resultado do cálculo anterior (por exemplo: 80 / 2,89 = 27,68).
3. Nesse caso, o IMC seria de 27,68, indicando um sobrepeso.

Geralmente, um IMC saudável varia de 19 a 25.

Diretrizes dietéticas para os norte-americanos

Em 2010, o governo dos Estados Unidos divulgou seu novo símbolo para orientações dietéticas, o MyPlate (Figura 19-1). A ideia do prato permite que você visualize como a quantidade de cada alimento deve aparecer no seu prato. Esse símbolo é dividido em cinco áreas: frutas, legumes, grãos, proteínas e produtos lácteos. Em geral, os alimentos típicos indicados pelo U.S. Department of Agriculture (Usda) fornecem, para vários níveis de calorias, a ingestão recomendada de cada grupo de alimentos. Por exemplo, para um nível de 2.000 calorias, a ingestão recomendada inclui 2 xícaras de frutas, 2,5 xícaras de legumes, 179 gramas de grãos, 155 gramas de proteína e 3 xícaras de leite.

As recomendações não incluem um valor específico para o consumo de água. As diretrizes estaduais, no entanto, indicam que indivíduos saudáveis devem ingerir a quantidade de água adequada para satisfazer suas necessidades individuais. A combinação da sede e dos comportamentos típicos, como beber líquido durante as refeições, fornece geralmente a ingestão suficiente de água. Ao contrário da crença popular,

---

2. Mais informações estão disponíveis em: <http://pt.wikihow.com/Calcular-a-Taxa-do-Metabolismo-Basal>. Acesso em: 26 fev. 2017 (N. T. T.).

3. Em 2013, um matemático da Universidade de Oxford definiu uma nova fórmula que leva em conta o ganho de peso natural de uma pessoa mais alta, mas há controvérsias sobre seu uso. Eis a fórmula: IMC = 1,3 × peso (em kg) / altura (em metros) elevada a 2,5 (N. T. T.).

não há nenhuma recomendação com base científica para beber oito copos de água por dia.

Para preparar um prato saudável, sugere-se:

- Compor metade do prato com frutas e legumes – vegetais verde-escuros, laranja e vermelhos. Comer como complemento entre as refeições, frutas, legumes ou nozes sem sal.
- Substituir leite integral por desnatado.
- Pelo menos 50% dos grãos consumidos devem ser compostos de grãos integrais, como cereais integrais, pão, arroz e massas.
- Variar as proteínas escolhidas. Duas vezes por semana, consumir frutos do mar como proteína; comer feijão, que é uma fonte natural de fibras e de proteínas. Devem-se ingerir porções pequenas e magras de carne e aves.

A noção de individualidade é central para as diretrizes do MyPlate. Para consultar suas necessidades dietéticas individuais, acesse o *site* MyPlate (http://www.choosemyplate.gov).

Destaca-se a importância de se adotar uma dieta com grande variedade de alimentos para fornecer os nutrientes essenciais em um nível calórico adequado para seu peso corporal ideal.

A seguir, apresentam-se algumas sugestões para um estilo de vida saudável:

- Deixe a plataforma MyPlate guiar suas escolhas alimentares.
- Faça um exercício de sua escolha por, pelo menos, 10 minutos de cada vez, durante, pelo menos, 30 minutos por dia.
- Mantenha uma alimentação saudável.
- Escolha uma dieta pobre em gorduras saturadas, gorduras *trans* e colesterol, e moderada em gordura total.
- Escolha e prepare alimentos com menos sal.
- Se você consome bebidas alcoólicas, beba com moderação.

Alimentos orgânicos

Os **alimentos orgânicos** são produzidos por agricultores que enfatizam o uso de recursos renováveis e a conservação do solo e da água. Carne orgânica, aves, ovos e produtos lácteos provêm de animais que não são tratados com antibióticos ou hormônio de crescimento. Na produção de alimentos orgânicos, não se utilizam pesticidas convencionais, fertilizantes feitos com ingredientes sintéticos ou lamas de depuração, bioengenharia nem radiações ionizantes. Antes que um produto seja rotulado como "orgânico", um certificador aprovado pelo governo inspeciona a fazenda onde o alimento é cultivado para ter certeza de que o agricultor está seguindo todas as regras para atender aos padrões orgânicos do Usda. Empresas que manipulam ou processam alimentos orgânicos também devem ser certificadas. O uso do selo "orgânico" é voluntário, no entanto, uma pessoa que vende como "orgânico" um produto que não satisfaz às normas do Usda pode ser multada em até 11 mil dólares para cada violação.

Os termos "naturais" e "orgânicos" não são intercambiáveis. O alimento natural foi submetido a um

---

Os efeitos do envelhecimento na nutrição

Muitos fatores afetam a dieta dos adultos mais velhos. Conforme mencionado anteriormente, as doenças das gengivas, a perda de dentes e a diminuição da sensibilidade das papilas gustativas podem levar à má nutrição. Outros fatores, como doença crônica, uso de medicação, fatores sociais, econômicos, físicos e emocionais, também afetam a nutrição. Um exemplo de medicamento é a digoxina, indicada para o tratamento da insuficiência cardíaca, mas que suprime o apetite. Os idosos também podem perder o gosto para a carne, proteína na construção e na reparação dos tecidos. Artrite, doenças cardíacas e outras doenças podem tornar o ato de cozinhar um verdadeiro desafio. A perda de um cônjuge pode tirar o interesse da pessoa em cozinhar apenas para si mesma. Fatores econômicos influenciam as escolhas das pessoas em relação à compra de alimentos.

A nova campanha de despistagem, patrocinada pela American Dietetic Association e American Academy of Family Physicians, que oferece a milhares de médicos um guia sobre assuntos concernentes à nutrição e às doenças crônicas associadas, visa sensibilizar mais médicos acerca desses problemas.

CAPÍTULO 19 Nutrição

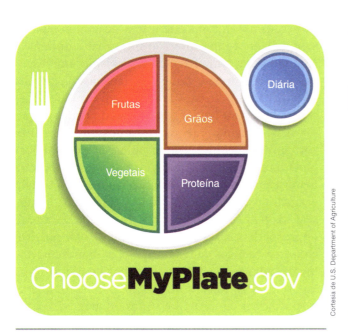

Figura 19-1 *O ícone MyPlate é uma ferramenta visual para ajudar as pessoas a fazer melhores escolhas alimentares.*

processamento mínimo e não contém aditivos, como conservantes ou corantes artificiais.

Rotulagem nutricional

A Anvisa – Agência Nacional de Vigilância Sanitária (nos Estados Unidos, a FDA) exige que a maioria dos alimentos oferecidos para venda tenha um rótulo regulamentado, de acordo com o padrão estabelecido (Figura 19-2). O rótulo nutricional deve mostrar informações sobre o total de calorias e as quantidades de gordura total (gorduras saturada e *trans*), colesterol, sódio, potássio, carboidratos totais, fibra alimentar, açúcares, proteínas, vitamina A, vitamina C, cálcio e ferro – nesta ordem. As informações que figuram no rótulo indicam as propriedades do produto antes da preparação pelo consumidor.

Essa regra estabelece um formato padrão para a informação nutricional nos rótulos dos alimentos:

19-1 Perfil de carreira

Dietistas e nutricionistas

Dietistas[1] e nutricionistas são especialistas em alimentos e nutrição, mas seus títulos não devem ser usados de forma intercambiável. Os nutricionistas podem planejar programas de nutrição e supervisionar a preparação ou o serviço de refeições. Eles ajudam a prevenir e tratar doenças por meio da promoção de hábitos alimentares saudáveis, avaliando cientificamente as dietas dos pacientes e sugerindo modificações, como redução de gordura e açúcar para aqueles que estão acima do peso.

Os dietistas operam sistemas de serviços de alimentação para instituições como escolas e hospitais e também promovem hábitos alimentares saudáveis por meio da educação e pesquisa. Os nutricionistas também podem trabalhar em grandes lojas de alimentos no varejo fornecendo aconselhamento nutricional quando necessário.

Para atuar na área de nutrição, o profissional deve ter um curso de graduação ou licenciatura. Alguns profissionais de saúde com curso de especialização em nutrição podem praticar a "nutrição clínica", considerada um tipo de medicina alternativa. Os dietistas são considerados nutricionistas, mas nem todos os nutricionistas são dietistas. Tanto dietistas quanto nutricionistas podem ser planejadores de refeição.

De acordo com a Academy of Nutrition and Dietetics, um nutricionista certificado deve ter um diploma de bacharelado com especialização em Gestão de Sistemas de Dietética e Nutrição, Alimentos ou Serviço de Alimentação. O nutricionista deve ter concluído um curso credenciado em uma instituição de saúde, uma agência comunitária ou uma empresa de serviço alimentar, e ter passado por um exame nacional regulado pelo Conselho Regional de Nutrição. A American Dietetic Association (ADA) fornece a credencial de nutricionista certificado aos aprovados no exame final. Nos Estados Unidos, 46 estados têm leis que regem a profissão de dietética, dos quais apenas 33 exigem licença.

As perspectivas de emprego de dietistas e nutricionistas devem crescer tão rápido quanto as da média dos empregos do setor.

---

1. No Brasil, a carreira de dentista não é comum. A carreira de nutricionista data de 1939, criada pela professor Geraldo Horácio de Paula Souza no Instituto de Higiene da Universidade de São Paulo, hoje Faculdade de Saúde Pública da USP (N. R. T.).

1. Quantidade por porção de cada nutriente, exceto vitaminas e minerais.
2. Porcentagem de cada nutriente em relação ao valor diário recomendado para uma dieta de 2.000 calorias.
3. Nota de rodapé com valores de referência para nutrientes selecionados, baseados em dietas de 2.000 e 2.500 calorias.
4. Informações sobre conversão calórica.

No rótulo do produto alimentar, os ingredientes são listados em ordem de destaque: primeiro, os ingredientes presentes em maior quantidade, e, em seguida, aqueles em quantidades menores. Às vezes, o primeiro ingrediente pode ser água.

Segurança alimentar e envenenamento

De acordo com o National Institute of Health, germes de origem alimentar causam 76 milhões de casos de doenças todo ano nos Estados Unidos. Na maioria dos casos, os sintomas de intoxicação alimentar se assemelham a uma infecção intestinal e duram de algumas horas a muitos dias. Organismos microscópicos podem crescer sem ser detectados na comida porque não produzem um odor nem qualquer diferença de cor ou textura. Por meio de manipulação e armazenamento adequados, é possível impedir a contaminação por tais micróbios. O mais importante é uma lavagem minuciosa das mãos antes de manusear os alimentos. Esfregue as mãos com água e sabão por, pelo menos, 20 segundos após manusear carne, peixe ou aves crus. Desinfetantes à base de álcool devem ser usados quando não for possível enxaguar as mãos com água e sabão. Limpe corretamente todas as superfícies e os utensílios de cozinha. Para sua segurança alimentar, cozinhe completamente carnes, aves, ovos e frutos do mar. Não deixe alimentos em temperatura ambiente por mais de duas horas. Refrigere os alimentos abaixo de 4 °C, pois isso ajuda a interromper o crescimento da maioria dos organismos patogênicos. Observe, nos rótulos, as datas de validade.

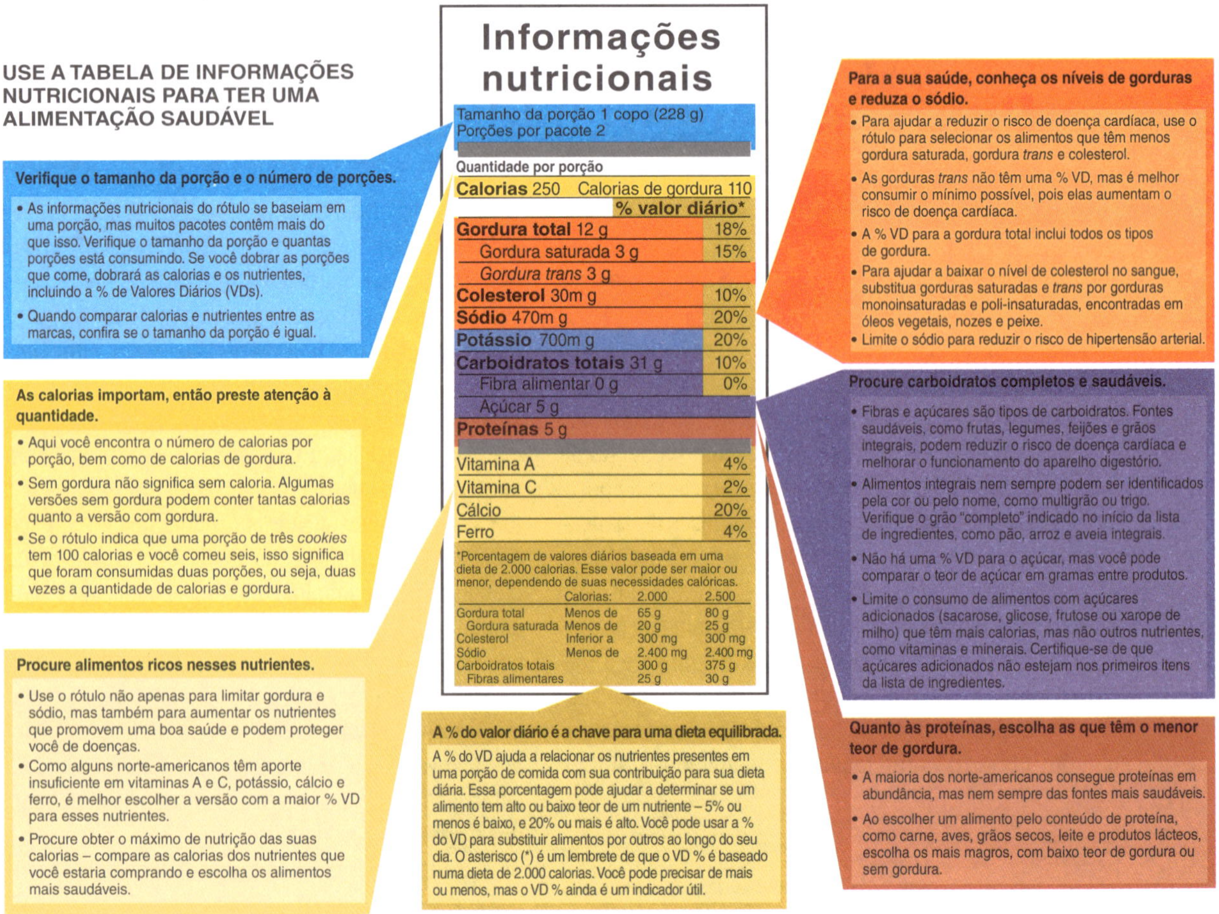

USE A TABELA DE INFORMAÇÕES NUTRICIONAIS PARA TER UMA ALIMENTAÇÃO SAUDÁVEL

Verifique o tamanho da porção e o número de porções.
- As informações nutricionais do rótulo se baseiam em uma porção, mas muitos pacotes contêm mais do que isso. Verifique o tamanho da porção e quantas porções está consumindo. Se você dobrar as porções que come, dobrará as calorias e os nutrientes, incluindo a % de Valores Diários (VDs).
- Quando comparar calorias e nutrientes entre as marcas, confira se o tamanho da porção é igual.

As calorias importam, então preste atenção à quantidade.
- Aqui você encontra o número de calorias por porção, bem como de calorias de gordura.
- Sem gordura não significa sem caloria. Algumas versões sem gordura podem conter tantas calorias quanto a versão com gordura.
- Se o rótulo indica que uma porção de três *cookies* tem 100 calorias e você comeu seis, isso significa que foram consumidas duas porções, ou seja, duas vezes a quantidade de calorias e gordura.

Procure alimentos ricos nesses nutrientes.
- Use o rótulo não apenas para limitar gordura e sódio, mas também para aumentar os nutrientes que promovem uma boa saúde e podem proteger você de doenças.
- Como alguns norte-americanos têm aporte insuficiente em vitaminas A e C, potássio, cálcio e ferro, é melhor escolher a versão com a maior % VD para esses nutrientes.
- Procure obter o máximo de nutrição das suas calorias – compare as calorias dos nutrientes que você estaria comprando e escolha os alimentos mais saudáveis.

Informações nutricionais

Tamanho da porção 1 copo (228 g)
Porções por pacote 2

Quantidade por porção
Calorias 250   Calorias de gordura 110

	% valor diário*
Gordura total 12 g	18%
Gordura saturada 3 g	15%
Gordura trans 3 g	
Colesterol 30 mg	10%
Sódio 470 mg	20%
Potássio 700 mg	20%
Carboidratos totais 31 g	10%
Fibra alimentar 0 g	0%
Açúcar 5 g	
Proteínas 5 g	
Vitamina A	4%
Vitamina C	2%
Cálcio	20%
Ferro	4%

*Porcentagem de valores diários baseada em uma dieta de 2.000 calorias. Esse valor pode ser maior ou menor, dependendo de suas necessidades calóricas.

	Calorias:	2.000	2.500
Gordura total	Menos de	65 g	80 g
Gordura saturada	Menos de	20 g	25 g
Colesterol	Inferior a	300 mg	300 mg
Sódio	Menos de	2.400 mg	2.400 mg
Carboidratos totais		300 g	375 g
Fibras alimentares		25 g	30 g

A % do valor diário é a chave para uma dieta equilibrada.
A % do VD ajuda a relacionar os nutrientes presentes em uma porção de comida com sua contribuição para sua dieta diária. Essa porcentagem pode ajudar a determinar se um alimento tem alto ou baixo teor de um nutriente – 5% ou menos é baixo, e 20% ou mais é alto. Você pode usar a % do VD para substituir alimentos por outros ao longo do seu dia. O asterisco (*) é um lembrete de que o VD % é baseado numa dieta de 2.000 calorias. Você pode precisar de mais ou menos, mas o VD % ainda é um indicador útil.

Para a sua saúde, conheça os níveis de gorduras e reduza o sódio.
- Para ajudar a reduzir o risco de doença cardíaca, use o rótulo para selecionar os alimentos que têm menos gordura saturada, gordura *trans* e colesterol.
- As gorduras *trans* não têm uma % VD, mas é melhor consumir o mínimo possível, pois elas aumentam o risco de doença cardíaca.
- A % VD para a gordura total inclui todos os tipos de gordura.
- Para ajudar a baixar o nível de colesterol no sangue, substitua gorduras saturadas e *trans* por gorduras monoinsaturadas e poli-insaturadas, encontradas em óleos vegetais, nozes e peixe.
- Limite o sódio para reduzir o risco de hipertensão arterial.

Procure carboidratos completos e saudáveis.
- Fibras e açúcares são tipos de carboidratos. Fontes saudáveis, como frutas, legumes, feijões e grãos integrais, podem reduzir o risco de doença cardíaca e melhorar o funcionamento do aparelho digestório.
- Alimentos integrais nem sempre podem ser identificados pela cor ou pelo nome, como multigrão ou trigo. Verifique o grão "completo" indicado no início da lista de ingredientes, como pão, arroz e aveia integrais.
- Não há uma % VD para o açúcar, mas você pode comparar o teor de açúcar em gramas entre produtos.
- Limite o consumo de alimentos com açúcares adicionados (sacarose, glicose, frutose ou xarope de milho) que têm mais calorias, mas não outros nutrientes, como vitaminas e minerais. Certifique-se de que açúcares adicionados não estejam nos primeiros itens da lista de ingredientes.

Quanto às proteínas, escolha as que têm o menor teor de gordura.
- A maioria dos norte-americanos consegue proteínas em abundância, mas nem sempre das fontes mais saudáveis.
- Ao escolher um alimento pelo conteúdo de proteína, como carne, aves, grãos secos, leite e produtos lácteos, escolha os mais magros, com baixo teor de gordura ou sem gordura.

Figura 19-2 *Exemplo de rótulo alimentar.*

Destaques médicos 19-1

ANTIOXIDANTES

Antioxidantes, na forma de certas vitaminas, minerais, ou substâncias químicas extraídas de plantas (fitonutrientes) que atuam como antioxidantes podem prevenir, atrasar ou reparar alguns tipos de dano celular.

O metabolismo celular natural acontece 24 horas por dia. No processo de oxidação, em que as células absorvem oxigênio para liberar energia, pode ocorrer a formação de subprodutos instáveis denominados radicais livres. Enquanto o corpo metaboliza o oxigênio de forma eficiente, de 1% a 2% podem se transformar em radicais livres. Os radicais livres podem entrar no DNA de uma célula e criar as sementes para alguma doença.

O papel dos antioxidantes é interromper esse dano que gera uma reação em cadeia, iniciada pelos radicais livres. Os antioxidantes podem prevenir essa reação em cadeia ou interrompê-la.

As escolhas alimentares diárias são as oportunidades para manter uma alimentação saudável, saborosa, rica em antioxidantes, além de outras vantagens nutricionais. Entre essas escolhas, destacam-se:

- *Café* – produtos químicos contidos em uma xícara de café, como a cafeína, atuam como antioxidantes. A atividade antioxidante associada ao café tem sido relacionada aos efeitos protetores sobre várias doenças, como câncer e doenças cardiovasculares.
- *Chá* – produzido das folhas do arbusto Camellia sinensis, o chá é rico em flavonoides e outros polifenóis que funcionam como antioxidantes. O chá preto pode diminuir o risco de ataque cardíaco e aterosclerose. Chá verde ou preto pode diminuir o risco de vários cânceres.
- *Frutas vermelhas* – mirtilos e morangos são ricos em antocianinas, que parecem ter efeitos benéficos para a saúde do coração. Todas as frutas oferecem altos níveis de antioxidantes.
- *Romãs* – dados preliminares sugerem que o suco de romã pode reduzir a progressão da aterosclerose.
- *Cúrcuma* – substância encontrada no açafrão, que é o tempero principal dos *curries*. Há indícios de que a cúrcuma tem propriedades antioxidantes que podem diminuir a inflamação e o inchaço.
- *Vegetais crucíferos* – como brócolis, couve-flor, acelga, couve e nabo. Muitas pesquisas sobre esses alimentos já demonstraram seus efeitos sobre a prevenção de certos tipos de câncer.
- *Milho* – o milho amarelo tem alta concentração de carotenoides, luteína e zeaxantina, que tem efeito anti-inflamatório.
- *Feijões (leguminosas)* – são importantes substitutos proteicos e, além disso, têm fitonutrientes. Como têm propriedades antioxidantes e anti-inflamatórias, são fundamentais para uma boa saúde cardiovascular.

Há evidências esmagadoras de que uma dieta rica em alimentos à base de plantas – frutas, verduras, legumes, nozes, sementes e grãos integrais – traz muitos benefícios para a saúde, além do aporte de antioxidantes.

Ref. Mayo Clinic Health Letter, 2013.

Obesidade

A **obesidade** é uma das doenças "nutricionais" mais comuns da nossa sociedade. Os dados mais recentes sugerem que 72% dos homens e 64% das mulheres estão obesos ou com sobrepeso, com cerca de um terço de adultos obesos. Os Institutos Nacionais de Saúde (NIH),[4] nos Estados Unidos, definem sobrepeso como um IMC entre 25 e 29,9, e obesidade como um IMC acima de 30.

---

4. Os Institutos Nacionais de Saúde fazem parte do Departamento de Saúde e Serviços Humanos dos Estados Unidos e formam uma agência de pesquisa médica do país. *Fonte*: National Institutes of Health. Disponível em: <https://www.nih.gov/about-nih/who-we-are>. Acesso em: 2 mar. 2017. (N. E.)

Ser obeso pode afetar sua saúde física e mental. Diabetes melittus do tipo 2, hipertensão arterial e doenças cardíacas são mais comuns em pessoas significativamente acima do peso do que naquelas perto do peso ideal.

Muitos especialistas acreditam que a obesidade seja causada por fatores ambientais, como:

- *Consumo excessivo* – durante os últimos 20 anos, começamos a aumentar tudo. Os *muffins* norte-americanos passaram de 80 g a 150 g. A porção média de carne deveria ser de 60 g; em vez disso, está entre 200g e 220 g.

- *Inatividade* – quase 60% dos adultos são sedentários. A prevalência da obesidade é quatro vezes maior entre os indivíduos que assistem a mais de 20 horas de TV por semana.

A seguir, apresentam-se os passos para corrigir esse problema:

- Substituir todo alimento do tipo *junk food* por frutas e vegetais frescos.

- Manter um registro dos alimentos que você consome e lembrar-se do tamanho de uma porção típica.

- Aumentar a quantidade de exercício físico diário.

Ao reduzir a ingestão calórica diária a 500 calorias por dia, em uma semana você perderá meio quilo (7.500 calorias equivalem a um quilo de peso).

Cirurgia bariátrica/ de perda de peso

Os médicos só recomendam esse tipo de cirurgia em pessoas com IMC de 40 ou mais – o que representa aproximadamente 50 kg acima do peso. Algumas pessoas com IMC inferior também podem fazer a cirurgia, desde que haja risco de diabetes ou doença cardíaca.

O *bypass* gástrico, ou cirurgia bariátrica, ajuda por meio de:

1. *Restritiva* – a cirurgia serve para limitar fisicamente a quantidade de alimento que o estômago pode conter. Um estômago normal comporta quatro xícaras de comida; após a cirurgia, essa capacidade diminui para apenas uma xícara.

2. *Disabsortiva* – a cirurgia encurta uma parte do intestino delgado, o que reduz a quantidade de calorias e nutrientes que o corpo absorve. Os tipos de cirurgia são *bypass* gástrico, bandagem gástrica, gastrectomia de manga e *switch* duodenal com desvio biliopancreático.

Um dos efeitos colaterais mais comuns é a síndrome de *dumping*, que ocorre em cerca de 50% dos pacientes. Essa síndrome ocorre porque a comida se move muito rapidamente através do sistema digestivo. Os sintomas mais comuns são náusea, sudorese, desmaio e diarreia depois que o indivíduo se alimentar. Evitar alimentos ricos em carboidratos e substituí-los por alimentos ricos em fibras pode ajudar a prevenir essa síndrome.

Transtornos alimentares

A **anorexia nervosa** é um distúrbio alimentar complexo, que ocorre principalmente em mulheres jovens. Na verdade, nesse tipo de anorexia, não há real perda de apetite, mas uma recusa do indivíduo de se alimentar por causa de uma imagem distorcida do próprio corpo e do medo de ganhar peso.

Os critérios para o diagnóstico da anorexia nervosa são identificados pela American Psychiatric Association:

1. Intenso medo do indivíduo de tornar-se obeso, medo que não diminui com a perda de peso.

2. Distorção da imagem corporal. Nesse caso, a pessoa alega que se sente gorda apesar de estar magra.

3. Perda de pelo menos 25% do peso original.

4. Recusa em manter o peso ao mínimo normal para a idade e altura.

5. Nenhuma doença física conhecida que justifique a perda de peso.

6. Amenorreia ou cessação da menstruação.

Bulimia é outro transtorno alimentar associado ao medo da pessoa de ganhar peso. É caracterizada por compulsão alimentar episódica seguida de comportamento de purga, com vômito autoinduzido e abuso de laxante. A bulimia acomete frequentemente mulheres um pouco mais velhas do que aquelas com anorexia nervosa. Em alguns casos, uma mulher pode alternar entre os dois transtornos.

O tratamento da anorexia nervosa e da bulimia é difícil e demorado. Os objetivos são restituir uma nutrição normal e resolver os problemas psicológicos subjacentes. Uma intervenção precoce é essencial; a privação associada à anorexia pode causar danos teciduais irreversíveis, e a purga associada à bulimia pode provocar desequilíbrios homeostáticos que levam a irregularidades cardíacas e, em casos extremos, à morte.

Terminologia médica

HDL	lipoproteína de alta densidade	micro/grama	um milionésimo de grama de
IMC	índice de massa corporal	mili-	milésimo
LDL	lipoproteína de baixa densidade	mili/grama	milésimo de grama
micro-	milionésimo	TMB	taxa metabólica basal
-grama	unidade de medida de massa do sistema métrico	VLDL	lipoproteína de muito baixa densidade

Questões de revisão

Assinale a opção que completa adequadamente cada frase apresentada a seguir.

1. Os materiais necessários para uma função celular adequada das células individuais são
   a. proteases.
   b. enzimas.
   c. amilases.
   d. nutrientes.

2. Um grama de gordura contém
   a. 9 calorias.
   b. 4 calorias.
   c. 5 calorias.
   d. 7 calorias.

3. A principal fonte de energia para o corpo é fornecida por
   a. gorduras.
   b. carboidratos.
   c. proteínas.
   d. água.

4. Para construir e reparar os tecidos do corpo, você precisa de
   a. gorduras.
   b. carboidratos.
   c. proteínas.
   d. água.

5. A doença mais comum do osso é
   a. osteomielite.
   b. fratura.
   c. osteoporose.
   d. câncer dos ossos.

6. Os minerais necessários para construir ossos e dentes são
   a. iodo e cálcio.
   b. cálcio e potássio.
   c. cálcio e fósforo.
   d. flúor e cálcio.

7. O iodo é necessário para a formação de
   a. hormônio adrenal.
   b. hormônio da tireoide.
   c. paratormônio.
   d. hormônio da hipófise.

8. Uma vitamina necessária para prevenir a cegueira noturna é
   a. A.
   b. K.
   c. C.
   d. D.

9. A vitamina essencial para a coagulação do sangue é
   a. A.
   b. K.
   c. C.
   d. D.

10. Uma pessoa poderá perder meio quilo por semana se reduzir a ingestão calórica diária em
    a. 100 calorias.
    b. 200 calorias.
    c. 400 calorias.
    d. 500 calorias.

Aplicação prática da teoria

1. Acesse MyPlate.gov e elabore um plano de refeição para três dias, incluindo lanches entre refeições, a fim de obter as calorias recomendadas e os aportes dietéticos para um menino de 12 anos, de 1,75 m de altura. Em seguida, ajuste essa dieta para satisfazer as demandas de uma mulher de 70 anos e 1,52 m de altura.

2. Um paciente sofre de anemia. Liste os minerais e as vitaminas que auxiliarão na formação dos glóbulos vermelhos.

3. De acordo com os nutricionistas, os carboidratos representam de 50% a 60% de uma dieta de 2.000 calorias diárias. Que proporção da dieta equivaleria a 60%? Com relação aos carboidratos, qual seria a porcentagem de calorias?

4. Um médico recomenda uma dieta com 20 g de proteínas, 300 g de carboidratos e 80 g de gorduras. Qual é o valor das calorias totais? Qual é valor calórico de proteínas, carboidratos e gorduras? Calcule a porcentagem de proteínas, carboidratos e gorduras.

5. Conforme orientação de seu professor, você deverá determinar a TMB de um colega e vice-versa. Consulte o método apresentado no capítulo. Depois de determinar as taxas, compare as respostas. Há algum indício de que você e seu colega estejam com sobrepeso ou sejam obesos? Acesse MyPlate.gov e elabore uma lista com as informações disponíveis para ajudar alguém a manter uma nutrição alimentar e um peso saudável.

Estudo de caso

Vitória é uma mulher de 60 anos de idade que pesa 100 quilos e tem 1,65 m de altura. Ela foi recentemente diagnosticada com diabetes do tipo 2. De acordo com o médico, Vitória precisa perder peso. Ele encaminha a paciente a Lauren, nutricionista da organização de manutenção da saúde (*health maintenance organization* – HMO). Primeiro, Lauren conversa com Vitória sobre como compor uma dieta equilibrada. Além disso, a nutricionista ajuda a paciente a determinar a sua TMB e as necessidades calóricas para alcançar e manter um peso saudável.

1. Qual é o papel dos carboidratos, das gorduras e das proteínas na dieta?

2. Por que é importante ter níveis saudáveis de colesterol e triglicerídeos no sangue?

3. Explique o ícone do MyPlate.

4. De acordo com escalas de peso e altura, qual seria o peso recomendado para Vitória?

5. Explique a expressão "aporte alimentar recomendado".

6. Qual é o valor da TMB de Vitória? Que fatores influenciam a TMB?

Atividade de laboratório 19-1

Teste para amido

O amido é um tipo de carboidrato que se torna azul-escuro na presença de uma solução de iodo.

- *Objetivo:* observar a presença de amido em alimentos comuns.
- *Material necessário:* pratos de papel; solução de tintura de iodo; conta-gotas; luvas; fatias de batata, maçã, pão branco, bolacha; pacotinho de manteiga; açúcar; papel e caneta.

Nota: A tintura de iodo é um veneno. Pode causar queimaduras na pele e manchar as roupas de forma permanente.

Passo 1: Organize as amostras de alimentos sobre o prato de papel.

Passo 2: Calce as luvas e, com o conta-gotas, pingue cuidadosamente uma gota de solução de iodo em cada uma das amostras de alimento.

Passo 3: Observe mudanças na cor das amostras de alimento.

Passo 4: Lave o conta-gotas. Retire as luvas e lave as mãos.

Passo 5: Anote as observações.

Passo 6: Quais amostras de alimento contêm amido? Anote as respostas.

Atividade de laboratório 19-2

Teste para lipídios ou gordura

As gorduras deixarão o papel *kraft* gorduroso.

- *Objetivo:* observar a presença de gordura em alimentos comuns.
- *Material necessário:* papel *kraft*, fatia de batata crua, colher de chá de óleo de cozinha, manteiga, grãos de milho, sementes de feijão, uma fonte de luz, papel e caneta.

Passo 1: Coloque algumas gotas de óleo sobre o papel *kraft*. Segure o papel diante de uma fonte de luz e olhe através da mancha. Registre as observações.

Passo 2: Repita o processo com manteiga, sementes de feijão, batata crua e grãos de milho, esfregando esses alimentos no papel marrom. Segure o papel contra a luz.

Passo 3: Registre as observações.

Passo 4: Que amostras de alimento contêm lipídios ou gorduras? Registre a resposta.

Atividade de laboratório 19-3

Teste para proteínas

A solução de biureto torna-se violeta na presença de proteínas.

- *Objetivo:* observar a presença de proteínas em alimentos comuns.
- *Material necessário:* solução de biureto, provetas, conta-gotas, papel branco, pequenos pedaços de batata crua, uma colher de chá de óleo de cozinha, manteiga, grãos de milho, sementes de feijão, caneta marcadora, etiquetas, luvas protetoras, papel e caneta.

Nota: A solução de biureto é perigosa. Ele queima a pele e as roupas.

Passo 1: Coloque amostras de alimento em tubos de ensaio e etiquete-os.

Passo 2: Calce as luvas protetoras.

Passo 3: Com um conta-gotas, adicione cuidadosamente 10 gotas da solução de biureto em cada tubo de ensaio.

Passo 4: Segure cada tubo de ensaio contra a folha de papel branco.

Passo 5: Se a cor mudar, registre o que acontece.

Passo 6: Descarte adequadamente o conteúdo dos tubos de ensaio.

Passo 7: Retire as luvas de proteção.

Passo 8: Quais amostras de alimento contêm proteínas?

Capítulo 20

SISTEMA URINÁRIO

Objetivos

- Explicar a função do sistema urinário.
- Descrever a estrutura e função dos órgãos do sistema urinário.
- Explicar como os rins regulam o balanço hídrico.
- Listar e descrever algumas desordens comuns do sistema urinário.
- Definir as palavras-chave relacionadas a este capítulo.

Palavras-chave

alça de Henle
aldosterona
anúria
arteríola aferente
arteríola eferente
bexiga hiperativa
bexiga neurogênica
bexiga urinária
cálices
cápsula de Bowman
cálculos renais
cistite ou infecção do trato urinário
colunas renais
córtex
dialisador
diálise
diálise peritoneal
disúria
exame de urina
fáscia renal
filtrado
glomérulo
glomerulonefrite
glomerulonefrite aguda
glomerulonefrite crônica
hematúria
hemodiálise
hidronefrose
hilo
incontinência
insuficiência renal aguda
insuficiência renal crônica
limiar
litotripsia extracorpórea por ondas de choque (Leco)
meato urinário
medula
micção
néfron
noctúria
oligúria
osmorreceptores
papila renal
cálculos renais
pelve renal
pielite
pielonefrite
pirâmides renais
piúria
renina
retroperitoneais
rins
túbulo coletor
túbulo contorcido distal
túbulo contorcido proximal
uremia
ureteres
uretra
urina

Depois que as células dos tecidos utilizam o alimento e oxigênio necessários para seu crescimento ou reparo, os resíduos devem ser removidos e excretados do corpo. Os órgãos excretores, através dos quais se realiza a eliminação, são pulmões, rins, pele e intestinos. O sistema urinário funciona, em grande parte, como um agente excretor de resíduos nitrogenados, sais e água. Os pulmões exalam o dióxido de carbono e o vapor de água durante a expiração, e a pele excreta resíduos dissolvidos na transpiração, principalmente sais em solução. O resíduo indigesto, a água e as bactérias são excretados pelo intestino. A excreção dos dejetos está resumida na Tabela 20-1.

Tabela 20-1 *Eliminação de produtos residuais*

ÓRGÃO	PRODUTOS DE EXCREÇÃO	PROCESSO DE ELIMINAÇÃO
Pulmões	Dióxido de carbono e vapor de água	Exalação
Rins	Resíduos nitrogenados e sais dissolvidos em água, na forma de urina	Micção
Pele	Sais dissolvidos	Transpiração
Intestinos	Água e resíduos sólidos	Defecação

Sistema urinário

O sistema urinário realiza a maior parte da função excretora (Figura 20-1). Os órgãos excretores mais importantes são os **rins**. Quando os rins não funcionam corretamente, resíduos tóxicos se acumulam nas células, o que resultará no "sufocamento" e envenenamento delas.

O sistema urinário é composto de dois rins (que produzem urina), dois ureteres, uma bexiga e uma uretra. Cada rim tem um ureter comprido e tubular que transporta a urina para a bexiga urinária. Esta

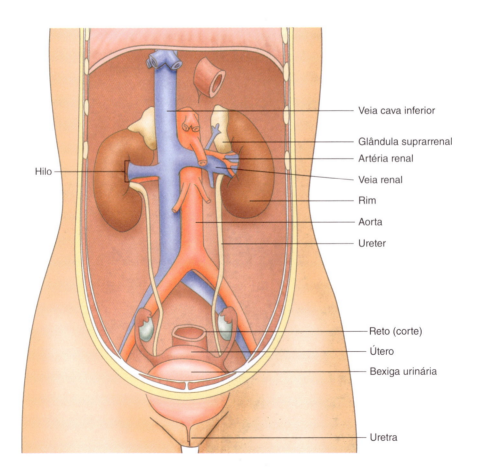

Figura 20-1 *Órgãos do sistema urinário feminino.*

serve como uma bolsa de armazenamento temporário para a urina, antes de ser excretada pela uretra.

Funções do sistema urinário

1. Realiza a excreção, definida como o processo de remoção dos derivados nitrados, alguns sais e o excesso de água do sangue.
2. Auxilia na manutenção do equilíbrio ácido-básico, avaliando elementos no sangue e reabsorvendo seletivamente água e outras substâncias para manter o equilíbrio do pH.
3. Os rins produzem a enzima renina, que ajuda a manter a pressão arterial por meio do processo de filtração.
4. Os rins produzem a eritropoietina, um hormônio que estimula a produção de glóbulos vermelhos pela medula óssea vermelha.
5. Secreta resíduos sob a forma de urina.
6. Elimina a urina armazenada na bexiga.

Rins

Os rins são órgãos em forma de feijão que repousam verticalmente contra a parede dorsal da cavidade abdominal. Eles descansam em ambos os lados da coluna vertebral, entre o peritônio e os músculos costais. Como estão localizados atrás do peritônio, os rins são chamados **retroperitoneais**. Estão posicionados entre a 12ª vértebra torácica e a 3ª lombar. O rim direito é ligeiramente menor do que o esquerdo por causa da grande área ocupada pelo fígado.

Cada rim e seus vasos sanguíneos são envoltos por uma massa de tecido adiposo denominada cápsula adiposa. Por sua vez, cada rim e sua cápsula adiposa são cobertos por um tecido duro e fibroso chamado **fáscia renal**. O termo *renal* significa "relativo ao rim".

Há um recuo côncavo na borda medial do rim denominado **hilo** (Figura 20-1). O hilo é uma passagem para vasos linfáticos, nervos, veia, artéria renal e ureter. No hilo, a cápsula fibrosa continua para baixo, formando a camada exterior do ureter. Um corte longitudinal do rim pelo meio revelará sua estrutura interna. A extremidade superior de cada ureter termina em uma estrutura em forma de funil, conhecida como **pelve renal** (Figura 20-2).

Os rins excedem o potencial de trabalho. Em circunstâncias normais, apenas uma parte do néfron (a unidade funcional do rim) é usada. Se um rim falhar ou for removido, mais néfrons e túbulos se abrem no outro rim para assumir o trabalho do rim não funcional ou ausente.

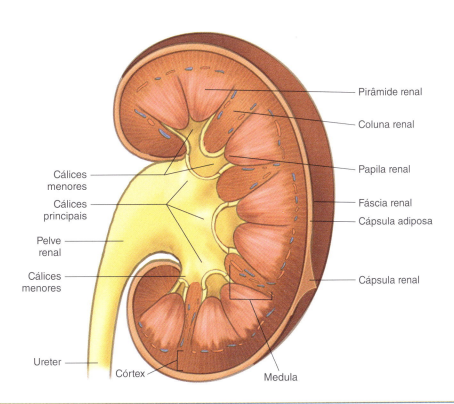

Figura 20-2 *Estrutura interna de um rim.*

Córtex e medula

O rim é dividido em duas camadas: exterior e granular denominada **córtex**, e interna e estriada chamada **medula**. A medula é vermelha e composta de cones estriados radialmente chamados **pirâmides renais**. A base de cada pirâmide renal fica em frente ao córtex, enquanto seu ápice, a **papila renal**, deságua em torno de cavidades em forma de taças, denominadas **cálices** menores. Cada cálice menor coleta a urina dos ductos das pirâmides. Os cálices menores se juntam para formar os cálices principais. Estes se juntam para formar o grande funil de coleta, a pelve renal.

O córtex é marrom-avermelhado e composto de milhões de unidades funcionais renais microscópicas chamadas néfrons. O tecido cortical fica intercalado entre as pirâmides renais, separando-as e apoiando-as. Esses suportes corticais interpiramidais formam as **colunas renais**. As colunas renais e as pirâmides renais alternam-se entre si (Figura 20-2).

Néfron

O **néfron** é a unidade estrutural e funcional básica do rim. Cada rim tem mais de um milhão de néfrons que englobam um total de mais de 220 quilômetros de filtros e tubos.

Cada néfron começa com uma **arteríola aferente** que transporta o sangue da artéria renal. Essa arteríola entra em uma cápsula oca de parede dupla, a **cápsula de Bowman** (assim denominada em homenagem a *Sir* William Bowman [1816-1892], anatomista inglês). Dentro da cápsula, a arteríola aferente se divide finamente, formando um novelo intrincado chamado **glomérulo**, que contém cerca de 50 capilares. A combinação da cápsula de Bowman com o glomérulo forma o corpúsculo renal. A cápsula de Bowman emite um ramo tubular trançado altamente complicado, conhecido como **túbulo contorcido proximal**.

Esse túbulo desce pela medula para formar a **alça de Henle**. Na Figura 20-3, observe que a alça de Henle tem um segmento reto decrescente, uma alça e um

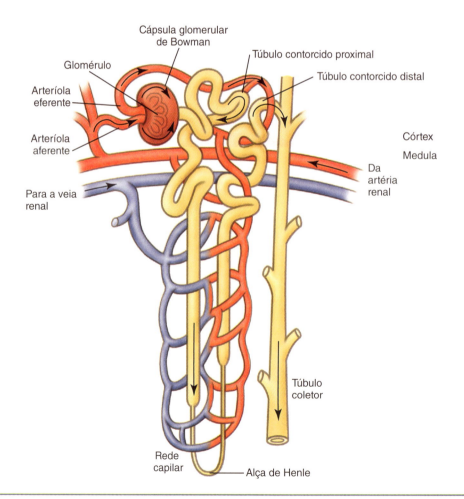

Figura 20-3 *Estrutura do néfron.*

segmento ascendente reto. Quando o ramo ascendente da alça de Henle retorna ao córtex, ele se transforma em **túbulo contorcido distal**. Finalmente, esse túbulo contorcido se abre em um vaso reto e maior, o cálice maior, conhecido como **túbulo coletor**. Vários túbulos contorcidos distais se juntam para formar esse único túbulo coletor em linha reta. O túbulo coletor deságua nas papilas, em seguida para os cálices e a pelve renal, e finalmente para o ureter.

Conforme a Figura 20-3, as paredes dos túbulos renais estão cercadas por capilares. A arteríola aferente se ramifica para formar o glomérulo e deixa a cápsula de Bowman pela **arteríola eferente**. Os ramos da arteríola eferente formam os capilares peritubulares em torno dos túbulos renais. Todos esses capilares acabam se juntando para formar um pequeno ramo da veia renal que leva o sangue do rim.

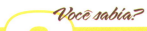

Você sabia?

Seus rins usam mais energia do que o seu coração. Os rins usam 12% de seu oxigênio, enquanto o coração gasta apenas 7%.

Caminho da formação da urina

O sangue entra pela arteríola aferente → passa através do glomérulo → para a cápsula de Bowman, torna-se um filtrado (sem glóbulos vermelhos e brancos, nem proteínas do plasma) → continua pelo túbulo contorcido proximal → para a alça de Henle → para o túbulo contorcido distal → para o coletor → para o túbulo (nesse momento, quase 99% do filtrado já foi reabsorvido): aproximadamente 1 mL de urina é formado por minuto → esse 1 mL de urina vai para a papila renal → cálices menores → cálices principais → pelve → para o uretra → para a bexiga → para a uretra → no meato urinário (Figura 20-4).

Formação de urina no néfron

Os néfrons renais formam a urina por três processos: (1) filtração do sangue pelo glomérulo, (2) reabsorção pelos túbulos renais e (3) secreção pelos capilares peritubulares, devolvendo substâncias selecionadas para o filtrado glomerular (Figura 20-5).

Filtração

Na formação da urina, a primeira etapa é a filtração. Nesse processo, o sangue da artéria renal entra na arteríola aferente menor que, por sua vez, entra nos capilares menores do glomérulo. Enquanto o sangue da artéria renal percorre esse trajeto, os vasos sanguíneos se tornam cada vez mais estreitos, o que resulta num aumento da pressão arterial. Na maioria dos capilares distribuídos pelo corpo, a pressão arterial fica em torno de 25 mm Hg; no glomérulo, ela fica entre 60 e 90 mm Hg.

Essa pressão sanguínea elevada leva um fluido semelhante ao plasma a ser filtrado pela cápsula de Bowman, no glomérulo. Esse fluido é chamado **filtrado** e é composto de água, glicose, aminoácidos, alguns sais e ureia. O filtrado não contém proteínas plasmáticas nem glóbulos vermelhos, já que estes são grandes demais para atravessar os poros da membrana capilar. A cápsula de Bowman filtra 125 mL de fluido sanguíneo por minuto. Por hora, 7.500 mL do filtrado deixam o sangue, o que equivale a cerca de 180 litros em um período de 24 horas.

Como a filtragem renal continua ao longo dos túbulos, 99% do líquido é reabsorvido pela circulação sanguínea. Portanto, apenas de 1 a 2 litros (de 1.000 a 2.000 mL) de urina são excretados por dia.

Reabsorção

Esse processo envolve a reabsorção de substâncias úteis do filtrado pelos túbulos renais que formam capilares ao seu redor (capilares peritubulares). As substâncias incluem água, glicose, aminoácidos, vitaminas, íons bicarbonato (HCO_3^-) e sais de cloreto de cálcio, magnésio, sódio e potássio. A reabsorção começa no túbulo contorcido proximal e continua na alça de Henle, nos túbulos contorcidos distais e no tubo coletor.

Os túbulos proximais reabsorvem aproximadamente 80% da água filtrada do sangue para os glomérulos. A água absorvida pelos túbulos proximais constitui a absorção de água obrigatória (a quantidade necessária para a função celular). Simultaneamente, glicose, aminoácidos, vitaminas e alguns íons sódio são ativamente transportados de volta para o sangue. No entanto, quando os níveis ultrapassam os limites normais, o revestimento seletivo não reabsorve mais certas substâncias, como a glicose, e as deixa no túbulo para que sejam eliminadas na urina. O termo usado para descrever o limite de reabsorção é **limiar**. Depois desse nível, ocorre uma excreção "além do limiar". Por exemplo, os diabéticos com frequência apresentam açúcar em sua urina (glicosúria). Outro exemplo: quando uma pessoa toma algum remédio, os túbulos só reabsorvem certa quantidade da droga. Portanto, essa pessoa precisa tomar a medicação a cada 4 ou 6 horas para manter uma dose terapêutica da droga no sangue.

Nos túbulos contorcidos distais, cerca de 10% a 15% da água é reabsorvida na circulação sanguínea,

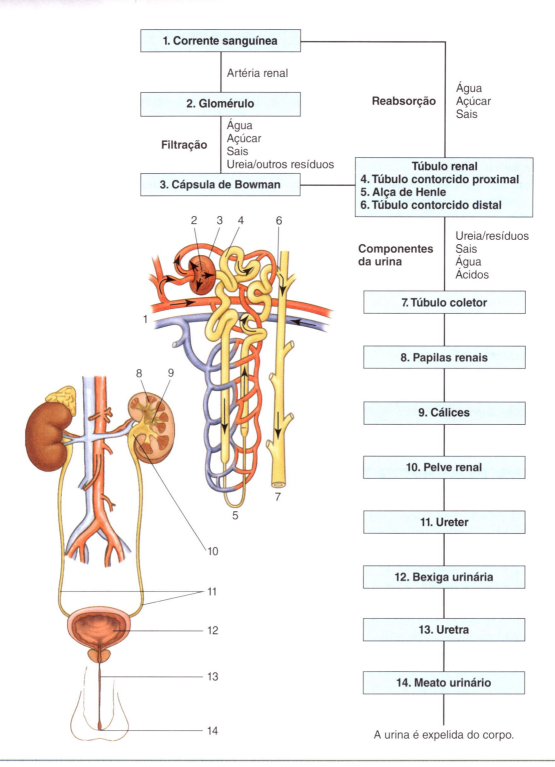

Figura 20-4 *Caminho da formação da urina.*

dependendo das necessidades do corpo. É a chamada reabsorção opcional, controlada pelo hormônio antidiurético (ADH) e pela aldosterona, que ajudam a manter o equilíbrio dos fluidos corporais (Figura 20-6).

Secreção

O processo de secreção é o oposto da reabsorção. Algumas substâncias são ativamente secretadas nos túbulos. A secreção transporta substâncias do sangue dos capilares peritubulares para o filtrado

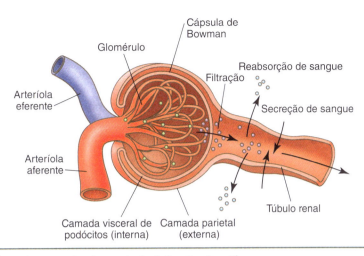

Figura 20-5 *Filtração, reabsorção e secreção são as principais funções dos néfrons.*

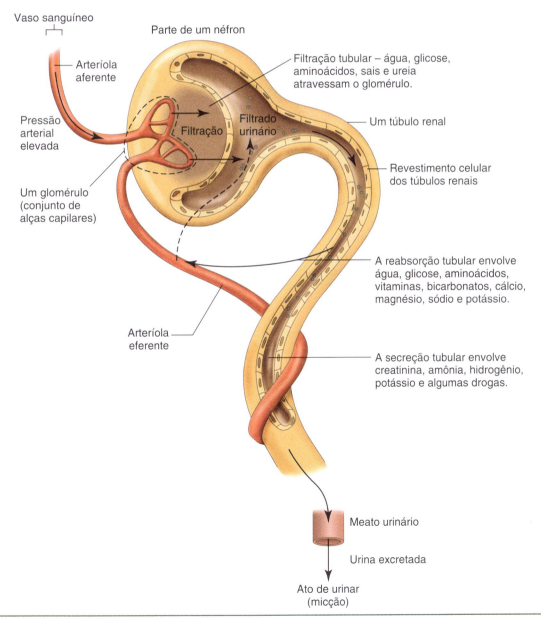

Figura 20-6 *Processos e estruturas do néfron.*

glomerular nos túbulos distais e coletores. Substâncias secretadas para o filtrado glomerular envolvem amônia, creatinina, íons hidrogênio (H⁺), íons potássio (K⁺) e algumas drogas. Eletrólitos são secretados seletivamente para manter o equilíbrio ácido-básico do corpo.

Após a conclusão da filtração, reabsorção e secreção, o filtrado glomerular é denominado **urina**.

Controle da secreção urinária

A secreção de urina é regulada por dois tipos de controle: químico e nervoso.

Controle químico

Nos túbulos renais contorcidos distais e nos ductos coletores a reabsorção de água é influenciada pelo ADH, que ajuda a aumentar o tamanho dos poros da membrana celular nas células epiteliais do túbulo distal e nos ductos de coleta, aumentando assim sua permeabilidade à água. A secreção e a regulação de ADH estão sob controle do hipotálamo. No hipotálamo, há células com receptores altamente sensíveis à pressão osmótica do plasma sanguíneo, chamados **osmorreceptores**. Qualquer aumento da pressão osmótica provocado pela retenção de sal eleva a secreção de ADH, o que inibirá a formação normal de urina e permitirá a retenção de água nos tecidos. A Figura 20-7 mostra o efeito da retenção de sal nos tecidos humanos.

Outros hormônios também estão envolvidos no processo de reabsorção. A **aldosterona**, secretada pelo córtex suprarrenal, promove a excreção de íons potássio e hidrogênio, além da reabsorção de íons sódio; água e íons cloreto também são absorvidos. O sangue passa através do glomérulo para a cápsula de Bowman, onde há células especializadas capazes de detectar uma queda da pressão arterial. Uma enzima chamada **renina** é liberada pelos rins na circulação sanguínea. A renina estimula a liberação de aldosterona pelo córtex adrenal e contrai os vasos sanguíneos. Na ausência de aldosterona, sódio e água são excretados em grandes quantidades, enquanto o potássio é retido. Qualquer disfunção no córtex adrenal produz alterações severas do teor de sal e da água nos fluidos corporais.

Diuréticos aumentam a saída da urina, inibindo a reabsorção de água. Álcool e cafeína são exemplos de diuréticos comuns. O álcool inibe a secreção de ADH pela glândula hipófise. Essa inibição aumenta a produção urinária e pode provocar desidratação. (Isso explica por que, depois de beber álcool na noite anterior, você pode acordar com uma sensação de ressecado.) A cafeína aumenta a perda de íons sódio, elevando assim a perda de água.

Controle nervoso

O controle nervoso da secreção de urina é realizado diretamente por meio da ação dos impulsos nervosos nos vasos sanguíneos. Esses impulsos chegam ao rim e, depois de instalados, seguem para os glomérulos. Um controle nervoso indireto é realizado pela estimulação de certas glândulas endócrinas, cujas secreções hormonais controlam a secreção urinária.

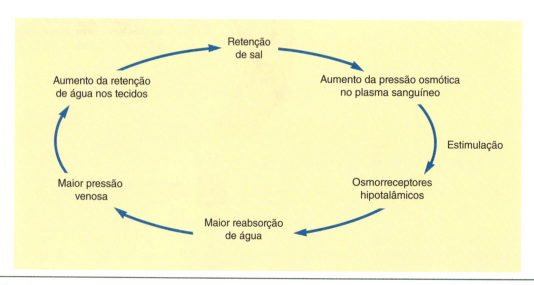

Figura 20-7 *Efeitos da retenção de sal na retenção de água pelos tecidos.*

Saída urinária

A quantidade de urina liberada varia de 1.000 a 2.000 mL por 24 horas, com uma média de 1.500 mL por dia. O volume varia conforme a dieta, ingestão de líquidos, temperatura e atividade física. Outro fator que regula a secreção de urina é a quantidade de solutos no filtrado. Os solutos mais comuns encontrados na urina são ureia, creatinina, ácido úrico, corpos cetônicos, potássio, sódio e cloreto. Em geral, a urina é um líquido transparente e claro, entretanto, a cor varia de amarelo-pálido a âmbar-escuro, dependendo da concentração. Uma urina turva é geralmente considerada anormal e pode ser o resultado da presença de sangue, pus ou bactérias.

O **exame de urina** pode determinar a presença de células do sangue e de bactérias, o nível de acidez, o peso específico e características físicas, como cor, clareza e odor. O exame de urina é o teste de diagnóstico não invasivo mais comum. A Tabela 20-2 mostra os valores normais para um exame de urina de rotina.

Tabela 20-2 Valores do exame de urina

EXAME DE URINA	VALORES NORMAIS	RESULTADOS ANORMAIS
Cor	Âmbar-claro	Muito clara ou muito escura; turva
Odor	Agradavelmente aromático	Ofensivo, desagradável
Albumina (proteína)	Negativo	Albuminúria
Acetona	Negativo	Cetonúria
Glóbulos vermelhos	2-3/HPF (*high power field* – por campo de alto aumento)	Hematúria
Glóbulos brancos	4-5/HPF (por campo de alto aumento)	Urina turva, branca
Bilirrubina	Negativo	Bilirrubinúria
Glicose	Negativo	Glicosúria
Densidade	1,005 – 1,030	Maior ou menor do que normal
Bactérias	Negativo	Presente
Cristais	Raro	Presente; de alguns a muitos
pH	4,6 – 8,0	Maior ou menor do que o normal

Ureteres

A urina de cada rim faz o seguinte percurso: túbulos coletores, pelve renal, ureter e bexiga urinária. Há dois **ureteres**, um para cada rim, que transportam a urina dos rins para a bexiga urinária. Trata-se de tubos longos e estreitos, de menos de meio centímetro de diâmetro e quase 30 centímetros de comprimento. Membranas mucosas revestem tanto a pelve renal quanto os ureteres. Por baixo desse revestimento mucoso, há fibras musculares lisas. Quando os músculos se contraem, inicia-se o peristaltismo que empurra a urina para a bexiga urinária.

Bexiga urinária

A **bexiga urinária** é um órgão muscular oco, feito de fibras elásticas e musculares involuntárias, que age como um reservatório (Figura 20-8). Esse órgão armazena até cerca de 500 mL de urina, que corresponde à sua capacidade média. Quando a quantidade de urina atinge de 200 a 400 mL, impulsos nervosos são enviados à parte inferior da medula espinhal para expelir a urina.

Uretra

A **uretra** é o tubo de paredes finas que conduz a urina da bexiga para o exterior do corpo. Ela transporta a urina por peristaltismo. Existem dois esfíncteres urinários, um em cada extremidade. Esses anéis musculares controlam

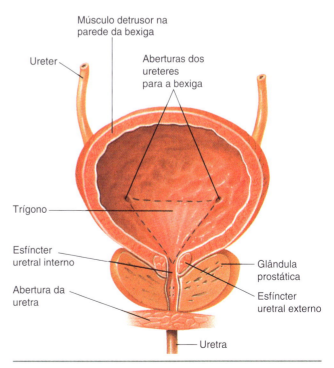

Figura 20-8 *Anatomia da bexiga urinária em um homem.*

o fluxo de urina da bexiga para a uretra. O **meato urinário** é a abertura externa da uretra. No que concerne ao gênero, a uretra e o meato têm características diferentes. A uretra feminina tem aproximadamente 4 cm de comprimento, e o meato se localiza entre o clitóris e a abertura da vagina. Na mulher, a uretra transmite apenas urina. A uretra masculina tem aproximadamente 20 cm de comprimento, e a abertura está localizada na ponta do pênis. A uretra do homem transporta tanto urina quanto sêmen (não ao mesmo tempo).

Micção

A **micção** é o processo normal de esvaziamento da bexiga. Quando a urina da bexiga atinge entre 200 e 400 mL, receptores de estiramento na parede da bexiga transmitem impulsos nervosos para a medula espinhal, retransmitindo o desejo consciente de urinar. A micção exige a contração coordenada dos músculos da bexiga e o relaxamento dos esfíncteres. O esfíncter urinário externo, formado por músculos esqueléticos, envolve a uretra assim que esta sai da bexiga. O esfíncter deve se abrir, liberando a urina da bexiga para a uretra, e daí para o meato urinário e, finalmente, para o lado de fora.

Distúrbios do sistema urinário

Insuficiência renal aguda pode ter início repentino. Há muitas causas para esse tipo de insuficiência: nefrite (inflamação do néfron), choque, ferimento, hemorragia, falha cardíaca repentina ou envenenamento. Os sintomas de insuficiência renal aguda são: **oligúria**, produção escassa ou diminuída de urina, ou **anúria**, ausência de formação de urina. A interrupção da formação de urina é perigosa; se a anúria não for aliviada, o indivíduo poderá desenvolver uma **uremia**, ou seja, quando há excesso de ureia no sangue. Os sintomas resultantes da uremia são dores de cabeça, dispneia, náuseas e vômitos. Em casos extremos, podem ocorrer coma e morte.

No caso de **insuficiência renal crônica**, há uma perda gradual da função dos néfrons.

Glomerulonefrite é uma inflamação do glomérulo do néfron. Nesse caso, o processo de filtração é afetado. Proteínas plasmáticas como albumina (albuminúria) são filtradas e encontradas na urina. Os glóbulos vermelhos também podem passar pelo filtro. A urina será ligeiramente avermelhada, uma condição conhecida como **hematúria** ou sangue na urina.

Glomerulonefrite aguda ocorre em algumas crianças, cerca de uma a três semanas após uma infecção bacteriana, geralmente por estreptococo na garganta. A doença é facilmente tratada com antibióticos.

Glomerulonefrite crônica ocorre quando a membrana de filtração é permanentemente afetada. Como há diminuição da função renal, pode resultar em insuficiência renal.

Hidronefrose ocorre quando a pelve renal e os cálices se distendem por causa do acúmulo de líquido (Figura 20-9). A urina se acumula por causa da obstrução na uretra ou da pressão do lado de fora do ureter, que pode estreitar a passagem. A obstrução pode ser provocada por uma pedra no rim. Outras condições que podem causar hidronefrose são gravidez ou alargamento da próstata, que pressiona os ureteres ou a bexiga. O tratamento consiste na remoção da obstrução.

Pielite é uma inflamação da pelve renal (Figura 20-10A). A **pielonefrite** é a inflamação do tecido e da pelve renal (Figura 20-10B). Esta condição resulta geralmente de uma infecção que se espalhou a partir dos ureteres. Um dos sintomas é a **piúria**, presença de pus na urina. O tratamento inclui a administração de antibióticos.

Cálculos renais são pedras formadas no rim. Alguns materiais contidos na urina são pouco solúveis

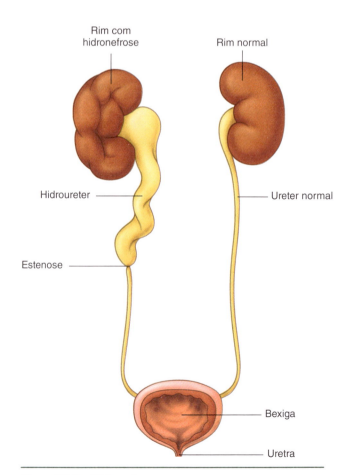

Figura 20-9 *Hidronefrose.*

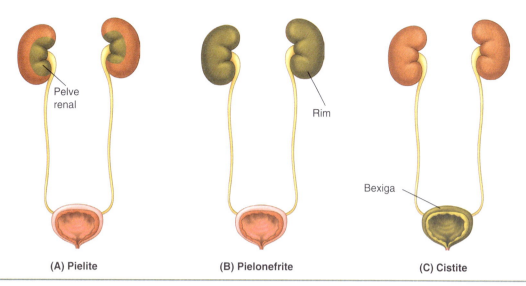

Figura 20-10 Infecção do trato urinário indicada em verde: (A) pielite (pelve renal), (B) pielonefrite (pelve renal e tecido) e (C) cistite (bexiga).

em água. Portanto, quando eles estagnam, cristais microscópicos de fosfato de cálcio, ácido úrico e outras substâncias podem se aglutinar, formando pedras nos rins. Essas pedras crescem lentamente em diâmetro e acabam enchendo a pelve renal e obstruindo o fluxo de urina no ureter. Em geral, o primeiro sintoma de um cálculo renal é uma dor extrema, que ocorre de repente na área do rim ou do abdômen inferior e se move para a virilha. Outros sintomas incluem náuseas e vômitos, ardor, frequente vontade de urinar, calafrios, febre e fraqueza. Também pode haver hematúria. O diagnóstico é feito com base nos sintomas e por meio de exames de ultrassom e raio X, como pielograma intravenosa (*intravenous pyelogram* – IVP) e imagem de rins, uretra e bexiga (RUB). O tratamento inclui o aumento de fluidos para promover a produção de urina, o que pode ajudar a eliminar a pedra. Medicamentos são administrados para ajudar a dissolver a pedra. Se isso não for bem-sucedido, pode ser usado um uretroscópio ou a litotripsia (ver boxe "Destaques médicos: Remoção de pedra nos rins").

Cistite ou infecção do trato urinário é uma inflamação do revestimento da mucosa da bexiga urinária (Figura 20-10C). A causa mais comum de cistite é a *Escherichia coli*, um organismo geralmente encontrado no reto. O indivíduo acometido de cistite pode sentir dor ao urinar (**disúria**) e/ou ter micção frequente. A cistite é mais comum em mulheres. O comprimento da uretra feminina é de cerca de 3 cm, e organismos externos podem entrar facilmente pela uretra e, então, seguir para a bexiga. O tratamento dessa inflamação envolve antibióticos e antissépticos urinários com aumento de fluidos. O paciente deve ser informado sobre as técnicas apropriadas de limpeza após a micção. O paciente com cistite deve ser

Os efeitos do envelhecimento no sistema urinário

Com o avanço da idade, os rins encolhem por causa da perda de néfrons na região cortical do rim. Há evidências de colapso de glomérulos e alterações escleróticas nos maiores vasos sanguíneos renais. O resultado final é uma diminuição do fluxo sanguíneo renal. Essa mudança no fluxo compromete a capacidade do rim de eliminar substâncias indesejadas da corrente sanguínea. Há também um declínio na taxa de filtração glomerular. Quando há redução dessa taxa, é necessário ajustar as doses e drogas eliminadas pelo rim para compensar a diminuição da função renal relacionada à idade. Se ajustes não forem efetuados, haverá um risco de *overdose* de drogas com a idade. Outras funções como a reabsorção de glicose também diminuem com a idade, o que resulta em hiperglicemia.

Há uma perda do tônus muscular na bexiga urinária, o que em muitos casos causa **noctúria** (micção noturna frequente). O enfraquecimento da bexiga e dos esfíncteres reduz a capacidade de manter a continência. A incontinência urinária, perda involuntária do controle urinário, é mais comum em adultos mais velhos.

lembrado de completar toda a medicação prescrita para evitar uma reinfecção.

Incontinência é também conhecida como micção involuntária. Nesse caso, o indivíduo perde o controle voluntário sobre a micção. A incontinência ocorre em bebês antes do treinamento do toalete, porque lhes falta o controle sobre o músculo esfíncter externo da uretra. Dessa forma, a micção ocorre sempre que a bexiga enche. Da mesma forma, uma pessoa que sofreu um acidente vascular cerebral, ou cuja medula espinhal foi seccionada, pode ficar sem controle sobre a bexiga. Nessas condições, o paciente pode precisar de um cateter permanente. O tubo é inserido através da uretra, no pescoço da bexiga. Isso direciona a urina em um saco de drenagem urinária estéril.

Bexiga neurogênica é uma condição causada pelo dano dos nervos que controlam a bexiga. Isso resulta em disúria e retenção de urina, que é incontinência e a incapacidade de esvaziar completamente a bexiga.

Bexiga hiperativa é uma condição que afeta 33 milhões de norte-americanos e interfere muito nas atividades de vida diária deles. Um problema com o armazenamento na bexiga provoca vontade súbita de urinar, o que pode levar à incontinência. Isso acontece quando os sinais nervosos entre a bexiga e o cérebro não são coordenados. Ou também quando os músculos da bexiga são hiperativos. Os sintomas mais comuns são: urinar oito ou mais vezes por dia e/ou despertar mais de duas vezes durante a noite para urinar. O tratamento inclui estratégias comportamentais, como exercícios pélvicos, agendamento da ingestão de líquidos, micção cronometrada, e micção dupla, ou seja, depois de o indivíduo urinar, ele deve esperar alguns minutos e tentar urinar novamente. Medicamentos também podem ser utilizados para relaxar a bexiga, a fim de aliviar os sintomas e reduzir os episódios de incontinência.

Diálise

A **diálise** é um tratamento da insuficiência renal que envolve a passagem do sangue por uma membrana semipermeável para livrá-lo de resíduos nocivos e de excesso de sal e água. Os dispositivos de diálise servem como um substituto para o rim. As duas formas de diálise são hemodiálise e diálise peritoneal.

Hemodiálise é um processo de purificação do sangue por passagem através de membranas finas, expondo-o a uma solução que circula continuamente em torno da membrana. A solução é chamada dialisado. Substâncias do sangue passam através das membranas para a região menos concentrada, obedecendo

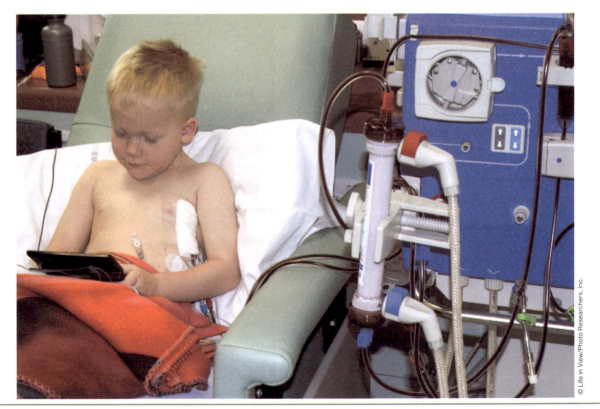

Figura 20-11 Em uma sessão de hemodiálise, o sangue filtrado que foi desperdiçado pelo dialisador é devolvido para o corpo do paciente.

às leis da difusão. A parte da máquina que substitui o rim é um tubo de vidro denominado **dialisador**, que é preenchido por milhares de minúsculas fibras ocas firmemente conectadas nas suas extremidades (Figura 20-11). O sangue do paciente flui através das fibras, cercadas pela circulação do líquido. O dialisado é individualizado para cada paciente, para fornecer os níveis adequados de sódio, bicarbonato e outras substâncias. Essas substâncias atravessam a membrana e entram no sangue. Ao mesmo tempo, água e resíduos deixam o sangue para entrar no dialisado.

O paciente é conectado à unidade de diálise por meio de agulhas, e a tubulação que leva o sangue para a máquina o devolve ao paciente. Constrói-se cirurgicamente uma fístula (abertura entre uma artéria e uma veia) ou um enxerto (veia inserida entre uma artéria e uma veia) para fornecer um local de inserção das agulhas. Veias artificiais podem durar de três a cinco anos. A maioria dos pacientes é designada para um centro de diálise para seu tratamento periódico. No entanto, o tratamento também poderá ser feito em casa se o paciente e a família estiverem dispostos a assumir tal responsabilidade. Geralmente, a diálise é feita de duas a três vezes por semana, e cada sessão dura de duas a quatro horas. Para evitar efeitos colaterais, o paciente é aconselhado a seguir instruções especiais de dieta e tomar os medicamentos conforme prescrição.

No caso da **diálise peritoneal**, utiliza-se o revestimento peritoneal do próprio paciente para filtrar o sangue, em vez de um dialisador. Uma solução de limpeza chamada dialisado viaja por um cateter implantado no abdômen. Fluido, resíduos, eletrólitos

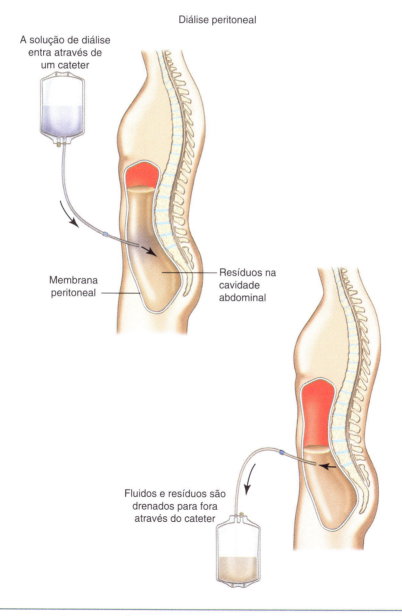

Figura 20-12 *A diálise peritoneal utiliza como dialisador o próprio revestimento peritoneal do paciente.*

Destaques médicos

20-1

REMOÇÃO DE PEDRA NOS RINS

LITOTRIPSIA POR ONDAS DE CHOQUE EXTRACORPÓREAS

Um procedimento cirúrgico chamado **litotripsia extracorpórea por ondas de choque (Leco)** pode ser realizado para remover pedras nos rins, localizadas no alto dos ureteres ou na pelve renal. A Leco usa ondas de choque criadas fora do corpo que atravessam os tecidos até baterem nas pedras densas. As pedras são fraturadas com as ondas sonoras e se desintegram em grãos de areia, que passam pelo trato urinário. Vários dispositivos de Leco são usados. Um deles coloca o paciente em banho-maria enquanto as ondas de choque são transmitidas. A maioria dos dispositivos usa raio X ou ultrassom para ajudar o cirurgião a localizar as pedras durante o tratamento.

Esse procedimento pode ser feito em ambulatório. O tempo de recuperação é curto, e a maioria das pessoas retoma suas atividades normais em poucos dias. Algumas complicações podem ocorrer, como hematúria, hematomas e leve desconforto no abdômen ou nas costas. Além disso, os fragmentos de pedra quebrados podem causar desconforto ao passarem pelo trato urinário.

NEFROLITOTOMIA PERCUTÂNEA

No procedimento de nefrolitotomia percutânea, o cirurgião faz um pequeno buraco nas costas do paciente e cria um túnel em direção ao rim. Com um instrumento denominado nefroscópio, ele localiza e remove as pedras. No caso de pedras maiores, uma sonda de energia ultrassônica pode ser necessária para quebrá-las em pedaços menores. Uma vantagem desse procedimento em relação à Leco é que o cirurgião remove os fragmentos de pedra, em vez de depender da passagem natural pelo rim.

REMOÇÃO URETEROSCÓPICA DE PEDRAS

A remoção ureteroscópica é praticada nos casos de pedras de tamanhos médio e baixo. Um cirurgião passa uma pequena fibra óptica chamada ureteroscópio através da uretra e da bexiga até o ureter. Em seguida, ele localiza a pedra e a remove com um dispositivo em gaiola, ou a quebra com um instrumento especial que gera uma onda de choque.

---

e produtos químicos passam dos minúsculos vasos sanguíneos da membrana peritoneal para o dialisado. Depois de várias horas, o dialisado é drenado do abdômen, levando com ele os resíduos do sangue. O abdômen é preenchido com dialisado fresco, e o procedimento de limpeza começa novamente. O tipo mais comum de diálise peritoneal é a diálise peritoneal ambulatorial contínua (Dpac). O dialisado fica no abdômen por um período que varia de quatro a seis horas. O processo que envolve drenagem do dialisado e substituição com solução fresca demora cerca de 30 minutos. A maioria dos pacientes troca a solução quatro vezes por dia (Figura 20-12).

A diálise peritoneal automatizada, que pode ser realizada durante a noite enquanto o paciente está dormindo, demora de seis a oito horas.

A principal complicação da diálise peritoneal é a peritonite, uma inflamação do revestimento peritoneal.

Transplante renal

Transplantes renais são feitos em casos de doenças debilitantes crônicas e prolongadas que provocam insuficiência renal bilateral. Em muitos casos, o paciente fez diálise por muito tempo, à espera de um órgão compatível.

    Existem dois tipos de transplante renal: utiliza-se o rim de um doador vivo (um membro da família apresenta geralmente a melhor correspondência) ou de um doador não relacionado que faleceu. O sangue e outros materiais celulares devem ter correspondência a fim de assegurar o maior potencial para o sucesso do transplante. A complicação mais importante que ocorre após o transplante é a rejeição do rim pelo destinatário. Medicamentos devem ser tomados todos os dias para prevenir a rejeição. Os resultados de transplante melhoram constantemente com os avanços da pesquisa. Um transplante renal bem-sucedido fornece a oportunidade para os pacientes desfrutarem de uma melhor qualidade de vida e, muitas vezes, é associado a um aumento dos níveis energéticos e dietéticos.

Um corpo — Como o sistema urinário interage com os outros sistemas do corpo

Sistema tegumentar
- Produz o precursor da vitamina D. O rim, por sua vez, produz a forma ativa da vitamina D, que é necessária para a absorção de cálcio.

Sistema esquelético
- A cavidade pélvica protege a bexiga urinária.

Sistema muscular
- O produto residual do metabolismo muscular, a creatinina, é excretado pelos rins.
- O peristaltismo movimenta a urina da bexiga para a uretra.
- Os músculos do esfíncter controlam o ato voluntário da micção.

Sistema nervoso
- Os osmorreceptores hipotalâmicos reagem à pressão osmótica do sangue. Um aumento da pressão provoca a liberação de ADH, visando aumentar a reabsorção de água pelos túbulos renais distais.
- Os receptores de estiramento da bexiga transmitem impulsos nervosos que nos informam sobre a necessidade de urinar.

Sistema endócrino
- Os hormônios aldosterona e ADH ajudam a regular a reabsorção de água e eletrólitos.

Sistema circulatório
- O sangue é constantemente filtrado pelos rins para remover os resíduos do metabolismo. Os eletrólitos necessários são reabsorvidos para manter o equilíbrio ácido-básico do organismo.
- A enzima renina ajuda a manter a pressão arterial.
- A pressão arterial influencia a taxa de filtração glomerular.
- O hormônio eritropoietina estimula a produção de glóbulos vermelhos do sangue.

Sistema linfático
- Os rins filtram as bactérias e os resíduos dos processos inflamatórios.

Sistema respiratório
- Os pulmões e rins mantêm o pH sanguíneo adequado.

Sistema digestório
- O fígado converte os produtos finais do metabolismo das proteínas em ureia, para que esta seja excretada pelos rins.
- Utiliza a forma ativa da vitamina D para absorver o cálcio.

Sistema reprodutor
- A uretra masculina é uma passagem comum para o sêmen e a urina.

Terminologia médica

aferente	que conduz até	glomérulo	assemelha-se a uma pequena bola de lã
arteríola	pequena artéria	nefr	rim
arteríola aferente	pequena artéria que conduz até	glomérulo/nefr/ite	inflamação do glomérulo do rim
an-	sem	hemat	sangue
-úria	urina	hemat/úria	sangue na urina
an/úria	sem urina	hemo/diá/lise	quebra do sangue através de uma membrana semipermeável
cist	bexiga	hidro	água
-ite	inflamação	-ose	estado anormal de
cist/ite	inflamação da bexiga	hidro/nefr/ose	estado anormal da água do rim
dia-	através	olig	pouco, raro
-lise	quebrar	olig/úria	urina rara
diá/lise	quebrar através de membrana semipermeável	pielo	da pelve renal
dis-	dolorido	pielo/nefr/ite	inflamação da pelve renal
dis/úria	micção dolorida	ren	rim
eferente	que conduz para fora	-al	relacionado a
arteríola eferente	pequena artéria que conduz para fora	ren/al	relacionado ao rim
exame de urina	decomposição da urina para o estudo	ur	urina
		-emia	estado do sangue
filtr	filtro	ur/emia	acúmulo no sangue dos constituintes normais da urina
-ado	relativo a		
filtr/ado	líquido que passou por um filtro		

Questões de revisão

Assinale a opção que completa adequadamente cada frase apresentada a seguir.

1. Os rins são responsáveis por excretar
   a. dióxido de carbono e água.
   b. resíduos sólidos e água.
   c. água e resíduos nitrogenados.
   d. transpiração.

2. Além dos rins, o(s) órgão(s) responsável(is) pela excreção de água e dióxido de carbono é(são):
   a. pulmões.
   b. rins.
   c. pele.
   d. intestino grosso.

3. Os rins se localizam na área
   a. abdominal.
   b. pélvica.
   c. peritoneal.
   d. retroperitoneal.

4. Uma bola de capilares é denominada
   a. cápsula de Bowman.
   b. córtex.
   c. glomérulo.
   d. medula.

5. O processo da passagem do fluido parecido com o plasma dos glomérulos para a cápsula de Bowman é denominado
   a. filtragem.
   b. reabsorção.
   c. secreção.
   d. excreção.

6. O hormônio ADH afeta a reabsorção no/na
   a. glomérulo.
   b. túbulo contorcido proximal.
   c. alça de Henle.
   d. túbulo contorcido distal.

7. O percurso de formação de urina é
   a. rim, ureter, uretra, bexiga.
   b. ureter, pelve, uretra, bexiga.
   c. rim, uretra, bexiga, uretra.
   d. rim, ureter, bexiga, uretra.

8. A produção média diária normal de urina é
   a. 600 mL.
   b. 800 mL.
   c. 1.500 mL.
   d. 2.400 mL.

9. A inflamação da bexiga urinária é denominada
   a. nefrite.
   b. cistite.
   c. pielite.
   d. uretrite.

10. A micção involuntária é conhecida como
    a. poliúria.
    b. anúria.
    c. incontinência.
    d. frequência.

Complete as lacunas

1. Pus na urina é denominado _____.

2. Dor ao urinar é chamada _____.

3. Frequência de micção é chamada _____.

4. Produção escassa de urina é conhecida como _____.

5. Ausência de micção é denominada _____.

Compare e diferencie

Aponte as semelhanças e diferenças entre os termos e as expressões apresentados a seguir:

1. Túbulo contorcido proximal e túbulo contorcido distal
2. Pielite e pielonefrite
3. Hidronefrose e glomerulonefrite
4. Insuficiência renal e cálculos renais
5. Hemodiálise e diálise peritoneal

Aplicação prática da teoria

1. A quantidade de água perdida diariamente varia de 1.000 a 2.000 mL pela urina, 500 mL através da pele e 500 mL pela respiração. Mantenha um registro durante 24 horas. Meça a sua ingestão de líquidos e sua saída urinária. Responda à seguinte questão: "Você está tomando fluidos suficientes para manter o corpo em um bom equilíbrio hídrico?".

2. Você só correu meio quilômetro e está suando profusamente. Quando urina, você nota que há apenas uma pequena quantidade e concentrada. Explique o que aconteceu.

3. Seu médico lhe prescreveu um antibiótico. De acordo com as instruções, você deve tomar o medicamento a cada seis horas. Por que é necessário manter o tratamento por mais de 24 horas?

4. Alícia tem 42 anos de idade e é mãe de três meninos. Ela decide ir ao centro de emergência porque tem sentido ardor na micção, além de urinar o tempo todo. O médico solicita um exame de urina. Qual é a importância desse exame? Com o exame concluído, Alícia recebe o seguinte diagnóstico: cistite. Explique-lhe o que é uma cistite e por que é mais comum em mulheres. Que instruções Alícia deve receber em relação ao tratamento?

5. Na insuficiência renal, a diálise pode ser necessária. Defina diálise. Que tipo seria mais adequado para um paciente de 70 anos de idade e com problemas de visão? E para uma mãe com filhos de 2, 6 e 10 anos de idade?

Estudo de caso

João chega ao consultório médico queixando-se de dores nas costas. A dor está localizada na lateral direita das vértebras e acima das nádegas. O médico pede alguns exames para descartar o diagnóstico de pedras nos rins.

1. Que testes diagnósticos podem ser solicitados?

2. Descreva a localização da dor nas costas. Após a conclusão do teste, o médico informa que João tem uma pedra na pelve renal do rim direito. O médico agenda uma consulta para remover a pedra.

3. Descreva a função do rim e as partes do néfron. Nomeie as partes do rim e as funções delas.

4. Que outros sistemas do corpo afetam as doenças renais?

5. Há mais de um procedimento para remover pedras dos rins. Qual deles poderá ser programado para João?

6. Explique os diversos tipos de procedimento para remover uma pedra do rim.

7. João se pergunta se terá esse problema no futuro. O que o médico lhe diz?

CAPÍTULO 20 *Sistema urinário*

Atividade de laboratório 20-1

Rim

- *Objetivo:* observar a estrutura do rim.
- *Material necessário:* rim de ovelha, bandeja de dissecação, instrumentos, papel, este livro, luvas descartáveis e caneta.

Passo 1: Calce luvas descartáveis.

Passo 2: Examine o rim de ovelha. Identifique a cápsula renal, o ureter, a artéria renal e a veia renal. Descreva e registre as observações.

Passo 3: Com um bisturi, faça cuidadosamente uma incisão longitudinal no rim de ovelha, dividindo-o em duas seções.

Passo 4: Localize o córtex renal, a medula renal e a pelve. Tente seguir a artéria renal até a estrutura glomerular do rim. Compare com a Figura 20-2. Desenhe e rotule as observações.

Passo 5: Descarte o rim de ovelha de forma apropriada.

Passo 6: Retire as luvas e lave as mãos.

Atividade de laboratório 20-2

Estrutura do néfron

- *Objetivo:* observar a estrutura do néfron.
- *Material necessário:* lâminas preparadas de tecido renal, microscópio, este livro, papel e caneta.

Passo 1: Examine a Figura 20-3. Verifique a função do néfron quanto aos processos de filtração, reabsorção e secreção da urina. Registre as observações.

Passo 2: Examine as lâminas de tecido renal. Localize e descreva o glomérulo. Registre as observações.

Atividade de laboratório 20-3

Exame de urina

- *Objetivo:* testar uma amostra de urina simulada para o pH, observar se a amostra é ácida, básica ou neutra e verificar a presença de acetona ou glicose.

- *Material necessário:* amostra de urina simulada, luvas descartáveis, copo, papel de tornassol vermelho e azul, garrafa com varetas e gráficos de acompanhamento para testar a presença de acetona e glicose, este livro, papel e caneta.

Passo 1: Lave as mãos e obtenha a amostra de urina simulada.

Passo 2: Verifique a claridade da cor da amostra de urina.

Passo 3: Registre as conclusões sobre a cor e característica da amostra: límpida ou turva.

Passo 4: Coloque o papel tornassol azul na amostra de urina. Retire-o e verifique a cor. Registre os resultados e descarte o papel tornassol.

Passo 5: Coloque o papel tornassol vermelho na amostra de urina. Retire-o e verifique a cor. Registre os resultados e descarte o papel tornassol.

Passo 6: Pegue a vareta de equilíbrio ácido-básico e mergulhe-a na amostra de urina. Remova a vareta e compare o resultado com o gráfico ácido-básico. Registre os resultados e descarte a vareta.

Passo 7: Pegue a vareta de acetona e mergulhe-a na amostra de urina. Remova a vareta e compare o resultado com o gráfico de acetona. Registre os resultados e descarte a vareta.

Passo 8: Pegue a vareta para açúcar e mergulhe-a na amostra de urina. Remova a vareta e compare o resultado com o gráfico de glicose. Registre os resultados e descarte a vareta.

Passo 9: Descarte a amostra de urina de forma adequada. Remova as luvas, descarte-as de maneira apropriada e lave as mãos.

Passo 10: Compare os resultados obtidos com o valor normal indicado neste livro.

Passo 11: Compare seus resultados com os dos colegas.

Capítulo 21

SISTEMA REPRODUTOR

Objetivos

- Comparar a divisão de células somáticas (mitose) com a divisão de células germinativas (meiose).
- Explicar o processo de fertilização.
- Identificar os órgãos do sistema reprodutor feminino e explicar as funções deles.
- Descrever as etapas e mudanças que ocorrem durante o ciclo menstrual.
- Explicar a menopausa e as mudanças que ocorrem durante essa fase.
- Identificar os órgãos do sistema reprodutor masculino e explicar as funções deles.
- Listar alguns transtornos comuns do sistema reprodutor.
- Definir as palavras-chave relacionadas a este capítulo.

Palavras-chave

amenorreia
aréola
canal deferente
câncer de endométrio
câncer cervical
câncer da próstata
câncer de mama
câncer de ovário
células germinativas (gametas)
ciclo menstrual
circuncisão
cistoscopia
clamídia
clitóris
coito
colo do útero
coroa radiada
corpo lúteo
criptorquidia
dismenorreia
doença inflamatória pélvica (DIP)
ductos deferentes
ducto ejaculatório
ectoderma
endoderme
endométrio
endometriose
epididimite
epidídimo
escroto
esfregaço de Papanicolau (PAP)
espermatogênese
espermatozoides
estéril
fertilização
fertilização in vitro (FIV)
fímbrias
folículos de Graaf
fundus
glande do pênis
glândulas bulbouretrais (glândulas de Cowper)
glândulas de Bartholin
gonorreia
grandes lábios
gravidez ectópica
haste peniana
herpes genital
hímen
hiperplasia prostática benigna (HBP)
histerectomia
impotência
infecções fúngicas
infertilidade
inseminação artificial
laparoscopia
lumpectomia
mamas
mamografia
mastectomia
menarca
menopausa
menorragia
menstruação
mesoderme
miométrio
monte púbico
orquite

Palavras-chave (Continuação)

ovários
ovidutos
ovogênese
ovulação
óvulos
pênis
pequenos lábios
períneo
prepúcio
próstata
prostatectomia
prostatite
puberdade
relaxina
salpingite
sífilis
síndrome de choque tóxico
tensão pré--menstrual (TPM)
testículos
tricomoníase vaginal
trompas de Falópio
tubas uterinas
túbulos seminíferos
tumores
fibroides
tumorectomia
tumores de mama
útero
vagina
verrugas genitais
vesículas seminais
vestíbulo
vulva
zigoto

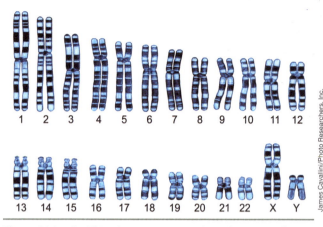

Figura 21-1 *Cariótipo humano. Um cariótipo é o arranjo dos pares de cromossomos, de acordo com sua forma e tamanho.*

Todos os organismos vivos, unicelulares ou multicelulares, pequenos ou grandes, devem se reproduzir para continuar sua espécie. Os seres humanos e a maioria dos animais multicelulares reproduzem novos membros da espécie por reprodução sexuada.

Funções do sistema reprodutor

1. Tem os órgãos necessários para realizar a reprodução, a criação de um novo indivíduo.
2. Sintetiza hormônios necessários para o desenvolvimento dos órgãos reprodutores e das características sexuais secundárias:
   - Mulheres – estrogênio, progesterona e relaxina.
   - Homens – testosterona.

Para que a reprodução sexual aconteça, células sexuais especializadas ou **células germinativas** (ou **gametas**) devem ser produzidas pelas gônadas dos homens e pelos órgãos sexuais femininos. As gônadas femininas, chamadas ovários, produzem os óvulos (ova). As gônadas masculinas, os testículos, produzem espermatozoides (esperma). A divisão celular normal é conhecida como mitose. Na formação das células germinativas, ocorre um processo especial de divisão celular denominado meiose. Na mulher, o processo meiótico é chamado especificamente de **ovogênese**; no homem, é a **espermatogênese**.

Nos humanos, o núcleo de células somáticas (do corpo), como pele, gordura, músculos, nervos e células ósseas, contém 46 cromossomos, dos quais 44 são autossomos (cromossomos não sexuais). Os dois restantes são cromossomos sexuais. Cada cromossomo tem um parceiro do mesmo tamanho e forma, com o qual ele pode ser emparelhado (Figura 21-1). Na mulher, as células somáticas contêm 22 pares de autossomos e um único par de cromossomas sexuais (ambos são cromossomos X). No homem, a combinação é também de 22 pares autossômicos e mais um único par de cromossomos sexuais. No entanto, o par de cromossomos sexuais masculino é composto de um X e um Y.

A ovogênese e a espermatogênese reduzem o número de cromossomos de 46 para 23 nos gametas ou células germinativas. Todos os organismos multicelulares originam-se da fusão de dois gametas: espermatozoide do homem e óvulo da mulher. A Figura 21-2 mostra a estrutura de um espermatozoide e de um óvulo.

Fertilização

Durante a relação sexual – ou **coito** –, o esperma dos testículos é depositado na vagina (Figura 21-3). Os espermatozoides que entram no trato reprodutivo feminino vivem apenas um dia ou dois, no máximo, porém podem permanecer no trato até duas semanas antes de degenerar. Aproximadamente 100 milhões de espermatozoides estão contidos em 1 mL de sêmen ejaculado. Eles são razoavelmente uniformes em tamanho e forma. Se a contagem for menor que 20 milhões por mililitro, o homem é considerado **estéril**. Esses milhões de espermatozoides nadam em direção ao óvulo que foi liberado pelo ovário. Essa grande quantidade de espermatozoides é necessária porque um grande número deles é destruído antes de se aproximar do óvulo. Muitos morrem por causa da acidez das secreções na uretra masculina ou na vagina. Alguns podem não resistir à alta temperatura do abdômen

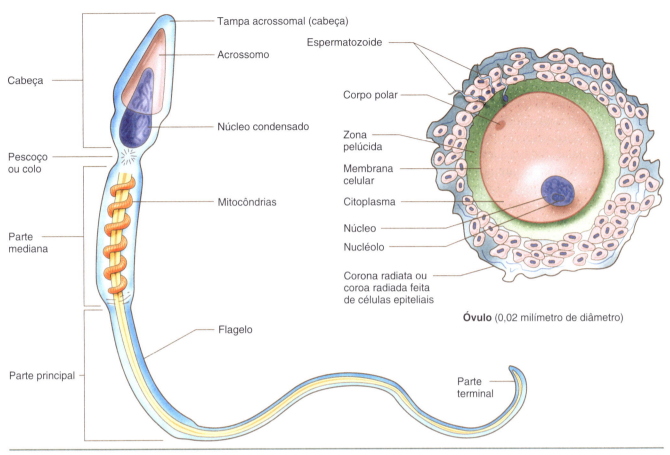

Figura 21-2   *Estruturas de um espermatozoide e de um óvulo.*

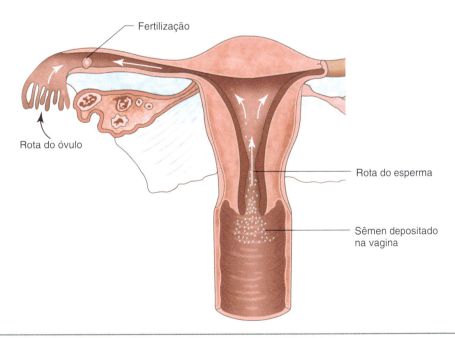

Figura 21-3   *Trajeto do espermatozoide.*

feminino, enquanto outros não têm capacidade propulsora para progredir da vagina até a tuba uterina superior (trompa).

Para que um espermatozoide penetre e fecunde um óvulo, ele deve primeiro penetrar a **coroa radiada**, que é a camada de células epiteliais que cercam a zona pelúcida (Figura 21-2). No final, apenas um espermatozoide penetra e fertiliza o óvulo. Para fazer isso com êxito, a cabeça do espermatozoide produz uma enzima chamada hialuronidase, que age sobre o ácido hialurônico, uma substância química que une as células epiteliais da coroa radiada. Como resultado da ação da hialuronidase, as células epiteliais afastam-se do óvulo, o que expõe uma área da membrana plasmática à penetração pelo espermatozoide. A Figura 21-3 ilustra a trajetória do espermatozoide e do óvulo.

A verdadeira **fertilização** (ou concepção) ocorre quando o núcleo do espermatozoide se combina com o núcleo do óvulo para formar um ovo fertilizado ou **zigoto** (Figura 21-4). O tipo de fertilização que ocorre nos seres humanos é chamado fertilização interna porque a fecundação ocorre dentro do corpo da mulher.

A fecundação restaura o conjunto completo de 46 cromossomos de toda célula humana, com a mãe e o pai contribuindo cada um com 23 pares de cromossomos.

O ácido desoxirribonucleico (DNA) forma os cromossomos. Eles contêm o código genético que é replicado e repassado a cada célula, enquanto o zigoto se divide para formar o embrião.

Todos os traços herdados pelos descendentes são estabelecidos no momento da fertilização. Esse é um ponto a ser lembrado quando se trabalha com pais. Uma futura mãe pode esperar que seu bebê seja uma menina com cabelo encaracolado ou um pai potencial pode insistir em querer ter um menino. O profissional de saúde pode assegurar-lhes que o gênero e as características físicas, como cor dos olhos e cabelos encaracolados, são determinados no momento da fertilização. Os cromossomos sexuais masculinos, advindos do pai, determinam o sexo da criança, e outras características resultam da combinação de ambos os pais. Na fertilização, se o embrião receber um cromossomo X do pai e um cromossomo X da mãe, nascerá uma menina. Se o embrião receber um cromossomo Y do pai e um cromossomo X da mãe, nascerá um menino.

Desenvolvimento fetal

Quando ocorre a fertilização, o zigoto percorre a tuba uterina e implanta-se na parede endometrial do útero. O zigoto cresce rapidamente e se torna um embrião e,

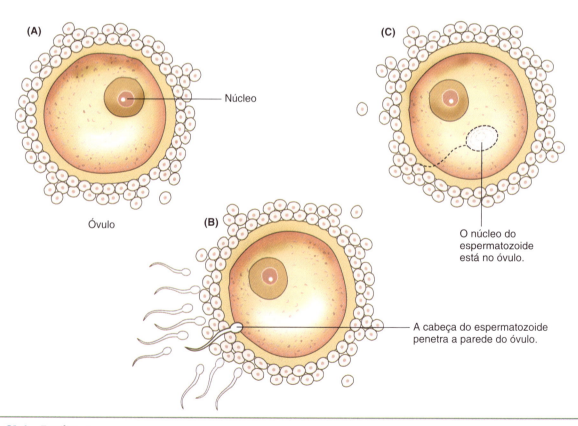

Figura 21-4 *Fertilização.*

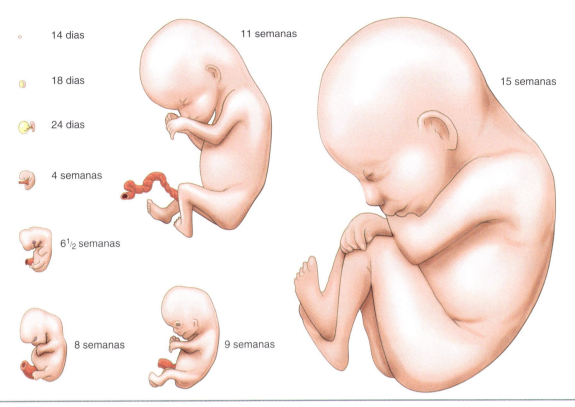

Figura 21-5 *Crescimento de um embrião em um feto, uma vez que a fecundação ocorreu.*

Diferenciação dos órgãos reprodutores

Os órgãos reprodutores são os únicos do corpo humano que diferem entre o homem e a mulher, e mesmo assim há uma semelhança significativa. Essa semelhança existe, pois os órgãos femininos e masculinos se desenvolvem a partir do mesmo grupo de células embrionárias. Durante aproximadamente as dez primeiras semanas, o embrião se desenvolve sem uma identidade sexual. Então, a influência do cromossomo Y ou X começa a fazer a diferença.

As gônadas (órgãos sexuais) do sexo feminino começam a evoluir entre a 10ª e 11ª semana de gravidez. Os ovários do embrião feminino e os testículos do embrião masculino se desenvolvem do mesmo tipo de tecido. No entanto, os testículos evoluem da medula da gônada, enquanto o ovário se desenvolve do córtex da gônada. A Figura 21-7 mostra como a genitália externa inicialmente indiferenciada evolui em estruturas bem diferenciadas. No homem, o tubérculo se torna a **glande do pênis**, as pregas tornam-se a **haste peniana** e a protuberância forma o **escroto**. Na mulher, o tubérculo vira o **clitóris**, os sulcos formam os **pequenos lábios** e a protuberância estrutura os **grandes lábios**. Por dentro, a diferenciação se desenvolve de estruturas inicialmente

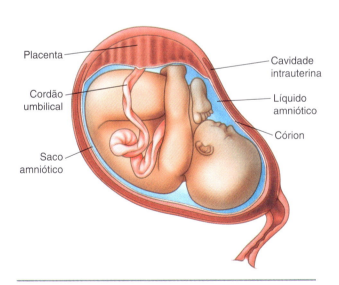

Figura 21-6 *Útero de uma gestante normal com vista de um feto.*

depois, um feto. A Figura 21-5 mostra o crescimento do embrião em um feto.

O desenvolvimento fetal demora aproximadamente nove meses, conforme a descrição da Tabela 21-1 e Figura 21-6.

Tabela 21-1 Desenvolvimento fetal

PERÍODO DE TEMPO	FASE DO DESENVOLVIMENTO FETAL	DESENVOLVIMENTO
Ovulação	Fase 1	Ocorre a fertilização e o zigoto se forma.
1-5 dias após a ovulação	Fase 2	O zigoto começa suas divisões. Quando a divisão celular atinge aproximadamente 16 células, o zigoto se torna uma mórula (em forma de amora). De três a cinco dias após a fertilização, a mórula deixa a trompa de Falópio e entra na cavidade uterina.
4-6 dias após a ovulação	Fase 3	A divisão celular continua, e uma cavidade conhecida como blastocele se forma no centro da mórula. A estrutura toda é denominada blastocisto. A presença do blastocisto indica que dois tipos de célula estão se formando: embrioblasto (massa celular interna, no interior do blastocele) e trofoblasto (células na parte externa do blastocele).
5-6 dias depois da ovulação	Fase 4	As células do trofoblasto secretam uma enzima que corrói o epitélio uterino e cria um sítio de implantação para o blastocisto. Esse sítio de implantação é inchado com novos capilares.
7-12 dias após a ovulação	Fase 5	Completa-se a implantação e a circulação placentária começa. As camadas celulares superiores formam o embrião e a cavidade amniótica; as células menores formam a gema.
13-28 dias após a ovulação	Fase 6	Alguns "dedos" coriônicos da placenta ancoram o sítio à parede uterina. No final dessa fase, o embrião está conectado por uma haste (que mais tarde se tornará parte do cordão umbilical) à placenta em desenvolvimento. Aparece, no disco embrionário, uma linha estreita de células, marcando o início da gastrulação, processo que dá origem a todos os três folhetos embrionários, que contêm as células-tronco pluripotentes para a formação dos órgãos: **ectoderme**, **mesoderme** e **endoderme**. Ver Tabela 21-2. O embrião tem 0,3 cm de comprimento, os olhos começam a se desenvolver e o coração está se formando. O coração começará a bater no 24º dia. Formam-se o tubo neural, a base do cérebro, a medula espinhal e o sistema nervoso. Os músculos se desenvolvem. Braços e pernas estão brotando.
No final de 2 meses	Fase 7	O embrião tem 2,5 cm de comprimento, as veias são visíveis e o coração está dividido em duas câmaras. O cérebro tem proporções humanas e o sangue corre nas veias do feto; o esqueleto é formado e começam as respostas reflexas.
No final de 3 meses	Fase 8	O feto tem 6,5-7,5 cm de comprimento e começa a deglutir e chutar. Todos os órgãos e músculos estão formados.
No final de 4 meses	Fase 9	O feto é recoberto por uma camada de pelos grossos denominada lanugem. Os batimentos cardíacos podem ser ouvidos, e a mãe pode sentir os primeiros movimentos do bebê.
No final de 5 meses	Fase 10	Uma cobertura protetora chamada vérnix caseosa começa a se formar sobre a pele do bebê. No final desse período, o bebê terá aproximadamente 20,3 cm de comprimento e pesará quase um quilograma.
No final de 6 meses	Fase 11	As sobrancelhas e as pálpebras são visíveis. Os pulmões do bebê estão cheios de líquido amniótico, e ele iniciou os movimentos da respiração. A voz da mãe é reconhecida.
No final de 7 meses	Fase 12	O bebê pesa quase 1,5 quilograma e tem 30,0 cm de comprimento. O corpo está completamente formado. As pontas dos dedos são cobertas por unhas. Se um bebê nascer nessa fase, ele pode viver fora do útero.
No final de 8 meses	Fase 13	O bebê ganha cerca de 0,250 grama por semana e as camadas de gordura se acumulam. Em geral, o bebê já virou de cabeça para baixo, preparando-se para o parto.
No final de 9 meses	Fase 14	O bebê tem de 2,5 a 4 quilogramas e mede entre 48 e 56 cm. Como a região se torna mais cheia, o movimento fica limitado. Alguns sinais do bebê e/ou da placenta indicam que o trabalho de parto começa.

semelhantes. Os ductos embrionários de Müller se degeneram, e os ductos de Wolff formam o **epidídimo**, **canal deferente** e **ducto ejaculatório** no homem. Na mulher, o ducto de Wolff se degenera, e os de Müller evoluem para formar a porção superior da vagina, o **útero** e as trompas de Falópio. Acredita-se que a presença dos testículos no homem é o fator que induz a diferenciação no desenvolvimento. Sem os androgênios (hormônios masculinos)

Tabela 21-2 Camadas germinativas embrionárias		
O ECTODERMA SE FORMA (CAMADA GERMINATIVA EXTERNA)	**O MESODERMA SE FORMA (CAMADA GERMINATIVA INTERMEDIARIA)**	**O ENDODERMA SE FORMA (CAMADA GERMINATIVA INTERNA)**
Pele, cabelos, unhas, lente do olho, revestimentos internos do ouvido interno e externo, dos seios nasais, boca, ânus, esmalte dentário, glândula hipófise, glândulas mamárias e todas as partes do sistema nervoso	Músculos, ossos, tecidos linfáticos, baço, glóbulos vermelhos, coração, pulmões e órgãos reprodutores e excretores	Revestimento dos pulmões, língua, tonsilas, uretra, glândulas associadas, bexiga e trato digestório

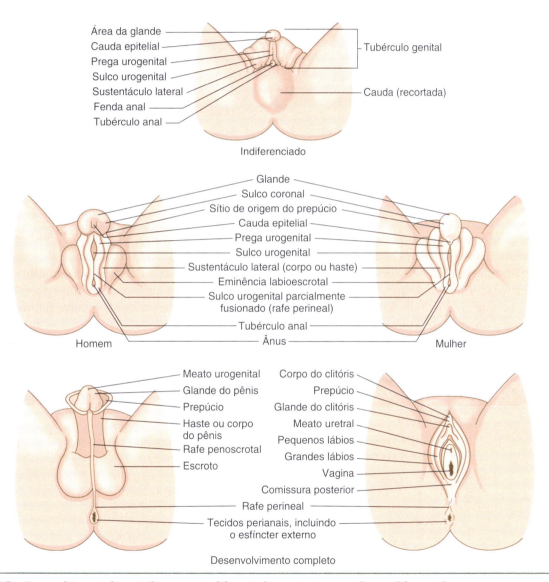

Figura 21-7 *Desenvolvimento da genitália externa indiferenciada em estruturas totalmente diferenciadas.*

dos testículos, o corpo ganhará as feições femininas. Com os androgênios, desenvolve-se um homem. Outra substância, o hormônio inibidor mülleriano ou hormônio anti-mülleriano, coopera com o androgênio para estabelecer a diferenciação sexual.

Órgãos de reprodução

A função do sistema reprodutor é permitir a continuidade da espécie. No ser humano, o sistema reprodutor feminino é composto de dois ovários, duas

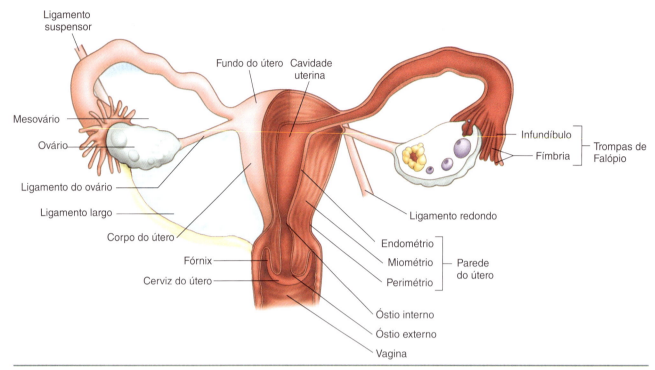

Figura 21-8 *Posição dos ovários, das tubas uterinas, do útero e da vagina no sistema reprodutor feminino.*

trompas de Falópio, útero e vagina. O sistema reprodutor masculino é composto de dois testículos, ducto deferente, glândulas e pênis. Os principais órgãos reprodutores masculinos estão localizados fora do corpo, em contraste com os femininos, localizados, em geral, dentro do corpo. Os órgãos reprodutores amadurecem geralmente durante a **puberdade**, que é o período de maturação sexual e alcance da fertilidade. O início da puberdade varia muito entre indivíduos: de 10 a 14 anos nas meninas e de 12 a 16 anos nos garotos. Esse processo envolve fatores genéticos e ambientais.

Tabela 21-3 *Funções do estrogênio, da progesterona e da relaxina*

HORMÔNIO	FUNÇÃO

Estrogênio	1. Afeta o desenvolvimento das trompas de Falópio, dos ovários, do útero e da vagina.
	2. Produz as características sexuais secundárias:
	  • Alargamento da pelve, tornando-a ampla e oval para permitir o parto.
	  • A epífise (placa de crescimento) se transforma em osso e o crescimento cessa.
	  • Desenvolvimento de uma pele mais macia e suave.
	  • Desenvolvimento de pelos pubianos e axilares.
	  • Depósito de gordura nos seios e desenvolvimento do sistema de ducto.
	  • Depósito de gordura nas nádegas e nas coxas.
	  • Desejo sexual.
	3. Prepara o útero para o óvulo fertilizado.

Progesterona	1. Desenvolve a parte excretora das glândulas mamárias. 2. Engrossa o revestimento uterino para que ele possa receber o ovo em desenvolvimento. 3. Diminui as contrações uterinas durante a gravidez.
Relaxina	1. Hormônio produzido pelos ovários e pela placenta durante a gravidez. 2. Ajuda a relaxar os ligamentos da pelve. 3. Ajuda a amaciar e alargar o colo do útero.

Sistema reprodutor feminino

Conforme a Figura 21-8, o sistema reprodutor feminino é composto de dois ovários, duas trompas de Falópio, útero e vagina. As mamas são órgãos acessórios.

Ovários

Os **ovários** são os órgãos sexuais primários do sexo feminino. Eles estão localizados em ambos os lados da pelve, ao lado do útero, na parte inferior da cavidade abdominal. Cada ovário tem a forma e o tamanho de uma grande amêndoa, medindo aproximadamente 3 cm de comprimento e de 1,5 a 3 cm de largura. Um ligamento ovariano, cordão fibroso (e ligamento largo), que fixa cada ovário na parte lateral superior do útero.

Cabe aos ovários produzir as células germinativas femininas – ou **óvulos** – e os hormônios sexuais femininos: **estrogênio**, **progesterona** e pequenas quantidades de **relaxina**. A Tabela 21-3 resume as funções dos hormônios sexuais femininos.

Cada ovário contém milhares de microscópicos folículos ou **folículos de Graaf** em diferentes estágios de desenvolvimento. Um óvulo se desenvolve lentamente dentro de cada folículo. O processo de desenvolvimento de um óvulo imaturo em um óvulo maduro e funcional dentro do folículo de Graaf é denominado maturação. Além disso, o folículo de Graaf produz o hormônio estrogênio.

Geralmente, um único folículo amadurece a cada 28 dias, ao longo do período reprodutivo da mulher. Às vezes, dois ou mais folículos podem amadurecer, liberando mais de um óvulo, o que pode resultar em gêmeos. À medida que o folículo aumenta, ele migra para a superfície externa do ovário e se rompe, liberando o óvulo do ovário. Esse processo é chamado de **ovulação**, que ocorre quase duas semanas antes do início do período menstrual. O momento da ovulação pode variar de acordo com a saúde física e emocional, o estado de espírito e a idade. Os anos reprodutivos começam na **puberdade** e **menarca** (primeiro vazamento menstrual de sangue). Durante esse período, a mulher produz cerca de 400 óvulos.

Um óvulo é composto de citoplasma e um pouco de gema. Essa gema é a primeira fonte de alimento para o crescimento precoce do embrião. Após a ovulação, o óvulo viaja em direção às trompas de Falópio, ou ovidutos. A fecundação do óvulo ocorre apenas dentro do terço externo do oviduto. O tempo de fertilização é limitado a um ou dois dias após a ovulação. Depois da fertilização, o zigoto (óvulo fecundado) viaja para o útero já preparado para se implantar na parede do endométrio (revestimento do útero).

O desenvolvimento do folículo e a liberação do óvulo ocorrem sob influência de dois hormônios da glândula hipófise: hormônio folículo estimulante (*follicle-stimulating hormone* – FSH) e hormônio luteinizante (*luteinizing hormone* – LH). O FSH também promove a secreção de estrogênio pelo ovário.

Após a ovulação, o folículo rompido cresce, acumula uma substância gordurosa amarela e é denominado **corpo lúteo** (corpo amarelo). O corpo lúteo secreta a progesterona, que mantém o crescimento do revestimento do útero. Se o óvulo não for fertilizado, o corpo lúteo se degenera e não haverá produção de progesterona. Nesse caso, a membrana espessada do endométrio se fragmentará, o que dará início à menstruação.

> **Você sabia?**
> A maior célula do corpo humano é o óvulo feminino, cujo diâmetro é de aproximadamente 0,25 mm. A menor célula do corpo humano é o espermatozoide masculino. O peso de uma única célula-ovo equivale a quase 175 mil espermatozoides.

Tubas uterinas

As **tubas uterinas** – ou **ovidutos** ou **trompas de Falópio** – têm cerca de 10 cm de comprimento e não estão conectadas aos ovários (Figura 21-8). A extremidade exterior de cada trompa de Falópio faz uma curva ao longo da borda superior do ovário e se abre na cavidade abdominal. Essa parte da tuba uterina, mais próxima ao ovário, é o infundíbulo. Como o infundíbulo não está ligado diretamente ao ovário, é possível que um óvulo escorregue acidentalmente na cavidade abdominal e seja fertilizado nesse ponto. Se o ovo fertilizado se implantar na tuba uterina e não no útero, haverá uma **gravidez ectópica**, isto é, fora da cavidade uterina.

A região do infundíbulo sobre o ovário está rodeada por numerosas dobras em dedos denominadas **fímbrias**. Cada tuba uterina é revestida de epitélio ciliado, músculo liso e membrana mucosa. A ação combinada de contrações peristálticas dos músculos lisos e batimento dos cílios ajuda a impulsionar os óvulos pela tuba uterina. A concepção (fecundação) ocorre dentro do terço externo da tuba uterina.

Útero

O útero é um órgão oco, em forma de pera e musculoso, de parede grossa. O útero não grávido mede 7,5 cm de comprimento, 5 cm de largura e 2,75 cm de espessura. O útero fica atrás da bexiga urinária e na frente do reto. Os grandes ligamentos de apoio do útero estendem-se de cada lado do órgão até a parede lateral do corpo uterino. Os ovários estão suspensos pelos ligamentos largos. As trompas de Falópio se encontram dentro das bordas superiores dos ligamentos largos. A cavidade uterina é, em geral, extremamente pequena e estreita. No entanto, durante a gravidez, essa cavidade se expande de forma significativa para acomodar o embrião em crescimento e mais uma grande quantidade de líquido.

O útero é dividido em três partes: (1) **fundo**, ou parte superior arredondada, acima da entrada dos dois ovidutos; (2) corpo ou porção média; (3) e **colo do útero**, porção estreita inferior, cilíndrica, que se estende até a vagina (Figura 21-8). Um curto canal cervical se estende desde a cavidade uterina inferior (orifício interno ou óstio) até a extremidade do colo uterino. Eis a composição da parede uterina:

1. Camada externa serosa ou perimétrio.
2. Uma camada média extremamente espessa, lisa e muscular: **miométrio**.
3. Uma camada mucosa interna: **endométrio**.

O endométrio, que reveste os ovidutos e a vagina, é, por sua vez, revestido por células epiteliais ciliadas, numerosas glândulas uterinas e muitos capilares.

Durante o desenvolvimento do embrião/feto, o útero se eleva gradualmente até que sua parte superior esteja na altura da cavidade abdominal, empurrando o diafragma. Isso pode causar alguma dificuldade para respirar durante os estágios finais da gravidez.

Vagina

A **vagina** é o curto canal entre o colo do útero e a vulva. Ela é composta de músculo liso revestido de uma membrana mucosa. Esse tipo de tecido muscular permite ao canal vaginal acomodar o pênis durante a relação sexual e deixar um bebê passar durante o parto (Figura 21-9).

Genitália feminina externa

A genitália feminina externa ou **vulva** contém órgãos externos da área reprodutiva (Figura 21-10). Uma saliência devido ao acúmulo de gordura coberta de pelos grossos na mulher madura e sobre a sínfise púbica é o **monte púbico**. Do monte púbico, estendem-se posterior e inferiormente duas dobras longitudinais de pele cobertas de pelos chamadas grandes lábios. Essas

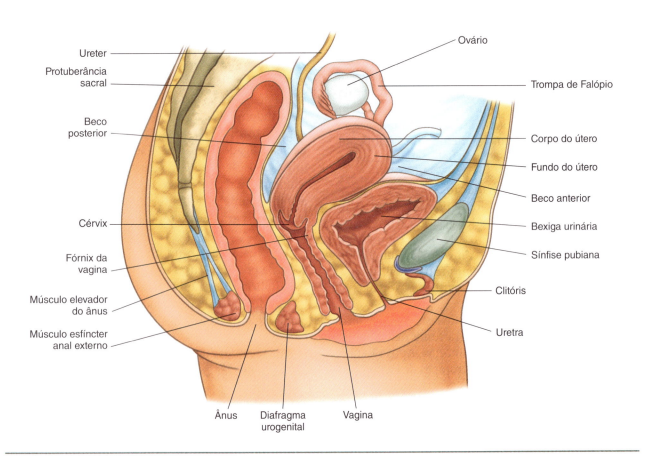

Figura 21-9 *Estruturas do sistema reprodutor feminino.*

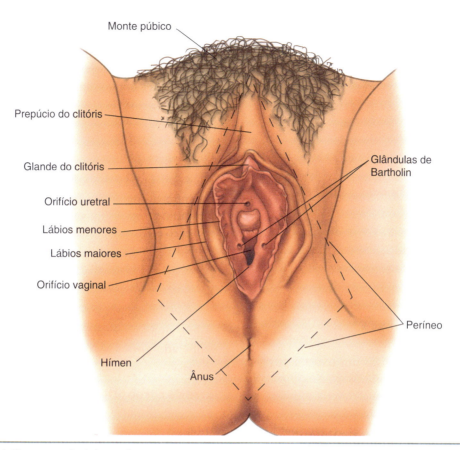

Figura 21-10 *Genitália externa feminina: vulva.*

dobras de pele têm tecido adiposo e glândulas sudoríparas. Medialmente aos grandes lábios, há duas dobras delicadas da pele denominadas pequenos lábios, sem pelos e compostos de muitas glândulas sebáceas. A abertura entre os pequenos lábios é o **vestíbulo**.

Dentro do vestíbulo há uma fina dobra de tecido que forma o **hímen**, que fecha parcialmente a extremidade da vagina. O hímen tem algumas aberturas que permitem o fluxo de sangue no período menstrual. Durante a primeira relação sexual, as aberturas do hímen são ampliadas, e pode haver algum leve sangramento. O tecido também pode ser rasgado durante uma atividade esportiva ou a inserção de um absorvente interno. Na área do vestíbulo encontram-se também o orifício vaginal e a abertura uretral. Acima da abertura uretral há uma pequena estrutura chamada clitóris, que contém muitas terminações nervosas e vasos sanguíneos. Quando o clitóris é estimulado, os vasos sanguíneos enchem essa região, que se torna altamente sensível, fornecendo parte do prazer sexual feminino. Após a estimulação adequada do clitóris, a vagina se torna totalmente lubrificada e pronta para a completa inserção do pênis.

As duas glândulas redondas localizadas em ambos os lados da vagina são as **glândulas de Bartholin** que produzem muco. Esse muco lubrifica a extremidade distal da vagina durante o coito.

O **períneo** é a região entre o ânus e a abertura posterior da vagina.

Mamas

As **mamas** são constituídas por gordura, tecido conjuntivo e glândulas mamárias. (Glândulas mamárias estão presentes em homens e mulheres, mas, em geral, só funcionam nas mulheres.) Trata-se dos órgãos acessórios do sistema reprodutor feminino (Figura 21-11). As mamas têm numerosos lóbulos, os quais contêm células secretoras de leite. Grumos dessas células contornam alguns ductos mamários. Após o parto, a prolactina do lobo anterior da glândula hipófise estimula as glândulas mamárias a secretar leite.

Um único ducto estende-se de cada lóbulo até a abertura do mamilo. A **aréola** é a área mais escura que circunda o mamilo. As glândulas sebáceas cercam a aréola e produzem sebo, o qual previne assaduras e rachaduras do mamilo. O sistema nervoso autônomo controla as fibras musculares lisas na aréola e no mamilo. O mamilo fica ereto quando estimulado por sensação tátil, frio ou durante a amamentação.

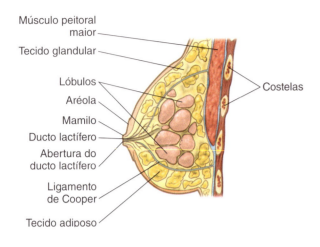

Figura 21-11   *Seção sagital de uma mama feminina.*

Ciclo menstrual

Nas mulheres, a cada 28 dias, um ovo maduro se desenvolve e é ovulado por um dos ovários, por meio de uma série complexa de ações entre a hipófise e o ovário. Antes que o óvulo maduro seja liberado pelo ovário, uma série de eventos deve ocorrer para preparar o revestimento do útero (endométrio). Isso é necessário para que o útero possa receber e segurar um ovo fertilizado para seu desenvolvimento embrionário. Se o óvulo não for fertilizado, o endométrio começa a se desfazer. Finalmente, o velho ovo não fertilizado e o endométrio se degeneram e são descarregados para fora do trato reprodutor feminino no processo de **menstruação**. O ciclo então recomeça com o desenvolvimento de outro óvulo e novo acúmulo endometrial.

Esse ciclo é chamado **ciclo menstrual**, que se inicia na puberdade. Esta pode acontecer desde os 9 anos de idade até uns 17 anos. Em geral, a puberdade ocorre entre 10 e 14 anos de idade. As mudanças que ocorrem durante o ciclo menstrual envolvem hormônios da glândula hipófise e dos ovários. O ciclo menstrual é dividido em quatro fases: fase folicular, fase ovulatória, fase lútea e menstruação. A Figura 21-12 apresenta um diagrama do ciclo menstrual.

Fases do ciclo menstrual

Fase folicular
O hormônio folículo estimulante (FSH) é secretado pelo lobo anterior da glândula hipófise, no quinto dia do ciclo menstrual. O FSH é então distribuído pela corrente sanguínea até o ovário. Ao atingir o ovário, o FSH estimula vários folículos, no entanto apenas um amadurece. Com o crescimento do folículo, uma célula-ovo também começa a amadurecer (Figura 21-13). Com o crescimento, o folículo vai se enchendo com um líquido que contém estrogênio, o qual estimula o endométrio a engrossar, fornecendo um muco rico em suprimento sanguíneo. Essas alterações do endométrio preparam o útero para a implantação de um embrião. O estágio do folículo demora aproximadamente dez dias.

Fase ovulatória
Quando a concentração de estrogênio no sangue feminino atinge um nível elevado, a glândula hipófise secreta o FSH. Ela também secreta o hormônio luteinizante LH. Nesse momento, três diferentes hormônios circulam pelo sangue da mulher: estrogênio, FSH e LH. Cada hormônio está presente em concentrações diferentes. No 14º dia do ciclo menstrual, a combinação hormonal estimula, de alguma forma, o folículo a amadurecer e se romper. Com o rompimento, é liberado um óvulo maduro; esse evento é chamado ovulação.

Fase do corpo lúteo ou fase lútea
Após a ovulação, o LH estimula as células do folículo rompido a se dividir rapidamente. Essa massa de células vermelho-amareladas é denominada corpo lúteo, que secreta um hormônio chamado progesterona. Esse hormônio ajuda a manter a continuidade de crescimento e espessamento do endométrio, para o caso de haver a implantação de um embrião no revestimento do útero e, com isso, a gravidez. Por essa razão, a progesterona é frequentemente chamada "hormônio da gravidez". A progesterona também serve para prevenir a formação de novos folículos ovarianos, inibindo a liberação de FSH. O estágio do corpo lúteo demora aproximadamente 14 dias.

Menstruação
Se não ocorrer fertilização e implantação de um embrião no útero, a progesterona atingirá um nível na corrente sanguínea que inibirá ainda mais a secreção de LH. Com a queda do LH, o corpo lúteo se rompe, causando também uma diminuição na secreção de progesterona. Com a queda do nível de progesterona, o revestimento do endométrio se torna progressivamente mais fino e acaba se rompendo. As camadas extras de endométrio, os ovos não fertilizados e uma pequena quantidade de sangue, que demonstra o rompimento de capilares e camadas de endométrio, são descarregados para fora do útero da mulher pela vagina. Isso provoca um fluxo de sangue menstrual característico, a menstruação, que começa em torno do 28º dia do ciclo. A fase de menstruação

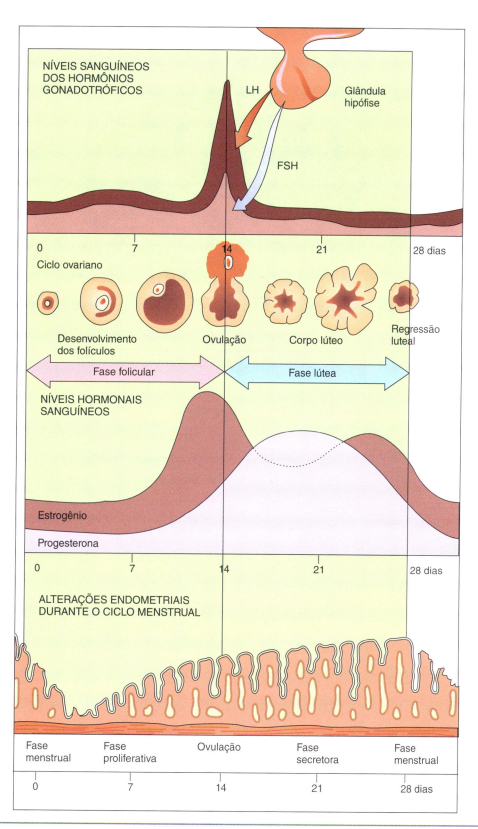

Figure 21-12 *Ciclo menstrual.*

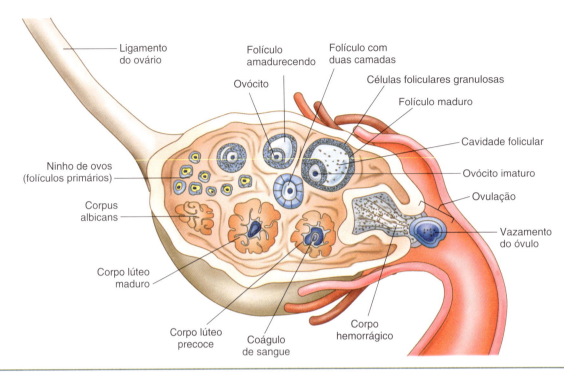

Figura 21-13 *Esquema de um ovário mostrando o desenvolvimento do óvulo em um folículo de Graaf.*

dura aproximadamente quatro dias. Enquanto a menstruação estiver acontecendo, haverá uma redução do nível de estrogênio no sangue. Durante esse período, o lobo anterior da hipófise secreta FSH e, consequentemente, um novo folículo começa a crescer, e o ciclo menstrual recomeça.

Existe uma relação de *feedback* entre os hormônios hipofisários e os ovarianos, o que significa que aqueles controlam o funcionamento dos ovários e estes secretam hormônios que controlam o funcionamento da hipófise. Esse é mais um exemplo de regulação automática do organismo.

Menopausa

Menopausa ou "mudança de vida" refere-se ao fim do ciclo menstrual, o que ocorre, em geral, entre 45 e 55 anos de idade. A menopausa sinaliza o fim do crescimento do folículo, o que leva a uma diminuição dos hormônios estrogênio e progesterona e ao fim da ovulação. O fim da ovulação significa fim da possibilidade de gravidez. E o desejo sexual normal geralmente permanece.

Na menopausa, a mulher pode experimentar as seguintes alterações anatômicas:

1. Atrofia das estruturas reprodutivas internas: útero, trompas e ovários.
2. Atrofia da genitália externa.
3. A vagina se torna cônica.
4. Atrofia da mucosa vaginal.
5. Redução da atividade secretora das glândulas anexadas aos órgãos reprodutores.

Essas mudanças não ocorrem da noite para o dia, mas gradualmente, ao longo de um período de anos. Alterações fisiológicas pronunciadas também podem ocorrer, como "calores", tonturas, dores de cabeça, insônia, dores reumáticas nas articulações, sudorese e suscetibilidade à fadiga. Dependendo da mulher que esteja atravessando a menopausa, tais mudanças fisiológicas podem ser acompanhadas de alterações psicológicas, como medos anormais, depressão, irritabilidade excessiva e uma tendência à preocupação.

A menopausa pode ser induzida prematuramente (menopausa artificial) pela remoção de tecido ovariano.

Sistema reprodutor masculino

Os órgãos do sistema reprodutor masculino (Figura 21-14) são compostos das seguintes estruturas:

CAPÍTULO 21 *Sistema reprodutor* 461

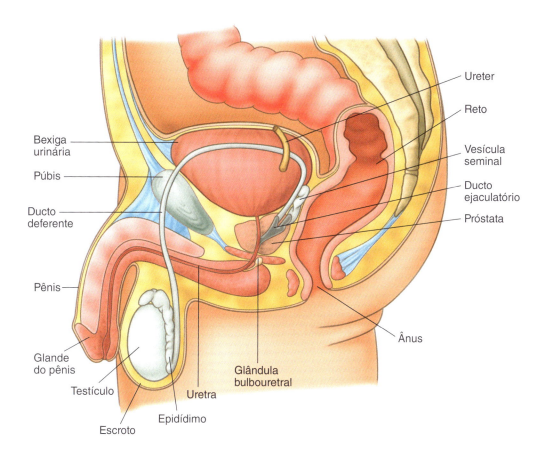

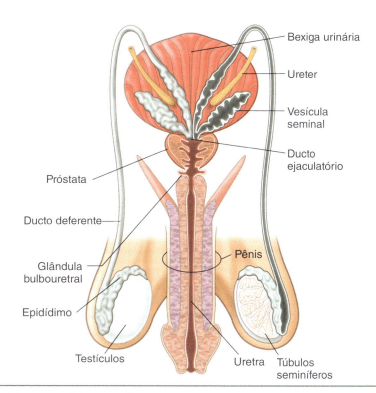

Figura 21-14 *Estruturas do sistema reprodutor masculino.*

1. Os dois testículos produzem os gametas masculinos, **espermatozoides** e o hormônio masculino **testosterona**. Eles ficam suspensos no corpo por um cordão espermático e envoltos em uma bolsa chamada escroto.
2. Um sistema de ductos que transporta as células do espermatozoide para fora dos testículos é composto de uretra, dois ductos deferentes, dois ductos ejaculatórios e epidídimo.
3. Glândulas acessórias incluem as duas vesículas seminais, as duas glândulas bulbouretrais e uma próstata. Essas glândulas adicionam um líquido viscoso para ajudar a formação de líquido seminal com células espermáticas.
4. O pênis é uma estrutura copulatória que permite transferir os espermatozoides para dentro do sistema reprodutor feminino.

Testículos e epidídimo

Os dois **testículos** são os órgãos reprodutores primários masculinos (Figura 21-15). Eles ficam em uma bolsa pendurada fora do corpo masculino, o escroto. Cada testículo tem o tamanho e a forma de um pequeno ovo, com aproximadamente 4 cm e 2,5 cm de largura por 2 cm de espessura. Os testículos estão ligados ao epidídimo subjacente. Um tecido fibroso denominado túnica albugínea recobre os testículos e forma divisórias incompletas dentro de cada testículo. Cada uma dessas divisórias é chamada lóbulo, e cada testículo tem aproximadamente 250 lóbulos.

Cada lóbulo testicular contém de um a quatro **túbulos seminíferos** finos e altamente convolutos (retorcidos). O FSH da hipófise anterior estimula a produção de espermatozoides pelas células que revestem os túbulos. Após serem formados, os espermatozoides são liberados para os túbulos. Nos homens, a formação do espermatozoide maduro requer quase 74 dias. Essa função começa aos 12 anos de idade, e o primeiro espermatozoide maduro é ejaculado em torno dos 14 anos. Todos os túbulos seminíferos se entrelaçam e se juntam para formar uma pequena bolinha com uma rede intricada de túbulos chamada rede testicular, a qual se une para formar o epidídimo. Os túbulos seminíferos são apoiados por um tecido intersticial. O hormônio luteinizante, também conhecido como hormônio estimulante das células intersticiais, estimula-as a produzir testosterona. A testosterona é secretada em quantidades relativamente constantes durante a vida adulta do homem. A Tabela 21-4 descreve as funções da testosterona.

Os epidídimos conectam os testículos com o ducto deferente e ajudam no desenvolvimento final dos espermatozoides.

Descida dos testículos

Os testículos são formados dentro da parede abdominal do embrião, ligeiramente abaixo dos rins. Durante os últimos três meses do desenvolvimento fetal, os testículos migram para baixo ao longo da parede abdominal ventral, em direção ao escroto. Nessa descida, cada testículo traz consigo um ducto deferente, vasos sanguíneos e linfáticos, e ainda fibras nervosas autônomas. Essas estruturas, com sua cobertura de tecido fibroso, formam o cordão espermático.

Ocasionalmente, como em bebês prematuros, os testículos não descem. Essa condição é conhecida como **criptorquidia**. (Se apenas um testículo não

Tabela 21-4 *Funções da testosterona*

HORMÔNIO	FUNÇÕES

Testosterona	1. Desenvolve os órgãos reprodutores masculinos: testículos, ductos, glândulas e pênis.
	2. Produz o esperma.
	3. Produz as características sexuais secundárias.
	   • Pelos púbicos, axilares e faciais.
	   • Aumento de pelos no peito e em outras regiões.
	   • Agravamento da voz e alargamento da laringe.
	   • Espessamento da pele, que fica mais oleosa.
	   • Espessamento dos ossos do esqueleto.
	   • Aumento da massa muscular.
	   • Crescimento e aumento de densidade dos ossos.
	4. Provoca o fechamento da placa epifiseal e o fim do crescimento esquelético em altura.
	5. É a base do desejo sexual (libido).

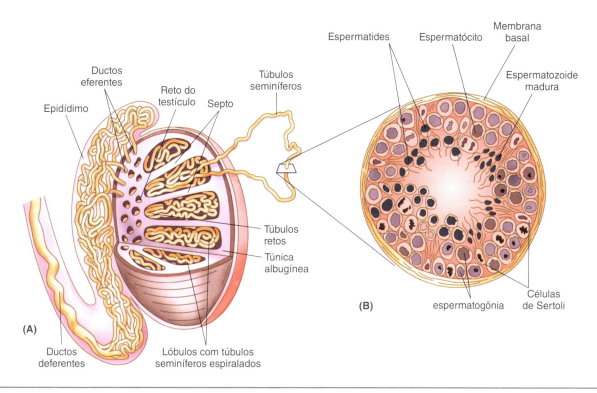

Figura 21-15 *Estrutura de um testículo.*

descer, trata-se de uma criptorquidia unilateral. Se os dois testículos não descerem, será o caso de criptorquidia bilateral.) Se os testículos ficarem dentro do abdômen após a puberdade, a espermatogênese será afetada: a alta temperatura de corpo destruirá qualquer espermatozoide. Um procedimento cirúrgico simples feito antes da puberdade pode corrigir essa condição.

Escroto
O escroto é uma bolsa externa que contém os testículos.

Ductos deferentes, vesículas seminais e ductos ejaculatórios

Os **ductos deferentes** direito e esquerdo – ou canais deferentes – são as continuações dos epidídimos. Cada ducto deferente tem uma dupla função. Ele serve como um local de armazenamento para as células do esperma e de ductos excretores em direção aos testículos.

O ducto sobe do epidídimo até o canal inguinal. A seguir, ele continua para baixo e para trás, ao lado da bexiga urinária. Cada ducto se curva então ao redor do ureter e desce para encontrar com o ducto da vesícula seminal, no lado posterior da bexiga.

As **vesículas seminais** são dois tubos membranosos altamente contorcidos. Em cada lado, um ducto deixa a vesícula seminal e se junta ao ducto deferente para formar o ducto ejaculatório. As vesículas seminais produzem secreções que nutrem e protegem os espermatozoides na sua jornada pelo sistema reprodutor feminino. No momento da ejaculação, o fluido seminal é adicionado aos espermatozoides que deixam os ductos ejaculatórios, que são curtos e muito estreitos. Eles começam na junção entre o ducto deferente e o ducto da vesícula seminal, e seguem para baixo na glândula prostática, onde se juntam com a uretra e liberam seus conteúdos (Figura 21-14).

Pênis

Os órgãos externos são o escroto e o pênis. Internamente, o escroto é dividido em dois sacos, cada um contendo um testículo, um epidídimo e a parte inferior do ducto deferente. O **pênis** contém um tecido erétil que se torna alargado e rígido durante a estimulação sexual. Uma capa de pele folgada, o **prepúcio**, cobre a extremidade do pênis. O prepúcio pode ser removido em uma operação simples, conhecida como **circuncisão**.

Próstata

A **próstata** (ou glândula prostática) está localizada na frente do reto, logo abaixo da bexiga urinária. Ela envolve a abertura da bexiga que leva à uretra e também à parte inicial da uretra, chamada uretra prostática. A próstata tem a forma e o tamanho de uma castanha. Ela é coberta por uma densa cápsula fibrosa e contém um tecido glandular cercado por tecido fibromuscular que se contrai durante a ejaculação.

A contração da glândula prostática fecha a uretra prostática durante a ejaculação, impedindo a passagem de urina através da uretra. Essa contração do tecido muscular também ajuda na expulsão de sêmen durante a ejaculação. A próstata secreta um fluido alcalino fino e leitoso que melhora a mobilidade do esperma e também dá ao sêmen o odor característico fortemente almiscarado. O líquido prostático alcalino neutraliza as secreções vaginais ácidas da mulher, o que aumenta a viabilidade e motilidade dos espermatozoides.

Glândulas bulbouretrais

As **glândulas bulbouretrais** (**glândulas de Cowper**) estão localizadas em ambos os lados da uretra, abaixo da próstata. Elas acrescentam uma secreção alcalina ao sêmen. Seus ductos se conectam com a uretra esponjosa. Essa secreção é a primeira a se movimentar para baixo da uretra quando um homem fica sexualmente excitado e desenvolve uma ereção. Ela funciona como um lubrificante para a relação sexual e também como um agente para limpar a uretra de quaisquer vestígios de urina ácida.

Sêmen

O sêmen, também conhecido como fluido seminal, é uma mistura de espermatozoides e secreções das vesículas seminais, da próstata e das glândulas bulbouretrais. O líquido é de cor leitosa e pegajoso por causa do açúcar frutose, que fornece a energia para o batimento do flagelo de cada espermatozoide. O sêmen é alcalino, o que neutraliza a acidez da vagina feminina e da uretra masculina. Isso ajuda a proteger as células contidas no esperma. O sêmen é um meio de transporte para a natação dos espermatozoides.

O sêmen também contém enzimas que ativam o espermatozoide após a ejaculação. O sêmen contém um antibiótico chamado plasmina seminal, que tem a capacidade de destruir certas bactérias. Como o trato reprodutivo feminino pode conter bactérias, a plasmina seminal ajuda a mantê-las sob controle.

Ereção e ejaculação

A uretra se estende ao longo do pênis, abrindo-se no meato urinário da glande. Ela tem duas finalidades: esvaziar a urina da bexiga e expulsar o sêmen. Durante a ejaculação, as contrações da próstata e do músculo liso na base da bexiga urinária fecham o esfíncter. Isso garante que a urina não seja expelida durante a ejaculação e que o sêmen não entre na bexiga urinária. A relação sexual torna-se possível por causa das colunas de tecido erétil do pênis. Quando um homem fica sexualmente excitado, impulsos nervosos causam o enchimento de sangue do tecido erétil, o que o faz aumentar de tamanho e tornar-se firme. O sangue, ao entrar nas artérias dilatadas, pressiona as veias contra as estruturas penianas, impedindo o retorno venoso.

Uma vez que a estimulação da glande resulta na ativação máxima das vesículas seminais, sinais nervosos são enviados ao centro ejaculatório, e o orgasmo ocorre. Contrações musculares do ducto deferente, dos ductos ejaculatórios e da próstata resultam no orgasmo. As secreções armazenadas nessas estruturas, juntamente com os espermatozoides, são expelidas com força através da uretra. Depois disso, o ingurgitamento de sangue diminui gradualmente.

Disfunção erétil/impotência

A **impotência** é a incapacidade do indivíduo de ter ou manter uma ereção durante a relação sexual. Impotência primária se refere ao homem que nunca teve uma ereção, e impotência secundária está relacionada ao homem atualmente impotente, mas que já teve ereções no passado. Períodos transitórios de impotência não são considerados uma disfunção e ocorrem provavelmente em metade da população masculina entre 40 e 70 anos de idade; a incidência aumenta com a idade.

A maioria dos casos de impotência envolve causas orgânicas. Fatores psicológicos como ansiedade e estresse também podem provocar impotência.

O tipo de terapia escolhida depende da causa específica da disfunção. O tratamento poderá ser terapia sexual se a causa for relacionada a fatores psicológicos. Atualmente, a impotência pode ser tratada com implantes penianos e terapias injetáveis ou orais.

Contracepção

Alguns grupos étnicos e religiosos se opõem ao controle de natalidade, e este livro não ignora tal questão. O assunto é apresentado factualmente, do ponto de vista clínico, como informação necessária pela experiência dos profissionais de saúde. Como a palavra sugere, *contracepção* é literalmente "contra" a concepção. Uma opção para a contracepção é a abstinência, a autolimitação das relações sexuais. A abstinência é a escolha positiva e saudável de muitas pessoas. Há várias razões para evitar uma gravidez:

- *Evitar os riscos para a saúde da mulher.* Uma mulher com saúde fraca pode não sobreviver a uma gravidez.

- *Espaçar as gravidezes.* Algumas mulheres são muito férteis e poderiam conceber a cada ano ou até menos. No entanto, a taxa de mortalidade infantil é 50% maior para intervalos de um ano do que para dois anos ou mais.

- *Evitar bebês com defeitos congênitos.* Algumas mulheres têm defeitos cromossomais ou são portadoras de doença genética (ou são casadas com portadores) e optam por não arriscar uma gravidez.

- *Atrasar a gravidez no início do casamento.* Isso evita o estresse adicional de um novo relacionamento e permite um tempo de adaptação para fortalecer o casamento.

- *Limitar o tamanho da família.* Pode ser uma decisão pessoal ou uma real limitação de recursos.

- *Evitar gravidez entre casais não casados.* A monoparentalidade é difícil.

- *Limitar o crescimento da população.* A preocupação com o fornecimento de alimentos para o mundo inteiro em um ambiente sustentável assinala a importância de medidas para promover a contracepção.

Vários métodos para evitar a concepção e seu respectivo percentual de eficácia são listados na Tabela 21-5. Em geral, a escolha é feita pela mulher ou pelo casal, em consulta a um médico. Custo, facilidade de uso, grau de eficácia e probabilidade de efeitos colaterais devem ser considerados na hora de selecionar um método contraceptivo. A ducha não é recomendada como forma de controle da natalidade, pois não é confiável. São necessários apenas alguns minutos para que o espermatozoide possa entrar no colo do útero; e a ducha não pode ser realizada com rapidez suficiente para impedir a impregnação.

Infertilidade

Infertilidade é a falha em conceber apesar de o casal tentar por mais de um ano. As origens da infertilidade podem ser femininas, como o bloqueio das trompas de Falópio, ou masculinas, como um bloqueio do epidídimo ou do ducto deferente, uma baixa contagem de espermatozoide, um desequilíbrio hormonal ou veias escrotais inchadas, o que é denominado varicocele. Em alguns casos, a infertilidade não tem causa conhecida.

Os urologistas usam uma variedade de ferramentas e técnicas para corrigir vários problemas de infertilidade masculina, como: reposição hormonal (FSH e LH), para aumentar os níveis de testosterona; **inseminação artificial**; medicamentos para combater a ejaculação retrógrada (quando o sêmen é redirecionado para a bexiga); e microcirurgia para corrigir varicoceles.

Os ginecologistas podem recomendar drogas para fertilidade (Clomid e Pergonal) com o propósito de promover a ovulação na mulher, estimulando os hormônios hipofisários a preparar um ou vários ovos para a ovulação a cada mês. Uma cirurgia laparoscópica pode ser realizada nos casos de trompas de Falópio bloqueadas, endometriose ou cistos ovarianos envolvidos em problemas de fertilidade.

Tratamentos para infertilidade

Caso os métodos anteriores não sejam bem-sucedidos, o casal pode tentar os seguintes tratamentos:

1. **Fertilização *in vitro* (FIV)**. Após a administração de remédios para fertilidade, ovos maduros verificados por ultrassom e pelos níveis hormonais no sangue são retirados dos ovários por uma agulha inserida através da parede vaginal ou por laparoscopia. Os ovos são então combinados com o espermatozoide. Quando um óvulo é fertilizado (zigoto) e atinge o estágio de quatro ou oito células, o zigoto é transferido para o útero da mulher.

2. *Transferência intrafalopiana de gameta (TIFG).* Esse procedimento é semelhante à fertilização *in vitro*, com a exceção de que os ovos são combinados com o espermatozoide e colocados em uma das trompas de Falópio da mulher por laparoscopia.

3. *Transferência intrafalopiana de zigoto (TIFZ).* Esse procedimento é semelhante ao precedente, exceto que os técnicos monitoram cuidadosamente os ovos para ter certeza de que estão fertilizados antes de colocá-los em uma das trompas de Falópio.

4. *Doação de embriões e óvulos.* Nesse caso, a mulher pode usar o ovo de uma doadora e o espermatozoide de seu parceiro, ou usar o ovo e o esperma de doadores. A mulher deve tomar um remédio fertilizante para preparar o útero para a implantação do zigoto. Depois da fertilização em laboratório com espermatozoide do doador, o procedimento é semelhante à fertilização *in vitro*.

Tabela 21-5 Métodos diferentes de impedir a concepção

% EFICÁCIA	MÉTODO	DESCRIÇÃO/COMENTÁRIOS
100%	Abstinência	Abster-se de relações sexuais; absolutamente o mais eficaz.
100%	Esterilização TIPOS: Laqueadura Esterilização histeroscópica Vasectomia	*Laqueadura* é um procedimento no qual um médico corta, amarra ou veda as trompas de Falópio. Isso bloqueia a passagem entre os ovários e o útero e o espermatozoide não pode mais atingir o óvulo. O procedimento cirúrgico é feito por laparoscopia. *Esterilização histeroscópica* é um procedimento não cirúrgico no qual um médico insere uma bobina de 4 cm em cada uma das trompas de Falópio, por meio de um endoscópio que atravessa o colo do útero, o útero e as trompas de Falópio. Nos três meses seguintes forma-se um tecido cicatricial ao redor dos implantes que bloqueia as trompas de Falópio. Exames são realizados para verificar se as trompas de Falópio estão totalmente bloqueadas. A *vasectomia* no homem corta, amarra ou bloqueia os canais deferentes, bloqueando o caminho entre os testículos e a uretra. São necessários quase três meses para que o procedimento seja totalmente eficaz. Geralmente, a produção de espermatozoides diminui significativamente com o tempo.
95%–99%	Métodos hormonais TIPOS: Pílula Adesivo dérmico Injeção Anel vaginal	Muitos tipos diferentes estão disponíveis. A *pílula* é um coquetel de hormônios (estrogênio e progesterona) que impede a ovulação: sem óvulo, não há gravidez. Em geral, é administrada diariamente. O adesivo *dérmico* deve ser substituído semanalmente e usado por três semanas. Não é utilizado na quarta semana para permitir a menstruação. *Injeções* devem ser aplicadas a cada três meses. O *anel vaginal* permanece no lugar por três semanas e é removido por uma semana para permitir a menstruação. *Para todos os métodos hormonais, as instruções de uso devem ser seguidas estritamente. Esses métodos são disponíveis somente sob prescrição e exigem visitas regulares ao médico.*
93%–99%	Dispositivo intrauterino (DIU)	Dispositivo intrauterino (DIU) DIU é um dispositivo pequeno, em forma de T, inserido no útero. Um *DIU de cobre* fica liberando uma pequena quantidade de cobre, o que causa uma inflamação que impede o espermatozoide de alcançar o ovo. Se ocorrer fecundação, a presença física do DIU impede a implantação. O DIU pode permanecer no local por 12 anos. Um *DIU hormonal* libera progesterona, causando um espessamento do muco cervical que inibe a chegada do espermatozoide e a fertilização do óvulo. O DIU hormonal é eficaz por cinco anos. Efeito colateral: o DIU pode incomodar algumas mulheres.
90%–99%	Diafragma	Diafragma é um fino pedaço de borracha em forma de cúpula, com um anel mais firme, inserido na vagina para tampar o colo do útero e fornecer uma barreira ao esperma. É mais eficaz quando usado em combinação com um creme contraceptivo colocado na cúpula antes da inserção. As falhas resultam geralmente de: inserção imprópria; um defeito na borracha, como um furo; falhas quando utilizado antes de qualquer penetração peniana; e manutenção no lugar pelo menos 6 horas após a relação sexual. Não existem efeitos colaterais. Requer limpeza e inspeção após cada utilização.
85%–97%	Preservativo	Preservativo é uma fina membrana de borracha ou látex que se encaixa sobre o pênis ereto para reter o sêmen. Deve ser desenrolado sobre um pênis ereto antes de qualquer penetração. É importante deixar aproximadamente 0,5 cm de espaço livre de ar na ponta para colher o sêmen; caso contrário, a força da ejaculação poderá estourar o preservativo. Ele deve ficar no lugar durante toda a relação sexual. Após a ejaculação, deve-se tomar cuidado para retirar o pênis com o preservativo no lugar. Esse é o único contraceptivo que também fornece algum nível de proteção contra as doenças sexualmente transmissíveis. É relativamente barato, fácil de usar e prontamente disponível. Apenas o preservativo é eficaz contra o vírus da Aids.

Continua

Continuação

% EFICÁCIA	MÉTODO	DESCRIÇÃO/COMENTÁRIOS
70%–75%	Espermicidas	Espumas anticoncepcionais, géis e cremes com ingredientes que matam os espermatozoides são inseridos no fundo da vagina com um aplicador antes da relação sexual. O espermicida deve permanecer, pelo menos, de 6 a 8 horas depois da relação. Cada aplicador é bom para apenas um ato de relação sexual. Sozinho ele não é um contraceptivo eficaz. Combinado com um diafragma, capuz cervical, esponja cervical ou preservativo, um espermicida é eficaz. Ele tem poucos efeitos colaterais, é facil de usar e está prontamente disponível.
70%–80%	Retirada	Esse método tem sido praticado desde os tempos antigos. Ele simplesmente requer que o pênis seja retirado e que a ejaculação ocorra fora da vagina. Não é muito eficaz, pois alguns espermatozoides são depositados na vagina antes mesmo da ejaculação. Além disso, o homem pode não ser capaz de retirar a tempo, o que exige bastante concentração. Esse tipo de contracepção também não é aconselhável porque sua prática por um período prolongado pode levar à disfunção sexual.
65%–85%	Tabelinha	A tabelinha consiste em praticar a abstinência durante uma janela de oito dias, entre o 10º e 17º dias do ciclo menstrual, quando a concepção é teoricamente possível. O método funciona razoavelmente bem para mulheres que têm ciclos muito regulares e casais capazes de praticar um forte nível de autocontrole. No entanto, ele exige uma avaliação cuidadosa do ciclo durante, pelo menos, seis meses para estabelecer os dias de ovulação. Se os ciclos variam em comprimento, a janela de abstinência deve ser aumentada para cobrir um período mais longo possível.
	Pílulas de contracepção emergencial ("Pílula do dia seguinte")	Trata-se de pílulas hormonais tomadas em uma única dose, 12 horas após uma relação sexual desprotegida. Se tomada antes da ovulação, a pílula atrasa a ovulação em cinco dias, permitindo que o esperma seja inativado. Se a pílula for tomada após a ovulação, uma gravidez poderá ocorrer.

Perfil de carreira 21-1

Assistente médico

O assistente médico é um aliado importante do profissional de saúde. Ele pode executar tarefas administrativas ou clínicas sob a direção de médicos licenciados. Os assistentes médicos são hábeis comunicadores que intermediam o médico, o paciente, o hospital e os outros profissionais de saúde.

O assistente médico pode especializar-se para exercer um papel administrativo ou clínico, ou ambos, e realizar uma grande variedade de funções, como receber pacientes, atender o telefone, manter os registros médicos, assumir tarefas com seguradoras ou de faturamento, educação dos pacientes, tomada de sinais vitais, execução de uma variedade de exames e procedimentos nos pacientes.

Nos Estados Unidos, a formação para essa carreira pode ser feita em uma escola profissional ou uma faculdade. Organizações como Assistentes Médicos Certificados fornecem certificação nesse setor.[1] Para ser elegível, o candidato deve atender a determinados critérios. As credenciais são voluntárias e o governo não exige uma certificação do assistente médico, apesar de a certificação poder aumentar as chances de emprego. As oportunidades de emprego nessa área são excelentes.

---
1. No Brasil, a profissão não é regulamentada. (N. T. T.)

Distúrbios do sistema reprodutor

Distúrbios do sistema reprodutor feminino

Amenorreia é um termo usado para definir a ausência de ciclo menstrual. Isso é normal se a mulher está grávida. Fatores psicológicos, anorexia e desequilíbrio hormonal são outras causas.

Tensão pré-menstrual (TPM) é um grupo de sintomas exibidos imediatamente antes do início do ciclo menstrual, causados pela retenção de água no tecido do corpo. Irritabilidade, nervosismo, mudanças de humor e ganho de peso são alguns dos sintomas da TPM. A TPM não é mais considerada um mito; ela é tratada com medicação e dieta para reduzir a retenção de água.

Dismenorreia é um termo usado para descrever uma menstruação dolorosa. A dismenorreia se caracteriza por cólicas, possivelmente decorrentes da produção excessiva de substâncias inflamatórias como a prostaglandina. Substâncias do tipo aspirina, que bloqueiam a ação da prostaglandina, são úteis.

Menorragia é o sangramento menstrual excessivo ou anormalmente prolongado; é um dos problemas ginecológicos mais comuns. O sangramento é considerado anormal quando a mulher precisa trocar de absorventes higiênicos com mais frequência em um período que varia de uma a duas horas, quando demora mais de sete dias ou quando há passagem de coágulos sanguíneos no fluxo por mais de um dia. Essa condição pode levar à anemia e deficiência de ferro, além de causar angústia e desconforto. Um exame pélvico pode determinar a causa da menorragia, os exames de sangue e Papanicolau permitem verificar se há alguma causa subjacente, e um ultrassom pode ser feito para verificar anormalidades.

As causas comuns de menorragia são desequilíbrio hormonal, pólipos, miomas uterinos e DIU. Para reduzir o sangramento, medicamentos como anti-inflamatórios, contraceptivos orais e outros podem ser prescritos visando alterar os níveis hormonais. Em caso de anemia, são adotados suplementos de ferro. O tratamento também pode envolver uma miomectomia para remover miomas ou uma ablação endometrial. Na ablação endometrial, o revestimento endometrial do útero é parcialmente removido, sob anestesia geral ou local. As técnicas mais comuns são ablação por radiofrequência, ablação por balão térmico e eletrocauterização. Das mulheres que sofreram ablação endometrial, 90% reduziram efetivamente o sangramento menstrual mais de um ano após o tratamento.

É comum experimentar um corrimento vaginal de líquido claro por cerca de um mês após o procedimento. Após uma ablação endometrial, a recuperação e a volta às atividades normais demoram apenas dois dias. Esse procedimento é usado apenas por mulheres que não desejam mais ter filhos, pois ele deixa a maioria infértil.

Endometriose, palavra que vem de endométrio, é uma doença que afeta as mulheres durante seus anos reprodutivos. Nesse caso, o tecido endometrial encontra-se fora do útero; como em torno dos ovários ou de outros órgãos da cavidade abdominopélvica.

Mensalmente, o tecido de revestimento do útero responde a alterações hormonais. O tecido endometrial ao redor do útero não permite a expulsão do sangue do corpo, resultando em hemorragia interna, inflamação

---

Os efeitos do envelhecimento no sistema reprodutor

A menopausa começa entre 45 e 55 anos, marcando o fim da menstruação e do período fértil. A produção de estrogênio e de progesterona diminui nitidamente. Essas mudanças produzem alterações físicas, como o estreitamento da abertura vaginal, a perda da elasticidade do tecido e a diminuição das secreções vaginais. Alterações atróficas acontecem no útero, na vagina, nos órgãos genitais externos e nos seios. Pode haver uma diminuição da atividade sexual.

Para os homens, as mudanças ocorrem num ritmo mais gradual, variando de pessoa para pessoa. As fases da resposta sexual se tornam mais lentas, fica difícil obter e manter uma ereção, o que pode provocar impotência. A próstata aumenta de tamanho, mas os testículos, a concentração de testosterona, a produção de esperma e a viscosidade do fluido seminal diminuem.

As alterações físicas relacionadas ao envelhecimento sofridas por ambos os sexos não impedem a função sexual, não alteram o prazer nem inibem o desejo sexual. É importante notar que muitas medicações frequentemente usadas pelos idosos podem causar disfunção sexual.

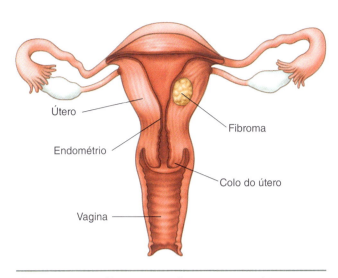

Figura 21-16 *Um fibroma uterino (ou mioma uterino) é um tumor benigno que cresce na parede do útero.*

das áreas circundantes e formação de tecido cicatricial. Essa condição causa dor antes da menstruação e durante o fluxo, e durante ou após a atividade sexual; sangramento pesado e/ou irregular; infertilidade. A causa é desconhecida, mas existem diferentes teorias. Segundo uma delas, um pouco do tecido volta para as trompas de Falópio durante a menstruação, implanta-se no abdômen e cresce. Alguns especialistas acreditam que a endometriose esteja relacionada a um problema autoimune.

O diagnóstico é feito por **laparoscopia**. O cirurgião também pode remover o tecido endometrial por meio de cirurgia laparoscópica. Outra opção é o tratamento hormonal para impedir a ovulação e forçar a remissão da endometriose durante esse tempo de tratamento. Os médicos também podem recomendar agentes anti-inflamatórios não esteroides, sem receita, para aliviar a dor. Geralmente, a menopausa acaba com uma endometriose leve ou moderada.

Tumores fibroides são tumores geralmente benignos que ocorrem na parede uterina. Os fibroides podem crescer e causar pressão sobre outros órgãos ou sangramento excessivo (Figura 21-16). No tratamento dos fibroides, pode ser realizada uma **histerectomia** (remoção do útero) ou uma miomectomia.

Os **tumores de mama** são benignos ou malignos. Tumores benignos são cistos geralmente cheios de líquido que se enchem durante o período pré-menstrual.

Câncer de mama envolvendo tumores malignos é o câncer mais comum entre as mulheres (depois do câncer de pele), atingindo mais de 230 mil vítimas anualmente e matando mais de 40 mil. Estima-se que uma em oito mulheres desenvolverá um câncer de mama ao longo da sua vida. As últimas estatísticas do governo norte-americano mostram que houve uma queda de 34% nas mortes entre 1990 e 2011. Isso representa um declínio constante, em grande parte causado pelos avanços na triagem e no tratamento.

Eis os sinais e sintomas do câncer de mama mais comuns:

- Um nódulo na mama ou um espessamento diferente do tecido circundante.
- Um vazamento pelo peito que não seja leite materno.
- Vermelhidão, escamação ou espessamento da pele da mama ou dos mamilos.
- Mudanças no tamanho ou na forma da mama.
- Dor no peito ou no mamilo, ou mamilo virado para dentro.
- Nódulo na área axilar (embaixo do braço).

Indivíduos que têm algum dos sinais ou sintomas devem procurar um médico imediatamente.

Um teste diagnóstico para o câncer de mama é a **mamografia**, um exame radiográfico para detectar a presença de tumores ou de células pré-cancerosas. O registro resultante é um mamograma. Recomenda-se que todas as mulheres acima de 40 anos de idade realizem esse exame anualmente. Mamografias positivas ou duvidosas devem ser seguidas por uma biópsia de mama.

Se houver uma história familiar de câncer de mama, testes genéticos deverão ser realizados a fim de verificar a presença de genes anormais (BRCA1, BRAC2 ou PALB2), que têm sido associados a essa doença.

O câncer de mama pode ser tratado de várias maneiras, dependendo do tipo e do quanto ele se espalhou. Pessoas com câncer de mama adotam, muitas vezes, mais de um tipo de tratamento. O médico e o paciente selecionam o tratamento mais adequado:

- O *tratamento cirúrgico* para câncer de mama inclui a **lumpectomia** (remoção apenas do tumor) ou **mastectomia** (remoção da mama). Em muitos casos, adotam-se radiação e quimioterapia (drogas contra o câncer).
- Na *quimioterapia*, utilizam-se drogas para encolher ou matar o câncer.
- *Radiação* é o uso de raios de alta energia para matar as células cancerosas.
- *Terapia hormonal* – certos tipos de câncer precisam de alguns hormônios para crescer. Esse

tratamento é feito para impedir que as células cancerosas tenham acesso a esses hormônios.

- A *terapia biológica* trabalha com o sistema imunológico do corpo para ajudar a combater o câncer ou controlar os efeitos colaterais de outros tratamentos anticancerosos.

O **câncer de endométrio** é o tipo mais comum de câncer de útero. Ele afeta geralmente mulheres após a menopausa. As mulheres são instruídas a comunicar imediatamente ao médico qualquer sangramento vaginal que ocorre após a menopausa. Tipos usuais de tratamento são histerectomia e irradiação.

O **câncer de ovário** é o quinto câncer responsável por mortes entre as mulheres, mas ele causa mais mortes do que qualquer outro câncer do sistema reprodutor feminino. O diagnóstico precoce é difícil, e o tratamento é uma cirurgia agressiva para remover todos os órgãos reprodutores, seguido de quimioterapia e radioterapia.

O **câncer cervical** é visto frequentemente em mulheres de 30 a 50 anos de idade. O papilomavírus humano (*human papillomavirus* – HPV) é a principal causa de câncer cervical. Esse tipo de câncer pode ser prevenido por meio da vacina contra o HPV. Um teste para detectar o câncer do colo do útero é chamado **esfregaço de Papanicolau (PAP)**. Uma amostra de raspagem de células é retirada do útero e do canal cervical para estudo. O teste de HPV procura alterações de células pré-cancerosas que podem ter sido causadas pelo vírus. O tratamento é cirurgia, quimioterapia e/ou radiação. Uma detecção e um tratamento precoces são essenciais para um bom prognóstico.

Infecções dos órgãos reprodutores femininos

A **doença inflamatória pélvica (DIP)** pode resultar de infecções que ocorrem nos órgãos reprodutores e se espalham para as trompas de Falópio e a cavidade peritoneal. Essa doença também pode ser secundária a outra infecção, como a gonorreia. A inflamação causa dor, altas temperaturas e possíveis cicatrizes nas trompas de Falópio. O tratamento consiste em medicamentos antibióticos e analgésicos.

A **salpingite** é uma inflamação das trompas de Falópio que pode resultar em danos permanentes.

A **síndrome do choque tóxico** é uma infecção bacteriana rara, causada por um organismo *Staphylococcus*. Os sintomas são febre, erupção cutânea e hipotensão, que pode resultar em choque. A paciente é tratada com antibióticos.

Infecções fúngicas são geralmente causadas pelo organismo chamado *Candida albicans*. Esse fungo faz parte dos organismos naturais do corpo. Uma infecção por levedura se desenvolve quando a vagina se torna menos ácida. Essa mudança resulta em um supercrescimento desse fungo, causando a infecção.

Os sintomas mais comuns são coceira, queimação e vermelhidão na vagina e vulva. Também pode haver um corrimento espesso, branco e inodoro (leucorreia) parecido com queijo ricota. Estes são alguns dos fatores de risco comuns para infecções fúngicas: estresse; antibióticos (que alteram a flora normal da vagina); problemas imunológicos; roupas apertadas ou feitas com tecidos sintéticos como *nylon*, *spandex* ou Lycra® (que retêm o calor e a umidade); *sprays* de higiene femininos, talco ou perfumes na área vaginal; e duchas vaginais. No tratamento, utiliza-se um agente fungicida que destrói o fungo. Pode ser aplicado como supositório ou creme vaginal.

Distúrbios reprodutores masculinos

Epididimite é um inchaço doloroso na virilha e no escroto causado por infecção do epidídimo. É tratado com antibioticoterapia.

Orquite é uma inflamação dos testículos. Pode ser uma complicação de caxumba, gripe ou outra infecção. Os sintomas são inchaço do escroto, febre e dor. A doença é tratada com antibioticoterapia, analgésicos e compressas frias.

Prostatite é uma infecção da próstata. A próstata fica logo abaixo da bexiga urinária, e a uretra prostática atravessa a glândula. Os sintomas urinários são em muitos casos o primeiro sinal de um problema da próstata. Em geral, o paciente relata dificuldade na micção. Um tratamento com antibióticos é geralmente eficaz.

Hiperplasia prostática benigna (HPB) significa aumento da próstata. Mais de metade dos homens com 60 anos de idade e cerca de 90% dos homens com 70 têm alguns sintomas de HBP. A próstata aumenta, mas a cápsula ao redor dela não, o que leva a próstata a pressionar a uretra como um grampo ao redor de um tubo. A bexiga fica espessa e irritável. Então, ela começa a se contrair mesmo quando contém uma pequena quantidade de urina, causando a micção frequente. À medida que enfraquece, a bexiga perde a capacidade de esvaziamento, por isso a urina não é expelida. Em muitos casos o estreitamento da uretra provoca retenção de urina, o que pode resultar em uma infecção (Figura 21-17).

O diagnóstico é feito por cistoscopia, ultrassom e exame de toque retal. A **cistoscopia** é um processo no qual um tubo flexível com uma lente e um sistema de iluminação é inserido na uretra, permitindo ao médico ver o interior da uretra e bexiga (Figura 21-18). O tratamento depende da extensão dos sintomas. Sobre as opções de tratamento, ver boxe "Destaques médicos

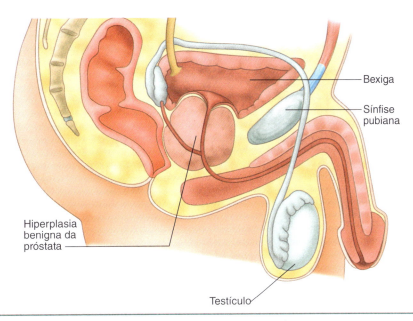

Figura 21-17 Na hiperplasia benigna da próstata, a próstata alargada pressiona a bexiga.

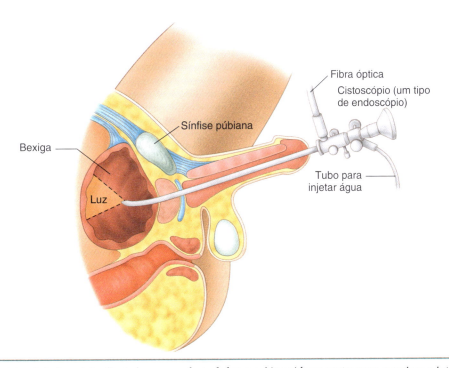

Figura 21-18 Um cistoscópio é um tubo flexível com uma fonte de luz que é inserido na uretra para examinar o interior da bexiga.

21-1: Tratamentos para hiperplasia benigna e câncer de próstata".

O **câncer da próstata** é mais comum em homens acima de 50 anos de idade. Homens acima de 40 anos devem começar a fazer exame retal anualmente, para detectar eventual alargamento da próstata. Uma controvérsia existe a respeito de um teste com antígeno específico da próstata (*prostate-specific antigen* – PSA) que detecta uma substância anormal liberada por células cancerosas. Em 2013, a Associação Americana de Urologia (*The American Urological Association* – AUA) desaconselhou os homens acima de 55 anos e com risco médio a fazer esse exame, pois o rastreio do PSA pode levar a biópsias dolorosas, além de tratamento desnecessário. Os sintomas do câncer de próstata mais comuns são micção frequente, disúria (dor ao urinar),

Destaques médicos

21-1

TRATAMENTOS PARA HIPERPLASIA BENIGNA E CÂNCER DE PRÓSTATA

HIPERPLASIA BENIGNA DA PRÓSTATA

Vários estudos recentes questionaram a necessidade de tratamento precoce para a hiperplasia benigna da próstata (HBP), quando a próstata fica apenas ligeiramente alargada. Esses estudos relatam que talvez o tratamento precoce não seja necessário porque os sintomas da HBP podem sumir sem qualquer tratamento em até um terço dos casos leves. Em vez de tratamento imediato, os estudos sugerem fazer exames regulares para monitorar sinais precoces. Caso a situação apresente uma ameaça para a saúde ou gere um grande desconforto, o tratamento é indicado. Os tratamentos para HBP incluem:

- Aguardar e monitorar.
- Medicamentos como alfabloqueadores, que relaxam os músculos do colo da bexiga e as fibras musculares da próstata, facilitando a micção; ou inibidores de alfarreductase, que diminuem a próstata e impedem as alterações hormonais.
- Ressecção transuretral da próstata (RTUP), que remove a parte interna da próstata, tornando a micção mais fácil.
- Incisão transuretral da próstata (ITUP), na qual o cirurgião faz uma ou duas incisões na glândula para facilitar o ato de urinar.
- Termoterapia transuretral por micro-ondas (TTUM), na qual um eletrodo especial é inserido na uretra até a região da próstata. O eletrodo libera micro-ondas cuja energia destrói a parte interna da próstata alargada.
- Ablação transuretral por agulhas (ATUA), na qual uma fibra é inserida pela uretra, para aplicar agulhas na próstata. Ondas de rádio são produzidas para atravessar, aquecer e destruir o excesso de tecido da próstata.
- Terapia a *laser*, que remove o crescimento do tecido prostático por ablação.

CÂNCER DA PRÓSTATA

Alguns tipos de câncer de próstata crescem muito lentamente e não causam problemas. Nestes casos, o tratamento é aguardar e monitorar.

Outros cânceres da próstata são agressivos e mortais. Nestes casos, os benefícios do tratamento superam os riscos de efeitos colaterais. Existem diferentes tipos de tratamento padrão para câncer de próstata, tais como:

- Cirurgia – uma **prostatectomia** radical é praticada. Ela envolve a remoção da próstata e dos tecidos circundantes, juntamente com os linfonodos vizinhos.
- Terapia por radiação – usa raios x de alta energia ou outros tipos de radiação emitidas por uma fonte externa para matar células cancerosas.
- Braquiterapia – envolve a aplicação na próstata de sementes radioativas do tamanho de um grão de arroz, que emitem uma baixa dose de radiação durante um longo período de tempo.
- Terapia hormonal – este tratamento remove os hormônios ou bloqueia sua ação, e impede as células cancerosas de crescer. Agonistas do hormônio liberador do hormônio luteinizante podem bloquear a produção de testosterona pelos testículos, que, por sua vez, pode acelerar o crescimento do tecido canceroso.
- Criocirurgia – esse tratamento utiliza um instrumento para congelar e destruir as células cancerosas.
- Quimioterapia – são usadas drogas para interromper o crescimento das células cancerosas, matando as células ou impedindo-as de se dividir.
- Terapia biológica – ou imunoterapia, que usa o sistema imunológico do próprio corpo para combater as células cancerosas.

Nota: A detecção precoce ainda é o fator-chave na luta contra o câncer de próstata.
Fonte: http://www.cancer.gov/types/prostate/patient/prostate-treatment-pdq.

urgência ao urinar, noctúria (esvaziamento à noite) e, em alguns casos, hematúria (sangue na urina). Sobre o tratamento do câncer de próstata, ver boxe "Destaques médicos 21-1: Tratamentos para hiperplasia benigna e câncer de próstata".

Doenças sexualmente transmissíveis

As doenças sexualmente transmissíveis (DST), também conhecidas como doenças venéreas, são transmitidas por meio da troca de fluidos corporais, como sangue, sêmen e fluido vaginal. As DST podem ser graves e dolorosas e causar complicações em longo prazo, como esterilidade, infecção crônica, cicatrização das trompas de Falópio, gravidez ectópica, câncer e morte. As doenças mais comuns são clamídia, herpes genital, verrugas genitais e tricomoníase vaginal.

A maioria dessas doenças não tem sintomas. Quando presentes, os sintomas são:

- Nas mulheres, vazamento anormal da vagina, dor na região pélvica, ardor ou coceira ao redor da vagina, hemorragias e dor durante a relação sexual.

- Nos homens, corrimento do pênis.

- Em mulheres e homens, feridas ou bolhas perto da boca ou genitália, dor e queimação durante a micção ou um movimento intestinal, sintomas gripais, dor ao urinar e inchaço na região da virilha.

No consultório médico ou em um centro de saúde, o paciente pode sentir algum embaraço a ser examinado para verificar uma DST. É fundamental que o profissional de saúde saiba tratar a pessoa sem julgamento, porque, a cada dia que deixa de ser tratada, a doença causa problemas mais severos. Algumas DST são diagnosticadas pelo exame físico; outras requerem exames de sangue ou outros testes laboratoriais. No caso de doenças bacterianas, como gonorreia, clamídia e sífilis, o tratamento é à base de antibióticos. Em geral, as infecções virais não são curadas, mas os sintomas podem ser aliviados.

A proteção contra as DST inclui a abstinência e a prática de sexo seguro. A abstinência é a decisão voluntária de se abster de atividade sexual. A abstinência é uma escolha positiva e saudável que muitas pessoas fazem. Sexo seguro significa usar preservativos e procurar sinais de doença venérea *antes* de a atividade sexual ocorrer. Uma vez que uma pessoa está consciente da doença, ela deve notificar qualquer parceiro(s) sexual(is) para que também possa(m) ser examinado(s). Muitas vezes é necessário que antigos parceiros sexuais também sejam notificados. Todas as DST precisam ser tratadas. A alta incidência de DST está levando a um aumento da esterilidade em mulheres jovens.

A **clamídia** é causada pelo organismo *Chlamydia trachomatis* e é a DST curável mais comum nos Estados Unidos. É a principal causa de doença inflamatória pélvica, vaginite bacteriana e uretrite não gonocócica. Em geral, 80% das mulheres e 24% dos homens não apresentam sintomas. Se aparecem, os sintomas podem ser um corrimento genital anormal e algum ardor ao urinar. O tratamento é feito com antibióticos.

Papilomavírus humano – ou **verrugas genitais** – é outra DST muito comum. A verruga pode aparecer no eixo do pênis ou na vagina. É geralmente assintomática (sem sintomas). Em muitos casos, as verrugas não são visíveis a olho nu. Em outros, elas se assemelham a pequenas manchas duras e redondas em formato de couve-flor. Embora as verrugas genitais sejam geralmente indolores, elas podem se tornar doloridas, coçar e queimar se esfregadas ou irritadas. O diagnóstico é feito principalmente pelo exame físico. O tratamento envolve um ácido que destrói o tecido da verruga ou criocirurgia. A criocirurgia utiliza o nitrogênio líquido, colocado sobre a verruga e uma pequena área da pele circundante. O nitrogênio líquido congela a pele, formando cristais de gelo que resultam na excisão da verruga. Existe uma vacina disponível para o HPV. (ver boxe "Destaques médicos 21-2: Vacina contra o papilomavírus humano").

Gonorreia é uma infecção bacteriana causada pela *Neisseria gonorrhoeae*. No homem, os sintomas podem ser dor ao urinar e corrimento de pus do pênis. Na mulher, os estágios iniciais da doença podem ser assintomáticos. A doença é tratada com antibioticoterapia. Em muitos casos, algumas cepas de organismos se tornam resistentes ao tratamento habitual.

Podem ocorrer complicações se a inflamação se espalhar para o epidídimo no homem ou para as trompas de Falópio na mulher. As trompas podem ficar cicatrizadas e bloqueadas, o que resultará em esterilidade. Além disso, se uma mulher for tratada durante a gravidez, o bebê poderá nascer com uma infecção ocular gonocócica.

Herpes genital é uma infecção viral transmitida sexualmente. A lesão do herpes pode causar uma sensação de queimação, e pequenas bolhas podem aparecer na genitália. Outros sintomas do herpes podem ser irritação dolorosa e desconforto na genitália enquanto o indivíduo está sentado ou em pé. Em geral, os sintomas do herpes desaparecem após duas semanas, no entanto, pode haver recidiva durante toda a vida do indivíduo. As mulheres grávidas diagnosticadas com herpes devem consultar o médico sobre a possibilidade de praticar uma cesariana para evitar que a infecção seja transmitida ao recém-nascido durante o parto.

A **sífilis** é uma DST potencialmente fatal, causada pela bactéria *Treponema pallidum*. Nas fases iniciais da sífilis, uma ferida genital denominada cancro se desenvolve logo após a infecção e acaba desaparecendo sozinha. Se a doença não for tratada, ela poderá progredir por conta própria durante anos. Em muitos casos, surge uma erupção transitória e pode haver envolvimento sério das vértebras, do cérebro e do coração, resultando em meningite, falta de coordenação e acidente vascular cerebral. O curso completo da doença pode levar anos. A penicilina é o tratamento mais eficaz contra a sífilis.

Tricomoníase vaginal é uma DST causada por infecção pelo protozoário *Trichomonas vaginalis*. Isso causa vaginite ou inflamação da vagina, com queimação, comichão e desconforto. Em homens, a *tricomoníase* pode causar problemas semelhantes na uretra, o que é denominado uretrite. O tratamento é geralmente feito com uma dose única de antibióticos.

HIV/Aids – Ver Capítulo 15.

Desenvolvimento e crescimento humano

Embora os indivíduos sejam muito diferentes entre si, todos passam por certas fases de crescimento e desenvolvimento, desde o nascimento até a morte. Quando a pessoa atravessa esses estágios, ocorrem quatro tipos principais de desenvolvimento: físico, mental,

Destaques médicos 21-2

VACINA CONTRA O PAPILOMAVÍRUS HUMANO

O papilomavírus humano (HPV) infecta pelo menos 50% de todas as pessoas que fizeram sexo. Existem pelo menos 100 vírus relacionados nesse grupo, dos quais cerca de 40 tipos são sexualmente transmissíveis. A palavra *papiloma* refere-se a um tipo de verruga que resulta do HPV.

Em junho de 2006, o Comitê Consultivo em práticas de imunização promoveu o desenvolvimento de uma vacina para prevenir os HPV. Esses vírus causam câncer do colo do útero e outras doenças. Três vacinas contra o HPV estão disponíveis (Cervarix, Gardasil e Gardasil 9) e impedem as verrugas genitais e o câncer anal em mulheres e homens. O Gardasil protege contra quatro tipos de HPV que, juntos, causam 70% dos cânceres do colo do útero. A vacina contra o HPV oferece uma melhor proteção para meninas e meninos que tiveram tempo para desenvolver uma resposta imune antes de serem sexualmente ativos. A vacina contra o HPV é recomendada para meninos e meninas pré-adolescentes entre 11 e 12 anos. A vacina é administrada em uma série de três injeções ao longo de um período de seis meses.

Ela é mais eficaz em meninas e mulheres que ainda não adquiriram nenhum dos quatro tipos de HPV cobertos pela vacina. Meninas e mulheres que não foram infectadas com nenhum desses tipos podem obter o benefício total da vacina.

Mulheres sexualmente ativas também podem se beneficiar da vacina, mas é possível que elas já tenham adquirido um ou mais tipos de HPV cobertos pela vacina. Mesmo assim, elas receberiam proteção contra os tipos ainda não adquiridos. Estudos sobre a segurança da vacina para mulheres acima de 26 anos são recentes.

A duração da proteção de uma vacina geralmente não é conhecida na hora de sua primeira introdução. Até hoje, estudos analisaram mulheres durante seis anos, e elas ainda estavam protegidas.

Estudos também demonstraram que a vacina é 100% eficaz na prevenção das doenças causadas pelos quatro tipos de HPV, incluindo pré-cânceres do colo do útero, vulva e vagina e verrugas genitais.

emocional e social. O desenvolvimento físico refere-se às mudanças que ocorrem no corpo, ou seja, nos sistemas dos órgãos. O desenvolvimento mental refere-se às mudanças que ocorrem na mente e na capacidade de resolver problemas e tomar decisões. O desenvolvimento emocional refere-se à capacidade de lidar com os sentimentos. O desenvolvimento social refere-se a mudanças na interação da pessoa com outros indivíduos.

Algumas tarefas devem ser dominadas em cada estágio de desenvolvimento, antes de progredir para a próxima fase. As tarefas vão se construindo uma após a outra, progredindo da mais simples à mais complexa. A taxa com que um indivíduo progride através de cada estágio varia. Os estágios são geralmente agrupados por idade: bebê, criança, criança pré-escolar, criança em idade escolar, adolescente, início da idade adulta, adulto médio e adulto mais velho.

Bebê

A primeira infância dura desde o nascimento até 1 ano de idade. Esse é o momento em que ocorrem as mudanças mais significativas no crescimento e desenvolvimento. Em geral, o peso triplica desde o nascimento até 1 ano e a altura aumenta em torno de 75 cm. Os sistemas musculares e nervosos sofrem mudança rápida durante esse estágio. Os dentes se desenvolvem e a visão melhora. Os outros sentidos também se tornam mais definidos. O desenvolvimento mental ocorre rapidamente, com o aumento de habilidades verbais. O desenvolvimento emocional começa nessa fase, quando eventos emocionais podem impactar fortemente o comportamento emocional até a idade adulta. O desenvolvimento social cresce com a capacidade da criança de reconhecer outros indivíduos e responder às pessoas familiares.

Criança

A fase da criança é entre 1 e 3 anos de idade. Nessa idade a criança é muito móvel. O crescimento físico progride em um ritmo mais lento. A coordenação está se aperfeiçoando, permitindo que a criança ande, corra e escale. O desenvolvimento mental continua a progredir rapidamente. A criança aprende a usar mais palavras, lembra-se de detalhes e começa a entender conceitos básicos. O desenvolvimento emocional também progride rapidamente. A criança começa a se tornar autoconsciente e mais independente. O desenvolvimento social mostra que a criança sai de um estado egocêntrico e passa a se socializar mais com outros adultos e crianças.

Criança pré-escolar

A fase pré-escolar varia de 3 a 5 anos de idade. Continua o desenvolvimento motor, e a criança é capaz de escrever e usar utensílios. As crianças também começam a ter controle sobre a bexiga e os intestinos. O desenvolvimento mental continua quando o pré-escolar começa a fazer mais perguntas sobre seu ambiente e tomar decisões baseadas na lógica. No desenvolvimento emocional, a criança pode tornar-se frustrada quando tenta fazer mais do que a sua habilidade permite. Nessa fase, as crianças conseguem distinguir o certo do errado. No desenvolvimento social, a criança começa a interagir com outras pessoas e a confiar nelas.

Criança em idade escolar

A idade escolar ocorre entre 6 e 12 anos de idade. O desenvolvimento físico é lento, mas constante. O ganho de peso médio é de 2-3 quilos por ano e a altura aumenta geralmente 1 cm por ano. As atividades físicas e os jogos se tornam mais complexos porque a coordenação muscular já está bem desenvolvida nessa idade. Os dentes decíduos caem e são substituídos pelos permanentes. A maturidade sexual pode começar nessa fase. O desenvolvimento mental aumenta rapidamente, porque nessa fase grande parte do tempo é passada na escola. As habilidades de fala, leitura e escrita se desenvolvem, e as crianças são capazes de resolver problemas mais complexos. Elas começam a entender conceitos mais abstratos como honestidade e valores. O desenvolvimento emocional continua, permitindo que as crianças adquiram maior independência e desenvolvam suas próprias personalidades. As atividades sociais evoluem de querer fazer coisas sozinhas para estar envolvidas em atividades de grupo.

Adolescente

A adolescência se estende dos 12 aos 20 anos de idade. No início da adolescência, pode ocorrer um surto de crescimento e certa falha na coordenação muscular que não segue o mesmo ritmo. Isso pode fazer que o adolescente pareça desajeitado. As mudanças mais evidentes estão relacionadas com a puberdade. As características sexuais secundárias tornam-se mais proeminentes. O desenvolvimento mental segue com aumento do conhecimento e refinamento das habilidades. Os adolescentes tomam decisões e aprendem a ser responsáveis por suas ações. O desenvolvimento emocional muitas vezes é conflitante naqueles que tentam estabelecer sua própria identidade e ainda se sentem inseguros e incertos. Essa faixa etária sofre pressão pelos pares. O desenvolvimento social significa passar mais tempo com os amigos e menos com a família. Muitos problemas podem surgir nessa fase, como distúrbios alimentares e abuso de substâncias.

Início da vida adulta

Essa fase abrange as idades de 20 a 40 anos. O desenvolvimento físico está concluído. Esse é o período ideal para procriar. O desenvolvimento mental continua com a escolha do curso universitário e da carreira. O desenvolvimento emocional gira em torno de preservar a estabilidade fundada anteriormente, enquanto o estresse vai aumentando ao longo da vida. O desenvolvimento social envolve geralmente se afastar dos grupos de pares e desenvolver relacionamentos com outras pessoas que partilhem interesses e objetivos semelhantes.

Adulto médio (meia idade)

A idade adulta média varia de 40 a 65 anos. É o iniciar de mudanças físicas, como cabelos grisalhos, formação de rugas, perda de audição e visão, e ganho de peso. A capacidade mental pode continuar a aumentar; tomada de decisão e resolução de problemas são realizadas com mais confiança. Emocionalmente, a idade adulta média é, em geral, um período de contentamento e satisfação. Socialmente, as relações familiares declinam à medida que as relações de trabalho crescem.

Adulto mais velho (terceira idade)

O adulto mais velho é aquele acima de 65 anos de idade. O desenvolvimento físico começa a declinar, e os sistemas do corpo são afetados de forma geral. As habilidades mentais podem variar e começar a declinar. As habilidades emocionais estão relacionadas com a capacidade do indivíduo de lidar com o estresse e a perda. Com a aposentadoria, a perda de entes queridos e as limitações físicas, muitas vezes se faz necessário um ajuste social.

Um corpo — Como o sistema reprodutor interage com os outros sistemas do corpo

Sistema tegumentar
- Os hormônios ativam as glândulas sebáceas que lubrificam a pele e o cabelo.
- Os hormônios femininos afetam o crescimento de pelos nas áreas pubiana e axilar.
- Os hormônios masculinos afetam o crescimento de pelos nas regiões pubiana, axilar, facial e no peito.
- Os receptores sensoriais da pele estimulam o prazer e a excitação sexual.

Sistema esquelético
- Os ossos da cavidade pélvica protegem os órgãos de reprodução.
- Os hormônios promovem o crescimento esquelético e a densidade óssea.
- Os hormônios afetam o fechamento da placa epifisária e a interrupção do crescimento esquelético.

Sistema muscular
- A testosterona aumenta a massa muscular.
- Contrações musculares ajudam na ereção do pênis e clitóris.
- Contrações do músculo liso do útero expelem o feto durante o parto.

Sistema nervoso
- O hipotálamo regula o sincronismo da puberdade.
- Neurônios sensoriais e motores desempenham um papel importante na resposta sexual e no prazer.

Sistema endócrino
- A hipófise anterior secreta o hormônio folículo estimulante, que estimula o crescimento do folículo de Graaf e a produção de estrogênio nas mulheres, e estimula a produção de esperma nos homens.
- A hipófise anterior secreta o hormônio luteinizante responsável pela formação do corpo lúteo, que produz

Continua

Continuação

progesterona nas mulheres e é necessário para a produção de testosterona nos homens.

Sistema circulatório
- Os vasos sanguíneos do pênis e clitóris se enchem de sangue durante a atividade sexual.

Sistema linfático
- O sistema imunológico feminino não rejeita o espermatozoide, garantindo assim a fertilização.
- O sistema imunológico não rejeita o desenvolvimento do feto durante a gravidez.

Sistema respiratório
- A testosterona aumenta o tamanho da laringe nos homens, produzindo uma mudança na voz.
- A interação entre o sistema respiratório e a placenta supre o feto com oxigênio e remove o dióxido de carbono.

Sistema digestório
- O aleitamento materno fornece o alimento para o bebê.
- Os órgãos digestórios podem ficar lotados durante a gravidez, resultando em azia e prisão de ventre.

Sistema urinário
- A uretra masculina serve de passagem comum para a urina e o sêmen.
- Durante a gravidez, a pressão sobre a bexiga pode causar micção frequente.

Terminologia médica

a-	sem
-men	mensal
-orreia	fluxo ou corrimento
a/men/o/rreia	sem fluxo mensal
circuncis	cortado ao redor
-ão	processo de
circuncis/ão	processo de cortar ao redor
clitor	guardião
-is	presença de
clitór/is	presença do guardião
coit	relação sexual
-o	presença de
coit/o	presença de relação sexual
cript	escondido
orcid-	testículos
-ism	condição anômala de
cript/orcid/ismo	condição anômala de testículos escondidos, testículos não descidos
dis-	dolorido
dis/men/o/rreia	fluxo mensal dolorido
ectópico	fora do lugar
gravidez ectópica	gravidez fora do útero
endo-	dentro
metr/	útero
-/io	presença de
endo/métr/io	que pertence ao revestimento dentro do útero
espermato	semente
espermato/genes	produção das sementes
hister	útero
-ectomia	remoção de

Continua

Continuação

hister/ectomia	remoção do útero	-genese	desenvolvimento
leuco	branco	ovo/gênese	desenvolvimento do óvulo
leuco/rreia	corrimento branco	ovul/a/	liberação de um pequeno óvulo
mamo	mama	-ação	processo de
-grafia	registro por raio X	ovul/a/ção	processo de liberar um pequeno ovo
mamo/grafia	raio X das mamas	próstata	glândula prostática
mast	mama	prostat/ectomia	remoção da próstata
mast/ectomia	remoção da mama	salping	trompas de Falópio
mio	músculo	-ite	inflamação de
mio/métr/io	presença do músculo uterino	salping/ite	inflamação das trompas de Falópio
ovo-	ovo, óvulo		

Questões de revisão

Assinale a opção que completa adequadamente cada frase apresentada a seguir.

1. O hormônio masculino é
   a. progesterona.
   b. hormônio luteinizante.
   c. hormônio folículo estimulante.
   d. testosterona.

2. A ovulação ocorre geralmente
   a. um dia antes do início do período menstrual.
   b. uma semana antes do início do período menstrual.
   c. três semanas antes do início do período menstrual.
   d. duas semanas antes do início do período menstrual.

3. Os ovários contêm
   a. 30 folículos de Graaf.
   b. milhares de folículos de Graaf.
   c. centenas de folículos de Graaf.
   d. seis folículos de Graaf.

4. O desenvolvimento do folículo e a liberação do óvulo estão sob influência
   a. do hormônio folículo estimulante e hormônio luteinizante.
   b. do estrogênio e do corpo lúteo.
   c. da progesterona e do hormônio folículo estimulante.
   d. do estrogênio e do hormônio luteinizante.

5. Qual das seguintes afirmações *não* é correta?
   a. As trompas de Falópio têm cerca de 10 centímetros de comprimento.
   b. As trompas de Falópio servem como um conduto para o óvulo caminhar até o útero.
   c. As trompas de Falópio são também chamadas de ovidutos.
   d. As trompas de Falópio estão conectadas com os ovários.

Relacione as colunas

Relacione cada termo da Coluna I com a respectiva descrição indicada na Coluna II.

COLUNA I	COLUNA II
_____ 1. escroto	a. características sexuais secundárias
_____ 2. testosterona	b. saco externo que contém os testículos
_____ 3. pelos faciais e pubianos	c. glândula acessória
_____ 4. vesícula seminal	d. formados nos túbulos seminíferos
_____ 5. espermatozoides	e. hormônio masculino produzido pelos testículos

Complete as lacunas

1. Uma menstruação dolorosa ou difícil é conhecida como _____.

2. A amenorreia é normal quando a pessoa está _____.

3. A gonorreia é uma doença sexualmente transmissível. O homem reclama de _____ e a mulher se queixa de _____.

4. O exame realizado para detectar tumores na mama é denominado _____.

5. A esterilidade pode resultar de uma inflamação da trompa de falópio, que pode ser causada por _____.

6. Um grupo de sintomas que ocorrem antes do ciclo menstrual é chamado _____.

7. O início da ovulação é conhecido como _____ ; e o final é conhecido como _____.

8. Uma doença sexualmente transmissível que provoca pequenas lesões em ampolas é a _____.

9. O aumento da próstata pode causar problemas com _____.

10. O melhor método para a prevenção das doenças sexualmente transmissíveis é praticar _____.

Aplicação prática da teoria

1. Uma jovem grávida chega ao consultório do médico e declara: "Disse ao meu marido que lhe darei um filho porque, na minha família, sou a única menina e tenho quatro irmãos". Essa afirmação é válida? Explique para a gestante como o sexo de um recém-nascido é determinado.

2. Se um homem tem uma contagem de espermatozoide inferior a 20 milhões, ele é considerado estéril. A fertilização requer apenas a união de um óvulo com um espermatozoide. Por que, então, são necessários tantos espermatozoides para que a fertilização ocorra?

3. Você está encarregado de descrever o processo de fertilização. Explique como o esperma viaja dos testículos até encontrar o óvulo na trompa de Falópio.

4. Você foi convidado por uma escola para participar de um debate sobre puberdade com adolescentes de 11 a 14 anos de idade. Planeje um roteiro para descrever como as mulheres são afetadas pelos hormônios

estrogênio e progesterona, e como os homens são afetados pela testosterona.

5. Uma mulher de 50 anos de idade diz que está muito quente na sala de espera e solicita que você ligue o ar-condicionado. A temperatura exterior é de –1 °C. A mulher afirma ainda que o médico dela explicou as mudanças normais para a meia-idade. Explique para a paciente as mudanças fisiológicas e psicológicas que são atribuídas à menopausa.

6. As doenças sexualmente transmissíveis são um grande problema de saúde, especialmente na população adolescente. Elas podem levar à doença inflamatória pélvica e à esterilidade. Descreva pelo menos três doenças sexualmente transmissíveis. Aponte os sintomas mais comuns e os tratamentos disponíveis.

Indique as legendas

Estude o diagrama do sistema reprodutor masculino apresentado a seguir e indique os nomes das estruturas numeradas.

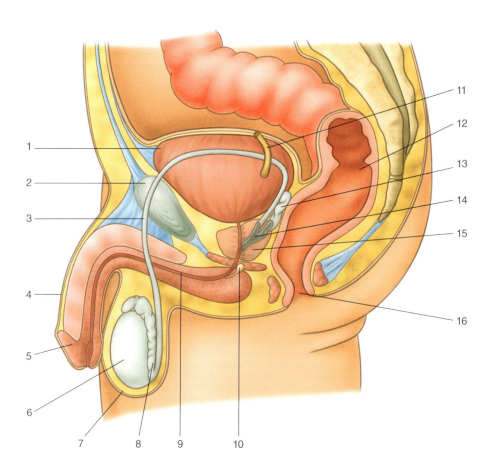

1. _____   9. _____
2. _____ 10. _____
3. _____ 11. _____
4. _____ 12. _____
5. _____ 13. _____
6. _____ 14. _____
7. _____ 15. _____
8. _____ 16. _____

Estudo de caso

Alice, 46 anos, tem três filhos e faz sua mamografia anual. Os resultados mostram um nódulo no tecido mamário. É realizada uma biópsia, cujo resultado acusa positivo para o câncer de mama.

1. Liste os sinais e sintomas do câncer de mama.
2. Explique o que é uma mamografia.
3. Que opções de tratamento estão disponíveis para Alice?
4. Quem tomará a decisão sobre o tratamento dela?
5. Apresente algumas estatísticas sobre esse tipo de câncer.

Atividade de laboratório 21-1

Órgãos do sistema reprodutor

- *Objetivo:* observar o local dos órgãos reprodutores do homem e da mulher e identificar a diferença entre eles.
- *Material necessário:* esquemas dos órgãos reprodutores do homem e da mulher, este livro, papel e caneta.

Passo 1: Localize e identifique os órgãos reprodutores femininos nas pranchas anatômicas. Descreva e registre as observações sobre localizações e funções.

Passo 2: Localize e identifique os órgãos reprodutores masculinos nas pranchas anatômicas. Descreva e registre as observações sobre localizações e funções.

Passo 3: Compare os órgãos e as funções dos órgãos reprodutores do homem e da mulher. Quais são as diferenças? Registre as respostas. Compare sua resposta com os esquemas do livro.

Atividade de laboratório 21-2

Exame do ovário

- *Objetivo:* observar a estrutura dos ovários.
- *Material necessário:* lâmina de corte transversal de tecido ovariano, microscópio, este livro, papel e caneta.

Passo 1: Identifique e descreva um folículo de Graaf maduro com um ovócito e um folículo de Graaf em amadurecimento. Compare com a Figura 21-13. Registre as observações. O que produzem as células dos folículos de Graaf? Registre a resposta.

Passo 2: Identifique e descreva um corpo lúteo. Compare com a Figura 21-13. Registre a observação. O que produzem as células do corpo lúteo?

Atividade de laboratório 21-3

Exame do testículo

- *Objetivo:* observar a estrutura do testículo.
- *Material necessário:* lâmina de corte transversal do testículo, microscópio, este livro, papel e caneta.

Passo 1: Identifique e localize os túbulos seminíferos. Registre a descrição.

Passo 2: Observe as células no meio da parede do túbulo seminífero. Observe a maturação. Registre as observações.

Passo 3: Identifique as células intersticiais que estão localizadas fora dos túbulos seminíferos. Qual é a função delas? Registre a resposta.

Capítulo 22

GENÉTICA E DOENÇAS GENETICAMENTE RELACIONADAS

Objetivos

- Definir mutação.
- Diferenciar as doenças genéticas humanas e descrever dois tipos básicos de mutação.
- Nomear três doenças genéticas humanas e descrever as causas e os sintomas.
- Explicar o que é aconselhamento genético.
- Definir as palavras-chave relacionadas a este capítulo.

Palavras-chave

aconselhamento genético
agentes mutagênicos
amniocentese
amostragem de vilosidade coriônica
desordem congênita
distrofia muscular de Duchenne
DNA recombinante
doença de Huntington (DH)
doença de Tay-Sachs
doença genética
engenharia genética
fenilcetonúria (PKU)
fibrose cística (FC)
gene
gene letal
genética
hemofilia
interferon
mutação
mutações do gene
mutação cromossômica
mutação somática
síndrome de Down
trissomia 21

Genética

Na reprodução sexuada, um novo indivíduo é criado da união do espermatozoide e da célula-ovo. Esse processo é chamado fertilização. Contidos no núcleo de cada gameta, são estruturas denominadas cromossomos, que contêm DNA (ácido desoxirribonucleico), o material hereditário estudado no Capítulo 2. O DNA é embalado em pequenas unidades funcionais encontradas ao longo do comprimento de um cromossomo, chamado **gene**. Um gene é uma região de DNA que carrega a informação para a síntese celular de uma proteína específica. Esses genes são transmitidos para o zigoto e depois vão controlar o desenvolvimento das características do embrião que cresce e amadurece. Finalmente, com a influência combinada de todos os genes de todos os cromossomos, um novo indivíduo é formado. O novo indivíduo possui todas as características necessárias para a sobrevivência. Além disso, como os genes provêm de ambos os pais, a prole se assemelha a estes em alguns aspectos, mas também é diferente de cada pai. Cada indivíduo tem, por exemplo, todas as características de sua espécie. Simultaneamente, possui características únicas que o diferenciam de todos os outros membros de sua própria espécie.

A **genética** é o ramo da biologia que estuda como os genes são transmitidos dos pais para a prole. Ocasionalmente, um gene ou cromossomo sofre alguma alteração ou mutação. Esse gene ou cromossomo mutado é herdado pelos descendentes. A herança de um gene ou cromossomo mutado permitirá o surgimento de uma nova característica diferente, denominada **mutação**. Às vezes, a mutação é benéfica ou inofensiva para o organismo. A maioria das mutações herdadas não é benéfica. Deve-se ainda enfatizar que mutações do material genético são responsáveis pela evolução biológica do planeta.

Os cientistas completaram as primeiras metas do projeto genoma humano. Com essa informação, os pesquisadores podem identificar os locais em que ocorrerão mutações.

Tipos de mutação

Mutações do gene podem ocorrer de forma aleatória em todas as células do corpo humano. Por exemplo, as células da pele muitas vezes sofrem mutação quando a pessoa envelhece. As mutações que ocorrem em células individuais (somáticas) são transferidas para a prole. Nesse caso, trata-se de **mutação somática**.

Uma **mutação cromossômica** envolve uma mudança no número de cromossomos encontrados no núcleo ou na estrutura de um cromossomo inteiro. Isso acontece no núcleo de um óvulo fertilizado e é repassado para a próxima geração. Todas as células do embrião e o organismo desenvolvido terão a mutação presente em pelo menos metade de seu DNA.

Genes letais

As mutações herdadas geralmente têm impacto negativo para um indivíduo. Às vezes, elas até podem resultar na formação de genes letais. Um **gene letal** é aquele que resulta em morte.

A época em que o gene letal pode exercer sua influência varia. Alguns genes interferem na mitose do zigoto, que tem a vida interrompida antes mesmo de este se dividir. Alguns genes letais interferem na implantação do ovo fecundado no útero. A morte pode ocorrer tão cedo que a mulher nem saberá da concepção. Um gene letal que impede a formação normal do coração ou a produção normal de sangue causa a morte em aproximadamente três semanas após a fertilização, porque esse é o período em que a circulação sanguínea se torna vital para a continuação da existência. Outros genes podem matar em várias etapas do desenvolvimento, dependendo do momento em que seus produtos se tornam vitais para a sobrevivência. Outros genes letais, que causam mortes neonatais, envolvem anormalidades dos pulmões e alterações do sistema circulatório, que deve canalizar o sangue do coração para os pulmões, e não para o cordão umbilical.

Alguns genes letais só exercem seus efeitos em um período mais tardio da vida. A doença de Tay-Sachs causa a morte muitos anos após o nascimento. A distrofia muscular de Duchenne causa a morte na primeira infância e na adolescência. Em geral, a doença de Huntington provoca morte em cerca de 40 a 50 anos.

Estima-se que cada pessoa carregue dois ou três diferentes genes letais recessivos. Dois genes recessivos similares devem estar presentes para que o gene seja expresso no indivíduo. Devido aos inúmeros tipos de gene letal, o risco de alguém se casar com uma pessoa com o mesmo gene letal é pequeno. Estatisticamente, se isso acontecer, o gene letal será expresso em apenas um quarto da descendência.

Quando parentes próximos se casam, o risco de o filho herdar dois genes letais semelhantes aumenta. Pessoas com alguma ancestralidade comum são mais propensas a compartilhar muitos genes que não parentes. Como resultado, abortos espontâneos, natimortos e mortes neonatais são mais elevados entre os filhos de pessoas que compartilham genes semelhantes.

Doenças genéticas humanas

Algumas doenças causadas por mutações genéticas em humanos são a fenilcetonúria (*phenylketonuria* – PKU), anemia falciforme, doença de Tay-Sachs, distrofia muscular de Duchenne, doença de Huntington, fibrose cística, talassemia e hemofilia.

É importante notar a diferença entre desordens genéticas e congênitas. Uma doença hereditária ou **doença genética** é causada por uma variação no padrão genético; uma **desordem congênita** é algo que evolui durante o desenvolvimento fetal e não está relacionado com a anomalia genética.

Fenilcetonúria

A **fenilcetonúria (PKU)** é uma desordem metabólica humana provocada por uma deficiência enzimática. O indivíduo com o traço não pode quebrar o aminoácido fenilalanina que, consequentemente, se acumula no corpo. Fenilalanina em excesso atrapalha o desenvolvimento normal do cérebro. Se uma criança nascida com esse defeito comer proteínas que contenham esse aminoácido durante a infância, ela terá retardo mental. Os recém-nascidos são testados para esse defeito, e, se o teste for positivo, será prescrita uma dieta restrita em fenilalanina. Na maioria dos casos, tal dieta pode ser liberada conforme a criança cresce e o desenvolvimento e a maturação cerebrais vão sendo concluídos.

Anemia falciforme

Anemia falciforme é uma doença do sangue comum em indivíduos de descendência africana. É causada por uma mutação genética, resultando em uma molécula de hemoglobina anormal nos glóbulos vermelhos (Figura 22-1). Nos momentos de baixa disponibilidade de oxigênio, a forma do glóbulo vermelho muda para virar um crescente bicôncavo. Esse formato de foice

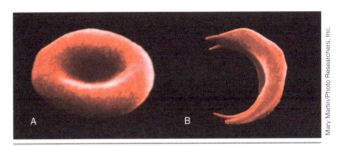

Figura 22-1 *(A) Visão lateral de um glóbulo vermelho normal, com suas concavidades em ambos os lados; (B) glóbulo vermelho na anemia falciforme (em formato de crescente ou de foice).*

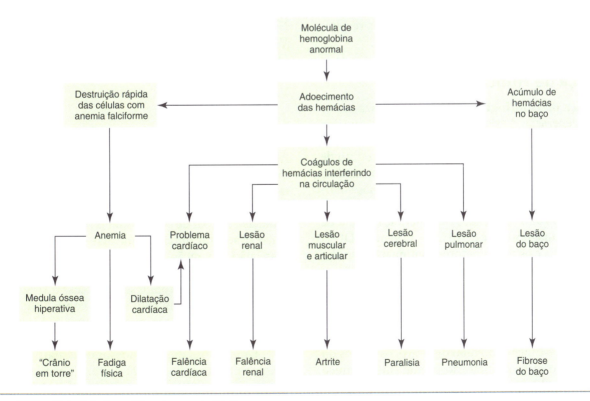

Figura 22-2 *Série de lesões e efeitos da anemia falciforme.*

(falci-) faz que as células se agreguem, obstruindo pequenos vasos sanguíneos e capilares. Como na anemia falciforme a hemoglobina (pigmento que combina com o oxigênio) é anormal, ela carrega menos oxigênio para os tecidos, resultando em fadiga e apatia. A ruptura dessas células também é muito comum, porque suas membranas são excessivamente frágeis. A Figura 22-2 mostra os danos teciduais e os efeitos fisiológicos causados pela anemia falciforme. Ver Capítulo 12.

Doença de Tay-Sachs

A **doença de Tay-Sachs** é causada por uma mutação que resulta em uma enzima lisossômica deficiente. Em geral, essa enzima tem a função de quebrar as moléculas de lipídios no cérebro. Sem ela, os lipídios se acumulam nas células cerebrais e as destroem, o que resulta em deterioração mental e motora severa, levando à morte alguns anos após o nascimento. Essa desordem é encontrada mais frequentemente entre o povo judeu oriundo da Europa Central e da Oriental.

Distrofia muscular de Duchenne

Na **distrofia muscular de Duchenne**, os músculos sofrem a perda de uma proteína, e as fibras contráteis acabam sendo substituídas por gordura e tecido conjuntivo, tornando o músculo esquelético inútil. Com a progressão do enfraquecimento, o adolescente ou jovem adulto é confinado a uma cadeira de rodas. Em muitos casos, a vítima morre de insuficiência respiratória ou cardíaca antes dos 20 anos de idade.

Doença de Huntington

A **doença de Huntington (DH)** é caracterizada por uma degeneração do sistema nervoso central que, em última análise, resulta em movimentos anormais e deterioração mental. Nesse transtorno, o produto de um gene anormal interfere no metabolismo normal do tecido nervoso. O tratamento se concentra nos sintomas. Em mais de 90% dos casos, os sintomas aparecem entre 30 e 50 anos de idade, e a esperança média de vida após o diagnóstico é de 15 anos. O gene da DH já foi localizado, e os pesquisadores continuam a estudá-lo para entender a causa e encontrar uma cura.

Fibrose cística

Fibrose cística (FC) é uma doença da glândula exócrina. O revestimento do tubo digestivo, os ductos do pâncreas e o trato respiratório produzem um muco espesso que bloqueia suas passagens. O bloqueio das vias respiratórias causa pneumonia e bronquite crônica. A terapia pulmonar consiste em um procedimento chamado tapotagem, que ajuda a desalojar o muco espesso do trato respiratório. O tratamento também inclui antibióticos para as infecções respiratórias, broncodilatadores e anti-inflamatórios. Medicamentos para diluir o muco podem ser prescritos para reduzir a viscosidade e soltar o muco.

À medida que os tratamentos para a FC se tornam mais eficientes, verifica-se um aumento da expectativa de vida – atualmente, algumas pessoas com FC vivem 40, 50 ou mais anos. O gene responsável pela FC já foi mapeado, e podem-se esperar novidades para tratar e prevenir essa doença. É o comprometimento dos pulmões, a marca da FC, que faz dela uma das mais fatais doenças hereditárias.

Talassemia

Talassemia (anemia de Cooley) é uma doença do sangue encontrada entre as pessoas de ascendência mediterrânea. Os sintomas são os mesmos de qualquer anemia; há também um alargamento do baço e possível congestão cardíaca. A doença é tratada com transfusões de sangue para substituir as moléculas de hemoglobina defeituosa. Ver Capítulo 12.

Hemofilia

Hemofilia é uma doença genética ligada ao sexo, o que significa que só é transmitida pelo cromossomo X. Nessa doença, a pessoa é incapaz de produzir o fator VIII, que é necessário para a coagulação do sangue. Qualquer lesão pode causar um sangramento persistente. O tratamento consiste no fornecimento do fator VIII. Ver Capítulo 12.

Aberrações cromossômicas

Algumas mutações são causadas por aberrações cromossômicas. Em muitos casos, a mutação envolve cromossomos inteiros; noutros, apenas partes. Durante a meiose (divisão celular que ocorre na formação dos gametas), um par de cromossomos pode aderir a outro e não se separar durante a metáfase. Como resultado dessa não separação, uma célula-filha pode receber cromossomos duplicados; e a outra, nenhum. A não separação de cromossomos sexuais causa diversas anomalias do desenvolvimento sexual, como a síndrome de Turner nas mulheres ou a síndrome de Klinefelter nos homens.

Uma anomalia cromossômica mais comum envolve um cromossomo 21 extra. Na verdade, esse transtorno é conhecido como **trissomia 21** ou **síndrome de Down**. Os fatores de risco para ter uma criança com síndrome de Down aumentam significativamente com a idade da mãe (após os 35 anos) ou quando há um irmão com esse tipo de alteração genética. Muitos médicos, portanto, recomendam a amniocentese para todas as mulheres que ficam grávidas após os 35 anos de idade. Uma amostra de células do líquido amniótico é usada para verificar se a trissomia 21 (bem como outros defeitos cromossômicos) está presente.

Crianças com síndrome de Down têm uma face plana e um pescoço curto; há também algum grau de deficiência intelectual. O objetivo do tratamento é auxiliar a criança na aprendizagem de habilidades para ajudá-la a se tornar um indivíduo mais independente.

Agentes mutagênicos

Embora a maioria dos genes ou das mutações cromossômicas ocorra espontaneamente, a taxa ou frequência de mutações pode ser aumentada. Isso acontece quando uma célula, um grupo de células ou um organismo são expostos a determinados produtos químicos ou radiações. Os elementos que aumentam a ocorrência de mutações são denominados **agentes mutagênicos**, que podem ser radiações como raios cósmicos, raios ultravioleta do sol, raios X e radiação de elementos radioativos. Benzeno, formaldeído, fenol e ácido nítrico são alguns produtos químicos mutagênicos.

Nos últimos tempos, o aumento do uso de vários agentes químicos e físicos com propriedades mutagênicas tem causado preocupação entre alguns geneticistas que temem que possíveis alterações significativas de genes e cromossomos sejam passadas às gerações futuras. O aumento da utilização de radiações ionizantes para o diagnóstico médico e o problema da eliminação de resíduos nucleares dos reatores são outros exemplos. Certos poluentes ambientais químicos, como herbicidas e inseticidas, também são suspeitos de causar defeitos genéticos.

Como as pessoas estão cada vez mais expostas a novas substâncias e as alterações genéticas são irreversíveis, o cuidado deve ser a regra no que diz respeito a qualquer exposição desnecessária a substâncias suspeitas de ser mutagênicas.

Aconselhamento genético

Aconselhamento genético envolve falar com os pais ou futuros pais sobre a possibilidade de doenças genéticas.

Estas são as pessoas que podem ser especialmente interessadas em aconselhamento genético ou teste:

- Aquelas que pensam ter um defeito de nascença ou um membro da família com uma doença genética.
- Mulheres que engravidam após os 34 anos de idade.
- Casais que tiveram uma criança que nasceu com algum defeito genético.
- Mulheres que tiveram dois ou mais abortos ou cujos bebês morreram na infância.
- Casais que precisam de informações sobre doenças genéticas que ocorrem com frequência em seu grupo étnico.
- Casais que são primos ou outros parentes de sangue.

A equipe de aconselhamento é geralmente composta de membros da equipe de saúde, geneticista, enfermeira, pessoal de laboratório e profissionais de serviço social. No aconselhamento genético, é obtido um histórico familiar denominado *pedigree*. São considerados todos e quaisquer fatos pertinentes aos pais ou futuros pais e aos membros da família. Após análise cuidadosa, um genótipo é determinado; essa análise é usada para prever a possibilidade de alguma doença genética.

Os futuros pais são informados dos exames diagnósticos disponíveis que podem revelar um problema durante a gravidez. O teste de **amostragem de vilosidade coriônica** pode ser feito logo na oitava semana de gravidez. Uma amostra de células fetais é removida do lado fetal da placenta e examinada. **Amniocentese** é a retirada de líquido amniótico durante a 16ª semana de gravidez. O exame do fluido é capaz de detectar até 200 doenças genéticas possíveis. Antes da realização da amniocentese, faz-se um ultrassom para determinar onde estão as estruturas do feto, a fim de evitar qualquer prejuízo.

O aconselhamento genético ajuda os futuros pais a tomar decisões conscientes sobre ter filhos.

Engenharia genética

Engenharia genética, tecnologia que utiliza **DNA recombinante**, e modificação genética são expressões aplicadas à manipulação de genes, por meio de procedimento diferente do processo reprodutivo natural do organismo. A tecnologia envolve o isolamento, a manipulação e a reintrodução do DNA de células ou de organismos-modelos, geralmente para expressar alguma proteína específica. O objetivo é introduzir novas características ou atributos.

A insulina humana, o hormônio do crescimento humano, vacinas, anticorpos monoclonais, antibióticos e o **interferon** humano já estão sendo produzidos por meio de uma sofisticada tecnologia do DNA recombinante. Existem controvérsias sobre a ética da engenharia genética, mas a maioria dos cientistas acredita que ela seja essencial para futuras descobertas que possam ajudar a aliviar certas doenças.

Terapia gênica

A terapia genética é uma técnica para corrigir genes defeituosos responsáveis por doenças. Os pesquisadores podem utilizar várias abordagens para corrigir genes defeituosos:

- Um gene normal pode ser inserido em um local não específico dentro do genoma para substituir um gene não funcional.

- Um gene anormal pode ser trocado por um gene normal (estruturas homólogas iguais por causa da ancestralidade comum) por meio de DNA recombinante.

- O gene anormal pode ser reparado por meio de mutação reversa seletiva, que devolve a função normal ao gene.

- A regulação gênica (grau que permite verificar se um gene está ligado ou desligado) de um determinado gene também pode ser modificada.

Alguns fatores têm impedido a terapia genética de se tornar um tratamento mais eficaz, como a história ainda curta dessa terapia, problemas com a integração do DNA terapêutico no genoma e a alta taxa de divisão de algumas células. Outro fator é a resposta imune do organismo. Cada vez que um objeto estranho é apresentado aos tecidos humanos, o sistema imunológico é projetado para atacar o invasor. Algumas das doenças mais comuns, como doença cardíaca, doença de Alzheimer, artrite e diabetes, são causadas pelo efeito combinado de variações em vários genes.

Os desenvolvimentos recentes da terapia genética incluem reparos de erros no RNA mensageiro derivado de um gene defeituoso. Essa técnica tem o potencial para tratar a fibrose cística e alguns tipos de câncer. A Food and Drug Administration ainda tem que aprovar qualquer produto de terapia do gene humano.

Terminologia médica

amnio	amniótico	**mutação/cromoss/ação**	processo de alteração básica do material hereditário
-centese	punção cirúrgica		
amnio/centese	cirurgia para punção do líquido amniótico	**genet-**	síntese de proteínas (por exemplo, DNA)
congenit	datado a partir do nascimento	**-ica**	referente a
-o	referente a	**genét/ica**	referente à síntese de proteína
congênit/o	referente ao nascimento		
cromo	colorido	**hemo**	sangramento
-somo	corpo	**-filia**	atração para
muta-	alteração básica	**hemo/fil/ia**	atração anormal por sangramento
-ação	processo de		

Questões de revisão

Assinale a opção que completa adequadamente cada frase apresentada a seguir.

1. O ramo da ciência que investiga como os traços humanos são passados para a prole é
   a. engenharia genética.
   b. biologia.
   c. genética.
   d. aconselhamento genético.

2. Quando se constata alteração em um gene, diz-se que ocorreu um/uma
   a. mutação.
   b. gene mortal.
   c. defeito congênito.
   d. mutante.

3. Uma deficiência na quebra de moléculas de gordura é característica de
   a. anemia falciforme.
   b. doença de Tay-Sachs.
   c. fenilcetonúria.
   d. síndrome de Down.

4. Um cromossomo extra pode causar um defeito conhecido como trissomia 21 ou
   a. anemia de Cooley.
   b. doença de Huntington.
   c. síndrome de Down.
   d. fenilcetonúria.

5. Uma doença em que o muco é espesso é denominada
   a. fenilcetonúria.
   b. anemia falciforme.
   c. doença de Huntington.
   d. fibrose cística.

Aplicação prática da teoria

1. Uma amiga, que está grávida de 16 semanas, diz-lhe que tem sido aconselhada a fazer uma amniocentese. A sua amiga está assustada com a ideia de alguém enfiar uma agulha na barriga dela e com o que pode acontecer com o bebê. Explique-lhe como é o exame.

2. Fenilcetonúria é uma doença genética que pode ser detectada na maternidade. Explique a doença e as restrições alimentares especiais.

3. Traços de anemia falciforme podem ser diagnosticados com um simples exame de sangue. Algumas pessoas têm medo de fazer esse exame. Liste alguns dos fatores que influenciam as opiniões a respeito desse exame.

4. Você vai participar de um debate sobre engenharia genética. Um lado deve apresentar argumentos jurídicos, científicos e morais para limitar essa ciência; o outro lado irá apoiar o uso irrestrito da tecnologia.

Estudo de caso

Um casal chega ao centro de aconselhamento familiar e quer informações sobre aconselhamento genético. O casal está pensando em começar uma família, mas a mulher tem uma história familiar de doença de Tay-Sachs. Kevin é um conselheiro genético que explicará os serviços disponíveis no centro. Kevin explica o que é uma mutação genética, que testes podem ser feitos durante a gravidez e quais são os avanços na terapia genética.

1. Que informações Kevin dá ao casal sobre os serviços do centro de aconselhamento genético?

2. Kevin explica uma mutação genética para o casal. Quais são as possibilidades de eles terem uma criança nascida com a doença de Tay-Sachs?

3. Que tipos de teste genético podem ser feitos para fornecer mais informações ao casal?

4. Que informações podem ser dadas ao casal a respeito dos avanços na terapia genética?

GLOSSÁRIO

A

abdômen parte do corpo situada entre o tórax e a pelve. 4
abdução movimento para longe da linha média ou do eixo do corpo; oposto de adução. 103
abrasão lesão na qual as camadas superficiais da pele foram raspadas ou friccionadas para fora. 80
abscesso cavidade cheia de pus. 244
absorção passagem de uma substância para fluidos corporais e tecidos. 58
acetábulo região onde os três ossos do quadril se unem para formar uma cavidade profunda, em que a cabeça do fêmur se encaixa para formar a articulação do quadril. 98
acetilcolina substância química liberada quando um impulso nervoso é transmitido. 125
acidente vascular cerebral (AVC) interrupção súbita do fluxo sanguíneo para o cérebro; também chamado de *acidente vascular encefálico*. 295
ácido composto químico que ioniza o hidrogênio na forma de íons H^+, em solução aquosa. 23
ácido desoxirribonucleico (DNA) ácido nucleico que contém elementos de carbono, hidrogênio, oxigênio, nitrogênio e fósforo; material genético. 19
ácido nucleico composto orgânico que contém carbono, hidrogênio, oxigênio, nitrogênio e fósforo (ou seja, DNA, RNA). 21
ácido ribonucleico (RNA) tipo de ácido nucleico. 19
acne vulgaris doença crônica da glândula sebácea. 73
acomodação processo pelo qual o músculo ciliar do olho controla a forma da lente para a visão de perto e longe. 189
aconselhamento genético conversas com futuros pais sobre as probabilidades de doenças genéticas. 487
acromegalia hiperdesenvolvimento dos ossos da mão, do rosto e dos pés, resultante de um excesso de hormônio do crescimento em adultos. 225
adenoides par de glândulas compostas por tecido linfoide, encontradas na nasofaringe; também chamadas de *tonsilas faríngeas*. 308
adenosina trifosfato (ATP) composto químico formado por uma molécula de adenina, uma de ribose e três radicais fosfato. É o combustível de alta energia necessário para as funções celulares. 33
adrenalina hormônio produzido pela glândula suprarrenal, é um poderoso estimulante cardíaco; epinefrina. 222
adução movimento de uma parte do corpo ou de um membro em direção à linha média do corpo; oposto de abdução. 105
afasia perda da capacidade de falar; pode ser acompanhada pela perda de compreensão verbal. 295
agente entidade capaz de causar doenças. 331
agente mutagênico qualquer substância que causa uma mutação genética. 487
agentes biológicos invadem organismos vivos. 334
agentes físicos fatores ambientais capazes de causar uma doença em um hospedeiro. 334
agentes químicos substâncias que interagem com um hospedeiro, causando doenças. 334
agonista (1) músculo que produz movimento em uma única direção; (2) em farmacologia, trata-se de uma substância capaz de se ligar a um receptor celular e ativá-lo provocando uma resposta biológica. (1) 124; (2) 472
agranulócito célula branca não granular do sangue, conhecida como *leucócito agranular*. 242
albumina proteína do plasma; mantém a pressão osmótica. 239
albuminúria excesso da proteína albumina na urina. 435
alça de Henle no néfron, alça formada pelo túbulo contorcido proximal em direção à medula. 429
álcali substância que, quando dissolvida na água, forma íons hidróxido carregados negativamente (OH^-) e íons carregados positivamente com um metal. 23
aldosterona hormônio secretado pelo córtex suprarrenal; atua no rim, regulando os equilíbrios hídrico e salino. 222
alérgeno substância que provoca uma reação alérgica. 315
alimentos orgânicos alimentos produzidos sem uso de pesticidas convencionais e fertilizantes, feitos com ingredientes sintéticos ou lamas de depuração, bioengenharia ou radiações ionizantes. 418
alopecia perda de cabelo; calvície. 71
alvéolos câmaras de ar localizadas no pulmão. 359
ambliopia visão desfocada. 196
amenorreia ausência de menstruação. 468
amilase salivar enzima encontrada na saliva; converte o amido em açúcares simples. 380
amilase *ver* amilase salivar.
aminoácidos essenciais aminoácidos que são necessários para o desenvolvimento e crescimento normal, e não são sintetizados pelo corpo humano. 20
aminoácidos unidades moleculares que formam as proteínas. 20
amniocentese retirada de líquido amniótico para exame. 487
amostragem de vilosidade coriônica exame realizado precocemente na gravidez para detectar problemas genéticos. 487
anabolismo reações de construção de moléculas complexas pelo metabolismo. 8
anáfase fase 4 da mitose. 36
anafilaxia (choque anafilático) reação alérgica grave e, às vezes, fatal. 321
analgésico droga que reduz a dor. 178
anatomia estudo da estrutura dos organismos. 2
anatomia microscópica estudo de pequenos tecidos, órgãos e células que não podem ser vistos a olho nu. 2
anatomia sistemática estudo da estrutura e das função dos vários órgãos ou partes que formam os diferentes sistemas corporais. 2
andrógeno hormônio masculino. 222

anemia aplástica causada por uma inibição da medula óssea. 248

anemia de Cooley causada por um defeito na formação da hemoglobina; também conhecida como *talassemia maior*. 248

anemia doença do sangue caracterizada pela diminuição dos glóbulos vermelhos ou da hemoglobina. 248

anemia falciforme doença do sangue; os glóbulos vermelhos têm um formato de foice, que promove sua aglutinação. 248

anemia perniciosa causada pela diminuição de vitamina B_{12} ou pela falta do fator intrínseco no estômago. 248

anemia por deficiência de ferro doença que resulta da falta da quantidade adequada de ferro na dieta. 248

aneurisma alargamento ou bolsa formada pela dilatação de um vaso sanguíneo. 292

anfiartrose articulação parcialmente móvel (por exemplo, sínfise púbica). 102

angina pectoris dor no peito causada pela falta de suprimento sanguíneo para o coração. 268

angioplastia cirurgia em que se utiliza um balão para abrir artérias bloqueadas. 272

anorexia nervosa doença em que a pessoa se recusa a comer. 422

anoxia falta de oxigênio para as reações celulares. 44

antagonista (1) músculo cuja ação se opõe à ação de outro músculo; (2) em farmacologia, compostos químicos que se ligam a receptores celulares, porém sem ativá-los, e impedem a ação de componentes que normalmente se ligariam a eles; oposto de agonista. (1) 124; (2) 224

anterior frontal ou ventral. 2

anticoagulante substância química que impede ou retarda a coagulação do sangue (por exemplo, heparina). 245-246

anticonvulsivos agente terapêutico que interrompe ou impede as convulsões. 160

anticorpo substância produzida pelo organismo que inativa um corpo estranho específico que invadiu o corpo; produz uma reação ao antígeno. 246

antígeno substância que estimula a formação de anticorpos contra a própria substância. 246

antiprotrombinas substâncias químicas como a heparina que, direta ou indiretamente, reduzem ou retardam a ação da protrombina. 246

antitromboplastina substância química que inibe o efeito coagulante da tromboplastina. 246

antraz organismo causador de doença com três vias de contaminação: cutânea, intestinal e por inalação; a última é a mais letal. 368

anúria ausência de urina. 435

ânus saída do reto. 389

aorta maior artéria do corpo que emerge do ventrículo esquerdo do coração. 262

apêndice vermiforme pequena projeção cega do ceco intestinal. 389

apendicite inflamação do apêndice; *ver* apêndice vermiforme. 398

apneia do sono paralisação temporária dos movimentos respiratórios. 358

aponevrose tecido conjuntivo esbranquiçado, fibroso e achatado; mantém um músculo conectado a um outro ou com o periósteo. 54

apoptose processo pelo qual as células morrem intencionalmente. O termo é equivalente a *morte celular programada (MCP)*. 37

aporte dietético recomendado necessidades nutricionais estabelecidas pelo Food and Nutrition Board, da Academia Nacional de Ciências dos Estados Unidos, e, no Brasil, pela Associação Brasileira de Nutrologia (Abran). 414

aqueduto cerebral canal estreito que conecta os terceiro e quarto ventrículos cerebrais. 153

aracnoide membrana em teia de aranha que constitui a meninge intermediária. 152

aréola anel pigmentado ao redor do mamilo; qualquer pequeno espaço de tecido. 457

arritmia ausência de um ritmo normal de pulsação. 268

artéria vaso sanguíneo que leva o sangue do coração em direção aos tecidos e demais órgãos. 259

artéria braquial artéria localizada na dobra do cotovelo, ao longo do músculo bíceps interno. 291

artéria carótida artéria que fornece sangue para o pescoço e para a cabeça; *ver* artéria carótida comum. 291

artéria carótida comum artéria principal do pescoço; *ver* artéria carótida. 282

artéria coronária primeiro ramo da aorta. 282

artéria dorsal do pé artéria localizada na articulação do tornozelo. 292

artéria femoral artéria localizada na região da virilha. 291

artéria poplítea artéria localizada atrás do joelho. 292

artéria pulmonar artéria que leva sangue do ventrículo direito para os pulmões. 262

artéria radial artéria localizada no pulso. 291

artéria temporal artéria localizada ligeiramente acima da borda externa do olho. 291

arteríola aferente arteríola que leva o sangue da artéria renal para a cápsula de Bowman do rim. 429

arteríola eferente arteríola que leva o sangue para o glomérulo. 431

arteríolas pequenos ramos de uma artéria. 282

arteriosclerose endurecimento das artérias, resultando em um espessamento das paredes e na perda de elasticidade. 292

articulação deslizante articulação em que as superfícies quase planas dos ossos deslizam uma na outra (por exemplo, entre vértebras). 101

articulação em pivô (trocoide) articulação na qual a extensão de um osso gira dentro de um segundo osso em forma de arco. 101

articulação lugar em que dois ossos se encontram. 90

artrite inflamação de uma articulação. 106

artrite reumatoide doença inflamatória crônica que afeta o tecido conjuntivo e as articulações. 107

asbestose doença respiratória causada pela inalação de fibras de amianto. 369

ascite acúmulo de líquido na cavidade peritoneal. 270

asma condição em que as vias aéreas estão obstruídas, resultante da reação inflamatória a algum estímulo. 369

assepsia ser livre de microrganismos patogênicos vivos. 331

astigmatismo curvatura irregular da córnea. 196

ataque isquêmico transitório (AIT) interrupção temporária do fluxo sanguíneo para o cérebro. 295

atelectasias condição em que os pulmões não conseguem se expandir normalmente. 369

aterosclerose endurecimento das artérias provocado por depósitos de material gorduroso na parede das artérias. 292

atlas primeira vértebra cervical; articulação entre a coluna e o osso occipital do crânio. 92

átomo menor fração de um elemento. 15

átrio câmara superior do coração. 262

atrofia perda de tecido. 43
aurícula átrio do coração. 262.
autoimunidade ação de anticorpos contra o próprio corpo. 314
avascular sem vasos sanguíneos. 67
áxis segunda vértebra cervical. 94
axônio estrutura das células nervosas que carrega os impulsos para longe do corpo celular e dos dendritos. 146
azia sensação de queimação no esôfago e no estômago. 396

baço órgão linfático situado abaixo e atrás do estômago. 309
bactérias agentes capazes de causar doença ou infecção. 331
bactericida agente que causa a morte de bactérias. 62
bainha de mielina camadas de membrana celular que envolvem as fibras nervosas, fornecendo isolamento elétrico e aumento da velocidade de transmissão dos impulsos. 146
barreira hematoencefálica como os capilares do plexo coroide cerebral têm permeabilidade seletiva, impede que algumas drogas transportadas na corrente sanguínea sejam capazes de penetrar no tecido cerebral. 153
base composto químico que produz íons hidroxila (OH⁻) em solução aquosa e que reage com ácido, formando um sal e água. 23
basófilos leucócitos ativados durante uma reação alérgica ou inflamatória; produz histamina e heparina. 242
bastonetes células na retina sensíveis à luz fraca. 190
benigno não maligno. 44
bexiga hiperativa condição na qual a micção ocorre pelo menos oito vezes diariamente ou mais, com noctúria; acontece por falta de coordenação dos sinais neurais entre o cérebro e a bexiga. 438
bexiga neurogênica doença resultante da lesão dos nervos que controlam a bexiga. 438
bexiga urinária saco muscular, revestido por uma membrana, situado na parte anterior da cavidade pélvica; serve para armazenar a urina. 427-428
bíceps músculo na região frontal do braço. 124
bigorna ossículo que faz parte da cadeia de três ossículos no ouvido médio. 198
bile substância produzida pelo fígado; emulsifica a gordura. 385
bilirrubina pigmento avermelhado que determina a cor da bile. 387
biofeedback medida de alguma resposta fisiológica que fornece informações sobre a relação mente-corpo e pode ajudar as pessoas a controlar tais respostas pela atividade mental. 177
biologia estudo de todas as formas de vida. 2
biomarcador substância encontrada em geral no sangue ou no tecido, em pequena quantidade. 45
biópsia excisão de um pedaço de tecido de um corpo vivo para exame diagnóstico. 45
blefaroespasmo contração involuntária do músculo da pálpebra que causa uma piscada. 137
bloqueio cardíaco interrupção dos impulsos elétricos para o nodo AV, resultando em uma falha de coordenação entre os átrios e os ventrículos. 270
bocejo respiração profunda e prolongada que enche os pulmões. 363
bócio aumento da glândula tireoide. 226
bolo alimentar massa de alimento formada na boca por ação da saliva e pronta para a deglutição. 390
bradicardia ritmo cardíaco anormalmente lento: inferior a 60 batimentos por minuto. 268

broncoscopia exame em que um instrumento tubular iluminado é usado para inspecionar o interior dos brônquios. 370
brônquio um dos dois ramos primários da traqueia. 359
bronquíolo pequenas subdivisões de um brônquio. 359
bronquite inflamação dos brônquios. 367
bulhas sons produzidos quando as válvulas do coração se fecham. 264
bulimia compulsão alimentar episódica. 422
bursas sacos (bolsas) fechados com revestimento de membrana sinovial, encontrados nos espaços do tecido conjuntivo entre músculos, tendões, ligamentos e ossos. 101
bursite inflamação da bursa. 101
bypass **coronário** derivação cirúrgica para fornecer o suprimento de sangue para o miocárdio, contornando uma região de obstrução das artérias coronárias. 272

calcâneo osso do calcanhar. 100
calcificar depositar sais minerais. 54
calcitonina hormônio secretado pela glândula tireoide que controla a concentração de íons cálcio no corpo. 219
cálculos biliares cristais de colesterol formados na vesícula biliar. 399
cálices parte da pelve renal em forma de taça. 430
caloria unidade de quantidade de energia. 411
camada córnea camada superficial da pele. 69
camada coroide camada média do olho. 188
camada espinhosa camada epidérmica que parece espinhosa ao microscópio; contém melanócitos, queratinócitos e células de Langerhans. 69
camada germinativa camada epidérmica mais profunda da pele. 69
camada granulosa camada da epiderme onde ocorre o processo de queratinização, quando as células produtoras de queratina mudam a sua forma, perdem seu núcleo e a maior parte de sua água, sobrando essencialmente a proteína resistente chamada queratina. 69
camada lúcida camada epidérmica encontrada apenas na palma da mão ou na sola do pé; a célula nessa camada tem aparência clara. 69
câmara anterior espaço entre a córnea e a íris. 189
câmara posterior cavidade do olho, cheia de humor vítreo. 189
canais semicirculares estruturas do ouvido interno envolvidas com o equilíbrio. 198
canal deferente prolongamento do ducto deferente; *ver* epidídimo. 452
canal medular canal localizado no centro de um osso longo. 89
câncer presença de um tumor maligno que pode afetar qualquer parte do corpo. 44
câncer cervical câncer do colo do útero que se estende para o canal vaginal; o exame para o câncer cervical é o esfregaço de Papanicolau (PAP). 470
câncer colorretal enquanto o câncer retal envolve o reto, o colorretal envolve o intestino grosso; em geral, ambos são conhecidos por câncer colorretal. 400
câncer de cólon crescimento celular anormal no cólon. 400
câncer de laringe doença maligna das células da laringe; curável se for detectada precocemente. 370
câncer de mama mais comum em mulheres; os sinais mais comuns são: caroço na área da mama ou axila, alterações no

tamanho e na forma da mama ou presença de secreção pelos mamilos. 469

câncer de pele tumor que se desenvolve na pele. 77

câncer de endométrio câncer do revestimento interno do útero; é o tipo mais comum de câncer uterino. 470

câncer do estômago também denominado câncer gástrico, pode se desenvolver em qualquer parte do estômago e se espalhar por ele. 400

câncer do ovário seu diagnóstico precoce é difícil e o tratamento consiste em remover todos os órgãos reprodutores. 470

câncer do pulmão tumor maligno nos pulmões; pode ser um adenocarcinoma ou câncer de pequenas células. 370

canelite lesão do tendão do músculo que fica na região das canelas. 138

caninos dentes afiados para rasgar; localizados entre os incisivos e os pré-molares. 382

capacidade pulmonar total medida que inclui o volume corrente, a reserva inspiratória, a reserva expiratória e o ar residual. 364

capacidade residual funcional capacidade pulmonar correspondente à soma do volume de reserva expiratória e do volume residual. 364

capacidade vital pulmonar quantidade total de ar englobada no volume corrente, mais o volume de reserva inspiratória e volume de reserva expiratória. 364

capilar vaso sanguíneo microscópico que liga as arteríolas às vênulas. 287

cápsula de Bowman cápsula de dupla parede ao redor do néfron no glomérulo. 429

carboidrato composto orgânico de carbono, hidrogênio e oxigênio, como o açúcar ou o amido. 19

carcinoma basocelular tipo mais comum e menos maligno de câncer de pele. 77

carcinoma de células escamosas câncer da epiderme. 78

cardíaco relacionada com o coração. 121

cardiotônicos medicamentos que freiam e fortalecem o coração. 269

cárie infecção em um dente ou um osso. 382

carpos ossos do pulso. 97

cartilagem articular fina camada de cartilagem que recobre as extremidades dos ossos longos. 90

cartilagem tecido conjuntivo esbranquiçado, semiopaco e não vascular. 54

catabolismo degradação e alteração de moléculas complexas, com a liberação de energia; é um processo do metabolismo. 8

catalisador orgânico substância que altera apenas a velocidade de uma reação química. 21

catarata condição em que a lente do olho se torna opaca. 191

cateterismo cardíaco exame diagnóstico no qual um cateter é inserido na artéria ou veia femoral até o coração. 267

caudal refere-se à direção para o fim do corpo. 2

cavidade abdominal região do corpo que contém estômago, fígado, vesícula biliar, pâncreas, baço, intestino delgado, apêndice e uma parte do intestino grosso. 5

cavidade abdominopélvica região abaixo do diafragma, sem separação entre o abdômen e a pelve. 4

cavidade bucal cavidade oral, delimitada pela superfície interna das bochechas. 379

cavidade craniana região do corpo que contém o encéfalo. 4

cavidade da polpa cavidade do dente que contém vasos sanguíneos e nervos. 382

cavidade dorsal cavidade posterior do corpo que abriga o cérebro e a coluna vertebral. 4

cavidade espinhal região do corpo que contém a medula espinhal. 4

cavidade nasal par de cavidades entre as narinas anteriores e a nasofaringe. 5

cavidade oral contém os dentes e a língua. 5

cavidade orbital contém o olho e as estruturas externas dele. 5

cavidade pélvica área do corpo que contém os órgãos reprodutores, o reto, a bexiga urinária, o restante do intestino grosso e o apêndice. 5

cavidade sinovial região entre duas cartilagens articulares. 101

cavidade torácica região do corpo dividida em duas cavidades: a cavidade pleural esquerda contém o pulmão esquerdo; e a direita, o pulmão direito. 4

ceco extremidade proximal do intestino grosso. 389

cefálico referente à cabeça. 2

cegueira das cores incapacidade de distinguir cores. 193

cegueira noturna doença que afeta os bastonetes da retina e torna difícil a visão noturna. 193

célula unidade estrutural e funcional básica de todos os seres vivos. 6

células acinares células do pâncreas que produzem os sucos digestivos. 386-387

células germinativas (gametas) células reprodutivas maduras. 448

células gliais células de suporte do sistema nervoso; às vezes referidas como "cola dos nervos"; também conhecida como *células neurogliais*. 146

células-tronco células que dão origem a todas os tipos celulares de um organismo multicelular. 241

centríolos duas organelas cilíndricas perpendiculares uma à outra, encontradas perto do núcleo, formando um corpo minúsculo chamado centrossomo. 30

centro germinativo região dos nódulos linfáticos que produz os linfócitos. 307

centrossomo pequena região perto do núcleo de uma célula animal; contém duas estruturas cilíndricas denominadas centríolos. 32

cera de ouvido *ver* cerume.

cerebelo estrutura do encéfalo cerebral localizada atrás da ponte e abaixo do cérebro. 158

cérebro maior parte do encéfalo. 154

cerume substância cerosa ou oleosa produzida pelas glândulas sebáceas ceruminosas no revestimento do ouvido externo; também conhecido como cera de ouvido. 199

chiado som produzido pelo fluxo de ar através de uma passagem estreitada. 369

choque fornecimento insuficiente de sangue que transporta o oxigênio para os órgãos e sistemas do corpo; pode ser causado por uma perda excessiva de sangue ou fluidos, infecção grave, reação alérgica ou perda do controle muscular; pode resultar em danos sérios e até morte. 299

cianose cor azulada da pele provocada por falha de oxigênio no sangue. 286

ciática inflamação do nervo ciático. 178

cicatriz tecido cicatricial. 62

ciclo menstrual mudanças recorrentes que acontecem, durante a menstruação, nas estruturas sexuais, no útero e nos ovários. 458

cifose curvatura da coluna vertebral; corcunda. 108

cílios pequenas projeções protoplásmicas em forma de pelos que se estendem da superfície celular e ajudam a movimentar materiais; também podem funcionar como um filtro. 34

GLOSSÁRIO 495

cintura pélvica fusão do quadril (ossos ísquio, ílio e púbis) com o sacro para formar uma estrutura em forma de tigela. 97

circulação cardiopulmonar sistema de transporte de sangue do coração para os pulmões e de volta destes. 282

circulação coronária leva o sangue da aorta para o miocárdio e de volta para o átrio direito. 284

circulação fetal leva o sangue para o feto. 285

circulação portal leva o sangue dos órgãos digestórios para o fígado através da veia porta. 284

circulação sistêmica circulação que leva o sangue do coração para os tecidos e as células do corpo, e de volta para o coração. 282

circuncisão remoção do prepúcio do pênis. 463

circundução movimento circular de uma articulação. 105

cirrose doença inflamatória crônica progressiva do fígado, caracterizada pela formação de tecido conjuntivo fibroso. 398

cistite ou infecção do trato urinário inflamação da mucosa da bexiga urinária. 436

cistoscopia processo no qual é inserido na uretra um tubo flexível com uma lente para visualizar a uretra e a bexiga urinária. 470

citocina proteína da classe das interleucinas (resposta imunológica) produzida pelo tecido danificado e pelas células brancas do sangue; o interferon é um exemplo de citocina. 312

citoesqueleto arcabouço interno da célula constituído por microtúbulos, filamentos intermediários e microfilamentos. 34

citologia estudo das células. 2

citoplasma protoplasma do corpo celular, com exceção do núcleo. 32

clamídia doença sexualmente transmissível causada pelo organismo *Chlamydia trachomatis*. 473

clavícula um dos ossos que formam a cintura escapular. 96

clitóris pequena estrutura ao longo da uretra feminina; tem muitas terminações nervosas e vasos sanguíneos. 451

coagulação processo de coagulação do sangue. 245

cóccix último osso da coluna vertebral. 95

cóclea cavidade espiral do ouvido interno que contém o órgão de Corti. 198

coito ato da relação sexual. 448

colágeno proteína fibrosa presente em ossos e cartilagens. 53

colecistite inflamação da vesícula biliar. 399

colesterol esteroide sintetizado normalmente pelo fígado e também ingerido em gemas de ovo, gorduras e tecidos animais. 20

colo (do dente ou pescoço) parte do dente que fica na altura da gengiva. 382

colo do útero parte final estreita do útero. 456

cólon intestino grosso; tem cerca de 30 cm de comprimento e 6 cm de diâmetro; é dividido em cólon ascendente, transverso, descendente e sigmoide. 389

cólon ascendente porção do cólon que vai até o lado direito da cavidade abdominal. 389

cólon descendente porção do cólon direcionada para baixo, após a flexão esplênica do lado esquerdo do abdômen. 389

cólon sigmoide parte distal do cólon em formato de S. 389

cólon transverso porção do cólon que desce pela esquerda através do abdômen, logo abaixo do baço. 389

colostomia abertura artificial do cólon para a superfície. 400

coluna renal estrutura de suporte das pirâmides renais. 429

complexo de Golgi rede membranosa; armazena e empacota as secreções das células. 33

compostos elementos que, combinados em proporção definida, formam uma nova substância. 17

composto orgânico contém o elemento carbono. 17

conchas inferiores ossos das paredes laterais da cavidade nasal. 92

conchas nasais cavidade em forma de espiral, formada pelos três ossos situados na lateral da cavidade nasal. 354

cones estruturas da retina sensíveis à luz brilhante e responsáveis pela visão das cores. 190

conjuntivite inflamação das membranas conjuntivais na parte da frente do olho. 190

constipação (prisão de ventre) dificuldade de defecar ou falta de defecação. 396

contração ventricular prematura (CVP) origina-se nos ventrículos e causa contrações antecipadamente, antes da próxima batida; pode ser benigna ou mortal (fibrilação ventricular). 271

contração prematura distúrbio com arritmia cardíacas que ocorre quando um marca-passo "ectópico" (e não o nodo SA) emite disparos e estimula a contração do miocárdio. 271

contratilidade capacidade de um músculo de encurtar em resposta a um estímulo. 122

coqueluche (tosse convulsiva) doença altamente contagiosa causada pela bactéria *Bordatella pertussis*, caracterizada por ataques repetidos de tosse que terminam com "grito"; é recomendado que todas as crianças e adolescentes recebam a vacina DTaP. 367

cordão espermático cordão que se estende desde o testículo até o anel inguinal profundo; contém o ducto deferente, vasos sanguíneos, nervos do testículo e do epidídimo, e o tecido conjuntivo circundante. 462

cordas tendíneas pequenos cabos fibrosos que conectam as bordas da valva tricúspide aos músculos papilários do miocárdio. 262

córnea zona clara e circular localizada na frente do manto esclerótico do olho. 188

coroa refere-se à parte visível de um dente. 382

coroa radiada camada de células epiteliais em torno dos óvulos. 450

coronariano refere-se aos vasos sanguíneos do coração. 265

corpo caloso larga faixa de fibras axonais que une a região central dos dois hemisférios cerebrais. 156

corpo ciliar ligamento que suspende o olho. 189

corpo lúteo corpo amarelo do ovário, formado a partir da ruptura do folículo de Graaf; produz progesterona. 455

córtex parte externa de um órgão interno. 70

córtex cerebral camada de matéria cinzenta que cobre as superfícies superiores e inferiores do cérebro. 151

costelas verdadeiras primeiros sete pares de costelas que estão fixados ao esterno por cartilagens costais. 96

cotovelo de tenista inflamação do tendão que conecta os músculos do braço com o cotovelo. 138

cretinismo doença congênita crônica causada pela falta de hormônio da tireoide. *Ver também mixedema*. 226

criocirurgia destruição dos tecidos por congelamento com nitrogênio líquido. 77-78

criptorquidia falha dos testículos em descer para a bolsa escrotal. 462

cromatídeo cada fita de um cromossomo replicável. 35-36

cromatina material difuso feito de DNA e proteína soltas; durante a mitose, a cromatina se condensa para formar os cromossomos. 30

cromossomo material nuclear que determina as características hereditárias. 484

crosta formada por fluido capilar ressecado que sela uma ferida. 61

cutânea referente à pele. 58

débito cardíaco volume total de sangue ejetado do coração por minuto. 263

decíduos dentes provisórios que começam a cair quando o indivíduo tem 6 anos de idade. 382

dedo em martelo dedo do pé curvado devido a uma dobra na articulação do carpo. 106

defecação eliminação de resíduos pelo reto. 390

defeito cardíaco congênito malformação do coração que ocorre durante o desenvolvimento fetal. 286

defeito de condução defeito no sistema de propagação dos impulsos elétricos no coração. 270

degeneração macular desgaste da camada retiniana ou vazamentos por baixo da retina, o que perturba a visão central precisa. 191

deltoide músculo de forma triangular que cobre a proeminência do ombro; usado para injeções intramusculares em adultos. 134

demência perda de pelo menos duas habilidades comportamentais complexas. 161

dendritos prolongamentos das células nervosas que transmitem impulsos elétricos em direção ao corpo celular. 146

densidade mineral óssea (DMO) exame especializado para medir a densidade óssea em vários locais do corpo, com o objetivo de revelar sinais de perda óssea precoce. 109

dentes do siso terceiros molares no adulto. 382

dentina parte principal do dente localizada por baixo do esmalte. 382

dermatite inflamação da pele. 73

dermatologia estudo da fisiologia e da patologia da pele. 2

derme pele verdadeira; fica logo abaixo da epiderme. 67

descolamento de retina doença que resulta do envelhecimento e encolhimento do humor vítreo, o qual empurra a retina e provoca lágrimas; o descolamento retiniano também pode ocorrer como resultado de uma lesão. 192

desfibrilador dispositivo elétrico usado para descarregar uma corrente elétrica no marca-passo do coração e o faz voltar ao ritmo normal. 272

desidratação esgotamento anormal dos fluidos corporais. 19

desinfecção eliminação de patógenos, com exceção de esporos e objetos inanimados. 336

deslocamento deslocamento de um ou mais ossos de uma articulação em relação à sua posição original. 106

desordem congênita doença presente no nascimento. 485

desoxigenação processo de remoção do oxigênio de um composto. 262

desvio do septo nasal condição em que a estrutura cartilaginosa do septo apresenta uma curva. 201

diabetes insipidus doença resultante da queda no nível de hormônio ADH secretado pela hipófise posterior; causa perda excessiva de água e eletrólitos. 225-226

diabetes mellitus doença resultante da falha de produção de insulina pelo pâncreas, impedindo as células de utilizar a glicose. 229

diáfise eixo de um osso longo. 89

diálise separação de moléculas em solução pelo seu tamanho, após difusão seletiva através de uma membrana semipermeável. 437

diálise peritoneal filtragem do sangue de um paciente através de membrana do seu próprio peritônio. 438

dialisador dispositivo usado para realizar diálise; máquina de diálise. 439

diapedese passagem de células do sangue pelos tecidos através da parede intacta do vaso. 243

diarreia eliminação excessiva de fezes aquosas. 396

diartrose articulação móvel (por exemplo, cotovelo e joelho). 100-101

diástole estado de dilatação do coração; pausa entre as sístoles. 265

diencéfalo parte interna do cérebro; contém o tálamo, o hipotálamo e a glândula pineal. 157

difteria doença infecciosa do sistema respiratório; raramente observada graças à vacina DTaP. 367

difusão movimentação de moléculas de uma região de maior concentração para uma região de baixa concentração. 37

digestão processo complexo de quebra dos alimentos a serem utilizados pelo corpo. 378

diplopia visão dupla. 196

disco óptico (ponto cego) região da retina desprovida de fotorreceptores visuais. 190

disfasia comprometimento da fala e da compreensão verbal. 295

dismenorreia menstruação difícil ou dolorosa. 468

displasia qualquer desenvolvimento anormal de tecidos ou órgãos. 43

dispneia dificuldade respiratória. 268

dissacarídeo açúcar formado por dois monossacarídeos. 20

distal termo de posicionamento; mais afastado do ponto de origem de uma estrutura; contrário de proximal. 3

distensão muscular estiramento ou distensão excessiva do músculo. 137

distonia contrações musculares involuntárias que causam movimentos repetitivos ou uma postura corporal anormal. 137

distrofia muscular doença muscular na qual as células musculares se degeneram. 137

distrofia muscular de Duchenne distúrbio em que os músculos sofrem a perda de uma proteína e as fibras contráteis são substituídas por gordura e tecido conjuntivo, tornando o músculo esquelético inútil; *ver* distrofia muscular. 137

disúria dor ao urinar. 436

diurético droga que reduz a quantidade de líquido no corpo por aumento da eliminação pela urina. 434

diverticulite inflamação da parede do cólon. 399

diverticulose presença de numerosos divertículos (pequenas bolsas) na parede do cólon. 399

DNA recombinante resulta da replicação e da manipulação artificial de DNA. 487

doador universal indivíduo com sangue de tipo O Rh⁻, que não contém antígenos A nem B e pode ser doado para pessoas com qualquer tipo de sangue. 247

dobradiça (ou gínglimo) articulação com movimento ao longo de um eixo ou plano. 101

doença qualquer alteração anormal na estrutura ou na função de um organismo que produz sintomas. 2

doença autoimune condição que provoca a destruição dos tecidos do próprio corpo. 314

doença arterial coronariana (DAC) condição em que as artérias são estreitadas, afetando o fornecimento de oxigênio e nutrientes para o músculo cardíaco. 268

doença cardíaca reumática doença do revestimento do coração, especialmente da válvula mitral; acredita-se que seja causada por infecções frequentes da garganta causadas por estreptococos. 270

doença de Addison hipofunção da glândula suprarrenal. 228

doença de Alzheimer doença progressiva com degeneração das terminações nervosas do córtex cerebral, que interrompem a transmissão dos sinais entre os neurônios. 162

doença de Hodgkin tipo específico de câncer dos gânglios linfáticos. 309

doença de Huntington (DH) doença genética caracterizada pela degeneração do sistema nervoso central. 486

doença de Parkinson condição caracterizada por fortes tremores; resulta de uma diminuição da quantidade do neurotransmissor dopamina. 160

doença de Tay-Sachs mutação genética que resulta na falta de uma enzima específica necessária para degradar as moléculas lipídicas no cérebro. 486

doença do refluxo gastroesofágico (DRGE) doença na qual um refluxo do conteúdo do estômago volta para o esôfago. 396

doença genética doença causada por uma alteração no código genético. 485

doença inflamatória intestinal (DII) doença que afeta o sistema digestório, caracterizada por diarreia crônica. 397

doença inflamatória pélvica (DIP) doença resultante de infecções dos órgãos reprodutores. 470

doença periodontal infecção bacteriana crônica das gengivas e dos tecidos circundantes que permite que as bactérias bucais penetrem na corrente sanguínea. 396

doença pulmonar obstrutiva crônica (Dpoc) doença crônica pulmonar, como enfisema ou bronquite. 369

doença vascular periférica (DVP) bloqueio das artérias, geralmente nas pernas. 293

dorsal termo de posicionamento; relativo à parte traseira. 2

ducto biliar comum formado pela união dos ductos cístico e hepático; leva a bile para o duodeno. 387

ducto cístico ducto entre a vesícula biliar e o ducto biliar comum. 387

ducto coclear canal triangular cheio de endolinfa, no órgão de Corti. 198

ducto deferente parte do sistema de ductos dos testículos que vai do epidídimo até o ducto ejaculatório; também conhecido como *canal deferente*. 463

ducto ejaculatório ducto curto e estreito que vai desde o ducto deferente até a sua junção com o ducto seminal. 452

ducto hepático liga o fígado ao ducto biliar comum; carrega a bile. 387

ducto linfático direito ducto que recebe a linfa do lado direito do corpo. 306

ducto torácico (ducto linfático esquerdo) ducto linfático que recebe a linfa do lado esquerdo do corpo. 306

ducto venoso estrutura fetal que conecta a veia umbilical à veia cava inferior; via que geralmente se fecha em um prazo de 30 minutos após o nascimento. 286

duodeno primeira parte do intestino delgado, começando no esfíncter pilórico do estômago. 384

dura-máter membrana fibrosa que forma a meninge mais externa do cérebro e da medula espinhal. 152

E

ectoderme camada germinativa externa do embrião. 452

ectópico algo fora do lugar normal; por exemplo, batimentos cardíacos em posição anormal. 271

eczema inflamação não contagiosa, aguda ou crônica da pele. 73

edema excesso de líquido nos tecidos. 270

efetuadores órgãos que realizam a resposta a um estímulo, podendo ser na forma de movimento. 177

elasticidade capacidade de retornar à sua forma original, após ter sido comprimido ou esticado. 122-123

elastina fibras elásticas encontradas no tecido conjuntivo. 53

elemento composto de átomos; substância que não pode ser criada nem destruída. 17

eletrocardiograma (ECG ou EKG) dispositivo utilizado para monitorar o sistema de condução elétrica do coração. 265

eletrólitos partículas carregadas eletricamente que ajudam a determinar o equilíbrio ácido-base de um fluido. 18

eletromiografia (EMG) dispositivo utilizado para monitorar a atividade elétrica muscular. 179

elétron partícula subatômica do átomo, organizada em zonas orbitais em torno do núcleo. Um elétron tem uma carga negativa (–). 15

embolia obstrução da circulação em um vaso sanguíneo por coágulo de sangue, glóbulo de gordura, bolha de ar ou pedaço de tecido. 249

embolia pulmonar coágulo de sangue que viaja para os pulmões. 370

embrião organismo na fase inicial de desenvolvimento; no humano, essa fase vai até os primeiros 3 meses após a concepção. 450

embriologia estudo da formação dos organismos desde o ovo fertilizado até o nascimento. 2

enartrose diartrose comum que permite maior liberdade de movimento. 101

encefalite inflamação do encéfalo. 160

endocárdio membrana do revestimento interior do coração. 262

endocardite inflamação da membrana que reveste o coração e cobre as válvulas. 270

endocrinologia estudo da fisiologia e da patologia do sistema hormonal. 2

endoderme camada germinativa interna do embrião. 452

endométrio revestimento da membrana mucosa do útero. 456

endometriose presença do endométrio, em geral confinado à cavidade uterina, em outras regiões da cavidade pélvica. 468

endósteo revestimento da cavidade medular em um osso longo. 89

energia capacidade de realizar um trabalho ou colocar matéria em movimento. 15

energia cinética trabalho que resulta em algum movimento. 15

energia potencial energia armazenada nas células à espera de ser liberada. 15

enfisema transtorno pulmonar no qual os alvéolos se tornam hiperdilatadados e perdem sua plasticidade, tornando a inspiração e expiração do ar difíceis. 369

engenharia genética capacidade de cortar, reorganizar, editar ou programar o DNA. 8

enterite inflamação do intestino delgado. 397

entorse deslocação de uma articulação que produz um alongamento ou uma laceração dos ligamentos. 106

envenenamento por monóxido de carbono (CO) condição em que o gás inodoro se combina rapidamente com a hemoglobina, tornando-a incapaz de transportar oxigênio. 242

enxerto transplante de tecido para substituir uma parte danificada do corpo. 61

enzimas catalisadores orgânicos que iniciam e aceleram as reações químicas. 20-21

eosinófilo célula branca do sangue que aumenta em número em situações alérgicas; fagocita os restos da reação antígeno-anticorpo. 242

epicárdio membrana externa e dura do coração; também conhecido como pericárdio parietal. 260

epiderme camada mais externa da pele. 67

epididimite inflamação do epidídimo. 470

epidídimo porção do ducto seminal posterior; conecta o ducto eferente de cada testículo. 452

epífise extremidade de um osso longo. 89

epigástrica região superior da cavidade abdominal, localizada logo abaixo do esterno. 5

epiglote estrutura feita de cartilagem elástica que impede o alimento de entrar na traqueia. 355

epilepsia doença com crises cerebrais. 160

epinefrina adrenalina; secreção da medula suprarrenal que prepara o corpo para uma ação enérgica (resposta de luta ou fuga). 222

equilíbrio estado de equilíbrio. 37

eritema vermelhidão da pele provocada pela dilatação da rede capilar. 69

eritroblastose fetal doença hemolítica do recém-nascido. 247

eritrócitos glóbulos vermelhos do sangue. 239

eritropoiese formação ou desenvolvimento dos glóbulos vermelhos do sangue. 241

eritropoietina hormônio produzido pelo rim, para acelerar a produção de glóbulos vermelhos. 241

escala de pH medida da acidez ou alcalinidade de uma solução. 23

escápula osso grande, liso e triangular que forma a parte de trás do ombro. 96

escara escurecimento da pele provocado geralmente por uma queimadura de terceiro grau. 79

esclera camada branca e dura que faz parte do revestimento externo do olho. 188

esclerodermia doença que resulta no espessamento da pele e dos vasos sanguíneos. 314

esclerose múltipla (EM) doença inflamatória crônica na qual as células imunológicas atacam a bainha de mielina dos nervos. 160

escoliose curvatura lateral da coluna vertebral. 108

escroto bolsa que contém os testículos. 463

esfíncter cárdico ou esofágico fibras musculares circulares entre o esôfago e o estômago. 384

esfíncter pilórico válvula que regula a entrada de alimentos do estômago para o duodeno. 384

esfíncter músculo circular em forma de anel . 122

esfregaço de Papanicolau (PAP) exame para detectar o câncer do colo do útero. Uma amostra de células do útero e do canal cervical é retirada e espalhada em uma lâmina para análise microscópica. 470

esmalte substância dura feita de cálcio que cobre os dentes. 382

esôfago tubo muscular que leva o alimento da faringe ao estômago. 382

espasmo muscular contração muscular sustenida. 137

espermatogênese processo de formação dos espermatozoides. 448

espermatozoide célula reprodutora do homem; gametas masculinos. 462

espirômetro dispositivo que mede o volume e o fluxo de ar durante a inspiração e a expiração. 364

espirro respiração profunda seguida de exalação pelo nariz. 363

esporão de calcanhar depósito de cálcio na fáscia plantar, perto da sua fixação no osso calcâneo. 137

esporos bactérias em estado resistente que podem suportar ambientes desfavoráveis. 331

esqueleto apendicular parte do esqueleto composta por cinturas peitoral e pélvica e membros. 96

esqueleto axial esqueleto da cabeça e do tronco. 92

estágio de uma doença período de tempo no qual o paciente manifesta sinais e sintomas específicos de um determinado agente infeccioso. 337-338

estatura baixa condição causada pela hipofunção do hormônio de crescimento; diminui o crescimento dos ossos longos; antigamente chamada de *nanismo*. 225

estenose pilórica estreitamento do esfíncter pilórico. 397

estéril incapaz de se reproduzir. 448

esterilização eliminação completa de todos os microrganismos, incluindo esporos. 337

esterno osso plano e estreito na linha mediana, na frente do peito; é composto de três partes: manúbrio, corpo e processo xifoide. 96

esteroides lipídios ou gorduras que contêm colesterol. 20

estertores respiração com sonoridade rouca. 367

estetoscópio instrumento utilizado para detectar e estudar os sons produzidos dentro do corpo. 259

estímulo qualquer mudança no ambiente. 177

estômago órgão importante da digestão; estrutura em forma de bolsa, localizada no quadrante superior esquerdo da cavidade abdominal, entre o esôfago e o duodeno. 382

estomatite inflamação da mucosa da boca. 396

estrabismo (vesgo) condição na qual os músculos do globo ocular não coordenam sua ação. 196

estribo pequeno osso do ouvido médio em forma de estribo. 197-198

estrogênio hormônio feminino secretado pelo ovário. 455

etmoidal osso do crânio localizado entre os olhos. 355

eupneia respiração normal ou fácil com as habituais inalações e exalações silenciosas. 365

exame de urina análise química da urina. 435

excitabilidade capacidade de responder a estímulos. 122

excitabilidade membranar habilidade dos nervos de transportar impulsos através da propagação de cargas elétricas. 148

exoftalmia protrusão anormal dos olhos. 226

expiração o ato de expulsar o ar dos pulmões. 361

extensão movimento de uma articulação que aumenta o ângulo entre dois ossos. 103

extensibilidade capacidade de alongar-se ou esticar-se. 122

externo superficial; perto da superfície da pele. 3

F

fadiga muscular causada pelo acúmulo de ácido láctico no músculo. 126

fadiga ocular desconforto na visão. 193

fagócito célula que pode engolir e digerir partículas estranhas ou células prejudiciais ao organismo. 243

fagocitose ingestão de partículas estranhas ou de outras células. 42
falanges ossos dos dedos das mãos e dos pés. 97
faringe garganta. 355
faringite garganta inflamada, vermelha, causada por uma bactéria ou um vírus. 367
fáscia faixa de membranas fibrosas que apoiam e fixam os músculos. 121
fáscia renal tecido fibroso resistente que reveste o rim. 429
fascite plantar inflamação da fáscia plantar do pé. 138
fase em um determinado momento ou condição, fase de uma doença ou de alguma função biológica, química, fisiológica ou psicológica. 337
fase de convalescença período entre o início do desaparecimento dos sintomas agudos de uma infecção e o momento em que o paciente volta ao estado de saúde anterior. 338
fase de incubação intervalo de tempo entre a entrada do agente infeccioso no hospedeiro e o aparecimento dos sintomas. 338
fase prodrômica intervalo de tempo entre o início dos sintomas inespecíficos e o início da manifestação dos sintomas específicos do processo infeccioso. 338
fator Rh antígeno encontrado nos glóbulos vermelhos. 247
feixe atrioventricular fibras de condução do septo; também conhecido como *feixe de His*. 264
feixe de His *ver* feixe atrioventricular.
fêmur osso da perna, o mais longo e mais resistente do corpo. 99
fenda sináptica espaço entre o axônio de um neurônio e o dendrito de outro. 150
fenilcetonúria (PKU) desordem metabólica na qual o corpo não consegue sintetizar uma enzima necessária ao metabolismo normal e à degradação do aminoácido fenilalanina. 485
feocromocitoma tumor das glândulas suprarrenais que resulta em secreção excessiva de epinefrina; pode ser fatal. 227
ferida limpa ferida sem infecção. 61
fertilização processo da união do óvulo e do espermatozoide. 448
fertilização *in vitro* (FIV) processo de fecundação fora do organismo vivo. 465
feto estágio de desenvolvimento humano entre o terceiro mês do período intrauterino e o nascimento. 450-451
fezes resíduos do sistema digestivo. 390
fibras alimentares parte não digerível dos vegetais. *Ver* forragens. 414
fibras de Purkinje fibras que conduzem os impulsos através dos ventrículos do coração. 264
fibrilação contração ao acaso e descoordenada das fibras musculares do coração. 271
fibrilação atrial ocorre quando impulsos anormais do átrio bombardeiam o nodo AV. Nesse caso, os ventrículos batem mais rápido e a pessoa pode apresentar taquicardia. 271
fibrilação ventricular quebra o ritmo cardíaco e a contração aleatória e descoordenada das fibras musculares. Isso resulta na perda de eficácia do coração e representa uma situação de risco de morte. Um dispositivo elétrico denominado desfibrilador é usado para estimular o nodo SA e promover o retorno ao estado normal. 271
fibrina proteína insolúvel, necessária para a coagulação do sangue. 245
fibrinogênio convertido em fibrina pela ação da trombina. 245
fibromialgia dor muscular crônica. 137
fibrose cística (FC) doença de glândula exócrina que produz um muco espesso, que bloqueia as passagens nos sistemas respiratórios e digestório. 486

fíbula osso delgado na borda externa da perna. 99
fígado grande órgão do sistema digestório; localziado no quadrante superior direito da cavidade abdominal. 387
filtração movimento de água e partículas através uma membrana semipermeável, com uma força mecânica, como a pressão arterial. 41
filtrado líquido filtrado do sangue pelo glomérulo na cápsula de Bowman. 431
fímbria projeções em franjas das trompas de Falópio que recaem sobre o ovário. 455
fisiologia estudo das funções dos organismos vivos e de seus órgãos. 2
fisioterapia tratamento de doenças e lesões por meios físicos, usando luz, calor, frio, água, eletricidade, massagem e exercício. 133
fissura sulco na pele. 80
fissura labial ocorre quando, durante as fases iniciais do desenvolvimento fetal, o tecido que forma a boca ou os lábios do bebê não se fecha corretamente. 396
fissura palatina ocorre quando, durante o início do desenvolvimento fetal, os ossos palatinos não se fecham corretamente. 396
fissuras sulcos profundos que separam os hemisférios na massa encefálica. 154
fístula ducto anômalo entre um abscesso, uma cavidade ou um órgão oco e a superfície do corpo ou um outro órgão oco. 439
flagelos projeções longas e filiformes que podem ser encontradas no espermatozoide. 34
flatulência excesso de gás no trato digestivo. 392
flebite inflamação de uma veia e formação de trombos, com ou sem infecção. 293
flexão ato de dobrar um membro ou diminuir o ângulo entre dois ossos. 103
flexor músculo que dobra uma articulação, levando geralmente um osso a uma posição proximal; antagonista de extensor. 126
flora microrganismos que se adaptaram para viver em um ambiente específico. 331
flora residente microrganismos que estão sempre presentes, geralmente sem prejudicar a saúde do paciente. 331
flora transitória microrganismos que se fixam na pele por um breve período, mas não vivem permanentemente nela. 331
fluido intersticial outro nome para o fluido linfático. 306
fluido pleural fluido seroso necessário para evitar o atrito entre as membranas pleurais. 360-361
folículo de Graaf folículo ovariano que armazena óvulos imaturos. 455
folículo piloso invaginação da epiderme que contém a raiz do cabelo. 71
fômites objetos contaminados por um agente infeccioso. 334
fontanela áreas não ossificadas no crânio de um recém-nascido; ponto fraco. 89
forâmen abertura em uma estrutura, essencialmente um osso, tal como o forâmen nas vértebras. 95
forâmen interventricular canal que conecta o terceiro ventrículo cerebral aos dois ventrículos laterais. 153
forâmen obturado grande abertura entre o púbis e o ísquio que permite a passagem de vasos sanguíneos, nervos e tendões. 98
forâmen oval abertura no septo entre os átrios direito e esquerdo do coração do feto.
força capacidade de trabalho. 286
forragens partes grosseiras de certos alimentos que não são digeridas e estimulam o peristaltismo. *Ver* fibras alimentares. 412

fosfolipídios gorduras que contêm carbono, hidrogênio, oxigênio e fósforo. 20

fóvea estrutura da retina que contém os cones para a visão colorida. 190

fratura ruptura de um osso. 105

fratura por estresse ou fratura em fio de cabelo; pequeno risco no osso que ocorre geralmente após uso excessivo. 105

frênulo lingual faixa de tecido que fixa a língua no assoalho da boca, limitando assim o movimento da língua. 380

frontal osso do crânio que forma a testa. 92

funções vitais uma série de atividades altamente organizadas e relacionadas que permite aos organismos vivos viver, crescer e se manter. 6

fungos organismos microscópicos que crescem como células solitárias ou em colônias. 332

furúnculo infecção bacteriana da glândula sebácea. 75

gamaglobulina fração da globulina usada para tratar doenças infecciosas. 240

gânglios massa de corpos de neurônios localizada fora do sistema nervoso central. 174

gânglios axilares gânglios linfáticos encontrados debaixo dos braços e perto do peito. 307

gânglios linfáticos estruturas que produzem os linfócitos e filtram bactérias prejudiciais. 307

gangrena morte do tecido provocada por irrigação sanguínea insuficiente. 292

gastrite inflamação do estômago. 397

gastroenterite inflamação do estômago e do intestino delgado. 397

gene parte do cromossomo que transmite um traço hereditário específico. 484

gene letal gene que resulta em morte. 484

genética ramo da biologia que estuda a ciência da hereditariedade e as diferenças e semelhanças entre pais e filhos. 484

gengiva tecido epitelial que recobre o osso alveolar na cavidade bucal. 382

gengivite inflamação das gengivas. 396

gestação período de desenvolvimento da concepção até o nascimento. 458

gigantismo hipersecreção do hormônio do crescimento; produz um crescimento excessivo dos ossos longos. 225

giro do cíngulo circunvolução do córtex cerebral. 157

glande do pênis cabeça ou ponta do pênis. 451

glândula hipófise pequena glândula localizada no osso esfenoide no crânio; seus hormônios afetam a atividade de todas as outras glândulas; denominada *glândula mestra*; às vezes chamada de pituitária. 215

glândula parótida maior glândula salivar. 380

glândula pineal localizada acima do terceiro ventrículo cerebral, produz a melatonina. 224

glândula sebácea glândula que secreta o sebo (substância gordurosa). 72

glândula sublingual glândula salivar localizada abaixo dos lados da língua. 380

glândula submandibular glândula salivar localizada perto do ângulo da mandíbula. 380

glândula sudorípara glândula que produz suor ou transpiração. 72

glândula suprarrenal glândula endócrina que fica acima do rim; composta pelo córtex e pela medula. 221

glândula tireoide glândula endócrina localizada na porção anterior do pescoço, que produz tiroxina, tri-iodotironina e calcitonina. 219

glândulas bulbouretrais (glândulas de Cowper) localizadas, nos homens, em ambos os lados da uretra; adicionam uma substância alcalina ao sêmen. 464

glândulas de Bartholin glândulas mucosas na abertura da vagina. 457

glândulas endócrinas tecidos organizados que usam materiais do sangue e da linfa para produzir novos compostos ativos chamados hormônios, que são secretados diretamente na corrente sanguínea. 213

glândulas exócrinas secretam os produtos através de um ducto. 213

glândulas paratireoides quatro pequenas glândulas endócrinas incorporadas na glândula tireoide; secretam paratormônio. 220-221

glaucoma aumento da pressão interocular. 190-191

glicocorticoides hormônios do córtex suprarrenal; cortisona e cortisol. 222

glicogênio polissacarídeo formado e, principalmente, armazenado no fígado. 19

glicose monossacarídeo ou açúcar simples; o principal açúcar do sangue. 19

globina proteína da molécula de hemoglobina. 241

globulina proteína plasmática fabricada no fígado; ajuda na síntese de anticorpos. 240

glomérulo parte do néfron; tufo de capilares situado na cápsula de Bowman. 429

glomerulonefrite inflamação do glomérulo renal. 435

glomerulonefrite aguda inflamação do glomérulo do néfron causada por infecção bacteriana. 435

glomerulonefrite crônica diminuição da função renal em razão de danos na membrana filtrante do glomérulo. 436

glote na laringe, espaço entre as cordas vocais. 356

glucagon hormônio que estimula a degradação do glicogênio em glicose pelo fígado. 224

gônadas glândulas sexuais (ovários ou testículos). 223

gonorreia doença infecciosa do trato geniturinário causada por bactérias gonococos e sexualmente transmissível. 473

gordura também chamada triglicérides, é composta de glicerol e ácidos graxos. 20

gordura trans tipo de gordura produzido quando hidrogênio é adicionado a um óleo vegetal por meio de um processo chamado hidrogenação. 413

gota aumento de cristais de ácido úrico no sangue, que ficam depositados em cavidades articulares como o dedão do pé. 108

grandes lábios dobras de pele que ficam em ambos os lados da abertura vaginal; apresentam tecido adiposo e glândulas sudoríparas. 451

granulação minúsculos grânulos vermelhos visíveis na base de uma ferida; consiste em fibroblastos e capilares recém-formados. 62

granulócito leucócitos granulares. 242

gravidez ectópica implantação de um óvulo fertilizado fora do útero. 455

grelina hormônio produzido pelo estômago que estimula o apetite. 214

gripe infecção viral que causa inflamação da mucosa do trato respiratório. 367

H

haste (1) parte do cabelo que sai da superfície da pele; (2) diáfise de um osso longo. (1) 71; (2) 89

haste peniana tecido erétil que se torna rígido durante a relação sexual. 451

haustra (ou cólon ou *tenae coli*) estrutura formada por três faixas musculares longitudinais, dando a aparência enrugada; as pequenas bolsas são chamadas haustras e aumentam a área de superfície do cólon. 389

HDL lipoproteína de alta densidade; remove o excesso de colesterol das paredes das artérias. 413

helmintos vermes parasitas; os mais comuns são as lombrigas. 333

hematócrito exame de sangue que mede a porcentagem do volume de sangue composto por glóbulos vermelhos, o qual depende do número e do tamanho dos glóbulos. 248

hematoma massa coagulada de sangue localizada, produzida em um órgão, tecido ou região. 249

hematopoiese formação das células sanguíneas. 88

hematúria presença de sangue na urina. 435

hemiplegia paralisia de um lado do corpo. 295

Hemoccult lâmina de exames para pesquisar sangue oculto. 400

hemodiálise procedimento para remover resíduos no sangue circulante de pacientes com insuficiência renal. 438

hemofilia distúrbio hemorrágico hereditário que ocorre principalmente em homens, mas é transmitido por mulheres; caracteriza-se por um tempo prolongado de coagulação e sangramentos anormais. 249

hemoglobina pigmento que transporta o oxigênio do sangue. 241

hemólise rompimento dos glóbulos vermelhos do sangue. 242

hemorragia cerebral sangramento de um vaso sanguíneo no cérebro. 293

hemorroidas alargamento das veias e varizes na parte inferior do ânus ou do tecido do reto. 293

hemostase processo de parar uma hemorragia. 245

heparina substância produzida no fígado que retarda a coagulação do sangue. 246

hepatite inflamação do fígado. 398

hérnia protrusão de parte de um órgão através de uma abertura anormal. 137

hérnia de disco disco de cartilagem intervertebral que se rompeu ou formou uma protrusão para fora. 102

hérnia hiatal distúrbio em que o estômago sobressai através do diafragma. 397

hérnia inguinal hérnia localizada na virilha. 137

herpes infecção viral contagiosa, na qual aparecem pequenas bolhas. 75

herpes genital doença sexualmente transmissível recorrente causada por um vírus. 75

herpes-zoster infecção viral de terminações nervosas. 75

hialina tipo de cartilagem que forma o esqueleto do embrião. 54

hidrocefalia aumento do volume do líquido cefalorraquidiano dentro dos ventrículos cerebrais; pode ocorrer durante o desenvolvimento fetal. 160

hidrólise ocorre quando a adição de água quebra uma molécula maior em moléculas menores no âmbito de uma reação catabólica. 19

hidronefrose doença na qual a pelve renal e os cálices ficam distendidos por causa do acúmulo de fluido. 435

hidróxido um átomo de hidrogênio combinado com um átomo de oxigênio. 23

hilo indentação ao longo da borda medial do rim. 429

hímen membrana na abertura da vagina. 457

hioide osso em forma de U encontrado no pescoço; a língua está anexada nele. 92

hiperglicemia alta concentração de glicose no sangue. 229

hiperopia (ou hipermetropia) condição na qual o ponto focal fica além da retina; o globo ocular é mais curto do que o normal. 194

hiperplasia proliferação excessiva de células normais. 43

hiperpneia aumento da profundidade e do ritmo da respiração, acompanhado por movimentos respiratórios anormalmente exagerados. 365

hipersensibilidade resposta anormal a uma droga ou a um alérgeno. 315

hipertensão pressão anormalmente alta. 293

hipertensão de jaleco branco aumento da pressão arterial do paciente que ocorre apenas quando um profissional de saúde, tradicionalmente vestindo um jaleco branco, mede a pressão sanguínea. 293

hipertermia doença na qual a temperatura do corpo sobe acima do normal. 73

hipertireoidismo doença resultante da hiperatividade da glândula tireoide. 226

hiperplasia prostática benigna (HPB) aumento da próstata. 470

hipertrofia aumento no tamanho de uma célula muscular. 43

hiperventilação respiração rápida com perda de dióxido de carbono; pode causar tonteira ou desmaio. 365

hipogástrica região inferior da zona abdominal. 5

hipoglicemia baixa concentração de glicose no sangue. 229

hipoperfusão fluxo inadequado de sangue, com falha no suporte em oxigênio para os órgãos; também conhecida como *choque*. 299

hipotálamo parte do diencéfalo; fica abaixo do tálamo. 157

hipotensão arterial pressão arterial reduzida ou anormalmente baixa. 293

hipotermia condição na qual a temperatura do corpo cai abaixo do normal. 73

hipotireoidismo doença resultante da hipoatividade da glândula tireoide. 226

hipóxia diminuição do aporte sanguíneo para as estruturas celulares. 44

histamina substância que aumenta a secreção gástrica; liberada pelos mastócitos quando o tecido está ferido ou em resposta a uma reação alérgica ou inflamatória. 397

histerectomia remoção cirúrgica parcial ou total do útero. 469

histologia estudo microscópico dos tecidos dos seres vivos. 2

homeostase estado de equilíbrio; capacidade do organismo saudável de regular o ambiente interno dentro de limites restritos. 7

hormônio secreção química, geralmente por uma glândula endócrina.

hormônio adrenocorticotrófico (ACTH) hormônio que estimula o crescimento e a secreção do córtex suprarrenal. 217

hormônio antidiurético (ADH) hormônio secretado pela hipófise posterior que inibe a excreção urinária. 218

hormônio de crescimento (GH) hormônio responsável pelo crescimento e desenvolvimento; também conhecido como *somatotrofina*. 216

hormônio estimulador das células intersticiais (ICSH) hormônio que estimula o crescimento do folículo de Graaf e a produção de estrogênio em mulheres; estimula a produção de espermatozoides nos homens. 217

hormônio estimulante de melanócitos (MSH) hormônio produzido pela hipófise intermediária; estimula a produção de melanina pelas células da pele. 218

hormônio folículo-estimulante (FSH) hormônio que estimula o crescimento folicular no ovário e a produção de espermatozoides no testículo. 217

hormônio luteinizante (LH) hormônio que estimula a ovulação e a produção de progesterona. 217

hormônio prolactina (PR) hormônio que desenvolve o tecido mamário e estimula a produção de leite após o parto. 216

hormônio tireoestimulante (TSH) hormônio que estimula o crescimento e a secreção da glândula tireoide. 217

hospedeiro organismo simples ou complexo que pode ser afetado por um agente. 335

hospedeiro comprometido pessoa cujos mecanismos de defesa normais são deficientes; portanto, ela é suscetível a infecções. 336

hospedeiro suscetível pessoa que não tem resistência a um agente e, portanto, é vulnerável a doenças. 335-336

humor aquoso líquido aquoso encontrado na câmara anterior do olho. 189

humor vítreo substância transparente e gelatinosa que preenche a maior parte do globo ocular. 189

I

icterícia coloração amarelada da pele. 387

íleo parte inferior do intestino delgado, desde o jejuno até o intestino grosso. 385

ilhotas de Langerhans células especializadas do pâncreas que produzem a insulina. 213

ílio osso largo, em forma de lâmina, que constitui as partes traseira e lateral do osso do quadril. 97

impetigo doença contagiosa e aguda da pele. 75

impotência incapacidade de manter uma ereção; também conhecida como *disfunção erétil*. 464

imunidade capacidade de resistir a uma doença. 310

imunidade adquirida imunidade resultante da exposição a uma doença; há dois tipos: natural e artificial 313

imunidade adquirida artificial imunidade adquirida como o resultado da injeção de uma vacina ou de um antígeno. 313

imunidade adquirida natural imunidade que resulta de o indivíduo ter a doença e se recuperar. 313

imunidade adquirida passiva também chamada imunidade emprestada; tem um efeito temporário; depende das gamaglobulinas. 313

imunidade celular capacidade do organismo de resistir a infecções, fornecida pelos linfócitos T. 310

imunidade humoral imunidade conferida por anticorpos. 310

imunidade natural (inata) imunidade com a qual uma pessoa nasce. 313

imunização processo de aumento da resistência às doenças. 313-314

imunoglobulinas proteínas que atuam como anticorpos. 311

incisivos dentes de corte; um dos quatro dentes da frente. 382

incontinência perda do autocontrole da urina, das fezes ou do sêmen. 438

índice de massa corporal (IMC) medida da quantidade de gordura corporal em um indivíduo. 417

infarto cerebral *ver* acidente vascular cerebral (AVC).

infarto do miocárdio ataque cardíaco causado por um bloqueio do fluxo sanguíneo para o músculo cardíaco. 268

infecção hospitalar infecção adquirida em um ambiente hospitalar ou de saúde; a infecção não estava presente na hora da admissão do paciente. 338

infecções fúngicas provocadas pelo organismo *Candida albicans*. 76

inferior abaixo ou embaixo de. 3

infertilidade incapacidade de reprodução. 465

inflamação reação do tecido a um trauma químico ou físico ou a uma invasão de microrganismos patogênicos; caracterizada por dor, calor, vermelhidão e inchaço. 243

ingestão adequada quantidade mínima de vitamina ou mineral recomendada para ser bem utilizada pelo organismo. 415

inseminação artificial procedimento em que o sêmen é colocado na vagina através de uma cânula ou seringa. 465

inserção parte do músculo que está fixada a uma parte móvel. 123

inspiração inalação do ar. 361

insuficiência cardíaca doença na qual os ventrículos do coração não se contraem eficazmente. 270

insuficiência cardíaca congestiva na insuficiência cardíaca direita, em que há acúmulo de fluido pelo corpo, o edema é notado primeiramente nos membros inferiores; na insuficiência cardíaca esquerda, o líquido se acumula nos pulmões. 270

insuficiência renal aguda perda súbita de função renal. 435

insuficiência renal crônica perda gradual da função dos néfrons. 435

insulina hormônio produzido pelo pâncreas; necessária para o metabolismo da glicose. 224

interfase (ou intérfase) fase de repouso no processo de mitose. 35

interferon proteína que interfere na replicação do vírus. 312

interneurônio *ver* neurônio associativo.

interno termo usado para referir-se às cavidades do corpo e aos órgãos ocos; semelhante a *profundo*. 3

intramuscular dentro do músculo. 134

íon um átomo carregado eletricamente. 18

íris camada muscular colorida ao redor da pupila do olho. 188

irritabilidade capacidade de reagir a um estímulo; excitabilidade. 122

isolamento reverso proteção por barreira projetada para prevenir a infecção em pacientes que estão severamente comprometidos e são altamente suscetíveis à infecção. 344

isométrica aumento de tensão muscular, sem encurtamento do músculo. 126

isotônica contração muscular com encurtamento. 126

isótopos elementos específicos que têm o mesmo número de prótons de um átomo, mas um número diferente de nêutrons. 15

ísquio partes posterior e inferior do osso ilíaco; carrega o peso do corpo quando estamos sentados. 97

J

janela oval membrana que separa o ouvido médio do ouvido interno. 198

jejuno porção do intestino delgado localizada entre o duodeno e o íleo. 385

junção neuromuscular local de comunicação entre o axônio do nervo motor e a membrana da célula muscular. 12

L

laceração rasgo ou ferida irregular na pele. 80
laparoscopia pequeno procedimento cirúrgico, sob anestesia, para visualizar órgãos internos. 401
laparoscópio instrumento utilizado para visualizar órgãos internos durante uma laparoscopia. 401
laringe região entre a traqueia e a base da língua; contém as cordas vocais. 356
laringite inflamação da laringe ou das cordas vocais. 367
lateral em direção ao lado. 3
LDL lipoproteína de baixa densidade; lipoproteína que transporta a gordura para as células. 413
lei do tudo ou nada segundo essa lei, quando uma célula muscular é estimulada, ela se contrai ou não ao longo da fibra. 126
lente estrutura cristalina para refração dos raios de luz. 189
leptina hormônio produzido pelo tecido adiposo que atua no hipotálamo, suprimindo o apetite. 214
lesão do manguito rotador inflamação de um grupo de tendões que se fusionam e envolvem a articulação do ombro. 139
lesão em chicote trauma das vértebras cervicais. 106
leucemia doença cancerígena na qual há um grande aumento no número de glóbulos brancos do sangue. 249
leucócito glóbulo branco. 242
leucocitose aumento na contagem de leucócitos acima de 10 mil células por milímetro cúbico. 244
leucopenia diminuição do número de glóbulos brancos (leucócitos). 244
ligação covalente tipo de ligação em que os átomos compartilham elétrons para completar o nível ou a camada atômica mais superficial. 18
ligação de hidrogênio ligação que mantém as moléculas de água juntas, por meio da formação de uma ponte entre o átomo de oxigênio negativo de uma molécula de água e o átomo de hidrogênio positivo de outra. 18
ligação iônica ligação na qual um átomo fornece um elétron a outro átomo. 17
ligação química ligação formada por átomos que compartilham ou combinam seus elétrons com átomos de outros elementos. 17
ligamento faixa de tecido fibroso que conecta ossos ou tecidos de suporte. 123
ligamento suspensor ligamento que segura a lente do olho no lugar. 189
limiar limite de reabsorção pelo sistema urinário. 430
limpeza remoção de solo ou material orgânico de instrumentos ou equipamentos utilizados nos cuidados aos pacientes. 336
linfa líquido presente nos vasos linfáticos. 306
linfadenite inflamação dos gânglios e das glândulas linfáticas. 307
linfedema inchaço do tecido causado por acúmulo anormal de linfa. 309
linfocinas substâncias químicas liberadas pelos linfócitos T durante a resposta imunitária, estimulando a atividade de monócitos e macrófagos durante a resposta imune celular. 312
linfócitos tipo de glóbulo branco. 242
linfócitos T células produzidas na glândula do timo. 242
linfócitos B glóbulos brancos produzidos na medula óssea; ajudam a formar os anticorpos. 242
linfoma tumor do sistema linfático; geralmente maligno. 309
lipase enzima que transforma as gorduras em ácidos graxos e glicerol. 385

lipídico composto gorduroso. 359
lipoproteína de alta densidade *ver* HDL.
líquido cefalorraquidiano (LCR) líquido formado dentro dos ventrículos cerebrais, a partir dos vasos do plexo coroide; serve como um absorvente para proteger o cérebro e a medula espinhal contra os choques. 153
líquido extracelular líquido que fica do lado de fora das células. 24
líquido intracelular fluido dentro da célula. 25
líquido seroso (1) fluido de linfa normal; (2) algum líquido aquoso do corpo. (1) 306; (2) 58.
líquido sinovial substância lubrificante produzida pela membrana sinovial. 101
lisossomo organela citoplasmática que contém enzimas digestivas. 34
litotripsia extracorpórea por ondas de choque (Leco) procedimento que reduzir pedras nos rins em partículas do tamanho de grãos de areia, que podem ser eliminados através do trato urinário. 440
lobo anterior da hipófise região da glândula pituitária responsável pela secreção do hormônio de crescimento. 215
lobo frontal região do córtex cerebral que controla a função motora. 156
lobo límbico localizado no centro do cérebro, abaixo dos outros quatro lobos cerebrais; influencia o comportamento instintivo e inconsciente. 156-157
lobo occipital parte do cérebro que abriga a área visual. 156
lobo parietal divisão do cérebro localizada abaixo do osso parietal. 156
lobo temporal região do hemisfério cerebral envolvida na percepção e na interpretação do som. 156
lóbulo posterior da hipófise região que armazena os hormônios produzidos pelo hipotálamo. 215
lordose curvatura para a frente da região lombar da coluna vertebral. 108
lumpectomia remoção cirúrgica de um crescimento celular anormal. 469
lúpus doença autoimune inflamatória crônica. 314

M

macrófago célula que, por fagocitose, remove organismos mortos e substâncias estranhas. 307
mácula (lútea) disco amarelo na retina, onde está localizada a fóvea. 190
mamas glândulas mamárias localizadas na frente do peito; secretam leite após o parto. 457
mamografia raio X da mama. 469
mandíbula maxilar inferior. 92
manúbrio região superior do esterno. 96
marca-passo artificial dispositivo implantado cirurgicamente que envia impulsos elétricos para regular o ritmo do coração. 274
marca-passo *ver* nodo sinoatrial (SA).
martelo um dos três ossículos do ouvido médio. 198
mastectomia remoção de uma mama. 469
matéria qualquer coisa que tenha peso e ocupe espaço. 15
maxila osso da mandíbula superior. 92
meato urinário abertura para a uretra. 436
medial termo direcional; em direção à linha média do corpo. 3
mediastino espaço intrapleural entre o esterno e a coluna vertebral. 361

medula parte mais interna de um órgão. 70
medula espinhal parte do sistema nervoso central que fica dentro da coluna vertebral; começa no forâmen magno do osso occipital e continua até a segunda vértebra lombar. 159
medula oblonga (bulbo) parte do tronco cerebral; contém os núcleos para várias funções vitais. 159
meiose divisão assimétrica de células ou gametas; reduz o número de cromossomos. 34
melanina pigmento que dá cor aos cabelos, à pele e aos olhos. 67
melanócitos células que produzem a proteína melanina para proteger contra os raios ultravioletas. 67
melanoma maligno tipo de tumor das células pigmentadas da pele, denominadas melanócitos. 78
melatonina hormônio produzido pela glândula pineal. 224
membrana fina camada de tecido que cobre uma superfície ou divide um órgão. 57
membrana celular estrutura que engloba a célula; também conhecida como membrana plasmática. 30
membrana mucosa tipo de tecido que reveste a superfície e espaços que possam ter contato com o meio externo do corpo. 57
membrana nuclear dupla camada que engloba o núcleo. 31
membrana parietal revestimento de uma cavidade do corpo. 58
membrana pericárdica revestimento da cavidade do coração. 58
membrana periodontal membrana que mantém o dente em sua posição original. 382
membrana peritoneal membrana serosa que reveste a cavidade abdominal; também conhecida como peritônio. 58
membrana plasmática *ver* membrana celular.
membrana pleural membrana serosa que protege os pulmões e reveste a superfície interna da cavidade torácica; também denominada *pleura*. 58
membrana serosa membrana dupla que produz um fluido seroso. 58
membrana sinovial dupla camada de tecido conjuntivo que reveste as cavidades articulares e produz o líquido sinovial. 58
membrana timpânica membrana que separa o ouvido externo do ouvido médio. 197
membrana visceral membrana que reveste cada órgão na sua cavidade corporal. 58
memória processo pelo qual os seres humanos armazenam informações que aprenderam. 151
menarca momento da primeira menstruação. 455
meninges as três camadas que formam o revestimento do cérebro e da medula espinhal. 151
meningite inflamação das meninges (no cérebro ou na medula espinhal). 160
menopausa término fisiológico da menstruação, geralmente entre 45 e 55 anos de idade. 460
menorragia sangramento menstrual excessivo ou anormalmente prolongado. 468
menstruação se os óvulos não são fertilizados, há derramamento mensal do forro endometrial do útero. 458
mesentério peritônio anexado à parede posterior da cavidade abdominal. 379
mesoderme camada germinativa média do embrião. 452
metabolismo atividades funcionais das células que resultam em crescimento, reparo e liberação de energia pelas células. 8
metacarpo osso do pulso. 97
metáfase terceira fase do processo de mitose; a membrana nuclear desaparece. 36
metástase transferência de células malignas de um local original para um lugar distante, através do sistema circulatório ou dos vasos linfáticos. 45

metatarso osso do pé; os cinco metatarsos formam o arco do pé. 100
mialgia dor muscular. 137
miastenia grave doença em que o paciente apresenta fraqueza muscular anormal, progredindo para paralisia. 137
micção ato de esvaziar a bexiga; urinar. 436
micose infecção fúngica contagiosa que forma pequenas manchas circulares. 332
mielina substância lipídica encontrada na bainha que fica em volta das fibras nervosas. 146
mieloblasto células que produzem os granulócitos na medula óssea. 242
mieloma múltiplo neoplasia maligna de plasmócitos ou linfócitos B. 250
mineral composto químico inorgânico e sólido encontrado na natureza. 414
mineralocorticoides hormônios do córtex suprarrenal, como a aldosterona. 222
miocárdio músculo do coração. 260
miocardite inflamação do tecido muscular do coração. 270
miométrio estrutura muscular do útero. 456
miopia condição na qual o plano focal fica na frente da retina. 194
miringotomia abertura da membrana timpânica. 199
mitocôndria organela que fornece energia para a célula. 33
mitose divisão celular que envolve dois processos distintos: (1) mitose, a duplicação exata do núcleo em dois núcleos idênticos; e (2) a divisão citoplasmática, em duas partes aproximadamente iguais. 34
mixedema hipofunção da glândula tireoide. 226
modo de transmissão processo que cria uma ponte entre a porta de saída de um reservatório ou de uma fonte de agente infeccioso e a porta de entrada de um hospedeiro suscetível. 334
molares dentes projetados para esmagar e rasgar. 382
molécula menor unidade de um composto que ainda tem as propriedades do composto. 17
monócito grandes leucócitos mononucleares com núcleo profundamente indentado. 243
mononucleose infecciosa doença contagiosa causada pelo vírus Epstein-Barr; às vezes chamada "doença do beijo". 310
monossacarídeo açúcar simples; glicose. 19
monte púbico tecido adiposo acima da região genital feminina; geralmente coberto por pelos grossos. 456
morfologia estudo da forma dos organismos. 52
movimento de segmentação contração e relaxamento alternados dos segmentos individuais do intestino. 379
mucosa membrana mucosa. 57
mucosa gástrica mucosa que reveste o estômago. 57
mucosa intestinal revestimento dos intestinos delgado e grosso. 57
mucosa respiratória revestimento das vias respiratórias. 57
multicelulares com muitas células. 17
murmúrios som de borbulho ou assobio produzido pelas válvulas do coração quando não se fecham corretamente. 268
músculo cardíaco músculo do coração. 121
músculo dilatador músculo que abre ou fecha um orifício. 122
músculo eretor do pelo músculo liso localizado na lateral de cada folículo piloso; quando faz frio, ele fica estimulado e a pele se enruga em torno do pelo ou cabelo. 71
músculo esquelético músculo afixado a um ou mais ossos do esqueleto que permite a movimentação do corpo; também conhecido como *músculo voluntário* ou *estriado*. 121

GLOSSÁRIO

músculo liso músculo involuntário, não estriado. 123
músculos extrínsecos responsáveis pelo movimento do olho dentro do soquete orbital. 188
músculos intercostais músculos localizados entre as costelas adjacentes. 361
músculos intrínsecos músculos que contraem a íris e ajudam a controlar a quantidade de luz que entra pela pupila. 189
mutação aparência de um traço novo e diferente, causada pela herança de uma mutação no gene ou no cromossomo. 484
mutação cromossômica mutação que envolve uma mudança na estrutura de um cromossomo inteiro ou no número de cromossomos no núcleo do organismo. 484
mutação do gene alteração ou produção de um gene novo. 484
mutação somática alteração que ocorre em células individuais do corpo. 484

N

narinas externas partes externas das narinas. 354
náuseas sensação de mal-estar estomacal, acompanhada de uma aversão por comida e vontade de vomitar. 395
necrose morte celular; *ver* apoptose. 37
néfron unidade de estrutura do rim; contém o glomérulo, a cápsula de Bowman, o túbulo distal proximal, a alça de Henle e o túbulo distal. 429
neoplasia crescimento celular descontrolado. 43
neoplasma tumor; pode ser benigno ou maligno. 44
nervo ciático maior nervo do corpo; origina-se no plexo sacral, desce através da pelve e segue ao longo da perna. 174
nervo femoral encontrado no plexo lombar; estimula os músculos do quadril e da perna. 175
nervo frênico nervo que controla o diafragma e os músculos intercostais. 175
nervo misto nervo composto de fibras aferentes (sensoriais) e eferentes (motoras). 172
nervo motor (nervo eferente) fibras nervosas que carregam os impulsos do cérebro ou da medula espinhal para os músculos, os órgãos ou as glândulas. 172
nervo radial nervo do plexo braquial que estimula o punho e a mão. 175
nervos cranianos 12 pares de nervos originados no cérebro que transmitem informações variadas sobre e para várias partes da face e da cabeça. 172
nervos espinhais 31 pares; originam-se na medula espinhal. 172
nervos olfatórios nervos que revestem a mucosa nasal, responsáveis pelo sentido do olfato. 200
nervos sensoriais (nervos aferentes) fibras nervosas que carregam os sinais dos órgãos sensoriais para o cérebro e a medula espinhal. 70
neurite inflamação de um nervo. 178
neuroglia (ou células gliais) formam uma rede de células que isolam os neurônios do sistema nervoso, protegem-nos e dão suporte a eles. 146
neuro-hormônios produzidos por neurônios no hipotálamo, influenciam as secreções da hipófise. 214
neurologia estudo da fisiologia e patologia do sistema nervoso. 2
neurônio aferente *ver* neurônio sensorial.
neurônio associativo transmite as mensagens de um neurônio sensorial para um neurônio motor; também chamado de *interneurônio*. 147
neurônio célula nervosa, incluindo seus prolongamentos. 146
neurônio eferente *ver* neurônio motor.

neurônio motor carrega as mensagens do cérebro e da medula espinhal para os músculos e as glândulas; também chamado *neurônio eferente*. 147
neurônio sensorial neurônio que manda impulsos nervosos da periferia para o sistema nervoso central; também conhecido como *neurônio aferente*. 147
neuropatia periférica dano aos nervos periféricos. 178
neurotransmissor substância química que permite a transmissão de mensagens entre um neurônio e seu alvo efetuador através das sinapses. 150
neutralização processo no qual um ácido e uma base se combinam para formar água e um sal. 23
neutrófilos glóbulos brancos com núcleo multilobular que fagocitam bactérias. 242
nêutron partícula subatômica do átomo que, com o próton, compõe o núcleo do átomo; um nêutron não tem nenhuma carga elétrica. 15
nevralgia dor muito intensa ao longo do trajeto de um nervo. 178
nevralgia trigeminal lesão do quinto nervo craniano que provoca um estado doloroso; também conhecida como *tic douloureux*. 179
névus tumores benignos que ocorrem quando melanócitos crescem juntos com um tecido ao redor. 75
nistagmo movimento involuntário rápido do globo ocular. 161
noctúria micção excessiva durante a noite. 436
nodo atrioventricular (AV) pequena massa de tecido condutor entrelaçada, localizada entre os átrios e os ventrículos. 264
nodo sinoatrial (SA) densa rede de fibras condutoras na junção da veia cava superior com o átrio direito; manda impulsos elétricos que iniciam e regulam o ritmo do coração; também chamado de *marca-passo*. 264
norepinefrina (noradrenalina) hormônio que atua como um vasoconstritor. 222
núcleo centro da célula que contém grandes quantidades de DNA; também o centro de um átomo. 30
nucléolo pequena estrutura esférica localizada dentro do núcleo celular. 32
nucleoplasma protoplasma do núcleo; também chamado de *cariolinfa*. 32
nutrição processo pelo qual o corpo assimila o alimento e o usa para energia, crescimento e reparo tecidual. 411
nutriente alimento nutritivo para o corpo. 411

##

obesidade aumento do peso corporal em 10% a 20% acima da faixa normal para idade específica, altura e sexo; causada por acúmulo de gordura. 421
occipital osso que forma a base do crânio e contém o forâmen magno. 92
ocitocina hormônio liberado durante o parto para provocar fortes contrações do útero. 219
olfatório referente ao sentido do olfato. 173
oligoelementos substâncias encontradas em quantidades muito pequenas no organismo. 414
oligúria produção de urina diminuída. 435
omento maior dupla dobra do peritônio que fica pendurada como um avental por cima dos órgãos abdominais. 379
óptico referente aos olhos. 173
organela estrutura microscópica localizada dentro da célula, tendo uma capacidade ou função especial. 30

órgão de Corti órgão do ouvido. 197
órgãos grupos de tecidos organizados de acordo com sua estrutura e função. 7
órgãos reprodutores órgãos genitais. 451
origem parte do músculo esquelético ligada à parte fixa do osso. 123
orofaringe região abaixo da borda inferior do palato mole e acima da laringe. 355
orquite inflamação dos testículos. 470
ortopneia respiração difícil. 365
osmorreceptores estruturas encontradas no hipotálamo, sensíveis a mudanças na pressão osmótica do sangue, controlam a liberação do hormônio antidiurético (ADH). 433
osmose passagem de líquido através de uma membrana. 40
ossificação processo de formação óssea. 88-89
osso compacto também conhecido como osso duro. 89
osso esfenoide osso-chave do crânio. 92
osso esponjoso resultado da degradação de um osso duro. 89
osso nasal osso que forma a ponta do nariz. 93
osteoartrite doença articular degenerativa. 107
osteoblasto célula envolvida na formação de tecido ósseo. 90
osteócito célula óssea. 88
osteoclasto célula envolvida na reabsorção de tecido ósseo. 90
osteomielite inflamação do osso. 109
osteoporose perda de cálcio no osso que causa fragilidade; ocorre principalmente em mulheres após a menopausa. 108
osteossarcoma câncer do osso. 109
otite média infecção do ouvido médio. 199
otosclerose doença progressiva crônica do ouvido, na qual o osso da região da janela oval se torna primeiramente esponjoso e, depois, endurecido, causando a imobilização do estribo. 199
ovários órgãos reprodutores femininos que produzem óvulos, estrogênio e progesterona. 455
ovidutos *ver* trompas de Falópio.
ovogênese processo de geração, crescimento e formação do óvulo no ovário durante a preparação para a fertilização. 448
ovulação segunda fase do ciclo menstrual; ocorre quando um óvulo maduro é liberado pelo folículo ovariano. 455
óvulos células reprodutoras femininas. 455
oxidação *ver* respiração celular.
oxi-hemoglobina hemoglobina combinada com oxigênio. 241

palpitações pulsações irregulares e rápidas do coração. 268
pâncreas órgão da digestão localizado atrás do estômago; produz glucagon, insulina e sucos digestivos. 386
pancreatite inflamação do pâncreas. 399
papila renal ápice da pirâmide renal. 430
papilas sulcos formados na borda inferior da camada germinativa, levantam a pele em cumes permanentes que formam as impressões digitais. 69
papilas da língua estruturas em que se situam as papilas gustativas. 379
papilas gustativas células das papilas da língua que podem distinguir entre os sabores salgado, amargo, doce, azedo e umami de substâncias dissolvidas. 201
papiloma tumor do tecido epitelial; também conhecido como *verruga*. 44
parada cardíaca síndrome resultante da falha da bomba do coração. 260
paralisia cerebral (PC) distúrbio dos movimentos musculares voluntários decorrente de dano cerebral. 160

paralisia de Bell doença do nervo facial. 179
paraplegia paralisia dos membros inferiores causada por lesão da medula espinhal na região torácica ou lombar, resultando na perda do controle motor ou sensorial abaixo da área da lesão. 164
paratormônio hormônio que controla a concentração de cálcio no sangue. 221
parestesia sensação de formigamento ou queimaduras da pele. 178
parietais ossos que formam o teto e os lados do crânio. 92
patela rótula. 100
patogenicidade capacidade de um microrganismo produzir uma doença. 331
patogênico causador de doença. 331
pavilhão ouvido externo.
pé chato enfraquecimento dos músculos que suportam o arco do pé; também denominado *tálipe*. 100
pé de atleta infecção fúngica do pé. 73
pedras nos rins (cálculos renais) cristais com fosfato de cálcio, ácido úrico e outras substâncias formadas nos rins. 436
peitoral relativo ao peito. 130
pelve estrutura em forma de bacia ou cavidade. 88
pelve renal estrutura em forma de funil, no início do ureter. 428
pênis órgão reprodutor masculino. 463
pequenos lábios delicadas pregas de pele que ficam apenas dentro da abertura vaginal; apresentam glândulas sebáceas. 451
pericárdio saco membranoso fechado em volta do coração. 260
pericardite inflamação da membrana externa que cobre o coração. 270
periférica superfície externa ou região longe do centro. 274
períneo área entre a vagina e o reto. 457
periósteo tecido fibroso que cobre o osso. 89
peristaltismo onda progressiva de contração em estruturas tubulares que têm fibras musculares longitudinais e transversais; permite movimentar material ao longo das estruturas como esôfago, estômago e intestinos delgado e grosso. 379
peritonite inflamação do revestimento da cavidade abdominal. 378
peroxissomos bolsas membranosas que contêm oxidases. 34
persistência do canal arterial estrutura do feto que permite ao sangue fluir desde a artéria pulmonar até a aorta. 286
pia-máter a mais interna das três meninges que envolve o encéfalo e a medula espinhal. 153
pielite inflamação da pelve renal. 436
pielonefrite inflamação dos rins e do ureter. 436
piloroespasmo vômito de alimentos não digeridos provocado pela falha do relaxamento do esfíncter pilórico. 384
pinocitose processo de envolver grandes moléculas solúveis para incorporá-las à célula. 34
piolhos insetos parasitas encontrados frequentemente nos cabelos; altamente contagiosos. 75
pirâmides renais cones estriados que formam a medula renal. 430
pirexia febre. 244
pirogêneos substâncias químicas liberadas quando há inflamação; os pirogêneos circulam até o hipotálamo e afetam o centro de controle da temperatura. 244
piuria presença de pus na urina. 436
placa de Peyer agregados de folículos linfáticos encontrados nas paredes do intestino; produz os macrófagos. 309

plano coronal (frontal) plano anatômico que faz ângulo reto com o plano sagital; divide o corpo em segmentos anteriores e posteriores. 4

plano sagital termo direcional que divide o corpo em metades esquerda e direita. 3

planos linhas anatômicas imaginárias que formam divisórias úteis para separar as estruturas do corpo. 3

plasma parte líquida do sangue que contém os glóbulos. 239

pleura membrana serosa que protege os pulmões e reveste a superfície interna da cavidade torácica; também chamada de *membrana pleural*. 360

pleurisia inflamação da pleura. 360

plexo rede de nervos espinhais. 172

plexo coroide rede de vasos sanguíneos da pia-máter. 153

pneumonia infecção do pulmão. 367

pneumotórax acúmulo de ar na cavidade pleural, em um lado do peito. 361

policitemia excesso de glóbulos vermelhos. 249

polidipsia sede excessiva. 226

polifagia fome excessiva. 229

poliomielite doença das vias nervosas espinhais; raramente observada graças à vacinação. 160

pólipo nasal crescimento anormal que ocorre na cavidade sinusal. 201

polissacarídeo açúcar complexo. 20

poliúria micção excessiva. 229

ponte parte do tronco cerebral. 159

ponto cego *ver* disco óptico.

porta de entrada rota pela qual um agente infeccioso entra em um hospedeiro. 334

porta de saída rota pela qual um agente infeccioso deixa um reservatório. 334

portador na terminologia médica, uma pessoa que apresenta um agente infeccioso em seu corpo, mas é livre de sintoma; um portador pode disseminar a doença. 334

posição anatômica corpo de pé, ereto, virado para a frente, braços ao lado e palmas das mãos para a frente. 2

posterior localizado atrás ou na parte de trás; oposto à anterior. 2

potencial de ação variação de potencial elétrico que ocorre através da membrana de uma célula nervosa ou muscular durante a transmissão de um impulso nervoso. 125

pré-molares dentes adultos que têm duas cúspides usadas para moer os alimentos. 382

prepúcio pele solta em torno da extremidade do pênis. 463

presbiacusia doença que provoca surdez por causa do processo de envelhecimento. 199

presbiopia hipermetropia da idade avançada causada pela perda de elasticidade da lente do olho. 193

pressão arterial diastólica pressão quando os ventrículos estão relaxados. 289

pressão arterial sistólica pressão medida no momento da contração do ventrículo. 289

pressão de pulso diferença entre a pressão arterial sistólica e a diastólica. 290

pressão osmótica pressão exercida pelo fluxo de água através de uma membrana semipermeável, separando duas soluções com concentrações diferentes. 40

processo olecraniano grande ponta na extremidade superior da ulna. 97

processo xifoide estrutura cartilaginosa que forma a parte inferior do esterno. 96

prófase fase 2 do processo de mitose. 36

profundo termo direcional usado para descrever um órgão interno dentro do corpo, como o estômago; região mais afastada da abertura de um órgão. 3

progesterona hormônio esteroide secretado pelo corpo lúteo do ovário que ajuda a manter a gravidez. 233

prolapso da válvula mitral doença na qual a válvula entre o átrio esquerdo e o ventrículo esquerdo não fecha corretamente. 268

pronação rotação da palma da mão para baixo. 105

prostaglandinas hormônios secretados por diversos tecidos; a função depende do tecido que as secreta. 214

próstata glândula localizada logo abaixo da bexiga urinária; secreta um fluido leitoso e alcalino que melhora a mobilidade do esperma. 463

prostatectomia remoção cirúrgica de toda a próstata ou de parte dela. 472

prostatite infecção da próstata. 470

protease suco pancreático que degrada as proteínas em aminoácidos. 385

proteína composto orgânico que contém os elementos carbono, hidrogênio, oxigênio, nitrogênio e, na maioria das vezes, fósforo e enxofre. As proteínas são necessárias para construir e reparar os tecidos do corpo. 20

proteínas completas contêm todos os aminoácidos essenciais; permitem que o indivíduo possa crescer e levar as atividades fundamentais da vida. 413

proteínas incompletas proteínas em que falta um ou mais aminoácidos essenciais. 413

próton partícula subatômica do átomo; com os nêutrons, os prótons formam o núcleo do átomo. O próton tem uma carga positiva (+). 15

protoplasma solução aquosa de carboidratos, proteínas, lipídios, ácidos nucleicos e sais inorgânicos, envolta por uma membrana celular. 30

protozoários parasitas unicelulares capazes de se mover. 332

protrombina globulina que ajuda na coagulação do sangue. 240

proximal localizado mais perto do centro do corpo; ponto de fixação de uma estrutura. 3

psoríase doença crônica inflamatória da pele, com manchas prateadas. 75

ptialina encontrada na amilase salivar; converte o amido em açúcares simples. 380

puberdade idade na qual os órgãos reprodutores se tornam funcionais. 454

púbis osso púbico; parte do osso ilíaco, formando a frente da pelve. 97

pulso medida do número de vezes que o coração bate por minuto. 291

punção lombar remoção de líquido cefalorraquidiano para fins de diagnóstico, por meio da inserção de uma agulha entre a terceira e quarta vértebras lombares. 154

pupila abertura para a passagem da luz na íris do olho. 188

pus produto de inflamação; líquido de coloração creme feito de tecido morto, bactérias mortas e vivos, glóbulos brancos mortos e plasma sanguíneo. 244

Q

quadrante termo usado para referenciar a região abdominal, dividindo-a em quatro setores ou quadrantes. 5

quarto ventrículo cavidade cerebral situada abaixo do terceiro ventrículo, na frente do cerebelo e atrás da ponte e do bulbo. 153

queimadura resultado da destruição da pele por fogo, água fervendo, vapor, sol, produtos químicos ou eletricidade; classificada como de primeiro, segundo ou terceiro grau. 78

queimadura de primeiro grau (superficial) queimadura que afeta apenas a camada epidérmica. 78

queimadura de segundo grau afeta as camadas da epiderme e derme. 78

queimadura de terceiro grau (espessura total) queimadura com destruição completa da epiderme, da derme e das camadas subcutâneas da pele. 79

queratina produto químico do grupo das albuminoides ou escleroproteínas, encontrado nas unhas, no cabelo e na camada córnea. 67

quilíferos vasos linfáticos especializados, localizados nas vilosidades do intestino delgado, que absorvem as gorduras digeridas e as transportam para o sistema circulatório. 309

quilocaloria equivale a mil calorias. 411

química estudo da estrutura da matéria e da composição das substâncias, de suas propriedades e reações químicas. 15

quimo alimento que sofreu digestão gástrica. 387

R

rádio osso do antebraço, localizado do lado do polegar. 96-97

radioativo capaz de emitir energia sob a forma de radiação. 15

raiz (1) parte do dente encaixada no processo alveolar da mandíbula; (2) porção de um cabelo implantada na pele. (1) 382; (2) 71

raquitismo doença na qual os ossos amolecem por falta de vitamina D. 109

reabilitação processo de restauração funcional por meio de exercícios terapêuticos. 137

receptor universal indivíduo com sangue do grupo AB. 247

receptores nervos sensoriais que recebem estímulos e os transmitem ao sistema nervoso central. 177

reflexo ação involuntária; resposta automática. 177

reflexo de Hering-Breuer reflexo que previne a distensão excessiva dos pulmões. 363-364

regra dos nove em pacientes com queimaduras, porcentagem da superfície corporal que foi queimada: o corpo é dividido em 11 regiões, cada uma representante 9% da superfície total do corpo. 78

relaxina hormônio produzido durante a gravidez pela placenta e pelos ovários; ajuda a relaxar os ligamentos da pelve e amaciar e alargar o colo do útero. 455

remissão desaparecimento dos sintomas de uma doença em longo prazo. 137

renal relativo ao rim. 233

renina enzima produzida pelo rim. 434

reparo primário reparo do tecido epitelial quando não há infecção; novas células epiteliais se movimentam por si próprias em direção à superfície da pele para reparar os danos. 62

reparo secundário reparo de uma ferida com perda pequena ou grande de tecido. 62

replicação ocorre quando uma cópia exata de cada cromossomo nuclear é realizada durante a primeira parte da primeira fase da mitose (início da interfase). 35

reservatório lugar onde um agente infeccioso consegue sobreviver. 334

resfriado comum vírus altamente contagioso. 366

respiração celular (oxidação) uso de oxigênio por uma célula para liberar energia. 354

respiração externa ato de inspirar e expirar. 354

respiração interna troca entre dióxido de carbono e oxigênio que acontece entre as células e a linfa em torno deles; processo energético oxidativo nas células. 354

ressuscitação cardiopulmonar (RCP) técnica para salvar vidas que mantém o fluxo de sangue oxigenado para o cérebro e outros órgãos vitais. 260

retículo endoplasmático sistema de transportes intracelular; pode ser liso ou rugoso. 33

retina camada mais interna do olho; contém os cones e os bastonetes. 190

reto porção do cólon que se abre no ânus. 389

retroalimentação negativa ocorre no sistema hormonal quando a queda do nível sanguíneo de um hormônio específico dispara uma cadeia de reações, que, em reposta, vão aumentar a secreção do hormônio. 215

retroperitoneal localizado atrás do peritônio. 429

revascularização transmiocárdica a *laser* **(RTML)** uso de *lasers* para perfurar orifícios no músculo do coração e melhorar o fluxo sanguíneo. 272

RhoGAM preparação específica de imunoglobulina, administrada em uma mãe de Rh– nas 72 horas que seguem o nascimento de um bebê Rh+, para destruir quaisquer células Rh+ que podem ter penetrado na corrente sanguínea da mãe durante a gravidez. 247

ribossomos partículas submicroscópicas anexadas ao retículo endoplasmático no citoplasma de uma célula; local de síntese de proteínas. 32

rickettsias parasitas intercelulares que precisam estar em células vivas para se reproduzir. 333

rinite inflamação da mucosa do nariz. 369

rins órgãos do sistema urinário que trabalham para livrar o corpo de resíduos nitrogenados. 428

rosácea doença inflamatória comum caracterizada por vermelhidão crônica e irritação da face. 75

rotação movimento no qual um osso gira em torno de um eixo central. 105

rotura muscular rasgo em um músculo. 195

ruga prega. 384

S

sacos alveolares câmaras de ar localizadas no pulmão; também conhecidos como *alvéolos*. 359

sacro osso em forma de cunha, abaixo das vértebras lombares, no final da coluna vertebral. 95

sagital linha imaginária que divide o corpo em duas metades iguais: direita e esquerda. 3

sal composto formado quando um íon negativo de um ácido se combina com um íon positivo de uma base. 23

salpingite inflamação das trompas de Falópio. 470

sarcolema membrana da célula muscular. 121

sarcoplasma material interfibrilar hialino ou finamente granulado do tecido muscular. 121

sebo secreção das glândulas sebáceas que lubrifica a pele. 72

seção corte feito através do corpo seguindo um plano definido. 3

seio coronário espaço localizado na parte posterior do átrio direito, no qual se esvazia a veia coronária. 262

seios paranasais cavidades do crânio cheios de ar ao redor da região nasal; ajudam a reduzir o peso dos ossos do crânio e contribuem para definir o som da voz. 355

sêmen fluido reprodutor masculino que contém o espermatozoide. 464

semilunar válvula em forma de meia-lua na aorta e artéria pulmonar. 262

septicemia presença de organismos patogênicos no sangue. 250

septo partição; parede que divide dois espaços ou duas cavidades, tal como o septo entre os lados esquerdo e direito do coração ou do nariz. 262

septo nasal divisória entre as duas cavidades nasais. 354

serosa nome dado a uma membrana de revestimento. 58

sífilis doença infecciosa transmitida por contato sexual. 474

silicose doença pulmonar causada pela inalação de poeira contendo dióxido de silício; os pulmões se tornam fibróticos. 369

sinapse espaço entre dois neurônios adjacentes por meio do qual é transmitido um sinal. 150

sinartrose articulação imóvel presa por tecido conjuntivo fibroso. 103

síndrome da morte súbita infantil (SMSI) morte de uma criança decorrente da paralisação da respiração enquanto ela dorme. 370

síndrome de Cushing hiperfunção do córtex suprarrenal. 227

síndrome de Down doença caracterizada pela presença de um cromossomo 21 supranumerário; também conhecida como *Trissomia 21*. 486

síndrome de Guillain-Barré doença autoimune que ataca os nervos que controlam os músculos das pernas, às vezes dos braços e da parte superior do corpo. 314

síndrome de imunodeficiência adquirida (Aids) doença potencialmente fatal que causa a supressão do sistema imunológico. 321

síndrome de Ménière doença que afeta os canais semicirculares da orelha interna, causando tonteira e vertigens. 199

síndrome de Sjögren a mais prevalente das doenças autoimunes; afeta as glândulas que umidificam o corpo; os sintomas incluem secura dos olhos, da boca ou de outros sistemas corporais. 315

síndrome do choque tóxico reação do corpo a uma infecção bacteriana pelo organismo *Staphylococcus*. 470

síndrome do túnel do carpo condição que afeta o nervo mediano e os tendões flexores anexados aos ossos do pulso. 179

síndrome respiratória aguda grave (Sars) doença infecciosa viral das vias respiratórias. 368

sinergista músculo que ajuda a movimentação de uma articulação na mesma direção de outro músculo; oposto de antagonista. 124

síntese (celular) de uma proteína produção pelas células de proteínas essenciais à vida. 484

síntese por desidratação ocorre quando a água é removida de uma molécula: a molécula se funde e uma nova substância é formada durante o processo anabólico. 18-19

sinusite infecção da mucosa que reveste a cavidade sinusal. 367

sistema esquelético a estrutura óssea do corpo. 88

sistema linfático sistema de vasos e gânglios que complementam o sistema circulatório sanguíneo, transportando a linfa; os nódulos produzem linfócitos e destroem bactérias invasoras. 305

sistema métrico sistema decimal, baseado em potências de 10. A comunidade médica utiliza esse sistema para determinar comprimento (medido em cm = centímetros), peso (medido em g = grama, mg = miligrama, kg = quilograma) e volume (medido em L = litros, mL = mililitro). 8

sistema nervoso autônomo conjunto de nervos, gânglios e plexos por meio do qual as vísceras, coração, vasos sanguíneos, glândulas e músculos lisos (involuntários) recebem estimulação. 174

sistema nervoso central composto de cérebro e medula espinhal. 146

sistema nervoso periférico composto por todos os nervos e gânglios que não estão contidos na caixa craniana ou no canal medular, ou seja, que não pertencem ao sistema nervoso central. 171

sistema nervoso somático divisão do sistema nervoso periférico; conduz os impulsos do cérebro e da medula espinhal para os músculos esqueléticos, permitindo reações em resposta às mudanças no ambiente externo. 171

sistema orgânico órgãos agrupados para executar uma determinada função. 7

sistema parassimpático divisão do sistema nervoso autônomo que inibe os efeitos do sistema nervoso simpático ou se opõe a eles. 177

sistema simpático divisão do sistema nervoso autônomo. 174

sistema tegumentar todos os órgãos e estruturas que compõem a pele. 67

sístole contração dos ventrículos, forçando o sangue para a aorta e para a artéria pulmonar. 265

solução hipertônica solução na qual as moléculas de água estão se movendo para fora das células, fazendo-as encolher. 41

solução hipotônica solução na qual as moléculas de água se movem para dentro das células, fazendo que elas inchem. 41

solução isotônica solução na qual o movimento das moléculas de água para dentro e para fora das células é equilibrado. 41

soluço espasmos do diafragma com fechamento espasmódico da glote. 363

soluto substância dissolvida em uma solução. 37

somatotrofina hormônio do crescimento. 216

soro fluido amarelo-claro que se segrega do coágulo sanguíneo; plasma sem fibrinogênio. 245

***stent* cardíaco** dispositivo inserido em uma artéria para desentupi-la de um acúmulo de placa ou de um coágulo. 272

sulco fissura ou depressão que define as circunvoluções cerebrais. 154

superficial na superfície ou perto da superfície do corpo. 3

superior em anatomia, mais alto; define uma parte mais elevada do que outra; ou na direção do vértice. 3

supinação movimento de virar a palma da mão para cima. 105

surfactante substância lipídica que reveste as superfícies internas dos alvéolos pulmonares. 359

sutura (1) linha de interrupção ou conexão entre dois ossos, como nas suturas cranianas; (2) em cirurgia, um fio de *catgut* ou de seda usado para reparar ou fechar uma ferida. (1) 92; (2) 62.

T

tálamo parte do diencéfalo; relé dos estímulos sensoriais para o córtex cerebral. 157

talassemia *ver* anemia de Cooley.

tálus astrágalo que faz articulação com os ossos da perna. 100

tampão composto que mantém o equilíbrio químico dentro de um organismo vivo. 24

taquicardia batimentos cardíacos anormalmente rápidos. 268

taquipneia ritmo respiratório anormalmente elevado. 365

tarsais setes ossos do tornozelo. 100

taxa de sedimentação exame de sangue que mede o tempo que os glóbulos vermelhos levam para se depositar no fundo de um tubo vertical; um valor elevado indica uma inflamação. 247-248

taxa metabólica basal (TMB) medida da energia total utilizada pelo corpo para manter os processos necessários para a vida. 417

tecido adiposo gordura. 52; 53

tecido areolar tipo de tecido conjuntivo que envolve vários órgãos e dá suporte para nervos e vasos sanguíneos. 52; 53

tecido conjuntivo células cujas secreções intercelulares (matriz) fornecem suporte e conectam os órgãos e tecidos do corpo. 52; 53

tecido epitelial protege o corpo, cobrindo suas superfícies externas e internas. 52

tecido intersticial tecido conjuntivo intercelular. 462

tecido muscular contém material proteico que tem a capacidade de contrair-se e movimentar o corpo. 52

tecido nervoso composto por células gliais e neurônios, que reagem a estímulos e produzem impulsos. 52; 56

tecido ósseo composto por osso ou semelhante. 54

tecidos células agrupadas de acordo com tamanho, forma e função: epitelial, conjuntivo, muscular e nervoso, por exemplo. 7

telófase fase final do processo de mitose. 37

tempo de coagulação tempo necessário para o sangue coagular. 246

tempo de protrombina (TP) exame de sangue para determinar o tempo de coagulação do sangue. 247

temporal do lado da cabeça. 92

tendão faixa de tecido conjuntivo fibroso que fixa um músculo a um osso ou outra estrutura. 123

tensão pré-menstrual (TPM) grupo de sintomas exibidos antes do ciclo menstrual; causada pela retenção de água nos tecidos. 468

terceiro ventrículo cavidade intracerebral, cheia de líquido cefalorraquidiano; localizado atrás e abaixo dos ventrículos laterais. 153

terçol (hordéolo) infecção de uma glândula pilossebácea na borda da pálpebra. 193

teste de esforço (teste de esteira ergométrica) o paciente deve caminhar em uma esteira enquanto monitoram seu eletrocardiograma; permite determinar se o exercício provoca alterações na função do coração. 266

teste de tromboplastina parcial (PTT) exame de sangue para determinar o tempo de coagulação. 247

testículos órgãos reprodutores masculinos que produzem o espermatozoide e secretam testosterona. 462

testosterona hormônio responsável pelas características sexuais secundárias masculinas. 223

tetania condição na qual a diminuição severa dos níveis de cálcio afeta a função normal dos nervos. 227

tétano doença infecciosa, geralmente fatal, caracterizada por espasmos dos músculos voluntários e convulsões, causados por uma toxina do bacilo do tétano. 137

tetraplegia resulta de sério trauma da medula espinhal abaixo das vértebras C1-C4; perda de movimento dos quatros membros, com perda concomitante do controle do intestino, de bexiga e da função sexual. 164

tetraplegia espástica paralisia espástica dos quatro membros. 160

tíbia o maior osso da perna, abaixo do joelho. 99

timo glândula endócrina localizada abaixo do esterno; produz os linfócitos T. 221

tinido (zumbido) percepção de uma vibração contínua em um ou ambos os ouvidos. 198-199

tiroxina (T$_4$) hormônio secretado pela glândula tireoide pode ser preparado sinteticamente (medicamento). 219

tonsila (também chamada de amígdala) massa de tecido linfático localizada na parte de trás da garganta; produz linfócitos. 308

tonsila lingual localizada na parte de trás da língua. 203

tonsilas palatinas localizadas nos lados do palato mole. 203

tonsilite infecção e inchaço das tonsilas (amígdalas). 309

tônus muscular os músculos estão sempre em um estado de contração parcial. 126

toracocentese aspiração da cavidade torácica para remoção de fluido, geralmente em caso de empiema (acúmulo de pus). 361

tórax porção do tronco acima do diafragma e abaixo do pescoço. 6

torcicolo estado de contratura dos músculos do pescoço que produz uma posição anormal da cabeça. 137

tosse respiração profunda seguida de uma expiração forçada pela boca. 363

trabéculas espículas em forma de agulhas em um osso esponjoso que contribuem para a aparência esponjosa deste; sua disposição ao longo das linhas de esforço aumenta a resistência do osso. 307

transmissão por aerossois (gotículas) propagação de uma doença em que as bactérias ou os vírus viajam em gotículas. 334

transmissão por contato transferência física do agente infeccioso de uma pessoa infectada para outra, por meio de contato direto ou indireto com a pessoa, com fômites ou secreções contaminadas. 334

transmissão por veículo transferência de um agente para um hospedeiro suscetível através de objetos contaminados inanimados, como comida, leite ou drogas. 334

transmissão por via aérea transferência de um agente para um hospedeiro suscetível através de gotículas ou partículas suspendidas no ar. 334

transmissão por vetor transferência de um agente para um hospedeiro suscetível através de animais, como mosquitos, pulgas ou carrapatos. 334

transporte ativo processo pelo qual moléculas de soluto são transportadas através de uma membrana contra um gradiente de concentração, de uma área de baixa concentração para uma de alta concentração. 41

transporte passivo processo de movimentação de materiais através de uma membrana celular sem uso de energia, como difusão, osmose ou filtração. 37

transversal perpendicular ao eixo longitudinal do corpo. 4

traqueia tubo com parede fina, entre a laringe e os brônquios; conduz o ar para os pulmões. 356

trato alimentar refere-se ao tubo digestivo: desde a boca (ingestão) até o ânus (excreção). 378

traumatismo cerebral resultado de um choque severo na cabeça; pode causar perda temporária de consciência. 164

tremor essencial doença nervosa que causa tremores quando a pessoa está se movendo ou tentando se mover; geralmente não associada com doença de Parkinson. 160

tríceps músculo com três cabeças nas partes traseira e superior do braço. 124

tricomoníase vaginal doença sexualmente transmissível causada por infecção pelo protozoário *Trichomonas vaginalis*. 474

triglicerídeos também chamados de gorduras, consistem em glicerol e ácidos graxos, e compõem 95% das gorduras no organismo humano. 413

GLOSSÁRIO

tri-iodotironina (T$_3$) hormônio tireoideano que serve para regular os sistemas corporais. 219
trissomia 21 *ver* síndrome de Down.
trombina enzima encontrada no sangue; sintetizada a partir do precursor inativo protrombina; induz a coagulação, convertendo o fibrinogênio em fibrina. 245
trombo coágulo de sangue formado em um vaso sanguíneo. 249
trombocitopenia diminuição do número de plaquetas. 249
trombócitos plaqueta; parte dos megacariócitos necessárias para a coagulação sanguínea. 239
tromboplastina substância secretada pelas plaquetas quando o tecido é lesionado; necessária para a coagulação sanguínea. 245
trombose formação de coágulo em um vaso sanguíneo. 249
trompa de Eustáquio passagem da garganta para o ouvido médio; equilibra a pressão. 197
trompas de Falópio tubas uterinas que carregam o ovo dos ovários até o útero; também denominada *ovidutos*. 455
tronco cerebral o cérebro menos os hemisférios cerebrais e o cerebelo. 159
tuberculose doença infecciosa causada por um bacilo; afeta principalmente os pulmões. 367
túbulo coletor estrutura do túbulo contorcido distal do néfron que recolhe a urina. 430
túbulo contorcido distal processo tubular distal do néfron, subindo desde a alça de Henle até o córtex do néfron. 430
túbulo contorcido proximal tubo retorcido que emerge da cápsula de Bowman do néfron renal. 429
túbulos seminíferos túbulos altamente retorcidos dentro dos testículos. 462
tumor crescimento celular anormal e descontrolado. 44
tumor cerebral massa ou crescimento anormal de células no cérebro. 163
tumores de mama podem ser benignos ou malignos; os tumores benignos são cistos cheios de líquido que aumentam durante o período pré-menstrual. 469
tumores fibroides tumores benignos do músculo liso, especialmente do útero. 469
túnica adventícia (externa) camada externa das paredes arteriais. 286
túnica íntima camada arterial interna. 286
túnica média camada arterial média. 286

U

úlcera inflamação que ocorre na superfície mucosa da pele. 244
úlcera de pressão (ou de decúbito) deterioração da pele provocada pela pressão constante sobre a área. 80
úlceras pépticas feridas ou lesões que se formam no revestimento do estômago ou duodeno, geralmente causadas pelo *H. pylori*. 397
ulna osso interno do antebraço. 97
umami um dos cinco gostos básicos; sabor salgado. 201
umbilical região localizada ao redor do umbigo; regiões lombares direita e esquerda. 5
úmero osso do braço. 96
unicelular composto por apenas uma célula. 17
unidade motora um nervo motor e todas as fibras musculares por ele estimuladas. 124
uremia presença de ureia e excesso de resíduos no sangue. 435
ureter tubo longo e estreito que transfere a urina do rim para a bexiga urinária. 435
uretra tubo que leva a urina da bexiga para fora do corpo. 434
urina denominação do filtrado após a filtração, reabsorção e secreção. 434
urticária doença da pele caracterizada por prurido, pápulas e vergões; resulta geralmente de uma reação alérgica. 75
útero órgão muscular oco, de paredes grossas, que abriga o feto durante a gravidez. 455-456
úvula projeção suspensa no palato mole, na parte posterior da garganta. 379

V

vacúolo cavidade clara no citoplasma de uma célula. 34
vagina estrutura tubular em forma de bainha; canal nas mulheres que se estende do útero até a vulva. 456
válvula tricúspide válvula em três partes localizada entre o átrio direito e o ventrículo direito. 262
válvula aórtica semilunar composta por três panos em forma de meia-lua, está localizada entre a junção da aorta e o ventrículo esquerdo do coração. 262
válvula bicúspide (mitral) válvula atrioventricular localizada entre o átrio esquerdo e o ventrículo esquerdo. 262
válvula ileocecal abertura na parede lateral do intestino grosso que permite a passagem do quimo de íleo, impedindo o refluxo de quimo para o íleo. 387
válvula pulmonar semilunar válvula cardíaca na abertura da artéria pulmonar; permite que o sangue flua diretamente para a artéria pulmonar. 262
válvulas estruturas que permitem ao sangue fluir em apenas um sentido. 262
vasopressina hormônio secretado pela hipófise posterior; tem efeito antidiurético; também chamada de hormônio antidiurético (ADH). 218
vasos linfáticos estruturas que transportam o excesso de fluido dos tecidos de volta para o sistema circulatório. 306
vasto lateral músculo localizado na parte anterior da coxa, usado para injeções intramusculares. 134
veia cava grande vaso sanguíneo que devolve o sangue para o átrio direito; há duas: superior e inferior. 289
veia hepática drena o sangue do fígado para a veia cava inferior. 285
veia porta grande veia que leva sangue para o fígado. 284
veias vasos que carregam o sangue em direção ao coração. 259
veias pulmonares estruturas que levam o sangue dos pulmões para o átrio esquerdo. 262
veias varicosas veias que se tornaram anormalmente dilatadas e tortuosas por causa de uma falha na drenagem venosa ou da fraqueza de suas paredes. 293
ventilação movimentação do ar para dentro e para fora dos pulmões; respiração. 361
ventral frontal ou anterior; oposto de posterior ou dorsal. 2
ventre parte central de um músculo. 124
ventrículo direito câmara inferior direita do coração. 262
ventrículo esquerdo câmara inferior esquerda do coração. 262
ventrículos cerebrais quatro cavidades localizadas dentro do cérebro, cheias de líquido cefalorraquidiano; os dois principais também são chamados *ventrículos laterais*. 153
ventrículos laterais *ver* ventrículos cerebrais.
vênulas pequenas veias. 282
verruga tumor do tecido epitelial; também conhecida como *papiloma*. 44
verrugas genitais doença sexualmente transmissível; também chamadas *papilomavírus humano*. 473

vértebras cervicais os sete primeiros ossos da coluna vertebral. 92
vértebras lombares cinco vértebras associadas à parte inferior das costas. 94
vértebras torácicas os 12 ossos da coluna vertebral situados na região do peito. 94
vertigem sensação de tontura. 199
vesgo *ver* estrabismo.
vesícula biliar pequeno órgão em forma de pera, acima do lobo direito do fígado, que armazena a bile. 387
vesícula pinocítica invaginação da membrana celular, formando uma bolsa para dentro. 34
vesículas seminais dois tubos membranosos altamente contorcidos que produzem substâncias que ajudam a nutrir e proteger o espermatozoide. 463
vestíbulo pequena cavidade no início de um canal. 198
vilosidades projeções em forma de dedos, como na mucosa intestinal. 386
virulência frequência com que um agente patógeno causa doença. 331
vírus agentes causadores de doenças. 332
vírus da imunodeficiência humana (HIV) agente causador da Aids. 321
vírus do Nilo Ocidental (WNV) vírus transmitido por mosquitos. 161

vitamina composto orgânico encontrado em pequenas quantidades nos alimentos naturais; necessária para o crescimento normal e a manutenção do organismo. 414
volume corrente quantidade de ar que se move para dentro e para fora dos pulmões a cada respiração. 364
volume de reserva expiratório (VRE) quantidade de ar que uma pessoa pode exalar além do volume corrente. 364
volume de reserva inspiratório (VRI) quantidade de ar que uma pessoa pode forçosamente inspirar além do volume corrente. 364
volume residual (VR) quantidade de ar que não pode ser expulsa voluntariamente dos pulmões. 364
volume sistólico quantidade de sangue ejetada dos ventrículos a cada batimento cardíaco. 263
vômer osso fino e liso que faz parte do septo nasal. 92
vômitos expulsão pela boca de fluidos ou alimentos não digeridos; também chamado de êmese. 395
vulva genitália externa feminina. 456

Z

zigomático osso que forma a proeminência da bochecha. 92
zigoto organismo produzido pela união de dois gametas. 450